中国中医科学院研究生系列教材

供中医、中西医结合肿瘤研究生专业用

中西医结合肿瘤学

主　审　朴炳奎　花宝金

主　编　侯　炜

副主编　刘　瑞　郑红刚

编　者（以姓氏笔画为序）

马　薇	北京中医药大学东直门医院	张　兴	中国中医科学院广安门医院
王家伟	中国中医科学院广安门医院	张曦文	中国中医科学院广安门医院
毛　昀	湖南中医药大学第二附属医院	陈　震	复旦大学附属肿瘤医院
朱世杰	中国中医科学院望京医院	林丽珠	广州中医药大学第一附属医院
朱耀东	安徽医科大学第一附属医院	周　蕾	上海中医药大学附属龙华医院
刘　瑞	中国中医科学院广安门医院	周宇姝	广东省中医院
祁志荣	中日友好医院	郑红刚	中国中医科学院广安门医院
孙彬栩	天津中医药大学第一附属医院	郝腾腾	中国中医科学院西苑医院
花永强	复旦大学附属肿瘤医院	侯　丽	北京中医药大学东直门医院
李　平	安徽医科大学第一附属医院	侯　炜	中国中医科学院广安门医院
李　铮	中国中医科学院广安门医院	秦英刚	中国中医科学院广安门医院
李丛煌	中国中医科学院广安门医院	贾立群	中日友好医院
李和根	上海中医药大学附属龙华医院	贾英杰	天津中医药大学第一附属医院
杨国旺	首都医科大学附属北京中医医院	高　宠	首都医科大学附属北京中医医院
		郭秀伟	中国中医科学院广安门医院
肖志伟	广州中医药大学第一附属医院	郭秋均	中国中医科学院广安门医院
吴　煜	中国中医科学院西苑医院	蒋益兰	湖南省中医药研究院附属医院
吴万垠	广东省中医院	简小兰	湖南省中医药研究院附属医院

人民卫生出版社

·北京·

图书在版编目（CIP）数据

中西医结合肿瘤学 / 侯炜主编 . —北京：人民卫
生出版社，2022.11

ISBN 978-7-117-34044-1

Ⅰ. ①中… Ⅱ. ①侯… Ⅲ. ①肿瘤–中西医结合疗法
Ⅳ. ①R730.59

中国版本图书馆 CIP 数据核字（2022）第 221601 号

人卫智网	www.ipmph.com	医学教育、学术、考试、健康，
		购书智慧智能综合服务平台
人卫官网	www.pmph.com	人卫官方资讯发布平台

中西医结合肿瘤学
Zhongxiyi Jiehe Zhongliuxue

主　　编：侯　炜
出版发行：人民卫生出版社（中继线 010-59780011）
地　　址：北京市朝阳区潘家园南里 19 号
邮　　编：100021
E - mail：pmph @ pmph.com
购书热线：010-59787592　010-59787584　010-65264830
印　　刷：三河市潮河印业有限公司
经　　销：新华书店
开　　本：787 × 1092　1/16　　**印张：**29
字　　数：724 千字
版　　次：2022 年 11 月第 1 版
印　　次：2022 年 12 月第 1 次印刷
标准书号：ISBN 978-7-117-34044-1
定　　价：99.00 元
打击盗版举报电话：010-59787491　E-mail: WQ @ pmph.com
质量问题联系电话：010-59787234　E-mail: zhiliang @ pmph.com
数字融合服务电话：4001118166　E-mail: zengzhi @ pmph.com

序

中医药学历史源远流长，是中国古代科学的瑰宝，也是打开中华文明宝库的钥匙。在新时代，中医药事业迎来天时、地利、人和的大好时机，习近平总书记在中国中医科学院建院60周年贺信中殷切嘱托"切实把中医药这一祖先留给我们的宝贵财富继承好、发展好、利用好"，全国中医药大会上明确要求"做大做强中国中医科学院"。中国中医科学院秉承"创新、协调、绿色、开放、共享"发展理念，发挥中医药行业"国家队"引领和示范作用。

中国中医科学院成立65年以来，成果丰硕，名医名家名师辈出，创新人才、优秀骨干桃李芬芳。我们坚持"传承精华，守正创新"，努力将人才培养和团队建设熔铸到中医药科研、教育和医疗的核心中来。以高起点定位、高标准规划、高质量建设为目标，筹建培养高层次、复合型、创新型、国际化中医药人才的中国中医科学院大学，推动中医药人才培养模式改革，为做大做强提供坚实的人才支撑。

中国中医科学院研究生高层次人才培养工作始于1978年，至今已走过40余年的辉煌历程。作为国家级培育高层次中医药人才的重要基地，积累了丰厚的教学经验和教学资源，成为中医药人才传承培养的宝贵财富，也为我国传统学科的人才培养做出了优秀示范和突出贡献。当前，我院研究生教育迎来了快速发展阶段，全院导师数、在校研究生数双创历史新高；首届"屠呦呦班"九年制本科直博生顺利入学，开创中医科学院本科招生的新纪元。

"将升岱岳，非径奚为"。教材是教学的根本，是培养创新型人才的基础。教材建设直接关系到研究生的培养质量。中国中医科学院研究生教材立足于新时代中医药高层次人才培养的目标和需求，深入发掘40余年研究生培养的成功经验，紧扣中医药重点领域、优势学科、传统方法、高精技术、前沿热点，面向全国，整合资源。在两院院士、国医大师等权威专家领衔策划与指导下，既注重基础知识、基本方法和基本技能的培养，又密切吸纳前沿学科最新的科研方法和成果。教材建设，做到传承与创新相结合，普及与提高相结合，实用与实效相结合，教育与启发相结合，从而实现为高层次人才的素质培养与能力提升扬帆助力。

征途漫漫，唯有奋斗。我们要以习近平总书记对研究生教育工作作出的重要指示为根本遵循和行动指南，坚持"四为"方针，加快培养德才兼备的高层次人才。

本套教材是我院研究生教育阶段性成果的凝练与转化，同时也是我院科研、医疗、教育协同发展的成果展现。其编研出版必将为探索中医药学术传承模式与高层次人才培养机制起到重要的示范和积极的推动作用。同时，也希望兄弟院校的同道专家和广大学子在应用过程中提出宝贵建议，以利于这一持续性工作的不断修订和完善。

中国工程院院士
中国中医科学院院长　黄璐琦
二○二一年一月一日

前　言

恶性肿瘤已经成为威胁人类健康的重大疾病。中医、中西医结合防治肿瘤是我国肿瘤综合治疗的特色和优势，在我国肿瘤研究中占有重要地位。自 20 世纪 60 年代以来，我国在中医药防治肿瘤的临床和基础研究中取得了不少成果和经验，对提高肿瘤临床治愈率、延长患者生存期和改善患者生存质量发挥了重要作用。

本教材由中国中医科学院广安门医院肿瘤科负责组织国家中医药管理局重点专科各协作组组长单位参与编写，总结各单位肿瘤研究方面的优势病种，吸收国内其他同行的先进经验，重点介绍各单位及行业专家的研究成果及精华。同时，本教材还提出了肿瘤防治研究中的重点、难点，为培养中医、中西医肿瘤研究型人才奠定基础。

本教材分为总论和各论两部分，总论分为 10 章，主要介绍中医药、中西医结合防治肿瘤的研究历史及进展、诊疗方法、疗效评价、预防、康复以及名家学说。各论分为 13 章，主要围绕优势病种总结诊疗方面的技术规范，重点突出研究进展、难点、思路，为后续开展研究指明方向。

本教材是首批中国中医科学院研究生院教材之一，付梓之际，感谢中国中医科学院研究生院在本书组织编写过程中给予的大力支持，感谢所有编写人员付出的辛苦劳动。胡帅航、王丹丹、马秀梅、王欣妍、赵雨薇、亓润智医师参与本书的整理和校对工作，在此一并表示衷心感谢。教材在编写中参考了大量的国内外文献，由于时间仓促，有不妥和错误之处敬请广大读者批评指正。

中国中医科学院广安门医院　侯　炜

2022 年 10 月

目 录

总 论

各　论

总　论

第一章　肿瘤学发展历史

一、中医学历代文献关于肿瘤的主要论述

中医对肿瘤的认识有数千年的历史,中医防治肿瘤的经验在历代经典中内容丰富,代有发展,不断创新,对于当前肿瘤的防治具有重大的指导意义。

（一）先秦两汉时期：中医肿瘤学术思想的萌芽

中医对肿瘤的认识可追溯至 3 000 多年前的殷商时代,当时,甲骨上已有"瘤"的记载。2 000 多年前成书的《周礼·天官》亦记载了治疗肿瘤病一类病变的专科医生,曰:"疡医下士八人,掌肿疡,溃疡,金疡,折疡之祝、药、劀、杀之齐。""祝"意为用药外敷,"劀"即"刮"意为刮削,"杀"是用药腐蚀恶肉。说明了古人对肿瘤的治疗方法已有了相对深刻认识。

湖南长沙马王堆汉墓出土的《五十二病方》,全书分为五十二题,每题都是治疗一类疾病的方法,当中含有内、外、妇、儿及五官科疾病,亦载有与肿瘤病治疗相关的记载,如睢(疽)病方曰:"治白蔹(蔹)、黄蓍(芪)、芍乐(药)、桂、姜、椒、朱(茱)臾(萸),凡七物。骨睢(疽)倍白蔹(蔹),肉睢(疽)(倍)黄蓍(芪),肾睢(疽)倍芍药,其余各一。"足见当时对于疽病已经有通治之法,并强调在辨证基础上,调整用药的剂量。以上能较多体现出的是古人对肿瘤最朴实的治疗经验,是中医肿瘤学说的雏形。

《神农本草经》约成书于西汉后期,是我国现存最早的本草著作,当中记载了中药治病的法则,曰:"欲疗病,先察其原,先候病机……鬼注蛊毒,以毒药;痈肿创瘤,以创药……各随其所宜。"可见当时针对痈疽、肿毒、创伤、瘤病已有专门治法及药物。

随着临床实践经验的不断丰富,对于肿瘤的认识日趋细化,关于"瘤"的分类记载在《黄帝内经》中已经出现,按肿瘤的生长部位、形态、症状等提出了一些肿瘤的病名,如积、聚、息积、息贲、肥气、伏梁、奔豚、瘕聚、血瘕、虫瘕、瘕、水瘕痹、积气、肠覃、石瘕、疝瘕、虑瘕、筋溜、肠溜、昔瘤等,肿瘤的病位、症候等得到进一步论述。如《灵枢·水胀》:"肠覃何如?岐伯曰……其始生也,大如鸡卵,稍以益大,至其成如怀子之状,久者离岁,按之则坚,推之则移,月事以时下,此其候也。"又曰:"石瘕生于胞中……日以益大,状如怀子,月事不以时下。皆生于女子。"前者与现代医学论述的腹腔肿瘤症状相似,后者与子宫、宫颈肿瘤症状相似。如《素问·腹中论》:"帝曰:病有少腹盛,上下左右皆有根,此为何病?可治不?岐伯曰:病名曰伏梁。"与现代医学论述的腹膜后肿瘤症状相似。如《灵枢·邪气脏腑病形》:"脾脉……微急为膈中,食饮入而还出。"与现代医学论述的贲门癌症状相似。再如《灵枢·邪

气脏腑病形》：“肺脉……滑甚为息贲上气。”《灵枢·本脏》：“肝高则上支贲，切胁悗，为息贲。”与现代医学论述的肺癌症状相似。在命名方面，《黄帝内经》在强调病位、形态和主要症状基础上，已经开始重视结合病机与邪气深浅来进行区别。如《灵枢·刺节真邪》：“虚邪之入于身也深，寒与热相搏，久留而内著……有所疾前筋，筋屈不得伸，邪气居其间而不反，发为筋瘤。有所结，气归之，卫气留之不得反，津液久留，合而为肠瘤，久者数岁乃成，以手按之柔。已有所结，气归之，津液留之，邪气中之，凝结日以易甚，连以聚居，为昔瘤，以手按之坚。有所结，深中骨，气因于骨，骨与气并，日以益大，则为骨瘤。有所结，中于肉，宗气归之，邪留而不去，有热则化而为脓，无热则为肉瘤。凡此数气者，其发无常处，而有常名也。”

在肿瘤的病因病机方面，《灵枢·上膈》进行了较为精辟的归纳，曰：“喜怒不适，食饮不节，寒温不时……邪气胜之，积聚以留。”具体而言，一是外邪侵袭，如《灵枢·九针论》云：“四时八风之客于经络之中，为瘤病者也。”《灵枢·百病始生》曰：“黄帝曰：积之始生，至其已成奈何？岐伯曰：积之始生，得寒乃生，厥乃成积也。”《灵枢·刺节真邪》中“虚邪之入于身也深，寒与热相搏，久留而内著”一说，强调了虚邪贼风留着脏腑经络的致病作用。二是水土不适，如《吕氏春秋·尽数》有“轻水所多秃与瘿人”，强调了水土环境因素对肿瘤发病的影响。三是饮食不节，《素问·异法方宜论》曰：“东方之域……其民食鱼而嗜咸，皆安其处，美其食……其病皆为痈疡。”《灵枢·百病始生》云：“卒然多食饮，则肠满，起居不节，用力过度，则络脉伤……汁沫与血相搏，则并合凝聚不得散，而积成矣。”饮食习惯不良、饮食不节、起居劳逸失常皆可导致积聚。四是情志失常，《灵枢·百病始生》曰：“厥气生足悗，悗生胫寒，胫寒则血脉凝涩，血脉凝涩则寒气上入于肠胃，入于肠胃则䐜胀，䐜胀则肠外之汁沫迫聚不得散，日以成积……卒然外中于寒，若内伤于忧怒，则气上逆，气上逆则六输不通，温气不行，凝血蕴里而不散，津液涩渗，著而不去，而积皆成矣。”强调了情志因素的致病作用，以及气机失常的病理变化。

在肿瘤的发病方面，古人还认识到脏腑内虚与气血阴阳失和之间的关系，如《灵枢·五变》曰：“人之善病肠中积聚者，何以候之？少俞答曰：皮肤薄而不泽，肉不坚而淖泽，如此则肠胃恶，恶则邪气留止，积聚乃作；脾胃之间，寒温不次，邪气稍至，稸积留至，大聚乃起。”其中“肠胃恶”即为脏腑内虚、阴阳失和之态。又如《灵枢·百病始生》：“是故虚邪之中人也，……留而不去，传舍于肠胃之外，募原之间，留著于脉，稽留而不去，息而成积。”除此之外，也已经开始从脏腑、经络病机角度去阐释癥瘕积聚的病理变化。如《素问·气厥论》：“小肠移热于大肠，为虑瘕，为沉。”揭示了虑瘕的病位、病性；《素问·骨空论》：“任脉为病，男子内结七疝，女子带下瘕聚。”则阐述了癥瘕积聚与任脉病理变化的关系。

在肿瘤的诊断方面，《黄帝内经》亦最早阐释了诊断肿瘤的明堂色部诊法与脉法，《素问·五脏生成》曰：“赤，脉之至也喘而坚，诊曰有积气在中，时害于食，名曰心痹……白，脉之至也喘而浮，上虚下实，惊，有积气在胸中，喘而虚，名曰肺痹……青，脉之至也长而左右弹，有积气在心下支胠，名曰肝痹……黄，脉之至也大而虚，有积气在腹中，有厥气，名曰厥疝……黑，脉之至也上坚而大，有积气在小腹与阴，名曰肾痹。”对于肿瘤疾病的脉诊，《黄帝内经》中涉及三阴三阳脉法、寸口脉法、五脏脉法等不同方法。如《素问·大奇论》：“肾脉小急，肝脉小急，心脉小急，不鼓皆为瘕……三阳急为瘕，三阴急为疝。”又如《素问·平人气象论》：“寸口脉沉而弱，曰寒热及疝瘕少腹痛；寸口脉沉而横，曰胁下有积，腹中有横积痛。”再如《灵枢·邪气脏腑病形》：“黄帝曰：请问脉之缓、急，小、大，滑、涩之病形何如？岐伯曰：臣请言五藏之病变也。心脉……微缓为伏梁，在心下，上下行，时唾血……肝脉……微急为肥气,在胁下,若覆杯……微缓为水瘕痹也。"其中水瘕痹与现代医学之腹腔积液相类。

在肿瘤的治疗方面,《素问·至真要大论》中所提出"坚者削之""结者散之"的治则至今具有临床指导意义,并提出应用"毒药"应该中病即止,即《素问·六元正纪大论》所云:"大积大聚,其可犯也,衰其太半而止,过者死。"

《难经》中对于肿瘤的阐述较之《黄帝内经》更加深入一步。《难经·五十五难》曰:"气之所积者曰积,气之所聚曰聚,故积者五脏所生,聚者六腑所成。积者阴气也,其始发有处,其痛不离其部,上下有所始终,左右有所穷处。聚者阳气也,其始发无根本,上下无所留止,其痛无外,谓之聚。"进一步将积聚的病位、阴阳属性、症状特点进行了区分。《难经·五十六难》提出了五脏积的概念,如肝之积曰"肥气"、心之积曰"伏梁"、脾之积曰"痞气"、肺之积曰"息贲"、肾之积曰"奔豚"。并对其发病部位、形态、继发病证以及病变形成的原因进行了论述。在诊法方面则于《难经·十八难》提出辨别证候轻重的脉诊特征:"人病有沉滞久积聚……诊病在右胁有积气,得肺脉,结脉,结甚则积甚。"同时就其预后提出了"脉不应病,病不应脉"的"死病"。

总之,先秦时期中医对肿瘤的认识为后世肿瘤学术体系的形成与发展奠定了基础。

(二)两汉隋唐时期:中医肿瘤学术思想的初步形成

东汉末年张仲景《伤寒杂病论》中对于积聚、虚劳、疟母(癥瘕)、胃反、癥病的病因病机、治则治法、处方用药已经有了相对完善的论述。如《金匮要略·五脏风寒积聚病脉证并治》曰:"问曰:病有积、有聚、有䅽气,何谓也? 师曰:积者,脏病也,终不移;聚者,腑病也,发作有时,展转痛移,为可治;䅽气者,胁下痛,按之则愈,复发为䅽气。"对积、聚、䅽气进行了鉴别,并阐释了诊断积聚的脉法,曰:"诸积大法:脉来细而附骨者,乃积也。寸口,积在胸中;微出寸口,积在喉中;关上,积在脐旁;上关上,积在心下;微下关,积在少腹;尺中,积在气冲。脉出左,积在左;脉出右,积在右,脉两出,积在中央,各以其部处之。"又如《金匮要略·血痹虚劳病脉证并治》:"五劳虚极羸瘦,腹满不能饮食……内有干血,肌肤甲错,两目黯黑。缓中补虚。"其描述和肿瘤的恶病质极为类似,提出了治疗大法应该缓中补虚,以不伤正为度,并拟定出治疗虚劳、疟母、妇人癥病的大黄䗪虫丸、鳖甲煎丸、桂枝茯苓丸等专门方剂,至今仍为肿瘤的常用方药。

汉代名著《中藏经》中进一步指出了癥瘕积聚的成因:"积聚癥瘕杂虫者,皆五脏六腑真气失,而邪气并遂乃生焉,久之不除也,或积,或聚,或癥,或瘕,或变为虫。其状各异,有能害人者,有不能害人者。有为病缓者,有为病速者。有疼者,有痒者,有生头足者,有如杯块者,势类不同。盖因内外相感,真邪相犯,气血熏搏,交合而成也。"认为肿瘤发病为脏腑元真虚损与外邪侵袭共同作用的结果。

华佗治疗噎膈反胃方中有丹砂腐蚀药物,对体表、黏膜的肿瘤有明显的治疗效果。此外该时期已有外科治疗方法用于治疗肿瘤疾病,如《后汉书·华佗传》就有关于外科手术割治胃肠肿瘤类疾病最早记载:"乃令先以酒服麻沸散,既醉无所觉,因刳其背,抽割积聚",开创了人类手术治疗内脏肿瘤的先河。

隋代巢元方《诸病源候论》记载了有关肿瘤病因证候共169条,分门别类详细记载多种肿瘤疾病病因、病机、证候,如积聚、癥瘕、食噎、反胃、瘿瘤等病证,表明当时对肿瘤的理论认识已十分成熟。对于积聚的病机明确提出:"由阴阳不和,腑脏虚弱,受于风邪,搏于腑脏之气所为也。"并指出存在"诸脏受邪,初未能为积聚,留滞不去,乃成积聚"的病理变化过程。对于五脏积分别进一步详细描述其症状表现及发展预后。在继承《黄帝内经》《难经》五积脉的基础上，记载了积聚预后的脉象，曰："诊得心腹积聚，其脉牢强急者生，脉虚弱急者死。又积聚之脉，实强者生，沉者死。"其中对于癥瘕发病及其病理转归的记载为："由寒温失节，致腑脏之气虚弱，而食饮不消……若积引岁月，人即柴瘦腹转大，遂致死。""血气衰少，腑脏虚弱，故令风冷之气独盛于内，其冷气久积不散，所以谓之久寒积冷也。其病令人羸瘦不能饮食，久久不瘥，更触犯寒气，乃变成积聚吐利而呕逆也。"说明其发病主要因脏腑虚弱和外界寒温失节有关，发展到晚期，则出现消瘦、腹胀大、饮食不能、吐利呃逆等症状，与肝、胃恶性肿瘤临床表现相类似。对妇科肿瘤，亦有深入认识："产妇血气伤损，腑脏虚弱，为风所乘，搏于脏腑，与气血相结，故成积聚也……产后而有瘕者，由脏虚，余血不尽，为风冷所乘，血则凝结而成瘕也。癖病之状，胁下弦急刺痛是也……产后脏虚，为风冷搏于停饮，结聚故成癖也。"此论产后积聚、癥、癖的病因皆为产后失养，气血亏虚，脏腑气弱，同时风寒乘袭而致，与女性生殖器官肿瘤临床表现相类似。

唐代孙思邈《备急千金要方》在五脏积的基础上，就分类提出五瘿七瘤之说，所谓五瘿，即石瘿、气瘿、劳瘿、土瘿和忧瘿；所谓七瘤，即肉瘤、骨瘤、脂瘤、石瘤、脓瘤、血瘤、息瘤，但缺乏具体的论述。在癥瘕治疗方面，注重虫类药的应用，如蜈蚣、僵蚕、全蝎、虻虫、斑蝥、蜣螂等，为后世利用虫类药物治疗癌肿提供参考，同时对于虚损证治倡导按五脏证候遣方、倡导脏腑辨证，如脾劳的通噎消食膏酒方，肺劳的半夏汤方，为探讨肿瘤虚损病证辟一新路。另外其书告诫："凡肉瘤勿治，治则杀人，慎之。"说明当时对肿瘤的恶性程度和预后也有所认识。在《千金翼方》中记载了许多治疗肿瘤的方药，其中有专治固冷、积聚、腹痛、肠坚中药45种，治癖积方剂14首，矿物药和虫类药物较多，若按现代中药学分类，中药多属温阳、攻下之品，值得一提的是书中载有以"鹿靥"即梅花鹿之甲状腺治疗瘿瘤的记载，开创了肿瘤内分泌治疗的先河，对后世用药具有指导意义。

两汉隋唐时期，是中医肿瘤学发展的雏形和理论成熟阶段，在病因病机、证候的描述上已达到一定的水平，治疗手段虽然进一步丰富，但仍然缺乏系统性，未能与中医理论充分结合。

（三）宋金元时期：中医肿瘤学术思想的逐步成熟

经过先秦两汉时期《内经》《难经》《神农本草经》及一批代表性医家对于肿瘤防治的实践探索、理论奠基，虽然仍欠缺系统性，但不可否认其防治经验日趋成熟。时至宋金元时期病名、病因、发病、病机、证治、预防都有了新的发展，尤其是金元四大家的学术争鸣，可谓为肿瘤防治认知的继承、发展、创新提供了条件和平台。

宋元时期理学盛行，对于中医理论的阐释发展日益深入。"岩"病名即源于宋，公元1170年，东轩居士于《卫济宝书》第一次使用"嵒"字，《说文解字》曰："嵒，山巖也。"在《痈疽五发篇》中云："一曰癌，二曰瘭，三曰疽，四曰痼，五曰痈。"将"癌"作为一个特定的病名，列为痈疽"五发"之一，提到用麝香膏外贴治疗"癌发"。"癌"字的应用，从上下文看更倾向痈疽之属，而对于明确以"癌"称指恶性肿瘤当推公元1264年成书的《仁斋直指附遗方论》。宋代杨士瀛在该书中对于"癌"的特征进行了形象描述，"癌者，上高下深，岩穴之状，颗颗累垂，裂如瞽眼，其中带青，由是簇头各露一舌，毒根深藏，穿孔透里，男则多发于腹，女则多发于乳，或项或肩或臂。"认为"毒根深藏"是形成癌症的主要原因，为后世运用清热解毒法治疗肿瘤提供依据，并认识到癌具有"穿孔透甲"的特性，与癌症的侵袭、转移相类，可以说对肿瘤的认识已经进一步深入。在金代窦汉卿《疮疡经验全书》对乳腺癌已经开始使用"乳岩"来表述，"捻之，内如山岩，故名之。早治得生，迟则内溃肉烂见五脏而死。"对乳岩进行了细致的观察,根据分期早晚描述了其治疗难易程度与预后。

宋代医家在理论认识不断完善的基础上,提出了许多肿瘤治疗的具体治疗方药。陈无择在《三因极一病证方论》中将其归纳为外所因、内所因、不内外因,认为五积的形成与脏腑气机不平和时令传克不行有关,指出:“五积者,五脏之所积,皆脏气不平,遇时相逆而成其病。”并创立了以五积为名,专治五脏积的方药,如“肥气丸”“伏梁丸”“痞气丸”“息贲汤”“奔豚汤”,为后世治疗肿瘤方药的配伍提供了参考。

以《太平圣惠方》《太平惠民和剂局方》《圣济总录》等为代表的官修方书,基本上反映了宋代以前中医对有关肿瘤方面的认识概况和研究成果。在病因病机方面,《太平圣惠方》云:“夫虚劳积聚者,脏腑之病也。积者脏病也,阴气所生也;聚者腑病也,阳气所成也。虚劳之人,阴阳气伤损,血气凝涩不宣通于经络,故成积聚于内也。”认为虚劳积聚的发生是由于阴阳虚损、血气凝涩,以致经络不宣通而致,为扶正祛邪治则提供了理论基础。

金元时期,包括金元四大家在内的医家学术思想对后世中医肿瘤学的发展有着深远影响。

刘完素提出六气皆能化火说,又将原来于《素问·至真要大论》中提及属火、属热的病机从17种扩充至57种,倡导寒凉用药以治疗火热病,如其《素问玄机原病式》云:“然则经言瘕病亦有热者也,或阳气郁结,佛热壅滞,而坚硬不消者,非寒癥瘕也,宜以脉证别之。”对后世用清热解毒、清热泻火等法治疗肿瘤具有一定的指导意义,大量中药现代药理学研究证实抗肿瘤活性物质以清热解毒类药物中分布最多。

王好古《医垒元戎》载其师易水学派创始人张元素云:“少壮人无积,虚人则有之。”罗天益《卫生宝鉴》亦载其师张元素所云:“养正积自除,犹之满坐皆君子,纵有一小人,自无容地而出。今令真气实、胃气强、积自消矣。”由此可见,当时重视本虚致病,强调积聚扶正培本的治则已经得到医家重视。

李杲亦为张元素弟子,开创补土派,主张温补脾胃,并创立了补中益气汤、升阳益胃汤、升阳散火汤等著名方剂,提出了“内伤脾胃,百病乃生”的著名论点。在强调辨证论治、因时制宜基础上,更加重视正气,尤其是后天脾胃之气的作用,较为系统地提出了肿瘤扶正培本为主,祛邪为辅,佐以饮食起居调摄的综合治疗思路。

张从正在《儒门事亲》中明确提到:“积之成之,或因暴怒喜悲思恐之气”。明确指出精神因素与肿瘤发病的关系,这种关系已受到现代医学家的重视。张从正倡导攻邪,观点十分鲜明,其所著《儒门事亲》曰:“岂有病积之人,大邪不出,而可以补之乎?”又曰:“下之攻病,人亦所恶闻也。然积聚陈莝于中,留结寒热于内……《内经》一书,惟以气血通流为贵。世俗庸工,惟以闭塞为贵。又止知下之为泻,又岂知《内经》之所谓下者,乃所谓补也。陈莝去而肠胃洁,癥瘕尽而荣卫昌。”对于妄补给予直接批判,倡导应用以毒攻毒、破坚散结的治法。

朱丹溪倡导“相火论”,提出“阳常有余,阴常不足”的论点,创立大补阴丸、琼玉膏等方,被后世喻为滋阴派的代表,对“翻胃”“膈噎”“奶岩”等肿瘤类疾病的形成、演变、预后和治疗进行了较为细致的描述,主张以“润养津血,降火散结”为法。如《丹溪心法》指出:“翻胃大约有四,血虚、气虚、有热、有痰兼病……翻胃即膈噎,膈噎乃翻胃之渐。”用药在辨证论治选择四君、四物、二陈的基础上还提出“必用童便、韭汁、竹沥、牛羊乳、生姜汁。”再如《格致余论·乳硬论》云:“若夫不得于夫,不得于舅姑,忧怒郁闷,昕夕积累,脾气消阻,肝气横逆,遂成隐核,如大棋子,不痛不痒,数十年后方为疮陷,名曰奶岩,以其疮形嵌凹似岩穴也。"对于乳腺癌的症状特点已经有非常详尽、形象的记述。《丹溪心法》对积、聚、痞块多从痰、从食、从瘀血论述，认为积聚痞块是由痰饮、血块积滞而成，并指出积病不可妄用下法，以防损伤真元之气，曰："痞块在中为痰饮，在右为食。积在左为血块。气不能作块成聚，块乃有形之物也，痰与食积死血而成也。用醋煮海石、醋煮三棱、蓬术、桃仁、红花、五灵脂、香附之类为丸，石碱白术汤吞下。瓦楞子能消血块，次消痰。石碱一物，有痰积有块可用，洗涤垢腻，又能消食积。治块，当降火消食积，食积即痰也。行死血块，块去须大补。凡积病不可用下药，徒损真气，病亦不去，当用消积药使之融化，则根除矣。凡妇人有块，多是血块。"其倡导从痰论治，主张"降火消痰"以治疗积病，如《丹溪心法》云："凡人身上中下有块者多痰……治痰者，实脾土，燥脾湿是治其本。"临床上可按照病位和病性的不同遣方用药，曰："许学士用苍术治痰成窠囊一边行极妙。痰挟瘀血，遂成窠囊。眩运嘈杂，乃火动其痰，用二陈汤加山栀子、黄连、黄芩之类。嗳气吞酸，此食郁有热，火气上动，以黄芩为君，南星、半夏为臣，橘红为使，热多加青黛。痰在胁下，非白芥子不能达；痰在皮里膜外，非姜汁、竹沥不可导达。"为后世从痰论治肿瘤奠定基础，此外其于积病大补喜用人参，消积行血常用大黄、朴硝、三棱、莪术、桃仁、红花、水蛭、鳖甲、硇砂、南星等。

（四）明清时期：中医肿瘤学术思想的深入发展

明清时期，医家对于肿瘤的认识日趋深入，理论体系逐步完善，防治手段愈发成熟，对肿瘤的病因、病机、证候、鉴别、治则、方药、外治、调护均有更深入的论述。

在肿瘤病因与发病的认识方面，随着生活条件的逐步改善，饮食因素愈发受到医家重视，如明代陈实功《外科正宗》云："茧唇乃阳明胃经症也，因食煎炒，过餐炙爆，又兼思虑暴急，痰随火行，留住于唇。"认为唇癌的发病与过食高热煎炒的肥甘厚味有关。饮酒与其他不良饮食习惯尤其是烫食对于食管癌的影响也得到认识，如明代叶文龄《医学统旨》提到："酒面炙煿，黏滑难化之物，滞于中宫，损伤脾胃，渐成痞满吞酸，甚则为噎膈、反胃。"再如清代何梦瑶《医碥》云："酒客多噎膈，好热酒者尤多，以热伤津液，咽管干涩食不得入也。"更有医家认识到肿瘤是在内因、外因的交互作用下发病，如清代尤怡《金匮翼·积聚统论》："积聚之病，非独痰、食、气、血，即风寒外感，亦能成之。然痰、食、气、血，非得风寒，未必成积，风寒之邪，不遇痰、食、气、血，亦未必成积。"此外，体质、年龄等因素与肿瘤发病、预后的关系也越来越被明清医家的重视，如明代张景岳《景岳全书》云："脾肾不足及虚弱失调之人，多有积聚之病。"清代沈金鳌《杂病源流犀烛·积聚癥瘕痃癖痞源流》："壮盛之人，必无积聚。"说明体质的强弱与肿瘤发病相关。又如明代赵献可《医贯》亦云："唯男子年高者有之，少无噎隔。"其中明代申拱宸《外科启玄》描述较为详细，"癌发初起时，不作寒热疼痛，紫黑色不破，里面先自黑烂。二十岁后，不慎房事，积热所生。四十岁以上，血亏气衰，厚味过多，所生十全一二，皮黑者难治，必死。"则从年龄的层面认识到年龄是肿瘤发病及预后的重要因素。

在肿瘤病因病机的认识方面，明代张景岳《景岳全书》较为全面系统地总结了前人对于癥瘕积聚病因病机的认识，并对其病因作出总结，曰："积聚之病，凡饮食、血气、风寒之属，皆能致之。"《医宗必读》："积之成者，正气不足，而后邪气踞之"从正邪角度论述瘤的成因。清代沈金鳌《杂病源流犀烛·积聚症瘕痃癖痞源流》云："诸积之成，莫不由痰食死血，固夫人而知之矣。庸讵知痰食死血，乃成积之质，而非成积之本乎？盖使痰伏其位，食化其液，血顺其经，病何自作而积何自生。夫惟气郁而湿滞，湿郁而热生，热郁而痰结，痰郁而血凝，血郁而食不化，食郁而积成，此六者，实相因致病，古人所以云六郁为诸积之本也。"

强调了气郁在肿瘤发病过程中的作用，并描述了"痰食死血"与"气郁"共同作用成积的病理变化。清代王清任《医林改错·膈下逐瘀汤所治之症目》："无论何处，皆有气血……气无形不能结块，结块者必有形之血也。血受寒则凝结成块，血受热则煎熬成块。"指出寒热皆可成血瘀、凝结、煎熬成块的病理变化，为后世应用活血化瘀法治疗恶性肿瘤提供了理论基础。

在肿瘤防治方面，明代张景岳倡导扶正祛邪，标本兼治，《景岳全书》云："总其要不过四法，曰攻、曰消、曰散、曰补。"强调"积聚渐久，元气日虚……只宜专培脾胃以固其本。"指出积聚日久，正气日亏，应从脾胃入手以扶正固本，并就攻补之法则依据病势的缓急和人体的强弱等临床具体情况进行了详细的阐述，"积坚气实者，非攻不能去……不堪攻击，止宜消导渐磨者……无形气聚，宜散而愈者……积痞势缓而攻补俱有未便者，当专以调理脾胃为主……凡脾肾不足，及虚弱失调之人，无论其有形无形，但当察其缓急，皆以正气为主。"其强调治疗积聚的基本大法，在于掌握攻补的时机与分寸，即所谓"缓急"。

明代李中梓《医宗必读》在分期论治基础上，提出"初、中、末"三法："初者，病邪初起，正气尚强，邪气尚浅，则任受攻；中者，受病渐之，邪气较深，正气较弱，任受且攻且补；末者，病魔久，邪气侵凌，正气消残，则任受补。"并明确提出攻补兼施治法用于各类肿瘤。

清代王维德《外科证治全生集》将外科病证分为"阴症门""阳症门""有阴有阳症门""杂症门"四类，当中与现代肿瘤相似病症如"乳岩""恶核""痰核""石疽"等均分属阴症门。其指出治疗忌服寒凉，宜用和阳，曰："初起之形，阔大平塌，根盘散漫，不肿不痛，色不明亮，此疽中最险之症，倘误服寒凉，其色变如隔宿猪肝，毒攻内腑，神昏即死。夫色之不明而散漫者，乃气血两虚也；患之不痛而平塌者，毒痰凝结也。治之之法，非麻黄不能开其腠理，非肉桂、炮姜不能解其寒凝。此三味酷暑，不可缺一也。腠理一开，寒凝一解，气血乃行，毒亦随之消矣。学者照方依治，自无不愈，倘有加减，定难奏效。"其所创阳和汤、阳和膏、犀黄丸、小金丹、千金托里散内服，蟾蜍外贴，均为防治肿瘤有效的方剂，许多沿用至今。

二、现代肿瘤学发展概况

恶性肿瘤是一类古老的疾病，所有生物包括动物和植物都可能发生肿瘤。肿瘤学是研究肿瘤的学科，主要在显微镜应用后逐渐形成，涉及生命科学的每一个分支以及其他自然科学和人文社会科学。而临床肿瘤学作为肿瘤学的重要分支，是以人类肿瘤为研究对象的肿瘤学，是当今医学科学发展最快的领域之一。随着生命科学的进步，尤其是分子生物学技术的快速发展，人们对肿瘤的认识越来越深入。全面了解人类与肿瘤长期斗争的历程和经验，有利于从全方位、多角度理解临床肿瘤学这门学科，从深层次、新思路去认识并攻克肿瘤这一顽疾。

（一）对肿瘤病因和发病机制认识的发展

人类对恶性肿瘤发生发展的认识和研究历史悠久，不同时代认识不同，概括起来，经历了从宏观到微观，从表象到本质的过程，大致可分为以下几个阶段：

1. 表象认识阶段 从公元前1500年到19世纪50年代，在3 000多年的时间里，人类对肿瘤的认识仅停留在对肿瘤表象的描述上。3 500年前，我国殷周时代出土的甲骨文中出现"瘤"字的记载。在西方，古希腊的希波克拉底和古罗马的盖伦都对恶性肿瘤进行过描述和分类。希波克拉底在描述恶性肿瘤时，发现其形状似螃蟹，无限制浸润生长，向外周扩散且难以除净,因而用"cab"(蟹)来命名此类疾病,并演变成了今天的"cancer"。

2. 细胞水平阶段　19世纪50年代,随着显微镜的出现,肿瘤研究开始进入细胞水平,特别是1858年,德国病理学家Virchow的《细胞病理学》一书中对肿瘤进行了基本论证:"机体是一个有序的细胞社会,在发育过程中细胞要服从自然的规律,如有扰乱,就可以产生疾病""癌症是细胞的疾病"这些观点为癌症的病理诊断、临床肿瘤学的建立和发展奠定了基础。从这个时期开始,人类开始对肿瘤的病因进行了探讨,提出了物理致癌、化学致癌和病毒致癌学说,对恶性肿瘤的病因和发病机制有了初步的认识。

3. 亚细胞水平及分子水平阶段　1931年电子显微镜的出现,使医学深入到亚细胞水平。1953年DNA分子结构的发现使医学开始进分子水平时代。20世纪60年代多种癌基因和抑癌基因相继被发现,20世纪70年代"癌症是基因改变性疾病"的观点被科学家们广泛讨论。20世纪80年代以来对表观遗传学的研究,使人们对肿瘤发生发展的认识进入到了基因属性的另一个层面。随着从分子水平上对肿瘤生物学行为研究的深入,人们对恶性肿瘤发病机制的认知已从过去的单一致癌学说,上升到多基因改变、多因素参与、多步骤演变的综合致癌理论。相信在不久的将来,肿瘤的病因及发病机制一定能得到更加清晰的阐述。

(二)肿瘤诊断技术的发展及现状

纵观恶性肿瘤诊断的发展历程,在广度上经历了从单一的病理诊断到病理、影像、标志物及内镜的综合诊断过程;而在深度上也从解剖部位、大体形态诊断深入到了分子水平和功能水平的诊断。

1. 病理学诊断　19世纪50年代,人类开始通过显微镜认识细胞,Virchow认为肿瘤的发病基础是细胞结构改变和功能障碍,成为细胞病理学的开端。20世纪30年代,电子显微镜的诞生使肿瘤的病理学诊断提高到亚细胞水平。20世纪50年代免疫组化技术的应用,使肿瘤的病理诊断从形态发展到免疫病理阶段。近20年来,随着分子生物学的飞速发展,分子病理学应运而生,出现了分子诊断、分子分型、分子分期及分子预测等概念。分子病理学的发展改变了传统病理学的内涵,从分子水平研究肿瘤发病机制、侵袭转移规律,尤其在指导肿瘤诊断和分期、疗效及预后判断、制订个体化治疗方案等方面,展示出病理学发展的全新方向。

2. 影像学诊断　1895年伦琴发现X线,奠定了医学影像学形成和发展的基础。近30年来,医学影像学发展迅速,计算机断层扫描(CT)、磁共振成像(MRI)、超声、放射性核素扫描、数字减影血管造影(DSA)、单光子发射计算机断层成像(SPECT)及正电子发射断层显像(PET)等新技术不断出现并发展,使肿瘤的诊断水平不断提高,肿瘤影像诊断也超过了原有的解剖形态学范畴,深入到了组织、细胞、分子水平,代谢显像、分子显像有了充足的发展。尤其是PET等分子影像学诊断的出现,在肿瘤诊断和指导治疗方面显示出独特的优越性。

3. 肿瘤标志物诊断　1848年,Bence Jones在多发性骨髓瘤患者的尿液中发现了一种特殊蛋白(即Bence Jones蛋白),这是世界上首个肿瘤标志物,也是肿瘤标志物诊断的开端。20世纪30年代,随着生化及免疫检测技术的进步,在肿瘤患者体液中逐渐发现了各种与肿瘤相关的激素、酶类、胚胎抗原及糖蛋白等物质,即体液肿瘤标志物。20世纪70年代,原癌基因 *V-SRC* 被发现,使肿瘤标志物的检测深入到分子水平。特别是近20年来,生物芯片、质谱及组学技术的进步,各种分子标志物不断被发现,其在肿瘤发生发展过程中的作用被不断确认,并用于肿瘤的预警、筛查、诊断、评估、治疗和随访的全过程。分子标志物的出现,为人类打开了全面揭示肿瘤本质、彻底攻克肿瘤的希望之门。

4. 内镜诊断　内镜问世已 100 多年,随着科学技术的进步,从最初的硬式内镜、纤维内镜发展到现今的高清晰电子内镜,操作更简便、更舒适,观察更可靠。近年来,诊断内镜向微观化方向发展,在高清晰的基础上发展出特殊内镜技术,包括染色内镜、放大内镜、荧光内镜、共聚焦内镜等,能够显示普通内镜无法显示的特殊微小结构,甚至可直接观察到细胞结构。内镜检查术给肿瘤诊断甚至是治疗带来了突破性的进展。内镜已经从单纯的诊断工具发展为微创治疗的主要手段之一。内镜能深入各种腔道进行观察诊断、活体取材,结合内镜超声技术,对肿瘤病变部位和累及深度的定位定性诊断更加精确,同时也使某些肿瘤的镜下微创治疗成为可能。

(三)肿瘤治疗的发展及现状

目前肿瘤的治疗手段多样化,包括手术、放射治疗(简称放疗)、介入治疗、生物治疗及中医等,手术、放疗及介入治疗属局部治疗手段,其他治疗手段均属全身治疗。单一治疗手段局限性较大,当前恶性肿瘤的治疗已经从单一的手术治疗时代发展到多学科综合治疗及个体化治疗的时代。

多学科综合治疗不是不同治疗方法的简单相加,它强调的是不同学科从理论到实践对肿瘤治疗的参与,多学科综合治疗的概念为:根据患者的身心状况、肿瘤的具体部位、病理类型、侵犯范围(病期)和发展趋向,结合肿瘤细胞及其微环境的分子生物学改变,有计划地、合理地应用现有的多学科各种治疗手段,以最适当的经济费用取得最佳的治疗效果,同时最大限度地改善患者的生活质量。所有的多学科综合治疗模式,必须建立在循证医学产生的证据的基础上。综合治疗的基本原则包括:①局部和全身治疗并重的原则;②分期治疗的原则;③个体化治疗原则;④生活质量和生存期并重的原则;⑤不断求证更新的原则;⑥成本和效果并重的原则;⑦全程管理的原则。

1. 肿瘤的外科治疗　肿瘤外科治疗是始于 19 世纪初最古老的肿瘤治疗方法。1809 年,美国医师 Mc Dowell 进行了卵巢肿瘤切除术,拉开了外科治疗肿瘤的序幕。继而,1882 年美国 Halsted 医师首创了乳腺癌根治术,奠定了肿瘤外科治疗的两大基本原则,即整块切除和淋巴结清扫,成为肿瘤外科发展史上的里程碑事件。近几十年来,随着治疗理念的更新和新技术的开展,肿瘤外科逐步向高疗效、微侵袭、低致残性方向发展。尤其是近 20 年,腔镜技术的普及、机器人辅助手术技术的应用等,使肿瘤外科治疗更加精细、准确、微创化。目前现代肿瘤外科的范畴已经发生了巨大的变化,除了传统上应用于早期肿瘤的根治外,越来越多地涉及减瘤、重建、康复等肿瘤治疗的各方面。纵观肿瘤外科的发展,经历了从根治到改良根治,从功能破坏到功能保留,从程度较重的有创操作到微创或无创操作,从单一学科到多学科参与的过程。

2. 肿瘤的放射治疗　放射治疗因其适应证宽、疗效较好,在肿瘤的治疗中有着无可置疑的地位,现代放射治疗的临床应用更加广泛,参与约 70% 肿瘤的临床治疗。自 1895 年德国物理学家威廉·康拉德·伦琴发现 X 线,居里夫妇发现镭以来,放射线便被逐渐地应用于恶性肿瘤的临床治疗。自 1902 年首次报道了放射线成功用于皮肤癌的治疗,肿瘤放射治疗已历经 100 余年历史。由于射线品质及条件的限制,早期仅用于位于表浅和某些体腔肿瘤的治疗。20 世纪中后叶,随着技术的进步,Co 治疗机和加速器的问世,其产生的射线穿透力强,能够治疗深部肿瘤,使放射治疗的应用范围更加广泛。随着对放射物理、放射生物与肿瘤学研究的深入,医学影像及计算机、精密机械技术的快速发展,已形成集影像、计算机和加速器为一体的现代放疗技术,放射治疗从一维、二维时代,向着三维、四维、五维时代迈进。近年来,以 PET-CT 检查为基础的生物靶区放射治疗;以高剂量率后装治疗、组织插植治疗、粒子植入治疗等为代表的近距离治疗;以伽马刀、X 刀、射波刀等为代表的立体定向放射治疗;以三维调强、容积调强为代表的调强放疗;以及质子、重离子治疗设备的临床应用,肿瘤放射治疗呈现出百花齐放、全面发展的景象。这些技术能完成复杂和不规则靶区的照射,不仅能获得精确的照射剂量,而且在提高肿瘤治愈率的同时也明显地减少了副反应。这些治疗方法相互融合、相互渗透;在多学科综合治疗的模式下,充分发挥了放射治疗对肿瘤治疗的优势与特点,使得放射治疗更加广泛地应用于肿瘤治疗领域中。

肿瘤放射治疗是局部治疗手段,可用于消灭和根治局部原发肿瘤或转移病灶,可以单独治疗肿瘤,也可以协同手术和化疗治疗肿瘤。采用放疗治疗早期声带癌、宫颈癌、前列腺癌、舌癌等的 5 年生存率都与手术相似,而且可保全器官功能。近年来,采用立体定向体部放疗治疗不能耐受手术的早期非小细胞肺癌、肝癌,获得与外科手术相似的结果,为很多不能手术的早期肿瘤的根治性治疗开辟了新途径。

3. 肿瘤的化学药物治疗　Gilman 和 Philips 发表应用氮芥治疗淋巴瘤取得惊人的疗效。被认为是近代肿瘤化疗的开端。但氮芥已经应用于临床的药物如氨基蝶呤、巯嘌呤当时只用于血液学肿瘤,疗效也有限。这时发展的新药大多是随机筛选通过动物移植性肿瘤寻找的。直到 1957 年根据一定设想,合成环磷酰胺,Duschinsky 合成了 5- 氟尿嘧啶,并在临床上取得成功,对有些实体瘤有一定疗效,肿瘤化疗受到更广泛的重视。虽然这些药物的作用机制通过后来的研究并不完全符合最初的设想,但是根据一定理论而合成的抗肿瘤药有效,因此被认为是肿瘤内科治疗里程中的第二个里程碑。1965 年,Holland 医师等首次提出联合化疗的概念,并在儿童急性淋巴细胞白血病患者中获得了较长的疾病缓解期,奠定了肿瘤联合化疗的基础。20 世纪 70 年代初进入临床的顺铂和阿霉素由于适应证更广、疗效进一步提高,被认为是前进中的第三个里程碑。20 世纪 80 年代,肿瘤化疗进入快速发展期,一方面,不同作用机制的新型药物不断问世,如蒽环类、紫杉类、拓扑异构酶抑制剂、新型抗代谢类药物等,大大丰富了化疗的选择,进一步提高了疗效;另一方面,随着分子生物学的进步,药物转运蛋白的基因多态性、药物敏感性及耐药性位点的筛选、药物代谢酶学的差异等与药物相关的遗传学信息逐渐被获得,并开始用于指导临床用药选择、疗效预测、降低不良反应等,由此产生了个体化化疗的概念,并成为未来肿瘤化学治疗的发展方向。

4. 肿瘤的内分泌治疗　目前内分泌治疗已经成为肿瘤治疗的重要手段,尤其对激素依赖性肿瘤,如乳腺癌、前列腺癌和子宫内膜癌等,疗效可与化疗相媲美。肿瘤内分泌治疗又称肿瘤激素治疗,是指通过调节和改变机体内分泌环境及激素水平治疗肿瘤的方法。肿瘤内分泌治疗始于乳腺癌。1896 年,苏格兰格拉斯哥肿瘤医院外科医师 George Thomas Beatson 报道了双卵巢切除治疗局部复发和晚期乳腺癌,取得了良好的效果,拉开了肿瘤内分泌治疗的序幕。此后,Loeser 等于 1939 年发现了雄激素对转移性乳腺癌的治疗作用。Huggins 等于 1941 年发现睾丸切除术和口服己烯雌酚对晚期前列腺癌具有显著的治疗效果。这些研究是肿瘤内分泌治疗的良好开端,使人们逐渐认识到一些肿瘤的发生、发展与激素失调有关,治疗中可应用一些激素或抗激素类物质使肿瘤生长环境发生变化,从而有效控

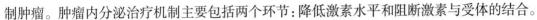

制肿瘤。肿瘤内分泌治疗机制主要包括两个环节:降低激素水平和阻断激素与受体的结合。

5. 肿瘤的生物治疗 肿瘤的生物治疗是在免疫治疗的基础上逐渐发展起来的。早在 19 世纪 20 世纪初,Coley 将链球菌及黏质沙雷菌裂解物制备成 Coley 毒素应用于肿瘤患者的治疗,翻开了肿瘤生物治疗的新篇章。20 世纪 80 年代,Oldham 提出生物反应调节剂的概念,并将生物治疗列为肿瘤治疗的第 4 种模式,进一步确立了肿瘤生物治疗的地位。近年来随着生物技术的发展,肿瘤生物治疗在理论、内容和方法上增添了很多新的内涵,其范围也不断扩大。越来越多的学者认为应用现代生物学技术或其产品调节机体自身的生物学反应,从而直接或者间接抑制肿瘤或减轻相关不良反应的治疗都应归为生物治疗。其中肿瘤免疫治疗、分子靶向治疗及基因治疗等有着巨大的治疗潜力和生命力,尤其是分子靶向治疗,在临床实践中取得了显著的疗效,引发了抗癌治疗理念的变革,把肿瘤治疗推向了一个前所未有的新阶段。

6. 肿瘤的介入治疗 肿瘤介入治疗学是近年来发展起来的融放射影像学和临床治疗学为一体的新兴学科,具有创伤小、并发症少、定位精准、治疗安全的特点。肿瘤的介入治疗起源于 1904 年,德国的 Dawbam 医师将凡士林和蜡制成栓子注入颈外动脉,进行肿瘤手术前栓塞。而 1953 年,瑞典放射学家 Seldinger 发明的经皮血管穿刺插管术,则奠定了现代肿瘤血管性介入治疗的基础。20 世纪 80 年代出现的 DSA 设备使介入治疗的发展如虎添翼。近 20 年来,腔内支架置入术、肿瘤局部消融术、放射性粒子植入术的蓬勃发展,开启了非血管性介入治疗的新时代。目前,介入治疗已达到一个相对稳定的高水平阶段,多种介入治疗技术的综合应用已成为肿瘤介入治疗发展的方向,越来越多地参与到肿瘤的多学科综合治疗中。

7. 肿瘤的其他治疗手段 包括肿瘤的姑息治疗、心理治疗、营养支持治疗及中医中药治疗等。20 世纪 80 年代,在西方各国 "临终关怀运动" 的基础上,姑息医学这一独立的临床学科逐渐形成。2005 年,世界姑息治疗日诞生,同期 WHO 将姑息治疗列入与预防、诊断和综合治疗并列的对肿瘤工作者的四大要求之一,足见其在肿瘤治疗中的地位。近年来,心理、营养支持及中医中药治疗等也逐渐应用于肿瘤的综合治疗中。这些治疗注重改善症状,提高患者生活质量,延长生存期,已经成为肿瘤综合治疗的重要组成部分。

三、中医药防治肿瘤的主要成就

中医药是我国恶性肿瘤综合治疗体系中的重要一环。祖国医学源远流长,在肿瘤治疗上,祖国医学有其独到之处,有许多经验可以借鉴、继承和发扬。新中国成立以后的半个多世纪以来,在国家政府的重视与支持下,在中医及中西医结合肿瘤工作者们的不懈努力下,中医肿瘤不论在临床研究方面还是在基础研究方面,都取得了较快、较深入的发展。中医治疗体系的参与使肿瘤治疗的效果有了明显的提高,也在国际上产生了较强的影响。纵观半世纪的工作,主要在以下方面取得了突出的成绩。

(一)中草药研究方面

中医药防治肿瘤研究的现代化,最早是从抗癌中草药的筛选工作开始的,半个多世纪以来,我国已对 3 000 余种中药和近 300 个复方进行抑瘤筛选,实验证实有效的中药有近 200 余种,其中半数已进行了较为系统地实验临床验证,研制开发了长春新碱、喜树碱等近 40 个抗癌新品种,也为更合理的临床应用提供了依据。依据现代药理学分类方法,用于肿瘤治疗的中草药按其治疗作用可分为两大类:①抗癌中草药(细胞毒作用类药物):对癌细胞有直接杀灭作用并经过了大量临床验证的抗癌中药有青黛（靛玉红）、喜树（喜树碱）、农吉利（野百合碱）、莪术（莪术醇）、藤黄（藤黄酸）、苦参（苦参碱）、鸦胆子、斑蝥（斑蝥素）、蟾蜍（蟾酥）、砒霜（三氧化二砷）、三尖杉、红豆杉、生薏苡仁、冬凌草（冬凌草甲素）等，并已制成了不同的制剂。②具有免疫增强作用，生物反应调节剂样作用药物：通过调节机体的阴阳气血平衡，改善机体的生理病理状态，而达到抑制肿瘤的目的。如有抑瘤作用的猪苓、茯苓、云芝、香菇等的多糖类成分；而黄芪、白术、人参、补骨脂、淫羊藿等药物及其复方具有生物反应调节剂样作用，同时也从另一个侧面发挥着抑制肿瘤的作用；某些中药及其有效成分对放疗和化疗有增效减毒作用，如马蔺子（马蔺子甲素）、田七（田七皂苷）是放射治疗增敏剂；人参（人参皂苷和多糖）、黄芪（多糖）对化疗药有减毒作用。尤其值得一提的是我国的两位学者张亭东教授和陈竺院士，锲而不舍地坚持中西医理论结合，临床与实验研究结合，运用大毒砒霜治疗邪毒深重的急性早幼粒白血病，取得公认的领先疗效，并在分子生物学水平上阐明"以毒攻毒"法对肿瘤细胞有诱导分化和促使细胞凋亡的作用。

（二）中医肿瘤学基础理论方面

医学是在不断地发展和完善的科学，随着社会的进步，科技的发展，对疾病的发生发展规律的认识也在发生着变化，所以新中国成立以来医学研究工作者们在继承古人对肿瘤防治体系成果的基础上，还在中医肿瘤基础理论方面不断地有所创新，或对古代经典理论进行进一步发展和创新应用而演变为新理论，丰富了中医肿瘤理论体系的内涵。

有关肿瘤发病的学说：在肿瘤发病方面诸家论述，多与"虚""痰""瘀""毒"相关。郁仁存提出的肿瘤发病，外因是条件，决定性因素是内因的"内虚学说"，认为机体在正气亏虚、脏腑功能失调的基础上，外邪与机体内部的病理产物如痰、瘀、毒等互结，导致肿瘤的发生。正虚为本，邪实为标。"络病学说"则认为"肿瘤乃痰浊、瘀血等有形之阴邪凝聚于络脉而成"。其次还有广泛被中医肿瘤界所接受的"毒""瘀""痰"为肿瘤的主要致病因素的各种理论和学说。如近代医家结合现代医学提出的"癌毒"理论：认为癌毒是在正气亏虚的基础上，内外各种因素共同作用所导致的一种强烈的特异性致病因子，是导致癌症发生发展的关键。癌毒是由于脏腑功能失调，再经过机体内、外多种因素诱导而成，与机体内的虚、痰、瘀、湿、热互为因果，相互转化。癌毒属于有形实邪，性属热毒，特点为：暴戾、隐匿、难治、多发、依附、内损，同时还不断消耗人体精气、元气以成长壮大，一旦成势便阻碍气血阴阳正常运行。

此外，不容忽视的是肿瘤的创新病因学说的提出，更是体现了在现代西医治疗手段占主导地位的情况下，中医药理论与时俱进的充实与发展。主要内容有：射线为"火毒"性质，在临床上以引起"火邪"特有的毒热伤津为主，合并气虚、血瘀的证候；化疗药物表现出寒热夹杂的"药毒"特性，接受化疗的患者常表现出以气血亏虚为主，合并脾胃失调、血瘀的证候，等等。

在肿瘤转移方面：张健提出"传舍理论"，认为，癌瘤的传舍（转移）是一个连续的过程，其中包含三个要素：①"传"，指癌毒脱离原发部位，发生播散；②"舍"，即扩散的癌毒停留于相应的部位，形成转移瘤；③转移瘤也可继续发生"传舍"，即所谓"邪气淫溢，不可胜论"，与西医学肿瘤转移的机制逐渐吻合。其次"痰毒流注"学说认为肿瘤转移是痰毒之邪流注经络所致。"风病学说"则提出"内风暗旋，肝风内动"是恶性肿瘤转移的基本条件。其他还有"痰瘀互结，毒瘀互结"等理论的提出等，极大地丰富了中医肿瘤体系的理论内涵。

在肿瘤的治疗方面：恶性肿瘤中医药防治体系的研究进展，主要还是体现在其临床上很好的治疗效果方面。半世纪以来，通过不断的实践与研究，中医肿瘤工作者们继承经验，与时共进，总结出了中医药治疗肿瘤必须坚持的几个原则性理论：①辨病与辨证相结合：辨病与辨证相辅相成，在辨证的基础上辨病，在辨病的范围内辨证，体现了中医独特的理论体系和丰富的学术内涵；②扶正与祛邪相结合：根据疾病的分期提出不同的中医的治疗原则，即"早期以祛邪为主，扶正为辅；中期扶正祛邪并重；晚期以扶正为主，祛邪为辅"。

林洪生教授基于传统"扶正固本"理论，结合多年临床实践及研究成果形成的"固本清源"新理论：一是匡扶正气，调节机体内环境的平衡即"固本"；二是从源头上控制肿瘤，祛除"毒""瘀"等病理因素即"清源"。"固本"不仅指"虚者补之"，《黄帝内经》中提及的"燥者润之"，"衰者补之"，"精不足者，补之以味"，"形不足者，温之以气"，"损者温之"，"劳者温之"，"下者举之"均属其列。"清源"亦不单指常规意义清除癌毒的"清热解毒"，清肠利湿法、软坚散结法、搜风通络法、活血化瘀法等均属其列，西医学的主要治疗手段如手术、放疗、化疗、靶向治疗均为其意义的衍生，其治疗的核心观念是尽可能地清除患者肿瘤负荷。固本清源区别于扶正祛邪的传统理论，着重强调在肿瘤治疗中固本与清源非单独应用，两者之间存在着相互依存、相互促进、互根互用的关系。

（三）中医肿瘤学临床研究成果

中医肿瘤临床治疗研究方面取得的成绩非常突出。半世纪来我国中医肿瘤防治临床研究的基本思路是：①注重借鉴西医学及其他自然科学方法开展对肿瘤的研究；②注重西医辨病、中医辨证，辨病与辨证相结合；③注重有效方药的研究。在此思路下，临床研究工作的主要成就有：

1. 强调病名、诊断、分期、疗效评价等问题与西医学的一致性　由于在数千年中医的发展中，对于疾病命名并不具有统一的命名原则及标准，疾病多以临床表现的症状来命名。因为同一种疾病可以有多种不同的临床表现，所以，西医学的一种疾病有可能散见于多种中医的疾病中，而中医的一种疾病又有可能代表数种西医学概念上的疾病。比如：中医的"噎膈""关格""反胃"都可以认为是西医学的食管癌；中医的"癥瘕"可以包括卵巢癌、子宫癌和其他的腹盆腔可以触及的恶性肿瘤。这就给中医药防治肿瘤与西医学结合、与国际接轨带来了极大的障碍。所以新中国成立以后，特别是20世纪80年代以后，在中医药临床及科研中特别强调以西医学的恶性肿瘤诊断为主，采用科学的诊断手段及国际抗癌联盟讨论制定的分期标准，采用国际统一的标准包括对肿瘤本身、症状变化、生存质量、生存率的疗效评判，与国际肿瘤界一致，从而为传统医学对恶性肿瘤的治疗奠定了科学的基础。

2. 治则治法的研究　数十年中医药防治肿瘤的进展，可以说在治则治法方面的投入最多。由于中医药在防治恶性肿瘤治疗效果方面的突出表现，才促成了中医药防治恶性肿瘤的临床及科研工作的不断发展。

近现代医家提出"正虚"是导致肿瘤发生和进展的关键病机，进而形成了"扶正培本"治疗肿瘤的学术体系。20世纪70年代初余桂清、刘嘉湘、周岱翰、朴炳奎、郁仁存等老一辈中医肿瘤专家开始注重"扶正培本"治疗方法，并成立了肿瘤临床研究室，开展了针对肿瘤"扶正培本"治则的研究，奠定了"扶正培本"治疗肿瘤理论发展与完善的基础，形成了名家学说。近年来在肿瘤学科发展过程中，肿瘤学者在"正虚"是肿瘤发病的根本原因，"痰、瘀、毒"在肿瘤发生发展中常合并出现,是肿瘤进展和转移的必要病理因素,"扶正培本"是治疗肿瘤的基本原则等方面基本达成共识。扶正培本法实际上并不单纯是应用补益强壮的方药,而是应该把调节人体阴阳平衡,气血、脏腑、经络功能的平衡稳定,以及增强机体抗癌能力的方法都包含在内。近30年来,中国肿瘤临床研究方面都是着重于扶正培本的研究:"六五"国家科技攻关计划的扶正培本、减轻放化疗不良反应;"七五"国家科技攻关计划的扶正培本、提高生活质量;"八五"国家科技攻关计划的扶正培本、清热解毒抑瘤;"九五"国家科技攻关计划的扶正培本、活血化瘀防转移;"十五"国家科技攻关计划的扶正培本的循证医学研究;到"十一五"国家科技支撑计划的扶正培本综合治疗方案的研究,这些研究取得了很大成绩。

根据中医肿瘤病机有正虚、热毒、气滞、血瘀、痰凝、湿聚等的不同,经过数十年的实践,除扶正培本的基本治则外,中医肿瘤学科研工作者们总结并提出了清热解毒、活血化瘀、化痰利湿、软坚散结等治疗肿瘤的大法,同时在辨证论治基础上结合辨病治疗,强调临床运用时灵活运用上述治疗法则,以取得个性化的良好的治疗效果为最终目标。

3. 提出了"带瘤生存"的特色理念　中医药治疗肿瘤是一种多途径、多层次、多渠道及多靶点的整体综合治疗,"带瘤生存"和生命质量提高是其显著特点。中医与西医治疗中的理念有很大不同,中医在整体观念和辨证论治的基本思想指导下,强调"治病留人""带瘤生存",认为肿瘤是全身性疾病的局部反映,主要通过辨证论治调节人体内在环境的平衡,从而产生治疗效果;西医治疗可能使瘤体在短时间内明显缩小,但肿瘤也可能很快复发或增大,生存质量迅速下降,生存期无明显延长甚至缩短。中医药治疗肿瘤作用和缓持久,近期有效率低,瘤体的缩小或不明显、或较缓慢,但自觉症状改善明显,生活质量较好,瘤体的远期稳定率较高,无明显毒副反应,使生存期延长。尤其是面对大量的中晚期肿瘤患者,西医学仍缺乏有效的治疗方法,此时,企图采用任何治疗手段达到瘤灶消失的目的已不可能,杀灭癌灶已不是治疗的主要目的。中医中药在稳定瘤灶,调节机体功能、改善临床症状、减轻放化疗毒副作用、延长带瘤生存时间方面确有独特疗效,且确实使很多患者在治疗中受益。

带瘤生存的深层内涵是机体与瘤体之间的平衡,防止过度治疗:带瘤生存并不是放弃治疗,而是通过规范和适度治疗,使人体和肿瘤之间处于相对平衡的状态,让肿瘤细胞在一定时期内处于静止或休眠。西医着眼于病,采用对抗性思维,以彻底清除肿瘤细胞为目的。中医着眼于人,特别是人与肿瘤的平衡,其追求的带瘤生存状态,反映出中国传统文化中"和"的思想。"带瘤生存"成功的标志是:肿瘤存在,但肿瘤增殖能力较低,肿瘤长期缓慢增长,且患者长期生存、生活质量稳定。

4. 中医肿瘤的规范化治疗与循证医学研究　中医五千多年的发展是经验的总结,强调辨证论治个体化治疗,缺乏客观的、大样本的、设计合理的、前瞻性的临床研究数据,对于中医药防治肿瘤的规范化和进一步推广造成了一定的障碍。随着时间的推移,医学的发展,肿瘤的临床治疗越来越重视循证医学的证据。在中医肿瘤临床研究方面,近数十年也取得了较大的成就,从20世纪50~60年代的临床经验总结到70年代放化疗减毒增效、80年代的延长晚期患者生存期、90年代的抗复发转移到现阶段综合方案、诊疗规范指南的制订和研究,中医药防治肿瘤的研究已经从简单的临床研究逐步走向了科学化、规范化的大规模临床研究。开展中医肿瘤临床规范化和疗效标准化研究,对提高中医肿瘤临床研究的整体水平具有重要意义。在进行中医药防治肿瘤临床研究的过程中,研究者逐渐认识到,中医肿瘤临床规范化标准的建立是提高中医肿瘤临床整体水平的关键,也是中医肿瘤临床研究与国际接轨的关键。

近年来,中医肿瘤的科研工作者特别重视客观的、大样本的、设计合理的、前瞻性的临床研究证据,在这一方面做了大量的工作,取得了一定的成效。"十五"国家科技攻关计划项目——提高肺癌中位生存期综合治疗方案研究,通过对 586 例Ⅲa-Ⅳ期非小细胞肺癌患者随机、双盲、对照试验证实,中西医结合治疗组中位生存期 12.03 个月,西医治疗组 8.46个月,两组比较差异明显($P<0.018$);中医治疗组中位生存期 10.92 个月,患者生活质量改善优于西医治疗组。单纯中药治疗能够提高生存质量,减轻症状,一定程度地延长生存时间。还有广州中医药大学主持的在 6 家医院进行Ⅳ期非小细胞肺癌前瞻性、多中心、随机、对照的临床研究,共入组患者 294 例,其中中医组 99 例、中西医组 103 例、西医组 92 例,研究结果显示,中医组中位生存期 292 天,中西医结合组 355 天,西医治疗组 236 天;提示中西医结合治疗疗效最佳。为更好地验证中医药综合防治方案在肿瘤防治中的优势,同时将循证医学与中医药治疗疾病的理念更好地结合起来,在"十一五"国家科技支撑计划的支持下,由中国中医科学院广安门医院肿瘤科牵头,上海龙华医院、广州中医药大学附属医院共同参与,又进行了中医药综合防治方案防治肺癌的队列研究,研究结果与前期结果相同,晚期非小细胞肺癌期中西医结合治疗队列的中位生存期达到 16.6 个月,而单纯西医治疗组为 13.13 个月,为中医药防治肺癌提供了高质量的循证医学依据。"十二五"国家科技支撑计划"基于真实诊疗的中医病证结合方案降低非小细胞肺癌术后复发转移的临床研究"初步研究结果表明,中医药综合治疗可以将Ⅱ~ⅢA 期非小细胞肺癌术后 2 年无病生存率提高17.4%。

中医药防治肿瘤在数十年循证发展之路上取得了一定成绩,借助现代循证医学研究方法,用客观数据阐释了中医药扶正培本和未病先防等诊疗理念的科学内涵,验证了一系列安全有效的治疗策略和方法。2008 年初,依托中国中西医结合学会肿瘤专业委员会、中国抗癌协会肿瘤传统医学专业委员会,组建了中医肿瘤诊疗指南协作组织。通过 6 年时间,组织全国中医药防治肿瘤领域的有关专家学者,将目前临床实践中成熟的、原则性、规范化的中医药治疗肿瘤的成果、证据进行科学总结,并召集有地域、学术代表性多学科多领域内的专家,参与论证、评议,共同制定了《恶性肿瘤中医诊疗指南》。该指南具有重要的应用价值,使患者得到目前最佳的治疗,最大程度提高中医药的临床疗效。

经过近半个世纪的临床研究证明:中医药防治肿瘤的临床疗效主要表现在:①增效减毒:配合放化疗和靶向治疗,减少其毒副反应发生率;②改善肿瘤患者的症状,稳定病灶,增强体质,提高对西医治疗的耐受性,使患者顺利接受各种治疗;③延长术后和晚期患者生存期;④治疗并发症:如缓解癌性发热、减轻癌性疼痛等;⑤减少复发转移;⑥其他:调节机体功能,如调控免疫功能,改善患者的心理症状等,在肿瘤康复、肿瘤的预防方面中医药也发挥着不可或缺的作用。中医药治疗肿瘤的特点有别于西医学,优势在于改善症状,减少复发转移、延长"带瘤"生存期等。

(四)中医肿瘤基础研究

在基础研究方面,随着现代科学技术的进步,越来越多的现代技术应用于中医药防治肿瘤机制的研究中。尤其近年来,中医药防治肿瘤的研究获得了国家的大力支持,并与美国国家癌症研究所(NCI)等国外科研机构进行深入合作,开展了大量与肿瘤相关免疫、炎性的相关机制研究。国内外中医药防治肿瘤的机制几乎可以涵盖西药开发的所有热点问题,主要包括以下几类:①抑制肿瘤、预防转移:如直接杀伤肿瘤细胞、影响细胞周期、抑制端粒酶活性、抑制拓扑异构酶活性等；②重塑免疫：如增强特异性免疫、影响巨噬细胞分化及活性、调控髓系抑制细胞等；③减毒、增效，逆转耐药：保护骨髓功能、促进造血功能的恢复、抑制骨髓细胞的凋亡等；④调控机体内环境：调控肿瘤微环境癌成分与非癌成分、调控肿瘤微环境的可溶性因子、改善机体高凝状态等；⑤抑制肿瘤新生血管，调节神经内分泌功能以及调控肿瘤干细胞功能等。大量的基础研究表明，中医药在以上各方面均有一定的疗效，揭示了中药防治肿瘤"多途径、多靶点"的作用特点。

四、中西医结合肿瘤发展现状及展望

从 20 世纪 50 年代起，用中药治疗肿瘤的研究已经逐步开展，但多限于一些单味药和验方的疗效观察，如神农丸治癌疗效的观察，同时开展了抗肿瘤药物的筛选，直到 60 年代后期，肿瘤防治研究工作得到了一定重视。在 1976 年全国肿瘤工作会议之后，中西医结合治疗肿瘤的研究得到了进一步的发展，研究的深度和广度也日趋扩大，出现了前所未有的新局面。此后，随着中国中西医结合学会肿瘤专业委员会、中国抗癌协会传统医学委员会的相继成立，在全国范围内形成了一支从事中西医结合肿瘤研究的骨干队伍，也初步形成了相应的研究基地，近 30 多年来，中西医结合肿瘤防治的理论与实践得到进一步深化。目前，中西医结合综合治疗的常用方法有以下几种。

（一）中药配合手术治疗

手术是治疗肿瘤的重要手段，然而，手术治疗肿瘤存在着诸多问题，如手术对机体的创伤、术后并发症等。术后的复发和 / 或转移是威胁患者生存的主要原因之一。多年的临床实践表明，中药配合手术治疗可以改善患者的免疫功能和全身状态、提高手术成功率、减少术后并发症、预防和减少肿瘤复发转移，以期达到改善生活质量和延长生存期的作用。

（二）中药配合放射治疗

放射治疗是恶性肿瘤最常用的治疗方法之一，临床上大部分肿瘤患者都要接受放射治疗。但由于放射线在杀伤肿瘤细胞的同时又不可避免地损伤周围组织和正常细胞，引起机体一系列全身及局部的毒副反应，如放射性炎症（放射性皮炎、放射性口腔炎、放射性肺炎、放射性食管炎等）、放射性纤维化、消化道反应、骨髓抑制等。中医学认为放射线属热毒之邪，易伤阴耗气，损伤脾胃运化功能，影响气血生化之源。中医辨证多以热毒伤阴为主，治疗原则宜清热解毒、益气养阴为主。中医药配合放射治疗，不仅可以起到包括减轻急慢性放射性肺炎、肺纤维化、放射性食管炎、放射性皮肤损伤等在内的减毒增效的作用，还可以提高患者的耐受力和生活质量，从而增强患者的免疫功能，减少肿瘤复发和转移的机会，以延长患者的生存期。

（三）中药配合化学药物治疗

化学药物治疗恶性肿瘤是行之有效的抗肿瘤方法之一，尤其适用于中晚期肿瘤患者，但化疗对各系统产生的严重副反应给患者带来很大痛苦。这些副反应主要包括骨髓造血功能抑制、消化道反应、免疫功能低下、肝肾功能损害、静脉炎及神经毒性等。中医学认为，化疗主要损伤气血，使患者肝肾亏损，脾胃失调，累及骨髓。因此，化疗患者出现的中医证候主要以气血不足、脾胃不和、肝肾阴虚为主，治疗当以补益气血、健脾和胃、滋补肝肾为主。中医药与化疗配合应用主要也体现在增效减毒作用方面。如在有效地改善恶性肿瘤化疗后骨髓抑制、减轻化疗相关的消化道副反应、防治周围神经毒性、缓解化疗引起的心肌损伤、防治化疗所致药物性肝肾损害等方面具有显著的优势。同时中医药协同化疗可提高生活质量以及延长生存期。

（四）中药配合靶向治疗

分子靶向治疗是针对可能导致细胞癌变的环节,如细胞信号传导通路、原癌基因和抑癌基因、细胞因子及受体、肿瘤血管形成、自杀基因等,从分子水平来逆转这种恶性生物学,药物的优点是肿瘤部位药物浓度较高,存留时间长,对特定的肿瘤细胞杀伤性强。但其仍然有一些不良反应,如皮疹、腹泻、药物性水肿等,这些不良反应给患者带来了极大的痛苦,有的甚至成为剂量限制性毒性,使患者被迫减小药量甚至造成停药。中医药配合分子靶向治疗在增效减毒方面已经显示出了极大优势。中医药联合靶向药物存在明显的协同作用,在一定程度上可增强药物疗效,减轻靶向药物常见的不良反应,如皮肤毒性、腹泻等,同时临床症状及生活质量等方面均有不同程度的改善。

（五）中医药控制复发转移研究

肿瘤转移是一个多步骤、多环节、多因素参与的复杂过程,是恶性肿瘤生物学行为的特征性表现,也是临床治疗失败的主要原因。肿瘤经过根治术和放化疗等西医规范化治疗后,肿瘤患者进入疾病缓解期或相对稳定期,西医一般建议患者定期复查,而这段时间往往缺乏确切有效的抗复发转移的治疗手段或药物。但实际上体内仍有可能存在微小的肿瘤病灶,即中医所谓的"余邪"。如果不充分治疗,有可能成为"燎原"的"星星之火",是肿瘤复发转移的根源所在。而现有的西医治疗手段还不能十分有效地防治复发和转移。

近年来,中医药以其整体防治观念和独有的辨证论治体系,无论在实验研究还是在临床研究方面都显示出了控制复发转移方面的优势,并得到医学界的重视及肯定。在实验研究方面,从药物的提取成分、单味中药细胞分子水平的研究到复方抑瘤率的研究,都显示了中药抗肿瘤的作用,其机制主要表现在:调节宿主免疫功能、降低血液黏度、诱导癌细胞分化、诱导癌细胞凋亡、影响癌细胞黏附、直接细胞毒作用以及影响转移抑制基因和激素水平等环节。临床研究方面,大量临床研究表明,中医药控制肿瘤复发转移方面具有明确的疗效。

（六）中西医结合提高患者生活质量及生存期

西医学在诊断肿瘤、清除病灶、争取根治方面有一定的优势,但给患者带来的较大副作用,严重影响了患者的生活质量。手术是治疗肿瘤的有效方法之一,但手术创伤不仅影响机体免疫功能及功能恢复,也给肿瘤的复发转移提供了机会;放化疗发挥治疗作用的同时产生的毒副作用也增加了患者的痛苦,降低其生活质量。中医学长于辨证论治,扶正祛邪,改善临床症状,提高患者生活质量,其作用和缓持久,近期有效率低,瘤体的缩小或不明显、或较缓慢。将中西医之长结合,互补其短,可以取得较好的疗效,中医配合手术、放化疗、靶向药物治疗等,可提高生存质量和生存期。如刘嘉湘从整体出发,采用辨证与辨病相结合的方法,分别对304例和310例患者进行中药组和中药加化疗组进行随机对照研究,证明中医和西医进行有机结合,取长补短,充分发挥两者之长,在提高疗效、延长患者生存期及维护和改善癌症患者生存质量方面,可取得比单纯中医或西医治疗更佳的疗效。

（七）展望

1. 建立、践行、完善中国式抗癌的战略战术　肿瘤的治疗转变为"消灭＋改造"的理念,加强学科之间的优势结合:中西医结合已经成为我国防治癌症的主要模式,并且具有明显优势。西医学治疗肿瘤的优势在于缩小瘤体,其治疗模式主要以"消灭"的模式(手术、放化疗等)为主。中医药可以通过整体、宏观、灵活的调控、改造机体不同类型的内环境来预防肿瘤的复发转移。如何将消灭肿瘤与调变肿瘤两者优化结合,如何建立体系、筛选优势病种、优势人群,如何提升体系之间的技术合作、治疗方案,以及后备人才团队的组建,这些都应该作为目前临床研究的重要任务。

应更加注重中医诊疗疾病的精髓,阐明"调理"的科学内涵:"治未病"是中医防治疾病理念的精髓,在肿瘤预防、康复中应得到足够的重视。"治未病"适宜技术和方法在肿瘤预防、康复中的推广与应用(如:太极拳、气功、八段锦);"治未病"核心方药在肿瘤预防、康复中的推广与应用(如:预防癌前病变、转移、提早干预不明原因结节、预防术后转移)。

2. 个体化治疗特色的彰显和加强 个体化诊疗是近年来医学界研究的热点问题,尤其是随着肿瘤靶向治疗研究的不断深入,个体化诊疗的意义和科学内涵日益受到国内外专家学者的关注。而中医一直遵循的因人、因时、因地制宜,依靠望、问、闻、切的宏观辨证论治体系治疗疾病,是个体化诊疗的集中体现。在今后的临床研究中,如何更好地发挥中医个体化治疗的特色来进行科学研究,值得从顶层设计、方法学、具体操作等方面进行重视和研究。如什么是中医个体化治疗的内涵、如何进行中医个体化治疗疗效评估、如何在临床课题设计中最大限度地体现个体化、如何规范临床研究中个体化的行为等,这些问题直接影响着中医个体化研究的深入开展。

3. 注重中医药在巩固治疗和维持治疗中的角色 巩固和维持治疗是肿瘤变为可治性疾病的一个至关重要的环节。恶性肿瘤术后巩固治疗预防转移、复发;晚期恶性肿瘤放化疗瘤灶稳定后维持治疗以延缓病情的进展时间,这两方面一直是恶性肿瘤治疗中的重要课题。而中医药一直承担着西医治疗后疗效维持和巩固的作用,在一定程度上是在发挥着防治肿瘤转移、维持放化疗疗效的作用。中医维持治疗和巩固治疗已经明确提出,依据其理论只局限在小样本、非随机的临床研究,显示出一定的优势,但仍然未见大规模的、前瞻性的临床课题研究,因而进行系统的、严格规范的大型临床研究亦是我们今后研究的重要课题之一。因此今后的临床研究要注重中医药在巩固治疗和维持治疗中的角色的界定,并进行证实以及加强。

4. 中西医更加深入融合 随着 21 世纪的到来,西医进入靶向治疗时代,根据患者不同的驱动基因,选择不同的靶向药物,同一种肿瘤可以选择不同的靶向药物,同一种靶向药物亦可以治疗不同的肿瘤,更加注重个体化治疗,这与中医强调的"辨证论治""同病异治""异病同治"不谋而合。

进一步采用分子生物学、系统生物学、网络药理学等现代科学方法和技术,研究中医理论指导下的临床有效单药或复方的疗效机制,从现代医学肿瘤微环境、免疫等角度,诠释中医药的疗效机制,为进一步揭示中医药理论的科学内涵及中医药理论的临床应用提供依据。同时,中医对西医的认识也应该更加深入,应将化疗药物、靶向治疗药物等治疗药物和放疗、射频消融、氩氦刀等治疗措施的认识纳入中医理论体系,尝试从中医的角度诠释化疗药物、靶向治疗药物寒热温凉,四气五味,放疗、射频消融、氩氦刀等治疗措施的寒热属性,再依据中医思维理论指导临床治疗,必将有助于化疗药物或靶向药物等西医治疗药物或措施的临床选择,以及中医药防治化疗、靶向药物治疗不良反应,从而提高临床疗效。

参 考 文 献

1. 赫捷．肿瘤学概论［M］．2 版．北京：人民卫生出版社，2018．

2. 孙燕．肿瘤内科治疗的发展和现状与对未来的展望［J］．中国医院用药评价与分析，2007，7（1）：6-11．

3. 林洪生．中国癌症研究进展——中医药防治肿瘤［M］．北京：北京大学医学出版社，2008．

4. 郁仁存．中医肿瘤学［M］．北京：科学出版社，1983：12-25．

5. 贺用和．恶性肿瘤络病论［J］．北京中医药大学学报，2005，28（5）：75-77．

6. 凌昌全．"癌毒"是恶性肿瘤之根本［J］．中西医结合学报，2008，6（2）：111-114．

7. 程海波，吴勉华，周红光．周仲瑛从癌毒辨治恶性肿瘤的经验［J］．北京中医药，2009，28（11）：844-846．

8. 郑红刚，朴炳奎．浅议放化疗毒副作用的中医病因［J］．中国中医基础医学杂志，2007，13（10）：751-752．

9. 张健，张淑贤．中医传舍理论与肿瘤转移［J］．中国中医基础医学杂志，1999，5（6）：4-6．

10. 王文萍．肿瘤转移临床特点与中医学疾病传变理论［J］．辽宁中医杂志，2005，32（5）：396-397．

11. 贺用和，韩静．论"风"与肿瘤转移［J］．中国中医基础医学杂志，2006，12（2）：124-126．

12. 林洪生．"固本清源"治疗肿瘤［J］．中国中医基础医学杂志，2016，22（1）：26-27，43．

13. 余桂清．有关肿瘤扶正培本研究几个问题的探讨［J］．中西医结合杂志，1985，5（2）：77-79．

14. 林洪生．提高肺癌中位生存期治疗方案的研究［J］．中国科技成果，2007，（23）：50．

15. 周岱翰，林丽珠，周宜强，等．中医药对提高非小细胞肺癌中位生存期的作用研究［J］．广州中医药大学学报，2005，22（4）：255-258．

16. 张英，侯炜，林洪生．中医药治疗恶性肿瘤临床研究成果与思考［J］．中医杂志，2014，55（6）：523-525．

17. 花宝金．中医药防治肿瘤概述及展望［J］．北京中医药，2018，37（12）：1103-1106．

18. 林洪生，刘杰，张英．《恶性肿瘤中医诊疗指南》的内涵及其意义［J］．中国肿瘤临床与康复，2016，23（3）：257-260．

19. 张代钊，徐君东，李佩文，等．扶正增效方对肺癌放射增效作用的临床和实验研究［J］．中国中西医结合外科杂志，1998，4（2）：10-14．

20. 王锦捷，张静，陈晓旭，等．中医药治疗恶性肿瘤化疗后骨髓抑制的 Meta 分析［J］．时珍国医国药，2020，31（2）：485-489．

21. 郭元彪，顾涛，朱伟嵘，等．温胆汤加味治疗腹腔化疗伴发恶心呕吐 35 例［J］．上海中医药杂志，2001，35（8）：14-15．

22. 张杰，张梅，李平．中医药防治草酸铂所致神经毒性研究进展［J］．黑龙江中医药，2013，42（3）：71-72．

23. 李田宏，谢晓冬．抗肿瘤药物心脏毒性的中医药防治进展［J］．中国肿瘤临床与康复，2019，26（4）：510-512．

24. 赵远红，贾英杰，孙一予，等．中医辨证防治化疗药物肝毒性 60 例临床观察与思考［J］．辽宁中医杂志，2009，36（12）：2124-2126．

25. 程剑华，张所乐，龙浩，等．健脾益气利水汤预防和治疗化疗肾毒性的临床研究［J］．中国中西医结合杂志，1994，14（6）：331-333，323．

26. 徐振晔，金长娟，沈德义，等．中医药分阶段结合化疗治疗晚期非小细胞肺癌的临床研究［J］．中国中西医结合杂志,2007,27(10):874-878.

27. 刘浩,侯炜,王辉,等.参一胶囊联合吉非替尼治疗晚期非小细胞肺癌50例临床研究[J].中医杂志,2012,53(11):933-935,966.

28. 贾英杰,李小江,毕炜.中医药对分子靶向治疗的增效减毒作用[J].天津中医药,2010,27(5):439-440.

29. 刘嘉湘.扶正抗癌　益寿延年[J].中国中西医结合杂志,2003,23(8):614.

第二章 肿瘤的发病机制

一、概述

对肿瘤的发病机制的认识,经历了一个漫长而曲折的过程,截至现在,我们对肿瘤发病机制的认识仍然有很长的路要走。根据当前对肿瘤的认识,我们对肿瘤的定义可以概括为:生物机体内的正常细胞在众多内因(包括遗传、内分泌、情绪等)和外因(包括物理的、化学的、生物的等因素)长期作用下发生了质的改变,从而具有了过度增殖的能力而形成的。

我国古代很早就有对肿瘤的记载和认识。殷墟出土的甲骨文中已经有"瘤"字;我国最早的医学著作《黄帝内经》中有不少类似肿瘤的记载,如"肠蕈""石瘕""乳岩"等。宋朝东轩居士增注《卫济宝书》首次使用了"癌"来描述肿瘤性疾病。祖国医学关于肿瘤病因的认识也有众多阐述,中医学认为肿瘤是由于阴阳失调、七情郁结、脏腑受损等原因,导致气滞血瘀,痰湿内阻等,久之则成积聚。《黄帝内经》中阐述肿瘤的病因包括"营卫不通""寒气客于肠外,与卫气相搏""喜怒不节……寒温不时,邪气胜之,积聚乃留。"隋代巢元方在《诸病源候论》中认为:"诸脏受邪,初未能成为积聚,留滞下去,乃成积聚。"张景岳在《景岳全书》中记载:"凡脾不足及虚弱失调之人,多有积聚之病。"《医宗必读》中阐述:"积之成也,正气不足,而后邪气踞也。"在当时的认识水平下,中医学对肿瘤病因病机的认识,在今天看来仍有其现实的指导意义。可以说,中医学在朴素自然观的指导下,已经认识到肿瘤和外感邪气、情绪郁结、人体自身正气失调等相关,也认识到肿瘤的形成是一个长期作用的过程,有别于其他常见疾病,这些认识和西医学对肿瘤发病机制的研究结果不谋而合。

西方医学对肿瘤的认识也经过了一个漫长而曲折的过程。Cancer 一词来源于 crab(蟹),由古希腊的 Hippocrates 提出并用于描述发生于胃和子宫的恶性肿瘤,形象地描述肿瘤浸润转移。古罗马的医生认为:"没有沸腾的黑色胆汁可引起癌症,如果是有腐蚀性的黑色胆汁,则会形成带溃疡的癌症。"这也是当时时代背景下对肿瘤的朴素认识。其后相当长的时间内,西方医学对肿瘤的认识没有取得实质性的进展。直到 1836 年,德国的 Johannes Muller 利用改进的显微镜发现了"癌症是由紊乱的异常细胞所组成"的特点。1858 年,Virchow 在《细胞病理学》中对肿瘤进行了基本论述:"癌是细胞的疾病。"这为其后的肿瘤学发展奠定了基础。其后,人们进入了寻找肿瘤病因的研究过程中。19 世纪 60~70 年代,初步的流行病学分析,人们发现某些肿瘤更高发于接触特定物质的人群中,化学致癌理论开始萌发;到 1915 年,日本的学者用从焦油中提炼的某些物质反复涂抹在 137 只兔子的皮肤上,1 年后其中 7 只兔子出现了肿瘤,这是人类首次制造出癌症。全世界众多科学家利用多种物质进行了类似的实验,积累了丰富的数据,化学致癌理论得到了验证。感染致癌理论在

19 世纪就曾得到人们的关注,1909 年,美国的科学家 Peyton Rous 把鸡的肉瘤标本碾碎后过滤掉细胞和细菌,结果过滤液成功造成其他鸡长出了类似的肿瘤;其后类似的研究证实了病毒感染致癌的学说。射线发现以后,在 20 世纪物理致癌也得到证实。

1953 年,DNA 双螺旋结构揭示之后,肿瘤的研究和认识进入了分子水平,肿瘤的发病机制研究也驶入了快车道,进入爆发期。癌基因和抑癌基因逐一被人们证实。"癌症是基因改变性疾病"的观点开始被广泛讨论和认可。随着分子生物技术的进步,细胞凋亡、信号转导通路、表观遗传学、肿瘤干细胞、血管生成、侵袭与转移、肿瘤与免疫等多种机制在肿瘤发生发展过程中错综复杂的联系正在逐渐揭开神秘的面纱。到今天,我们知道恶性肿瘤是人体正常细胞在多种不同内在和 / 或外在病因长期作用下,发生了分子基因水平的改变,癌基因激活和 / 或抑癌基因失活或减弱,导致信号转导、表观遗传学改变、免疫逃逸等,同时出现血管生成异常、具备侵袭和转移能力、凋亡异常等现象,导致质变细胞具备了无限增殖能力的一种疾病。不同类型的肿瘤病因可能不同,其主要发病机制也不尽相同,不同机制间前后因果关系、发展转归等更多的问题需要进一步探索和研究。

二、病因学研究

由于恶性肿瘤的难治性,肿瘤的预防是一项重要而艰巨的任务。现在越来越重视如何减少肿瘤的发病,其中,最重要的预防措施是一级预防即病因预防。因此对于肿瘤病因的探索是很重要的内容,病因研究也是研究肿瘤发病机制的基础。

对肿瘤病因的认识是从观察特殊职业人群的肿瘤发病率开始的。18、19 世纪,科学家发现伦敦扫烟囱工人患阴囊皮肤癌、化学和橡胶工人患膀胱癌概率明显增加,人们开始怀疑接触特殊的化学物质导致某些恶性肿瘤的发病,但是一直未能找到直接的证据。到 20 世纪,煤焦油涂擦兔耳的实验首次证实了化学物质致癌的作用。

化学致癌物是指所有能引发癌症的化学物质,分为直接致癌物、间接致癌物和促癌物。直接致癌物是指进入机体后能与体细胞直接作用,不需要代谢即可以诱导细胞癌变的化学物质;间接致癌物是指进入机体后需要代谢活化才能诱导癌变的化学物质;促癌物是指单独使用时无致癌作用,但是能促进其他致癌物诱发癌变的化学物质。

化学致癌是一个多步骤的过程,大部分化学物质需要经过人体的代谢活化获得致癌性,即属于间接致癌物。当然,一些化学致癌物也可以通过代谢失去致癌作用。人体主要通过细胞色素 P-450 或其他代谢酶类来代谢这些化学物质,当然,机体代谢原本是为了清除体内异源性物质,却可能错误地导致了致癌物的活化。终致癌物能与大分子、核内或线粒体内的 DNA 形成共价的加合物,致癌物形成 DNA 加合物的能力和诱导肿瘤的能力正相关。

致癌物与 DNA 相互作用形成加合物导致基因改变的过程,叫做肿瘤启动;其后需经历肿瘤促进、恶性转化和肿瘤进展,最终形成临床上的恶性肿瘤。肿瘤促进指启动病变细胞选择性克隆扩增形成前肿瘤细胞团的过程,此时促癌物一方面可能增加组织对致癌物的敏感性,另一方面促进扩增启动细胞的数量,缩短了肿瘤形成的潜伏期。同时具有肿瘤启动和促进作用的化学物质或因子称之为全致癌物。细胞选择性克隆扩增的过程,增加了细胞进一步突变的概率,即细胞分裂率和突变率正相关。

恶性转化是一种前肿瘤细胞转变为表达恶性表型细胞的过程,即细胞有害改变从量变到质变为恶性的过程,从而形成临床上定义的原位癌等。此过程中其他促进因素导致基因改变的累积,最终形成恶性转化。肿瘤促进剂参与的频次比总剂量更重要。

肿瘤进展是指恶性表型的表达和恶性细胞获得更多侵袭性特征的过程。此过程可能发生了进一步的基因改变,这些改变赋予细胞生长优势和侵袭能力,最终转移播散。这一过程中基因改变的累加更重要,而突变顺序无决定性作用。

化学致癌的基本过程已经初步明确,但是,需要强调的是基因 - 环境相互作用是化学致癌乃至其他致癌理论的基石。因为显而易见的是,并不是所有接触致癌因素的个体一定会罹患恶性肿瘤,宿主相关基因的差异决定了个体对化学等致癌因素易感性的差异。个体间蛋白的功能多态性在化学致癌过程中起到了至关重要的作用,这些蛋白包括激活或去除外源性化学物的酶、修复 DNA 损伤的酶、信号转导相关酶类以及细胞周期控制蛋白等,这些个体差异导致接触相同化学致癌物的不同个体表现出明显不同的结果。在物理性致癌因子中,有直接证据的包括电离辐射、紫外线和石棉等。紫外线主要与人类皮肤癌相关;石棉纤维含有化学成分,但是其致癌作用主要是其物理作用。物理性致癌因子中,最主要的是辐射致癌。电离辐射的暴露分为天然和人为两方面。天然射线主要来自自然界土壤、岩石及建筑物材料等,其中氡是最大的天然辐射源之一。天然的辐射又称本底辐射。人源性辐射绝大多数来自医疗,包括影像、核医学、放射治疗等。1895 年伦琴发现 X 射线后,其在医学上展现出巨大的应用价值,但是几乎同时发现了辐射暴露的风险。工人最早用手检测 X 射线管的输出情况,局部发生皮肤癌的风险大大增加。低剂量暴露同样增加患癌风险,比如日本经受原子弹爆炸后,幸存者患癌风险与剂量暴露呈函数关系。

辐射与细胞相互作用的结果就是造成 DNA 的损伤,其中一部分损伤倾向于在其子代中出现二次改变,这可能是辐射致癌的病理过程。此外,辐射致癌的影响因素还包括年龄及遗传易感性等。比如,年龄越小越容易发生辐射诱导癌;某些类型的易感基因人群,受到辐射影响后患癌的概率大大高于普通人群。

生物因素是一种重要的致癌因素,其中最主要的是病毒感染致瘤。凡能引起人或者动物肿瘤,或者体外能使细胞恶性转化的病毒均称为致瘤病毒。据估计,由病毒感染引发的肿瘤占整体肿瘤发病率的 20% 左右。

致瘤病毒的研究最早始于 1908 年,用无细胞滤液注射到受试鸡体内,成功诱发鸡白血病,首次证实了病毒与恶性肿瘤的病因学关系。其后,相继有更多的致瘤病毒被发现。致瘤病毒按照核酸类型可分为 DNA 病毒和 RNA 病毒两大类。确定为致瘤病毒,需具备五个条件:①病毒感染在肿瘤发生之前;②在肿瘤内找到病毒、病毒核酸及病毒抗原;③体外培养的瘤细胞能产生相应的病毒或病毒抗原;④病毒能够使正常细胞转化为恶性细胞,并能在实验动物中诱发肿瘤;⑤用免疫干预预防病毒感染能降低肿瘤的发生率。目前发现的人类相关致瘤病毒主要有:EB 病毒、乳头瘤病毒、乙肝病毒、腺病毒等。病毒与肿瘤发生的详细机制仍未完全阐明。目前研究表明,致瘤病毒与宿主细胞相互作用后,病毒基因与宿主 DNA 发生相互整合,影响宿主细胞的基本组成及基因表达调控,启动一系列分子事件,干扰宿主细胞分化、增殖、凋亡等过程,从而导致恶性转化。总之,癌症的发生是一个多病因、多步骤的复杂过程,除了化学、物理、生物致癌因子等环境致癌因素作用外,个体的遗传易感性在癌的发生发展过程中也起到了至关重要的作用。从中医学角度来看,外邪、情志不畅、正气不足等均与肿瘤发生相关,这与西医学的病因学研究不谋而合,甚至有些并没有得到现代医学的证实,但是不能排除其在肿瘤发生发展过程中的作用。总体来讲,多数肿瘤未能找到直接病因,肿瘤可能是一种多危险因素综合、长期影响的结果。不过,从一定意义上来讲,环境致癌是癌症发生的源头,去除和减少环境中的致癌物是降低癌症发生风险最有效、最经济的方法。

三、肿瘤发病的内在机制

（一）癌基因和抑癌基因

化学、物理和生物等因素是导致肿瘤的外在因素,但是显然肿瘤的发生发展不是单纯外在因素能够解释的,因为显而易见的是,暴露在同样的外在因素时,只有少数人最终发展为恶性肿瘤。随着肿瘤的研究进入分子水平,癌基因和抑癌基因的发现,揭开了探索细胞本身原因即内因的序幕。

癌基因和抑癌基因的发现,在肿瘤研究史上具有划时代的意义。自 20 世纪 80 年代第一个癌基因 ras 和第一个抑癌基因 Rb 先后从人肿瘤细胞中鉴定以后,迄今已有数百个癌基因和抑癌基因被克隆鉴定。癌基因和抑癌基因广泛存在于细胞内,参与细胞增殖、分化、凋亡等正常生理活动中(此时应称之为原癌基因),是正常细胞生命活动中不可或缺的重要组成部分。当细胞受到生物或理化等各种因素的作用,可引起癌基因和抑癌基因的结构或表达水平的异常,导致癌基因活性过高或抑癌基因活性过低,进而促进肿瘤的发生发展。可以说,从某种意义上讲,肿瘤的发生就是在各种因素作用下癌基因激活和 / 或抑癌基因失活的最终结果。

癌基因,即通过其表达的产物可在体外将正常细胞转化、在体内引起肿瘤的一类基因,也称为转化基因。癌基因首先发现于以 Rous 肉瘤病毒为代表的反转录病毒中,随后人们在正常细胞中发现与病毒癌基因相似的同源基因,这类基因无促癌活性,在正常细胞中参与生理性细胞增殖、分化等,称为原癌基因。当细胞受到生物、理化等因素作用,原癌基因可通过突变、重组等发生结构或表达水平的异常,成为能够促进细胞转化的癌基因。

癌基因的主要激活方式有:①突变引起蛋白结构和功能的改变,如点突变和缺失突变;②基因扩增导致拷贝数增加,如 HER2 基因;③染色体易位使癌基因转录水平升高或表达蛋白结构异常,如慢性髓性白血病中产生 Bcr-Abl 融合蛋白;④病毒基因插入诱导癌基因转录。

癌基因表达产物广泛作用于细胞生命活动的各个环节,尤其是细胞增殖、运动等,一旦其功能异常或过度活化,将导致细胞生长运动异常,最终导致肿瘤的发生发展。癌基因导致肿瘤发生发展的机制主要有:①癌基因产物促进细胞增殖;②癌基因产物抗细胞凋亡;③癌基因产物可促进肿瘤细胞转移。

抑癌基因编码的蛋白能限制或抑制细胞增殖,因此被称为抑癌基因,这类基因的失活或丢失能促进肿瘤的形成。如果抑癌基因的一个等位基因失去活性,另一个等位基因仍能正常发挥作用;但是如果另外一个基因也发生突变,那么该基因则丧失了对肿瘤的抑制,导致肿瘤的发生。多数情况下,其中一个等位基因的突变是遗传的,另外一个可能会受各种因素影响而发生。与癌基因不同的是,抑癌基因的作用往往是隐性的,癌基因的作用是显性的。

抑癌基因的失活方式是多种多样的,其中以突变、杂合性缺失和启动子甲基化异常最为常见,杂合性缺失是抑癌基因失活最主要的机制。Rb 和 P53 是最主要的两个抑癌基因,Rb 是调控细胞周期的重要分子,P53 在调节细胞凋亡、细胞周期调控和 DNA 损伤修复中均发挥重要作用。约 30%~50% 的人类散发性肿瘤中存在 P53 基因突变,是目前为止发现突变类型最多、在肿瘤组织中分布最广泛的基因突变。

发现癌基因和抑癌基因后,人们在分子水平对肿瘤的认识取得了长足的进步,由此研发的靶向治疗药物已成功应用于临床。然而,癌基因和抑癌基因只能部分解释肿瘤的发生发展过程,一个正常细胞从演变为癌细胞到形成肿瘤并转移,除了细胞本身基因复杂变异之外,还和其周围间质细胞、淋巴结细胞和相关内皮细胞等功能变化密切相关。因此,要想全面认识肿瘤的发生发展过程,无论对于肿瘤细胞本身还是其周围生长环境而言,仍然有很多问题有待回答。

(二)DNA 的损伤修复和肿瘤

DNA 在生命活动中不断地复制,在各种外在因素以及内源性因素作用下,容易发生 DNA 损伤,甚至一些自发性的损伤。并非所有的损伤都是有害的,有些突变有利于生物体的生存,被保留下来遗传给后代,这就是生物的进化;有些突变不引起表型的改变,只是在群体中形成基因组的多态性片段;有些类型的损伤既不能导致生物体立即死亡,也不形成对生物体的有利结果,而是成为与疾病相关的因素保留于机体的基因组内,其中当然包括前文提到的癌基因和抑癌基因的突变。生物体自身有复杂的修复机制来保障基因组的稳定性,细胞在损伤与修复之间保持平衡稳定,如果损伤修复机制出现障碍,损伤不能修复或不能完全修复,这些损伤将在细胞和器官中不断累积,最终可能导致肿瘤的发生。一般情况下,突变频率越高导致疾病的概率就越高。

机体每天每个细胞大约自发发生 104 单链断裂和位点的缺失,根据 DNA 分子不同的结构改变情况,DNA 损伤可分类如下:①DNA 交联;②DNA 链断裂;③碱基突变;④插入或缺失;⑤DNA 重排。DNA 在绝大多数细胞内只有一个拷贝,因此,如此高概率的损伤,必须有强大的修复机制。大量研究表明,DNA 修复过程需要大量的修复相关蛋白和相关分子参与,其修复方式和机制大致包括:①DNA 损伤的直接修复;②切除修复;③重组修复;④细胞周期检测点控制(阻断分裂周期或诱导细胞凋亡)。

显然,DNA 损伤后若不能有效修复,则可能破坏基因组的稳定性,部分关键基因的损伤可能促进细胞转化诱导癌症发生发展。因此,DNA 修复机制过程中任何一环出问题,都有可能导致肿瘤的发生。比如 P53 既是抑癌基因,也在 DNA 修复、细胞周期调控、细胞分化、凋亡等过程中扮演重要角色,其功能失活在人类肿瘤中非常普遍。同时也表明,肿瘤发生机制之间存在着错综复杂的网状关系,其功能是相互关联、相互制约的。靶向 DNA 修复因子在肿瘤治疗中也取得了一定的成功,如 PARP1 和 BRCA1 均属于 DNA 损伤修复辅助因子,PARP 抑制剂作用于存在 BRCA1 突变的乳腺癌,可加重肿瘤细胞修复困难,选择性诱导细胞凋亡,称之为协同致死效应。

总之,DNA 损伤和基因组稳定性的保持和肿瘤发生、发展密切相关。DNA 损伤修复机制异常可诱发细胞癌变,同时也有利于促进肿瘤发展为恶性程度更高、进展更快的状态,因为肿瘤要获得更高的恶性程度,可能需要大量的基因突变和修复机制的异常。

(三)细胞信号通路和肿瘤

机体是由众多不同细胞组成的有机体,细胞如何综合内外因素控制基因表达,如何感受生存环境的刺激,环境刺激如何调控和决定细胞生理活动、生长发育和形态建成,人们将这些细胞生物化学网络复杂的联系通信过程称为细胞信号转导。细胞信号转导的各种途径,即信号通路,决定着信号的正常传递和实施,也决定着细胞的各种生理、病理活动,同样信号转导通路也密切参与到肿瘤的发生发展过程中。

1955 年才出现受体的概念,受体和生长因子的出现为细胞信号转导的研究奠定了坚实的基础。细胞内三大信号系统:cAMP(环磷酸腺苷)、钙和钙调素、肌醇磷脂系统的发现,是信号转导研究史上的三座里程碑。信号转导的研究取得了许多突破性的进展,比如,许多信号通路的激酶属于癌基因的蛋白产物。肿瘤细胞信号转导的研究帮助我们进一步了解肿瘤发生发展的机制,通过生物工程的技术和手段阻断肿瘤生长的信号转导来实现治疗肿瘤的目的,在临床上取得了众多成功的案例,成为 21 世纪抗肿瘤治疗的一大突破。

受体和配体的结合是信号转导的始动步骤。配体包括生长因子、细胞因子、激素、神经递质、肿瘤坏死因子、黏附因子及各种抗原等;受体包括细胞表面的离子通道型受体、G 蛋白耦联受体、酶联受体等,以及核受体。受体激活后通过细胞内第二信使引发后续的级联效应实现各种生物学效应。

细胞的各种异常多数需要信号转导来实现或者表现为信号转导过程的异常,肿瘤细胞发生发展的各个阶段,需要多种信号通路的异常来实现。肿瘤细胞信号转导研究的主要内容是细胞外刺激细胞生长信号通过与细胞膜表面膜受体和胞内受体结合,导致细胞内一系列生物活性分子质或量的变化,使细胞失控生长,最终导致肿瘤发生、浸润和转移的机制等。

（四）血管生成

血管生成是指从已存在的血管床产生新血管的过程,血管发生是指在没有血管存在的情况下,内皮前体细胞移行和分化,产生新血管的过程,通常发生于胚胎发育期间。正常情况下,血管生成受到促血管生成和抗血管生成分子的严密调控,在肿瘤组织中,平衡遭到破坏,肿瘤组织表现出持续的、失控的、异常的血管生成。获得诱导血管生成的能力是肿瘤细胞的基本特征之一。

1968 年科学家提出肿瘤可产生弥散性血管生成物质的假设,其后的研究逐渐证实肿瘤依赖于血管生成的学说,现在针对于肿瘤血管生成的抗血管新生药物已广泛应用于临床。到目前为止,发现的促血管生成活性的内源性分子达数十种,常见的有血管内皮细胞生长因子、血小板源性生长因子、血管生成素等,相应地也发现了相当数量的抗血管生成分子,如血管抑素、内皮抑素等。两者之间的平衡状态,掌握了血管生成的开关。肿瘤微环境中的代谢刺激（包括低氧、酸性环境等）、机械刺激（细胞快速增生产生的压力）及肿瘤细胞的基因突变产生刺激因子等,促进了血管新生。这些因子可以由肿瘤细胞产生,也可由相邻其他细胞产生,甚至血管内皮细胞本身,体现了血管生成调控的复杂性。

与正常新生血管不同的是,肿瘤血管在细胞组成、组织结构及功能特点上与正常血管不同。肿瘤血管结构紊乱,管腔高度无序、迂曲、膨胀、粗细不匀、分支过多,进一步导致血流紊乱、缺氧和酸性物质堆积,这些改变可能是由于血管生成调控因子不平衡导致的。肿瘤血管壁并非由均一的内皮细胞构成,可能完全由肿瘤细胞构成,即血管拟态;或肿瘤细胞混合内皮细胞构成,称为血管镶嵌;肿瘤新生血管缺乏神经支配和正常功能平滑肌,适应性降低;肿瘤血管具有高度渗透性。这些特点进一步促进了肿瘤的发展。

总之,肿瘤的生长必然需要血液供应。肿瘤的血管新生是不同于正常血管新生的一种病理表现。这种异常的表现是恶性肿瘤的特点造成的,反过来,异常的血管新生特点也促进了肿瘤的发展和转移等现象。

（五）细胞死亡与肿瘤

细胞死亡是多细胞生物机体发育和维持自身稳态的重要生理过程和调节方式。细胞死亡有两种重要的功能:组织重塑和受损组织或细胞的清除以防止其对机体的伤害。如果细胞死亡过程受阻,平衡被打破,细胞表现出生长优势,则展现出肿瘤的基本特征,因此肿瘤的发生发展和细胞死亡之间存在着不可分割的关系。

依据形态学分类标准,细胞死亡分为凋亡、坏死、自噬及有丝分裂灾难等。根据功能分类,分为程序性死亡和非程序性死亡。程序性死亡是细胞主动死亡的过程,能够被信号转导的抑制剂阻断,包括凋亡、自噬等;非程序性死亡是细胞被动的、无规则发生的死亡,不能被细胞信号转导抑制剂所阻断。

凋亡的细胞特征是细胞皱缩,细胞膜内侧的磷脂酰丝氨酸外翻,细胞膜起泡和染色质凝集、边缘化。凋亡是一种细胞内的程序性自杀机制,导致细胞可控地崩解为凋亡小体,随后被周围细胞和吞噬细胞识别并吞噬。凋亡的过程主要涉及两个进化保守的蛋白家族,其中 caspase 家族蛋白是凋亡的执行者,Bcl-2 家族蛋白调控线粒体的完整性。在生物体发育过程中,凋亡对器官和组织重塑起到重要的作用。凋亡失调可导致多种疾病发生,如凋亡不足可引起肿瘤和自身免疫病的发生,50% 以上的肿瘤细胞在凋亡机制上存在缺陷;凋亡异常直接导致本该死亡的细胞被保留下来,其中包括突变的增殖失控的肿瘤细胞。因此,从某种意义来讲,肿瘤也是细胞凋亡异常的疾病,凋亡相关分子突变和异常均可能导致肿瘤的发生。目前研究比较清楚的与凋亡相关的基因或分子包括:TP53 突变、Bcl-2 家族蛋白表达增加以及 TNF 受体家族的突变等。TP53 突变情况下,丧失了诱导细胞周期阻滞和凋亡的能力,导致突变频率增加;同时,对放化疗诱导凋亡的抵抗导致了耐药性的发生。TNF 及其受体家族在机体免疫和细胞凋亡中也起到关键作用。其相关信号分子 Fas 高表达,使肿瘤细胞能够逃避免疫细胞攻击,并能导致免疫细胞死亡。

(六)免疫与肿瘤

科学家很早就提出,体内会经常发生细胞的癌变,但是免疫系统可以控制这种癌变。20 世纪 50 年代动物实验发现来自于肿瘤移植小鼠的免疫细胞可以清除近交系小鼠体内肿瘤,证实在肿瘤中存在肿瘤特异性移植抗原以及机体免疫系统具有抗肿瘤作用。1957 年,科学家提出免疫监视学说,认为机体的免疫系统可以通过细胞免疫机制识别并清除癌变的细胞。

随着对肿瘤和免疫之间关系认识的加深,现在发现免疫系统和肿瘤之间的关系极其复杂,免疫系统一方面具有监视清除肿瘤的能力,同时又能促进免疫原性弱的肿瘤细胞逃避机体免疫系统的攻击。到 2002 年,根据这种关系特点科学家提出了肿瘤免疫编辑学说,认为免疫系统既发挥抵抗肿瘤的保护功能,也对肿瘤细胞施加了免疫压力,使免疫细胞重塑,弱免疫原性细胞得以进一步生长,导致肿瘤的发生。

同前文提及的肿瘤发生的各种外因和内因不同,免疫更像对抗肿瘤发生的正面形象,好比中医理论中人体的正气。所谓正气存内,邪不可干,扶正固本是中医治疗肿瘤的大法之一。但是西医学的免疫治疗在肿瘤治疗上的地位一直没有得到肯定。近些年免疫治疗在抗肿瘤疗效上取得了突破性的进展再次展现了免疫在肿瘤治疗上的价值。

触发免疫需要有相关的抗原。伴随肿瘤的发生发展,肿瘤细胞最突出的免疫特点是出现新的肿瘤抗原。目前在动物自发肿瘤和人类肿瘤细胞表面都发现了多种肿瘤抗原,根据肿瘤抗原特异性,可将肿瘤抗原分为肿瘤特异性抗原和肿瘤相关抗原。肿瘤特异性抗原指只存在于某种肿瘤细胞表面而不存在于正常细胞的新抗原。在肿瘤发生发展过程中,由于基因突变、病毒基因整合、静止基因的活化等导致原本不在正常细胞表面出现的抗原产生。肿瘤相关抗原,指肿瘤细胞表面的一些糖蛋白或糖脂成分,超高表达并被免疫系统识别,称为肿瘤相关抗原,正常细胞也会微量表达。这类抗原难以刺激机体产生免疫应答,但会被 B 细胞识别并产生相应抗体,如癌胚抗原、甲胎蛋白等。

机体的抗肿瘤免疫主要包括 T 淋巴细胞、NK 细胞和巨噬细胞等免疫细胞介导的特异性和非特异性细胞免疫,以及 B 细胞介导的体液免疫和补体、细胞因子的抗肿瘤作用。其中,细胞免疫占主导,体液免疫通常仅在某些情况下起到协同作用。机体的抗肿瘤免疫清除能力取决于肿瘤的抗原性、宿主的免疫功能和机体其他相关因素。尽管机体内具有一系列的免疫监视机制,但仍难以阻止肿瘤的发生发展,这是因为肿瘤细胞可通过多种机制逃避机体的免疫攻击。肿瘤的免疫逃逸是指恶性肿瘤逃脱机体的免疫监视而继续生长的现象。肿瘤免疫逃逸的机制包括:①肿瘤细胞免疫原性减弱或缺失;②抗原调变:即机体的免疫应答导致肿瘤细胞表面抗原减少、减弱或者消失;③抗原覆盖或封闭:肿瘤细胞表面可高表达黏多糖等物质覆盖肿瘤抗原,干扰免疫细胞的识别和攻击;④肿瘤抗原诱导免疫耐受:肿瘤抗原作用于不同分化阶段的抗原特异性淋巴细胞,可诱发免疫耐受;⑤肿瘤细胞抗凋亡和诱导免疫细胞凋亡:如Fas/FasL途径、PD-1/PD-L1途径;⑥肿瘤细胞诱导免疫抑制作用:如肿瘤细胞通过分泌免疫抑制性因子诱导免疫抑制。

　　总之,恶性肿瘤的发生发展和免疫系统密切相关,免疫系统发育不全和功能减退更容易发生恶性肿瘤,如长期服用免疫抑制剂、HIV感染患者等。机体有免疫监视机制,肿瘤有相应的逃逸途径,肿瘤的发生发展过程也是和免疫系统斗争的过程。已经发生的肿瘤,免疫系统某些方面必然受到了负向作用,修复这些负向作用,可能会产生很好的抗肿瘤作用,因此,了解肿瘤细胞逃避免疫攻击是肿瘤免疫学一项重要的内容。

四、肿瘤的生长、浸润与转移

(一)肿瘤的生长

　　在各种内因、外因的长期作用下,细胞基因突变由量变到质变为恶性细胞,再经过生长、浸润和转移等过程发展为晚期肿瘤,其生长史可以分为:一个细胞的恶性转化→转化细胞的克隆增生→局部浸润→远处转移。从理论上讲,一个恶性转化的细胞经过大约40个细胞周期的增殖后,达到大约1 012个肿瘤细胞,引起广泛的转移,导致宿主死亡。临床上能发现的最小的肿瘤(数毫米)恶性转化的细胞,已经增殖了大约30个周期,属于临床早期,但实际上处于肿瘤生命史的后期。在肿瘤实际生长过程中,恶性细胞的内在特点(如肿瘤的生长分数)和宿主对肿瘤细胞或产物的反应(如肿瘤血管生成)共同影响肿瘤的生长,故肿瘤的生长呈现出不同的特点。

　　肿瘤的生长方式包括膨胀性生长、外生性生长和浸润性生长,恶性肿瘤多呈浸润性生长,且浸润生长的强度和恶性程度成正比。不同肿瘤生长速度差别很大,恶性程度越高、分化差的肿瘤生长越快,甚至发生坏死、出血等继发改变。影响肿瘤生长速度的因素很多,如肿瘤细胞的倍增时间、生长分数、肿瘤细胞的生成和死亡比例等。倍增时间是指一个细胞分裂成两个子代细胞所需的时间。研究表明,肿瘤细胞的倍增时间不比正常细胞更短,其不是引起恶性肿瘤快速增长的主要原因。生长分数是指肿瘤细胞群体中处于增殖状态的细胞比例,显然生长分数高的肿瘤生长速度更快。在肿瘤生长过程中,由于营养供应、机体抗肿瘤反应等因素,有一部分肿瘤细胞会死亡,肿瘤细胞生成和丢失的比例可在很大程度上决定肿瘤是否持续生长以及生长的速度。

　　不同肿瘤在生长过程中的生长速度相差很大,从第一个肿瘤细胞癌变到可测量肿块的出现,各种肿瘤所需时间介于几个月到几年不等;肿瘤在不同的生长阶段,生长速度也不同,初期生长较快,随着肿瘤数量的增多及体积的增大,生长速度降低。影响肿瘤细胞生长的调控机制和影响因素有:

　　1. 细胞周期调控　在每一个生命个体中都存在着一个精密的程序,决定着细胞何时开始生长、分裂和死亡,而在成熟细胞中,如果细胞周期不能正常运行,结果就是肿瘤的发生,因此可以说肿瘤是一类细胞周期疾病。细胞周期调控机制的核心是一组蛋白激酶,称为细胞周期依赖性蛋白激酶(CDKs),它们各自在特定的细胞周期内激活相应的底物(cyclins)完成细胞周期。CDKs 和 cyclins 的过表达在多种肿瘤中被发现,其中最常见的是 CDK4 和 cyclin D。

2. 细胞凋亡和肿瘤生长　肿瘤组织不但有增殖活性,同时也存在细胞凋亡。肿瘤中细胞增殖和凋亡的失调影响肿瘤的生长,具体分为:①细胞增殖能力强,凋亡受抑制,肿瘤生长增快;②细胞增殖能力无明显增强,凋亡明显受抑制,肿瘤生长加快;③细胞增殖和凋亡均增强,增殖仍超过凋亡,细胞生长速度根据两者平衡状态,可快可慢;④当给予治疗时,细胞增殖受抑制,凋亡升高,肿瘤缩小。细胞凋亡异常几乎涉及恶性肿瘤发生、发展的整个过程。例如凋亡抑制基因 *Bcl-2* 的过表达在多种恶性肿瘤中存在,且和肿瘤对化疗的耐药性和预后差密切相关。

3. 生长因子和生长因子受体的作用　细胞生长因子是指在体内外对细胞的生长和增殖具有刺激作用的多肽、蛋白质或糖蛋白。如表皮生长因子(EGF)、血管内皮生长因子(VEGF)等,其通过与相应受体结合,激活相应信号通路,产生一系列促进细胞增殖、生长和运动的生物学效应。肿瘤细胞的生长也和细胞生长因子和相应受体的过表达和异常密切相关。

4. 肿瘤血管生成　肿瘤血管形成是肿瘤细胞生存的重要条件,如果没有肿瘤血管生长,则肿块直径无法达到 2mm 以上。因此,各种促进血管生成的因素也是肿瘤生长的必要条件,当然,抗血管治疗也是肿瘤治疗的重要组成部分。

此外,肿瘤干细胞在肿瘤生长中的作用也发挥重要的作用。肿瘤干细胞是指具备分化产生肿瘤细胞能力的一类肿瘤细胞,其通过对称分裂和不对称分裂进行扩增和分化。肿瘤干细胞在多种恶性肿瘤中得到证实,仍有很多相关机制未阐明,但其含量和肿瘤预后相关,含量越高,肿瘤表现出高侵袭性、易出现转移等预后差的特性。

(二)肿瘤的侵袭和转移

侵袭和转移是恶性肿瘤危及生命的主要生物学行为,是区别良恶性肿瘤最主要的特征之一,是恶性肿瘤最终的表现形式。

侵袭是指肿瘤细胞通过各种方式破坏周围正常组织结构,脱离原发肿瘤并异常地分布于周围组织及其间隙的过程,是恶性肿瘤发生远处转移的前提步骤。部分良性肿瘤也具有向周围组织浸润的特性,在没有发生远处转移前,局限的恶性肿瘤仍然有可能通过手术和综合治疗达到根治的目的。

转移是指恶性肿瘤细胞脱离原发部位,在体内通过各种途径转运,到达和原发部位不连续的组织继续增殖生长,形成和原发肿瘤同样病理性质的继发肿瘤的全过程。恶性肿瘤转移的途径主要有血行转移、淋巴道转移和种植转移。

肿瘤侵袭和转移的过程简单概括为:恶性肿瘤细胞增殖导致自分泌生长因子、受体和细胞基质激活;促血管生成因素导致血管形成;局部组织、血管、淋巴管浸润进入循环,进入循环中的肿瘤细胞外侵突破血管阶段,其中涉及肿瘤细胞与血管内皮细胞、基底膜细胞的黏附、基底膜的降解等;在继发部位克隆生长,包括自分泌驱动因子、血管生成等;逃避免疫监控。

不同类型的恶性肿瘤的侵袭和转移具有一定的器官选择性,因此关于肿瘤的转移,有一种"种子 - 土壤"学说,即肿瘤转移的发生和分布取决于原发肿瘤组织类型(种子)和适宜的生长环境(土壤)两方面的相互作用。肿瘤侵袭和转移的器官选择性可能与以下因素相关:①解剖结构,肿瘤转移的常见部位通常发生在循环过程中的第一站毛细血管床和淋巴网络;②器官趋向性因素,仅用解剖结构是无法完全接受远处转移的特点,器官选择性可能与肿瘤细胞特定的黏附因子以及某些环境更适合肿瘤生长相关。

从细胞癌变到形成广泛转移,恶性肿瘤的发生、发展涉及多种机制。通过深入的机制研究发现防治恶性肿瘤的关键因素,是肿瘤机制研究的最终目的,显然还有很多内容需要我们深入研究。

参 考 文 献

1. RUTKOWSKA A, STOCZYŃSKA-FIDELUS E, JANIK K, et al. EGFR(vIII): An oncogene with ambiguous role[J]. Journal of Oncology, 2019, 2019: 1092587.

2. WEINBERG R A. How TP53(almost)became an oncogene[J]. J Mol Cell Biol, 2019, 11(7): 531-533.

3. COCCO E, LOPEZ S, SANTIN A D, et al. Prevalence and role of HER2 mutations in cancer[J]. Pharmacol Ther, 2019, 199: 188-196.

4. CILLONI D, SAGLIO G. Molecular pathways: BCR-ABL[J]. Clin Cancer Res, 2012, 18(4): 930-937.

5. SHERR C J, MCCORMICK F. The RB and p53 pathways in cancer[J]. Cancer Cell, 2002, 2(2): 103-112.

6. BURKHART D L, MOREL K L, SHEAHAN A V, et al. The role of RB in prostate cancer progression[J]. Adv Exp Med Biol, 2019, 1210: 301-318.

7. DU W, SEARLE J S. The rb pathway and cancer therapeutics[J]. Curr Drug Targets, 2009, 10(7): 581-589.

8. MULLER P A, VOUSDEN K H. p53 mutations in cancer[J]. Nat Cell Biol, 2013, 15(1): 2-8.

9. AUBREY B J, KELLY G L, JANIC A, et al. How does p53 induce apoptosis and how does this relate to p53-mediated tumour suppression?[J]. Cell Death Differ, 2018, 25(1): 104-113.

10. TAKAOKA M, MIKI Y. BRCA1 gene: function and deficiency[J]. Int J Clin Oncol, 2018, 23(1): 36-44.

11. MATEO J, LORD C J, SERRA V, et al. A decade of clinical development of PARP inhibitors in perspective[J]. Ann Oncol, 2019, 30(9): 1437-1447.

12. LORD C J, ASHWORTH A. PARP inhibitors: synthetic lethality in the clinic[J]. Science, 2017, 355(6330): 1152-1158.

13. FINN R S, QIN S, IKEDA M, et al. Atezolizumab plus Bevacizumab in unresectable hepatocellular carcinoma [J]. N Engl J Med, 2020, 382(20): 1894-1905.

14. BOGANI G, DITTO A, MARTINELLI F, et al. Role of bevacizumab in uterine leiomyosarcoma[J]. Crit Rev Oncol Hematol, 2018, 126: 45-51.

15. BIZZARRI N, GHIRARDI V, ALESSANDRI F, et al. Bevacizumab for the treatment of cervical cancer[J]. Expert Opin Biol Ther, 2016, 16(3): 407-419.

16. MO M, YANG J N, ZHU X D, et al. Bevacizumab maintenance in metastatic colorectal cancer[J]. J Clin Oncol, 2018, 36(23): 2451-2452.

17. EDLICH F. BCL-2 proteins and apoptosis: Recent insights and unknowns[J]. Biochem Biophys Res Commun, 2018, 500(1): 26-34.

18. CAMPBELL K J, TAIT S W G. Targeting BCL-2 regulated apoptosis in cancer[J]. Open Biol, 2018, 8(5):

180002.

19. KEIR M E, BUTTE M J, FREEMAN G J, et al. PD-1 and its ligands in tolerance and immunity［J］. Annu Rev Immunol, 2008. 26: 677-704.

20. WU X, GU Z, CHEN Y, et al. Application of PD-1 blockade in cancer immunotherapy［J］. Comput Struct Biotechnol J, 2019, 17: 661-674.

21. LIU Y, WU L, TONG R, et al. PD-1/PD-L1 inhibitors in cervical cancer［J］. Front Pharmacol, 2019, 10: 65.

22. GOEL S, DECRISTO M J, WATT A C, et al. CDK4/6 inhibition triggers anti-tumour immunity［J］. Nature, 2017, 548（7668）: 471-475.

23. PERNAS S, TOLANEY S M, WINER E P, et al. CDK4/6 inhibition in breast cancer: current practice and future directions［J］. Ther Adv Med Oncol, 2018, 10: 1758835918786451.

第三章 肿瘤诊断方法

一、西医诊断方法

（一）肿瘤的一般概念

1. 肿瘤的定义 肿瘤是机体在各种致瘤因子长期相互作用下，局部组织的细胞基因表达调控异常而失去了对其生长的正常调控，导致变异细胞过度增生而形成的新生物。肿瘤组织一般具有以下三个特点：①肿瘤是机体变异细胞的过度增生，具有异常的形态、代谢和功能，并在不同程度上失去了分化成熟的能力，与生理状态下的增生以及炎症和修复时的增生有着本质上的区别；②肿瘤组织的生长与机体不协调，往往不受机体的正常调控，具有相对的自主性；③肿瘤组织生长旺盛，即使在致瘤因素去除以后，仍具有无限制性生长的能力。由于肿瘤由不同的瘤细胞克隆所组成，使得恶性肿瘤在核型、DNA 含量、细胞表面抗原 / 受体 / 标志物、组织结构、细胞功能、对治疗的反应以及生物学行为等多方面均具有异质性（heterogeneity），这种异质性不仅表现在不同肿瘤或不同个体的同一类型肿瘤内，而且还可以表现在同一患者的同一种肿瘤内。

2. 肿瘤的发展阶段

（1）肿瘤的发展可分为四个阶段

1）癌前病变：指凡有可能发展为癌的病变，常见的癌前病变包括黏膜白斑、慢性萎缩性胃炎、乳腺纤维囊性病、结肠多发性腺瘤性息肉病、结节性肝硬化和未降睾丸等。

2）上皮内瘤变（intraepithelial neoplasia, IN）：包括结构上和细胞学上两方面的异常。结构异常是指上皮排列紊乱和正常的细胞极性丧失；细胞异常是指增生的细胞具有异型性，表现为细胞核不规则，深染，核浆比增大，核分裂象增多，并不限于基底层。

3）早期浸润癌：癌细胞突破表皮或黏膜的基底膜或黏膜肌层达真皮或黏膜下，但侵犯的周围组织局限在一定范围内，称为早期浸润癌。早期浸润癌的诊断标准一般以浸润深度为准，但不同器官或部位不完全一致。

4）浸润性癌：癌浸润周围组织的范围超过早期浸润性癌。

（2）根据肿瘤的组织学和遗传学特征大致可分为以下几大类

1）上皮组织肿瘤：起自外胚层（如皮肤）、内胚层（如胃肠道）或中胚层（如泌尿生殖道）。按功能可分为被覆上皮和腺上皮两种，前者包括表皮和被覆空（管）腔壁黏膜上皮，后者包括腺管和腺泡。

2）间叶组织肿瘤：起自软组织（包括纤维组织、脂肪组织、肌组织、脉管、滑膜和间皮）、骨和软骨。

　　3）淋巴造血组织肿瘤：多发生于淋巴结、骨髓、脾脏、胸腺和各部位的淋巴组织。

　　4）神经组织肿瘤：起自中枢和周围神经。

　　5）神经外胚层肿瘤：起自神经外胚层，如神经母细胞瘤、原始神经外胚层瘤和骨外尤因肉瘤。

　　6）性索和生殖细胞肿瘤：如卵黄囊瘤和胚胎性癌。

　　7）胚胎残余及器官胚基肿瘤：前者如脊索瘤、颅咽管瘤和中肾管残余组织形成的肿瘤，后者如视网膜母细胞瘤、肝母细胞瘤、肺母细胞瘤和肾母细胞瘤。

　　8）神经内分泌肿瘤：瘤细胞具有神经内分泌细胞性分化，如胰岛细胞瘤和副神经节瘤。

　　9）细胞分化未定的肿瘤：如滑膜肉瘤和上皮样肉瘤。

　　10）混合性肿瘤：如畸胎瘤和癌肉瘤。

　　3. 肿瘤的分级和分期

　　（1）分级（grading）：肿瘤的组织学分级依据肿瘤细胞的分化程度、异型性、核分裂象和有无坏死来确定，一般用于恶性肿瘤。

　　对于上皮性肿瘤，国际上普遍采用的是三级法，即Ⅰ级为高分化，属低度恶性，Ⅱ级为中分化，属中度恶性，Ⅲ级为低分化，属高度恶性。

　　中枢神经系统肿瘤分成4级，Ⅰ级为良性，Ⅱ、Ⅲ和Ⅳ级分别代表低度、中度和高度恶性。Ⅳ级肿瘤包括胶质母细胞瘤、松果体母细胞瘤、髓上皮瘤、室管膜母细胞瘤、髓母细胞瘤、幕上原发性神经外胚层瘤（PNET）和非典型性畸胎瘤样/横纹肌样瘤。

　　软组织肉瘤的分级有美国的NCI分级和法国的FNCLCC分级方法，详情请参考有关书籍，表3-1列举了一些常见软组织肉瘤的分级。

表3-1　常见软组织肉瘤的分级

肿瘤分化	1分：肉瘤形态几乎接近正常成人间叶组织（如：低度恶性平滑肌肉瘤）
	2分：组织分型确定的肉瘤（如：黏液性脂肪肉瘤）
	3分：胚胎性或未分化肉瘤、分型可疑的肉瘤、滑膜肉瘤、骨肉瘤和PNET
核分裂	1分：0~9/HPF
	2分：10~19/HPF
	3分：≥20/HPF
肿瘤坏死	1分：无坏死
	2分：<50% 肿瘤坏死
	3分：>50% 肿瘤坏死
组织学分级	1级：2~3分
	2级：4~5分
	3级：6~8分

　　（2）分期（staging）：国际抗癌联盟（UICC）制订了一套TNM分期系统，其目的是：①帮助临床医师制订治疗计划；②在一定程度上提供预后指标；③协助评价治疗效果；④便于肿瘤学家之间交流信息。针对每一系统，设立了两种分期方法，即临床分期（治疗前临床分期，又称TNM分期）和病理分期（手术后病理分期，又称pTNM分期，见表3-2）。

表 3-2　恶性肿瘤的 pTNM 分期

T	原发肿瘤
T_X	原发肿瘤不能确定
T_0	无原发性肿瘤证据
Tis	原位癌（浸润前癌）*
T_1、T_2、T_3、T_4	原发肿瘤逐渐增大和／或局部扩展
N	区域淋巴结
N_X	区域淋巴结有无转移不能确定
N_0	区域淋巴结无肿瘤转移
N_1、N_2、N_3	区域淋巴结肿瘤转移逐渐增多
M	远处转移
M_X	远处有无转移不能确定
M_0	无远处转移
M_1	有远处转移
G	组织学分级
Gx	分化程度不能确定
G_1	高分化
G_2	中分化
G_3	低分化
G_4	未分化

注：按 WHO 新定义，应为上皮内瘤变。

4. 肿瘤的侵袭与扩散

（1）肿瘤的侵袭：肿瘤的侵袭主要有以下四种方式。

1）沿组织间隙：如乳腺癌可浸润穿透胸肌，累及胸腔及肺。

2）沿淋巴管：如恶性黑色素瘤的瘤细胞沿真皮淋巴管播散形成放射状黑线或卫星小结。

3）沿血管：瘤细胞浸润肿瘤内毛细血管和微小静脉，并进一步沿管壁蔓延或在管腔内形成瘤栓，后者成为血道转移的根源。

4）沿黏膜面或浆膜面：瘤细胞沿黏膜下或浆膜下间隙向周围组织浸润蔓延。

（2）肿瘤的转移：肿瘤的转移方式主要有以下三种。

1）淋巴道转移：瘤细胞穿透淋巴管壁，随淋巴液到达引流的第一站淋巴结，先集聚在被膜下窦，以后逐渐向深部扩展，直至累犯整个淋巴结，数个转移的区域淋巴结可呈融合状。

2）血道转移：瘤细胞侵入血管后随血流到达远隔部位继续生长，形成转移灶。

3）种植性转移：位于体腔内器官的肿瘤可浸润至脏器浆膜面，侵破浆膜时瘤细胞脱落，形成多灶性的转移瘤。

（二）肿瘤的病理学诊断

目前把诊断依据分为以下五级：①临床诊断：仅根据临床症状、体征及疾病发展规律，在排除其他非肿瘤性疾病后所作出的诊断。临床诊断一般不能作为治疗依据。②专一性检查诊断：指在临床诊断符合肿瘤的基础上，结合具有一定特异性检查的各种阳性结果而作出的诊断。这些检查包括实验室生化检查和影像学（X线、CT、MRI、超声、放射性核素显像等）检查等。③手术诊断：外科手术探查或通过各种内镜检查时，通过肉眼观察新生物而作出的诊断。④细胞病理学诊断：包括各种脱落细胞学和穿刺细胞学检查。⑤组织病理学诊断：包括各种内镜活检和各种肿瘤切取或切除后制成切片进行组织学检查，以及造血组织肿瘤骨髓针穿刺活检检查等。肿瘤病理学诊断主要包括细胞病理学和组织病理学诊断两大类。

1. 细胞病理学诊断　细胞病理学诊断包括以下两种。

（1）脱落细胞学：不仅指从体表、体腔或与体表相通的管道内自然脱落的细胞，也包括经一定器械作用脱落的浅表细胞。

（2）穿刺细胞学：现代细胞病理学中指细针吸取（fine needle aspiration，FNA），即使用外径一般不超过 0.7mm（22 gauge 及以上）的不同长度的细针刺入肿块内，吸取细胞检查的方法，包括体表和深部肿块穿刺。

2. 活检组织病理学检查　活检组织病理学检查包括以下几种。

（1）常规石蜡切片：是病理学中最常用的制片方法。各种标本经 10% 中性福尔马林固定后，通过取材、脱水、浸蜡、包埋、切片、染色和封片后在光学显微镜下观察。

（2）快速石蜡切片：将前述常规过程简化，半小时内可作出病理诊断。

（3）冷冻切片：指在恒冷切片机内制作的切片，整个过程在 −20℃ 左右的条件下进行，制片质量稳定良好，出片速度快，从取材、制片到观察一般在 30 分钟内可作出诊断报告。

（4）印片：将可疑组织与玻片接触后制成印片在显微镜下观察，此法常与冷冻切片同时应用。

3. 病理报告书写规范　病理诊断报告是肿瘤诊断最可靠的定性诊断依据，是一份极为重要的医疗文件，具有法律意义。病理诊断的书写格式应参照有关的规范，一般均应包括以下一些内容：①送检标本的类型；②肿瘤所处的部位；③肿瘤的大体形态；④肿瘤的组织学类型或亚型；⑤肿瘤的病理分级；⑥肿瘤的大小，浸润深度和范围；⑦脉管和神经累犯情况；⑧切缘组织有无肿瘤浸润或残留；⑨各组淋巴结有无肿瘤转移，淋巴结包膜外有无肿瘤浸润；⑩另送组织情况。

4. 免疫组织化学在肿瘤病理诊断中的应用　免疫组织化学标记是根据抗原 - 抗体特异性结合的原理，应用特异性抗体与细胞和组织中所需检测的抗原结合，并通过在结合部位显色观察以达到抗原定位诊断的目的。免疫组织化学标记与光镜观察和分子病理学检测已成为现代肿瘤病理学诊断中不可缺少的三大基本技术。

常用的上皮性标志物见表 3-3，主要用于低分化癌或未分化癌与恶性淋巴瘤、恶性黑色素瘤和软组织肉瘤的鉴别诊断。

表 3-3　常用的上皮性抗原及其反应谱

抗体　不同分子量的细胞角蛋白	标记的细胞或组织
AE1/AE3	广谱，包括角化上皮、内脏复层鳞状上皮和复层上皮
CK7	卵巢、乳腺、肺和前列腺腺癌和移行上皮细胞癌，但胃肠道腺癌(-)
CK8	某些正常和肿瘤上皮，包括导管上皮和腺上皮，一般鳞状上皮不表达
CK10	非角化鳞状上皮，如舌黏膜，气管和肛管黏膜

续表

抗体　不同分子量的细胞角蛋白	标记的细胞或组织
CK10/13	角化和非角化复层上皮
CK18	胃肠道癌和胆囊癌
CK19	单层上皮/间皮肿瘤和滑膜肉瘤,但肝癌(−)
CK20	Merkel 细胞癌、胃癌、胆道癌、胰腺癌、移行细胞癌和卵巢黏液性肿瘤
CK34　E12	前列腺腺体基底细胞
上皮膜抗原(EMA)	正常及肿瘤性上皮
癌胚抗原(CEA)	腺癌,特别是胃肠道腺癌
GCDFP15	乳腺
桥粒蛋白(desmoplakin)	鳞状细胞癌、腺癌、移行细胞癌和未分化癌

不同分子量的角蛋白可区分胆管癌(AE1/AE3+,CAM5.2+)和肝细胞癌(AE1/AE3−,CAM5.2+)。CK7 阳性见于卵巢癌和移行细胞癌,而不见于胃肠道癌。CK19 见于胆道癌而极少见于肝细胞癌。CK18 见于大多数腺癌,而鳞状细胞癌多为阴性。CK10 和 CK11 见于鳞状细胞癌,而腺癌多为阴性。CK20 见于卵巢黏液性肿瘤,而非黏液性肿瘤多为阴性。

特异性的上皮性标志物包括:①甲状腺球蛋白(TG):见于 90% 以上的甲状腺乳头状癌和滤泡性癌;②前列腺特异性酸性磷酸酶(PSAP)和前列腺特异性抗原(PSA):见于 95% 的转移性前列腺癌中,非前列腺性肿瘤一般阴性;③相对特异性的肿瘤单克隆抗原:如胃癌单抗 MG_7,结肠癌单抗 MG_3,肺癌单抗 HLC_3-AB,乳腺癌单抗 GCDFP15。

5. 肿瘤中癌基因和抗癌基因的检测　与人类肿瘤发生有关的基因大致可分为以下三类。

(1)原癌基因:包括生长因子类(*EGFR*,*sis*,*Int-2*)、蛋白激酶类(*c-erbB-2*,*src* 家族,*mos*)、GTP 结合蛋白类(*H-ras*,*K-ras*,*N-ras*)和核内转录因子类(*c-myc*,*N-myc*,*myb*,*fos*,*jun*,*ski*)四种。

(2)抑癌基因:分为抑制转录(*Rb*)、抑制转移(*nm23*,*CD44*)和 *CKIs* 周期蛋白依赖激酶抑制因子(*P21*,*P53*,*P16*,*P27*)三种。

(3)细胞凋亡基因:分为抑制凋亡(*bcl-2*)和促进凋亡(*P53*,*c-myc*)两类。

6. 常见分子病理学检测手段

(1)聚合酶链反应(PCR):提取肿瘤细胞中的 DNA,采用肿瘤相对特异性的顺向和逆向引物对,进行聚合酶链反应。PCR 产物经电泳及测序后分析所检测肿瘤中是否存在相应的基因或相应的受体结构。

(2)逆转录聚合酶链反应(reverse transcription PCR,RT-PCR):提取肿瘤组织内的总 RNA,在逆转录酶的作用下,合成互补的 DNA(cDNA),再以 cDNA 为模板,应用特异性的引物对进行聚合酶链反应,所扩增的 PCR 产物可通过 Sourthen 印迹法或 DNA 测序加以证实。经过技术上的改进,所检测标本的类型已不再仅限于培养的细胞株、新鲜切取或液氮冻存的组织,经过福尔马林固定、石蜡包埋的存档组织也能通过此法进行相关基因的检测,具有实用价值。

(3)荧光原位杂交(Fluorescence in situ hybridization,FISH):是应用荧光标记 DNA 的

特定探针,与组织切片上的肿瘤组织杂交,在荧光显微镜下显示与之相应的染色体某个区段、整条染色体或特异性的融合性基因。

原位杂交具有以下优点:①兼具分子杂交特异性强和灵敏度高的特点和组织细胞化学染色的可见性;②既可用新鲜组织做,又可用石蜡包埋组织作回顾性研究;③所需标本量少,可用活检穿刺和细胞涂片标本;④应用范围广泛,既可对组织细胞内特定基因和 mRNA 的表达进行定位、定性和定量检测,又可对病毒核酸进行组织分布、细胞和亚细胞定位研究。

(4)DNA 测序:对 PCR 产物进行核苷酸序列测定,以确定肿瘤内是否含有重排的基因、融合性基因或基因突变,不仅可用于诊断,而且有助于阐明部分肿瘤的发生和发展机制。

(5)比较染色体基因杂交(comparative genomic hybridization, CGH):分别提取肿瘤细胞和正常淋巴细胞中的 DNA,用不同荧光染料染色(红色和蓝色)后进行杂交,从而确定肿瘤所有染色体上整个基因组上是否存在某些染色体区段或整条染色体的增加或减少。

(三)肿瘤的影像学诊断方法

1. X 线检查　X 线检查方法虽然多种多样,包括透视、摄片、体层摄影和造影检查等,但最基本的常规检查方法仍是透视和摄片。在具有良好自然对比的呼吸系统和骨骼系统,病变达到一定的大小和形态,尤其对肿瘤引起的一系列骨质异常改变,平片上能清晰显示,往往可做出定性诊断。透视和摄片操作方便、诊断迅速,是发现胸部病灶、随访观察和普查等最好的方法。在缺乏自然对比的部位,如消化系统、泌尿系统等,可通过造影方法显示肿瘤的部位、大小、形态、轮廓以及与周围结构的关系等。

2. CT 检查技术　CT 是放射诊断学的革命。它将 X 线照射人体射出的衰减 X 线照射到探测器,经计算机处理重建图像,提高了解剖影像的空间分辨率和对比分辨率,使一些密度近似、在传统 X 线上无法辨认的结构,如肝、胆、脾、胰、肾、肾上腺及纵隔内结构等清晰可见。横断面断层避免了解剖影像的重叠,能够发现较小的肿瘤,如使用螺旋 CT 进行低剂量普查可以发现早期肺癌,肝脏的螺旋 CT 多期扫描发现微小肝癌等,发现传统 X 线上不能或难以发现的病变,如胸片中的后肋膈窦、心后、锁骨或肋骨下、椎旁等区域的病变。CT 不但在肿瘤的早期诊断和鉴别诊断有较高的价值,而且在进展期肿瘤的分期和术前可切除性估价、预后判断、治疗后的随访及肿瘤放射治疗计划制定等方面发挥重要的作用。CT 的另一优点是它相对的无创性,无痛苦,无危险,方法简便。此外,可以对正常或病变组织的密度做比较可靠的定量测量——CT 值,从而识别出空气、脂肪、水或液体、软组织以及钙化等密度,有助于对某些肿瘤作出定性的判断。

(1)平扫:即静脉内不使用造影剂的 CT 扫描,通常与增强扫描并用,也可酌情单独使用,多用于肺部病变,骨骼系统,尿路结石和胆囊结石的检查,也可用于部分肿瘤患者治疗后的随访。平扫得到的信息量相对较少,应选择性使用。

(2)增强扫描:指静脉内使用造影剂后进行的 CT 扫描。增强扫描前一般应常规进行平扫,特别是实质性脏器。增强扫描的方式有多种:①常规增强扫描:滴注或团注造影剂后在合适的时间内进行的 CT 扫描,是目前应用最多的增强方法,可用于全身各个部位的检查;②多期扫描技术:包括双期,多期,指在一定的时间内,多次进行目标部位的 CT 扫描,如在造影剂注射后 15~25 秒内进行动脉相扫描,60~70 秒门脉相扫描,3~6 分钟平衡期扫描等。增强扫描有利于提高 CT 的密度分辨率,提高 CT 对解剖结构的显示,肿瘤血供特点的观察,病变的定位和定性,特别是多期扫描技术更有利于小病灶的检出和病变的定位、定性。

(3)薄层扫描技术:一般指≤5mm 的扫描,该技术在常规 CT 或单排螺旋 CT 常规扫描方式下应用,可以提高小病灶的检出率和囊实性病变判断的准确性,可以提高 CT 对病灶内部细节和周围改变的显示。是一个很简单,但非常实用的技术。

（4）CT 重建技术:螺旋 CT 的原始容积资料输入工作站后,可内插重建任意数量的重叠图像,然后按临床需要进行多种模式的图像重建。较为成熟和常用的重建技术有:①多层面重建术（multiplanar reconstructions, MPR）;②多层面容积重建术（multiplanar volume reconstructions, MPVR）,包括最大密度重建（maximum intensity projection, MIP）、最小密度重建（minimum intensity projection, MinP）;③表面遮盖法重建技术（surface shaded display, SSD）;④仿真内镜重建技术（virtual endoscopy, VE）,又称腔内三维表面重建术（internal 3D shaded surface reconstructions）;⑤容积重建术（volume rendering）。重建的图像在肿瘤诊断的应用中,对于显示肿瘤的部位,大小及与周围组织、器官的关系,显示表浅隆起或凹陷性病变有一定的价值。

（5）CT 血管成像（CT angiography, CTA）:经静脉注射造影剂强化靶血管,通过螺旋 CT 容积扫描结合计算机三维重建多角度,多方位观察,显示血管技术。临床上主要应用于两个主要的方面:①血管性病变的检查,如动脉瘤,动脉狭窄,门静脉,下肢血管等;②评价肿瘤或病变与邻近血管的关系。高质量的 CTA 可以可靠地显示 2mm 以上的血管分支,多排螺旋 CT 已经可以进行冠状动脉成像,进行血流量测定。

（6）CT 仿真内腔镜（CT virtual endoscopy, CTVE）:螺旋 CT 容积扫描数据不但可形成横断图像,还可得到三维的图像。CT 仿真内镜是利用计算机软件功能,将螺旋 CT 容积扫描所得的图像数据进行后处理,重建出空腔器官由表面的立体图像,类似纤维内镜所见,是计算机技术与三维图像相结合的结果,是三维医学图像的一种表现形式。自 1994 年 Vining 首次报道 CT 仿真内镜成像技术以来,经过对此技术进行实验和临床应用的研究,已获得鼻腔、鼻旁窦、喉、气管,支气管、胃肠道、血管等空腔器官的 CT 仿真内镜图像。虽然此技术目前尚处于发展阶段,也已显示了其在医学教育、影像诊断及减少侵入性治疗方面的巨大潜力。

（7）CT 灌注技术:常规的 CT 增强检查显示的是肿瘤血管结构的特征,这对于判断肿瘤的性质,治疗后有无复发是不够的。CT 灌注技术可通过显示的各种参数更详细地反映肿瘤实质的结构特征,提高肿瘤诊断准确性与特异性。

3. 磁共振成像技术　磁共振成像的脉冲序列实际上是各种参数测量技术的总称。MRI 主要依赖于下列因素:质子密度、弛豫时间（T_1、T_2）和流空效应。质子密度、T_1 弛豫时间、T_2 弛豫时间以及流动效应等都是组织的本征参数,通过它们就可以推知组织的结构甚至功能状态。应用不同的磁共振射频脉冲程序,可以重点反映其中某些因素,从而得到各种不同的 MR 图像。如通过调节重复时间（repetition time, TR）,回波时间（echo time, TE）,反转时间（inversion time, TI）或翻转角等脉冲序列参数,就可达到在图像中突出某一对比度的目的,常将这样获取的图像称为加权像（weighted image WI）。常见的加权图像有:T_1 加权像、T_2 加权像和质子密度加权像等。在快速成像及其应用领域中,现在还采用扩散加权、灌注加权和血氧水平加权等技术,加权图像的概念有日益拓展的趋势。此外,MRI 中还将图像对比度突出的程度叫做权重。根据所用权重的大小,加权图像又有轻度加权、中度加权及重度加权之分。

（1）T_1 加权像:在序列中采用短 TR<500ms 和短 TE<25ms 就可得到所谓的 T_1 加权像（T_1 weighted image T_1WI）。取短 TR 进行扫描时,脂肪等短 T_1 组织可较充分弛豫,而脑脊液

等长 T_1 组织弛豫量相对较少。因此，短 T_1 组织因吸收能量多而显示强信号，长 T_1 组织则因不能吸收太多的能量，进而表现出低信号。这种组织间信号强度的变化使图像的 T_1 对比度得到增强。采用短 TE 可最大限度地削减由于 T_2 弛豫造成的横向信号损失，从而排除了 T_2 的作用。

（2）T_2 加权像：T_2 加权像（T_2 weighted image，T_2WI）通过长 TR（1 500~2 500ms）和长 TE（90~120ms）的扫描序列来取得。在长 TR 的情况下，扫描周期内纵向磁化矢量已按 T_1 时间常数充分弛豫，采用长的 TE 后，信号中的 T_1 效应也被进一步排除，长 TE 的另一作用是突出液体等横向弛豫较慢的组织之信号。用 T_2WI 可以非常满意地显示水的分布，因此，T_2WI 在确定病变范围上有重要作用。

（3）质子密度加权：选用长 TR（1 500~500ms）和短 TE（15~25ms）的脉冲序列进行扫描，就可获得反映体内质子密度分布的图像，称为质子密度加权（proton density weighted image）或质子密度像（proton density image）。这里的长 TR 可使组织的纵向磁化矢量在下个激励脉冲到来之前充分弛豫，以削减 T_1 对信号的影响；短 TE 的作用则主要是削减 T_2 对图像的影响，这时图像的对比度仅与质子密度有关。

（4）磁共振水成像技术：MR 水成像技术是利用相对静止的液体在磁共振重 T_2 加权时表现出的明显高信号强度，通过计算机各种后处理技术以获得类似于 X 线造影效果的 MRI 影像。该技术具有无创、无毒副作用、无电离辐射、操作简单等诸多优点。MRI 水成像包括许多部位的成像技术，其中以磁共振胰胆管造影（MR cholangiopancreatography，MRCP）、磁共振尿路造影（MR urography，MRU）、磁共振脊髓造影（MR myelography，MRM）在临床上应用较多。特别是 MRCP，由于无需使用造影剂，且具有常规 X 线胰胆管造影所不具有的一些优点，多年来一直是 MR 快速成像技术研究热点之一。目前该技术已被临床广泛接受，成为胰胆系疾病，特别是梗阻性黄疸诊断与鉴别诊断的重要手段之一。随着 MRI 设备及其 MRI 新技术的不断发展，MRI 水成像技术在不远的将来就疾病诊断而言可能取代某些有创伤性，且有严重并发症的常规 X 线检查手段。

（5）磁共振血管成像：磁共振血管成像（MR angiography，MRA）是利用磁共振成像技术对血管形态的显示及对血流的描绘。MRA 不仅能够提供正常血管的解剖及其病理改变，同时还可显示血流的速率和方向，在肿瘤病变中可显示肿瘤供血动脉、引流静脉以及肿瘤邻近血管的影响，如压迫、侵犯、包裹以及血管内有无瘤栓等。常规 MRA 是利用 MRI 的流动效应来显示血管，其基本原理为流动相关效应和相位改变效应。目前临床上将上述技术广泛应用于头颈部的血管、下肢血管、肾动脉、大血管成像等。常规 MRA 图像采集时间较长，胸腹部血管由于受呼吸运动及心脏大血管搏动产生伪影的影响图像质量差，扭曲的血管及血管分叉处等显示不佳，局限性狭窄或扩张的血管由于血流的不均匀性会产生信号丢失，造成失真。三维对比剂增强磁共振血管造影是近年来广泛开展的磁共振血管成像新技术，它通过静脉内注射造影剂，配合快速的 MRI 扫描技术，结合计算机后处理可以得到类似常规血管造影的图像。该技术克服了常规 MRA 的缺陷，同时具有无创，危险性小的优点，得到医学界的广泛关注，迅速成为快速和超快速 MRI 技术研究的重要组成部分。

MRI 是一种多参数的成像方法，可提供丰富的诊断信息。MRI 区别于 CT 的关键点是对比分辨率高，特别是软组织对比分辨率明显高于 CT，可以得到详尽的解剖学图像，如 MRI 图像能很好地区分脑的灰质、白质、脑神经核团，可使肌肉、肌腱、韧带、关节软骨、半月板等清晰显像。MRI 系统可以在任意方位成像，使临床医师立体地观察病变的范围，大小与周围组织和器官的关系。磁共振结合磁共振波谱可以观察组织器官的能量代谢,使影像学医师对组织形态的观察与代谢功能的研究结合起来。MRI 的另一个明显的优点是不使用造影剂能实现心脏和血管成像,与传统的血管造影相比,具有无创伤性,因此,磁共振血管成像是全新的血管造影术。MRI 成像无骨伪影干扰也是其优点之一。研究表明,MRI 成像的磁场强度对人体健康尚不至于带来不良影响,所以是一种非损伤性的检查方法。目前,MRI 对中枢神经系统,头颈部肿瘤,脊柱,四肢,骨关节及盆腔病变的诊断是最佳影像学检测手段,对腹部实质性脏器肿瘤的诊断,如肝内占位性病变的诊断和鉴别诊断优于 CT 和 B 超。

4. 超声检查　超声检查的目的就是根据声像图所显示占位病灶的大小、形态、数目,占位的边界、包膜、内部回声,对邻近器官组织的影响,深呼吸、转动体位及推动占位病灶时是否移动等因素综合判断它的良恶性。如为囊实性,则根据有无囊壁及液性病灶的形态判断是囊性肿瘤还是实质性肿瘤囊性变。如为囊性肿瘤则根据囊壁厚薄,内壁是否光滑,囊内分隔是否增厚,有无结节状实质回声及实质回声的多寡,在囊壁、囊内分隔及实质回声内有无测及动脉血流等判断其良恶性。一般来说:恶性肿瘤多呈浸润性生长,形态不规则,内部回声不均匀,边界欠清,无包膜或包膜不完整,肿瘤向周围蟹足样浸润,邻近器官受挤压或侵犯;如为囊腺癌,则囊壁及囊内分隔增厚不均匀,实质回声增多或彩色多普勒超声检查测及彩色动脉血流频谱曲线。另外,超声检查还能方便地寻找提示恶性肿瘤的间接征象如:有无胸腹水,有无肝及其他脏器转移灶,有无区域淋巴结肿大,血管内有无癌栓等。

随着超声仪的不断更新及超声技术的日趋成熟,对占位病灶的检出率及良恶性肿瘤的判断正确率不断提高,超声已成为临床医生诊疗患者中不可缺少的武器。然而,超声诊断又仅仅是影像诊断的一种,其诊断正确率的高低较其他检查更受操作者的技术、基础医学(解剖学,病理生理学等)及相关临床学科的知识影响,因此常需结合病史、实验室检查及其他影像学检查综合分析,必要时复查或进行其他影像学检查。

(四)核医学影像诊断

1. 单光子发射计算机断层显像仪(single photon emission computed tomography,SPECT)SPECT 由下列单元组成:①不同类型的准直器:使探头只接受体内对应位置上发射的 γ 射线;②一块碘化钠晶体:吸收 γ 射线、产生可见光;③数十个光电倍增管:将可见光转化为光电子并放大为含位置与能量信号的电脉冲;④电子线路:放大、传输和保存电脉冲,分析、校正每个射线的位置、能量信号;⑤采集控制:决定探测射线的时间、间隔和方式;⑥图像处理:图像重建、衰减校正和感兴趣区内计数分析;⑦显示装置:干片机、网络打印机;⑧检查床:其中晶体、光电倍增管和部分电子线路等组成探头。现在,SPECT 的探头数目已从单个增加到 2~3 个,视野从小圆形发展到矩形大视野,测量能力从单纯测量单光子放射性核素药物发展到能测正电子核素 F(早期用超高能准直成像法,目前主要用符合探测成像法)和 X 线(带有定位 CT),后者称之为多功能 SPECT。多功能 SPECT 兼有 CT 和 PET 功能,将解剖图像同机融合入功能图像,但其符合探测效率和分辨率低于 PET 方法,大于 1.5cm 的肿瘤病灶检出率约 92%,而大于 2cm 的肿瘤病灶未见一例假阴性,肺部诊断效率优于腹部和颈部。

2. 正电子发射计算机断层显像仪(positron emission computed tomography,PET)　PET由数百个模块状探测器组成的多环型探测仪,专用于测量正电子放射性核素,效率高、速度快、图像质量好。探测器相当于 SPECT 的探头,由一块切割成 4×8 矩阵的晶体、一个或多个光电倍增管及其电子线路、屏蔽材料组成,每组数十个探测器按 360° 排列、产生 8 环,n组探测器产生 n×8 个环、n×8×2-1 个断层数。碘化钠晶体的 PET 性能略差,目前主要用于 F 探测,但因其成本较低、易被临床接受而称之 cPET(clinical PET)。锗酸铋(BGO)晶体 PET 可测量各种正电子放射性核素药物,能做定量分析,故称 dPET(dedicated PET)。现在,PET 已发展成全身型、带有多排螺旋 CT 的 CT-PET,并有性能更优的硅酸镥(LSO)晶体 PET 和多达 720 个探测器、576mm 轴向视野的 PET 出现。

临床上约 70% 以上的 PET 显像用于肿瘤,还可用于难治性癫痫术前定位、早老性痴呆诊断和心肌存活性判断等。

3. CT-PET　CT-PET 是核医学影像在肿瘤疾病诊断上最具革命意义的创新,它将 PET 对恶性病灶探测灵敏度高、特异性强的特点与 CT 精确解剖定位的优势联合在一起,实现了高质量的同机图像融合,对肿瘤进行早期、正确的生物学行为分析和高精度的定位,进一步提高了肿块定性、肿瘤分期、疗效分析的准确性。在卵巢、子宫内膜和头颈部等普通 PET 不易解决的癌症诊断上有了满意的结果,可改变治疗计划达 31%~75%。CT-PET 不仅灵敏度更高,可以尽可能将肿瘤及其转移灶设计在照射野的中心,而且特异性更强,能有效地将肿瘤组织与正常组织区分开来,从而在有效治疗肿瘤的同时,减少了对正常组织的破坏,对适形放疗和生物调强放疗有明显的临床应用价值。CT-PET 利用 CT 的断层图像对 PET 图像进行衰减校正,进一步缩短了显像时间,提高了 PET 图像的质量。

(五)内镜检查

内镜最初从 1805 年硬式的直管,以烛光为光源,经历了半可曲式内镜、纤维内镜和电子内镜,发展至今已能深入全身各个系统的外腔,管腔内和闭合式的体腔内(如胸腔、腹腔、关节腔等)进行观察、诊断和各种病变治疗。

内镜诊断的常用方法:

(1)形态的观察:内镜的检查最主要的是通过肉眼直接的形态学的诊断,经活组织的检查来明确病变的性质。通过目镜或荧屏的显示,对检查的脏器进行仔细的观察:黏膜的光整度、色泽改变、血管纹理改变,有否隆起或浸润性改变,溃疡边缘有否虫蚀状,有否杵状粗大黏膜,黏膜有否中断,溃疡表面苔的浊厚度,表面有否渗血或出血的现象,周围黏膜有否僵硬感,内腔的扩张是否佳,以及动态观察收缩和蠕动的情况。电子内镜的视频处理系统具有放大倍率的功能,对微细结构和微小病变能放大观察,有利于微小癌的诊断与鉴别。

(2)染色:应用染色剂亚甲蓝和刚果红或荧光染色剂量对可疑部位喷撒染色,通过色素沉积的对比度(对比法)和色素吸收的深浅,或观察荧光显示以判别病变良恶性质,了解病灶的浸润范围,使对病变部位能准确地取材。

(3)摄影录像:发现病灶后进行摄影和录像,可进行动态的追踪随访。

(4)病理活检:对疑有病变的部位,要通过活检明确病变性质。如良恶性溃疡的鉴别,腺瘤早期癌变的诊断,癌的分化程度的确定均须通过活检后证实。

(5)细胞刷涂片:对早期病变,或自然腔道病灶阻塞进行活检有困难,作细胞刷涂片有利于提高诊断的准确率。

(6)穿刺细胞学诊断:对黏膜下病变或黏膜下浸润性病变可通过内镜的注射针进行穿刺涂片细胞学诊断有利于明确病变性质。

(六)肿瘤标志物

肿瘤标志物(tumor marker)是 1978 年由 Herberman 在美国召开的人类肿瘤免疫诊断会上提出的。次年,在英国第七届肿瘤发生生物学和医学会议上被大家确认,并应用于临床。1975 年,由 Kohler 和 Milstein 创建了淋巴细胞杂交瘤技术,并制备了许多单克隆抗体。1979 年,Koprowski

用结肠癌细胞制备的单克隆抗体,能识别糖类抗原。近20年来由于免疫学、生物化学、分子生物学、细胞工程学和遗传工程学以及相应新技术的发展,对于肿瘤细胞膜结构、功能有了新的认识,并发现了一系列特异性酶、蛋白质、受体和癌基因与肿瘤的发生机制有关,作为新的肿瘤标志。

生物化学肿瘤标志物是肿瘤细胞产生并分泌到体液中的,常用血清作为测定的样品,由于血清的稀释,检测阳性率不够高,若直接收集肿瘤组织或其附近组织分泌的体液进行测定,可提高检出敏感性和特异性。例如,经内窥镜采集胰液测定CA724和CA199含量,可明显提高胰腺癌的检出率;用乳汁作为CA153和CEA的测定样品,则乳腺癌的阳性率也大大提高。又因同一种肿瘤可含有一种或多种肿瘤标志物,而不同或同种肿瘤的不同组织类型,既可有相同的肿瘤标志物,也可有不同的肿瘤标志物,因此应选择特异性高的肿瘤标志物联合测定某一肿瘤,以利于提高阳性率。

肿瘤标志物的分类和命名十分复杂,尚未统一,目前常用的肿瘤标志物分为蛋白质类、糖类、脂类、酶类、激素类、多胺类以及病毒类。

在临床诊断恶性肿瘤的诸多方法中,肿瘤标志物是一个重要的方面。虽然在多数我国常见的肿瘤中,肿瘤标志物仅仅起到了一个辅助诊断的作用,但在少数肿瘤,如原发性肝癌,AFP却是临床诊断的主要依据。为方便读者在临床工作中查阅,表3-4总结了在我国常见肿瘤中,常用的肿瘤标志物。表3-5是鉴别诊断不同的恶性肿瘤或恶性肿瘤与良性疾病时可选用的肿瘤标志物。表3-6是常用肿瘤标志物的正常参考范围。

表 3-4　常见恶性肿瘤的标志物

肿瘤类型	标志物
肺癌	CEA　TPA　β_2-MG　TPM　TSA　LSA　ANP　α1-AAT　CA15-3 LDH 同工酶
	SCLC：ProGRP（特异）
	NSE　Mn-SOD　ADH ACTH（非特异）
	NSCLC：CYFRA21-1　LTA（特异）
	SCC（鳞癌）　CA242（腺癌）　LCA　CA125（非特异）
乳腺癌	CA15-3　CA549　CA27.29　MCA　CEA　CYFRA21-1
胃癌	CEA　GST　MG-7A　GPDA　TPA　SA　AKP 胎盘型　CA50　CA19-9　CA242　CA724
大肠癌	ODC　CEA（监测）
结、直肠癌	CEA　CA724　CA242　CA19-9 GST
原发性肝癌	AFP 及异质体　SHCSP　AFU　α1-AAT　GPDA　HBV　γ-GT 及同工酶　SF　GST（肝细胞坏死的早期诊断指标）
胰腺癌	LAP　Du-PAN-2　CA19-9　CA724　CA242　LIP Amy　HPEⅠ　γ-GT
鼻咽癌	EB 病毒
甲状腺癌	TSH　CT
泌尿道肿瘤	尿 LDH（过筛）
膀胱癌	尿 CYFRA21-1（过筛）

肿瘤类型	标志物
前列腺癌	PSA PAP　AKP
卵巢癌	CA125　LDH 同工酶　AKP 胎盘型　CA15-3　CA549　CEA
女性生殖系统肿瘤	HCG　SF　AFP　黏蛋白
淋巴瘤	LDH　SF
霍奇金病	β_2-MG　AKP 胎盘型
白血病	β_2-MGSF　GASA AKP 胎盘型 LDH 多胺
广谱	TSGF　AFP　CEA SA　CA724　CA50　TPAIAP

表 3-5　良、恶性肿瘤鉴别诊断时的肿瘤标志物

肿瘤类型	肿瘤标志物
原发性肝癌和良性活动性肝病	AFP 的 LCA 亲和型
原发性肝癌和肝炎	AFU 同工酶
肝癌和肝硬化	Mn
乳腺癌和乳腺良性疾病	CYFRA21-1
胃癌和胃良性疾病	GPDA
胰腺癌和肝胆良性疾病	CA242
胰腺癌和胰腺炎	CA19-9
良、恶性胰腺肿瘤	Du-PAN-2
前列腺癌与前列腺增生	f-PSA/PSA（<0.1）
良、恶性甲状腺肿瘤	TSH
绒癌和妊娠	AFP
良、恶性口腔肿瘤	β_2-MG
鼻咽癌和鼻咽部慢性炎症	EA-IgA

表 3-6　常用肿瘤标志物的正常参考范围

肿瘤标志物	正常参考范围
甲胎蛋白（AFP）	<25μg/L
癌胚抗原（CEA）	<15μg/L
细胞角蛋白 19 片段（CYFRA21-1）	<3.6μg/L
β_2 微球蛋白（β_2-MG）	1.0~2.6mg/L（血清）
铁蛋白（SF）	男：20~250μg/L 女：10~120μg/L
CA15-3	<30U/ml
CA19-9	<37U/ml

肿瘤标志物	正常参考范围
CA50	<20U/ml
CA125	<35U/ml
CA724	<6U/ml
鳞状上皮细胞癌抗原（SCC）	<2.5μg/L
前列腺特异性抗原（PSA）	<4.0μg/L（女性测不到 PSA）
Du-PAN-2	<100U/ml
类黏蛋白肿瘤相关抗原（MCA）	<14U/ml
神经元特异性烯醇化酶（NSE）	<13μg/L
岩藻糖苷酶（AFU）	<10U/L
谷胱甘肽转移酶（GST）	9.2μg/L ± 3.1μg/L
人胰弹性蛋白酶 I（HPE I）	207g/L ± 154g/L
鸟氨酸脱羧酶（ODC）	<10U/L
甘氨酸脯氨酸二肽氨肽酶（GPDA）	44~116U/L
N- 乙酸 -β-D- 氨基葡萄糖苷酶（NAG）	<28U/L
碱性磷酸酶（AKP）	45~120U/L
γ- 谷氨酰转肽酶（γ-GT）	5~54U/L
乳酸脱氢酶（LDH）	110~250U/L
神经节苷脂结合唾液酸（GASA）	<1.8mg/L
3- 甲氧基肾上腺素	0.3~1.5μmol/24h 尿
高香草酸（HVA）	15~40μmol/24h 尿
香草扁桃酸（VMA）	5~35μmol/24h 尿
人绒毛膜促性腺激素（HCG）	<10μg/L β-HCG
胃泌素前体释放肽（ProGRP）	<46ng/L
降钙素（CT）	<150ng/L
促肾上腺皮质激素（ACTH）	2.3~17.9pmol/L（8. am） 1.7~16.6pmol/L（4. pm）
多胺	158.8mol/L ± 53.4mol/L

二、中医诊断方法

（一）肿瘤中医诊断特点

1. 整体察病　人体是一个有机的整体,内在脏腑与体表、四肢、五官是统一的,整个人体又受到社会环境与自然环境的影响。中医在诊察肿瘤疾病时,必须从整体上进行多方面的考察,不仅对局部的病痛进行详细的询问、检查,而且要把疾病看成是机体整体的病变,对广泛占有临床资料进行全面分析,才能作出正确的诊断,这就是中医的整体察病观,也是中医诊断疾病的一个基本原则。

2. 四诊并重　望、闻、问、切四诊,是从不同角度来检查病情和收集临床资料,各有其独特的方法和意义,不能互相取代。症状是疾病所反映的重要诊断信息,也是辨证的基础。四诊就是医生运用不同的感觉器官详细收集临床资料的根本途径。然而,四诊合参,四诊并重,并不等于面面俱到,更不应机械地将望、闻、问、切四诊截然分开顺序进行。临床只有根据主诉,有目的、有系统,重点收集临床资料,才能抓住主要矛盾。

3. 病证结合　在临床进行思维分析时,多是先辨病然后再辨证,但有时也会先辨证后断病。这是因为确定了病名,便可根据该病的一般演变规律而提示常规的证型。而当疾病的本质尚未充分反映时则先辨证不仅有利于当前的治疗,并且通过对证的变化进行观察,有利于揭示病的本质,从而确定病名。辨病与辨证相结合,既重视疾病的基本矛盾,又抓住疾病当前的主要矛盾,达到正确归纳、分析,找出病因,识别病性,确定病位,把握病势,判明邪正盛衰,抓住疾病的本质和内在联系,为立法论治提供可靠的客观依据。

(二)望诊

望诊是医生运用视觉观察患者的神色、形态、局部表现、舌象、分泌物和排泄物色质的变化来诊察病情的方法。

1. 整体望诊

(1)望神:神是人体生命活动总的外在表现,也可以说是对人体生命现象的高度概括。神也包括"神明""神志"等思维活动。

望神应重点观察患者的精神、意识,面部表情、形体动作、反应能力等,尤其应当重视目光、眼神的变化。根据病情,可分为有神、少神、失神等。如患者两目灵活,目光有神,面色荣润,表情自然,反应灵敏,呼吸柔和,活动自如,体态轻盈,此称为有神,多见于良性肿瘤或瘤初起时正气未衰阶段;如患者表现为少气懒言,动作迟缓,倦怠嗜睡,语声低微,此称少神,属气血两亏,肝肾不足或心脾俱虚,多见于肿瘤晚期,痰瘀邪毒内盛而正气受损,或近期接受手术或放、化疗的患者,为邪盛正衰之征;若患者目无光彩,面色晦暗,精神萎靡,多见于患病日久,或肿瘤晚期扩散转移,五脏气血衰败之恶候。如果肿瘤终末期,可见循衣摸床,撮空理线,或两目失视,此为病情进一步恶化,神气将绝,危在旦夕。有些患者突然出现昏不知人,口吐涎沫,四肢抽动,此为脑肿瘤的早期表现,或肿瘤患者出现这些症状时,往往为脑转移。肿瘤患者在终末期多出现昏迷,或神识迷糊,此乃瘀毒内阻清窍,神明被蒙所致。

(2)望色

1)青色:主寒证、痛证、瘀血和惊风。

癌性疼痛系因肿瘤生长压迫经脉,气血运行不畅,"不通则痛",故呈青色。如面青、肋痛、善怒,多为肝病。

2)黄色:主虚、湿证。

黄色为脾虚湿阻的表现。肿瘤患者或化疗之后,常面色萎黄或枯槁无光,此属胃气虚、气血不足。若伴有纳呆呕吐、腹胀便溏,属脾气虚弱、水湿不运之证。身目发黄称为黄疸,黄色鲜明如橘者为阳黄,临床上肝癌、壶腹癌、胰头癌多见,多为早中期癌症之梗阻性黄疸;黄色晦暗如烟熏者,为阴黄,肝癌晚期多见阴黄。

3)白色:主虚证,失血证、寒证、暴痛。

肿瘤患者常因急性或慢性出血,如胃癌、大肠癌、膀胱癌、妇科肿瘤、恶性淋巴瘤、白血病等而出现贫血状态,面色常表现为㿠白而失去光泽。

4）赤色：主热证。

满面通红，潮热谵语者，为实热壅结于里，颧红娇嫩为阴虚火旺；若重病患者面色苍白，却时而两颧泛红如妆，此为虚阳浮越之"戴阳证"，属真寒假热之危象。

5）黑色：主肾虚证、瘀毒内盛证，剧痛证，水饮证。

面黑暗淡，不问新病久病，总属肾阳虚；如面黑焦干，多为肾精虚衰；面色青黑伴痛证者，多为寒凝瘀阻。某些妇科肿瘤、泌尿系统肿瘤或癌痛日久者，常见面呈青黑或见眼眶周围发黑。

（3）望形态

望形体：是观察患者形体的强弱胖瘦、体质形态和异常表现来诊察病情的方法。一般而言，肿瘤早期，邪毒瘀热初盛，人体正气未衰，脏腑未损，形体往往无明显改变。如进行性消瘦或短时间内体重下降明显，往往是癌瘤的一个信号。而晚期肿瘤患者，往往"大骨枯槁，大肉下陷"，为脏腑精气衰竭，气液干枯，属危候。望姿态：望姿态是观察患者的动静姿态和体位动作来诊察病情的方法。四肢抽搐，聚发有力，多属痰热生风的颅内肿瘤或肿瘤脑转移；若抽搐续作，徐徐无力，多属虚风内动之颅内肿瘤；若半身不遂，行走不稳，四肢麻木，多属肝肾精血亏损，或痰热瘀毒凝滞，筋骨失养，常见于脑部肿瘤或骨髓肿瘤，或其他肿瘤脑转移、压迫骨髓等。

2. 局部望诊

（1）望头面：头为诸阳之会，又为精明之府。故望头面主要是观察它的形色变化，以及头发的色泽变化来了解疾病。

1）望头发：肿瘤患者病程中继发贫血，营养不良等可出现脱发，此多属心脾亏虚或肝热血燥所致；放、化疗后引起急性毛发脱落，多为精血受损，肺肾阴亏所致。

2）望头面：肿瘤患者则多为气血壅塞，经脉受阻，或痰蒙清窍所致。此外，如面部虚浮，苍黄不荣，此为黄肿，多属肿瘤晚期，脾虚失运，湿邪内阻所致。

（2）望五官

1）望目：凡视物清楚，目光清亮，神光充沛者，是眼有神，一般见于良性肿瘤或恶性肿瘤早期精血未亏；若白睛混浊，黑睛晦滞，目光暗淡，浮光暴露，是眼无神，一般见于恶性肿瘤中晚期，呈恶病质者，病情凶险，预后极差。眼部肿瘤则见视力障碍或失明，或眼压升高伴有头痛；若眼球突出伴有颈肿者，则多为瘿肿（甲状腺肿瘤）。白睛变黄（巩膜黄染）者，多见于肝、胆、胰部位肿瘤，若白睛色黄鲜亮如橘皮，或伴有口干苦，心烦肋痛者，则为阳黄，多属湿热瘀毒较盛，正气未虚，正邪相争之证；若白睛色暗黄如烟熏，或伴有腹胀、纳呆，消瘦乏力或夜间腹痛者，则为阴黄，多属正气衰微，湿邪瘀毒内盛，正不胜邪之证。若白睛正下方脉络扩张、充血呈红黑者，多见于胃癌，胃溃疡、十二指肠溃疡等疾病。若肺部肿瘤见眼泡浮肿，"泪眼汪汪"伴气急不得卧者常提示有上腔静脉压迫征或颅内病变。一侧或双侧瞳仁缩小或散大，或瞳仁缺损，多见于颅内肿瘤或肿瘤晚期颅内转移，属中医痰结瘀阻之证。

2）望鼻：新病鼻煽为肺热壅盛之外感疾患。久病突然鼻翼煽动为呼吸困难之表现，此乃呼吸衰竭的一个特有的"呼救信号"，常见于原发性或继发性呼吸道肿瘤晚期，属肺肾精气衰败之危证。鼻部毛细血管扩张，出现蟹爪纹，常提示食管静脉回流障碍，可见于肝癌或肝硬化腹水早期。进行性发热伴一侧迅速鼻阻塞，常为鼻腔恶性肿瘤的早期症状之一；鼻孔干燥，常涕中带血，或浓涕恶臭，或鼻血不止，多见于鼻咽癌，属毒热蕴结，热伤络脉所致。

3）望口唇：唇色淡白，为血亏，多见于贫血，营养不良，肿瘤术后，化疗后等疾病患者。

唇色青紫,撮口抽搐不止,是肝风侮脾,可见于原发性或继发性脑部肿瘤。舌面前半部或舌边出现若干个整齐的圆形紫斑等,此在消化系统、肝癌及女性生殖系统肿瘤较常见,多属毒热血瘀之证。部分肿瘤患者接受放、化疗后,常出现唇、舌或颊黏膜溃烂,甚至久不收口,乃属脾胃之气受损,脾不散精,精不化液,唇舌颊失于濡养所致。

4）望齿龈:白血病、某些妇科肿瘤大失血以及化疗后骨髓抑制或血小板下降者常可见龈白不荣,时时渗血,多为肿瘤晚期气不摄血,失血后致气血两亏之恶性循环之征兆。

5）望耳:食管癌、贲门癌患者耳轮与耳垂交界处呈现凸凹不平,有些呈隆起状,有些出现增生物。胃癌可在耳部胃区出现隆起,有些则为凹陷,有些出现瘀点。肝癌的表现比较明显,在耳廓的肝区或见瘀点,有些则出现密集瘀点组成的瘀斑;有些出现梅花形凹陷,若为转移性肝癌其梅花样凹陷可交叉;有些出现局部隆起、结节。肺癌可在耳廓肺区出现瘀斑,以右侧多见。这些特异性表现较为明显。虽然这种诊法尚在研究之中,但因其独特的诊断方式,在肿瘤高发区用于粗筛是很有价值的。

（3）望颈项、躯干、四肢

1）望颈项:望颈项时重点注意观察其对称性及有无肿块。气管居中,颈静脉分别在两侧,当纵隔肿瘤、肺癌,一侧肺不张时,可使气管受到挤压、牵拉,而发生气管偏移。喉结一侧或两侧出现或大或小的肿块,可随吞咽移动,此曰"瘿瘤",它包括西医学所指的甲状腺癌肿、腺瘤、甲状腺结节肿、甲状腺功能亢进、亚急性和淋巴滤泡性甲状腺炎等。瘰疬、颈侧或颌下肿块,累累如串珠,此多由肺肾阴虚,津灼痰凝而结为痰核,或外感风热毒邪,气血壅滞于颈项或癌毒在体内增殖乘虚而移至颈项。它包括西医学所指的淋巴结转移等疾病。颈肿而喘,面目尽肿,乃肺气郁闭,西医学上腔静脉综合征可见此征象。颈脉怒张,搏动频大,不能平卧者,多为心阳虚衰,水气凌心之征。

2）望躯干

①望胸部:望诊胸部主要观察其外形是后对称。若胸部呈桶状,反复咳喘,多见于肺虚,痰湿阻肺之证。若一侧或两侧肋间饱满,咳引胸痛,动则气急,此乃悬饮证,多见于胸腔液。望诊乳房应注意观察乳头位置是否处在同一水平线上,是否有凹陷、渗液、渗血,表皮有无糜烂以及青筋暴露等。乳房肿瘤早期常常在经过细致的观察并配合其他检测后得出诊断。

②望腹部:望腹部应注意观察其形态表现,如是否对称,有无隆起、凹陷、表筋暴露等。臌胀常见于肝硬化、腹腔肿瘤晚期如肝癌、胰腺癌、胃癌、肠癌等疾病。

③望腰背部:项强、腰背向后弯曲如弓状者称为角弓反张,多因阳明腑实,热甚伤津或痰阻清窍所致,常见于肿瘤脑转移患者。恶性肿瘤伴骨转移有时以腰背痛为首诊症状就诊,应引起足够重视。

④望四肢:上肢浮肿伴咳喘不得卧为肺气郁闭,双下肢浮肿者为脾虚,水湿不运,泛溢肌肤所致,多见于恶性肿瘤晚期或严重营养不良等疾病。单侧下肢浮肿多见于下肢血管、淋巴病变、盆腔肿瘤等疾患。恶性肿痛出现四肢某处疼痛固定,进行性加重者应警惕骨转移。

（4）望皮肤:肿瘤患者化疗期间出现发斑,纳呆乏力,舌淡白者为脾气亏虚,统摄无权,血溢肌肤所致,应注意复查凝血功能和血小板计数。放疗患者,照射区皮肤如出现红色疹子,局部燥热灼痛者,是放射性皮炎,乃外感热毒、灼伤津液所致。局部漫肿色白或暗、不红、不热、或无甚痛痒为内疽,多为阴寒毒邪内盛之证,多见于皮肤结核,皮肤癌,或恶性肿瘤皮肤转移等疾病。皮肤黄疸见于肝胆胰之肿瘤或其他肿瘤肝转移。

（5）望舌

1）望舌质

淡红色：中期癌症患者，正气初伤，舌象仅有些微改变，其舌质仍以淡红为主，但其红色已现晦滞不鲜活，或舌体淡红而舌尖鲜红。

淡白色：癌症患者如见淡白舌，多为脾肾虚寒证，此时如接受化疗，其化疗的毒副反应就相对较重，而且反应时间带较宽，继发感染概率相对较高。在白血病患者中，淡白舌最为多见。

红绛舌：癌症患者放疗期间或放疗后，多有红绛舌。若舌质由绛转红，则提示病邪渐退，由红转绛，则提示病热加剧，病多属晚期。

青紫舌：青紫舌在癌症患者中多见。肝瘿线是指舌的边缘单侧或双侧呈紫或青紫色，形如条纹或不规则斑块黑点，境界分明，易于辨认。肝瘿线是青紫舌中特殊的表现形式，此线与肝癌有一定的联系，对中晚期肝癌的诊断与鉴别诊断有辅助诊断意义。

2）望舌体

望舌态：强硬是指舌肌板硬强直，卷伸不利，多因热扰神明或痰阻心窍所致，可见原发性脑肿瘤或肿瘤脑转移患者或其他颅内病变。震颤、歪斜多由热极生风或血虚生风所致，均为中风先兆或风已中经络，常见于脑血管意外或颅内占位性病变患者。

3）望舌形

苍老舌：舌质纹理粗糙、坚敛苍老，多属实证、热证，提示正气未衰。

胖大舌：舌体比正常人胖大，甚至伸舌满口，舌质纹理细腻，多属脾肾阳虚、水湿内聚，肿瘤手术后或化疗后胖大舌多见。

瘦薄舌：舌体比正常人瘦小，干瘪而薄，多属阴血亏虚，若薄而红绛多为阴虚火旺，或热盛伤阴，舌晦暗而干瘪，多为肾阴败竭，可见于肿瘤晚期瘀毒内盛，肾阴干涸者。

芒刺舌：近代有称点刺舌。芒刺舌为脏腑热极，热入营分之象，芒刺越多，热邪越盛。舌尖芒刺，乃属心火亢盛；舌边芒刺，多属肝胆火盛；舌中有芒刺，多属胃肠热盛。

齿痕舌：舌体边缘出现牙齿的压迹称为齿痕舌。素体阳虚之人患恶性肿瘤后，齿痕可随病情进展而逐渐减少，此在消化系统肿瘤晚期常可见到。

此外，舌体上长出肿物，初如豆大，渐如菌，或似菜花状或鸡冠状，表面破溃，恶臭难闻者，名舌疳，常见于舌癌、口腔黏膜癌舌转移。

4）望舌苔：舌苔是由胃气上蒸，胃津上润而成。望舌苔主要是观察苔的颜色及其厚薄、润燥以及有无脱落等。薄白苔多为正常人之舌苔，胃癌、膀胱癌、肺癌继发感染常可见黄腻苔。舌苔全部或部分剥落，剥落处舌面光滑无苔者称为花剥苔，多有所匮乏，胃阴枯竭或气血两虚，亦是全身虚弱的一种征象。病情严重、头颈部肿瘤放疗后以及肝癌早期阴血亏损可见红绛舌、花剥苔。

5）望舌下脉络：癌症患者舌下脉络多见怒张、紫暗。甚至有的提出，舌下静脉粗，有瘀点紫暗者要警惕恶性肿瘤的可能，尤以肺癌、肝癌舌下脉异常多见。

（6）望指（趾）甲：手指甲出现黑纹者，以消化系统肿瘤和女性生殖器官肿瘤较为多见。这种黑色往往初起时呈紫色或淡紫色，以后逐渐变黑，黑纹由指甲根部向上纵向发展。可以在拇指、食指、中指、无名指中出现，有时也可在脚趾中出现。食指出现者多为食管癌和胃癌；食指、无名指出现者多见于肝癌。

（三）闻诊

1. 闻声音

（1）正常声音：正常语声，发声自然，音调和谐，柔和圆润，流畅自如，是宗气充沛，气机调畅的表现。

（2）病变声音

1）发音异常：肿瘤早期，正气未损，声音一般都高亢连续，属正盛邪实或实证。若发声低微，声音断续，属正气已衰或邪实正虚，多见于肿瘤晚期正虚邪毒壅盛患者。

2）音哑与失音：部分晚期肺癌常出现声音嘶哑或失音，多为肿瘤压迫或侵犯喉返神经引起声带麻痹所致，说明病变正趋恶化。早中期喉癌损及声门时即可出现声音嘶哑。

3）呻吟：癌痛患者身心均处于异常痛苦的境地，尤其是持续性中度以上疼痛会出现呻吟，应予重视，及时处理。

4）呼吸：呼吸气微，徐出徐入，渐趋加剧，动则尤甚，多属肺肾两虚所致。常见于内伤杂病，晚期肿瘤患者，呼吸衰竭，肺部阻塞性炎症，部分或一侧肺不张，化疗后继发肺部感染，重度通气功能障碍。晚期肺癌或肺部转移性肿瘤常可因呼吸衰竭而以呼吸异常为急诊表现。

5）语音：早期肿瘤患者，正气未衰，语音尚无显著变化，一旦语声低微，或不愿多说，多属虚证、寒证；语音不济，或欲不复言者，称为夺气，是晚期癌症危候之一。谵语：指神志不清，语无伦次，声高有力的症状，多属热扰心神所致。高热、原发性或继发性脑瘤、颅内感染可以谵语。郑声：指神志不清，语声低微，语言重复的症状，多属心气大伤，精气散乱之虚证，肿瘤晚期，危重患者可出现晚期谵语。错语：指语言错乱，语后自知言错而不能自主的症状，可见于脑部疾患如脑炎后遗症，原发性或继发性脑瘤等。

6）咳嗽：咳嗽是肺部疾患的中心症状，肺癌各个阶段，均有不同程度的刺激性呛咳，中期肺癌对症止咳治疗可获得暂时缓解，但容易掩盖对病因的诊断，晚期肺癌的咳嗽对症治疗常不能止咳，当对因治疗后咳嗽消失。当然咳嗽仅仅是肺部肿瘤的一个症状，而临床不能仅凭咳嗽缓解与否作为肺癌疗效的评定指标。头颈部或肺部肿瘤放射量过大出现放射性肺炎或肺纤维化时，刺激性干咳尤为突出。

7）呕吐：呕吐总由胃气失于和降所致。临床要结合四诊，判别呕吐原因。肿瘤患者如食管癌、贲门癌、胃癌及颅内肿瘤常见呕吐外，放疗、化疗胃肠反应亦常出现呕吐。

8）呃逆：肿瘤患者久病发生呃逆常表现为长时间顽固性呃逆，有时一连多日不能缓解。晚期胃癌、肝癌、纵隔肿瘤等由于病变侵及横膈或刺激膈神经产生膈肌痉挛所致。部分颅内肿瘤亦可引起中枢性呃逆。

9）嗳气：多由胸膈不畅、肺胃之气不降或进食过快，以及进食产气饮料等所致。贲门癌、胃癌患者术后胃气不降，常见嗳气。

2. 嗅气味

（1）病体气味

1）口鼻之气：口气酸馊者，多属胃肠积滞；口气秽臭者，多属胃热；口气腐臭，或兼咳吐脓血者，多为内有溃腐脓疡。溃疡型胃癌、口腔癌、肺癌晚期坏死组织脱落于痰内，口鼻之气常有腥臭气。

2）身汗之气：身有腐气臭，应检查有无疮疡。肝病晚期身有肝臭，肾病晚期身有尿味，常提示肝肾将绝。

3）二便之气：大便酸臭难闻，多属胃肠有郁热。大便泻下如败卵，矢气奇臭者，多为宿食停滞、消化不良。

4）经带恶露之气：妇科恶性肿瘤患者，其带下恶臭难闻，或带色黄绿夹红色，为"五色带下"，多为湿热毒邪浸淫胞宫，化瘀伤络、血败内腐所致。常见于晚期宫颈癌、子宫癌等。

（2）病室气味：病室气味是由病体本身排出物所散发出来，乃至充斥病室，说明病情重笃。若病者有血腥气，病者多患有失血症。病室散发腐臭气，病者多患疮疡。病室尸臭，多为病者脏腑衰败，病已垂危。肺癌晚期患者因坏死组织脱落而呼出之气弥漫病室，可有霉味。

（四）切诊

1. 切脉　切脉又称脉诊，是医生用手指切按患者动脉搏，根据脉动应指的形象来诊察病症的方法，通过脉象体察患者不同的脉象诊断疾病，是中医学沿用数千年不衰的一种独特诊法。

（1）平脉：指正常脉象，其特点是一息四五至，（相当于 70~90 次 /min），不浮不沉，不大不小，从容和缓，流利有力，寸、关、尺三部均触及，沉寂不绝，平脉常随四季气候、地理环境、性别、年龄等影响而有相应的生理性变化。

（2）病脉

1）浮脉类：

浮脉：部分癌性发热但无外感证者亦常有此脉。若久病气血亏损，阳气无根上浮，脉象浮大无力，乃属危候。

洪脉：肿瘤患者正胜邪实阶段可见此脉象。若久病或肿瘤晚期脉象浮取盛大而沉取无根，此乃孤阳外越之兆。

濡脉：肿瘤患者见此脉象，多为脾气虚弱。若脉濡细则多为湿盛之症。

散脉：肿瘤终末阶段，精血亏竭，常见此脉象。

芤脉：妇科肿瘤，消化道肿瘤或呼吸道肿瘤大出血后常可见此脉象。

革脉：主伤精失血，半产漏下。

2）沉脉类：

沉脉：内脏部位肿瘤、毒邪深闭内伏，其脉多见沉象。

伏脉：中晚期肿瘤患者阳气大损，血脉运行无力，或癌痛较甚，气滞血瘀，脉气不得宣畅均可见到此脉象。

弱脉：多见于素体虚弱之人，或失血过多等。

牢脉：多见于阴寒内盛，疝气癥瘕之实症。

3）迟脉类：

迟脉：多属寒邪凝滞，阳气失于宣通。但特殊情况热邪结聚，经隧阻滞，也可出现此脉。

缓脉：肿瘤患者脾气虚弱，水湿内停，其脉多沉缓。

涩脉：既往有冠心病史，常可因肿瘤使冠心病复发或加剧，痰瘀气结，可见此脉。

4）数脉类：

数脉：胃肠癌，胰腺癌，属脾胃湿热者，其脉多滑数；肝癌、胆囊癌湿热毒邪内蕴者，其脉弦数；放疗后、肿瘤晚期恶病质阴血亏虚者可有细数脉。

疾脉：肿瘤晚期濒于阴阳离决，可见此脉象。

促脉：速而时止，止无定数。主阳热亢盛，气血痰食郁滞之症。脉来急数有力，止无定数，多为气血痰食等有形实邪郁滞，阴不和阳，脉气不续所致；若脉促而无力，止无定数，多为元阴亏损,脏气衰败,心阳欲脱之症。

动脉:多为气血痰食等有形实邪郁滞,阴不和阳,脉气不续所致;

5)虚脉类:

虚脉:主各种虚证。虚而浮,主表虚自汗;虚而沉,主里虚;虚而迟,主阳虚中寒;虚而数,主阴虚劳热。

细脉:肿瘤患者术后、放疗、化疗后常见此脉象。肿瘤术后,气血亏虚,身体虚弱,其脉多沉细而弱;放疗后,阴血津精不足,余热未尽,其脉多细而数;化疗后,脾胃受损,胃气不和,脾失健运,湿邪内阻,其脉多细而缓。

微脉:肿瘤晚期正气将绝,可见此脉;新病见之多属阳气暴脱,如急性心衰,失血性、疼痛休克等。

代脉:脉缓而难以连续,间隔良久方能复还,多为心气太虚;若痹病疼痛、跌打损伤或七情过极等而见代脉,则是邪气阻于脉道,血行滞涩所致,脉来多代而应指有力。结代脉并见,常见于心脏器质性病变。

短脉:主气病。有力为气滞,无力为气虚。

6)实脉类:

实脉:主各种实症。若浮而实,主伤寒、肺热;沉而实,主癥瘕、瘀血、阳明燥结症;实而滑,主痰凝邪盛。

滑脉:呼吸系统肿瘤、恶性胸腔积液(又称胸水)、或肿瘤继发肺部感染痰凝邪实常见此脉。滑而和缓亦为青壮年之常脉、女人的孕脉。

弦脉:肝胆系统肿瘤及妇科肿瘤、癌性疼痛多属实者及其他肿瘤初期多见弦脉。若脉来往数者,多为肝胆实热,或肝胆火旺;若脉弦而滑者,多为痰饮内结或肺热壅盛;若脉弦而沉者,多为内停悬饮,或肝郁气滞;若脉弦而紧者,多为瘀血肋痛。早、中期肝癌、胰腺癌多有弦数脉。

紧脉:肿瘤骨转移、肝癌、胰腺癌等出现持续性剧烈癌痛时常可有此脉象。

长脉:结肠癌实热型或不完全性梗阻、肺癌伴阻塞性炎症等可有此脉象。

脉象也往往是数种脉象并见,临床必须明审细察,综合分析。脉象虽然能反映疾病的情况,但由于脉象与主病的内在联系仍十分复杂。因此,临床必须注意根据疾病本质决定取舍,而不能牵强附会以脉取病。临证须辨明疾病本质以决定取舍。脉象只是反映疾病的一个方面,而不能把它作为诊断疾病的唯一依据,只有全面正确运用四诊,取舍得宜,才能作出明确诊断。

2. 按诊　由于肿瘤多为有形实邪,因此,按诊在肿瘤诊断中更有其特殊的意义。

(1)按肿块:肿块是肿瘤存在的主要表现形式,中医认为其形成主要是气滞血瘀,痰湿凝聚,热毒蕴结所致。按肿块应注意辨别肿块的性质以及肿块形成的部位。

辨性质:

1)形状:凡肿块痛有定处,按之有形,形状多不规则,边缘不清,推之不移,或在短期内迅速增大者,病属血分,多为恶候;凡肿块时聚时散,痛无定处,或按之有形,形状规则,触之光滑,推之可移,病属气分,多属善候。

2)硬度:凡肿块按之坚硬如石,表面凹凸不平者,多属瘀毒聚滞,为恶候;凡肿块按之柔软,表面光滑,震之有水鸣者多属痰湿凝滞,或饮邪停聚,为善候。

3)疼痛:凡肿块按之胀痛者多属气分;按之刺痛者多属血分;按之痛减多为虚证;按之

痛甚者多为实证。肿块按之不痛者病轻,按之痛甚者多为凶候。

4）移动:肿块推之不移者为癥,病重;推之可移者为瘕,病轻。

辨各部位肿块:肿瘤可在全身各部出现,但根据其发病的常见部位,下列各部须特别注意:

1）颈部肿块:颈部的结节、肿块、小如赤豆、大如核桃,甚如覆杯,中医称为瘰疬。如结节肿大疼痛,根盘散漫,多由风热毒邪侵袭,痰凝气滞阻于脉络所致;如结节肿块串生,按之不硬,推之可动,为痨虫侵袭,或痰浊凝滞所致;如颈部一侧或双侧出现单个肿块,硬实,无压痛,表面正常,继后常多个肿块互相粘连成为移动性团块,常为恶性肿瘤颈淋巴结肿大,其特点为单侧增大,早期质地较软,活动,无压痛,增大迅速时则质地较硬并有压痛。

2）甲状腺肿块:若喉结旁出现可随吞咽上下移动之肿物,多为甲状腺肿大,属中医瘿瘤范畴,多为痰湿凝滞,气机不畅所致;若肿块较硬,青筋盘曲,推之不动,进展较快,多为肝经热毒,气滞血瘀所致。甲状腺腺瘤多为圆形或椭圆形肿块,边缘清楚,表面光滑,质地柔软,不与周围粘连,可随吞咽动作上下移动。甲状腺癌则相反。

3）乳房肿块:乳房内出现肿块为各种乳腺瘤的首发症状,中医称之为乳疬、乳癖、乳岩等。若乳块光滑,不红不肿,多由肝脾不和,气机不畅,气滞痰郁所致,多见于乳腺良性肿瘤。若乳块高低不平,质硬推之不移,不红不热,甚则肿块突出,先腐后溃,形似菜花,根底坚硬散漫,多属癌毒邪盛,气血瘀结,阻滞经脉所致。

4）腋下肿块:单侧或双侧腋下淋巴结肿大往往是乳腺癌或恶性淋巴瘤的首发征。

5）胁下痞块:右胁下触及肿块,中医称为痞气,属五脏积证之一。右胁下痞块多见于肝癌,其肿块为进行性增大,质硬,表面不平,压痛。若患者素有肝病,突发右胁下肿块增大,变硬,伴形体消瘦者,多属肝郁血瘀;若右胁下肿块伴一身面目俱黄、尿黄、厌食厌油,发热者,多属湿热内蕴,瘀毒阻滞所致;若右胁下肿块,全身羸瘦,腹大青筋,尿少纳差,多属脾气亏虚,水湿内阻所致。若左胁下肿块,伴低热乏力,白细胞迅速增高者,多见于粒细胞白血病,多属中医血证,痨热等。

6）上腹部肿块:上腹部肿块,多属中医的癥瘕、肥气等,常见于胃、胰、脾等脏器肿瘤。胃癌肿块的特征为坚实硬块,境界不清,外形不规则,多数可以推动、疼痛不著,病已进入晚期;胰腺癌、壶腹周围癌肿块常呈结节状质地较硬,多为固定,常有恶心及黄疸,晚期常有疼痛。若肿块较软,移动不定,时大时小,多属气聚;若肿块日久,固定不移,腹部胀大,面色萎黄,形体瘦削,多属脾虚血瘀,多见于晚期肝硬化。

7）下腹肿块:下腹肿块,中医多属肠覃、疝癖、石瘕等,常见于膀胱肿瘤、子宫肿瘤等。右下腹肿块主要见于回盲部肿瘤及右侧卵巢肿瘤;而左下腹肿块主要见于左侧卵巢肿瘤、乙状结肠癌等。大约90%以上的盲肠癌患者在右下腹可触及质地坚硬而边缘不规则的肿块。女患者下腹球形肿块,表面光滑,有囊样感者多为卵巢良性肿瘤。乙状结肠癌向邻近组织浸润发展时,常可在左下腹触及结节状移动性较小的硬块,并伴有腹泻、便血、大便变形及疼痛等症状。子宫体腺癌可在耻骨联合上部深层触及质地坚硬、呈结节包块状肿物。

8）腿根部肿块:腿根部肿块是指位于大腿根部腹股沟的肿块,中医多属鼠瘘等。常见于阴茎癌、睾丸附睾肿瘤、前列腺癌等。多由下焦湿热积滞气机不畅所致。若肿块变软,不红不痛或破溃流脓水者,多属阴疽,可见于结核性脓疡等。

9）腰部肿块:腰部肿块主要指腰部两侧之肿块,中医多称之为癥瘕等。常见于肾肿瘤。肾癌位于肾下极时,腰部可摸到包块,包块可随呼吸移动,其质地多不坚硬。当血尿、消瘦,伴腰痛和腰部肿块时,应高度怀疑肾癌的可能。原发性腹膜后肿瘤可为良性或恶性。若肿块质硬,形状不规则,短期内迅速增大,多属恶性;肿块较软,边缘光滑而呈囊性,增长较慢,多为良性。腰部肿块无论良恶,中医认为其病机均与肝肾亏虚,瘀毒内结有关。

（2）按胸腹水:胸腹水指出现于胸腔或腹腔的水液。胸水多属中医悬饮,腹水多属中医臌胀。约 20%~35% 的肺癌、乳腺癌、淋巴瘤和白血病可出现胸水。按诊时可触及胸水一侧胸廓饱满,叩之呈浊音或实音,伴有呼吸困难、胸痛、咳嗽等;腹水常见于卵巢癌、胰腺癌、大肠癌、肝癌、胃癌、子宫癌等。腹部按诊触之有波动感,叩之浊音,拍之如囊裹水者为水臌,触之无波动感,叩之如击鼓膨膨然者为气臌。鉴别诊断应注意除外非恶性胸腹水如结核、肝硬化、心肾功能衰竭等。

（3）按肌肤:按肌肤指触摸患者某些部位的肌肤,通过肌肤的寒热、润燥、疼痛、肿胀等不同反应,来分析疾病寒热虚实的诊断方法。

1）诊寒热:一般来说,肌肤偏冷、体温偏低者为阳气衰少;若肌肤厥冷而大汗淋漓、面色苍白、脉微欲绝者为亡阳之象。肌肤灼热,体温升高者为阳气盛,多为实热证;如汗出如油,四肢肌肤尚温而脉躁疾无力者为亡阴之征。

局部病变若肿胀而皮肤不热,红肿不显者多为阴证;皮肤灼热而红肿疼痛明显者多为阳证。

2）诊润燥:一般来说,皮肤干燥者,尚未出汗;皮肤干瘪者,为津液不足;湿润者,身已出汗;肌肤润滑者,为气血充盛;肌肤枯涩者,为气血不足。新病皮肤润滑而有光泽,为气血未伤之表现;久病肌肤枯涩为气血两伤;肌肤甲错者,多为血虚失荣或瘀血所致。肿瘤放疗后,肌肤多干燥,为热伤津液所致。

3）诊疼痛:肌肤濡软,按之痛减者,为虚证;硬痛拒按者为实证;轻按即痛者,病在表浅,重按方痛者,病在深部。肿瘤患者如有压痛性肿块时,不宜频繁按压或用力按压,以免造成损伤或癌毒扩散。

4）诊肿胀:用手指按压肌肤肿胀程度,以辨别水肿或气肿。若按之凹陷,举手不能即起者,为水肿,属水湿内盛;若按之凹陷,举手即起者为气肿,属气滞所为;若按之指下如泥,举手多时不能复原者,为精血肿,属精血衰败,阴阳俱衰之重症。胸内肿瘤、乳腺癌根治术后等常可引起单侧上肢或颈部、面部的水肿。盆腔肿瘤或其他恶性肿瘤侵犯、压迫血管和淋巴管常可引起下肢水肿或气肿。中医认为肿瘤患者之水肿多由气滞、血瘀、痰毒阻滞经脉,气滞为先,气不行则水不行,水不行则血不运,致水湿运行不循常道,与五脏虚衰,肺、脾、肾、三焦、膀胱功能失调有关。

（五）问诊

问诊的内容主要包括:一般情况、主诉、现病史、既往史、个人生活史、家族史等。询问时应根据就诊对象,患者病情等实际情况围绕主诉展开有针对性的询问。如果是肿瘤术后患者,尤应注重了解手术情况（包括术前治疗用药、术中所见、术后病理及治疗用药等）。

1. 问寒热　寒热,指怕冷、发热而言,是疾病过程中极为常见的症状。怕冷是患者的主观感觉,细辨又有恶寒和畏寒之别。凡患者自觉怕冷,多加衣被,或近火取暖而仍感寒冷不缓解的,称为恶寒;若患者身寒怕冷,加衣被或近火取暖而寒冷能缓解的,称为畏寒。所谓发热,除指体温高于正常者外,还包括患者体温虽正常,但自觉全身或某一局部发热,如五心发热等。临床常见的寒热症状有恶寒发热、但寒不热、但热不寒、寒热往来四个类型。许多肿瘤初期如白血病等,常有恶寒发热表现,此为邪正相争于表所致,与外感有根本区别。许多恶性循环性肿瘤患者常有发热。造血、系统肿瘤,特别是急性白血病、恶性淋巴瘤、多发性骨髓瘤伴发热者最为常见。其他肿瘤如肺癌、肝癌、肾癌、膀胱癌、直肠癌等也常伴有发热。其肿瘤生长缓慢、坏死范围小,自身中毒轻者,多出现低热;若肿瘤生长迅速,有进行性急性坏死,自身中毒重或继发感染者,多出现中度以上或持续不退的高热。肿瘤发热多属里证,初期多为正盛邪实,热毒较盛,中晚期则正气已衰,瘀毒热邪内结,形成正虚邪盛之势,问诊时务须详察明辨。

2. 问汗　正常人在体力活动、进食辛辣、气候炎热、衣被过厚、情绪激动等情况下可见汗出属生理现象。若当汗出而无汗,不当汗出而汗多,或仅见身体某一局部汗出,属病理现象。肿瘤患者发热汗出,恶寒怕风,多与感染有关,应注意与单纯表证鉴别。里证汗出因外邪入里化热而见发热、多汗、渴饮等症,这是肿瘤常见的热型和汗型。若里证汗出而持续热势不衰,一旦证实为肿瘤,则多属病情恶化之兆。肿瘤患者手术后或化疗后气血亏损,常有自汗,部分患者术后连续化疗、肺气大损,会出现严重自汗症,少数患者甚至因此发展为“绝汗”,应视为危候。肿瘤患者如肺癌、白血病、恶性淋巴瘤等气阴两虚者多自汗、盗汗并见。肿瘤患者终末期阴阳离决前常见绝汗。半身汗出多因风痰或瘀血,风湿之邪阻滞经脉,营卫不得周流,气血不得和利所致,临床多见于中风、痿证及截瘫、原发性或继发性颅内肿瘤。手足心汗伴咽干口燥,五心烦热,多为阴虚,可见于肿瘤内分泌治疗患者。

3. 问疼痛　问疼痛,应注意询问疼痛的部位、性质、程度、时间、喜恶等,以利辨别疾病之寒热虚实。

一般而言,如病急痛剧,痛无休止而拒按者,多属实证,多为气血运行不畅所致;如病缓隐痛。痛有休止而喜按者,多属虚证,为脏腑经脉失养所致。脑肿瘤及肿瘤转移者,多伴有头痛,且日渐加重,痛无休止,常伴有颅内压增高症,此为痰热瘀聚结于脑,脑脉阻滞所致。放疗或化疗后隐隐头痛,时作时止,多为气血亏损,中气不足所致。胸痛部位固定,持久难愈,常为气血瘀滞,痰毒内结所致,多见于中晚期原发性肺癌。早期肺癌亦常有胸部隐隐作痛,呈游走性,可痛引肩颈,为气血郁滞,气滞偏盛;胸骨后疼痛如梗,伴发热、吞咽困难者,多为食管癌穿孔或破溃,属热毒内盛,气血瘀滞所致;胸骨柄压痛,对诊断急性白血病有诊断意义,多由温热毒邪浸淫骨髓所致。右胁疼痛,部位固定,疼痛呈进行性加剧,伴消瘦者,常为原发性肝癌之瘀血停滞所致;若左胁痛牵扯中上腹并向肩背放射,短期内明显消瘦,或伴黄疸者,常为胰腺癌晚期,瘀毒壅结,气血阻滞所致。胃脘隐痛日久,时发时止,而突然变胃脘疼痛剧烈,进行性加剧,常提示病情转化,应警惕胃癌发生。小腹疼痛,硬满拒按为蓄血证;少腹肿块,状如怀子,按之则坚,月水按时下,多为卵巢肿瘤。肿瘤患者出现骨转移时,常出现腰背疼痛,临床应特别注意详察辨治。

4. 问头身与胸腹不适　问头身与胸腹不适,是指“十问”中问头身、问胸腹部分除疼痛以外的其他不适,如头晕、胸闷、心悸、脘痞、腹胀等。这些症状在临床上不仅常见,而且对肿瘤患者各有重要的诊断价值,故应特别注意询问。肿瘤化疗后常有头晕之副作用。原发性心、肺肿瘤或转移性心包肿瘤、转移性肺癌常有胸闷。肿瘤晚期或连续放疗后常有心悸。肝癌、胆囊癌、胰腺癌常有胁胀,多属肝气郁结或肝胆湿热所致。肝癌、胆囊癌、胰腺癌等消化道肿瘤晚期常有腹胀或腹水出现。

5. 问饮食与口味　饮食与口味在肿瘤患者的生活质量中占有很重要的位置。因此,询问患者饮食口味的变化情况,可以了解其脾胃功能的盛衰,判断病势的进退。肿瘤患者化疗期间常出现食欲减退或味觉异常,应根据其兼证综合辨证论治。肿瘤患者放疗后由于热伤津液,常见口干欲饮或少饮者,多为肺胃阴伤所致。中晚期肿瘤患者多见食少乏力,面色萎黄,形体羸瘦,多属脾胃虚弱,气血亏虚所致;若饥不欲食,或进食不多者,多属胃阴不足;若厌食油腻厚味,兼胁肋胀痛,口苦,恶心呕吐,舌苔黄腻者,多为肝胆湿热。

6. 问耳目　耳目为身体感觉器官,又分别与五脏、经络有密切联系。所以,询问耳目情况,不仅可了解耳目局部有无病变,并且可以帮助推断脏腑生理、病理情况。肿瘤患者常出现耳鸣渐起,多为肾气亏损;而脑肿瘤及耳鼻肿瘤,常会出现耳鸣、耳聋或耳痛症状,开始单侧听力减退,继而耳内隐痛或剧痛。鼻咽癌也常常以听觉改变为早期症状,继而出现耳鸣、耳聋或耳痛等,均属瘀热毒邪阻于清窍所致。某些颅内肿瘤压迫视神经,常出现视物不清或复视,多属气血瘀阻脑窍所致。

7. 问睡眠　睡眠是人体生命活动的重要组成部分,肿瘤患者睡眠的质和量直接关系到生存质量的评分分值和生存质量的高低,通过询问睡眠时间的长短、入睡难易、有无多梦等情况,便可了解机体阴阳气血的盛衰、心肾功能的强弱。肿瘤患者失眠,多因疼痛或对疾病思虑或恐惧、营血亏虚心神失养所致。若肿瘤患者出现嗜睡,应警惕继发昏迷,常提示病情危重。

8. 问二便

（1）大便:肠癌早期常出现大便习惯、改变、大便次数增多,应尽快行相关检查。肿瘤患者出现滑泄,常提示病情进展,易变危候。结肠癌患者可见里急后重或黏冻、脓血便,多为癌毒腐肉,浸淫肠道所致。直肠癌中晚期,由于癌块阻滞肠道,气机不畅,常出现粪块变细,如儿童便,排便不爽等现象。肿瘤晚期脾气衰弱,中气下陷,患者常有肛门下坠,时时欲便感觉,提示疾病已近终末阶段。直肠癌大便带血常为其首要症状,其血色较鲜,开始量较少,附于粪块表面,继而血量增多,伴出现重度腹泻,里急后重等,多由大肠热毒炽盛,伤及血络所致;而上消化道肿瘤出血,常为柏油便,便质稀溏,易于排出,多为脾胃虚弱,瘀血内结所致。

（2）小便:小便为津液所化,了解小便有无异常,可诊察体内津液盈亏及相关脏腑的气化功能正常与否。肿瘤晚期恶病质,体内津枯液竭,常有小便短少黄赤。盆腔肿瘤或阴道肿瘤常压迫膀胱及尿道,易导致小便不通,多为瘀血与热毒内结所引起。无痛性血尿,常常为泌尿系统结核或肿瘤的早期表现,应及时检查。

9. 问经带

（1）问月经:应注意询问月经的周期,行经的天数、经量、经色、经质,有无闭经或行经腹痛等。月经失调在妇科肿瘤中是常见症状,尤以生殖系统肿瘤更为多见。子宫肌瘤患者,多因血热妄行或冲任受损,或气虚不摄而致,常出现月经过多。血热者常有月经先期,色深红,身热或五心烦热;若伴月经后期,色紫暗,有瘀块者为血瘀阻络。某些妇科肿瘤,如子宫颈癌、宫体癌、绒毛膜癌及卵巢等,初期常表现为漏,若有接触性出血,多为血热迫血妄行;或瘀毒内盛,损伤冲任;甚则如崩中,中晚期多属脾肾虚损,气不摄血所致。绝经后的阴道流血,常是宫颈部、宫体癌、阴道部的典型临床表现。而妊娠期阴道流血,常要警惕恶性葡萄胎等。

（2）问带下:宫颈癌患者合并感染常带下黄黏,恶臭异常。赤白混杂(白带下混有血液),是妇科肿瘤常见症状之一。妇科肿瘤出现赤白带或杂色带恶臭者,常提示病属晚期。

参 考 文 献

1. 赫捷.临床肿瘤学［M］.北京：人民卫生出版社，2016.

2. 汤钊猷.现代肿瘤学［M］.3 版.上海：复旦大学出版社，2011.

3. 石木兰.肿瘤影像学（精）［M］.北京：科学出版社，2006.

4. 邓铁涛.中医诊断学［M］.北京：人民卫生出版社，2008.

5. 李忠.临床中医肿瘤学［M］.北京：人民卫生出版社，2002.

6. 周岱翰.临床中医肿瘤学［M］.北京：人民卫生出版社，2003.

7. 胡梦奕，陈培丰.舌诊在恶性肿瘤中的应用［J］.中医学报，2018，33（7）：1190-1193.

8. 吴万垠.中医肿瘤诊疗中的诊断、辨病、辨证与辨症［J］.中国中西医结合杂志，2018，38（2）：156-158.

9. 史文翡，朱惠蓉，燕海霞，等.恶性肿瘤患者的脉象研究进展［J］.中华中医药杂志，2014，29（7）：2292-2294.

10. 李可心，孙洪赞，郭启勇.PET 与 WB-DWI 诊断肿瘤及炎症疾病的研究进展［J］.中国临床医学影像杂志，2018，29（4）：291-294.

11. 张波.液体活检在临床病理相关肿瘤诊治中的应用现状及展望［J］.中华病理学杂志，2018，47（12）：897-903.

12. 陈锐深.现代中医肿瘤学［M］.北京：人民卫生出版社，2003.

13. 周宜强.实用中医肿瘤学［M］.北京：中医古籍出版社，2006.

第四章　肿瘤的治则治法

　　恶性肿瘤是严重威胁人类健康的重要疾病。中医药是我国防治肿瘤的重要部分。中华人民共和国成立以来，中医肿瘤学者通过整理归纳古代典籍，并通过大量临床实践、临床基础研究，提出"正虚"是导致恶性肿瘤发生和发展的根本病机，进而形成了"扶正培本"治疗肿瘤的学术体系。"正虚"是肿瘤发病的根本原因，"痰、瘀、毒"在肿瘤发生发展中常合并出现，"扶正培本"是治疗肿瘤的基本原则，在此基础上多配合不同的祛"邪"（痰瘀毒）手段，恢复机体平和的状态，从而预防和治疗肿瘤。机体气机升降失常是"正虚"导致"痰、瘀、毒"的中间病理过程，因而调理气机升降可从中间病理过程截断病理产物的生成，对于肿瘤的预防和关口前移至关重要。

一、中医治疗原则与方法

（一）扶正培本

　　扶正培本，又称扶正培元，是肿瘤治疗中扶助正气，固本培元的根本治疗方法。《黄帝内经》曰："正气存内，邪不可干""邪之所凑，其气必虚"。中医认为，肿瘤的产生，首先责之于机体的正虚，正气亏虚，无力抗邪，则客邪留滞，病理产物积聚形成癌肿；癌肿形成，正邪斗争，邪气日渐壮大，进一步消耗正气，邪无所束，肿瘤进展以至传舍（转移）他脏，所以正虚是贯穿发生、发展整个过程的关键病机。正虚是肿瘤的关键病机，扶正培本是防治肿瘤的根本治法。肿瘤的扶正培本学术思想，起源于先秦，形成于汉唐，成熟于金元，发展于明清。新中国成立以后，逐渐涌现一批中医肿瘤学专家，于20世纪70年代初余桂清、刘嘉湘、周岱翰、朴炳奎等老一辈中医肿瘤专家开始注重"扶正培本"治疗方法，并通过大量临床、基础研究，为"扶正培本"治疗肿瘤的理论发展和完善奠定了基础。如余桂清致力于消化道肿瘤扶正培本的临床及实验研究，强调以肾为先天之本，五脏之根，脾为后天之本，气血生化之源为理论依据，根据多年临床辨证用药经验，经对比验证筛选，创立脾肾方。朴炳奎确立了益气养阴、清热解毒治疗肺癌的基本原则，在临床研究中证实中药扶正培本治疗可以提高晚期肺癌患者的生活质量、延长生存期，并可在一定程度上减少复发及转移。扶正培本并不单是应用补益强壮的方药，其重点在于人体阴阳、气血、脏腑、经络的平衡。中医治法"补之、调之、和之、益之"均属于扶正培本的范畴，正所谓"形不足者，温之以气；精不足者，补之以味"；"损其肺者，益其气。损其心者，调其荣卫。损其脾者，调其饮食，适其寒温。损其肝者，缓其中。损其肾者，益其精。此治损之法也。"扶正培本治则所属的治法较多，其中益气健脾、滋阴补血、养阴生津、温肾壮阳较为多见。

　　1. 益气健脾　此法为治疗恶性肿瘤患者气虚证的基本方法。脾胃为"后天之本""气血生化之源",人体摄取的水谷精微依赖脾胃的收纳和运化功能。脾胃气虚,气血生化乏源,"故谷不入,半日则气衰,一日则气少矣",后天不足,脏腑失养,可导致肾气亏虚,脾肾气虚,容易发生癌瘤之病,如《景岳全书·积聚》所云"凡脾肾不足及虚弱失调之人,多有积聚之病"。益气健脾中药可以改善肿瘤患者的预后,提高生活质量,可选用黄芪、党参、太子参、白术、茯苓、山药、甘草等药物,当气虚影响到肾气虚时,可加用肉苁蓉、巴戟天、菟丝子、枸杞子等填精益髓的药物。李怡帆等研究发现,含益气健脾中药的复方可以延长ⅢC卵巢癌无进展生存期3个月,并能提高生活质量。王容容等关于结直肠癌的研究中发现,此类中药可以减少结直肠癌的肝、肺、淋巴结转移,其机制可能与升高 NLRP3、Caspase-1 蛋白表达,从而提高 NK 细胞(自然杀伤细胞)的数量和活性相关。恶性肿瘤患者化疗过程中,化疗药物寒凉败胃,可见乏力、恶心呕吐、骨髓功能障碍等表现,应用益气健脾方药可以很好改善患者乏力、恶心呕吐等症状,减轻化疗药物造成的骨髓抑制的程度,并提高患者免疫功能。

2. 滋阴补血 此法适用于恶性肿瘤阴亏血虚的患者。恶性肿瘤患者或素体阴亏血虚,或热毒伤阴,或化疗后脾胃受损、气血化源不足,常有阴亏血虚的表现。滋阴补血法通过增加人体阴血,调节阴阳平衡,改善晚期癌症患者阴血受损或暗耗所致的营养障碍,代谢失调甚至全身衰竭等。可选用熟地、当归、阿胶、白芍、制首乌、枸杞子、女贞子、红枣、花生衣、鸡血藤等药物,此类药物可以改善患者血虚的症状,并具有一定的抗癌功效。赵增虎等研究发现,在中晚期非小细胞肺癌化疗过程中应用补血中药,可以降低患者骨髓移植发生率,减弱化疗药物对红细胞和血小板的影响。另聂金霞等研究发现滋阴补血中药可以抑制宫颈癌肿瘤细胞的生长,并可以调节免疫状态。

3. 养阴生津 此法适用于恶性肿瘤阴虚内热的患者。晚期癌症患者,尤其是在放疗和化疗过程中或治疗后,往往出现阴津耗伤,表现为口干舌燥、舌红绛少津、夜间盗汗等,应用此类药物可减轻症状。养阴生津中药养阴清肺、养阴增液和滋补肝肾的作用,可以改善肿瘤患者阴虚内热症状,尤其是放疗导致的放射性肺炎、放射性肠炎中疗效显著,可选用生地、麦冬、北沙参、天冬、玄参、石斛、鳖甲、玉竹、黄精、天花粉、知母等药物。放射性肺炎方面,马春兰等发现养阴中药可以很好地消除放射性肺炎造成的肺部炎性病灶,改善患者喘憋症状,降低 IL-6、TNF-α 及 TGF-β 等炎性因子水平。同样武辉宇等发现养阴中药可以减轻放射性肠炎的严重程度,延缓放射性肠炎的发病时间,并且很好地改善患者阴虚内热的症状。

4. 益肾填精 此法适用于恶性肿瘤肾阳不足或肾精亏虚的患者。恶性肿瘤患者多发病在四十岁之后,此阶段先天肾阳、肾精等开始衰败,可见怕冷、腰膝酸软等表现,再加上肿瘤慢性消耗,进一步败伤先天,导致正虚邪盛,机体无力抗邪,从而导致肿瘤进展迅速。可选用附子、肉桂、补骨脂、巴戟天、熟地、龟甲、山萸肉、菟丝子等益肾填精之品。贾茹等发现此类中药可以降低大肠癌术后复返转移率,改善肾虚症状,并且可以降低大肠癌患者血清中转移相关因子 VEGF、MMP-2、MMP-9 水平。

(二)祛邪解毒

肿瘤为一种本虚标实、正虚邪盛的疾病,正气亏虚是肿瘤发病的根本,邪气积聚是必要条件。肿瘤的整个病程都伴随着正气和邪气的相互斗争,肿瘤初期以邪气积聚为主,肿瘤中晚期以正气衰弱为主。肿瘤的治疗目标是"和其不和",调整人体从不平和的状态达到平和的状态。正气亏虚,则扶助正气;邪气积聚,则祛除邪气,根据肿瘤的不同阶段扶正和祛邪有所侧重。肿瘤初期以标实为主,治疗则以祛邪为主,扶正抗癌为辅;肿瘤中晚期,正气虚衰,无力抗邪,治疗则以扶正培本为主,祛邪抗癌为辅。如《医宗必读·积聚》概括"积聚"的治则为攻、补两法,根据病程初、中、末三期有机地结合运用,并指出治积不可急于求成,而应当"屡攻屡补,以平为期"。形成癌肿的邪气,主要是"瘀、痰、毒",相应的治法主要包括:活血化瘀、化痰散结、清热解毒、软坚散结和以毒攻毒等。

1. 活血化瘀　瘀血既是病理产物,又是致病因素。《古今医统》说"凡食下有碍,觉屈曲而下,微作痛,必有死血",指出了食管癌发病有瘀血作祟。《医林改错》同样指出"肚腹结块,必有形之血",创制出三活血汤,被广泛用于肚腹结块,其通窍活血汤用于治疗颅内肿瘤也被临床证实。肿瘤是慢性疾病,正所谓"久病多瘀""久病入络",故瘀血与肿瘤的发生、发展整个病程密不可分。临床可根据瘀血的程度选用不同的药物,瘀血较重者,选用莪术、穿山甲、乳香、没药等;瘀血较轻者,选用鸡血藤、赤芍、郁金、丹参等;瘀血伴出血者,选用三七,使其止血不留瘀。"气为血帅"使用活血化瘀药时,注重增加行气理气之品,以达到"气行则血行"的目的,同时需根据病因不同,选用补气、散寒、清热、祛湿、化痰等药物。张培彤等对活血化瘀抗肿瘤作用进行了一系列研究,从肿瘤干细胞、乏氧微环境,到血管生成、肿瘤黏附等不同角度证明活血化瘀中药具有抗肿瘤作用。

2. 化痰散结　《灵枢·百病始生》说"津液涩渗,著而不去,而积皆成矣";《丹溪心法》谓"凡人身上中下有块者,多属痰"。可见痰饮和肿瘤的形成至关重要。痰饮既为病理产物,又是继发性致病因素。痰凝结成核成块,如许多无名肿块,不痛不痒,经久不消,逐渐增大增多,多系痰核所致,治宜化痰散结。化痰散结法临床应用时,常根据证之夹杂轻重,常与理气、清热、通络、健脾、利水等法连用,常用瓜蒌、半夏、薏苡仁、猪苓、贝母、防己、山慈菇等药物。李志明等发现在非小细胞肺癌中,化痰中药在含铂化疗方案中具有减毒增效的作用,改善肺癌患者的咳嗽症状,减轻化疗副反应。

3. 清热解毒　热毒是恶性肿瘤发病的重要原因之一,恶性肿瘤患者常有邪热瘀毒蕴结体内,临床上表现为邪热壅盛。中晚期患者病情不断发展,常出现发热、疼痛、肿块增大、局部灼热疼痛、口渴、便秘、黄苔、舌质红绛、脉数等热性征象,应予清热解毒药物治疗。清热解毒药能控制和消除肿瘤周围的炎症和感染,在恶性肿瘤中起到控制肿瘤发展的作用,同时现代药理筛选出的有效抗肿瘤中草药的药性多属于清热解毒药,所以清热解毒是恶性肿瘤治疗中常用的治法之一。热象较重者,可予金银花、半枝莲、半边莲等;兼中焦气机不利者,予预知子、土茯苓、蒲公英等;肝功能异常者,予白花蛇舌草、水红花子、蛇莓等药物。

4. 软坚散结　软坚散结法在肿瘤治疗中同样经常应用。凡能使肿块软化、消散的药物称为软坚散结药。本法适用于无名肿毒、不痒不痛、痰核瘰疬、乳腺包块、脉滑苔腻、舌质晦暗等症。临床常用山慈菇、半夏、夏枯草、玄参、浙贝母等,需注意的是此法中药与清热解毒法中药多为耗气败胃之品,过量长期使用易损伤胃气,故临床应用多配以健脾和胃中药,且服药一段时间后应更换抗癌中药,一则防日久伤胃,再则防肿瘤"耐药"。

5. 以毒攻毒　以毒攻毒法是指用具有毒性的中药对抗邪毒的方法。癌肿的形成,不论是由于气滞血瘀,或痰凝湿聚,或热毒内蕴,或正气亏虚,久之均能瘀积成毒,邪毒与正气相搏,表现为肿瘤的各种证候,尽管病情变化错综复杂,但邪毒是根本原因之一。以毒攻毒的药物具有攻坚蚀疮、破瘀散结、消肿除痛之效,如可用于治疗白血病的砒霜,有毒的蟾蜍制剂、雄黄、钩吻等。适用本法,应注意"无使过之,伤其正也",一些以毒攻毒药物的有效剂量和中毒剂量很接近,因此必须谨慎应用,并且适可而止,即将邪毒衰其大半之后,继之使用小毒或无毒药物以扶正祛邪,逐步消灭残余的肿瘤细胞。

（三）调理气机升降

肿瘤发病的基本病机为虚、痰、瘀、毒,其中"正虚"是根本,痰、瘀、毒是肿瘤形成的最终病理产物,经过多年的实践和临床基础研究形成了扶正培本、化痰散结、活血化瘀和清热解毒等多种肿瘤的治法。随着研究的深入和细化,气机升降失调逐渐被中医肿瘤学者重视,"正虚"是导致痰、瘀、毒等病理产物的基本原因,而气机升降失调是产生这些病理产物的中间病理过程,因而调理气机升降可从中间病理过程截断病理产物的生成,对于肿瘤的预防和关口前移至关重要。《素问·六微旨大论》说:"出入废则神机化灭,升降息则气立孤危。故非出入,则无以生长壮老已;非升降,则无以生长化收藏。是以升降出入,无器不有。"可见气的升降出入是人维持正常生命活动的基本规则,同样是保持人体内外阴阳平衡的基础,是维持脏腑内气、血、津、液等精微物质及能量转化的根基,如《素问·经脉别论》说:"饮入于胃,游溢精气,上输于脾;脾气散精,上归于肺;通调水道,下输膀胱。水精四布,五经并行,合于四时五脏阴阳,《揆度》以为常也。"人体气血阴阳的运行,非升即降,不降则升,绝对静止、不升不降的状态是不存在的,临床升降失常主要表现为升降太过,升降不及和升降反作等。气的升降出入运动之间的协调平衡,称作气机调畅,升降出入的平衡失调,即是气机失调的病理状态,是导致肿瘤病理产物的基本原因。气是各脏腑间功能的相互作用,精、血、津液相互转化的媒介,气机的升降失调(如推动、温煦、固摄、防御、气化等功能失常)导致气血津液不能正常生化或转化,从而产生痰、瘀、毒等一系列病理产物;气机升降失衡则瘀血内停,最终引起痰、瘀、毒的蓄积,进而停滞于"最虚之处",随病理因素产生蓄积又进一步加重气机运行的失衡,如此恶性循环最终形成肿瘤。而气机升降调畅,痰、瘀、毒等病理产物也可以得到逆转,转化为正常的气血津液进行正常的机体代谢,从而进行补养正气、荡涤浊物等一系列的生理功能。因此气机的升降失常是导致精、血、津液成为病理产物的基本病理因素,是肿瘤形成的关键病机。气机升降临床应用方面,主要体现在调理脾胃和肝升肺降。

1. 调理脾胃　升降运动是脏腑功能活动的基本形式,而脾胃居中央,其升降功能是人体气机活动的枢纽,维持着"清阳出上窍,浊阴出下窍,清阳发腠理,浊阴走五脏,清阳实四肢,浊阴归六腑"的生理功能,以及协调其他四脏之气的权衡作用,如肝之升发,肺之肃降,心火之下行,肾水之上升,其升降均需要脾胃的配合,升则赖脾之左旋,降则赖胃土之右旋也,故《格致余论》言"脾居坤静之德,而有乾健之运,故能使心肺之阳降,肾肝之阴升,而成天地之交泰,是为无病之人"。由此可见,中焦脾胃为气机升降之枢纽,出入之要道。肿瘤形成的病理产物痰、瘀、毒是由于机体气机升降失常,引起的正常营养物质运行停滞凝聚而成。脾主运化,运化失常则水液停,痰饮生;脾胃健运,水液运行有度,则痰饮无所生;另脾胃为气血生化之源,脾胃健运则气血充盈,运行流利畅通,则推陈致新,新血得生,败血得涤。因此与肿瘤相关的病理物质痰、瘀、毒,其根源在于脾胃虚弱、脾失健运。《景岳全书》说:"怪病之为痰者,正以痰非本病之本,乃病之标,见痰休治痰而治其生痰之源。"可见治疗肿瘤的痰、瘀、毒关键在于调理脾胃。临床用药方面应注意:

（1）用药轻灵、切记峻补:晚期患者多因为病程较长和长期治疗(包括手术、放化疗以及长时间应用苦寒的中药等)造成脾胃功能减弱,胃气衰败,脾胃运化无力,此时要避免应用大补大泻、大辛大热、大苦大寒、大攻大破等伤脾败胃之品,导致脾胃功能严重受损,耗伤

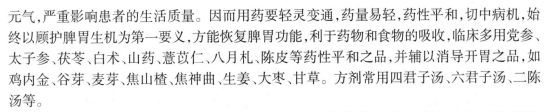

元气,严重影响患者的生活质量。因而用药要轻灵变通,药量易轻,药性平和,切中病机,始终以顾护脾胃生机为第一要义,方能恢复脾胃功能,利于药物和食物的吸收,临床多用党参、太子参、茯苓、白术、山药、薏苡仁、八月札、陈皮等药性平和之品,并辅以消导开胃之品,如鸡内金、谷芽、麦芽、焦山楂、焦神曲、生姜、大枣、甘草。方剂常用四君子汤、六君子汤、二陈汤等。

（2）顺应脾胃生理功能:调理脾胃是为了恢复脾胃升降、纳化、燥湿的生理功能,顺应脾胃升降相因、纳化相得、润燥相宜的生理功能。脾气左升化阳,胃气右降化阴,脾气主升清,胃主降浊,脾气不升则清气下陷,胃气不降则浊阴上逆。因而要根据脾胃生理功能选方用药,脾用为阳,用药应顺其阳气升发,胃体阳而用阴,用药应顺其阴主沉降之意。如补脾胃之黄芪、白术同桂枝、柴胡,能助脾胃之升,同陈皮、厚朴,能助胃气之降,清升浊降,两者同用,一升一降,则气流通也。肿瘤患者放化疗后常引起脾胃升降失调,气机阻滞,寒热错杂病症,治疗常用半夏泻心汤达到辛开苦降、寒热同调、升清降浊的目的。脾主运化,喜燥而恶湿,燥则气机调畅,湿则迟滞留着,湿困脾阳则清气不行,而精神萎靡,故健脾之本必以除湿为先;胃主受纳,喜润而恶躁,胃腑虚证应辨清阴阳,阳气不振则敷布无权,阴不旺则输化无力。肿瘤患者常见到纳谷不香,甚或勉强纳谷,而哽噎呕吐,原因一是脾不运化导致消化功能障碍,二是胃中阴阳失衡,不能敷布、输化,胃之降浊的生理特性失常引起。临床用药要做到顺应脾胃生理功能,在脾宜注重祛湿,分清湿胜与脾虚孰前孰后,选药方面,前者以专理其湿,如平胃散、四妙汤、四苓散之类。在胃虚证方面,应先辨阴阳,胃阴虚,有火胜燔灼,伤其津液,宜寒凉润泽之品,如生地、玄参、知母、石膏清胃重剂与天冬、麦冬、白茅根等养胃之品配合,不宜用黄芩、黄连、黄柏等苦寒之品,因苦能燥湿,影响胃喜润恶燥的生理功能。

2. 调理肝肺 肝木王于春,春应东方而主发生,故肝木升于左;肺金王于秋,秋应西方而主收藏,故肺金降于右,如此左升右降,同脾胃共同维持人体正常的生命活动。肿瘤的发生与肺金肝木的升降异常密切相关,如肺癌的发生是因为肺失清降,痰瘀内阻,日久化毒,基本病机为肺失清肃,治则上应以降为主;肝癌的发生是因为肝失条达,升发不足,瘀血内阻,久而成积,基本病机为肝失升发,治则上应以升发为主。肺癌肝转移,病机为肺失清肃为主,兼以肝气升发不足,治疗应以降肺为主,辅以升发肝气;肝癌肺转移,病机为肝气升发不足,兼以肺气不降,治疗应以升发肝气为主,佐以肃降肺气。降肺之法可以分为:①补气降肺法:用于放化疗期间或老年体质偏弱者,以生黄芪、太子参、白术、茯苓、陈皮为基础;②利水降肺法:用于肺癌伴有恶性胸腔积液的患者,以葶苈大枣泻肺汤、己椒苈黄丸、木防己汤为基础;③化痰降肺法:用于痰浊内阻、咳嗽,或化疗呕吐的患者,以旋覆代赭汤为基础;④敛肺降肺法:用于咳嗽日久,气阴两伤者,罂粟壳、乌梅、五味子为基础;⑤润燥降肺法:用于津液损伤严重的患者,如放疗后,以南北沙参、麦冬、天冬、桑叶、杏仁、桔梗为基础;⑥清肺降肺法:用于肺有伏热,气急喘息,咯黄痰质黏着,以瓜蒌、薤白、桑叶、杏仁、桑白皮为基础。升发肝气,使肝气条达,临床常用柴胡剂,如和解少阳,调理肝胆气机的小柴胡汤;兼有表证用柴胡桂枝汤;心下痞兼有呕吐下利用大柴胡汤;头汗出、心烦用柴胡桂枝干姜汤。在调理肝气,治疗肝癌的同时,应注意顾护脾胃,因为"见肝之病,知肝传脾,当先实脾",也常配伍龙骨、牡蛎、鳖甲、穿山甲等软坚散结之品。当然各种治法并不是相互独立的,依据具体情况辨证多配合使用。

二、西医治疗原则

西医治疗手段主要分为局部治疗和全身治疗。局部治疗包括外科手术、放射治疗和介入治疗；全身治疗包括化学治疗、生物治疗、免疫治疗、基因治疗、分子靶向治疗、内分泌治疗等。其中外科手术、放射治疗、化学治疗是肿瘤治疗的三大支柱手段，但各种治疗手段均有各自的特点，互为补充，在肿瘤治疗中应综合全面考虑，采取多学科综合治疗。多学科综合治疗是根据患者的身心状况、肿瘤的具体部位、病理类型、侵犯范围（病期）和发展趋向，结合肿瘤细胞及其微环境的分子生物学改变，有计划地、合理地应用现有的多学科各种有效治疗手段，以最适合的经济费用取得最佳的治疗效果，同时最大限度地改善患者的生活质量。

（一）局部治疗

1. 外科手术　外科手术是肿瘤治疗领域中针对实体瘤最有效的治疗手段，可用于肿瘤诊断和治疗的各个阶段，包括预防、诊断、根治性手术、姑息性手术、重建或康复性手术等。现在肿瘤外科的两个基本原则为整块切除和淋巴结清扫，几乎所有的实体瘤外科，都遵循这两条原则进行。外科手术及术后病理检查，可以最为直接且确切地反映肿瘤的浸润程度、侵及范围及淋巴结转移等情况，得到正确的病理分期，对指导进一步治疗至关重要。恶性肿瘤的手术切除范围往往较大，对机体破坏性也较大，为避免误诊误治，手术前获得明确的病理诊断、临床诊断以及相应的病理分期及临床分期极为重要。手术前应该根据肿瘤的病理、生物学特性，以及患者的年龄、全身情况和伴随疾病选择术式，力争最大限度地切除肿瘤和最大限度地保留正常组织和功能。近年来随着微创手术器械的进步，计算机技术和高清、三维视频技术的发展，腔镜微创外科在肿瘤治疗中应用广泛。虽然外科手术是肿瘤治疗最主要的手段之一，但是纵观肿瘤外科治疗的历史，手术经验不断积累，手术技术不断完善，肿瘤外科治疗的远期疗效即长期生存率并没有显著提高，可见单纯依赖外科治疗具有一定的局限性，若要进一步提高肿瘤治疗的效果，有赖于外科治疗和其他治疗手段的联合。

2. 放射治疗　放射治疗是恶性肿瘤局部治疗的第二大手段，对局部肿瘤的效应为单位剂量的细胞指数杀灭，较之于外科的"全或无"现象，放疗效果更多受到细胞的氧合作用、肿瘤的类型与细胞修复、人体正常组织的保护等因素的影响。这些特点决定了放射治疗对局部肿瘤的控制不如外科手术。然而，近年来随着放疗设备的改进和计算机科学的发展，已经形成了集影像、计算机、加速器为一体的现代化放疗技术，其特点为充分保护人体正常组织，最大限度地提高肿瘤组织的放射剂量。放射治疗在临床的应用越来越广泛，除了用于肿瘤的根治性治疗外，还大量地应用于辅助治疗、新辅助治疗和姑息治疗中，成为目前肿瘤综合治疗的重要手段，参与了约70%的肿瘤的临床治疗。

3. 介入治疗　介入治疗是在放射诊断学设备的指导下，通过微小的创口将特定的器械导入人体病变部位进行治疗的方法。肿瘤的介入治疗包括血管介入治疗和非血管介入治疗。血管介入治疗主要包括经导管动脉灌注化疗和经导管动脉化疗栓塞术，是肝癌成熟的姑息性治疗措施。非血管介入治疗是近年来发展起来的治疗技术，如局部消融术治疗小肝癌。

（二）全身治疗

1. 化学（药物）治疗　以细胞毒药物为代表化学治疗，是目前肿瘤全身治疗最主要的治疗手段。尽管化疗很大程度提高了晚期肿瘤患者的生存率，但单纯通过化疗即能达到治愈的肿瘤（如滋养细胞肿瘤、血液系统肿瘤）仅占约 5%，对大多数实体瘤而言，单纯化疗的治疗效果并不乐观。耐药、敏感性差、毒副作用大等因素限制了化疗的疗效，需要配合其他治疗手段来提高疗效。如小细胞肺癌对化疗敏感，联合手术或放疗后治疗效果明显优于单纯化疗。内分泌药物和小分子靶向药物的出现，将肿瘤的药物治疗从非选择性向选择性方面转变，从而大幅度提高了肿瘤的治疗效果。

2. 生物治疗　肿瘤生物治疗是近年来随着细胞生物学、肿瘤免疫学和分子生物学等学科的发展而新兴的一种全身治疗手段，其核心概念是利用生物制剂来直接或间接地修饰宿主和肿瘤的相互关系，从而改变宿主对肿瘤细胞的生物学应答而起抗瘤效应。它强调对发病机制的治疗和调节机体自身免疫反应，以恢复机体内环境的平衡。目前生物治疗的前沿技术包括生物细胞免疫治疗、基因治疗和肿瘤干细胞靶向治疗等。

三、中西医结合治疗原则与方法

肿瘤的治疗不外乎扶正与祛邪，西医治疗肿瘤的优势在于"祛邪"力量强，治疗模式主要采用"消灭"的模式，利用手术、放疗、化疗等手段来控制瘤体的大小，减轻肿瘤负荷，从而达到延长生存期的目的。虽然肿瘤大小是影响预后的重要因素，在一定阶段杀灭肿瘤提高了肿瘤的疗效，但肿瘤的生物学特性是影响预后的根本因素，"消灭"肿瘤治疗对人体来讲，宿主微环境并没有得到改良，这也是肿瘤术后、放化疗后复发转移的主要原因，且在杀灭肿瘤的同时往往会严重削弱机体自身的免疫功能，若是治疗过度还会造成严重的不良反应。中医药治疗肿瘤强调"扶正与祛邪"兼顾，其优势在于"扶正"，长期研究结果表明：中医药可改善患者症状、提高生活质量、防治肿瘤复发转移、延长生存期等。中医药可以平衡肿瘤 - 宿主微环境，提高机体免疫，使肿瘤细胞和微环境达到平衡状态，以防止复发转移或者达到"人 - 瘤"共存的状态。然而中医药的祛邪力度远远弱于手术、放化疗等治疗手段，对于肿瘤负荷较大或者早期"邪气较盛"的肿瘤，单纯运用中医药治疗往往不能抑制亢盛的肿瘤邪气。可见，西医治疗和中医治疗都有着各自的优缺点，因而需要将两者的优势进行互补，达到最大程度控制肿瘤的目的。近年来中西医结合"消灭 + 改造"的模式逐渐被认可，主要包括：维持治疗、巩固治疗、强化治疗、序贯治疗。维持治疗是指在接受一定程度化疗后，病情稳定带瘤患者的后续中医药治疗，目的是维护机体的内环境平衡，最大限度延长病情稳定时间；巩固治疗是指肿瘤术后、放化疗等主体治疗后给予辨证和辨病的治疗，包括化疗后的维持治疗，目的是防治肿瘤转移、复发，延长生存期；强化治疗是指中医药配合放化疗，提高治疗完成率及治疗效果；序贯治疗包括强化治疗和巩固治疗，化疗同步给予中医药治疗（强化治疗）、术后（未化疗）1 个月内给予中医药治疗，以及术后 1 个月内化疗同步给予中医药治疗（强化治疗）。

1. 中医药配合外科手术　中医药与手术的结合主要有两种方式，手术前的中医药治疗和手术后的中医药治疗。手术前应以补气养血、健脾益气、滋补肝肾的治法为主。术前以调整患者的阴阳气血、脏腑功能为首要，扶助正气，使之能顺利完成手术，较少地损耗人体正气。多使用补气养血、健脾益气、滋补肝肾的方药，如四君子汤、保元汤、八珍汤、十全大补汤、六味地黄汤等，或结合中医辨证加以调理。术后应以补气养血、健脾和胃治法为主。患者手术，新近失血，外创伐气，多有神疲乏力、面白少华、食欲减退、创口疼痛结疤、舌淡、脉细等表现。中医认为手术耗气伤血，术后多表现为气血双亏或气阴两伤，或脾胃失调等证候，此时配合补气养血、健脾和胃的中药,有助于机体康复,同时为手术后进行必要的放化疗做好准备。有学者发现在直肠癌围手术期引入中药,可以加速术后康复,缩短住院时间,以及减少医疗费用。

2. 中医药配合放疗　放射治疗是重要的局部治疗,早期根治性治疗、术后辅助治疗、姑息性治疗均有应用。放射治疗只是对照射野内的肿瘤细胞局部控制和杀灭,对于亚临床病灶无法达到治疗的目的,同时治疗还会引起一系列局部和全身的副反应。而中医药针对亚临床病灶以及改善放疗副反应具有一定疗效。中医认为放射性的杀伤作用是一种"火热邪毒",火热灼津,阴伤气耗,气血双亏,同时热伤血络、毒滞血脉,瘀毒内结。因此,放疗所致的不良反应主要表现为热毒阴伤、瘀毒化热、气血亏虚等证,在治疗方面多以养阴生津、活血解毒、凉补气血为主。此外,放疗后应考虑到亚临床病灶的存在,辨证处方时应增加抗癌中药,巩固疗效,减少复发转移的发生。研究发现清热养阴中药可以减轻急性放射性肺损害,以及放疗造成的咳嗽、喘促气短、咳痰、胸痛、口干咽燥、五心烦热、神疲乏力等一系列症状。

3. 中医药配合化疗　化学治疗在肿瘤治疗上起到了重要作用,但由于耐药及化疗毒副反应等因素的存在,影响了化疗疗效的提高,中西医结合在化疗的增效减毒及防治化疗毒副反应方面发挥了积极作用。几乎所有的化疗药物均有不同程度的毒副作用,主要表现为骨髓造血功能的抑制、消化道反应、免疫功能低下等,有些还会导致心脏、肾脏、肝脏以及神经组织的损害,临床多见面色苍白、疲乏无力、精神萎靡、食欲不振、恶心呕吐、心悸失眠等症状。以上表现是脾胃失和、气血亏虚、肝肾不足的证候,中药多以健脾和胃、益气养血、滋补肝肾为法,减轻患者不良反应。如大部分化疗药物均能引起不同程度的恶心、呕吐等症状,呕吐乃胃气不降、气逆于上所致,不外乎与脾胃虚弱、情志失调、痰浊有关,治疗多以健脾和胃、疏肝理气、温化痰饮为主;再如骨髓抑制,表现为白细胞计数下降,血小板减少及贫血等,临床主要表现为面色萎黄或苍白、唇甲色淡、疲乏无力、头晕眼花、心悸失眠、手足麻木等症,属于血虚证的范畴,治疗以补血为要。同时针对脾胃亏虚,予以健脾和胃为法;针对精、气、津不足者,予填精、补气、生津为治;针对血瘀内停、新血不生者,予活血化瘀以生新血。研究显示在小细胞肺癌中,中药联合化疗可以提高临床疗效,提高小细胞肺癌患者生存质量,延长生存期,减轻化疗造成的骨髓抑制情况。

4. 中医药在缓解期或稳定期　肿瘤经过根治术或放化疗等西医规范治疗后,肿瘤患者进入病情缓解期或相对稳定期,西医一般建议定期复查,此时往往缺乏有效的抗复发转移的治疗手段。此时的缓解期或稳定期,机体仍可能存在微小的肿瘤病灶,即中医所谓的"余邪",如不充分治疗,很可能造成复发转移的发生。中医药在此阶段可以发挥中药作用,长期研究结果表明:中医药(扶正培本)可以防治肿瘤复发转移、延长生存期,同时可以改善患者症状、提高生活质量等。

参 考 文 献

1. 林洪生 . 恶性肿瘤中医诊疗指南[M]. 北京:人民卫生出版社,2014.

2. 王冠军,赫捷 . 肿瘤学概论[M]. 北京:人民卫生出版社,2017.

3. 花宝金 . 中医药防治肿瘤概述及展望[J]. 北京中医药,2018,37(12):1103-1106.

4. 闫洪飞,林洪生 . 余桂清治学经验[J]. 中国中西医结合外科杂志,2001,7(3):42-43.

5. 林洪生，朴炳奎，李树奇．参一胶囊治疗肺癌Ⅱ期临床试验总结［J］．中国肿瘤临床，2002，29（4）：52-55.

6. 刘瑞，庞博，侯炜，等．中医"治未病"思想在肿瘤研究中的实践及思考［J］．北京中医药，2018，37（12）：1146-1148，1151.

7. 花宝金．中医药预防肿瘤的优势及新时代创新发展的思考［J］．中国中西医结合杂志，2018，38（8）：905-907.

8. 庞博，花宝金，刘刚．朴炳奎诊治肿瘤"和合"学术思想述要［J］．北京中医药，2016，35（12）：1146-1150.

9. 郑红刚，花宝金，朴炳奎．肿瘤扶正培本思想源流概述［J］．中医杂志，2015，56（15）：1269-1272.

10. 刘瑞，郑红刚，何姝霖，等．中西医治疗肿瘤的优势结合与实践思路［J］．中华中医药杂志，2015，30（4）：1156-1159.

11. 刘瑞，花宝金．运用气机升降理论治疗肿瘤探析［J］．中国中西医结合杂志，2015，35（1）：104-106.

12. 张英，侯炜，林洪生．中医药治疗恶性肿瘤临床研究成果与思考［J］．中医杂志，2014，55（6）：523-525.

13. 朴炳奎．中医药治疗肿瘤的经验和体会［J］．中医学报，2014，29（2）：155-157.

14. 李杰，林洪生，刘瑞，等．中医药序贯和巩固治疗模式对Ⅲ/Ⅳ期胃癌生存期影响的对比观察［J］．肿瘤，2012，32（3）：203-207.

15. 王学谦，邹剑铭，张英，等．林洪生扶正祛邪法治疗恶性肿瘤学术思想初探［J］．北京中医药，2015，34（9）：697-699.

16. 刘岗，杜磊，阎良，等．中医快速康复外科在直肠癌手术中的应用评价及对患者中医证型的影响［J］．上海中医药杂志，2020，54（7）：69-72.

17. 王传博，涂洁，黄忠连，等．百合保肺汤治疗放射性肺炎的临床观察［J］．中华中医药杂志，2018，33（12）：5697-5699.

18. CHEN S, BAO Y, XU J, et al. Efficacy and safety of TCM combined with chemotherapy for SCLC: a systematic review and meta-analysis［J］. J Cancer Res Clin Oncol, 2020, 146（11）: 2913-2935.

19. 王容容，蒋益兰，田雪飞，等．健脾消癌方对结直肠癌移植模型裸鼠NLRP3炎性小体表达及免疫功能的影响［J］．中华中医药杂志，2020，35（8）：3890-3893.

20. LI Y, LI J, FAN B, et al. Efficacy and safety of Yiqi Huoxue Jiedu decoction for the treatment of advanced epithelial ovarian cancer patients: a double-blind randomized controlled clinical trial［J］. J Tradit Chin Med, 2020, 40（1）: 106-114.

21. 马丽娟，王锡恩，张静，等．益气健脾方对宫颈癌同步放化疗脾虚证候及免疫状态的影响［J］．中华中医药学刊，2020，38（10）：236-239.

22. 赵增虎，王超博，任成波，等．益气补血片防治非小细胞肺癌GP方案化疗引起骨髓抑制的临床研究［J］．河北中医，2013，35（8）：1214-1216.

23. 聂金霞，陈难，邓克红．当归补血汤对宫颈癌荷瘤小鼠抑瘤效果及对免疫调节作用的研究［J］．陕西中医，2019，40（3）：279-282.

24. 马春兰，郭洁琼，陈洁，等．滋阴解毒化瘀方辅助西医对症干预治疗胸部肿瘤放疗后继发急性放射性肺炎临床研究［J］．中国中医急症，2019，28（11）：1964-1966.

25. 武辉宇，车瑛琦，施海涛，等．滋阴清热疗法降低Ⅲ期前列腺癌适形调强放疗导致肠道不良反应的疗效分析［J］．世界复合医学，2017，3（3）：82-84.

26. 贾茹，刘宁宁，季青，等．补肾解毒散结方对大肠癌术后肿瘤转移及血管新生与金属蛋白酶表达的影响［J］．上海中医药大学学报，2019，33（1）：15-19.

27. 李蒙，刘槟，燕晓茹，等．不同氧环境下川芎和丹参对肺癌干细胞样细胞血管生成拟态的作用［J］．辽宁中医杂志, 2021, 48（3）: 151-154, 226-227.

28. 王耀焓, 张培彤, 杨栋, 等. 苏木、川芎对 PG-BE1 干细胞样细胞标志蛋白 ABCG2 影响的体内研究 [J]. 中国中医药信息杂志, 2017, 24（8）: 60-65.

29. 李志明, 胡凯文, 范毅南, 等. 益气化痰法对 NSCLC 含铂类化疗方案增效减毒的 Meta 分析 [J]. 湖南中医药大学学报, 2020, 40（8）: 1004-1012.

第五章 中西医治疗肿瘤的疗效评价

一、西医疗效评价概况

目前癌症患者中约 70%~80% 是中晚期患者,大多数失去早期手术根治的机会,多以放疗或化疗为主,肿瘤细胞完全杀灭是西医学治疗肿瘤的理想目标,但是从肿瘤细胞增殖动力学及抗癌药物的药代动力学规律来考虑,要达到体内肿瘤细胞的完全消灭,几乎是不可能的。恶性肿瘤经治疗后的疗效评价是临床医师决定患者是否继续接受治疗或研究者决定研究项目(如临床试验、抗肿瘤药物研究)是否值得继续进行的重要依据。

随着世界卫生组织(World Health Organization,WHO)将肿瘤论述为可控制性疾病,肿瘤是一种慢性病的观念逐渐被人接受,随着对肿瘤认识观念的转变,治疗模式也在转变,近 10 年来,国内外肿瘤疗效评价标准正逐步由传统的实体瘤疗效评价标准向新的综合肿瘤疗效评价标准转化,开始从注重瘤体大小这一硬指标转向更加注重生活质量等软指标。现将肿瘤临床疗效评价的现状作一下概述:

(一)实体瘤疗效评价

虽然循证医学强调终点(endpoint)指标的重要性,但替代终点(surrogate point)指标仍是肿瘤临床或研究中作出决策最常用的依据。通过对终点 / 替代终点指标的检测并予以临床验证,逐步形成了目前我们大量使用的各种标准。这些标准的使用促进了临床试验的发展,增强了学术交流。同时这些标准本身也与时俱进,随着自身和其他学科的发展不断修订,以适应和促进临床医学的发展。实体瘤治疗疗效评价标准的发展已有近 40 年的历史,从 1979 年世界卫生组织 WHO 实体瘤疗效评价标准,到 2000 年新实体瘤疗效评价标准 RECIST 的推出也体现出这一发展过程。

1. WHO 实体瘤疗效评价标准 世界卫生组织(WHO)于 1979 年颁布了实体瘤疗效评价标准,该标准以治疗前后肿瘤瘤体的双径乘积进行比较,且近期疗效均需维持 4 周以上,将疗效分为:完全缓解(complete response,CR)、部分缓解(partial response,PR)、稳定(stable disease,SD)和进展(progressive disease,PD)四个等级。WHO 标准将实体瘤疗效评价分为可测量的肿瘤、不可测量的肿瘤以及骨转移三个方面进行评价,见表 5-1。

由于该标准简单、客观、易行,被世界各国广泛采用,在一定程度上促进了新药的临床试验,也对不同医疗机构疗效比较奠定了一个良好的基础,对于肿瘤疗效评价的规范化、客观化、科学化起到了推进作用。但是,其中依然存在不少问题,如没有区分可评价和可测量病灶、没有明确规定最小病灶的大小及病灶的数量、没有涉及已广泛应用的 CT/MRI 等新的诊断病变范围的影像学方法等造成各研究组之间疗效评价存在差异而难以比较,可能导致下结论时出现偏差或导致不正确的结论。

表 5-1 WHO 实体瘤疗效评价

疗效	可测量的肿瘤 (4周后确认)	不可测量的肿瘤 (4周后确认)	骨转移 (4周后确认)
完全缓解(CR)	肿瘤完全消失	肿瘤完全消失	X线片或扫描片中肿瘤完全消失
部分缓解(PR)	肿瘤缩小50%以上	肿瘤大小估计减少50%以上	骨溶解减少,或增生密度减少,或有重新钙化的现象
稳定(SD)	肿瘤大小的减少不到50%或增大没超过25%	肿瘤大小约减少不到50%或增大没超过25%	X线片或扫描片并没有明显变化
进展(PD)	肿瘤增大超过25%或出现新的肿瘤	大多数肿瘤估计增大超过25%或出现新的肿瘤	X-光片或扫描片有肿瘤增加或有新的转移

2. 实体瘤疗效反应评价标准(response evaluation criteria in solid tumors,RECIST) 由于 WHO 实体瘤疗效评价标准在临床应用中存在的诸多不足,1998 年欧洲癌症研究与治疗组织(European Organization for Research and Treatment of Cancer, EORTC)、美国国立癌症研究所(National Cancer Institute NCI)及加拿大国立癌症研究所召开专题研讨会,在 WHO 实体瘤疗效评价标准的基础上,推出了新的实体瘤疗效反应评价标准(response evaluation criteria in solid tumors),即 RECIST 1.0。该标准仍将疗效评价分为:CR、PR、SD、PD4 个等级,将所有病灶分为可测量病灶和不可测量病灶,并提出了靶病灶的概念,摒弃了 WHO 标准中可评估病灶这一概念,采用单径测量取代了之前的双径测量,以靶病灶最长径之和来评定肿瘤大小(详见表 5-2)。

表 5-2 RECIST 实体瘤疗效反应评价标准

疗效	靶病灶评价 (4周后确认)	非靶病灶评价 (4周后确认)
CR	所有靶病灶消失	所有非靶病灶消失,肿瘤标志物恢复正常水平
PR	靶病灶最长径之和与基线状态比较,至少减少30%	
SD	基线病灶长径总和有缩小但未达PR或有增加但未达PD	存在一个或多个非靶病灶稳定和/或肿瘤标志物持续高于正常值
PD	靶病灶最长径之和与治疗后所记录到的最小靶病灶最长径之和比较,增加20%或出现一个或多个新病灶	出现一个或多个新病灶和/或已知非靶病灶的明确进展

续表

总疗效	靶病灶	非靶病灶	新病灶
CR	CR	CR	无
PR	CR	未达到 CR/SD	无
	PR	无 PD	无
PD	PD	任何	有 / 无
	任何	PD	有 / 无
	任何	任何	有
SD	SD	无 PD	无

与 WHO 标准相比（见表 5-3），RECIST 标准采用一维、单径测量的方法，在可操作性上更好，且对 PD 的判定有更为严格的定义，但是两者在评价上均强调瘤体大小的变化，过于追求"无瘤生存"这一目标。后续的一些研究，特别是在脑肿瘤或非细胞毒性药物研究的临床实践中，病灶的完全缓解有时并不等于患者有良好的预后。

表 5-3　WHO 与 RECIST 疗效评价标准比较

疗效	WHO （两个最大垂直径乘积变化）	RECIST （最长径总和变化）
CR	全部病灶消失维持 4 周	全部病灶消失维持 4 周
PR	缩小 50% 维持 4 周	缩小 30% 维持 4 周
PD	增加 25% 病灶增加前非 CR/PR/SD	增加 20% 病灶增加前非 CR/PR/SD
SD	非 PR/PD	非 PR/PD

WHO 和 RECIST 等实体瘤疗效评价标准仅以瘤体缩小持续 4 周以上来评价，反映的只是肿瘤近期的疗效。随着美国食品药品监督管理局（FDA）在 2003 年对过去 13 年间审批的新药作出概括性总结后，发现有效率（response rate，RR）虽是历史性最常用的替代终点，但很少能代表真实的临床全部利益。有些"带瘤生存"患者经治疗后肿瘤可长期不进展，虽 RR 很低但生存期可能较长。疾病进展时间（time to progression，TTP）和无进展生存期（progression-free survival，PFS）对于患者临床受益的预测，比 RR 有着更好的指导意义，WHO 和 RECIST 等实体瘤疗效评价标准反映的只是肿瘤近期的疗效，随着总生存期 OS、疾病进展时间 TTP、无进展生存期 PFS 等（见表 5-4）主要终点和替代终点概念的提出，通过建立随访制度，增加了肿瘤中远期疗效评价，弥补了实体瘤疗效评价标准主要为近期疗效指标判定的不足。

美国 FDA2007 年公布了"关于批准抗肿瘤化学药和生物制剂临床试验终点指标的产业指南"，该指南就美国近三十年肿瘤药的评价策略进行了一个简单回顾。在 20 世纪 70 年代，FDA 通常是基于客观应答率（objective response rate，ORR）来决定是否批准一个抗肿瘤药物。ORR 是指瘤体缩小达到预计值并能持续到预计的最低时限要求的患者比例。FDA 将

表 5-4　临床常见的肿瘤疗效评价的主要终点和替代终点

指标	意义
总生存期	从治疗开始到任何原因死亡
有效率	达到 CR、PR 的患者占同期患者总数的百分比
疾病进展时间	由治疗开始到证实病变进展或死亡
无进展生存期	治疗到第一次肿瘤进展或死亡时间
无病生存期	从病变消失到证实复发时间
中位生存期	当累积生存率为 0.5 时所对应的生存时间
1 年、3 年、5 年生存率	以患者从确诊后再经治疗生存 1、3、5 年的患者数占同期患者总数的百分比

ORR 定义为"CR（完全缓解率）+PR（部分缓解率）"。评价 ORR 的意义在于可以反映细胞毒性药物抗瘤活性的强弱,治疗前后应答瘤体的大小变化、持续时间以及达到完全应答的百分比,但它仅适用于可测肿瘤。后来随着全世界范围内医学模式的改变,欧美为代表的西方发达国家对肿瘤治疗的观念也在发生变化,现有肿瘤治疗手段（手术、放 / 化疗）能否使肿瘤患者真正受益越来越受到广大专家学者的关注。到了 20 世纪 80 年代早期,经肿瘤药物咨询委员会（ODCA）讨论后,FDA 认为应基于更直接的临床获益证据,如改善生存期或患者的生存质量（QOL）、改善身体功能或改善肿瘤相关症状来评价肿瘤治疗的疗效,而肿瘤患者临床获益并非总是能通过 ORR 来反映、预测或与之相关。此后的 10 多年,在辅助化疗条件下无病生存期（disease-free survival DFS）作为终点指标被认可。该指导原则所涉及的主要终点指标包括整体生存期（OS）、基于肿瘤评价的终点指标［如 DFS、ORR、进展时间（time to progress, TTP）、无进展生存期（PFS）、治疗失败时间（time to failure, TTF）］以及以患者报告结果（patient-reported outcomes, PRO）形式出现的,基于症状改善评价的生活质量（QOL）量表等指标。

EMA（European Medicine Agency）于 2006 年前颁布了"抗肿瘤人用制剂的评价指南"。该指南将抗肿瘤药物分为细胞毒类化合物与非细胞毒类化合物,EMA 认为即使细胞毒类化合物,在特定情况下,规定期限内的瘤体稳定可以被认为是一个比瘤体应答（ORR）更合适的抗瘤活性指标。而在非细胞毒药物（如单克隆抗体和免疫调节剂）的设计上,毒性反应不再是一个可接受的剂量终点,采用 ORR 来反映药物的抗瘤活性可能也不太适合,而以 TTP、PFS 更适合反映此类药物的抗瘤活性和研究设计。在Ⅲ期确证阶段,EMA 认为在确证性试验中可被接受的主要终点有 OS 和 PFS/DFS 等指标,同时在姑息治疗的情况下,通常用健康相关的生活质量（Health related quality of life, HRQOL）量表是合适的。

（二）生活质量评价

世界卫生组织 WHO 对于 QOL 的定义为:不同文化和价值体系中的个体,对与他们的目标、期望、标准以及所关心的事情有关的生存状况的体验。在肿瘤治疗领域中,QOL 被广泛运用于治疗效果评价、临床用药决策、抗肿瘤药物效应性评价以及疾病严重程度等方面的评价,是肿瘤疗效研究的终点指标之一。它的评价方法是采用标准化的生活质量量表（quality of life questionnaire, QLQ）的形式,根据患者的实际情况进行评价,应用最为广泛的是欧洲癌症研究与治疗组织生活质量量表（European Organization for Research and Treatment of Cancer quality of life questionnaire，EORTC-QLQ）以及美国慢性病治疗功能性评价系统（FACIT）中的肿瘤治疗功能评价量表（functional assessment of cancer therapy quality of life questionnaire，FACT-QLQ）。

EORTC-QLQ 主要从躯体、角色、认知、情绪、社会功能这 5 个功能子方面以及疲劳、疼痛、恶心呕吐这 3 个症状子方面对患者生活质量进行评估，目前已形成特异性量表有：肺癌（LC13）、乳腺癌（BR23）、头颈部癌（H&N35）、食管癌（OES18）、卵巢癌（OV28）、胃癌（STO22）、多发性骨髓瘤（MY20）、宫颈癌（CX24）等。

FACT-QLQ 核心量表 FACT-G 是由 27 个条目构成：生理状况 7 条、社会家庭状况 7 条、情感状况 6 条和功能状况 7 条。其中，每一部分的最后一个条目都是患者对该部分的一个总的评价（作为总评价和加权计分用），在计算各部分的得分时均不包括这些条目。目前已形成的特异性量表有：肺癌（FACT-L）、乳腺癌（FACT-B）、头颈部癌（FACT-H&N）、食管癌（FACT-E）、卵巢癌（FACT-O）、胃癌（FACT-Ga）、多发性骨髓瘤（MY20）、宫颈癌（FACT-Cx）、膀胱癌（FACT-Bl）、脑瘤（FACT-Br）、结肠癌（FACT-C）、中枢神经系统肿瘤（FACT-CNS）、子宫内膜癌（FACT-En）、肝胆胰系肿瘤（FACT-Hep）、白血病（FACT-Leu）、淋巴瘤（FACT-Lym）、前列腺癌（FACT-P）、阴道癌（FACT-V）、儿科神经系统肿瘤（Peds-FACT-BrS）等。以上量表均可从 EORTC 和 FACIT 官方网站上免费获取。

（三）临床受益反应和临床毒副反应评价

1. 临床受益反应（clinical benefit response，CBR）　临床受益反应最早运用于盐酸吉西他滨治疗胰腺癌的疗效评价中，研究发现吉西他滨治疗胰腺癌的缓解率并不令人满意，但其在控制临床症状、改善患者生存质量方面有着显著的作用，由此，CBR 才逐步运用于其他类型肿瘤，如非小细胞肺癌、胃癌等肿瘤的疗效评价中。

CBR 评价主要包括 Karnofsky 体力状况（KPS 评分）、体重指标以及疼痛这 3 个方面，这三项指标中有 1 项阳性改善，且维持≥4 周，而无指标为阴性改善时才定为 CBR 整体改善。3 项指标中只要有 1 项为阴性改善定为 CBR 阴性改善。对于一些 CT 等影像学上难以精确分辨和客观测量肿瘤大小，而症状缓解和体力状况改善明显的某些肿瘤疗效评价中，CBR 已取代瘤体大小成为主要的评价指标。

2. 毒副反应评价　完整的肿瘤疗效评价应根据抗肿瘤效果和毒副反应综合判定，即抗肿瘤药物毒副反应的评价与抗肿瘤效果具有同等的重要性。1979 年 WHO 建立了第一个标准化的药物急性毒性反应分级系统，涵盖了 9 个器官系统，由 28 个项目组成。美国国立癌症研究所以此为模本建立了一个涵盖 13 个器官系统、49 个项目的化疗相关作用的常见毒性评价标准（common toxicity criteria，CTC）。自 1998 年 NCI-CTC V2.0 版本问世以来，至今已更新指 V5.0 版本。

抗肿瘤药物在目前肿瘤治疗中发挥着越来越重要的作用，然而目前绝大多数抗肿瘤药物在抑制或杀伤肿瘤细胞的同时，对机体的正常细胞也会有毒害作用，尤其是骨髓造血细胞和胃肠道黏膜上皮细胞。因此，在有效的肿瘤治疗中，毒副反应几乎是不可避免的，部分患者可因严重的毒副反应或引起并发症而中断治疗，使有些肿瘤患者不能按期化疗或不能接受有效剂量而致肿瘤复发。

一些研究也显示肿瘤治疗药物的有效性与其所引发的不良反应之间存在一定的关联性，如 Di Maio 通过对 3 个三期临床试验中共 1 265 例晚期 NSCLC 患者的数据进行分析发现,患者的中位生存期与其中性粒细胞呈负相关,即中性粒细胞减少越明显,中位生存期越长。一些靶向药物如厄洛替尼、西妥昔单抗所引发的药物性皮疹越严重,患者的靶向治疗效果越好。

二、中医疗效评价的现状及难点

肿瘤是一类全身性、系统性疾病,近年来世界卫生组织(WHO)将肿瘤论述为可控制性疾病,肿瘤是一种慢性病的观念逐渐被人接受。随着对肿瘤认识观念的转变,治疗模式也在转变,以往偏重肿瘤大小的控制,而目前"个体化"治疗被反复提倡。治疗的目的也由瘤体的变化改变到生活质量的提高。上述西医学对肿瘤的观点和治疗方法的变化与中医肿瘤学一贯强调的治疗肿瘤的观点有相同之处。

1979年以来,中医药治疗肿瘤的临床疗效多采用肿瘤大小变化及生存期作为评价的主要指标,偏重肿瘤大小的控制,但此类指标在显示中医药抑制肿瘤细胞生长方面并不显著。中医认为肿瘤是一种整体属虚,局部属实的全身性疾病的局部表现。中医治疗肿瘤的特点在于通过辨证论治调节人体内在环境的平衡,从而改善症状,提高生存质量,控制肿瘤发展,延长生存期和提高生存率。其中"带瘤生存"是其显著特点。中医药在改善肿瘤患者的临床症状、提高生存质量、延长生存期及减轻放化疗的毒副作用方面更具特色。

疗效是中医存在与发展的基础,如何评价中医治疗肿瘤的效果,并能广泛地为国内外认可和接受,一直困扰着中医肿瘤学界。正如美国国立卫生研究院(NIH)1996年指出的"传统/替代医学疗法的一个关键和核心问题是有效性评价"。二十年余来,循证医学研究方法在医学临床研究中广泛应用,在肿瘤界亦是如此,在规范、严密分析科学数据的基础之上得出的临床研究结果被临床肿瘤学术界广泛接受,其治疗方法也被迅速应用于临床,指导临床决策的制定和规范临床实践。

客观、科学、系统地评价中医药治疗肿瘤的疗效,需要研究制定一个符合中医药疗效特点的标准或方案,原因在于:①现有的标准不能全面客观地反映中医药治疗肿瘤的效果;②现今中医肿瘤疗效评价过分倾向于向西医(特别是传统的)疗效标准看齐,人云亦云,失掉了自己的特点,而中医治疗肿瘤的疗效有其固有的特点(如带瘤长期生存)和长处(如症状和生活质量的改善),其作用机制与西医药亦有较大的区别;③鉴于目前中医肿瘤临床与科研工作的现状和疗效标准的混乱状况,研究并完善肿瘤的中医药疗效标准,已成为当前最为迫切的任务之一。

(一)中医疗效评价的现状

几十年来,中医药治疗肿瘤的疗效评价标准一直沿用1979年WHO颁布的实体瘤的近期疗效完全缓解(CR)、部分缓解(PR)、稳定(SD)及进展(PD)的分级标准,并以此作为中医药治疗肿瘤疗效评价判定的金标准。但是,这类标准缺乏对患者的综合生活能力及生活质量的评定,并不能显示中医药治疗肿瘤的特点和优势。

肿瘤细胞完全杀灭是现代医学治疗肿瘤的理想标准。但是,从肿瘤细胞增殖动力学及抗癌药物的药代动力学规律来考虑,要达到体内肿瘤细胞的完全消灭,几乎是不可能的。迄今为止,恶性肿瘤的治疗,仍以手术、放疗、化疗为主,其疗效虽不断提高,但要达到肿瘤的完全杀灭,"无瘤生存",只是一个理想的目标。恶性肿瘤是一种全身性的疾病,局部瘤体的表现只是全身病变的部分反映,许多"早期"的癌症患者,在诊断时已有亚临床转移灶的存在。因此,在外科领域,即使通过扩大根治术来提高疗效,肿瘤也很快复发。而作为非手术治疗的放、化疗来讲，由于许多肿瘤细胞对治疗的不敏感性，即使加大剂量，也往往造成机体的严重损害而无法完全杀灭肿瘤细胞。现行的 WHO 的实体瘤评价标准，一是仅以影像学资料作为评价疗效的唯一标准，以局部的疗效来判定疾病的治疗效果；二是仅以瘤体缩小持续 4 周以上来评价，反映的只是近期的疗效；三是以单一的客观标准来反映复杂的人体病变，忽视了作为社会上的人的主观感受。因此，不论中医西医，肿瘤学家们均认为 WHO 的疗效评价标准尚未完善。

长期以来的实践证明中医药治疗肿瘤具有独特的诊疗方法以及临床疗效，主要可概括为：中医药能够稳定瘤体大小、明显改善患者临床症状、增强患者体质提高对抗肿瘤治疗的耐受性、降低放化疗毒副作用、改善耐药性以及延长患者生存期等。大量临床研究显示，中医药在治疗中晚期肿瘤时，能明显改善患者临床症状，提高生活质量，延长生存时间，但在改变瘤体大小方面并未显示明确疗效，若以 WHO 疗效评价标准而言，中医药治疗会被评判为无效，这与实际情况是不相符的。

目前中医药治疗肿瘤尚未形成统一的疗效评价标准，目前国内研究者对肿瘤中医药的评价方法仍基本沿用 2002 年的《中药新药临床研究指导原则》，主要涉及的疗效指标有 OOR、卡氏评分、体重、免疫功能和中医证候，未涉及有对生存期等时间指标的考察，而 OOR 指标早已被国际肿瘤学界认为是"不能总是反映、预测肿瘤患者临床获益或与之相关"。张培彤等提出中医肿瘤疗效评价标准既应符合中医临床特点，又应符合西医学肿瘤疗效评价的要求，要纳入生命质量评价，尽量将中医辨证分型纳入肿瘤疗效评价体系，包括重要的实验室检查项目。

1. 中医疗效评价标准　近年来，诸多中医肿瘤学者对建立中医肿瘤疗效评价体系提出了许多有益的设想与构思，但大多基于个人经验，如：

1994 年王济民等将 WHO 肿瘤大小判定标准（即 CR 完全缓解、PR 部分缓解、NC 无变化、PD 恶化）、卡氏评分（KPS 评分）以及主要症状这三项指标分别规定分数，用加权法综合评定，具体分数是肿瘤大小变化占 50 分，主要症状占 40 分，生存质量（卡氏评分）占 10 分，共计 100 分。以此作为治疗前基础分数，治疗后在一定时间内（至少 1 个月）根据上述指标变化计算分数。如瘤体变化属于完全缓解者 50 分，部分缓解加 25 分，无变化仍记原来的 50 分，恶化减 50 分；生存质量提高者加 10 分，降低者减 10 分，不变者仍记 10 分，主要症状减轻者加 40 分，恶化者减 40 分，无变化者仍记 40 分。三项分数相加总分达到 150 分者为显效，110 分者为有效，仍为 100 分者为无变化，100 分以下者为恶化。

采用上述方法评定了 2 组共 76 例患者，第一组评定对象为不能手术、放疗的晚期癌症患 30 例，其中用复方绞股蓝汤治疗 15 例，化疗 15 例，结果显示，绞股蓝组总有效率 93.3%，而化疗组的总有效率仅为 6.7%。

第二组评定对象为放疗后复发转移的食管贲门癌患者 46 例，其中扶正抗癌汤治疗 26 例，化疗 20 例，根据模糊数字计算要求，将所评价的指标总的划分为临床治愈、显效、有效、稳定、进展 5 个等级，并将四项观察指标的疗效等级与之相对应。在计算中对权重的确定，采用主观概率法，瘤体变化占评价权重的 0.30、进食和身体情况各占 0.30；血液化验占 0.10，结果显示治愈占 0.6，显效占 0.4，有效占 0.2，稳定占 0，恶化占 0.2。

周岱翰、林丽珠等在多年临床工作中发现，肿瘤的分期不同，治疗的侧重点也应有所区别，因此在"实体瘤中医疗效标准（草案）"中提出：早中期肿瘤治疗总疗效评定标准 = 瘤体变化（40%）+ 临床症状（15%）+ 体力状况（15%）+ 生存期（30%）；晚期总疗效评定标准 =

瘤体变化（30%）＋临床症状（15%）＋体力状况（15%）＋生存期（40%）。并将之运用于晚期非小细胞肺癌的中医疗效评价之中（见附录一）。

朴炳奎、林洪生等以主症、肿瘤大小变化、卡氏（KPS）评分及体重、免疫指标为指标，每项指标均予量化分级，按照明显受益、受益和不受益进行疗效判定，制定了晚期肺癌的综合疗效标准（见附录二）。

2. 证候（症状与体征）评价标准　中医证候的评价一直是肿瘤中药新药临床疗效评价的主要指标，从过去简单的几个单一症状疗效评价，到现在的病证结合模式下，主／次证组合、中医症状积分分级半定量法疗效评价，中医证候疗效指标是一个在新药临床试验中逐步发展和完善的指标。中医证候是从整体观出发，对疾病演变过程中某一阶段机体对内外致病因素作出的整体综合反应的概括，在客观上表现为特定的症状和体征的有机组合。症状和体征的改善和消失是中医药疗效的重要体现，一方面，它注重患者的主诉、感受或参与；另一方面，症状是证候的组成部分，以其作为疗效评定指标，也就中医"证"的变化及证型的疗效差别进行评定。

越来越多的学者开始注重证候在中医药治疗肿瘤疗效评价体系中的作用，如杨宇飞等将肿瘤相关的主要症状进行量化，并将这些指标中能反映患者的主要痛苦与局部瘤体变化、卡氏评分、体重为内容的近期综合疗效判定指标以及肿瘤患者中位生存期等指标相结合制定的中医药治疗恶性肿瘤综合疗效标准（见附录三）。

（二）中医疗效评价的难点及思考

中医药治疗肿瘤是在整体观和辨证论治基本思想指导下，认为肿瘤是全身性疾病的局部反映，主要以辨证论治调节人体内环境平衡为目的，暨《黄帝内经》所云"谨察阴阳所在而调之，以平为期"。通过扶正与祛邪相结合，辨病与辨证相统一的方法，改善患者临床症状及食欲、睡眠、体能状况等一般情况，达到"稳定瘤体，延长生存期，提高生存质量"的目的。这与西医放化疗治疗可能使瘤体在短时间内明显缩小，但治疗带来明显的毒副作用，导致患者免疫力、体能状况迅速下降，肿瘤很快复发或增大，生存质量迅速下降，生存期无明显延长甚至缩短存在显著差别。

大量临床实践表明，中医药在治疗恶性肿瘤中已显现出改善临床症状、提高生存质量、稳定瘤体、延长生存期和提高生存率等方面的疗效优势，"带瘤生存"是其显著特点。而单纯套用西医"实体瘤疗效评价标准"评价中医治疗肿瘤的疗效，其结果多为稳定（SD），甚至可能出现进展（PD），无法体现中医药治疗肿瘤的特色与优势。建立符合中医药治疗肿瘤特点，能广泛为国内外所认可的疗效评价体系十分必要与迫切。中医疗效评价体系的建立应该从以下几个方面着手：

1. 疗效指标的选择　美国替代医学办公室早在1995年就指出"替代医学疗法的有效性评价是一个关键和核心的问题"。有效性是一种干预措施存在和发展的前提，其疗效必须用人们认可的终点指标来加以证实。临床疗效评价结论的真实性和价值，在很大程度上取决于效应指标的选择和确定。

选择评价指标首先应考虑指标的临床重要性，其次应遵循客观、真实、可靠、方便等原则。一个理想的疗效判断标准可简单地由两部分组成，一是所谓的硬指标（客观指标），如TTP、中位生存期（MS）、无进展生存期（PFS）等，主要由医护人员来评判；二是所谓的软指标（主观指标），包括临床受益（CB）、生活质量（QOL），主要应由患者及家属来评判，两部分资料构成病例报告表格。中医药治疗肿瘤的疗效评价终点应是患者如何获得最大的益处，即在满意的生命质量和较长生存时间的基础上取得最大限度的肿瘤缓解。强调前两者是主要的,不能以牺牲患者的生活质量和生存时间来换取肿瘤的缓解率,而这正是中医药治疗肿瘤的特点。

重要临床症状、若干症状的组合、患者的主观感觉、对于治疗的总体满意度和生存质量等,比单一生物学指标具有更明确的临床意义。在传统的中医药临床实践中,实际上在很大程度上涵盖了这些方面的内容,并将其作为判断临床疗效和疾病预后的重要依据。当选用主要终点指标有困难时,有针对性地、合理地选择这些中间指标,将有助于客观评价中医药干预措施的效能。然而,中间指标实际上也是替代指标,也存在不确定性。症状、症状组合、生存质量等都属于软指标,它们的测量具有更大的模糊性;由软指标综合而来的复合指标在量化方法上也显得十分复杂,需要按照一定的科学方法和程序,对指标进行筛选、赋予不同指标合理的权重,最后还要根据其作为评价工具所必须具有的效度、信度、灵敏度等多方面进行考察,才能真正形成一个科学的综合指标体系。

2. 完善证候疗效评价　"证候"是指每个证所表现的具有内在联系的症状及体征,即证候为证的外候。长期以来,中医是通过观察构成证候的症状、体征的改善与否进行临床疗效的判断。

证是中医诊断与疗效评价的核心,撇开"证"的改善,完全用西医的指标体系评价中医的疗效,无异于本末倒置,不利于中医药的发展。目前普遍认为,"证候疗效"是指辨证论治治疗前后构成证候的症状、体征的变化程度,多采用症状分级量化的方法衡量。《中药新药临床研究指导原则(试行)》中列举了肺癌、肝癌等2个病种的症状分级量化表,每一症状、体征按正常、轻、中、重度异常4个等级,分别赋予0、1、2、3分,以此评价证候疗效。实践证明,此方法是评价证候疗效的一种科学有效的途径。对于证候疗效的评价,指导原则推荐在病症结合模式下,主症、次症结合,中医症状积分分级半定量的方法,提高了证候疗效评价的客观性和实用性,然而实际临床应用仍然存在许多问题。建立科学的、为业内广泛认可的单病种中医症状分级量化标准,是科学规范评价证候疗效的关键所在,是完善中医肿瘤临床疗效评价体系,科学评价中医药治疗肿瘤临床疗效的一个重要部分。近年来已有学者做过多方面的尝试,陆小左等提出建立中医四诊指标与临床理化指标的相关性,进而量化中医四诊信息;王永炎等强调制订中医证候疗效评价标准时需要突出中医"个体化"和"动态变化"的特点;王阶等提出研制病证结合模式下的中医证候疗效评价量表与单一证候模式下的中医 PRO 量表结合,对中医证候进行综合评价;谢雁鸣等利用信息挖掘技术构建中医软指标疗效评价模式等对完善证候疗效的评价标准都具有一定的参考价值,中医证候疗效评价标准有待多方面的完善。

3. 注重生存质量的评价　WHO 给"生活质量"的定义为:不同文化和价值体系的个体对于他们的目标、期望、标志以及所关心的事情、有关生存状况的体验,即个人在社会、心理及精神、职业、躯体4个基本方面的功能状态。临床肿瘤对生存质量的关注起始于20世纪40年代 Kamofsky 等提出的行为状态评分(KPS 评分)。随着医学模式的转变,肿瘤患者的生存质量在治疗中受到越来越高的重视。美国 FDA1985 年将生存质量评定作为新药临床疗效评定的重要指标之一。由国际药物经济与疗效研究协会、欧洲生存质量评估协调处、美国食品及药物管理局与健康相关生存质量工作组和国际生存质量研究协会共同提出的 PROs(patient-reported outcomes)包括患者描述的功能状况、症状和与健康相关生存质量(HRQOL),现已成为国际上临床疗效评价的主要内容之一。中医依靠望、闻、问、切的手段全面收集患者的状态信息,尤其关注患者自身的感受和体验。经常通过问诊获取有关诸如饮食、睡眠、二便、痛苦与不适等情况,即属 PRO 的内容。但中医对 PROs 的考察和测评多是停留在传统的医生口头询问和患者的口头回答等方式上,由于这些简单的询问因为没有量化、标准化,经验性太强,治疗前后或患者间的可比性差,所以很难将其作为现代临床判断结局的重要指标。

在临床肿瘤治疗中,提高患者生存质量可包括肿瘤根治术后康复治疗、姑息治疗及放化疗过程中减毒增效等方面,而这正是中医药治疗肿瘤的特点及优势所在。生存质量重在评定患者的自身感受即对临床症状、一般状态、心理及治疗的反应和感受,而中医药治疗恶性肿瘤疗效也主要在改善患者临床症状,体能状态,睡眠、饮食等一般情况等主观感觉方面,肿瘤患者中医临床证候的改善应该可以用能被肿瘤界广泛认同、接受的肿瘤患者生存质量量表来体现的。所以生存质量评定的内容正是中医药治疗肿瘤的疗效特色,将其引入中医药肿瘤疗效评价体系,有助于客观、准确地反映中医药治疗肿瘤的疗效特点。而中医界需要做的工作就是将国际上公认的欧洲癌症研究与治疗组织的生命质量核心量表(EORTC QOL-C30)与癌症患者生活功能指标量表(FLIC)等肿瘤患者生存治疗量表本土化,尝试建立一套既符合我国国情民情,体现中医特色又符合现代科学的生存质量量表。

如何科学、客观评价肿瘤患者的生存质量是中医肿瘤疗效评价标准研究的热点与难点。一方面,在评价生存质量的思路上,应多角度、多层次评价肿瘤患者的生存质量。从医生的角度,可以利用身体状况评分(KPS 评分标准及体力状况 ECOG 评分标准);从患者的角度,应用生存质量量表评价生存质量。同时应重视体重等能间接反映生存质量的客观指标的应用,并需考虑客观因素,如体腔积液、消化道肿瘤等对体重的影响。另一方面,在生存质量量表的设计上,应根据中医理论的特点,结合我国特定的文化价值观念,按照量表研制的原则对现有的、西方相对成熟的量表进行修订,以体现中医治疗肿瘤的特色,适应中医肿瘤临床的需要;并对量表的信度、效度、灵敏度进行再评价,以能较为准确地反映中医药的疗效。

4. 建立具有中医特色的 PRO 量表 基于患者报告的临床结局(patient reported outcome,PRO)是指直接来自于患者对自身健康状况、功能状态以及治疗感受的报告,其中不包括医护人员及其他任何人员的解释。2006 年,美国 FDA 正式发表了将 PRO 作为新药研制和疗效评价的评价标准之一,意味着 PRO 正成为评价疗效和药物安全性的重要组成部分。PRO 以标准化问卷作为评测工具,通过这些问卷,从症状、功能、健康形态/生命质量及患者期望这 4 个层面全方位地了解患者经治疗后的身体状态。

建立具有中医特色的 PRO 量表一方面可以体现中医药治疗恶性肿瘤的诊疗特色,另一方面可以更为直接和客观地反映患者主观症状的疗效,还可以更加直观地反映在自然环境下(不用药干预)患者临床症状之间的相关性及随时间变化的规律,能够更为客观地评价中医药治疗对于临床症状的疗效。在建立量表的过程中,也应当注意量表的合理性、实用性以及规范性,要经过严格的效度、信度和反应度分析、注意保持中医特色并与西医接轨等几个重要问题。

5. 客观、科学、系统的评价方法 循证医学(evidence-based medicine,EBM)是遵循科学证据的临床医学,已引发了医学实践模式的一场深刻变革。循证医学旨在把过去以个人经验为主要依据的临床实践,提高到一个以严谨的科学研究证据为基础的标准之上。其核心就是任何有关疾病防治的整体策略和具体措施的制定,都应基于现有最严谨的、关于其临床疗效的科学证据之上。

对中医药临床疗效进行全面的、系统的、严谨的科学评估是医学对中医药的基本要求，中医药已有几千年历史并被广泛地接受和应用，毫无疑问，中医药作为一个整体有其极为成功的一面，但这并不等于说其每一个防治措施都是有效的。循证医学与传统医学有着重要区别，传统医学以个人经验为主，医生根据自己的实践经验、高年资医师的指导，教科书和文献古籍的报告为依据来处理患者，可能出现一些真正有效的疗法不为公众了解而长期未被临床采用，而无效的防治措施可能被长期地广泛使用的结果。

20世纪80年代以来，许多人体的大样本随机对照试验结果发现，一些理论上应该有效的治疗方法实际上无效或害大于利，而另一些似乎无效的治疗方法却被证实利大于害，应该推广。循证医学旨在把过去以个人经验为主要依据的临床实践提高到一个以严谨的科学研究证据为基础的标准之上。循证医学实践既重视个人临床经验又强调采用现有的、最好的临床研究证据，两者缺一不可。它的核心就是任何有关疾病防治的整体策略和具体措施的制定都应基于现有最严谨的关于其临床疗效的科学证据之上。因为使用无效甚至有害的防治措施在医学伦理上是不允许的，更是对人类宝贵医疗资源的极大浪费。随机对照试验是获取这种证据的最严谨的科学方法。在进行中医临床研究时，应用循证医学方法可提高中医临床研究质量。要进行全面的相关文献检索，建立中医药临床评价研究文献信息库；建立中医药临床各专业系统疾病的评价小组，开展中医药系统评价，以提供最佳证据；加强评价方法研究的组织建设，开展中医药临床评价方法学的研究及质量控制方法，如随机对照研究文献的评价、中医个案的评价、专家经验或观点的评价等。因此，采用循证医学的方法对中医药治疗肿瘤的疗效作出客观、科学、系统的评价是十分必要的，是使众人了解到中医药是有确切疗效的必由之路。

循证医学是现代医学发展的趋势，强调从临床有效性、安全性、卫生经济学、伦理学等方面综合评价临床疗效。运用循证医学的思维，无疑有助于建立与完善中医肿瘤疗效评价体系。由于肿瘤患者的病情复杂，中医治疗又是多层次、多靶点的调节，如何能够体现中医治疗优势，确立敏感客观的疗效指标，需要高质量的临床研究数据支持。建立与完善中医肿瘤疗效评价体系，应以大样本、多中心、前瞻性对照临床研究为平台，在已有的有关疗效评价成果的基础上，对多种疗效指标进行验证，筛选敏感的、能体现中医治疗特点的、可行性强的疗效指标，并确定各疗效指标在疗效评价过程中的权重，构建出中医肿瘤疗效评价体系，在应用过程中逐渐对其优化与完善，最后建立起体现中医治疗肿瘤特色，并为国际社会所认可的疗效评价体系。

中医肿瘤疗效评价体系的建立应从中医治疗肿瘤的优势与特色出发，借鉴现代流行病学及循证医学的方法，以高质量临床研究数据为支撑，结合专家经验，在注重生存时间、生存质量等终点指标评价的同时，有选择地将中医证候、肿瘤大小、生存质量、治疗到进展的时间（TTP）、中位生存期、带瘤生存期、总生存期、临床受益率、卫生经济学、免疫功能及肿瘤标志物等指标纳入中医肿瘤疗效评价体系中，并确定各指标在评价体系中的权重。这是一项复杂的系统工程，是一个多领域、多层次、多指标的综合评价体系，是一个动态的不断完善的过程。

实践说明，医学是多元的，中医、西医或其他医学各自有自己的理论和诊疗体系，疗效评价体系则是横跨在各种医学之上的一个跨学科的、统一的度量衡系统。正由于这样才能用此"公平秤"称量出不同学科与各种疗法的优劣和特点。随着现代医学模式从生物医学模式向

生物 - 心理 - 社会模式转变,现代医学亦逐渐重视人的心理、社会因素。无论西医或者中医,治疗肿瘤疗效评价的终点应都是使患者如何获得最大益处,即在满意的生活质量和较长生存时间的基础上取得最大限度的肿瘤缓解率,而不是单纯强调瘤体缩小、消退及无瘤生存时间。因此,在此共识的基础上,中西医肿瘤学者广泛深入地交流与合作,应该可以建立一套体现中西医各自治疗特点、更加科学客观、更有利于中西医间学术交流的肿瘤疗效评价体系。

附录一　实体瘤的中医肿瘤疗效评定(草案)

近期疗效评价标准(Ⅲ-Ⅳ期疗效评定标准):总疗效标准(100%)= 瘤体变化(30%)+ 临床症状(15%)+ 体力状况(15%)+ 生存期(40%)。显效为 75~100 分,有效为 50~74 分,稳定为 25~49 分,无效为 <25 分。

1. 瘤体变化　按照 1999 年新的实体瘤疗效评价标准(response evaluation c-riteria in solid tumor, RECIST)评价。占 30 分,依实际所得分数 ×0.3。

CR:完全缓解(100 分);PR:部分缓解(80 分);SD:稳定(30 分);PD:进展(0 分)。

2. 临床症状

肺癌症状分级按症状分 0~Ⅳ度,见表 5-5。

以 5 分计量

0 度:无任何明显症状;

Ⅰ度:有轻度症状,能耐受,无须处理;

Ⅱ度:症状较重,常难以耐受,须作适当处理;

Ⅲ度:症状严重,不能耐受,须对症治疗;

Ⅳ度:症状极严重,危及生命,须作特定治疗。

线性测量法按 5 级分,正常为 0,最严重为 4,进行判断评分。

以上 3 种量化标准供相互参考及补充。本研究采用肺癌症状分级法,每个症状的得分合计后乘以 1/8 即折算为百分制得分,再以此分乘以 0.15 即为实际得分。

表 5-5　肺癌症状分级表

症状	0 度	Ⅰ度	Ⅱ度	Ⅲ度	Ⅳ度
咳嗽	无	偶咳	间断咳嗽	咳嗽频作	咳嗽剧烈
咳血	无	晨起痰中偶有血丝	痰中有血丝	痰中带血,量少	咳血,量多
胸痛	无	偶有胸痛,不需服药	胸痛轻微,服用Ⅰ级止痛药	胸痛明显,服用Ⅱ级止痛药	胸痛剧烈,服用Ⅲ级止痛药
发热	无	<37.5℃	<38.5℃	<39.5℃	≥39.5℃
气短	无	稍感气短	活动后气短	动则气促	卧床也气促
乏力	正常	活动后稍乏力	活动后乏力不易恢复	休息时感到乏力	需卧床
胃纳	正常	饭量稍少	饭量为原来的 2/3	饭量为原来的 1/3	无食欲,饭量 < 原来的 1/3
口干	无	轻微	口干欲饮	口干喜饮	口干喜饮,饮后难解

3. 体力状况　按照卡氏评分分级标准,占 15 分,依实际所得分数 ×0.15。

显效:治疗后比治疗前提高 20 分以上(100 分);

有效:治疗后比治疗前提高 10 分以上(50 分);

稳定:治疗后比治疗前提高不足 10 分或没有变化(25 分);

无效:治疗后比治疗前下降(0 分)。

4. 生存期　生存期≥12 个月(1 年以上),得 40 分,依实际所得分数 ×0.4。从开始治疗日计算,每生存 1 个月得 10/3 分,余下类推。最后总得分以四舍五入计算。

附录二　中医治疗晚期肺癌的疗效评价方法

观察指标和方法

症状(S)

判定指标中医症状根据临床观察分为 4 级:无症状、轻度、中度、重度,治疗前后根据症状出现情况记录。肺癌主要症状的分级情况见表 5-6。

表 5-6　肺癌症状分度表

症状	无症状(－)	轻度 (＋)	中度 (＋＋)	重度(＋＋＋)
咳嗽	无	偶咳	间断咳嗽	咳嗽频作
咳血	无	痰中有血丝	痰中带血	咳血
胸痛	无	偶有胸痛	胸痛时有发作	胸痛时常发作,需要服用药物
发热	无	<38.5℃	<39.5℃	≥39.5℃
气短	无	稍感气短	动则气短	气短明显,不动也喘
乏力	无	可坚持体力劳动	勉强坚持日常工作	不能坚持日常工作

评价方法　治疗前和治疗后症状分数分别相加总计积分情况比较(疗前症状积分 / 疗后症状积分)。

S_1(显效):症状消失,或症状积分减少大于等于 2/3;

S_2(有效):症状减轻,积分减少大于等于 1/3,不足 2/3;

S_3(无效):症状无减轻或减轻不足 1/3。

瘤体(T)

根据治疗前后 CT、MRI 和 X 线片测量瘤体大小进行比较。

判定指标实体瘤疗效评定标准,按国际通用的实体瘤疗效标准分为:

完全缓解(CR):所有可见病灶完全消失,至少维持 4 周以上。

部分缓解(PR):肿瘤病灶的最大横径及最大垂直径的乘积缩小 50% 以上,至少维持 4 周以上。

好转(MR):肿瘤病灶的两径乘积缩小 25% 以上,但 <50%,无新病灶出现。

稳定(DS):肿瘤病灶的两径乘积缩小 <25%,或增大 <25%,无新病灶出现。

进展(DP):肿瘤病灶的两径乘积增大 >25%,或出现新病灶。

评价方法:T_1(有效):CR+PR;T_2(稳定):PD;T_3(进展):SD。

生存质量（K）

判定标准采用卡氏评分方法（见表5-7），治疗前后行生存质量判定。

表 5-7　卡氏评分标准（体力状况评分标准）

体力状况	评分
一切正常，无不适病症	100
能进行正常活动，有轻微病症	90
勉强可以进行正常活动，有一些症状或体征	80
生活可自理，但不能维持正常活动或重的工作	70
生活能大部分自理，但偶尔需要人帮助	60
需要别人更多的帮助，并经常需要医疗护理	50
失去生活能力，需要特别照顾和帮助	40
严重失去生活能力，需住院，但暂无死亡威胁	30
病重，需要住院和积极的支持治疗	20
垂危	10
死亡	0

评价方法　K_1（显效）：治疗后比治疗前提高≥20分；K_2（有效）：治疗后比治疗前提高≥10分；K_3（无效）：治疗后比治疗前无提高。

体重（G）

判定指标　治疗前后均测体重2次（连续2天），取平均值。

评价方法　G_1（显效）：疗后较疗前体重增加≥1.5kg；G_2（有效）：疗后较疗前体重增加≥1.0kg；G_3（无效）：疗后较疗前体重无增加或增加不足1kg。

免疫功能（I）

判定指标　治疗前后均行NK细胞、TC亚群或IL-2的检测，并进行比较。

评价方法　I_1（显著提高）：疗后较疗前提高≥15%或由异常恢复正常；I_2（提高）：疗后较疗前提高≥10%；I_3（无效）：疗后较疗前无提高。

疗效评定

中医中药治疗肿瘤，一般以6至8周为一个疗程，根据治疗前后检查结果评定疗效。为了区别于WHO对瘤体疗效评定（有效RR，稳定SD，进展PD），将其疗效定为明显受益、受益和不受益

明显受益：S_1

　　　　T_{1-2}

　　　　K、G、I中有一项或一项以上为1，或者三项均为2

受益：（1）S_1

　　　　T_2

　　　　K、G、I中两项≤2

　　（2）S_2

　　　　T_2

K、G、I≤2

不受益：未达到上述指标。

附录三　中医药治疗恶性肿瘤综合疗效标准

1. 综合疗效评定标准

（1）肿瘤大小变化

好转：按照实体瘤客观疗效评判标准 CR+PR；

稳定：按照实体瘤客观疗效评判标准稳定 NC；

恶化：按照实体瘤客观疗效评判标准进展 PD。

（2）与肿瘤相关的主要症状变化　选择 1~2 项主要症状或体征的变化，要求与肿瘤相关并能反映患者的主要痛苦。如癌痛，食管癌吞咽困难、胃癌消化道出血、肝癌黄疸或腹水、肺癌咳嗽咯血等。

好转：主要症状或体征缓解并维持 4 周以上；

稳定：主要症状或体征无明显变化，或患者无与肿瘤相关的主要症状或体征；

恶化：主要症状或体征加重。

癌痛及缓解程度依据主诉，按照疼痛四级分级法。0 级：无痛；Ⅰ级：轻度疼痛；Ⅱ级：中度疼痛；Ⅲ级：重度疼痛。

好转：疼痛程度减轻≥1 级或疼痛程度不变而止痛药用量减少；

稳定：疼痛程度 <1 级或止痛药用量不变；

恶化：疼痛程度增加≥1 级或疼痛程度不变而止痛药用量增加。

（3）卡氏评分

好转：卡氏评分增加≥10 分，并维持 4 周以上；

稳定：卡氏评分无明显变化；

恶化：卡氏评分减少≥10 分，并持续 4 周以上。

（4）体重变化　出现体腔积液、浮肿等因素引起的体重变化。

好转：体重增加 >2kg，并维持 4 周以上；

稳定：体重增加或减少≤2kg；

恶化：体重减少 >2kg，持续 4 周以上。

2. 近期疗效评价综合标准

好转：上述 a、b、c、d 四项，≥1 项好转，其他各项稳定；

稳定：上述 a、b、c、d 四项全部稳定；

恶化：上述 a、b、c、d 四项≥1 项恶化。

3. 远期疗效评定标准　以公认的单病种肿瘤中位生存期为评定指标。

参 考 文 献

1. WHO. WHO handbook for reporting results of cancer treatment WHO offset publication No. 48［M］. Geneva（Switzerland）: World Health Organization, 1979.

2. WHO QOL Group. Study protocol for the World Health Organization project to develop a quality of life assessment instrument（WHOQOL）［J］. Qual Life Res, 1993, 2（2）: 153-159.

3. 杨学宁,吴一龙.实体瘤治疗疗效评价标准——RECIST[J].循证医学,2004,4(2):85-90,111.

4. 张京晶,孟琼,常巍,等.肿瘤临床疗效评价研究现状与进展[J].癌症,2010,29(2):250-254.

5. 冯奉仪.实体瘤新的疗效评价标准(解读1.1版RECIST标准)[C]//第三届中国肿瘤内科大会教育集暨论文集.[出版者不详],2009:141-143.

6. 王济民,李佩文,侯浚,等.中医药治疗癌症疗效评定方法的研究[J].中医研究,1994,7(3):44-45.

7. 周岱翰,林丽珠,陶志广.中医肿瘤疗效评价系统在晚期非小细胞肺癌中的应用[J].中国肿瘤,2005,14(10):654-657.

8. 林洪生,李树奇,朴炳奎.中医治疗晚期肺癌的疗效评价方法[J].中国肿瘤,2000,9(8):354-355.

9. 杨宇飞,朱尧武,吴煜,等.中医药治疗恶性肿瘤综合疗效标准探讨及初步运用[J].中国中西医结合杂志,1999,19(6):3-5.

10. 赵轩竹,何国平,李书宁,等.健脾补肾中药联合FOLFOX化疗方案治疗大肠癌疗效的Meta分析[J].中国中西医结合消化杂志,2020,28(10):782-790.

11. 叶轩婷,刘苓霜,姜怡,等.扶正解毒颗粒对非小细胞肺癌术后辅助化疗患者免疫功能和生活质量的影响[J].上海中医药杂志,2020,54(10):57-61.

12. 张科,李春耕.中医药治疗结肠癌基础研究进展[J].国际中医中药杂志,2020,42(9):936-938.

13. 林洪生,张英.中医治疗肿瘤评价方法现状与体会[J].世界科学技术(中医药现代化),2009,11(5):739-741.

14. 李丛煌,花宝金,林洪生,等.中医治疗恶性肿瘤疗效评价研究的现状及思考[J].北京中医药,2010,29(3):187-190.

15. 郭勇,陆任理.论中医治疗肿瘤的疗效评价[C]//.规范治疗与科学评价——第五届国际中医、中西医结合肿瘤学术交流大会暨第十四届全国中西医结合肿瘤学术大会论文集.[出版者不详],2014:1532-1537.

16. 邱敏,刘莉,程俊,等.中医肿瘤临床疗效评价标准建立探讨[C]//第八次全国中西医结合中青年学术论坛论文集.[出版者不详],2016:349-354.

17. 王应天,张英,林洪生,等.基于中医肿瘤临床与基础研究证据探讨中医肿瘤疗效评价体系的构建[J].世界中医药,2019,14(5):1325-1329.

18. 王晓东,殷东风.晚期胃癌中医证候研究[J].辽宁中医杂志,2018,45(1):47-50.

19. 吴喜庆,陆小左.中医客观化疗效评价研究进展[J].现代中西医结合杂志,2014,23(13):1475-1477.

20. 谢雁鸣,王永炎,朴海垠.构建中医软指标疗效评价模式的初步探索[J].中国中西医结合杂志,2007,27(6):560-564.

21. 何浩强,陈光,高嘉良,等.中医证候疗效评价方法的理论研究与实践[J].世界科学技术—中医药现代化,2018,20(7):1187-1191.

22. 张天培.生存质量疗效评价在中医肿瘤研究中的现状及分析[J].中国现代药物应用,2018,12(6):118-119.

23. 姜恩顺,张英,林洪生.生存质量疗效评价在中医肿瘤研究中的现状及分析[J].中国新药杂志,2013,22(9):1056-1059.

24. 江倩.患者报告结局及其在血液肿瘤中的应用[J].中华血液学杂志,2019,(7):614-619.

25. 孙博玮.多发性骨髓瘤患者报告结局量表的初步研制[D].南京:南京中医药大学,2019.

26. 李晓文.甲状腺结节证治规律及中医 PRO 量表的研究［D］.北京:中国中医科学院,2018.

27. 林妙然.急性白血病患者报告的临床结局量表的研制［D］.福州:福建医科大学,2018.

28. 张春森.乳腺癌 PRO 量表的研制与评价［D］.太原:山西医科大学,2014.

29. 张珺.乳腺癌内分泌治疗期中医 PRO 量表初步研制［J］.山东中医药大学学报,2013,37（3）:222-223.

第六章　中西医结合防治肿瘤的临床研究现状与研究方法

作为具有中国特色的诊断和治疗方法,中医凭借其在辨证论治和整体观念思想指导下得到的独特个体化临床治疗效果,已在中国国内非小细胞肺癌治疗领域取得不可忽视的地位。并且,随着世界对中医药了解和研究的加深,中医药治疗恶性肿瘤已经可以实现与西医学的精确治疗模式的"无缝"衔接。手术、化疗、放疗、靶向等西医学方法,在取效的同时均具有不同程度的不良反应,而中医在消除肿瘤实体病灶方面存在局限。所以,中西医疗法取长补短,相辅相成,将成为恶性肿瘤临床治疗的大势所趋。

一、中医药结合手术

当前,手术仍然是多数实体瘤获得根治的最有效途径。对于某些没有扩散的早期肿瘤和中期肿瘤,通过手术治疗或以手术为主的综合治疗常可以达到治愈的目的。但同时其也存在一些缺点和不足,一方面,手术虽然切除了部分病灶,但会出现脏器功能失调,常出现手术相关不适症状,如肺癌术后的气短、疼痛、乏力等;另一方面,手术对于远处转移的亚临床转移灶无治疗作用,许多肿瘤根治术后还常会出现复发和转移,从而导致治疗失败。中医药与手术合理配合不仅可以提高手术耐受性、促进术后快速康复;还能巩固手术治疗效果,提高远期疗效。

(一)围手术期调理

"围手术期"是指以手术治疗为中心,包括术前、术中和术后的一段时间。手术损伤常耗气伤血,使脏腑、经络功能失调,故手术前后均需调理,以减少创伤并促进恢复。

1. 术前中医调理提高手术耐受性　大多数肿瘤患者属本虚标实,正气亏虚,通过扶正培本的方法可提高患者对手术的耐受性。手术前予以中药扶正调理,以增加手术的切除率及改善患者一般营养状况,有利于保障手术的顺利进行。这种术前给药大多使用补益气血、健脾益气、滋补肝肾的方药,如当归补血汤、四君子汤、保元汤、十全大补汤、六味地黄汤等。部分术前患者因对肿瘤、手术的恐惧与焦虑,常表现出精神抑郁、失眠、烦躁等肝郁脾虚的征象,可使用疏肝解郁健脾的方药,如逍遥散、归脾汤等。术前用药一般在手术前 0~15 天,然后即行手术切除。术前使用中药可以改善疾病状态,增强免疫力,有利于癌症患者手术前控制病情,提高手术耐受性。

2. 术后中医调理促进快速康复　手术虽有祛邪之功,亦有耗气伤血之虞。在作为一种治疗手段的同时,也属"金刃所伤"的中医致病因素范畴。手术后癌灶已基本清除或缩小,但机体阴阳气血却受到一定的损害,脏腑功能削弱和紊乱,并且由于手术创伤,内生瘀血不得散,与组织粘连,加之本身癌毒并未尽去,从而形成正虚与邪实共存的证候,在临床表现为影响患者生活质量的复杂症状群,不利于术后的快速康复。中医药在缓解症状方面优势独到,术后应及时配合中医药调理,促进组织修复、调整机体功能,使患者获益。大量临床实践证明,用中西医结合治疗方法可以起到单独西医治疗难以取得的治疗作用和效果。如有些肿瘤术后的切口发生慢性感染,长期难以愈合,西医使用抗生素治疗效果不明显,合理使用祛腐生肌、清热解毒等中药,有时可以起到很好的效果。有些肿瘤患者术后出现长时间的低热、身体虚弱症状,使用抗生素无明显治疗效果,通过个体化辨证,合理使用益气养阴、清热解毒等中药常能取得良效。肺癌患者术后使用益气养阴,解毒祛瘀的中药,可显著改善患者气短、乏力、疼痛、失眠等症状,促进快速康复。腹部肿瘤患者术后合理配合使用健脾理气、活血化瘀等中药,可以加快术后的肠道通气、预防和减轻肠粘连。因此,肿瘤患者术后积极配合中医药治疗,对于机体康复以及术后放疗、化疗等后续治疗的推进大有裨益。

(二)巩固手术治疗效果,提高远期疗效

有相当一部分恶性肿瘤,虽然做了根治性手术,但由于其生物学特性,尤其是细胞分化程度差、分期为中晚期,很容易出现复发和转移,导致患者多脏器损伤和功能衰竭,在较短时间内死亡,这是远期生存率不能有效提高的原因。所以如何预防肿瘤术后复发转移是重要的研究课题。中医药在防治肿瘤复发转移方面有较大优势。中医药参与肿瘤术后化疗、放疗等治疗阶段,一方面增效,调理脏腑功能,以增强机体的抵抗力及消灭残留癌细胞;另一方面减毒,减轻患者术后化疗、放疗等治疗的"毒性",使免疫功能和骨髓造血功能得到良好恢复。如系早期病变,黏膜及黏膜下层周围淋巴结及组织未见转移,经过根治性手术之后,一般可以用中药长期维持治疗,定期复查,巩固疗效,达到预防肿瘤复发转移的目的。

中医药在防治肿瘤术后复发转移方面做了大量临床研究工作。如中国中医科学院广安门医院林洪生教授团队开展中医药治疗非小细胞肺癌(NSCLC)的循证医学研究,通过2 606例多中心、大样本的临床系列研究证实,中医药可以降低了术后患者两年复发转移率6%,延长晚期NSCLC患者生存时间3.47月,有效减轻患者放化疗不良反应,并可有效改善患者临床症状和生活质量。中国中医科学院西苑医院杨宇飞教授团队采用队列研究,观察了222例根治术后的Ⅱ、Ⅲ期结直肠癌患者,分别采用中药联合化疗及单纯化疗,发现中药联合化疗患者第2年复发转移率(11.69%)低于单纯化疗患者(16.35%)。以上都证明了中医药在防治肿瘤术后复发转移方面的潜在优势。

中医认为,肿瘤疾病经过手术治疗之后,病情虽得以控制,但此时邪气未尽,正气未复,这一阶段的中药治疗应以扶正祛邪为总原则随证灵活加减。扶正是根据脏腑功能和气血阴阳之不同进行辨证。如肺癌多以养阴润肺为主结合辨病用药;乳腺癌多以健脾疏肝结合辨病用药;结直肠癌以健脾除湿解毒为主结合辨病用药;胃癌以健脾益胃为主结合辨病用药。扶正目的是提高患者的抗病能力,以增加和调动机体自身抗癌能力。祛邪则根据患者证候表现而予以化痰祛湿、活血化瘀、清热解毒、软坚散结等方药,其目的是在一定程度上控制残余癌细胞的活动,以防止复发转移,提高生存期。除了中药复方,中成药和中药注射剂有着成分相对明确、更易获得的特点,具有较大应用价值。如复方斑蝥胶囊破瘀散结;参芪扶正注射液益气扶正;华蟾素解毒抗癌;康莱特注射液兼具扶正与抗癌作用等。这些中成药和中药注射剂在肿瘤术后患者中的合理应用,也成为中医药防治复发转移的重要治疗手段。

总的来说,手术治疗通过消除局部瘤体以祛邪,取得近期疗效。中医药可以参与肿瘤围手术期及术后的辅助治疗或维持治疗阶段,基于个体化辨证,以扶正祛邪为主要治疗原则,纠正肿瘤治疗过程中出现的各种异常的病理状态、恢复机体的阴阳平衡。两者相加,能够最大限度地优化手术治疗肿瘤的临床疗效,在取得近期疗效的基础上,缓解临床症状,改善生活质量,提高远期疗效。

二、中医药结合化疗

化疗是肿瘤内科治疗的主要手段,近年来随着化疗新药的研发,以及现有化疗药新的适应证发现,或通过给药方式创新,以及联合靶向治疗,使得化疗疗效大幅度提升。但化疗药物在杀伤肿瘤细胞的同时,不可避免地对正常细胞产生细胞毒作用,从而出现一系列不良反应,西医学主要采取对症处理。中医药作为中华民族的瑰宝,在肿瘤领域发挥重要作用,大量研究表明中医药与化疗联合使用能起到增效减毒,提高肿瘤远期疗效的作用。

协同增加肿瘤治疗疗效

中药与化疗联合一定程度上抑制肿瘤发展、抗复发转移。有研究用补中益气汤合沙参麦冬汤加减联合化疗治疗非小细胞肺癌,结果显示,与单用化疗相比,联合组效果更好,可明显改善患者的症状,提高患者生存质量与临床疗效,且应用安全性显著。参一胶囊是由人参皂苷 Rg3 单体研制而成,孙燕院士牵头的课题"参一胶囊辅助化疗治疗非小细胞肺病随机双盲临床研究"结果显示,"参一胶囊"具有抑制肿瘤和抗肿瘤复发转移的作用。此外,从中药中提取的单体制成的各种注射液,包括康莱特注射液、鸦胆子油乳注射液、华蟾素注射液、艾迪注射液均显示出与化疗药物的协同增效作用。

减轻化疗引起的毒副作用

(1)化疗局部反应的中医治疗:临床上常见化疗药物外渗引起的局部损伤。化疗外渗的临床改变可有水肿、疼痛、溃疡、瘢痕形成四个阶段,根据临床症状及皮肤表现辨为寒、热、瘀、湿,中医药治疗可获得一定疗效。中药在使用方法上多以浸洗和外敷为主,许多中药经皮吸收良好,可透皮吸收直达病所。有研究观察二黄化瘀散对发疱类化疗药外渗致局部组织损伤的临床疗效,结果与单纯化疗相比,二黄化瘀散能提高患者的治愈率,缩短显效时间和治愈时间。

(2)化疗全身反应的中医治疗

1)全身症状:化疗可引起癌因性疲乏,西医目前虽有治疗癌因性疲乏的相关研究,但尚无特效药物及有效措施。中医将这种全身性表现归属于"虚劳"范畴,基本病机为气虚阴亏,肝肾不足。予以补气养血、滋补肝肾之法,减轻患者症状,提高化疗完成率。有研究表明88% 的患者选择中医药治疗改善疲乏症状,说明中医辨证治疗的不可替代性。在健脾益肾解毒方联合化疗对中晚期胃癌癌因性疲乏的研究中,治疗后观察组癌因性疲乏程度较治疗前在行为、情感、感觉及整体疲乏度上有改善,且均显著优于对照组治疗后水平。

2)消化道反应:消化道反应是化疗最常见毒副反应,发生率达 77.5%~97.4%。消化道不良反应会加剧患者对治疗的恐惧,影响患者的生活质量,严重者甚至会危及患者生命。西医对于恶性肿瘤化疗后消化道反应的治疗药物较多,但会引起便秘、锥体外系反应、转氨酶升高、心脏毒性等不良反应。中医药治疗从中医的整体观念出发,调节全身脏腑气血,可改善化疗导致的消化道反应,提高患者生活质量。如有研究显示用香砂六君子汤加减、半夏泻心汤加减配合化疗,与单纯化疗组比较,能显著改善恶性肿瘤患者化疗后的消化道反应。

3）骨髓抑制：化疗药物在杀灭肿瘤细胞的同时也会影响到骨髓造血细胞的增殖与分化，出现骨髓抑制，西医主要采用注射重组人粒细胞集落刺激因子、白细胞介素-11、重组人血小板生成素、输血等对症治疗，虽疗效确切、起效快，但是价格昂贵，长期使用会产生肌肉骨疼痛、发热、毛细血管渗漏综合征等不良反应，患者依从性差。现代研究显示中医药对于化疗后骨髓抑制疗效显著，具有疗效好、不良反应少、作用时间长、价格低廉等优势。有研究表明，在化疗的基础上加服健脾补肾中药，与单纯化疗相比，前者能够有效预防血小板减少。

4）免疫抑制：化疗药物在杀伤癌细胞的同时，也会对淋巴细胞亚群产生一定的杀伤作用，严重影响患者的免疫功能及生活质量，导致治疗耐受性下降，增加复发、转移风险。扶正补虚类中药能提高癌症患者免疫功能、预防肿瘤的发生和发展。如有一项自拟中药方（黄芪、熟地黄、人参、当归、补骨脂等）联合化疗治疗乳腺癌患者的临床试验显示，治疗后观察组较对照组明显提高 T 淋巴细胞亚群水平，提高免疫功能。

5）神经损伤：临床上具有神经毒性的化疗药物主要有紫杉类、铂类、长春碱类、依托泊苷、甲氨蝶呤等。西医学多予营养神经等治疗，尚缺乏确切有效的治疗方法。近年来，中医药防治化疗药物引起的周围神经病变研究日益增多，特别是对中医外治法的应用较为重视，包括针灸推拿、中药外敷、中药泡洗等。一项随机对照试验观察了自拟通络活血汤内服外敷治疗化疗后周围神经损伤的疗效，其结果显示疗效优于服用甲钴胺组，且不良反应少，避免了长期使用甲钴胺可能出现的血压下降、呼吸困难等不良反应。

6）肝、肾、心功能损害：化疗药物大部分经肝脏代谢，因此常常会导致药物性肝损伤（DILI）的发生。西医治疗主要为保肝治疗，但保肝药本身具有肝毒性，且在临床应用保肝药物时药物种类的选择缺乏针对性，造成化疗的中断、患者病情加重。中医认为，药毒是肝脏功能受损的主要致病因素之一。中医药在减少化疗引起肝损害有其独特的优势。有研究表明芍药甘草汤中富含的白芍总苷、甘草酸等成分具有保肝降酶、解毒抗炎、抗肝纤维化等作用，可显著改善肝细胞变性和坏死。一项观察自拟护肝方对大剂量甲氨蝶呤化疗后肝损害患者疗效的随机对照临床研究发现，谷丙转氨酶（ALT）复常天数中药加化疗组要明显优于单纯化疗组。

经肾脏代谢的一些化疗药，会对肾脏细胞产生细胞毒作用，导致肾功能受损，如不加以干预，在病情进展过程中最终会发展为不可逆性损伤，严重者可导致肾衰竭、尿毒症、死亡。临床上常见引起肾功能损伤的药物有顺铂、甲氨蝶呤、异环磷酰胺、丝裂霉素、普卡霉素、达卡巴嗪等，肾脏毒性是限制这些药物在临床大量使用的主要原因。中医基于扶正祛邪原则进行治疗，基本上可取得明显的效果。林洪生等在《肿瘤姑息治疗中成药使用专家共识》中提出：百令胶囊、参芪片相关的中药都可以通过补益的方法起到保护作用，同时可降低药物治疗引发的肾损害。

蒽环类抗癌药如多柔比星（阿霉素）、表柔比星（表阿霉素）、吡柔比星（吡喃阿霉素）等是临床常用的有效化疗药物，但其累积性心脏毒性限制了其应用。化疗药物引起的心脏毒性，临床诊治重在监测和预防。目前中医药在预防蒽环类抗癌药的心脏毒性方面亦取得了一定的疗效。一项纳入 10 篇 RCT 共 648 例样本的 meta 分析评价了中医药对乳腺癌患者蒽环类药物化疗心脏毒性的临床疗效，其结论显示中医汤剂具有一定的抗乳腺癌患者心肌蒽环类药物损伤的作用。

7）手足综合征和脱发：多种化疗药物可引起手足综合征，如卡培他滨、阿糖胞苷、环磷酰胺、多西紫杉醇、长春瑞滨等，其中以卡培他滨所致的手足综合征尤为严重。目前西医主要以宣传教育和对症处理为主。手足综合征在传统典籍中并无相关记载,但在"辨证论治"理论的指导下,许多中医肿瘤学的先行者在这一领域已经进行了中医药的探索,并已初见成效。一项使用卡培他滨的恶性肿瘤患者进行中药熏洗治疗的临床研究结果显示,与单纯使用卡培他滨相比,观察组手足综合征的发生率显著低于对照组。脱发是放化疗常见的副反应之一,它给肿瘤患者造成很大的心理压力,甚至影响到肿瘤的规范治疗,但至今对放化疗引起的脱发没有针对性的预防方法。临床上多数放化疗引起的脱发在放化疗结束以后还可再生,在适当的时机给予中医药的干预,能够延缓头发脱落速度或辅助头发的生长。

（3）延缓化疗耐药:化疗药物具有抑制细胞生长的作用。由于癌细胞是多变的,可以通过多种机制改变对化疗药的敏感程度。如细胞膜发生变化,使抗癌药摄入减少而排泄增多;迅速修复损伤;破坏化疗药结构,使抗癌药丧失战斗力;降低酶活性,对药物不敏感,从而使化疗药无效,产生耐药。西医学还没有很好的办法解决这个问题,中医药在延缓化疗耐药方面取得一定的进展。如有研究将晚期耐药性非小细胞肺癌患者随机分组,对照组采用多西他赛化疗,观察组在此基础上服用扶正化痰抗癌方,结果显示观察组可显著提高患者近期疗效,增强患者的免疫功能,提高患者的生活质量,减轻毒副反应。

总之,中医药与化疗联合使用,可提高化疗疗效及化疗完成率,减轻化疗引起的不良反应,提高患者生活质量,临床研究已显示出一定的成效。但仍存在很多问题,如中医的核心技术——辨证论治在化疗过程中如何展现,以及辨证论治的个体化如何展现,在化疗过程中中医药疗效发挥的机制,以及针对不同医者对同一患者开具的不同处方的情况,如何实现辨证论治个体化与标准化之间的平衡等等。此外,目前已开展的研究多数研究方法学质量较差,中医药联合化疗提高肿瘤治疗疗效的证据不足,仍需进一步开展大样本、多中心、双盲随机对照研究,或需要进一步开展基于循证医学的研究,以提高证据强度。

三、中医药结合放疗

放疗,即放射治疗,其疗效主要取决于放射敏感性,不同瘤体组织在接受照射后反应程度不同,因此对于放疗敏感性高的肿瘤具有良好疗效,如鼻咽癌、上段食管癌、喉癌、纵隔淋巴瘤、肺癌、宫颈癌。但由于放疗不仅对于肿瘤细胞具有破坏作用,对于正常组织亦可造成放射损伤,带来不同程度的副反应和远期毒性,并与剂量大小、照射部位、照射野大小密切相关。主要表现为皮肤和黏膜的局部反应、放射性肺炎、放射性膀胱炎、放射性肠炎等疾病。

中医理论认为放射治疗对机体产生的毒副作用主要为热毒,易耗损人体阴液,多表现为热毒炽盛、气阴两虚证。而现代诸多研究表明,中医药配合放疗具有减毒增效和提高机体免疫功能的作用,可有效改善患者的生活质量。常用的治则主要有清热解毒、生津润燥、补气活血、活血化瘀、健脾和胃、滋补肝肾。针对于不同的放射副反应进行个体化的辨证论治,从全身与局部同时进行治疗,将中医药疗法贯穿于放射治疗的始终,达到攻邪而不伤正的目的,从而尽可能地提高放疗的治疗效果。

中医药配合放射治疗具体效果有以下三点,首先中医药可有效减轻放疗毒副作用,以清热解毒、生津润燥为大法,降低放射治疗过程中"热毒"所带来的阴液亏耗,以保证放疗疗程的完整性。同时有效地缓解口干、咽干、舌燥、口腔溃疡等相关症状,减少放射性食管炎,放射性口腔炎,放射性肺炎的发生率。其次,中医药具有放疗增敏作用,可提高肿瘤细胞对于放射线的敏感性,如扶正培本、活血化瘀、清热解毒类中药均可不同程度地增加组织细胞含氧量,改善乏氧细胞的存在,调节细胞周期,从而有效地提高放疗敏感和疗效。最后,经过完整的中西医结合放疗,不仅可巩固近期疗效,还可很大程度上有助于恶性肿瘤治疗的远期疗效,提高患者的中位生存时间。

(一)放射性皮肤损伤

放射性皮肤损伤常见的表现为红斑、干燥或水泡、糜烂、各种黏膜溃疡等,多属热毒蕴结,气血凝滞证。治疗当以清热解毒,活血润燥为主。多采用局部辨证和整体辨证相结合,内服汤药和外用膏剂散剂相结合。临床组方应用较多的中药有紫草、芦荟、黄芩、龙血竭、地榆、高山茶油等清热解毒、凉血活血药物。外用剂型种类丰富,疗效确切,有油剂、膏剂、汤液、散剂等,如李媛等研制的湿润烧伤膏,结合康复新液治疗鼻咽癌放射性皮炎可提高治疗总有效率,改善患者疼痛等级,提高患者生活质量。李佩文教授所研制的溃疡油可有效防治急性放射性皮肤损伤,预防中重度皮肤损伤的发生。总体而言,中医药内外合治对于放射性皮肤损伤显示出独特的治疗优势。

(二)消化道反应

放疗所产生的消化道反应对于不同消化器官表现不同,如胃部多表现为恶心、呕吐、胃痛;小肠表现为吸收不良综合征;结肠直肠多表现为腹痛腹泻、便血、甚至发生肠穿孔或肠梗阻等并发症。中医理论认为放射线属于"火热毒邪",加之肿瘤患者长期疾病耗损,脾胃虚弱,中气不足,病机多属本虚标实。故临床常用健脾益气、清热解毒、清热燥湿、疏肝理气等,常用经典方剂如参苓白术散、白头翁汤、葛根芩连汤、痛泻要方等加减。同时放射性肠炎多伴里急后重、脓血便、甚至鲜血便等症状,治以清热养阴、凉血止泻,多用生地榆、侧柏叶、棕榈炭、槐花、仙鹤草、马齿苋、白头翁等药物,必要时需手术治疗。对于恶心呕吐、食欲不振、消化不良等症状,治以补脾益气,清热养阴,如黄芪、党参、白术、麦冬、茯苓、沙参、鸡内金、旋覆花、代赭石、山楂、竹茹等药物。

(三)放射性膀胱炎

放射性膀胱炎临床表现多以血尿为主,伴有膀胱刺激症状。中医将此病划为血淋范畴,是由于火热之邪灼伤血络,迫血妄行所致。其治法多为清热解毒、利尿通淋、凉血止血。常用方剂有小蓟饮子、八正散、石韦散等,常用中药以大蓟、小蓟、白茅根、泽泻、通草、车前子等利尿通淋止血药物为主。

(四)放射性肺炎

放射性肺炎主要表现为发热、咳嗽、气喘、气短、咳痰、咳血等,多由热毒伤阴,灼伤肺络所致。治法多以养阴清肺为主,方药选用养阴清肺汤、沙参麦冬汤等治疗。多采用沙参、麦冬、天冬、杏仁、白芍、女贞子、百部、金银花、黄芩等药物。中医药治疗放射性肺损伤具有独特优势,不同于西医多在肺炎发生后进行干预,中医药疗法贯穿始终,同时对于肺纤维化具有一定的疗效。王苏等研究表明,养阴清肺方联合激素能有效改善放射性肺炎患者呼吸困难 Watters 评分、卡氏评分,改善患者气短、乏力等临床症状,提高生存质量,且减少激素副作用的发生。

(五)骨髓抑制

放疗所产生的骨髓抑制一般在治疗后第 2 周开始出现,引起白细胞、血小板和血红蛋白减少。临床研究证明,中药具有提升白细胞、红细胞、血小板的功效,可有效预防和治疗化疗引起的骨髓抑制。骨髓抑制产生是由于放疗对人体正气造成耗损,其病位在骨髓,与脾、肾关系密切,治法以扶正补虚为本。方选四君子汤、四物汤、八珍汤、归脾汤、当归补血汤、六味地黄汤、左归丸、右归丸等。常用药物多为补血药、补气药、归肾脾二经为主。广东省中医院放疗科将 72 名接受放化疗的肿瘤患者分为试验组和对照组,试验组在放化疗同时口服中药生血方治疗,研究结果发现试验组患者血红蛋白抑制程度轻于对照组($P<0.05$),可有效减轻放化疗所致骨髓抑制。

综上所述,中医药可有效减轻放疗后所带来的副作用,且长期服用可巩固疗效。随着理论研究逐步深入,认为放疗作为热毒具有伤阴耗气的病理特点,治疗多从补气养阴,清热解毒等角度出发。同时由于津液亏耗,又易导致血虚津枯,导致血瘀,进而瘀毒化热更加重阴液亏耗,故临床治疗大法亦应兼顾活血解毒。中医药结合放疗的未来发展方向应该以中医药与放射治疗精准组合为主,保证中医药可有效地贯穿于放射治疗的全程,在放疗前扶正培本,放疗中清热解毒,放疗后养阴益气,不同阶段随症治之,以达到最佳的治疗效果。而目前尚存在的问题是中医药结合放疗需要有高质量的循证医学依据,同时对于中医特有的针灸、贴敷等治疗方法需进一步发挥推广,以有效地发挥中医药多途径的治疗特点,促进针对中医药结合放疗实践的标准化和规范化。

四、中医药结合靶向治疗

随着肿瘤分子生物学研究的不断深入,靶向治疗已然成为精准医疗与个性化治疗肿瘤的重要手段,为广大肿瘤患者带来显著的生存获益。然而临床中亦常发现,其不良反应的发生、耐药性的出现严重影响治疗进程及疗效,中医药结合靶向治疗或将为肿瘤患者带来更多治疗机遇及更好的临床疗效。

（一）提高临床疗效

1. 增强抑瘤效果 项琼等将 80 例非小细胞肺癌患者分为治疗组（益气除痰方＋吉非替尼）与对照组（吉非替尼）,研究周期为 8 周,治疗组总稳定率高于对照组（ $P<0.05$ ）,肿瘤标志物降低、T 淋巴细胞亚群提高、不良反应发生率方面治疗组亦均优于对照组,表明中医药结合靶向治疗具有协同增效作用,并能改善患者生存质量、提高机体免疫力,减少不良反应的发生。

2. 延长生存期 为了评价中药联合靶向药物治疗非小细胞肺癌的疗效,陈爱飞等将 50 例非小细胞肺癌患者平均分为单用吉非替尼的对照组,以及在此基础上联合补气养血方内服的观察组,观察两组 3 个月、6 个月、1 年生存率以及副反应发生率的差异,结果表明中药联合靶向药物治疗可明显提高非小细胞肺癌患者 1 年生存率,减少血液系统毒性、消化道毒性、肝肾功能损害等副反应的发生。

3. 改善临床症状,提高生活质量 阿帕替尼是国内自主研发的血管内皮细胞生长因子受体 -2 酪氨酸激酶抑制剂。李小江等对 18 例肺癌患者采用阿帕替尼单药治疗,20 例肺癌患者采用阿帕替尼联合消岩汤治疗,结果发现服用阿帕替尼后中位无进展生存期（mPFS）可达 3 个月,虽然两组在 mPFS、客观缓解率、疾病控制率方面未见明显差异,但在改善临床症状、降低不良反应发生率方面,联合用药组明显优于单药组（ $P<0.05$ ）。

（二）减轻不良反应

1. 皮疹 皮疹是以 EGFR-TKIs 为主的靶向药物最常见不良反应。陈学武等观察五味消毒饮内服加外洗治疗 EGFR-TKIs 相关皮疹的疗效及安全性,以尿素软膏为对照治疗 2 周,2 周后与对照组相比,试验组在临床疗效总有效率（73.3% vs 40.0%）、中医证候疗效总有效率（80.0% vs 50.0%）方面均明显升高（ $P<0.05$ ）,试验组治疗后皮疹严重程度分级及超敏 C 反应蛋白和白细胞介素 -6（IL-6）水平均明显下降,且低于对照组（ $P<0.05$ ）。

2. 腹泻　腹泻亦为靶向药物获益患者的常见不良反应。卢舜等对 47 例口服索拉非尼出现腹泻的肝癌患者开展临床研究,观察 14 天,发现与单用蒙脱石散对症治疗相比,温肾健脾中药联合蒙脱石散治疗腹泻的有效率(83.3% vs 56.5%)明显提高($P<0.05$)。

3. 肝脏毒性　靶向药物引起的肝脏毒性多发生在用药后 1 周至 6 个月之间,多为肝细胞坏死性肝损伤,其病理机制尚不清楚。鞠立霞等结合肝损伤患者的疲乏、纳差的临床症状以及相关实验室指标,将靶向药物引起的肝损伤归于"虚劳"范畴,病位在肝,与脾胃关系密切,以肝郁脾虚、脾胃阴虚、肝血虚及肝阴虚为常见病机,结合肿瘤患者的不同体质特性,临证治疗时宜攻补兼施,标本同治。

(三)改善耐药

获得性耐药是制约恶性肿瘤靶向治疗的瓶颈。吴琼茜等将 60 例晚期非小细胞肺癌患者平均分为对照组(单用埃克替尼)及治疗组(中医辨证联合埃克替尼),治疗至疾病进展或出现不可耐受的不良反应,结果显示虽然两组在治疗 4 周后的总有效率及控制率方面未见明显差异,但与对照组相比,治疗组无进展生存期(PFS)显著延长(337d vs 238d,$P=0.028$)。

总之,靶向治疗的出现使得肿瘤治疗获得突破性进展,但其不良反应及耐药等相关问题不仅影响临床疗效,亦无标准治疗方案,亟待新的治疗手段缓解或克服其弊端。虽然中西医结合治疗疗效较为理想,但目前存在的问题仍需客观对待,如主要围绕 EGFR-TKIs 方面研究,多以小样本观察研究,缺乏多中心的大样本研究及更加严谨的随机对照研究,中医药作用机制尚不明确等。尽管如此,中医药结合靶向药物治疗恶性肿瘤的前景值得期待。

五、中医药结合内分泌治疗

某些肿瘤的发生、发展与机体内分泌激素密切相关,如乳腺癌、甲状腺癌、前列腺癌、子宫内膜癌等,为内分泌依赖性肿瘤,故可通过调节机体内分泌功能状态,控制肿瘤的发展,以达到治疗肿瘤的目的。内分泌治疗在某些肿瘤的综合治疗中占有非常重要的地位。而患者在使用内分泌治疗过程中,由于体内激素水平的变化,出现一定不良反应,如乳腺癌内分泌治疗相关类更年期综合征,表现为潮热、盗汗、烦躁、失眠、心悸、骨关节等症状。中医药的介入可以改善内分泌治疗相关不良反应,提高患者生存质量,同时对女性激素水平无影响。郭金等将 60 例乳腺癌类围绝经期综合征患者随机分为两组,试验组给予益胃汤加味,对照组给予谷维素治疗,以 Kupperman 改良症状积分评定法评价两组症状,发现中医药治疗抑郁、烦躁、失眠、潮热汗出、眩晕、心悸等症状有显著疗效。王晓玲等将激素依赖型乳腺癌患者 94 例随机分为两组,对照组予内分泌治疗,试验组在此基础上联合疏肝益肾方,采用欧洲癌症研究机构和治疗协会制定的肿瘤生命质量调查问卷评价患者生活质量,结果显示试验组生活质量明显优于对照组。林芝娴等对补肾法对乳腺癌患者经内分泌治疗后的性激素水平的影响进行了 meta 分析,结果表明补肾法在改善症状,提高患者生活质量的同时,对其性激素水平无明显影响,说明中医药治疗对内分泌治疗效果并无不良影响。

笔者检索文献发现,中医药联合内分泌治疗相关临床研究总体呈逐年增多趋势,其中以乳腺癌相关研究为首,其他病种研究较少,且多为单中心研究,随机对照试验的质量不高,相关的 meta 分析较少,对临床的指导意义有限,希望未来可以进一步开展多中心、大样本、高水平的循证研究。

六、中医药结合免疫治疗

现代医学认为恶性肿瘤的发生、发展与机体免疫能力密切相关,可以通过增强机体免疫反应,控制肿瘤的生长,以达到治疗肿瘤的目的,常与其他治疗方法一起使用,在恶性肿瘤的综合治疗中占有一定地位。近年来肿瘤免疫治疗(immunotherapy)通过打破机体免疫耐受、逆转肿瘤细胞免疫逃逸从而增强机体的抗肿瘤能力,成为肿瘤治疗研究领域的一大热点。新的研究成果已经应用于临床,但目前中医药联合免疫治疗的临床研究较少,在检索文献时并未发现相关文章。但在以往的临床实践中,中医认为肿瘤的发生发展属于本虚标实,虚实夹杂,治疗以扶正培本为主,兼以行气化痰、解毒消癥,常取得良好疗效。实验研究发现多种中药及复方中的成分具有调节免疫的作用,诸如多糖类、黄酮类、人参皂苷等多种免疫活性成分,研究结果表明它们能够通过调节机体免疫功能而抑制肿瘤的发生发展。毕凌等通过动物实验证明,肺积方能抑制肺癌细胞的增殖,抑制免疫逃逸,改善免疫功能,延长荷瘤小鼠生存期。

中医药的多种治疗方法被认为可以起到调节免疫的作用。而中医药的辨证论治在与其他疗法结合时往往能达到独特的治疗效果,但高质量研究证据的不足,使中医疗法无法广泛推行,在一定程度上限制了中西医结合的发展。

七、中西医结合防治肿瘤的临床研究方法

临床研究是以疾病的诊断、治疗、预后、病因和预防为主要研究内容,以患者为主要研究对象,以医疗服务机构为主要研究基地,由多学科人员共同组织并参与的科研活动。高水平中西医结合防治肿瘤的临床研究,可以用来评价中医药新药物、新方法、新技术,从而帮助提高中医药临床决策能力。中西医结合防治肿瘤的临床研究主要方法包括随机对照试验、队列研究、横断面研究、回顾性研究、病例对照研究、个人经验等。

(一)随机对照试验

1. 概述　随机对照试验(randomized controlled trial, RCT)是采用随机分配的方法,将合格研究对象分别分配到试验组和对照组,然后接受相应的试验措施,在一致的条件或环境中,同步地进行研究和观测试验效应,并用客观的效应指标对试验结果进行科学的测量和评价。通过随机对照试验,部分既往被认为有效的治疗措施被证实无效甚至有害。例如在胃癌治疗中,FAMTX(氟尿嘧啶、多柔比星、环磷酰胺)曾是欧美临床化疗的标准方案。但之后 Hartgrinnk 等的随机对照研究表明应用 FAMTX 新辅助化疗并无益于患者。该研究共纳入 59 例患者,29 例术前应用 FAMTX 化疗,30 例单行手术作为对照,两者的切除率相同,但 FAMTX 化疗组和对照组的中位生存期分别为 18 个月和 30 个月。一项 1998 年发表在 *Lancet* 杂志上的非小细胞肺癌的术后放射治疗研究,对有史以来肺癌术后放疗的临床随机对照研究进行了 meta 分析,结果否定了用传统 ^{60} 钴方法对 I、II 期肺癌术后放疗的模式,由此引出了对肺癌的过度治疗问题的关注。随着医学理论与临床实践的日益成熟,随机对照试验被公认为是评价肿瘤干预措施疗效的金标准或标准方案而广泛应用于临床研究当中,为肿瘤中西医结合治疗临床方案的制订提供了大量真实、可靠的证据。

在中西医结合防治肿瘤这一领域,随机对照试验常用于探讨某种中西医结合预防或干预措施(手术、放疗、化疗联合草药、中成药、针灸、推拿、穴位注射等)的确切疗效,为正确的医疗决策提供科学依据。诸多试验研究证实,中西医结合防治肿瘤疗效优势明显,能够较好

控制肿瘤复发转移,弥补西医治疗的不足,有效增强西医治疗的局部作用,还能很好地减轻西医治疗的不良反应,提高肿瘤患者的生存率,提高患者生存质量。

2. 随机对照试验的设计原则　随机对照试验设计遵循的原则主要有随机化原则、设立对照、盲法原则、多中心研究及符合伦理道德的原则。首先,随机化原则是基本原则之一,随机对照试验中的"随机"是指随机分配试验对象。使试验组间对影响治疗效果和测量的背景资料尽可能相似,同时也要避免研究者及被研究者主观意愿的干扰。当样本量过小时,为了使对试验结果影响明显的因素在组间达到平衡,还需要采取分层随机方法分配试验对象。设立对照是指将临床中常采用的标准疗法作为对照,即以常规或现行的最好疗法作对照。中西医结合治疗肿瘤的对照组常以美国国立综合癌症网络(National Comprehensive Cancer Network, NCCN)每年发布的各种肿瘤临床实践指南中的方案作为对照组治疗方案的参考。盲法原则是指采用盲法以避免研究者和研究对象的主观因素对研究效果的影响。多中心研究是指有多名研究者按统一试验方案在不同的地点和单位采用相同的方法同步进行临床试验,而符合伦理道德是临床试验的基本前提。随机、安慰剂对照、双盲仍被视为高水平科研设计的特点之一,但在肿瘤中西医防治的许多试验研究中,由于各种原因,并没有很好地遵循这些试验设计要求。

3. 随机对照试验结果的分析原则　随机对照试验结果的分析方式主要分为两种:意向治疗分析(intention-to-treat analysis, ITT)和解释性分析(explanatory analysis)。这两种方式主要是与患者的依从性相关。由于肿瘤治疗效果的不确定性,长时间口服中药或接受中医药治疗后承受能力有限等原因,患者对研究的非依从性增加,治疗方案往往在治疗过程中发生改变。意向治疗分析是指无论有无治疗方案上的改变,都遵从入组时的分组来进行分析,这一分析方式对结果判断中"量"的偏性影响可通过增加样本量的方法来加以解决。而解释性分析则不考虑随机分组时的入组情况,患者接受哪种治疗就归到哪一组分析。实际在中西医防治肿瘤应用中,无论研究体例大小,均未对随机对照试验结果分析的方式有详细描述,对于试验进展过程中治疗方案发生更改的病例的处理方式也是叙述不清,为提高研究质量,在未来试验研究中应多多在分析结果的处理方式方面进行细化。

4. 随机对照试验的优劣性　随机对照试验的主要优点包括:随机化防止选择性偏倚;两组的可比性好;显著性检验合理且统计方法简单;研究对象诊断明确。缺点包括:使用安慰剂不当可导致医德方面的问题;样本量大,研究周期长;患者有严格纳排标准,代表性与真实性易受质疑。现如今许多中西医防治肿瘤的随机对照试验,并没有很好地展现出随机对照试验的优势,随机分配的原则落实不到位,随机研究变成了"随意"研究,病例的入组并不是按随机数字,而是根据试验对象生日、住院日或住院号随意而定,更有甚者将原先的治疗方案做回顾性对比分析,来代替随机分组,严重受到选择性偏倚的影响。另有一些中西医治疗方案是将中药与西药进行对比,很难对患者和干预提供者实施规范的盲法。作用于受试对象分配入组接受相应干预措施后,例如当试验组患者口服中药时,对照组中的汤剂外观、气味、剂型等方面都要做到与试验组相似,这在临床试验要做到这一点较为困难。这些问题都给中西医防治肿瘤临床随机对照试验的质量带来不小的挑战。如何更好地解决上述问题,开展高质量的中医药 RCT 研究,对于提高中医药防治肿瘤证据级别,更好地指导临床实践,具有重要意义。

(二)队列研究

1. 概述　队列研究(cohort study)是将人群按是否暴露于某可疑因素及其暴露程度分

为不同的亚组,追踪其各自的结局,比较不同亚组之间结局频率的变异,从而判定暴露因子与结局之间有无因果关系及关联大小的一种观察性研究。

2. **队列研究的分类** 根据获取资料的途径,或者研究结局在研究开始时是否已经发生,可以将队列研究分为回顾性队列研究、前瞻性队列研究和双向性队列研究3类。前瞻性队列研究是指研究开始时暴露因素已经存在,但疾病尚未发生,研究的结局要前瞻观察一段时间才能得到。研究者可在研究期间亲自监督获得一手资料,偏倚较小。例如一项基于晚期非小细胞肺癌中医综合治疗方案的多中心、前瞻性队列研究,入组了542例患者,构成中医队列、西医队列、中西医结合队列,研究证实中医药对缩小肿瘤的效果不明显,但在延长生存期,提高患者生活质量,改善临床症状,一定程度减轻放化疗毒副反应等方面显示了较为明显的优势。

回顾性队列研究在研究开始时暴露和疾病均已经发生,即研究的结局在研究开始时已从历史资料中获得,研究对象的确定和分组是根据研究开始时已掌握的历史资料。一项中医活血化瘀类药物治疗原发性肝癌的回顾性队列研究,收集2011年至2016年间340例原发性肝癌患者的住院病例及部分门诊病例,将全部病例分为中医组、中西医组和西医组。通过Kaplan-Meier生存分析方法比较不同队列的生存期,再比较各队列肿瘤患者的生存率、转移率、有效率及控制率的差异。双向性队列研究是以上两者结合,即在历史性队列研究之后,继续进行一段时间的前瞻性队列研究。

3. **队列研究应用范围** 队列研究的应用途径十分广泛,可用于假说检验。多数情况下队列研究用来研究一种暴露与一种疾病的关联,但它也可以同时观察某种暴露因素对人群健康的多方面影响,用来检验多个假说。例如通过前瞻性肿瘤发生队列,研究者现已明确空气污染(如PM2.5)、黄曲霉毒素、HBV(乙型肝炎病毒)、丙型肝炎病毒、人乳头状瘤病毒、幽门螺杆菌、酗酒等外在危险因素分别能够促进肺癌、肝癌、宫颈癌、胃癌等癌症的发生和发展。同时队列研究也可用于描述疾病的自然史,即观测疾病从易感期、潜伏期、临床前期、临床期到结局的整个自然发展过程。

4. **队列研究的设计及分析** 在对列研究的设计中,队列至少应包含一个暴露组和一个对照组。中西医防治肿瘤研究中队列的选择一般是从就诊的患者中选取,如比较结直肠癌中医治疗和西医治疗的疗效,采用接受中西医治疗的病例组成暴露组,而接受西医治疗的病例组作为对照组。队列研究不仅要收集与暴露有关的资料,还要收集与结局有关的资料。要求研究方案中必须明确定义暴露与否或暴露不同水平的测量,以及研究结局事件、观察终点及终止时间。由于治疗性队列研究属于观察性研究,所以研究者仅以观察者的身份对研究中不同的治疗措施的临床使用状况及效果进行观察和评价。换言之,为了保证观察的干预措施能够最为符合临床实际应用状态和效果,中西医结合治疗性队列研究不能有严格规定的试验方案,这是与随机对照试验最大的不同。

在队列研究的分析工作中,分析前的准备工作也占有重要地位,如事先纠正所填写调查资料的逻辑错误,对资料进行分组、归纳、编码等,并抽查核对数据输入过程的正确性,保证数据和资料的准确度。在暴露度与疾病关联强度测量方面,常用的评价工具有相对危险度、归因危险度、归因危险度百分比、人群归因危险度百分比等等。

5. **队列研究的优点** 优点:由于研究对象暴露资料的收集在结局发生之前,并且都是由研究者亲自观察得到,所以资料可靠,回忆偏倚相对较小;可直接获得暴露组和非暴露组人群的发病率或死亡率,充分而直接地分析暴露的病因作用;可直接计算各项测值:疾病危险关联的指标,故其检验病因假说的能力较强,一般可证实病因联系;有助于了解人群疾病的自然史;有时还可能获得多种预期以外的疾病的结局资料,分析一种原因与多种疾病的关系,也可以分析多种原因与一种或多种疾病之间的关系。缺点:不适于发病率很低的疾病的病因研究,因为在这种情况下需要的研究对象人数太多,一般难以达到;由于随访时间较长,对象不易保持依从性,容易产生失访偏倚;研究耗费的人力、物力、财力和时间较多,其组织与后勤工作亦相当艰巨;由于消耗太大,故对研究设计的要求更严密,资料收集的难度较大,不易实施;在随访过程中,未知变量引入人群,或人群中已知环境的变化等,都可使结局受到影响,使分析复杂化。

个体化辨证论治的综合治疗是中西医结合防治肿瘤的特色,也是一个复杂干预的过程,使用什么样的临床研究方法并评价其疗效是当前亟待解决的重要问题。随机对照试验是临床试验的金标准,但其实施条件严格,临床依从性低,而且常常只针对于某一或某些干预措施,很难体现中医的整体观。分层多中心前瞻性队列研究临床可操作性高,可以避免随机对照试验的实施困难并控制偏倚,更符合中医辨证论治的思想,有可能为中医肿瘤临床研究提供可行、科学严谨的研究模式。这种研究方法可以较为客观地评价中西医防治肿瘤的疗效,并总结出中西医结合疗效评价的关键点,为疗效评价数据库提供第一手客观资料,现已成为国际上的研究热点。

（三）横断面研究

横断面研究（cross-sectional study）又称横断面调查,因为所获得的描述性资料是在某一时点或在一个较短时间区间内收集的,所以它客观地反映了这一时点的疾病分布以及人们的某些特征与疾病之间的关联。由于所收集的资料是调查当时所得到的现况资料,故又称现状研究或现患研究（prevalence study）,又因横断面研究所用的指标主要是患病率,又称患病率调查。该研究方法是按照事先设计的要求,在某一特定人群中,调查收集特定时间点某种疾病的患病情况,以及患病与某些因素之间的联系。其主要用于描述疾病或健康状况的三间（时间、地区间、人群间）分布情况,通过对某一地区或人群的调查,获得某种疾病在时间、地区和人群中的分布,从而发现高危人群或发现有关的病因线索,以及描述某些因素或特征与疾病的关联,确定危险因素、评价防治措施及效果提供有价值的信息,既可以为疾病的防治提供依据,又可以为疾病监测或其他类型流行病学研究提供基础资料。

通过对近 10 年文献的查阅,我们发现,在研究中医及中西医结合防治肿瘤的过程中,研究者常常采用该方法以研究肿瘤患者的中医证候分布,以得出相关肿瘤的中医证候分布特点及相关体征、症状及辅助检查结果与中医证候之间的关联。一项关于 650 例康复期乳腺癌患者中医证候分布规律的横断面研究中,采集患者的一般人口学特征、肿瘤相关病史及中医症状体征及 *ER*、*PR*、*Her-2*、治疗方案等信息。通过 K-means 聚类的方法,得出频率 >30% 的症状体征为急躁易怒、健忘、神疲乏力、入睡困难、眠浅易醒、多梦、口干、焦虑不安、潮热、腰膝酸软、情绪低落、停经/闭经、舌暗红、舌淡红、苔薄、苔白、纳可、二便调、脉沉、脉细、脉弦、脉滑。将患者聚类分析为五类证型最为恰当,从高到低依次为有病无证型（190例,29.23%）、脾肾亏虚型（129 例,19.85%）、肝郁脾虚型（128 例,19.69%）、肝肾亏虚型（104例,16%）、心肾不交型（99 例,15.23%）。通过 Logistic 回归分析得出 BMI 与肝肾亏虚呈正相关,与心肾不交呈负相关（*P*<0.05）,表明 BMI 高者更容易发生肝肾亏虚,BMI 指数低者更容易发生心肾不交;*PR* 阳性表达与肝肾亏虚呈负相关（*P*<0.05）,表明 *PR* 阴性更容易发生肝肾亏虚;*Her-2* 阳性表达与肝肾亏虚、脾肾两虚均呈正相关（*P*<0.05）,表示 *Her-2* 阳性更易

发生肝肾亏虚、脾肾亏虚；内分泌治疗与肝肾亏虚证呈正相关（$P<0.05$），表示接受内分泌治疗更容易发生肝肾亏虚；ER 表达与心肾不交呈正相关（$P<0.05$），表明 ER 阳性更容易发生心肾不交；年龄与肝郁脾虚、有病无证均呈负相关，与脾肾亏虚呈正相关（$P<0.05$），表明年轻患者更容易发生肝郁脾虚、有病无证，年纪大的患者更容易发生脾肾两虚；病程与有病无证呈正相关（$P<0.05$），表明病程久更容易呈现有病无证。

该研究具备样本量大、多中心的特点，纳入、排除标准清晰，采用了多种统计分析学方法，得出了乳腺癌康复期患者的中医证候分布特点，其与临床实际也较为接近。但是，通过该研究并不能统一我们当前对康复期乳腺癌的中医分型，该研究虽属于多中心研究，但临床中心仅在北京分布，存在地域的局限性，另外对于患者中医分型具有多样性，不同临床研究常得出不同的辨证分型如，陈前军等采用改良德尔菲法经过两轮专家咨询后将巩固期乳腺癌分为了气血两虚证、气阴两虚证、脾肾两虚证、冲任失调证、有病无证 5 型；郭莉等采用分层聚类最小方差法对乳腺癌巩固期四诊信息进行病例聚类分析，联合频数归一化的权重方法，最终聚类为脾肾两虚、有病无证、肾虚血瘀、肝肾阴虚 4 类证候。

总体来说，通过横断面研究方法研究中医及中西医结合对肿瘤的防治，大多数研究样本量充足，研究方法规范，但仍以单一中心为主，缺少多中心、多地区的研究。在研究内容上，局限于对中医证候分布的研究，且中医辨证缺乏统一标准，存在调查者主观因素的影响。另外调查对象在研究过程中也存在回忆偏倚，追溯的研究资料有时也可能存在误差。在以后的相关研究中，采取大样本、多地区、多中心的研究，规范辨证，减少人为误差，以期得到更加准确的结论。

（四）回顾性研究

回顾性研究是相对于前瞻性研究而言的，是从现在追溯到过去的一种临床研究方法，是现在结果已知，回顾过去相关因素，分析导致不同现在结果不同的关键因素的一种方法，相比于横断面研究，其研究的是一段相对较长的时间，而横断面研究是研究一个时间点或者一段较短的时间。该研究主要描述某些因素或特征与疾病的关联，确定危险因素、评价防治措施及效果，为疾病的防治提供依据。

当前，在中医药防治肿瘤领域，该研究方法主要回顾分析肿瘤患者在取得相应治疗获益后，中医药在此过程中发挥的作用。如一项半夏泻心汤加减联合化疗治疗中晚期胃癌的回顾性研究中，纳入了 81 例患者，半夏泻心汤加减联合化疗的 41 例患者为中西医结合组，40 例单纯化疗患者为单纯化疗组，两组治疗期间均予肿瘤科对症支持治疗，治疗 3 周期后通过统计学分析得出：①在中医症状积分、功能状态评分、体重变化情况方面，中西医结合组与单纯化疗组具有统计学差异（$P<0.05$）；②在毒副反应改善情况上，中西医结合组在恶心、呕吐、骨髓抑制等方面显著优于单纯化疗组（$P<0.05$）；③在 1 年生存率、肿瘤标志物方面，中西医结合组与单纯化疗组无显著差异（$P>0.05$）。最终得出结论：①半夏泻心汤加减联合化疗在改善中晚期寒热错杂型胃癌患者主要中医症状、提高患者体力状况、减轻化疗毒副反应方面较单纯化疗组有明显优势，有延长患者生存期的趋势；②半夏泻心汤加减联合化疗能改善化疗药物的消化道反应，且安全性较好，相较单纯化疗组其骨髓抑制、肝肾功损害等毒副反应不显著；③中西医联合治疗是中晚期胃癌的趋势所在，中西医联合治疗优于单纯西医治疗。

目前也有部分研究中医药治疗肿瘤的优势人群或证候特点的回顾性研究。一项基于证候差异对中医药治疗晚期 NSCLC 优势人群特征回顾性研究中，12 年间共入组 95 例患者，对其性别、年龄、既往病史、烟酒史、过敏史、临床分期、病理分级、病理类型、合并症、转移灶、中医干预措施、中药干预时间、中医证候等方面进行回顾性分析,根据中医药治疗的效果分组,对比分析疗效不同的患者间的异同,从而归纳总结在中医药治疗晚期非小细胞癌的人群特征,并提炼获益的肺癌患者的共同特点。最终得出结论:①本研究显示在以中医药治疗为主的晚期非小细胞肺癌患者中,性别、吸烟史、解剖部位类型、病理类型、有无淋巴结或骨转移及合并症史与生存期相关。其中,女性、无吸烟史、周围型腺癌、无淋巴结和骨转移、无合并症的患者在生存时间上更具优势。②在中医特征方面,首诊未出现肺脾气虚证的患者在生存时间上更具优势。初诊时出现痰中带血症状、阴虚证素,以及复诊时出现热毒证素均不利于患者的预后。

以上回顾性研究直接对患者既往资料进行回溯,具备成本低,研究耗时短,且研究较少引起伦理争议,采取样本量相对充足,研究方法规范,论证了中医药在肿瘤防治中是否发挥积极作用及适宜人群。但是,以上研究均在中医院进行,且为单中心临床试验,导致选择偏倚较大,而且根据患者留下的临床资料进行分析,容易产生回忆偏倚及资料误差。总体来说,中医药防治肿瘤研究中,选择回顾性研究的临床试验中,均具有以上问题。在未来的研究中,应多进行多中心,多地的临床试验,尽可能地降低选择偏倚,加强日常临床资料记录的规范性,减小临床资料导致的误差。

(五)病例对照研究

病例对照研究是以确诊的患有某特定疾病的患者作为病例,以不患有该病但具有可比性的个体作为对照,通过询问,实验室检查或复查病史,搜集既往各种可能危险因素的暴露史,测量并比较病例组与对照组中各因素的暴露比例,经统计学检验,若两组有统计学差异,则可认为因素与疾病之间存在着统计学上的关联。病例对照研究主要用于探索疾病的可疑危险因素,在疾病的病因未明时,可以广泛地筛选机体内外环境中可疑的危险因素,验证病因假设,提供进一步研究的线索。

在中医防治肿瘤的临床研究中,很少有将患病者与非患者进行对照的病例对照研究,通过文献查阅,其研究多将癌症复发转移者作为观察组,将未复发转移者作为对照组,进行病例对照研究。如一项结直肠癌术后中医证型与预后相关性的巢式病例对照研究中,通过病例对照研究对Ⅱ、Ⅲ期结直肠癌术后中医证型与预后相关性进行探索分析。筛选 15 年中术后 5 年内经影像学或细胞学或病理学诊断为复发或转移的病例进入观察组,在确定观察组病例的基础上,根据观察组病例的性别、年龄及手术时间进行配比,回顾病例的手术时间,筛选与观察组病例手术时间最为接近的病例。若符合病例入选及排除标准且 5 年未出现转移复发的病例则进入对照组,不符合则将其排除,重复以上过程,直至按 1∶4 的比例为每一例都匹配到同期对照病例,进入对照组。最终得到观察组病例 20 例,对照组病例 80 例,分别从肿瘤部位、TNM 分期、中医证型、术后辅助治疗及中药治疗时间等因素进行分析。通过数据分析及建立 Logistic 回归模型,发现观察组以肝脾不和居多($P=0.027$),对照组脾肾两虚更多($P=0.029$)。Logistic 回归模型显示中药治疗时间对预后是一种保护因素(OR<1),而肝肾阴虚证(OR>1)较脾肾两虚证的复发转移概率大大增加。得出特定的中医证候与Ⅱ、Ⅲ期结直肠癌术后患者的预后可能具有相关性,中药治疗可能对预后具有改善作用的结论。

当前中医药防治肿瘤的临床研究中采用病例对照研究方法的较少,该研究在一定程度上,说明了长期中药服用可改善结直肠癌术后患者的预后,但是仍存在一定局限,如研究常为单中心、局限于中医医院的研究,存在较大的选择偏倚,这也是当前中医药防治肿瘤的临床研究中采用病例对照研究中存在的普遍问题。另外,采用病例对照的研究方式也很难明确地证实疾病的因果关系,明确的结论仍需要前瞻性的大样本、多中心研究进行长时间的随访观察来进一步证实。

（六）个人经验

个人经验研究是对临床经验或临床研究结果的整理与总结,多见于名老中医或某领域专家的经验总结。这类文章在书写时要注意科学性和真实性,文章中需应用准确的医学概念和术语,列举的医案需真实可寻,对疗效的评价应科学严谨,个人经验类文章面对的更多是临床医生群体,指导临床工作,将好的临床经验传承给后人,推广应用,解决疾病的诊疗,或是阐明疾病的机制,推动医学发展。中医类经验总结文章中多附有医案,医案的描述应详细具体,患者的证候、中医四诊、具体处方、治疗结果及随访情况均应客观真实、内容翔实,若是中西医结合类文章应对西医诊疗部分也做以详细陈述,如体格检查、检查检验结果等,对中医医案分析应按理法方药展开,准确表达医者的辨证过程和治疗特色,对西医部分应客观分析,结合公认的疗效评价标准评定效果。

纵观近些年运用中西医结合防治肿瘤的个人经验类文章,其文章内容多是通过简要论述该疾病现在的研究进展,主要论述专家对该疾病的认识见解,并结合实际验案做以分析。如林丽珠教授对肺癌的中西医结合治疗临床经验即通过肺癌的中西医治疗现状、林教授在中西医结合治疗上的探索及病案举隅三大方面进行论述,该文章论述了中西医结合治疗的优势,林教授对肺癌中医病因病机的认识,提出了针对肺癌的主要治法为益气祛痰法,并列举了对肺癌治疗过程中的并发症如皮疹等的相关见解及中医治则治法,文末列举医案将患者的就诊过程、就诊时间,现病史、刻下症、中医舌脉,中西医诊断,检查结果,中药详细处方,西医治疗及后续随访和疗效做了描述,重点分析了辨证思路及方解,得出林教授的益气祛痰方与西医治疗联合对肺癌患者疗效明显,症状改善,病灶控制稳定,延长生存期。又如刘鲁明教授中西医结合治疗胰腺癌腹水临证经验,胰腺癌仍是难治之恶性肿瘤,出现腹水则疾病恶化更快,文章通过引用古文阐述病因病机,大致解释西医学机制,详述刘教授的中医认识及清胰化积方的方解,结合西药治疗的优势,文末的验案一一列出患者每次就诊时的证候及方药化裁。

个人经验类文章相较临床研究可省去较多流程和步骤,但需要作者长期跟诊学习,对疾病有较为深刻的认识,在客观临床观察的基础上总结出有效的治法方药及较为特色的理论体系,尤其是中西医结合类经验研究,在中医临证外还需对西医治疗有深入的了解,书写文章时需客观分析,不应大篇幅或全部陈述中医治疗内容,而应将中西医治疗方法均做详细陈述及分析,在结合研究进展时不应冗长,而应将重点置于该疗法或理论体系在中西医结合治疗中的优势所在。另外这类文章多直接叙述取效的治疗方法和理论,若能将其探索路程描述一二,或为临床医生阅读时能得到更多借鉴和学习。

参 考 文 献

1. 韩睿,林洪生.从虚劳辨治初探林洪生教授对肺癌术后的中医治疗[J].天津中医药,2015,32(12):705-708.

2. 徐振晔,郑展.中医药分阶段防治恶性肿瘤术后复发转移优化方案探讨[J].中西医结合学报,2007,4(1):5-10.

3. YANG Y F, GE J Z, WU Y, et al. Cohort study on the effect of a combined treatment of traditional Chinese

medicine and Western medicine on the relapse and metastasis of 222 patients with stage Ⅱ and Ⅲ colorectal cancer after radical operation[J]. Chines Journal of Integrative Medicine, 2008, 14（4）: 251-256.

4. 王梦蝶, 陈孟溪. 补中益气汤联合卡培他滨和奥沙利铂化疗方案治疗晚期胃癌的疗效观察[J]. 中国肿瘤临床与康复, 2020, 27（5）: 525-527.

5. 刘匡飞, 张俊岭, 赵春辉, 等. 二黄化瘀散用于发疱类化学治疗药外渗致局部组织损伤的疗效[J]. 中国药业, 2014, 23（10）: 73-74.

6. 祝利民, 郭玲建, 毛竹君, 等. 健脾益肾解毒方联合化疗对中晚期胃癌患者癌因性疲乏及免疫功能的影响[J]. 微循环学杂志, 2019, 29（3）: 39-44, 48.

7. 唐建清, 徐敏杰. 香砂六君子汤加减对晚期胃癌应用替吉奥胶囊化疗后 24 例临床观察[J]. 湖南中医杂志, 2017, 33（5）: 59-61.

8. 李敏, 方明治. 健脾补肾方联合 mFolfox6 方案治疗结直肠癌的疗效观察[J]. 中医药导报, 2015, 021（024）: 26-28.

9. 薛金洲. 生血方穴位贴敷联合化疗对脾肾两虚型晚期胃癌患者骨髓抑制的影响[J]. 河北中医, 2019, 41（7）: 1053-1056, 1101.

10. 乔丽莉. 扶正解毒饮防治乳腺癌术后围化疗期骨髓抑制临床观察[J]. 新中医, 2018, 50（1）: 101-104.

11. 张静, 高冬冬. 扶正生髓汤对卵巢癌术后化疗减毒增效作用及机制研究[J]. 中华中医药学刊, 2019,（9）: 2242-2245.

12. 谷宁, 王凤丽, 徐羽, 李志刚. 通络活血汤治疗化疗后周围神经损伤临床研究[J]. 中医学报, 2018, 33（1）: 22-26.

13. 梁红梅, 朱清静. 芍药甘草汤联合综合疗法治疗慢性重度乙型肝炎临床研究[J]. 中西医结合肝病杂志, 2018, 28（3）: 20-22.

14. 邹劲林, 林志东, 牛斌, 等. 益气通痹中药合四物汤治疗结肠癌术后化疗相关性手足综合征的临床研究[J]. 中华中医药学刊, 2019, 37（8）: 1906-1909.

15. 乔红丽, 侯炜, 王兵, 等. 放射性皮肤损伤的中药防治研究现状[J]. 北京中医药, 2014, 33（3）: 231-234.

16. 王毓国, 秦丽, 窦永起. 放射性直肠炎的中医临床与实验研究进展[J]. 解放军医学院学报, 2016, 37（2）: 198-201.

17. 李小江, 姜珊, 郭姗琦, 等. 阿帕替尼联合消岩汤治疗晚期非鳞非小细胞肺癌临床疗效观察[J]. 中国肿瘤临床, 2017, 44（14）: 701-705.

18. 黄军, 孔祥应, 汪琳, 等. 扶正抑瘤汤联合恩度治疗晚期非小细胞肺癌的疗效观察[J]. 现代中西医结合杂志, 2015, 24（9）: 955-957.

19. 陈学武, 姜靖雯, 林海峰. 五味消毒饮治疗肺癌患者表皮生长因子受体酪氨酸激酶抑制剂相关皮疹 30 例临床观察[J]. 中医杂志, 2016, 57（10）: 847-851.

20. 刘浩, 侯炜, 王辉, 等. 参一胶囊联合吉非替尼治疗晚期非小细胞肺癌 50 例临床研究[J]. 中医杂志, 2012, 53（11）: 933-935, 966.

21. 郭金, 史恒军, 张立. 益胃汤加味治疗乳腺癌类围绝经期综合征 60 例[J]. 陕西中医, 2015, 36（12）: 1599-1600.

22. 王晓玲, 郑艺, 李江涛. 舒肝益肾方联合内分泌治疗激素依赖型乳腺癌患者的临床效果[J]. 世界中医药, 2020, 15（3）: 416-420.

23. 朱英环, 孟宪生, 包永睿, 等. 余甘子总酚酸和总黄酮配伍抑制肝癌细胞增殖及对免疫功能的调节作用[J]. 中国实验方剂学杂志, 2012, 18（3）: 132-135.

24. 赵翌,刘基巍,陈雅敏,等.人参皂甙 Rg3 抑制小鼠肝癌淋巴道转移作用及其对免疫功能的影响［J］.临床肿瘤学杂志,2005,(6):610-612,615.

25. 毕凌,金莎,郑展,等.肺积方对 IDO 诱导 Lewis 肺癌小鼠模型免疫逃逸的影响［J］.中国中西医结合杂志,2016,36(1):69-74.

26. 刘建平.循证中医药临床研究方法学［M］.北京:人民卫生出版社,2006.

27. 付娟娟,王刚,毛兵.中医药随机对照试验中安慰剂应用科学性与伦理性评价［J］.中国循证医学杂志,2008,(9):781-785.

28. 王丽琼,李青,苏春香,等.中医药随机对照试验中盲法的应用与评价［J］.中医杂志,2014,55(1):28-33

29. 郑红刚,花宝金,侯炜.队列研究在中医肿瘤临床研究中的应用［J］.世界科学技术(中医药现代化),2009,11(5):694-697.

30. 李丛煌,花宝金,林洪生,等.中医肿瘤临床研究质量控制关键环节——前瞻性治疗性队列研究中的随访工作［J］.天津中医药,2011,28(2):104-106.

第七章 中西医结合治疗肿瘤的基础研究现状与研究方法

一、中医药治疗肿瘤的机制及研究现状

中药治疗肿瘤的机制涵盖了西医学研究肿瘤的机制的所有方面,可将西医学治疗肿瘤相关机制归纳为以下几个方面,主要包括抑制肿瘤发生发展,提高机体免疫,减毒增效、逆转耐药性,重塑机体内环境四大方面。

(一)抑制肿瘤的机制研究

研究发现,许多中药成分在实验动物体内或对细胞方面均有一定的抑制作用,主要包括以下几个方面:

1. 直接杀伤肿瘤细胞 自1991年以来,学者采用MTT法测定丹参对癌细胞的杀伤作用,并对丹参的15种成分进行了抗癌研究,证实了丹参酮对多部位的癌细胞株有不同程度的杀伤作用。近期研究发现,其机制可能与丹参酮中存在的菲醌结构有关,其与DNA结合可以抑制肿瘤细胞复制,具有细胞杀伤作用。中药多糖类化合物可改变肿瘤细胞膜的生长特性。茯苓多糖和刺五加多糖通过改变肿瘤细胞的生化特性,提高细胞膜唾液酸含量而杀死肿瘤细胞。芦荟多糖对S180小鼠肿瘤细胞膜脂流动性、唾液酸和膜交联蛋白含量等3个指标均有不同程度的降低作用,提示芦荟多糖对S180肿瘤细胞膜功能具有明显抑制作用。葫芦素BE能破坏体外培养的Hela细胞的细胞壁,使细胞溶解。姜黄素是CH3小鼠MBT膀胱癌细胞及人UMUC膀胱癌细胞的强效细胞毒剂,其对膀胱癌小鼠模型中的肿瘤细胞具有明显的细胞毒性。姜黄类似物在体外表现出高效的细胞毒作用。将厚朴酚用于结直肠癌细胞系RKO、SW480、LS180,当厚朴酚的浓度达到5μg/ml时就开始表现出细胞毒作用,达到10μg/ml时肿瘤细胞数发生了明显降低。香菇多糖能直接破坏肿瘤细胞的结构,引起细胞质、细胞核,乃至细胞结构的破碎和细胞表面微绒毛断裂,从而使细胞合成RNA受阻,代谢出现障碍,导致细胞死亡。红毛五加茎皮多糖对体外培养人粒细胞白血病K452细胞株超微结构的影响,被认为是其通过破坏癌细胞的细胞器和细胞核,干扰癌细胞代谢与复制,而导致细胞死亡。

2. 延长细胞周期 一个完整的细胞周期包括DNA合成前期(G_1期)、DNA合成期（S期）、DNA合成后期(G_2期)、有丝分裂期（M期）和处于静止状态的静止期(G_0期)共同构成。细胞周期的调控依赖多种细胞因子的共同参与,其调控机制异常与肿瘤的发生、发展密切相关。细胞周期的调控主要由细胞周期蛋白(cyclins)、细胞周期蛋白依赖性激酶(cyclin-

dependent kinases，CDKs）和细胞周期蛋白依赖性激酶抑制物（cyclin-dependent kinase inhibitors，CDKIs）进行调控。细胞周期蛋白主要分为 Cyclin A、B、C、D、E、F、G、H、I、K 十大类。

细胞周期的分析方法从最初的显微镜下观察细胞形态的周期性变化，到细胞内 DNA 同位素标记使镜下观察分析更为准确。自 Van Dilla 首次在流式细胞仪上显示 DNA 含量直方图后，利用流式细胞术进行 DNA 及细胞周期蛋白含量测定成为近年来细胞周期分析中最为广泛使用的方法。流式细胞术是利用流式细胞仪，使细胞或微粒在液流中流动，逐个通过一束入射光束，对液流中的细胞或其他微粒进行快速测量的新型分析和分选技术。目前研究中药阻滞肿瘤细胞周期也大多采用流式细胞术，收集肿瘤细胞并离心、弃上清，经磷酸盐缓冲液洗后 70% 乙醇固定过夜，检测前再离心、弃上清，经酸盐缓冲液洗后碘化丙啶染液避光染色 30 分钟，之后再置于流式细胞仪上进行荧光检测。

随着对中药抗肿瘤研究的深入，发现许多中药复方、单味中药和中药有效成分能够将肿瘤细胞通过抑制 CDKs/cyclins 表达，阻滞于肿瘤的细胞周期，从而抑制肿瘤细胞增殖并诱导凋亡。抗肿瘤中药在细胞周期中主要阻滞细胞于 G_0/G_1 期、S 期及 G_2/M 期。威麦宁为蓼科植物天荞麦的根块茎，主要含有羟基蒽醌类，野荞麦苷、双聚原矢车菊苷元等，可以通过降低肿瘤细胞 Cyclin D1 的表达，将肿瘤细胞阻止于 G_0~G_1 期，使细胞不能进入 S 期进行 DNA 复制，从而抑制肿瘤的生长，华蟾毒精（cinobufagin，CBG）是从中药蟾酥中分离出的一种单体。现代研究表明，蟾酥主要化学成分为蟾蜍毒素、蟾蜍毒配基以及蟾蜍色胺类化合物，其主要药效表现在心血管、抗病毒以及抗肿瘤等多方面。王鹏等观察 CBG 对 Hela 细胞增殖的作用，发现不同浓度的 CBG 与 Hela 细胞作用 72 小时，可使 G_2/M 期的 Hela 细胞由 17.3% 增加到 35.6%，推论 CBG 可使 Hela 细胞周期阻滞在 G_2/M 期。

3. 抑制端粒酶活性、抑制拓扑异构酶活性

（1）端粒酶：端粒酶是一种由 RNA 和蛋白质组成的核糖核蛋白复合物，又称端粒末端转移酶，它以自身 RNA 为模板，逆转录合成新的端粒 DNA 序列，添加到染色体末端以补偿细胞分裂时端粒的缩短，从而保持细胞的分裂、复制。它由端粒酶逆转录酶（TERT）、端粒酶 RNA（TR）及端粒酶相关蛋白（TLP）组成。TERT 是端粒酶的催化亚单位，与模板 TR 构成核心酶。催化亚基 TERT 是决定端粒酶活性的限速因子，抑制 TERT 的表达可以抑制端粒酶活性。

端粒酶的活性与肿瘤的发生密切相关。在正常体细胞中，端粒酶活性受到抑制处于失活状态，随着细胞的不断分裂其端粒逐渐缩短，当端粒缩短到一定水平时，染色体的稳定性受到破坏，导致细胞无法持续进行分裂，从而使其凋亡。而肿瘤细胞通过某种特定的机制激活端粒酶活性，使染色体端粒保持一定长度，使肿瘤细胞可以持续增殖，获得永生化。端粒酶的激活是细胞走向永生化的必要途径，而永生化又被认为是肿瘤恶化的必要步骤。肿瘤细胞的端粒很短，正是由于端粒酶的激活使端粒保持一定长度，为肿瘤细胞提供了持续分裂、增殖和生存的条件。

近年来研究发现，中药可以通过对肿瘤细胞端粒酶活性的抑制作用，来发挥抗肿瘤特性。李海军等使用 0.25，0.50，1.00，2.00mg/ml 四种不同浓度的苦参碱分别作用于人乳腺癌 MCF-7 细胞 24，48，72 小时后，结果发现，随着苦参碱浓度的逐渐增加和作用时间的延长端粒酶活性逐渐降低，呈剂量 - 效应正相关和时间 - 效应正相关。张璐烨研究发现，经苦参碱处理的视网膜母细胞瘤（RB）细胞与未经处理的 RB 相比，其端粒酶活性下降较为明显，说

明苦参碱可以减弱 RB 细胞端粒酶活性。

（2）拓扑异构酶：拓扑异构酶是存在于真核生物和原核生物细胞核内的一种重要核酶，几乎参与了 DNA 代谢过程中的所有活动，在与 DNA 复制、转录和染色体解离等方面具有重要的调控作用。根据 DNA 拓扑异构酶对 DNA 作用方式的不同，被分为作用于 DNA 单链的 DNA 拓扑异构酶 I（Topo I）和作用于 DNA 双链的 DNA 拓扑异构酶 II（Topo II），且 Topo II 在肿瘤细胞中的量和活性远远高于正常组织细胞。目前，Topo II 已经成为了许多抗肿瘤药物的重要作用靶点。

干扰拓扑异构酶也是抗肿瘤药物发挥作用的重要途径之一。如传统中药喜树树皮中的生物碱及其衍生物能够特异性地抑制 DNA 拓扑异构酶 I，使细胞周期停滞于 G$_2$ 期或生成 S 期的细胞凋亡；螺旋藻提取物的成分能完全抑制拓扑异构酶 I 介导的负超螺旋解旋反应；鬼臼毒素类药物能干扰拓扑异构酶 II，抑制 DNA 重新组合且在 DNA 内引起蛋白断裂，使染色体畸变和细胞死亡；中药蟾酥成分中的蟾毒配基之一，Bufalin 有显著抗癌效果，进一步研究表明，Bufalin 为拓扑异构酶 II 的抑制剂，主要作用于细胞周期的 S 期。此外，灵芝、半边旗等均对 DNA 拓扑异构酶有抑制作用而在临床上表现出抗肿瘤效果。

4. 诱导肿瘤细胞分化　恶性肿瘤细胞由于分化异常呈现未分化细胞特点，具有强大的增殖能力。在分化诱导剂的作用下，将恶性肿瘤细胞再分化成正常或接近正常细胞，从而达到治疗肿瘤的目的。内源性分化诱导药主要有：集落刺激因子（CSF）、粒细胞巨噬细胞分化因子（GM-DF）、糖皮质激素、细胞因子（TNF-α、INF-γ）等，外源性分化诱导剂主要有：维生素 A 类似物（维 A 酸等）、抗生素（放线菌素 D）、抗癌药物（6-MP、5-FU）及某些中药组分。

毒性中药砒霜主要成分为三氧化二砷（As$_2$O$_3$），对于急性早幼粒细胞白血病（APL）细胞在 0.25~0.5μmol/L 浓度下具有诱导分化作用，As$_2$O$_3$ 主要通过加强全反式维 A 酸诱导的 RAF/MEK/ERK/ 通路的表达从而诱导氧化代谢。从中药丹参中分离得到的丹参酮 IIA 体外研究发现对多种肿瘤细胞具有诱导分化作用。杜睿等研究发现 0.5mg/L 丹参酮 IIA 可诱导 92.8% 白血病 NB4 细胞向终末细胞分化，基因芯片检测显示通过调控多种相关基因，特别是分化相关基因从而诱导白血病细胞分化。有研究中药黄荆子乙酸乙酯提取物可使细胞表面分化抗原 CD11b 升高，增加 p53/p21/p27 表达，最终促进 HL-60 细胞向粒系细胞分化。从冬凌草中分离得到的冬凌草甲素可增强维 A 酸诱导的 NB4 与人幼急性粒细胞白血病维甲酸耐药细胞株 NB4-R1 的分化作用，1μg/ml 的冬凌草甲素可抑制 NB4、NB4-R1 细胞增殖，联合维 A 酸可加快细胞向成熟阶段转化。黄连中分离的生物碱小檗碱具有抗菌作用的同时具有抗肿瘤作用，王志红等将 HL-60 细胞经小檗碱处理后，用流式细胞仪测定细胞增殖周期及 C-myc、C-fos 表达，结构发现 S 期细胞减少、C-myc 基因表达减弱、C-fos 表达增强，表明小檗碱可诱导 HL-60 分化成熟。

5. 诱导肿瘤细胞自噬　自噬是广泛存在于真核细胞中的一种程序性死亡方式，其通过单层或双层膜包裹自身细胞质蛋白或细胞器形成自噬体，再与溶酶体融合形成自噬溶酶体，最终使被包裹的内容物降解，以实现"自身消化"和细胞器更新的过程。自噬参与细胞诸多生理和病理过程，与肿瘤发生密切相关。正常情况下，自噬既可以作为一种防御机制保护肿瘤细胞度过不利环境，又可以诱导肿瘤细胞的死亡，发挥着双刃剑的作用。一方面，自噬可清除细胞内异常的折叠蛋白、细胞器，抑制细胞的应激反应，降低肿瘤的发生率。另一方面，在某些肿瘤中，自噬可通过降解肿瘤细胞内变性的蛋白质和细胞器而促进肿瘤细胞的存活。

目前自噬的检测主要有通过透射电子显微镜观察自噬体、免疫印迹或免疫荧光检测 microtubule associated protein 1 light chain 3 alpha/beta（LC3-Ⅰ/LC3-Ⅱ）蛋白表达、丹（磺）酰 戊二胺（monodansyl cadaverine，MDC）染色法等。通过透射电镜，可发现肿瘤细胞自噬通常 具有如下特点，自噬体内含有细胞器、蛋白质和细胞质，部分细胞体积增大，细胞核无明显变 化，染色质晚期出现凝聚现象，线粒体、内质网通常会出现膨胀。当哺乳动物细胞发生自噬 时，细胞内 LC3-Ⅰ向 LC3-Ⅱ的转化明显增加。因此，通过检测细胞内 LC3-Ⅱ的含量变化，可 以方便地判断细胞自噬是被激活还是被抑制。

ZHANG 等证实苦参碱诱导肝癌 HepG2 细胞、胃癌 SGC-7901 细胞发生自噬，苦参碱抑 制肿瘤细胞增殖，阻滞细胞停留在 G_1 期，进而激活细胞自噬和凋亡。研究还发现 Beclin1 参 与了苦参碱诱导的自噬，促凋亡机制与其上调 Bax 蛋白表达有关。抑制自噬能够增强苦参 碱诱导的细胞凋亡，提示联合使用自噬抑制剂是进一步提高苦参碱抗肿瘤作用的有效策略。 范悦等发现肝癌 HepG2 细胞经苦参碱处理后，诱导了自噬泡的产生，随着苦参碱浓度的增 加其自噬泡逐渐增多增大。苦参碱干预后使部分 HepG2 细胞不能顺利进入 S 期进行 DNA 合成，而是将肝癌 HepG2 细胞阻碍停滞在 G_1 期，最后使肝癌细胞的增殖受到了抑制。

6. 诱导肿瘤细胞凋亡　细胞凋亡是一种受基因调节的自主控制过程，在生物个体发育 和生存中起着重要作用。已证实，凋亡缺陷是肿瘤发病的重要病因学基础。研究凋亡信号 通路的调控机制，在探索肿瘤发病的规律以及寻找有效治疗手段方面具有重要意义。细胞 凋亡是受细胞内外因子调控的，在哺乳动物中，主要有两种信号通路导致细胞凋亡，比如，外 在的死亡受体通路和内在的线粒体信号通路。在线粒体依赖的和线粒体非依赖的信号通路 中，传统中药可以通过多靶点诱导细胞凋亡。

（1）Caspase 凋亡信号通路：半胱氨酸天冬氨酸特异性蛋白酶（caspase）是白介素 1β 转化酶家族的成员，在细胞凋亡过程中起着关键的作用。Caspase 根据其在级联反应上下游 的位置以及功能的不同分为三大类，即凋亡启动因子、凋亡执行因子及炎症介导因子。凋亡 启动因子位于级联反应的上游，主要包括 caspase-2、caspase-8、caspase-9、caspase-10 等，其 作用的部位在于线粒体和细胞表面，能在其他蛋白的参与下发生自我活化并能够识别和激 活下游的 caspase。凋亡执行因子由 caspase-3、caspase-6 和 caspase-7 组成，位于级联反应的 下游，能够被上游的启动因子激活并作用于特异性底物使细胞发生相应的改变，最终导致细 胞凋亡。炎症介导因子主要由 caspase-1、caspase-4、caspase-5 及 caspase-11 组成，主要介导 炎症反应并在死亡受体介导的细胞凋亡途径中起到辅助作用。另外，caspase-3 是 caspase 家族中最重要的凋亡执行者之一，其活化是细胞凋亡进入不可逆阶段的主要标志。根据起 始激活的 caspase 不同，凋亡信号级联分为两条主要途径，外源性途径和内源性途径。外源 性的途径与死亡受体的激活相关，比如 Fas、肿瘤坏死因子受体（TNFRs）以及 caspase-8 和 caspase-3 的裂解。内源性的途径和线粒体膜电位的变化、线粒体渗透性转变以及 caspase-9 和 caspase-3 的裂解相关。无论是外源性途径还是内源性途径，caspase-3 在细胞凋亡的聚合 酶裂解中都起着重要的作用。

Zhu Z 等研究表明，蟾毒灵可以抑制 A549 肺癌细胞株增殖并诱导其凋亡。蟾毒灵通过 抑制 *PI3K/Akt* 通路而诱导肺癌细胞凋亡，并且通过上调 *Bax* 表达，下调 *Bcl-2* 和 *livin* 基因表 达，激活 caspase-3 通路协同 *Akt* 抑制剂诱导 A549 细胞的凋亡。

（2）*Bcl-2/bax* 基因：*Bcl-2* 和 *Bax* 是两类典型的抑凋亡和促凋亡蛋白，细胞的凋亡取决 于促凋亡成员和抑凋亡成员的相对浓度。*Bax* 和 *Bcl-2* 通过形成同源或异源二聚体来调节细胞凋亡，*Bcl-2/Bax* 直接决定了线粒体外膜的各种通道的通透性，从而决定了细胞的生存与否。

白花蛇舌草是茜草科家族的一员，因其抗炎和解毒作用而出名，研究表明，白花蛇舌草提取物可抑制人结肠癌细胞 HT-29 的增殖，诱导细胞形态的改变并降低细胞活性，呈时间和剂量依赖性。而且，白花蛇舌草提取物可以导致 DNA 的裂解、等离子体膜不对称的丢失、线粒体膜电位的崩塌，激活 caspase-3 和 caspase-9，并且增加 *Bax/Bcl-2* 的比例。

（3）Survivin 凋亡信号通路：Survivin 是一个 16.5-kDa 蛋白，它是凋亡蛋白抑制剂（IAP）家族的一个成员，已被认定为肿瘤中一个非常有希望的治疗靶点，在多种肿瘤（包括胃癌、直肠癌、肺癌、乳腺癌、前列腺癌、卵巢癌、胰腺癌以及黑色素瘤）中均有过度表达。在抑制细胞凋亡过程中，survivin 所起的主要作用是通过诱导细胞从 G_1 检查点退出随后进入 S 期来调节细胞分裂。先前有报道表明，survivin 在正常细胞中低表达，但是在增殖的肿瘤细胞中和肿瘤血管生成期表达较高，这些结果表明，survivin 可以作为抗肿瘤治疗的一个合适靶点。

白藜芦醇是从虎杖中提取出来的一个小分子天然抗氧化剂，被认为是一种潜在的化学预防剂和抗癌剂白藜芦醇协同埃罗替尼诱导细胞凋亡主要是通过上调 PUMA 和下调 survivin。Liu M L 等研究表明，白藜芦醇通过诱导细胞凋亡和下调 survivin 的表达而抑制人胃癌细胞（SGC7901）的增殖。牛蒡苷元是一种二苄基丁内酯木酚素，具有抗炎和抗肿瘤活性作用。Huang K 等研究表明，牛蒡苷元可以显著地抑制卵巢癌细胞的增殖并且呈剂量依赖性，可以显著地抑制 STAT3 的磷酸化作用和 survivin 及一氧化氮合成酶（iNOS）的表达，并可诱导 caspase-3 依赖的细胞凋亡，主要是通过 iNOS/NO/STAT3/survivin 信号通路来促进卵巢癌细胞的凋亡。

（4）*c-myc* 基因：*c-myc* 是一种可易位基因，又是一种多种物质调节的可调节基因，也是一种可使细胞无限增殖，获永生化功能的基因。在人类很多肿瘤组织中，发现有 *c-myc* 基因的扩增或高表达。

以往的研究证实 *c-myc* 基因与细胞凋亡的相关性，胡萝卜素可通过上调 *c-myc* 基因的表达，而诱导白血病细胞凋亡。鹿茸精对 HL-60 细胞有诱导分化作用，与其降低 HL-60 细胞 *c-myc* 基因表达有关。丹参酮通过阻止 HL-60 细胞进入 S 期而抑制其 DNA 合成，其作用的分子机制与 *cfos* 基因表达增高，*c-myc* 基因、*Hras* 基因及 *bcl-2* 基因的表达降低有关，三尖杉酯碱抑制 HL-60 细胞增殖，诱导其分化和凋亡，其机制可能与三尖杉酯碱下调原癌基因 *bcl-2* 和 *c-myc*、上调抑癌基因 *p15* 有关。

（5）*p53* 基因：野生型 *p53* 是一种抑癌基因。*p53* 诱导的细胞凋亡作用机制有三方面：①*p53* 能与 *Bax* 结合，使其激活和多聚化；②*p53* 能直接与 *bcl-2* 和 *Bcl-XL* 结合，从而阻断其与 *bcl-2* 家族促凋亡分子的结合；③*p53* 与 *Bak* 结合，阻断 *Bak* 与 *bcl-2* 家族的抗凋亡分子 *Mcl-1* 结合并导致凋亡。柏叶、款冬花、三七、银杏、桑寄生和高良姜等多种中药所含的抗癌成分槲皮素具有抑制突变型 *p53* 的作用，在高表达突变型 *p53* 人的乳腺癌细胞中加入槲皮素，能抑制 *p53* 的表达。低分子量地黄多糖（LRPS）能使 Lewis 肺癌组织内 *p53* 基因的表达明显增加，说明 LRPS 对抗癌基因 *p53* 表达的影响是其抗肿瘤作用的机制之一。Lin 等通过对甲状腺癌细胞系的研究后认为，白藜芦醇通过激活有丝分裂原激活的蛋白激酶（MAPK），诱导 *p53*、*cfos*，*c-jun* 和 *p21* 基因的表达，而 *p53* 的磷酸化及 *p53* 与 DNA 的结合，最终引起细胞凋亡。

7. 破坏肿瘤的新生血管、淋巴管和转移途径　近年来研究表明，新血管生成是肿瘤生长和转移的必要条件之一，而断绝或减少肿瘤血管供应，抑制肿瘤血管生成是控制肿瘤生长和转移的重要途径。抑制肿瘤血管生成的关键在于调节血管生成因子和其受体，包括血管内皮生长因子（VEGF）和血管内皮生长因子受体（VEGFR$_s$）。大多数实体肿瘤如乳腺肿瘤、肺肿瘤、肾肿瘤、结肠肿瘤和肝肿瘤，由于缺氧应激和原癌基因激活，相比正常组织表达更高水平的 VEGF。VEGF 最突出的作用是具有诱导血管通透性的能力。通透性增强导致纤维蛋白沉积在细胞外基质，作为血管内皮细胞迁移的一个支架。VEGFR$_s$ 是血管内皮细胞上的跨膜酪氨酸激酶，与 VEGF 结合并激活导致血管通透性增强，增加内皮细胞的移行和增殖。VEGFR$_s$ 可分为 VEGFR-1、VEGFR-2 及 VEGFR-3。VEGFR-1 可诱导基质金属蛋白酶，调节造血功能，并募集单核细胞。VEG2FR-2 具有较高的亲和力和更大的激酶活性，对直接调节血管生成、有丝分裂信号及增加通透性的效果更显著。VEGFR-3 负责淋巴管的生长、发育和维护。有鉴于此，血管内皮生长因子家族已成为肿瘤的一个重要治疗靶点。内皮抑素（endostatin, ES）是一种能强烈抑制血管形成的因子，能与 VEGF 等相互竞争，结合生长因子信号转导系统中的硫酸肝素蛋白聚糖受体，从而抑制血管内皮细胞的增殖；另一方面，ES 能通过促进内皮细胞凋亡、抑制细胞因子诱导的血管内皮细胞迁移等作用对肿瘤的新生血管和血管迁移起到抑制作用。

随着抗肿瘤新生血管研究机制的深入，诸多研究者发现，中药可以抑制肿瘤及肿瘤术后亢进的 VEGF，增高 ES 的含量，恢复血管生成因子与抑制因子之间的平衡，抑制肿瘤血管生成，从而有助于减少肿瘤组织局部血供，通过缺血、缺氧等饥饿方式限制肿瘤的增殖并阻断其入血扩散的途径，消除术后残留癌细胞生存及转移的环境，消灭残存的癌细胞，防止肿瘤的复发和转移。

李蒙等采用 Matrigel 栓、A549 肺癌类干细胞样细胞建立体内 A549 细胞血管生成拟态模型，观察川芎、丹参对肺癌干细胞样细胞移植瘤小鼠血管生成拟态的影响，结果表明，与常氧环境相比，乏氧组可明显促进 VEGF 的表达（$P<0.01$），这可能与乏氧本身作为信号促进 VEGF 的表达相关。常氧环境下，川芎组、丹参组、川丹组、和恩度组均能明显抑制 MMP-9 的表达，但其抑制作用机制不完全相同，常氧环境下，丹参组可能通过下调 HGF-c-MET-TWIST 信号通路以及下调促血管生成拟态相关分子 VEGF-MMP-9、VE-Cadherin、FAK、EphA2、Inregrinβ1 蛋白的表达来抑制血管生成拟态形成，川芎可能是通过抑制促 VM 因子 VEGF、MMP-9、EphA2 蛋白的表达抑制血管生成拟态的形成。有学者曾采用免疫细胞化学方法对不同浓度榄香烯作用后的人肺腺癌 Spc-A1 细胞 VEGF-C、VEGFR-3 的表达水平进行检测，以评价榄香烯对体外培养的 Spc-A1 细胞株 VEGF-C 及其受体 VEGFR-3 表达水平的影响；结果显示，榄香烯对 Spc-A1 细胞的抑制作用随药物作用浓度的增高和作用时间的延长而增强，VEGF-C、VEGFR-3 的表达水平逐渐下降；榄香烯（60mg/L、80mg/L、100mg/L）组与 PBS 阴性对照组、空白组 VEGF-C、VEGFR-3 蛋白的表达水平比较，在不同时间点（6 小时、12 小时、24 小时）均有显著性差异（P 均 <0.05）；榄香烯各组不同时间点之间 2 种蛋白表达水平比较，均有显著性差异（P 均 <0.05），且随时间延长两者表达水平下降；榄香烯对肿瘤细胞 Spc-A1 中 VEGF-C 及 VEGFR-3 蛋白水平起下调作用，而 VEGF-C、VEGFR-3 在肿瘤的血行转移和淋巴系统转移中起关键性作用，表明榄香烯还可以通过下调 VEGF 及其受体来遏制肿瘤的血行转移及淋巴系统转移。

钱晓萍等研究发现藤黄酸在体外可呈剂量和时间依赖性的方式抑制人脐静脉内皮细

胞的增殖。球状体出芽实验和动脉环试验显示藤黄酸能够抑制血管生成的初始步骤：血管芽生。同时，人脐静脉内皮细胞在 Matrigel 上的小管形成能力也随着藤黄酸的作用而降低。体内研究中也发现成年小鼠在种植了 Matrigel Plug 后在 VEGF 的刺激下可以产生大量的 CD31 阳性血管，但是藤黄酸可以剂量依赖性地抑制血管生成。

目前，中药与血管生成研究中还存在几个问题：①血管生成的体内外模型还有所欠缺，可供中药研究的较少；②国内进一步鉴定中药有效成分的工作还很不完善，以治疗血管生成有关疾病的中药有效成分来筛选药物可能是一种较为简捷的途径；③缺乏对药物确切分子机制的研究，特别是促进血管生成方面；④在抑制血管生成方面，尚无较好的中医传统理论解释。

（二）提高免疫

中药有效成分可能通过激发、增强或恢复机体的特异性/非特异性肿瘤的免疫效应机制来增强机体的防御功能。主要发挥免疫调节的成分有多糖化合物、苷类化合物、生物碱类化合物、有机酸类化合物和挥发油类化合物，其中中药多糖占据了主要地位，大部分的免疫调节功能都与中药多糖相关。

1. 增强特异性免疫，促进 T 淋巴细胞增殖分化，调整 T 细胞亚群比例　T 淋巴细胞主要分为 CD4⁺T 辅助细胞和 CD8⁺ 细胞毒性 T 细胞。它们均表达 CD3 标志，主要产生特异性免疫，其活化是受 MHC（主要组织相容性复合体）限制的，CD4⁺T 细胞在接受专职 APC（抗原递呈细胞）上的 MHC 抗原复合物和共刺激分子双重信号后，释放出多种细胞因子。这些因子在调节、活化细胞毒性 T 细胞、巨噬细胞的抗肿瘤效应中起到重要作用，CD8⁺CTL（细胞毒性 T 细胞）也是在双重信号作用下被活化和克隆增殖。

T 细胞亚群已经成为目前临床评价肿瘤患者免疫功能和中药新药临床评价的常用指标。刘宇龙等观察中药治疗肺癌术后患者 T 细胞亚群与远处转移的情况，结果使用中药组 T 淋巴细胞总数（CD3⁺）比例、T 辅助细胞（CD4⁺）比例与治疗前比较均有显著提高（$P<0.01$），T 抑制细胞（CD8⁺）比例则比治疗前有所下降（$P<0.01$），免疫调节参数（CD4⁺/CD8⁺）比值增高（$P<0.01$），而单纯化疗组 CD3⁺ 降低，CD4⁺ 和 CD4⁺/CD8⁺ 比值以及 CD8⁺ 则有所升高，但与治疗前相比，差异无统计学意义（$P>0.05$），提示化疗药物有抑制细胞免疫的副作用，而中药能够提高机体的细胞免疫功能。树突状细胞（dendritic cells，DCs）是机体功能最强的专职抗原递呈细胞，能够有效激活 T 淋巴细胞免疫，是肿瘤免疫治疗中的调控关键。研究发现肺瘤平膏在模拟的肿瘤微环境中，其含药血清干预后，降低 TDCs 胞内脂质含量（$P<0.01$），提高 TDCs 表面分子的表达，其中以提高 CD80、CD86 的表达最为明显（$P<0.05$），肺瘤平膏刺激共培养淋巴细胞增殖（$P<0.05$），明显提高 T 细胞中 Th、CTL 细胞亚群比例（$P<0.05$），降低 Tregs 细胞的表达（$P<0.05$），提高细胞因子 IL-12p70、IFN-γ 的分泌（$P<0.05$）。

2. 激活巨细胞（MØ）　人参、黄芪、灵芝、女贞子、淫羊藿等中药具有激活 MØ 活性的能力。激活的 MØ 可通过以下 3 种方式识别和溶解肿瘤细胞：①处理和递呈肿瘤抗原，激活 T 细胞产生特异性抗肿瘤的细胞免疫应答。刺五加、枸杞等中药能够通过增强 T 细胞转录过程中 PKG 和 PKA 的活性来促进 T 细胞增殖，从而使 T 细胞大量激活，提高机体的免疫能力，抑制肿瘤的生长。②当效应细胞核靶细胞相互融合时，激活的 MØ 内溶酶体直接转移到肿瘤靶细胞内，溶解破坏肿瘤细胞。灵芝通过促进巨噬细胞对细胞因子的分泌，并增加其蛋白酶的活性，进而提高机体免疫能力。③MØ 表面有 Fc 受体，通过抗体依赖细胞介导的细胞毒性作用（ADCC），激活的 MØ 细胞释放 TNF、L-1、L-2 等细胞因子协助破坏肿瘤细胞。董永杰等报道，用枸杞多糖（LBP）处理后的巨噬细胞组中，肿瘤细胞培养上清液中肿瘤坏死因子 -α（TNF-α）的含量明显升高，说明其作用可能与 LBP 促进巨噬细胞分泌 TNF-α，激活巨噬细胞的免疫功能而产生抗肿瘤作用。Schepetkin 等研究发现，仙人掌多糖能促进反应性活性氧簇、TNF-α、NO、IL-6 的产生及激活核因子 NF-γB，从而激活巨噬细胞功能而发挥抗肿瘤作用。丹参具有极强的免疫调节作用，能够促进多种细胞的分泌，尤其是对巨噬细胞 IL-1 和 IL-6 的分泌作用促进明显，从而实现对机体免疫系统的调节。

3. 提高自然杀伤细胞（NK）和淋巴因子激活杀伤细胞（LAK）活性　NK 细胞和 LAK 细胞是人体天然非特异免疫杀伤细胞，在宿主免疫监视功能中起重要作用，是机体抗瘤细胞免疫的关键。

黄芪多糖可增强白细胞介素 -2/ 淋巴因子激活杀伤细胞（IL-2/LAK）的抗肿瘤作用，通过促进抗癌素的分泌、IL-2R 受体的表达、LAK 前体细胞的增生而达到抗肿瘤作用。与 IL-2 配伍应用还可明显提高 LAK 细胞对靶细胞的杀伤率，提示黄芪多糖抗肿瘤效应可能主要与黄芪多糖增加机体免疫功能有关。人参、党参、枸杞子、冬虫夏草等的有效成分均有良好的促进 IL-2 产生及升高 NK、LAK 细胞的作用，起到拮抗肿瘤的作用。

石学魁等测定 T739 小鼠体内 NK 细胞活性，结果发现，红花多糖（SPS）能够部分逆转荷瘤机体 NK 细胞的抑制状态，明显提高其细胞毒力，这可能是 SPS 发挥抗肿瘤效应的机制之一。灵芝多糖（GLP）的抗肿瘤作用与 NK 细胞活性密切相关，不同浓度 GLP 加入到培养的 NK 细胞中能不同程度提高 NK 细胞活性，活化后的 NK 细胞可释放 TNF-α、IL-2、干扰素 γ（IFN-γ）而进一步调节巨噬细胞功能，增强抗肿瘤作用。

4. 提高树突状细胞的表达　树突状细胞（dendritic cells，DC）是机体功能最强的专职抗原递呈细胞（antigen presenting cells，APC），能高效地摄取、加工处理抗原，并以抗原肽 -MHCⅡ类分子复合物的形式将抗原信息提呈给 T 细胞，特别是能激活初始型 T 细胞，诱发特异性免疫应答。DC 与肿瘤的发展有着密切关系，现已证实 DC 数量的多少与肿瘤浸润程度、淋巴结转移和预后密切相关，大部分实体瘤内浸润的 DC 数量多则患者预后好。有效的抗肿瘤免疫反应的核心是产生以 CD8$^+$T 细胞为主体的细胞免疫应答，这也是 DC 作为免疫治疗手段的基础。

目前，研究发现多种中药多糖能明显诱导 DC 细胞的成熟。据报道：①黄芪多糖可以提高 DC 表面分子 CD11c、MHCⅡ类分子的表达，并且这种作用呈黄芪多糖浓度依赖性；②经过黄芪多糖处理的 DC 吞噬功能明显下降；③黄芪多糖处理后 DC 分泌 IL-212 明显增加，说明黄芪多糖能够促进 DC 的成熟。

在研究灵芝多糖与 DC 关系中发现，灵芝多糖在 DC 成熟阶段，增强 DC 对肿瘤抗原的捕获、处理、提呈能力，增强 DC 诱导的特异性细胞毒 T 淋巴细胞（CTL）的细胞毒活性，作用机制是促进 DC 诱导的特异性 CTL 的 IFN-2γ、颗粒酶 B 的 mRNA 转录及蛋白质表达。灵芝孢子粉可以促进荷瘤小鼠髓性 DC 的分化、成熟及表面分子 CD11a、CD86 的表达，增强 DC 诱导的细胞毒性 T 淋巴细胞反应。经枸杞多糖（LBP）刺激后的 DC，CD86、CD83、MHCⅡ分子表达水平升高，同时 DC 激活 T 细胞能力和 T 细胞增殖能力增强，提示了 DC 在 LBP 的诱导下成熟。黄芪多糖（APS）增强 DC 抗原提呈作用，通过诱导 DC 而显著提高 CIK 对 A549 肺腺癌细胞的杀伤能力。

5. 促进细胞因子分泌　许多中药可以通过激活网状内皮系统，诱生多种细胞因子，如

TNF、IL-1、IL-2、IL-6、IFN 等，来增强免疫功能。这些细胞因子不仅能激活 CTL、NK、LAK、MΦ 等，阻断肿瘤细胞的能量代谢，抑制 DNA 复制，还可诱导肿瘤细胞凋亡并能通过破坏肿瘤细胞微血管而杀灭肿瘤细胞，有明显的抑瘤效果。

据报道，香菇多糖（LNT）可刺激荷瘤小鼠释放 IFN（干扰素）、SOD（超氧化物歧化酶）等具有免疫活性的内源性细胞因子，从而显著抑制肿瘤细胞的糖酵解，造成肿瘤细胞代谢障碍、增殖受抑。黄芪多糖可作为 TNF-α 的理想增效剂，增强 TNF-α 生物活性而发挥 TNF-α 的抗肿瘤作用。大蒜精油、氧化苦参碱、大青叶、地黄多糖、黄连素和山药多糖等可分别刺激 IL-2、IFN-γ 等细胞因子的分泌，改善由于肿瘤而引起的免疫功能降低。

枸杞多糖-X（LBP-X）能产生多种淋巴细胞因子，如巨噬细胞移动因子、淋巴毒素转移因子等，这些因子在体内可促进免疫活性细胞的分裂增殖，提高巨噬细胞的吞噬作用及 T 细胞的杀伤能力。

6. **激活补体**　补体（complement，C）是存在于新鲜血液中不耐热、非专一性、对抗体起辅助作用的成分。补体系统是机体重要的免疫系统，补体固有成分可被经典和旁路途径所激活。研究证明，香菇多糖可以激活补体系统的经典途径和替代途径，导致免疫球蛋白 M 的非特异细胞毒性，提高中性粒细胞对肿瘤组织的浸润。茯苓多糖通过激活补体 C3、C5、B 因子等导致巨噬细胞内溶菌酶的释放，而间接增强巨噬细胞的吞噬功能，增强机体免疫功能。

曹治云等研究了中药复方对肝癌小鼠移植瘤体液免疫中免疫球蛋白 IgG、IgM 及补体 C3、C4 的影响，采用了分组实验的方法，结果显示，未给中药组引起了补体 C3、C4 水平的下降，使用中药复方组并没有对补体 C3、C4 的水平产生影响。中药复方可能是通过调节 IgG 和 IgM 的水平起作用。

7. **对红细胞免疫系统的调节**　红细胞免疫系统是机体免疫重要的组成部分。血液系统恶性肿瘤患者静脉输注参芪扶正注射液 14 天后，发现 RBC-C3bRR 及 TRR 均较输液前增高（$P<0.05$），RBC-ECR 输液后较输液前明显降低（$P<0.05$），表明参芪扶正注射液能改善血液系统恶性肿瘤患者红细胞的免疫功能。艾迪注射液可促进食管癌术后患者红细胞免疫功能较快恢复，试验组术后 7 天的红细胞免疫水平与对照组 14 天相当。

机体的免疫调节是一个相互交错的复杂网络，在不同环境、肿瘤发展的不同时期，都有不同的免疫细胞和分子发挥不同的作用，因此多靶点、联合治疗是肿瘤免疫治疗的必然趋势。中药在肿瘤的免疫调节上具有多靶点、多角度、整体调节的作用特点。在此，研究者也从不同中药有效成分所带来的多种免疫相关途径和多种免疫因子对不同中药有效成分的反应来反映中药对机体免疫的调节。中医药在肿瘤免疫的治疗中讲究多角度，整体调节，避免了单一效应过强引起的副反应，可有进一步的临床研究价值。

（三）减毒增效，逆转耐药性

中药能够增强机体免疫功能，改善化疗药物对骨髓造血系统的抑制，达到减毒增效的作用，对化疗的顺利进行起到积极作用。

1. **减轻放化疗的毒副作用**　保护骨髓功能、促进造血功能的恢复。恶性肿瘤在疾病死因中排名第 2 位，严重威胁人类生命健康。放、化疗是目前治疗恶性肿瘤的重要治疗手段，在临床上被广泛运用，但由于其缺乏细胞选择性，在杀死大量肿瘤细胞的同时亦可杀死不少正常骨髓细胞；随着放化疗在体内累积量的剂量增加，其骨髓抑制也逐渐加重，其中以白细胞、血小板的减少最为常见，是临床上放、化疗治疗被迫减量或停药的主要原因。这不仅影响放、化疗方案的按期执行，也降低患者免疫功能，增加患者感染的机会，甚至并发重度感染而死亡。因此，保护骨髓功能、促进造血功能的恢复，减轻放化疗的毒副作用，乃是肿瘤防治工作中的一个重要方面。在用中药防治放、化疗治疗中的骨髓抑制方面，国内许多学者进行了大量的基础研究。研究进展情况如下：

（1）保护外周血象：中药具有升高白细胞的作用。近年来，有不少关于运用中药复方治疗放化疗后白细胞减少的症状，均取得良好疗效。在实验方面，升白益血中药方已证实对环磷酰胺和阿糖胞苷所致小鼠白细胞减少症和骨髓 DNA 下降均有显著的改善作用；灵芝菌合剂对甲氨蝶呤（CTX）、替加氟（FT-207）等所致的白细胞减少有明显保护作用。实验中，参芪杞胶合剂治疗白细胞减少症模型小鼠，结果显示，治疗组动物模型小鼠周围血中性粒细胞明显提高。李坤星等分别给小鼠腹腔注射环磷酰胺和顺铂造模，桑黄云芝胶囊灌胃给药，测定小鼠外周血白细胞水平，发现桑黄云芝胶囊可以升高模型小鼠的白细胞水平，对骨髓功能有保护作用。

中药对红细胞、白细胞和血小板等血细胞均有保护作用。十全大补汤能够有效地减低化疗对红细胞、白细胞和血小板的损害，对三者的减少有明显的预防作用。陈孝银等观察琼玉膏对实验性肺癌小鼠化疗导致的骨髓抑制的干预效应，结果显示，琼玉膏能提高肺癌小鼠化疗后外周血红细胞、白细胞、血小板及骨髓有核细胞计数，改善化疗所致的骨髓抑制状况。

（2）保护骨髓造血组织：中药治疗能够保护骨髓功能，改善骨髓造血微环境，促进造血功能的恢复。现代研究主要有以下四个方面：①增加血管内皮生长因子（VEGF）及其受体表达因素；②抑制骨髓细胞的凋亡并起到一定增殖功效；③通过骨髓间质干细胞产生的细胞因子调控造血干、祖细胞的增殖、分化和发育；④修复骨髓微环境，恢复骨髓造血功能等。孙岚等采用蛋白免疫印迹（Western blotting）法、免疫组化法及流式细胞术，对放射损伤小鼠骨髓 MSCs 中 VEGF 蛋白表达水平、骨髓组织中 VEGF 受体胎肝激酶 -1（flk-1）表达变化、MSCs 凋亡率及细胞周期改变进行分析，并观察胃饲川芎嗪连续 13 天的作用，结果发现，放射损伤后小鼠骨髓 MSCs 中 VEGF 和骨髓组织中 flk-1 表达均明显低于正常水平，虽然随时间推移表达水平可见逐渐升高，但照射后第 14 天仍未恢复正常；而川芎嗪组在第 14 天时已接近正常水平。放射损伤后 MSCs 停滞于 G_0/G_1 期，S 期合成减少，凋亡率明显增加；第 14 天时仍未恢复正常；用川芎嗪治疗后，MSCs 的 S 期合成活跃，凋亡率明显下降，第 14 天时恢复更明显，接近正常水平。骨髓切片苏木 - 伊红（HE）染色也证实川芎嗪组小鼠造血恢复明显较对照组快。说明川芎嗪可促进 MSCs 中 VEGF 的表达，通过 VEGF/flk-1 途径改善放射损伤小鼠骨髓微环境，是其促进造血功能恢复的机制之一。人参总苷不仅对体外培养的骨髓造血干细胞及祖细胞有促进增殖作用，对骨髓造血因子具有促分泌作用，研究还发现，其对骨髓基质细胞（BMSC）的增殖也有促进作用。当归多糖可改变 BMSC 细胞周期，减少凋亡细胞数目，进而促进 BMSC 的增殖。

2. 逆转多药耐药　肿瘤的多药耐药（multiple drug resistance, MDR）是指肿瘤对一种抗肿瘤药物出现耐药的同时，对其他许多结构和作用机制不同的抗肿瘤药物也产生交叉耐药现象。肿瘤的发生由多阶段、多基因参与，且过程复杂。目前已知的耐药机制有 P 糖蛋白（P-gp）、多药耐药相关蛋白（multidrug resistance-associated protein, MRP）、肺耐药蛋白（lung resistance protein, LPR）的高表达，谷胱甘肽（GST）和谷胱甘肽 -S 转移酶（GSH）升高，DNA 拓扑异构酶（TopoⅠ、Ⅱ）活力降低，凋亡抑制，以及肿瘤细胞某些生化特征的改变如 PKC、磷酸化水平的变化等。这些耐药机制可能单独或联合在 MDR 中发挥作用。伴随着化疗药物的不断出现,肿瘤多药耐药已成为肿瘤临床治疗进步的一大阻碍,是肿瘤化疗失败的主要原因。为了提高化疗的疗效,逆转肿瘤的多药耐药成为急需解决的问题。目前针对 MDR 复杂的机制,已经研制出众多类型的逆转剂,包括钙通道阻滞剂、钙调蛋白拮抗剂、免疫调节剂等。但一方面由于这些药物本身具有的毒性阻碍了临床广泛应用,另一方面这些逆转剂会引起化疗药物药效动力学发生改变,增加对正常组织的毒性,所以真正进入临床的药物很少。

近年来,中药逆转肿瘤多药耐药的研究进展较快,相关文章也已发表较多。目前已知的可逆转耐药的肿瘤包括白血病、肝癌、胃癌、大肠癌、卵巢癌等。据研究,中药可逆转的药物包括多柔比星(ADM)、顺铂(DDP)、长春新碱(VCR)、柔红霉素(DNR)、长春碱(VLB)、长春地辛(VDS)、丝裂霉素(MMC)等,且逆转原理大多与降低耐药蛋白 P-gp 的高表达,提高抗癌药物在肿瘤细胞内的蓄积水平,调控 MRP、LRP、拓扑异构酶、谷胱甘肽 S 转移酶、核转录因子等相关。

其中降低耐药蛋白 P-gp 的高表达是众多中药逆转 MDR 的主要机制。汉防己甲素是中药防己科千金藤属植物粉防己块根中一种主要的生物碱,体外实验已经证明能通过增加 K562/A02 耐药细胞内的浓度而增加汉防己甲素的毒性作用,而对同源敏感细胞无明显影响,并认为这种作用可能与抑制 P-170 糖蛋白有关。浙贝母碱是中药浙贝母和川贝母中的主要活性成分。胡凯文在 1997 年博士论文中首次证实:浙贝母碱的盐酸盐(PM. HCL)能作用于两种机制不同的多药耐药肿瘤细胞 K562/A02 和 HL-60/ADR,在体外细胞毒实验中能逆转两种耐药细胞的耐药性 5 倍以上。现已完成的免疫组化及免疫荧光研究、细胞杀伤及动物抑瘤实验研究表明:浙贝母碱能直接抑制糖蛋白的表达,明显提高耐药肿瘤细胞内抗癌药物内浓度时也能明显提高由多药耐药相关蛋白(MRP)介导的肿瘤细胞内抗癌药物浓度,而且两者活性相近。其后的研究除证实了上述结果外,发现贝母宁碱(贝母素乙)也具有类似的逆转多药耐药活性。浙贝母总生物碱中贝母甲素、贝母乙素与贝母甲素苷、贝母乙素苷比较,前两者逆转活性更强。李伟等研究发现,化疗虽可能使 P170 表达增高,但和浙贝母散剂联用,可降低 P170 的表达。

有关中药单体方面,川芎、人参、丹皮、冬凌草、苦参和柴胡等中药中的有效成分是近些年来的研究焦点。人参皂苷 Rg3 对耐顺铂(C-DDP)人肺腺癌细胞系 A549DDP 有逆转作用,Rg3 低细胞毒浓度(10μmol)有效逆转 A549DDP 细胞耐药 7.3 倍,免疫组化和 RT-PCR 显示 A549DDP 细胞 MDR1、MRP、LRP 呈过量表达,Rg3(10μmol)预处理 A549DP12 小时、24 小时、36 小时、48 小时后,MDR1、MRP 表达减弱。白血病多药耐药细胞系(KS62 HHT)是一种以 P-gp 介导的多药耐药细胞系,史曦凯等研究表明,人参皂苷 Rb1 可明显提高其细胞内药物浓度,从而逆转 MDR。

有关中药复方方面,近年来不少复方制剂也成为中药逆转 MDR 的对象。侯培珍等探讨中西药结合对人胃癌多药耐药细胞 SGC-7901/ADR 的逆转和诱导凋亡作用。方法:以中药复方和/或氟尿嘧啶(5-FU)为阳性对照组,采用 MTT 法观察中药复方与 5-FU、川芎嗪(TMP)联合对 SGC-7901/ADR 细胞的逆转及杀伤作用,采用流式细胞仪(FCM)测定各药物组细胞周期的变化,采用光镜和电镜观察药物联合前后 SGC-7901/ADR 细胞形态结构变化。结果:TMP 明显提高 SGC-7901/ADR 细胞对中药复方 +5-FU 的敏感性,逆转倍数为 10.39 倍。细胞毒作用为: 中药复方 +5-FU+TMP> 中药复方 +5-FU> 中药复方 >5-FU($P<0.01$)。FCM 分析证明,3 种药物联合与对照组相比,可将细胞阻滞在合成前期和静息期 G_0/G_1 期

（$P<0.05$）。光镜和电镜下观察到癌细胞体积变小，胞体全面变圆皱缩及典型的凋亡形态学改变。结论：中西药结合对 SGC-7901/ADR 细胞有较强的逆转和诱导凋亡作用，为当前肿瘤药物耐药性的治疗提供了新思路。

中药作为肿瘤 MDR 逆转剂较化学逆转剂存在更大的优越性，大部分化学逆转剂只能针对其中一种机制进行逆转，缺乏逆转效率；而中药针对的多种机制进行逆转，能显著提高化疗药物对肿瘤细胞的细胞毒作用，充分体现了中药的多靶点性。进一步深入研究中药逆转 MDR，对提高肿瘤化疗敏感性，揭示肿瘤的耐药机制有重要的临床意义和指导作用。因此，在发掘无副作用、多靶点的逆转剂中，中药作为新一代的 MDR 逆转剂具有更广阔的前景。

（四）重建机体的内环境

1. **内环境与肿瘤的关系**　内环境紊乱是形成肿瘤的根本原因，从细胞角度描述，在人体细胞与周围环境的接触过程中，正常干细胞既可能接触某些因素直接变成恶性干细胞，也可能由于其他非特异性因素使机体的内环境紊乱而适宜癌细胞的生长。当这些恶性干细胞发展到一定的数量，创造适宜于自身生长内环境的能力超过机体或局部内环境对恶性干细胞生长的影响能力时，便进入进展期癌。这时即使中止改变内环境的因素，也不能使恶性干细胞的恶性生物学行为停滞下来。从基因角度描述，癌基因并不必然产生癌细胞，更不必然形成癌症。目前所知道的癌基因是生命必需基因，其产物乃是生命所必需的生物活性物质。基因的封闭与开放，基因产物的生物学活性作用都受到细胞的内环境和外环境的影响。期望单纯依靠癌症基因控制论指导癌的治疗，可能性不大。

此外，肿瘤生成后，对机体内环境又产生负面影响。机体免疫功能是机体内环境目前能用数学模型表达的一部分。恶性肿瘤在人体内滋生蔓延，可使机体免疫功能低下，免疫功能受到抑制、转移微环境的生成和激素水平的失调是肿瘤造成的内环境紊乱的主要表现。目前，关于中药对肿瘤造成的内环境紊乱的影响也受到广大实验者的关注。

2. **重塑肿瘤免疫编辑过程**　Schreiber 和 Dunn 等于 2002 年首次提出了肿瘤免疫编辑学说。免疫编辑理论概括了免疫系统的双重作用，在肿瘤的发展过程中呈现 3 个动力学时相清除阶段，即传统意义上肿瘤的免疫监视过程平衡期，即肿瘤未被机体的免疫系统完全清除，处于和免疫系统相持的阶段，而逃逸则是指肿瘤在与机体免疫系统相持的过程中其免疫原性被免疫系统重新塑造，能够跨过平衡期的免疫抑制作用，进入临床期。中药在重塑肿瘤免疫编辑过程中起到了双向调节的作用，一方面中药具有活化或增强巨噬细胞、T 淋巴细胞、B 淋巴细胞、NK 细胞、LAK 细胞、树突状细胞、红细胞等免疫细胞功能，以及调控细胞因子网络、激活补体系统及调节机体的体液免疫等功能，直接提高机体的免疫监视能力，抑制抗原高表达的肿瘤细胞；另一方面，调节性 T 细胞（$CD4^+$、$CD25^+$）是新近才被认识的一类免疫调节细胞，主要发挥抑制性免疫调节功能，而中药可通过减少调节性 T 细胞的数量和活性，用于肿瘤免疫治疗和特异性疫苗的接种。

3. **转移微环境**　传统观点认为，恶性肿瘤细胞侵入局部淋巴管、血管或其他腔道后，癌细胞便沿这些管腔种植到其他部位，继续繁殖增生。近年来研究发现，癌细胞在发生转移之前，癌变原发部位派出的"信使"为癌细胞侵入创造了下一步孕育的条件。接受"信使"的身体某一器官或部位的细胞逐渐产生变异，原本健康的部位变成癌细胞生长的温床。这是近年来提出的转移前环境的概念。关于肿瘤转移的基础有以下几方面：①基因调控：肿瘤转移促进基因如 k-ras、CD44V，肿瘤转移抑制基因如 nm23；②黏附因子：整合素、钙连接素、免疫球蛋白类黏附因子、选择素；③血管生成；④血液高凝、微血栓；⑤基质金属蛋白醇与组织抑制剂;⑥机体免疫状态。其中,黏附因子和纤维蛋白溶解酶及其调节因子是形成肿瘤转移环境的主要因素。

细胞黏附分子(cell adhesion molecules,CAM)是指细胞产生,存在于细胞表面、介导细胞与细胞间或细胞与基质间相互接触和结合的一类分子,主要分为钙黏附素族(cadherins)、整合素族(integrins)、选择素族(seleetins)、免疫球蛋白超家族(immunoglobulins)、透明质酸受体类 CD44 及其他 CAM 等六大类。CAM 作为肿瘤转移微环境中的重要因子,参与细胞的信号传导与活化,细胞的生长及分化、炎症、血栓形成,为肿瘤的转移提供了温床。

在以往的试验中,观察益气活血中药对肺癌细胞株钙黏附素的表达,结果显示 E- 钙黏附素阳性表达率提高,说明益气活血中药能升高 E- 钙黏附素的表达,减弱肿瘤细胞的转移能力。张艳军等报道,活血化瘀注射液含药血清能够抑制 TNF 诱导的 E-selectin、P-selectin 和 ICAM-ImRNA 过度表达。

穿心莲内酯可以抑制肿瘤坏死因子诱导的血管内皮细胞 ICAM-1 的表达;丹参素可抑制血管内皮细胞和粒细胞表达 CD116、ICAM-1、VCAM-1、E- 选择素、P- 选择素,发挥抗血栓形成作用。

研究表明,中药能通过抑制内皮细胞黏附分子(ICAM-1)表达达到抑制肿瘤细胞的黏附侵袭能力,影响肿瘤细胞与宿主之间的结合。例如,经丹参处理的 SMMC-7721 肝癌细胞表面的 CAM-1 表达明显下降,由此说明丹参明显抑制了 SMMC-7721 肝癌细胞株的侵袭运动能力。有关中药复方方面,王金国等探讨中药复方甲乙煎对肝癌组织中细胞黏附分子 CD54 表达的影响,结果表明,甲乙煎既能降低小鼠肝癌组织 CD54 的表达水平,又有改善小鼠免疫功能的作用。因此,推测甲乙煎可能是通过杀灭癌细胞、调整机体免疫功能、降低肝癌组织 CD54 的表达而发挥抗肝癌转移作用的。

在癌的血行转移中,形成包括癌细胞在内的微血栓是癌细胞得以着床和增生的条件。国内的研究指出,癌症患者血沉、纤维蛋白原、血浆比黏度、全血比黏度、血小板黏附等均高于正常对照组,在统计学上具有显著性意义。血细胞比容低于正常人($P<0.001$)。

中药对机体 TXA2/PGI2 平衡调节系统,维持血管壁完整性、调节血小板功能及对凝血和血栓形成过程均有着重要作用。益气养阴类中药能降低 TXB_2/6- 酮 $-PGF_1$ 水平,以减少瘤细胞分泌的凝血物质,从而发挥抗肿瘤转移的作用。

4. 抗炎镇痛、抗感染、调整神经和内分泌功能等作用与机体内免疫　中药还可从抗炎镇痛、抗感染、调整神经和内分泌功能等方面对癌症晚期患者起到综合调理的作用。在抗炎镇痛方面,中药体现的作用现已明确,但药理作用十分复杂,一种中药的不同活性成分往往有不同的药理作用。有时,即使是同一种活性成分,其药理作用也常因机体的免疫状态不同而不同。在抗感染机制方面,研究表明,中药既可直接抗菌而治疗感染性疾病,又可通过调节免疫功能、增强机体免疫力,而调动自身潜力抗感染,达到治疗疾病的目的。再次,近年来神经 - 内分泌 - 免疫网络(neuro-endocrine-immunity network,NEI)学说提出了与中医整体观念极为相似的观点:神经、内分泌和免疫在细胞、分子和基因水平上构成一个动态平衡的网络,通过相互刺激,相互制约达到稳定。而中药复方可通过其网络结构改善肿瘤或放化疗后引起的神经、内分泌症状。如六味地黄汤中含有免疫活性物质,可提高免疫力,抑制肿瘤生长。因此,我们应当把中药的抗炎、镇痛、抗感染及调节神经内分泌的作用通过中药调节机体免疫相互联合。通过中药对体内免疫功能的重塑使肿瘤晚期所产生的局部感染、疼痛、神经功能障碍和内分泌紊乱症状得到改善,从而也减缓了肿瘤恶化的速度。

中药抗肿瘤的作用机制是复杂的,多种成分单一作用、联合作用和机体反应的多元化是其中的重点、难点。如何从多层次、多学科,对中药抗肿瘤的作用机制进行具体客观、定性、定量的研究,以逐步揭开其奥秘,尚待中医药科学工作者的不断努力。相信以数千年中医药理论和实践经验为基础,结合现代化药物理论和生物技术,中药的抗肿瘤作用机制研究和临床应用将会有更大的进展。

二、中医药治疗肿瘤的研究方法

（一）常用的实验操作技术

1. 细胞培养　细胞培养技术指的是细胞在体外条件下的生长,在培养的过程中细胞不再形成组织(动物)。培养物是单个细胞或细胞群。细胞在培养时都要生活在人工环境中,由于环境的改变,细胞的移动或受一些其他因素的影响,培养时间加长,传代导致细胞出现单一化型。肿瘤细胞的选取可以是直接购买得到的肿瘤细胞株,也可以是外科取得的肿瘤组织,经过提取、培养得到的肿瘤细胞株。此类肿瘤细胞在培养过程中成纤维细胞常与肿瘤细胞同时混杂生长,致难以纯化肿瘤细胞。而且成纤维细胞常比肿瘤细胞生长得快,最终能压制肿瘤细胞的生长。因此排除成纤维细胞成为肿瘤细胞培养中的关键。排除成纤维细胞有多种方法。①刮除法:镜下观察肿瘤细胞,并在培养瓶或培养皿底部做下标记,再用无菌胶刮刮除无标记区域。②反复贴壁法:肿瘤细胞贴壁速度比成纤维细胞慢,把含有两类细胞的悬液反复贴壁,则成纤维细胞先贴壁而肿瘤细胞后贴壁,来达到分离两类细胞的目的。③酶消化法:成纤维细胞对酶更为敏感,故加入胰酶或胶原酶消化的时候比肿瘤细胞更易于脱落。可于镜下观察消化,待成纤维细胞脱落即刻终止消化,反复处理几次可得较纯的肿瘤细胞。④复苏、传代和冻存。

2. 细胞融合　细胞融合(cell fusion),是在自发或人工诱导下,两个细胞或原生质体融合形成一个杂种细胞。基本过程包括细胞融合形成异核体(heterokaryon)、异核体通过细胞有丝分裂进行核融合、最终形成单核的杂种细胞。细胞融合可作为一种实验方法被广泛适用于单克隆抗体的制备,膜蛋白的研究。

3. MTT技术　MTT法又称四甲基偶氮唑盐比色法,是一种检测细胞存活和生长的方法。其检测原理为活细胞线粒体中的琥珀酸脱氢酶能使外源性MTT还原为水不溶性的蓝紫色结晶甲臜(formazan)并沉积在细胞中,而死细胞无此功能。二甲基亚砜(DMSO)能溶解细胞中的甲臜,用酶联免疫检测仪在570nm波长处测定其光吸收值,可间接反映活细胞数量。在一定细胞数范围内,MTT结晶形成的量与细胞数成正比。该方法已广泛用于一些生物活性因子的活性检测、大规模的抗肿瘤药物筛选、细胞毒性试验以及肿瘤放射敏感性测定等。它的特点是灵敏度高、经济。

4. 超离心技术　离心技术是使蛋白质、酶、核酸及细胞亚组分分离的最常用的方法之一,也是生化实验室中常用的分离、纯化或澄清的方法。尤其是超速冷冻离心已经成为研究生物大分子实验室中的常用技术方法。利用物体高速旋转时产生强大的离心力,使置于旋转体中的悬浮颗粒发生沉降或漂浮,从而使某些颗粒达到浓缩或与其他颗粒分离之目的。这里的悬浮颗粒往往是指制成悬浮状态的细胞、细胞器、病毒和生物大分子等。离心机转子高速旋转时,当悬浮颗粒密度大于周围介质密度时,颗粒离开轴心方向移动,发生沉降;如果颗粒密度低于周围介质的密度时,则颗粒朝向轴心方向移动而发生漂浮。常用的离心机有多种类型,一般低速离心机的最高转速不超过6 000rpm,高速离心机在25 000rpm以下,超

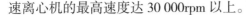

速离心机的最高速度达 30 000rpm 以上。

（二）细胞形态结构的观察方法

1. 光学显微镜

（1）普通光学显微镜：普通显微镜由聚光器、物镜和目镜三部分组成。

（2）紫外线显微镜：根据光学原理，光源光波越短，显微镜的分辨本领越大。紫外线显微镜以紫外线为光源，分辨率可提高一倍。可看到在普通光学显微镜下看不到的胶体颗粒，可用来测定细胞中的核酸含量。

（3）荧光显微镜：其工作的原理在于细胞中有些物质，如叶绿素等，受激发光照射后可发荧光；另有一些物质本身虽不能发荧光，但如果用荧光染料或荧光抗体染色后，经过照射也可发荧光。荧光显微镜对这类物质进行定性或定量研究。

（4）暗视野显微镜：因显微镜加装挡光片，使直射光不能进入物镜，只允许被标本反射、衍射的光线进入物镜。

（5）相差显微镜：相差显微镜由 P. Zernike 于 1932 年发明，并因此获 1953 年诺贝尔物理奖，这种显微镜的最大特点是可以观察未经染色的标本和活细胞。工作原理：将透过标本的可见光的光程差，也就是相位差，变成明暗差，也就是振幅差从而提高了各种结构间的对比度，使各种结构变得清晰可见。

（6）微分干涉相差显微镜：1952 年，Normaski 在相差显微镜原理的基础上发明，能显示结构的三维立体投影影像。

（7）激光共聚焦显微镜：激光共聚焦显微镜是用激光作扫描光源，逐点、逐行、逐面快速扫描成像，图像以电信号形式记录。由于激光束的波长较短，光束很细，有效排除焦点以外的光信号干扰，所以共聚焦显微镜有较高的分辨率，大约是普通光学显微镜的 3 倍。激光共聚焦扫描显微镜随时采集记录信号，既可以用于观察细胞形态，也可以用于细胞内生化成分的定量分析，光密度统计以及细胞形态的定量。

2. 电子显微镜　电子显微镜是以电子束代替了可见光，大大提高了显微镜的分辨率，可以观察细胞的亚显微结构，电子束的波长与电压成反比，波长极短，其较光学显微镜相比，光学显微镜分辨率为 0.3~0.1μm，放大倍数为 1 000 倍，电镜的分辨率为 0.1nm，放大倍数为百万倍。

（1）透射电子显微镜

（2）扫描电子显微镜：观察标本表面形态结构，立体性更强。其标本需经特殊处理，标本在固定脱水后，喷涂上一层重金属微粒，重金属在电子束的轰击下发出次级电子信号。

（三）生物化学分析

1. 细胞化学和组织化学技术　细胞化学染色是利用染色剂可同细胞的某种成分发生反应而着色的原理，从而对某种成分进行研究和分析。细胞的各种成分几乎都能显示，包括有无机物、醛、蛋白质、糖类、脂类、核酸、酶等。

2. 免疫细胞化学　是根据免疫学原理，利用抗体同特异抗原专一结合，对抗原进行定位测定的技术。抗原主要为大分子或与大分子结合的小分子；抗体则是细胞针对特异的抗原分泌的蛋白，如果将抗体结合上标记物，再与组织中的抗原发生反应，即可在光镜或电镜下显示出该抗原存在于组织中的部位。

3. 显微光谱分析技术　细胞中有些成分具有特定的吸收光谱，核酸、蛋白、细胞色素、维生素等都有自己特征的吸收曲线，如核酸的吸收波长 260nm，蛋白质 280nm。

4. 流式细胞术 流式细胞术（flow cytometry，FCM）是用于对悬浮于流体中的微小颗粒进行计数和分选。这种技术可以用来对流过光学或电子检测器的一个个细胞进行连续的多种参数分析。流式细胞术是对悬液中的单细胞或其他生物粒子，通过检测标记的荧光信号，实现高速、逐一的细胞定量分析和分选的技术。其特点是通过快速测定库尔特电阻、荧光、光散射和光吸收来定量测定细胞 DNA 含量、细胞体积、蛋白质含量、酶活性、细胞膜受体和表面抗原等许多重要参数。根据这些参数将不同性质的细胞分开，以获得供生物学和医学研究用的纯细胞群体。

（四）分子生物学技术

1. 电泳（electrophoresis） 带电粒子在电场中向着与其所带电荷相反方向电极移动的现象。电泳可用于分离不同分子量的生物大分子。可分为①蛋白质的电泳：蛋白质的定量；②核酸的电泳：用于核酸的分离、鉴定、纯化、回收。

2. 蛋白质研究相关的技术

（1）含量测定

（2）结构的测定

1）一级结构的测定：搞清楚蛋白质肽链的氨基酸排列顺序。方法包括 Edman 降解法、质谱法。

2）空间结构测定：蛋白空间结构分析比一级结构分析复杂得多。方法：X 射线衍射晶体分析法、核磁共振法等。

（3）功能的测定：主要包括以下方法：酵母双杂交（YTH）、蛋白质芯片技术、免疫印迹技术 Western blotting、免疫共沉淀术、GST pull-down 技术、生物信息学预测蛋白质。

3. 核酸分子杂交 核酸分子杂交是核酸研究中一项最基本的实验技术。互补的核苷酸序列通过 Walson-Crick 碱基配对形成稳定的杂合双链 DNA 或 RNA 分子的过程称为杂交。杂交过程是高度特异性的，可以根据所使用的探针已知序列进行特异性的靶序列检测。根据其性质和来源，基因组 DNA 探针、cDNA 探针、RNA 探针和人工合成的寡核苷酸探针。核酸分子杂交的类型：①Southern 印迹杂交：将电泳分离的待测 DNA 片段转移并结合到一定的固相支持物上，并与标记过的 DNA 探针进行杂交检测的一种方法。②Northern 印记杂交：检测样品的 RNA 的一种印迹方法。③原位杂交（ISH）：不改变核酸所在的位置，直接与探针进行杂交的方法。④斑点杂交和狭缝印记杂交：将 DNA 或 RNA 变性后直接点样于固相支持膜上，经紫外交联或烘烤固定后，与核酸探针分子进行杂交的一种检测方法，整个过程不需要电泳。

4. 基因芯片（gene chip） 包括 DNA 芯片或 DNA 微阵列、cDNA 芯片，以斑点杂交为基础建立的高通量检测基因表达的一种方法，它将大量已知序列的寡核苷酸或 cDNA 探针固于固相表面作为探针，然后与标记的待测核酸进行杂交，通过对杂交信号的检测分析，获得待测核酸的各种序列及表达信息。

5. 聚合酶链反应 聚合酶链式反应（PCR）是一种用于放大扩增特定的 DNA 片段的分子生物学技术，它可看作是生物体外的特殊 DNA 复制，PCR 的最大特点是能将微量的 DNA 大幅增加。PCR 技术的基本原理类似于 DNA 的天然复制过程，其特异性依赖于与靶序列两端互补的寡核苷酸引物。PCR 由变性 - 退火 - 延伸三个基本反应步骤构成：①模板 DNA 的变性：模板 DNA 经加热至 93℃左右一定时间后，使模板 DNA 双链或经 PCR 扩增形成的双链 DNA 解离，使之成为单链，以便它与引物结合，为下轮反应作准备；②模板 DNA 与引物的退火（复性）：模板 DNA 经加热变性成单链后，温度降至 55℃左右，引物与模板 DNA 单链的互补序列配对结合；③引物的延伸：DNA 模板-引物结合物在 72℃、DNA 聚合酶（如 TaqDNA 聚合酶）的作用下，以 dNTP 为反应原料，靶序列为模板，按碱基互补配对与半保留复制原理，合成一条新的与模板 DNA 链互补的半保留复制链，重复循环变性-退火-延伸三过程就可获得更多的"半保留复制链"，而且这种新链又可成为下次循环的模板。每完成一个循环需 2~4 分钟，2~3 小时就能将待扩目的基因扩增放大几百万倍。

三、中医药肿瘤研究存在的问题及展望

随着医学的发展与新技术的产生，肿瘤病因、病机、治疗等方面都有了全新的认识，中医药作为我国的特色医学，随着时代的变迁，也在不停地从现代医学中汲取新鲜血液，但中医学因其具有独特的特点，在科研工作上存在着与西医学不一样的研究方式。中医、中西医结合工作者经过半个世纪的共同努力与实践，在中医药防治肿瘤方面取得了斐然的成绩，但目前中医药无论在临床还是在试验研究方面均存在诸多问题。

（一）基础研究方面

1. 中医药的多靶点效应、主靶点与次靶点的内在联系要进一步阐明。

2. 中西医结合基础试验重复性差。

3. 中医肿瘤基础研究中如何解决宏观辨证体系与西医学的微观辨证体系、辨证与循证之间的矛盾，应进一步明确。

4. 中医药双向调节的内在有待进一步阐明。

5. 中西药之间的相互作用需要进一步明确，如中药与化疗药、生物治疗药物、分子靶向治疗药物之间的配伍禁忌及效价观察等。

（二）展望

摆在我们面前的不应只是研究的问题，更重要的应该是怎样去解决这些问题。回顾半个世纪的研究状况，分析目前研究存在的不足，未来的研究可能从以下几个方面有所突破。

1. 引入循证医学的研究方法，将会使中医临床研究更加客观化、标准化，更能被广大患者及国际国内同仁认可。

2. 现代系统生物学的研究手段，为中医药研究提供了研究的技术平台。

3. 系统医学理论的提出，为中医药治疗提供了前所未有的机遇。

4. 现代科技及现代医学的发展，将使中医药防治肿瘤机制研究更加便利、快捷、高效。

参 考 文 献

1. ADAMS BRIAN K, FERSTL EVA M, DAVIS MATTHEW C, et al. Synthesis and biological evaluation of novel curcumin analogs as anti-cancer and anti-angiogenesis agents［J］. Bioorg Med Chem, 2004, 12（14）: 3871-3883.

2. 陈艳. 中药多糖抗肿瘤机制研究进展［J］. 药学与临床研究, 2010, 18（2）: 123-126.

3. 李海军, 王俊明, 田亚江, 等. 苦参碱对 MCF-7 细胞 Fas、VEGF 及端粒酶活性的影响［J］. 中国中西医结合杂志, 2013, 33（9）: 1247-1251.

4. 张璐烨. 苦参碱对视网膜母细胞瘤细胞 survivin 和端粒酶活性表达的影响［J］. 医学研究杂志, 2013, 42（8）: 120-122.

5. Nayak S, Shen M Q, RODICA P, et al. Arsenic trioxide cooperates with all trans retinoic acid to enhance mitogen-activated protein kinase activation and differentiation in PML－RARα negative human myeloblastic leukemia cells［J］. Leukemia & Lymphoma, 2010, 51（9）: 1734-1747.

6. GAO F, TANG Q, YANG P, et al. Apoptosis inducing and differentiation enhancement effect of oridonin on the all-trans-retinoic acid-sensitive and -resistant acute promyelocytic leukemia cells［J］. Int J Lab Hematol, 2010, 32（Pt1）: e114-e122.

7. DOU Z X, XU C Y, DONAHUE G, et al. Autophagy mediates degradation of nuclear lamina［J］. Nature, 2015, 527（7576）: 105-109.

8. ZHANG J, LI Y, CHEN X, et al. Autophagy is involved in anticancer effects of matrine on SGC-7901 human gastric cancer cells［J］. Oncol Rep, 2011, 26（1）: 115-124.

9. 范悦,王世明,石青青.苦参碱对肝癌细胞增殖及其细胞自噬的影响［J］.中国当代医药,2013,20（7）: 11-13.

10. ZHENG L H, LIN X K, WU N, ET AL. Targeting cellular apoptotic pathway with peptides from marine organisms［J］. Biochimica et biophysica acta, 2013, 1836（1）: 42-48.

11. ZHU Z, SUN H, MA G, et al. Bufalin induces lung cancer cell apoptosis via the inhibition of PI3K/Akt pathway［J］. Int J Mol Sci, 2012, 13（2）: 2025-2035.

12. LIN J, CHEN Y, WEI L, et al. Hedyotis Diffusa Willd extract induces apoptosis via activation of the mitochondrion-dependent pathway in human colon carcinoma cells［J］. Int J Oncol, 2010, 37（5）: 1331-1338.

13. SANTANDREU F M, VALLE A, OLIVER J, et al. Resveratrol potentiates the cytotoxic oxidative stress induced by chemotherapy in human colon cancer cells［J］. Cell Physiol Biochem, 2011, 28（2）: 219-228.

14. LIU M L, ZHANG S J. Effects of resveratrol on the protein expression of survivin and cell apoptosis in human gastric cancer cells［J］. J BUON, 2014, 19（3）: 713-717.

15. HUANG K, LI L A, MENG Y G, et al. Arctigenin promotes apoptosis in ovarian cancer cells via the iNOS/NO/STAT3/survivin signalling［J］. Basic Clin Pharmacol Toxicol, 2014, 115（6）: 507-511.

16. CHEN X Q, YANG S, KANG M Q, et al. Survivin expression in human lung cancer and the influence of its downregulation on the biological behavior of human lung cancer cells［J］. Exp Ther Med, 2012, 3（6）: 1010-1014.

17. ZHANG K, LI Y, LIU W, et al. Silencing survivin expression inhibits the tumor growth of non-small-cell lung cancer cells in vitro and in vivo［J］. Mol Med Rep, 2015, 11（1）: 639-644.

18. 李蒙.川芎和丹参对肺癌干细胞样细胞血管生成拟态的干预和机制研究［D］.北京:北京中医药大学, 2019.

19. 张曦文.肺瘤平膏及其有效组分通过调控脂质代谢逆转肿瘤相关树突状细胞功能的机制研究［D］.北京:中国中医科学院,2020.

20. 石学魁,阮殿清,王亚贤,等.红花多糖抗肿瘤活性及对T739肺癌鼠CTL、NK细胞杀伤活性的影响［J］.中国中药杂志,2010,35（2）: 215-218.

21. 张纯清,单铁英,杨书凉,等.枸杞多糖对诱导树突状细胞成熟和增强T细胞增殖的影响［J］.重庆医学,2010,39（16）: 2117-2118.

22. 张嵩,牟晓燕,王红梅,等.黄芪多糖诱导的树突状细胞增强CKI细胞的杀伤作用［J］.中国免疫学杂志,2009,25（2）: 140-142.

23. 陈香涛 . 中药抗肿瘤机制研究进展［J］. 中国实用医药, 2010, 5（4）: 238-240.

24. 李坤星, 张海林, 朱学萍, 等 . 桑黄云芝胶囊对化疗药物减毒作用的实验研究［J］. 中国实验方剂学杂志, 2009, 15（4）: 64-65.

25. 陈海琳, 张福鹏, 周永明 . 骨髓造血微环境及中药调控作用研究进展［J］. 中成药, 2010, 32（7）: 1183-1188.

26. 卢琳, 胡继鹰 . 调节性 T 细胞及其中医药研究［J］. 湖北中医杂志, 2010, 32（6）: 28-29.

27. 王金果, 刘亚娴 . 甲乙煎影响 H22 小鼠肝癌组织黏附分子 CD54 表达的实验研究［J］. 河北中医, 2009, 31（5）: 756-758, 786, 801.

第八章 肿瘤预防

肿瘤是由环境多因素作用、细胞多基因突变、社会决定因素长期影响和经历多阶段演变而引起的，是超过二百种不同病变组成的一大类疾病。由于肿瘤的潜伏期较长，为采取有效措施消除、拦截、延缓和逆转致癌过程提供了宝贵机会和现实可能。"治未病"是中国传统医学一直倡导的原则，也是符合当代预防医学的重要理念。中医和西医医学的理论和实践都表明，预防是慢性非传染性疾病控制的最有效对策，也是最具有成本效益的措施。《2014年世界癌症报告》显示，使用现有有效可行防控策略和措施，全球半数肿瘤的发病和死亡都是可以避免和预防的。需要强调的是，由于肿瘤的发病原因涉及遗传、环境、饮食、生活习惯、精神状况等多个因素，因此能否实现对其科学有效防控需要社会各方面的积极参与。

一、肿瘤危险因素

常见癌症发生和发展与生物、环境、行为和社会等因素有着密切的关系。其中包括烟草使用、过度饮酒、不健康的饮食，缺乏体力活动、超重和肥胖、病毒、细菌、寄生虫感染、辐射、医源性致癌因素、环境和职业致癌物质以及癌症的各种社会决定因素等。这些危险因素与人类常见癌症发生的因果关系，都得到了较为明确的验证和确认，为制订综合的癌症预防和控制策略及措施提供了可信的科学依据。

（一）吸烟

关于吸烟危害健康以及吸烟与癌症有关的证据愈来愈多，至今积累的统计数据表明，吸烟每年可导致全球近600万人死亡，直接造成的经济损失高达数千亿美元。此外，二手烟暴露也是引起非吸烟人群罹患肺癌的明确病因之一。控制吸烟，包括防止吸烟和促使吸烟者戒烟的策略和措施日渐成熟，世界许多国家控烟工作已取得了巨大成功，为最终缓解和消除烟草对人类健康的危害展示了光明前景。

（二）感染

文献研究估计，全球有190万（17.8%）癌症病例由病毒（12.1%）、细菌（5.6%）和寄生虫（0.1%）感染引起。2012年5月国际癌症研究机构（IARC）在《柳叶刀·肿瘤学》上撰文指出，对全球感染相关癌症负担进行的新的综合分析发现，全球1 270万癌症新发病例中，16%可归因于感染因子，欠发达国家癌症由感染引起的百分比（22.9%）是发达国家（7.4%）的3倍。与此同时，我国学者在2011年也首次提出中国居民总癌症负担有近30%要归因于慢性感染。因此，这些重大发现和进展，为使用疫苗接种、抗感染治疗和行为干预等干预措施，降低这些常见癌症的危害奠定了科学基础。

多项癌症病因研究的重要进展证明，多种感染与人类癌症发生具有直接关联，其中最重要的发现是乙型、丙型肝炎病毒与肝癌,反转录病毒与人白血病,以及人乳头状瘤病毒与宫颈癌,以及幽门螺杆菌与胃癌的因果关系。

1981年,比斯利(Beasley)等在我国台湾进行的前瞻性研究发现,慢性乙型肝炎病毒感染者比非感染者发生肝细胞癌的危险高200倍,成为继EB病毒后,被科学证明的第二个人类致癌病毒。由于乙肝病毒在人群中广泛流行,每年可引起超过30万例肝细胞癌患者死亡,因此乙型肝炎病毒成为目前已知最重要的致癌危险因素之一。1989年,霍顿(Houghton)等研究发现和实验证明,丙型肝炎病毒感染也是肝硬化和肝细胞癌的重要原因之一。全世界有1亿7千万人被丙型肝炎病毒感染,其中20%会发展成肝硬化,而这些肝硬化患者每年有1%~4%会进一步发展成为肝细胞肝癌。

1983年在美国冷泉港举行的T细胞白血病病毒会上,首次统一命名的人类T细胞白血病病毒I型(HTLV1),研究证实与人类获得性免疫缺陷综合征,即艾滋病(AIDS)有关,并且研究表明,这种免疫缺陷综合征患者比普通人群发生卡波西肉瘤的危险度高2万倍。1974年哈拉尔德·楚尔·豪森(Harald zur Hausen)提出人乳头状瘤病毒(HPV)可能是人宫颈癌的病因假说后,国内外学者就人乳头状瘤病毒感染与宫颈癌的关系进行了大量研究,证实该病毒与宫颈癌之间存在明确的因果联系,相对危险度高达几十至几百倍,人群归因危险百分比超过95%。

除了病毒外,20世纪80年代澳大利亚的马歇尔和沃伦(Marshal和Warren),在实验中意外分离培养出的幽门螺杆菌,1989年和1991年,布拉泽(Blaser)等证明幽门螺杆菌与胃肿瘤存在明显相关,为验证幽门螺杆菌的胃癌感染病因假说提供了线索。1997年有报道发现,幽门螺杆菌与胃食管结合部腺癌有关,而消除幽门螺杆菌可降低胃癌但可能增加食管腺癌发病的危险。

(三)饮食、营养、身体活动和身体成分

不健康的饮食和不均衡的营养是导致人类癌症发生的重要因素。20世纪80年代以来,科研工作者对食物、营养、身体活动和癌症发生的因果关系进行了进一步的深入探讨,其中包括不同类型的干预研究和系统综合评价,用充分和可信的证据表明,饮食、营养和身体活动是癌症危险性的单独和联合的重要因素,通过健康的饮食、合理营养、身体锻炼、控制超重和肥胖可以预防和控制多种癌症的发展和发展。研究结果表明,饮食、营养和身体活动及其相关因素,在癌症的形成过程中起着十分重要的作用,特殊的膳食模式、食物和饮料以及膳食成分,不仅在癌症发生之前,而且在其后的进程中都能预防癌症发生。

研究证明,饮酒可增加患者口腔、咽喉、食管、大肠和乳腺相关肿瘤的发病,或也可增加女性肝癌、大肠癌的患病风险。20世纪90年代初,由中国医学科学院肿瘤研究所和美国国立癌症研究所协作,在中国河南省林县食管癌高危人群(食管上皮重度增生人群)和普通人群中进行的营养干预试验结果表明,补充多种维生素和矿物质可以降低这些人群的总癌、胃癌和食管癌发病率和死亡率,干预终止后追踪观察10年后进一步发现,营养干预可使总死亡率、总癌死亡率、胃癌和食管癌死亡率持续降低,尤以较年轻人群参试者更为明显。

(四)职业、环境暴露

20世纪70年代末以来的研究表明,全球所有癌症中19%是由包括工作环境在内的环境因素引起,每年可导致130万人死亡,每10名肺癌死亡者中就有一名与工作环境中的危险因素紧密相关。世界卫生组织国际癌症研究机构将107种物质、合剂及暴露环境归类为人类致癌物。其中包括各种形式的石棉以及在环境中发现的多种物质,如苯、砷、镉、环氧乙

烷、苯并芘、二氧化硅、电离辐射氡等、人工日光浴设备的紫外线辐射、铝和焦炭生产、钢铁铸造或橡胶生产等。据世界卫生组织估计，全世界约有 1.25 亿人暴露在工作场所的石棉污染环境中，超过 10.7 万人死于职业暴露导致的石棉相关肺癌、间皮瘤以及石棉肺。每 3 名职业性癌症死亡病例中，就有 1 例是由石棉引起的。每年至少有 20 万人死于与工作环境有关的癌症，主要包括石棉与间皮瘤，氯乙烯单体与肝血管肉瘤，芳香胺与膀胱癌，硅尘暴露、肺尘埃沉着病与肺癌，苯与白血病及淋巴瘤，放射性氡和氡子体与肺癌，某些重金属矿开采和冶炼与癌症等。2013 年 10 月 17 日，世界卫生组织国际癌症研究机构（IARC）就大气污染物致癌性问题，对全球五大洲研究机构发表的 1 000 多篇最新论著进行了认真的审议，首次指认室外大气污染是主要常见环境致癌物对人类致癌。

（五）遗传因素

国内外开展的肿瘤流行病学调查、家系分析以及分子细胞遗传学研究结果表明，遗传因素在癌症发生和发展中起着重要作用。特别是 20 世纪 70 年代克努森（Knudson）提出的癌症发生的二次突变假说（two-hit hypothesis）。二次突变假说认为遗传性肿瘤家族连续传递时，已经携带了一个生殖细胞系的突变，此时若在体细胞内再发生一次体细胞突变，即产生肿瘤，这种事件较易发生，所以发病年龄较早；而散发性肿瘤家族是由于一个细胞内的两次体细胞突变而产生的，发生率较低或不易发生，所以发病年龄一般较晚。二次突变假说不仅可以解释罕见遗传型肿瘤发生的机制，而且也为说明常见肿瘤的遗传易感性提供了一个很好的模型。80 年代后期，视神经胶质瘤基因（*Rb*）克隆成功，进一步从分子水平支持了 Knudson 的二次突变假说；Li-Fraumeni（利 - 弗劳梅尼）综合征患者易发生软组织肉瘤、乳腺癌以及脑肿瘤，实验证明 *p53* 基因生殖细胞突变是该肿瘤综合征的主要遗传基础，在肿瘤细胞中往往出现 *p53* 基因位点的另一等位基因的再次突变或丢失；研究也表明，某些肿瘤的表型与 cyclinD1 的多态性具有相关性；作为 G1S 期的重要调节蛋白，cyclinE 的异常表达与多种肿瘤的发生、发展及预后有关。

遗传学研究对公众健康的潜在作用曾有过激烈讨论。梅里坎加斯（Merikangas）和里施（Risch）认为遗传学研究可能对个人和家族的罕见疾病，如乳腺癌相关基因（*BRCA-l* 或 *BRCA-2*）遗传存在缺陷的人群肿瘤的早期发现和监测有意义，而公共卫生干预措施（如戒烟和减肥），则可能对常见疾病，包括大多数癌症有重要预防和控制作用。

然而，公众仍然高估了遗传因素和不可控因素如空气污染和辐射等的影响，行为习惯生活方式在癌症发病上的作用也十分重要。因此，如果强调遗传因素在癌症预防方面的影响，可能会削弱人们通过改变不良行为习惯和生活方式来预防癌症的意愿。目前比较一致的共识是，大多数肿瘤是由基因和环境因素相互作用引起的复杂性疾病，肿瘤遗传学研究证据表明，个人的遗传背景在肿瘤的发生过程中起重要作用，寻找与肿瘤易感性相关的遗传因素是肿瘤研究的热点之一，特定肿瘤的易患基因的发现能够很大程度上阐明肿瘤发生、发展的机制。同时，阐明肿瘤的遗传易患因素，尤其是与环境因素有交互作用的易患基因，对肿瘤的预警、预测、预防乃至靶向治疗都有重要的理论和临床价值。

（六）癌症的社会决定因素

大量证据显示，人的健康和包括癌症在内各种疾病，不仅受生物理化因素的影响，也受社会制度、经济条件、生活方式、精神状态等影响。大量的社会学和流行病学研究结果表明，肿瘤的发生和发展受到多种社会决定因素的影响。这些因素可以概括为四个方面：一是广泛的社会条件和政策；二是健康服务组织体制的效果；三是行为和心理因素；四是致癌物的生物学机制。它们之间不是简单的线性关系而是复杂的多向相互作用的影响。近30多年来的研究表明，癌症发病、死亡、预后和生存质量都存在极大差异，而造成这种差异的可能原因包括：社会经济状态（教育、收入和工作），医疗措施的提供和应用情况（特别是医疗服务资源短缺的地区），不同阶层人群（身体活动、饮食和烟草使用情况明显不同，有不健康行为方式的人更多为较低社会经济状态人群），社会环境（如受教育情况、经济水平、民族和种族歧视、工作环境、食品卫生情况等），致癌原的暴露情况（受个人活动环境、工作场所、社会经济状况的影响）以及不同民族人群生物学的差别。

二、肿瘤的三级预防

研究和开发既有科学根据又切实可行的肿瘤三级预防对策和措施，是控制和消除癌症对人类危害的最有效途径和方法。预防的重点必须放在改变危险行为，减轻遗传和环境危险因素的影响，以及通过早期医学干预、阻断致癌作用这些关键环节上。近几十年来，科学技术的快速发展和对癌症病因和发病机制的全面了解，为预防癌症提供了更有效的手段。愈来愈多的癌前病变分子标志物的发现，为开发靶向预防药物提供了极大的可能性。

此外，跨学科研究，对阐明分子、行为、遗传和其他肿瘤易感因素的相互作用也有很大帮助。通过加强肿瘤预防和控制最新和最佳证据的系统评价和推广使用，加速癌症三级预防策略和措施的开发和利用，从而尽快遏制和减轻癌症对人类产生的威胁和危害。其中最有效的研究策略是，通过临床和人群干预研究，集中探索和验证行为和生活方式、食物和营养、环境和政策的有效干预措施，特别是癌症预防疫苗和化学预防药物的开发。同时，我们必须系统地掌握和及时地了解最有希望的基础和应用研究进展，将研究取得的新发现，尽快地转化为可用于临床和社区预防服务实践的方法。

（一）癌症的一级预防

癌症的一级预防又称病因学预防，是指针对已知病因或危险因素，采取有效和适宜干预策略和措施，消除、拦截、降低、延缓和逆转致癌作用，达到降低癌症的患病和死亡率的目的。国内外癌症预防和控制的经验表明，这是完全可能做到的，例如世界上许多国家，包括发达和发展中国家或地区，通过政府主导，多部门合作，广大群众积极参与，采取各种有效措施，已使烟草使用泛滥和流行的趋势得到有效遏制，肺癌的发病率和死亡率开始下降；通过使用癌症预防疫苗接种、抗感染治疗和使用化学预防药物，一些癌症的发病率已开始得到初步控制；使用严格的政策和立法监管手段，发达国家的职业和环境致癌危害已大大减轻；通过改变食物的储存、运输和加工方法，已取得降低膳食致癌物质污染的效果；采取健康促进和健康教育活动，人们的不健康膳食、缺乏活动、不良性行为以及过度阳光暴露等生活方式在逐步改变。所有这些病因学干预策略和措施都是一级预防的重要内容。然而，一些在发达国家或地区被证明有效可行的策略和措施，还无法在欠发达国家或地区实施，很多癌症的病因和发病机制依然不明。因此，继续研究和开发适于不同社会经济发展水平国家的癌症一级预防干预策略和措施，仍然是预防肿瘤学面临的重要任务。

研究和开发降低癌症危险行为干预措施。已有充分科学证据表明，超过一半癌症的发病和死亡，可归因于各种不健康的行为生活方式，其中包括使用烟草、不合理日常饮食、缺乏运动锻炼、超重和肥胖、过度日晒和辐射暴露以及过度饮酒。因此研发有效和可行的行为干预策略和措施，是肿瘤一级预防最重要和最具成本效益的途径。必须积极组织对危险行为的干预和如何有效改变危险行为的多学科的研究，包括研究和分析社会心理、环境、生活方式、政策、文化、生物和遗传决定因素对肿瘤发病的影响,阐明人们对危险行为、保持健康行为或改变危险行为的态度,以便研发创新的行为和社区干预措施,消除有害行为和生活方式,促进健康和防癌养生保健的普及,降低个体、家庭和社区人群癌症危险和负担,达到最终降低癌症发病率、患病率和死亡率的目的。

研究环境和政策干预对癌症危险的影响。环境和政策干预,包括限制向未成年人销售烟草,增加卷烟价格和建立无烟工作和公共场所,降低烟草使用;提供步行、人行道,自行车道和方便、有吸引力的楼梯,以及公园绿地,鼓励和吸引人们进行体育锻炼和从事适当的体力活动;加强行为社会心理学研究,探讨人群行为、如何改变危险行为以及通过环境和其他政策,以便降低癌症危险的有效策略和措施。其中特别要注意开发适合国情的环境和政策干预措施,例如限制垃圾食物的输入,为学校、办公室、车间和公共场所提供健康食物和便于体育锻炼的环境,克服人们参与筛检和获得医疗服务的障碍,为这些干预政策和措施效果评价提供可行方法和技术。

研发消除、拦截、降低、延缓和逆转癌症始动、促进、进展和复发的干预措施。目前已有可信证据表明,使用药物、维生素和矿物质、疫苗、全食物、食物成分和其他物质可消除、拦截、降低、延缓和逆转致癌作用以及癌前病变的进展。归因危险分析表明,感染是我国癌症发病和死亡最重要的危险因素。因此,必须大力加强我国常见癌症预防疫苗的研发和生产,除了继续普及乙型肝炎疫苗、宫颈癌预防疫苗的接种外,加快胃癌幽门螺杆菌和 EB 病毒预防疫苗的研发,逐步扩大这些疫苗接种人群的覆盖范围,遏制相关癌症的流行,降低癌症的死亡负担。与此同时,还要加强和扩大癌症化学预防药物的研究和开发,尽快找到能预防和推迟癌症发病的天然或合成药物,包括食用植物化学物、中草药制剂以及可干扰致癌过程的细胞和分子靶向药物,并通过组织大规模的临床和现场人群试验,加快验证这些制剂修饰致癌过程中间终点(生物标志物)的效果,达到最终预防或延缓癌症发生的目标。最近的研究发现,非甾体抗炎药阿司匹林,不但可以降低冠心病和脑卒中的发病率和死亡率,对预防和降低癌症发病和转移风险也可能有效。愈来愈多的证据表明,身体许多器官的慢性炎症与癌症的发生和发展密切相关。因此积极探讨预防和治疗慢性感染和炎症的抗生素药物及中草药制剂,特别是对非甾体抗炎药阿司匹林预防复方制剂的研究,无疑是癌症和心血管病化学预防极有希望的策略之一。

开展致癌物质和危险因素致癌证据的定期系统评价和荟萃分析。随着癌症流行的生物、行为、环境和社会决定因素的调查研究报告越来越多,为了及时识别和整合个别研究获得的证据,掌握有实用意义的发现,必须制订肿瘤危险因素对人致肿瘤危险的评估方案,作为指导肿瘤临床和社区预防服务的参考依据。这种系统评价和荟萃分析工作,应根据不同国家的具体国情,建立专门的管理机构,筹集相应的经费,通过循证实践中心,进行公正、公开和透明的提名和严格的同行评价和分析,提出便于执行的计划和建议,并加以广泛宣传和推广。这些定期系统评价和荟萃分析,有利于发展中国家获得和鉴别致癌物质和其他社会行为、生活方式和环境危险因素明确的和一致的证据,提供制订和采取公共卫生政策或监管行动的参考,而不必全部依靠自己开展研究来寻找癌症循证预防和控制证据。

（二）癌症的二级预防

癌症的二级预防是应用快速、简便可靠的检验、检查或其他措施,对一定年龄以上或已有危险因素但尚无症状的人群进行预防性筛检,以便发现癌前病变和早期癌并给予积极治疗,达到降低死亡率及提高生存率的重要策略之一。世界卫生组织估计,现有的癌症筛检技术和方法如果应用得当,可降低约 1/3 的癌症死亡率。目前我国就诊癌症患者中,早期病例不足 10%,中、晚期病例超过 80%,临床治疗花费大而收效小,资源浪费严重。因此,必须做到在癌症浸润和转移前开展筛检,发现早期癌症或癌前病变,使患者得到根治,提高存活的机会,减少癌症的死亡。现已有充分证据表明,通过例行筛检发现大肠癌前病变腺瘤或息肉,并在早期阶段加以切除,可降低 90% 以上结直肠癌的死亡。同样,宫颈癌和乳腺癌也可以通过巴氏细胞涂片和乳房 X 线照片检查,发现癌前病变或早期癌及时加以有效治疗,大大降低死亡率甚至发病率。不过至今仍有很多常见癌症还没有适当的早期发现和筛检方法,例如,卵巢癌和胰腺癌还没有可靠的早期筛检方法供早诊早治,一些癌症,如肺癌,虽然临床试验表明,使用螺旋 CT 进行筛检可降低死亡率,但因存在辐射危险和过于昂贵,仍难以在人群中推广使用;使用前列腺特异抗原(PSA)对健康人群进行筛检,无疑可降低前列腺癌的死亡率,但也可能存在过度诊断和过度治疗问题,需要进一步加以系统评估。

《2004—2010 年中国癌症预防与控制规划纲要》已将癌症早诊早治作为癌症控制的主要策略之一。2004 年,中国卫生部疾控司中国癌症基金会和部分省(区)卫生厅,已开始建立癌症早诊早治示范基地,开展以早诊早治为主的癌症防治工作,癌症早诊早治工作愈来愈受到各级政府的重视,进一步作为各级政府民生工程的重要内容,正在全国逐步广泛推广,取得了初步成果,受到广大人民群众的普遍欢迎。但是癌症二级预防的策略和措施还没有得到各级立法部门的认可和批准,尚未被列入医疗保险覆盖范围,经费投入也严重不足。另外,除宫颈癌筛检技术方案较为成熟可行外,大部分常见癌症仍缺乏符合国情的循证可行技术,更谈不上在人群中普遍推广应用。因此,根据我国的国情,尽快研发更多既有科学根据又切实可行的筛检方法和技术,其中包括使用影像、蛋白组学、纳米技术和其他先进的早发现和早诊断技术,经临床和人群试验证明确实有效和可行后,再普及推广应用,方能达到提高癌症根治率和降低死亡率的目的。

加强和促进多学科协作研究,探讨和验证适用于常见癌症早期发现和人群筛检的生物标志物。至今,只找到几个癌症生物标志物,即宫颈癌的巴氏细胞涂片检验,前列腺特异抗原(PSA)检测,肝癌的甲胎蛋白(AFP)测定,乳腺癌 CA15-3 和卵巢癌 CA125 试验,作为临床筛检或疾病监测之用。今后必须通过多学科协作研究,验证和确认可用于早期诊断、早期治疗的生物标志物,阐明生物标志物是否能真正预示癌症的存在,通过一系列有无癌症对象的比较,验证生物标志物是否可以作为早期发现、早期诊断和早期治疗效果的预测指标,并准确地评价试验的灵敏度,特异度和适宜性,提高癌症患者的存活率,降低其死亡率。

通过构建癌症高危人群评估模型,识别和确定最有望从癌症筛检获益的常见癌症高危人群。目前,开展癌症筛检面临的主要问题是,许多常见癌症缺少适宜的筛检方法和技术,而已有的筛检方法和技术,阳性检出率低,效果不确定,存在副作用。筛检成本高,也造成在一些经济比较落后的地区难以开展。我国是一个发展中的大国,地域辽阔,人口众多,基层医疗卫生机构设备不足,诊断水平参差不齐,开展全人群普查,经济负担无法承受。许多在发达国家已被证明有效可行的癌症筛查筛检方案,由于国情的不同难以照搬在我国实施。因此,根据我国实际情况,采用癌症风险评估方法,构建符合我国国情的癌症高危人群评估模型,识别和确定最有望从癌症筛检获益的常见癌症高危人群。以便采取适宜的筛检方案进行早诊、早治,才是高效率、低成本、负担得起和可持续的途径。

研发用于早期发现,危险评估和确定复发的更好的诊断和筛检工具。提高癌症诊断的准确度和可靠性,有助于医生为个别患者制订最适当的治疗计划。因此,必须开发和评价高通量和具有成本效益的快速、准确诊断患者的技术,大量收集有关临床诊疗资料、肿瘤标本和其他生物样品,用于评价新的诊断方法和筛检技术使用,并通过临床试验,在不同癌症患者中对这些技术进行验证和评价。这些通过验证证实的筛检和诊断技术,可供临床医生做出更早、更准确的诊断,为患者设计最好的治疗和预防干预计划并估计肿瘤复发的可能性。

筛检的主要用途是早期发现处于临床前期或临床初期的患者,以便进一步确诊,达到早期治疗提高治愈率的目的。因此,筛检是二级预防的重要措施,在预防肿瘤学中具有举足轻重的作用。我国是一个发展中国家,有超过 14 亿人口,目前发达国家开发和使用的癌症筛检和早期发现方法和技术,于我国的国情是否完全适用尚存有疑问。因此,通过组织系统的证据评价,根据我国的国情和文化传统价值,引进和采用一些适宜的技术,作为我国高危人群的筛检工具,同时组织力量研发符合国情、具有中国特色的新的癌症筛检或早期发现方案,是进一步需要进行的工作。

(三)癌症的三级预防

癌症三级预防也称临床预防或康复性预防,目标是控制转移,防止病情恶化,预防并发症、复发、伤残和第二个新癌的发生,任务是采取多学科综合治疗(MDT),选择合理的最佳诊疗方案,及早控制癌症的发展,尽力促进患者的康复,提高生活质量,重返社会。由于大多数癌症的死亡不是原发癌症所致,而是远距离转移的后果。因此,积极开展以控制癌症转移和改善患者的生存质量为目的的癌症三级预防研究,是摆在预防肿瘤学面前的迫切任务之一。已有充分的证据表明,癌细胞和它所处微环境之间的相互影响,是转移性肿瘤能否发生和发展的关键因素,必须对已患癌症患者,采取及时有效的治疗,防止转移的发生,预防并发症和伤残,达到延长癌症患者寿命并促使功能恢复、改善患者及其家庭的生活质量的目的。

研究和探讨癌症转移行为的分子和细胞决定因素。研究鉴别转移和非转移癌的分子和细胞特性的差别,发现和识别原发癌症早期出现,可导致转移的一些遗传特征,寻找预后评价指标,提供癌症预防和控制转移预测的依据。这些预后评价指标包括血或组织样品含有的脱落癌细胞,上皮生长因素受体蛋白,细胞因子,其他影响细胞间相互作用的蛋白和多肽等。此外,探讨肿瘤干细胞在癌症进展和转移过程中的作用,对开发癌症预后指标和治疗的干预措施,也是非常重要的。

使用生物医学新技术如基因组学、蛋白组学、代谢组学、纳米技术和影像工具,探讨和验证遏制和预防癌症进展和转移的新途径。对大多数癌症来说,要取得预防的成功有赖于精确的风险评估,要达到根治的目的取决于早期发现。因此,积极开展蛋白组学、生物标志物和纳米技术的研究,使用分子靶向成像、高通量检测技术和遗传易感标志物来识别微小肿瘤及其分子特征,成为未来三级预防的一个重点。

研究和开发肿瘤分型基因或蛋白芯片,供不同患者选择高效、低毒、低剂量、局部给药的靶向治疗药,特别是只针对癌细胞而不影响正常细胞的低剂量、耐受性好,适于局部给药(肺部喷雾剂)和抗体导引给药的靶向抗癌药。

重组和整合临床试验体系,加快识别最有希望的新治疗干预措施。组成新合作关系,开展多学科协作,基于最新的科学进展,重组和整合现有临床试验体系,加速优先治疗干预措施临床试验的开展,并与药物产业部门和卫生保健提供者加强合作,探讨保证目标人群癌症患者充分参与临床试验的策略,建立临床试验和评估结果的综合数据库,协调和优化癌症患者的信息管理和数据共享,加速癌症新的治疗药物,特别是靶向药物的开发,降低和消除癌症治疗的毒性和副作用,加强其他癌症循证康复策略和措施的探索。

三、预防肿瘤的常用研究方法

肿瘤是由多因素作用、多基因参与和多阶段发展的一类慢性非传染病,其病因和发病机制极为复杂,被公认是当代医学科学研究最困难和最具挑战的领域之一,涉及多学科的理论和知识,需要多学科研究人员的共同参与,使用不同学科的方法和技术来进行探讨,其中包括:流行病学调查研究方法;社会医学调查和卫生统计学分析方法;循证医学和循证公共卫生研究方法;系统生物学研究方法;疾病风险评估方法以及分子流行病学和分子遗传学研究方法等。

(一)流行病学调查研究方法

现代流行病学是采用卫生统计学的原理和方法,将流行病学方法应用到预防医学中,着重研究疾病的分布、病因,以及人群的健康状态,从而制定疾病的防治策略,达到促进健康和预防疾病的目的。

流行病学调查研究方法是预防肿瘤学最重要和最常用的研究方法,主要用于掌握和预测肿瘤负担的人群分布规律和变动趋势,探讨和验证造成肿瘤发生和流行的各种可改变危险因素和潜在社会决定因素,对研究和开发既有科学根据又切实可行的肿瘤三级预防策略和措施,制定和执行以证据为基础的肿瘤综合预防和控制行动计划和实施方案,考核和评估肿瘤综合预防和控制的质量和效果,以及开展肿瘤循证防控策略和措施的系统评价和荟萃分析,为常见癌症防控策略和措施提供现有最佳科学证据也有重要作用。流行病学调查研究方法归纳起来可分为观察分析法,实验验证法和理论归纳法三大部分。

1. 观察分析法　观察分析法指通过全面、系统和客观的调查和研究,对肿瘤在人群中发生、发展和分布特点进行系统和全面的分析、比较、归纳、判断和推理,揭示肿瘤在人群中的分布规律和变动趋势,探索和验证其与各种可改变生物、行为、环境危险因素和潜在社会决定因素的因果关系,以及考核防治干预措施的效果都有重要作用。观察分析法又可分为描述性流行病学调查研究和分析性流行病学调查研究。

(1)描述性流行病学调查研究(descriptive epidemiological investigation):包括历史资料的收集和分析、居民死因回顾调查、肿瘤现患调查或筛检、肿瘤发病登记报告、人口死因统计、危险因素和医疗服务情况监测、现况调查、生态学调查、最终结局随访研究,其主要任务是描述肿瘤按时间、地域和不同人群特征(如年龄、性别、种族、民族、职业等)的分布特点,也能为病因研究提供线索和产生假说,开展筛检和早期发现、早期诊断和早期治疗等二级预防,以及评价和考核肿瘤防控行动计划执行的质量和效果。筛检是流行病学调查研究中常用的方法之一,从种类上属于现况调查,目的在于早诊早治和降低死亡率,是医疗卫生机构和研究人员运用快速检验方法主动地自人群中发现无症状患者的措施。普查是指在特定时间特定范围内人群的全面检查,最终结果是确定人群中患病和未病者。

(2)分析性流行病学调查研究(analytical epidemiological investigation):包括病例对照研究和队列研究。病例对照研究比较患某种肿瘤患者与未患该肿瘤的对照者,暴露于可能危险因素的百分比差异,分析这些因素与肿瘤的联系及联系强度。可用于:①广泛探索肿瘤的可疑危险因素,用于病因研究的初步调查;②深入检验某个或某几个病因假说,用于病因研究的深入探索;③提供进一步病因研究线索。队列研究将特定人群分为暴露与非暴露,或不同暴露水平的亚组,追踪观察一定时间,比较两组或各组的发病率或死亡率,以检验该因素与发病有无因果联系及联系强度。主要用于:①检验病因假说;②评价预防效果;③描述疾病自然史；④疾病预后研究。

2. 实验验证法　实验性研究（experimental study）指将研究人群随机分为实验组与对照组，研究者向试验组人群施加某种干预措施，而不给对照组人群该干预措施或给予安慰剂，随访并比较两组人群的结局，从而判断该措施效果的一种实验方法。实验性研究属于前瞻性研究，随机分组，具有均衡可比的对照组；有干预措施，包括临床试验、现场试验和社区试验。①临床试验（clinical trial）：又称诊疗试验，用实验流行病学的方法，研究某新药或新诊疗方法对患者疗效的实验称临床试验。临床试验是按实验设计，运用随机分配的原则将试验对象（患者）分为试验组和对照组给前者某种治疗措施，不给后者这种措施或给以安慰剂，经过一段时间后评价该措施产生的效应，目的是进行病因研究和评价临床治疗、诊断和预后措施的效果。这里的实验法是指在严格的科研条件下设计和实施研究计划，观察和评价产生的效应。②现场试验（预防试验、干预试验）：是以尚未患病的人作为研究对象，以个体为单位随机分为两组，一组接受预防措施而另一组则不接受，追踪观察比较两组的结局。③社区试验：是以尚未患病的人作为研究对象，以社区人群为单位随机分为两组，一组接受预防措施而另一组则不接受，追踪观察比较两组的结局。

3. 理论归纳法　该法是以数学模型为工具，描述和研究疾病及其决定因素在人群中分布的动力学模式，深入地探讨疾病流行的内在规律，以便预测疾病流行的趋势，提出预防和控制疾病流行的策略和措施，并评价其执行效果的一种流行病学研究方法。使用理论归纳法必须掌握有关的流行病学知识和原理，收集充足、可靠的流行病学观察资料，对所研究的疾病现象有一个较为全面的理解，而且必须掌握必要的数学知识和计算机软件技术，具有一定的软件编程和数学建模技能。最早在癌症研究领域使用数学模型的是 Armitage 和 Dol 1957 年提出的肿瘤形成随机模型。目前，流行病学数学模型主要用于流行趋势的预测，定量研究流行过程中各种因素的作用，设计和评价疾病控制的方案。例如，盖尔模型（Gail model），是根据研究对象的年龄、种族、月经开始年龄、首次活产年龄、近亲患乳腺癌数、乳腺活检数和乳腺活检是否发现非典型增生等来预估乳腺癌风险，可以帮助临床医生评估采取预防性化疗或手术的必要性，并指导受试者的日常生活，达到降低患乳腺癌风险的目的。

（二）社会调查研究和卫生统计学分析方法

与其他慢性非传染病相同，肿瘤的发生、发展和分布，不但和环境因素、生物遗传因素密切相关，而且和人群的行为生活方式以及医疗卫生服务等社会决定因素也有联系，必须特别注重使用社会行为医学的研究方法进行研究探讨。社会调查研究是预防肿瘤学常用的一种调查研究方法，也是科学制定肿瘤防控政策和合理开展肿瘤的社会卫生服务的前提，通常用于个体和群体健康情况的评价，健康危险因素评价，生活质量评价和社区卫生服务评价。

社会调查研究方法可分为定量研究和定性研究两大类。定量研究采用概率抽样方法选择研究对象，并使用统计分析方法得出对总体的推断结果，通常用于测量事物发生的数量变化和影响范围，目的是获得事物的数量指标，包括观察法、访谈法、自填问卷法、文献法、医学检查和理化分析、专题小组讨论和案例研究等。定性研究采用非概率抽样法抽取研究对象，对研究人群的特殊情况进行研究，其结果一般不能外推，可用于辅助定量研究设计和提出研究假说，协助分析和解释定量研究结果，与定量研究共同进行比较演绎和归纳，以便深入地揭示事物的现况和相关事物的内在本质和规律，进行快速评估，为其他研究提供信息。实际工作中，定量研究常与定性研究交互使用，共同揭示社会卫生状况和相关事物的内在联系和本质。实际使用时,必须充分利用疾病数据库的海量疾病相关数据,采用计算机技术、网络技术、生物信息技术和数据挖掘技术,对数据进行深度挖掘利用,以识别疾病相关危险因素,进行健康风险评估、疾病早期干预和预测预警。

卫生统计学是统计学与医学,特别是预防医学相结合的一门应用学科,其原理和方法有助于正确地进行医学研究设计,合理地选择统计方法,恰当地解释研究结果,科学地揭示大量数据中所蕴藏的内在规律。因此预防肿瘤学必须学习和使用卫生统计学来进行研究设计、资料收集资料整理和资料分析,目的在于从统计数据中挖掘提取有用信息,取得可靠的调查研究结论。

(三)循证医学和循证公共卫生研究方法

循证医学(evidence-based medicine,EBM)是一种努力寻找和运用目前所能获得的最佳科学证据来指导临床和预防实践的方法学,已成为最近20年来快速发展起来的一门医学新兴学科,其核心是证据,即医疗卫生人员在临床诊疗和疾病预防实践中,要以现有最佳科学研究证据为基础来确定诊疗、预防和公共卫生决策。最新的科学研究证据来源于经过严格评价的临床流行病学研究或基于临床流行病学的原理和方法所做的系统综述。而循证公共卫生是在进行包括健康维护、疾病预防和健康促进在内的社区和人群保健决策时,要审慎、公正、明智地运用当前可得到的最佳证据。循证医学和循证公共卫生决策中最常用的证据总结和证据评价方法,其基本过程包括:①构建需要回答的问题;②系统检索证据;③评价证据质量并筛选高质量证据;④对研究证据进行综合分析或定量评价,如荟萃分析;⑤评估证据适用背景,进行决策;⑥考核干预效果。

所谓循证卫生决策,是指根据"证据"来制定医疗卫生政策和法规。卫生决策可分为两类,一类是关于群体的宏观决策,包括卫生政策和法规,循证公共卫生与卫生管理;另一类是针对个体(人)的微观决策,如临床决策,治疗方案的制订和循证临床实践。循证决策包含三个环节,首先是生产证据,其次是总结和传播证据,最后是利用证据进行决策。实施循证决策可以提高决策者收集、评估和利用证据的能力;营造一个有利于循证决策的文化和环境,在实践中可以根据新出现的现象"证据",修订现行的卫生政策,使卫生改革与发展走上良性、可持续发展的道路。传统的卫生决策很多是主观臆断决策,而非循证决策。至少有三个要素影响循证卫生决策的效果:一是要有研究证据,二是要有可利用的卫生资源,三是政策的价值取向。

(四)系统生物学研究方法

系统生物学是研究一个生物系统中所有组成成分(基因、mRNA、蛋白质等)的构成,以及在特定条件下这些组分间的相互关系,并通过计算生物学建立一个数学模型来定量描述和预测生物功能、表型和行为的学科。以往的实验生物学仅关心基因和蛋白质的个案,而系统生物学则要研究所有的基因、所有的蛋白质、组分间的所有相互关系。即利用系统的方法,综合分析观察实验的数据,并通过建立一定的数学模型,利用其对真实生物系统进行预测来验证模型的有效性,从而揭示出生物体系所蕴含的奥秘,因此,系统生物学是以整体性研究为特征的科学,是生物学领域革命性的方法论,正在成为生物学研究方法的主流。

目前,国际上根据所使用研究工具的不同,系统生物学的研究方法可分为两类:一类是实验性方法,另一类是数学建模方法。实验性方法主要是通过进行控制性的反复实验来理解系统。数学建模方法是根据系统内在机制对系统建立动力学模型,来定量描述系统各元素之间的相互作用,进而预测系统的动态演化结果。系统生物学最重要的研究手段是干涉(perturbation)。系统生物学的发展正是由于对生物系统的干扰手段不断进步促成的,干涉主要分为从上到下(top-down)或从下到上(bottom-up)两种。从上到下,即由外及里,主要指在系统内添加新的元素,观察系统变化,例如,在系统中增加一个新的分子以阻断某一反应通路。而从下到上,即由内到外,主要是改变系统内部结构的某些特征,从而改变整个系统,如利用基因敲除,改变在信号传导通路中起重要作用的蛋白质的转录和翻译水平。使用系统生物学方法研究疾病过程中各种因素间的相互作用和调控关系对新的诊断、治疗和预防措施的发展,使医学更具预测性、预防性和个体化都有极为重要的意义,可大大促进基因工程药物研究、药物靶标、免疫靶标、基因治疗靶标的发现,以及疾病诊断技术、生物医药支撑产品的研制。

(五)健康风险评估方法

健康风险评估(health risk appraisal, HRA)是一种方法或工具,用于描述和评估某一个体未来发生某种特定疾病,或因为某种特定疾病导致死亡的可能性。这种分析过程目的在于估计特定时间发生的可能性,而不在于做出明确的诊断。健康风险评估包括一般健康风险评估,疾病风险评估,环境与生态风险评估,生活方式行为评估以及生命质量评估。通过对个人和人群健康状况或未来患病风险的量化评估,筛查出个人或人群的主要健康问题及危险因素,并对危险因素所致健康危险的程度与干预重点和成效进行优先排序,为个人或人群的干预方案提供信息基础,也为健康追踪和干预效果评价(包括经济评价)提供比较的基础。健康风险评估是对个人的健康状况及未来患病/死亡危险性的量化评估,包括健康状态、未来患病/死亡危险、量化评估三个方面内容。健康是一种包括躯体健康、心理健康和社会适应能力良好三个层次的状态,而不仅仅是没有疾病或身体虚弱。从绝对健康到绝对死亡,个体要经历低危险状态、中危险状态、高危险状态及疾病的产生、出现不同的预后等多个阶段,且各个阶段是动态连续、逐渐演变的。在被诊断为疾病之前,进行有针对性的预防干预有可能成功消除、拦截、阻断、延缓、甚至逆转疾病的发生和发展进程,从而实现维护健康和预防疾病的目的。

健康风险评估主要根据循证医学、流行病学和生物统计学等的原理和技术,预测未来一定时期内具有一定特征的人群的病死率或患病率,通常使用患病危险性、健康年龄、健康分值等结果指标来量化评估。健康风险评估的基本方式包括问卷、危险度估算和评估报告,且大都实现了计算机化。健康风险评估的目的在于帮助个体综合认识健康危险因素,鼓励和帮助人们改正不健康的行为,制定个体化的健康干预措施,评价干预措施的有效性以及将健康管理人群进行分类,提高干预的针对性和有效性,达到资源的最大利用和健康的最大效果。健康风险评估最常用的方法是多因素模型法,它建立在多因素数理分析基础上,即采用统计学概率理论的方法得出患病危险性与危险因素之间的关联模型,能同时包括多种危险因素,常用的有生存分析法、寿命表分析法,荟萃分析(meta-analysis)、合成分析法(synthesis-analysis)、多元回归分析(例如 logistic 回归和 Cox 回归等)。

(六)分子和遗传流行病学研究方法

分子流行病学和遗传流行病学是两门新兴的现代流行病学分支学科,旨在分子水平上研究和探讨人类当代常见慢性非传染病的环境和遗传病因及其相互作用的规律。它们所使用的独特研究方法也是当代预防医学,特别是预防肿瘤学不可或缺的重要手段。

预防肿瘤学的研究方法正在逐步引起世界各国学者的密切关注,只有不断开创新的研究方法和技术,把防癌战线前移,以防为主及"治未病",力求早诊早治,才能收到事半功倍的效果。

四、肿瘤预防的研究进展

中华人民共和国成立后,特别是 1978 年改革开放以来,我国的肿瘤防治研究工作,首先从肿瘤流行病学调查研究着手,逐步发展,不断壮大。无论在掌握和预测肿瘤负担的人群分布规律和变动趋势,探讨和验证肿瘤的危险因素和潜在的社会决定因素;抑或在研究和开发肿瘤三级预防策略和措施,制定和执行综合预防和控制行动计划和实施方案等多个方面,均已取得了许多具有中国特色的进展和成果,积累了一些经验,为继续开拓创新、攻关克难、跨越发展,走出一条具有中国特色的肿瘤防控道路奠定了坚实的基础,受到国内外同行一致认可和充分肯定。

(一)基本掌握了我国常见癌症负担的人群分布规律和变动趋势

调查研究人群的癌症负担、分布规律和变动趋势,对探讨癌症病因,制定癌症预防的策略和措施,以及评价癌症防治工作的质量和效果都有重要的作用。掌握癌症病情的基本方法是调查统计,通过调查统计,按照人群的自然和社会特征确定癌症的发病情况和分布规律,包括在不同时间、不同地区、不同人群的分布规律。

我国 20 世纪 50 年代起已开始组织过大规模的肿瘤病理统计和患病普查工作,初步弄清我国常见癌症的地区分布特点,取得了一定进展。1971 年,在河南林县地区,进行了 30 年间食管癌死亡情况的回顾调查,发现该队列居民食管癌死亡率始终保持高发态势。1972 年,安阳地区开展了居民食管癌死亡情况的回顾性调查研究。结果发现食管癌的分布,以西北部太行山地区的死亡率最高,由西北向东南逐渐减低。1973 年,开展了河南、河北、山西和北京三省一市环太行山地区 3 年食管癌死亡回顾调查,结果发现,居民食管癌死亡率在太行山南麓三省交界处(林县、阳城县、磁县和鹤壁市等)最高,由内向外逐步降低,呈不规则的同心圆状分布,为开展食管癌的地理病理学研究提供了有价值的病因线索。1974 年,为了探讨我国食管癌的发病原因和条件,进行了食管癌病因的多学科综合考察,这次考察结果证明,我国食管癌的发生与所在地区的地理环境、居民的生活习惯和生活方式密切相关。

1975—1978 年,根据周总理要摸清我国肿瘤发病情况的有关指示,全国肿瘤防治研究办公室在食管癌死亡回顾调查的基础上,组织开展了 1973—1975 年 3 年全国 8 亿 5 千万人口范围的居民死因回顾调查。根据此次调查结果先后编辑出版的《中国恶性肿瘤死亡资料汇编》《中国恶性肿瘤死亡调查研究》《中华人民共和国恶性肿瘤地图集》《中国人口主要死因地图集》等著作,受到了国内外学术界的普遍认可和高度评价,至今仍然是我国恶性肿瘤防治研究工作的重要参考资料。

显然,单靠组织死因回顾调查掌握我国肿瘤负担的分布规律,无法满足肿瘤防治研究工作的需要。因此,从 20 世纪 70 年代起,我国流行病学工作者在死亡回顾调查发现的肿瘤高发区和有条件的城市地区,有计划地逐步建立和开展了全人群肿瘤登记报告工作;经过多年的努力,全国肿瘤登记中心先后于 2008 年、2010 年和 2012 年,采用国际通用的癌症统计方法,编辑出版了《2004 中国肿瘤登记年报》《2008 中国肿瘤登记年报》和《2011 中国肿瘤登记年报》,标志着我国肿瘤登记报告工作逐步迈向常规化和制度化。至今,我国肿瘤登记处已达 222 个,覆盖人口超过全国总人口的 13%。

1. 流行病学调查研究获得的统计数据表明,我国常见肿瘤的发生主要由环境而非遗传决定,因而是完全可以避免和预防的。其中最引人注目的证据是,癌症发病率随时间和地点而发生变化。

其中最为突出的是,由于在居民中采取了包括营养干预等一级病因学预防策略,以及食管细胞学筛查等"早发现、早诊断、早治疗"二级发病学预防措施,我国河南省林州市居民的食管癌发病和死亡率已明显降低(超过50%);我国女性肺癌高发的云南省宣威市,由于控制了燃煤造成的室内空气污染,该地区妇女肺癌发病和死亡率已明显下降;我国妇女宫颈癌高发区江西靖安县,由于在人群中进行宫颈细胞学筛检,对发现的癌前病变及早期癌进行及时治疗,已观察到该地区妇女宫颈癌发病和死亡率显著降低;我国肝癌高发区江苏启东现场,由于控制食物的黄曲霉毒素污染,开展新生儿乙肝疫苗接种,改良饮水质量等一级预防措施以及早发现、早诊断、早治疗等综合预防和控制策略,已看到青年人肝癌发病和死亡率开始下降。

2. 三次死因回顾调查资料和部分地区癌症登记报告数据,为掌握和预测我国癌症负担的人群分布规律和变动趋势奠定基础。我国已于20世纪70年代起在一些城市和农村肿瘤高发区,建立了以人群为基础的肿瘤登记报告系统,收集肿瘤的发病率资料,为估算和预测全国和有关地区肿瘤发病率创造了条件。

3. 我国常见癌症地区分布特征为癌症病因探讨提供了宝贵线索。最近几十年的癌症统计数据表明,癌症发病率和死亡率存在着不同国家间的国际差别和同一国家不同地区间的地区差别,这是20世纪下半叶肿瘤流行病学研究的极为重要的成就之一。据报道,至今已发表的各个国家或地区癌症地图集当中,"中华人民共和国恶性肿瘤地图集"被认为是最具特色,对肿瘤流行病学和病因学研究价值最大的。

4. 基本掌握了我国常见癌症的人群归因和可预防百分比。结果表明,我国常见癌症发病和死亡的第一位原因是感染(29.39%),其后依次为主动和被动吸烟(22.61%)食用青菜、水果不足(13.00%+3.60%),饮酒(4.40%)和暴露于职业和环境致癌物质或场所(分别为2.70%和0.68%)。

(二)初步探讨和验证了造成我国常见癌症流行的可改变危险因素和潜在的社会决定因素

近50年来,我国流行病学工作者在探索和验证肿瘤流行的可改变危险因素和潜在的社会决定因素方面,已经取得了极为重要的进展。特别是,在癌症高发现场进行的常见癌症的流行病学和病因学研究,发现和验证了大量与我国常见癌症发生和发展有密切关系的可改变危险因素和潜在的社会决定因素,取得了令人鼓舞的进展。

1. 病毒、细菌和寄生虫等感染因素 特别值得指出的是,我国在幽门螺杆菌感染与胃癌,乙型肝炎感染与原发性肝细胞肝癌,人乳头状瘤病毒感染与宫颈癌以及EB病毒感染与鼻咽癌的病因学和预防研究方面都取得了不少进展和成果,对全世界癌症预防和控制事业做出了自己的重要贡献。

(1)幽门螺杆菌感染与胃癌:幽门螺杆菌是一种定居在人胃部的细菌,是引起慢性胃炎、胃溃疡、十二指肠溃疡、胃黏膜相关淋巴瘤等多种上消化道疾病的罪魁祸首,它与胃癌发生也存在密切相关。有证据表明,这个细菌在发达国家人群中的流行率,近几十年来正在逐步下降,但在大多数发展中国家包括我国仍然十分普遍。根据Xiang等(2011)的估算,我国人群非贲门胃癌发病和死亡归因于幽门螺杆菌感染的百分比是63.1%,贲门癌为19.2%。

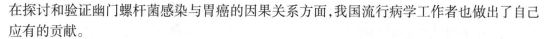

在探讨和验证幽门螺杆菌感染与胃癌的因果关系方面,我国流行病学工作者也做出了自己应有的贡献。

1)生态相关研究:Lin 等(1989)在我国辽宁胃癌低、中和高发区进行的相关研究表明,幽门螺杆菌感染的流行率随胃癌的发病增加而升高。

2)病例对照研究:You 等(1998)对我国胃癌低发区山东省苍山县人群癌前病变进行的比较研究发现,幽门螺杆菌检出率随胃黏膜病变进展而升高,慢性萎缩性胃炎比值比 OR=4.2,肠化生/异形增生的比值比 OR=31.5,表明幽门螺杆菌感染是胃黏膜癌前病变的重要危险因素。

3)巢式病例对照研究:研究使用林县普通人群营养干预试验队列追踪观察至 2000 年,发现的胃癌病例 343 人,与 992 名对照进行进一步的巢式病例对照研究,发现幽门螺杆菌抗体 IgG 检测阳性与非贲门胃癌的 OR=1.61,随追踪时间而改变,<5 年 OR=2.32,5~10 年 OR=1.23,>10 年 OR=1.27,再一次证明该菌在非贲门胃癌发病中的作用。与此同时,该研究还检测比较了贲门癌病例 582 例,发现幽门螺杆菌检测阳性与贲门癌的 OR=1.64,表明幽门螺杆菌感染与贲门癌也有关。

4)前瞻性队列研究:You 等(2000)在我国胃癌高发区山东省临朐县进行的一个队列研究结果发现,血清幽门螺杆菌抗体阳性可增加人群演变为异质增生或胃癌的风险(OR=1.8)。

5)干预试验:改善卫生设施和居住条件等公共卫生措施是降低幽门螺杆菌流行的关键,幽门螺杆菌的药物治疗是胃癌化学预防的策略之一,开发安全和有效的疫苗,控制幽门螺杆菌流行,可能是最具成本效益的有效途径。我国游伟程等(2004)在山东临朐开展的随机对照化学预防试验表明,抗幽门螺杆菌治疗或补充抗氧化剂,可增加胃萎缩和肠化生好转率。此外,由中国人民解放军第三军医大学教授邹全明领衔的团队,历时 15 年研制的"口服重组幽门螺杆菌疫苗"(简称 Hp 疫苗),2009 年已获国家食品药品监督管理局批准颁发国家一类新药证书。这是迄今为止世界上首个获得批准的 Hp 疫苗,标志着中国在预防幽门螺杆菌感染及相关胃病研究领域正在迎头赶超国际领先水平。

(2)乙型肝炎病毒与原发性肝细胞肝癌:肝炎病毒感染是造成我国肝癌负担的最重要病因,尽快开发预防和控制肝癌的有效策略和措施,是我国预防肿瘤学工作者迫切而神圣的任务。近四十年来,我国流行病学工作者和其他科学工作者使用生态相关、病例对照、巢式病例对照、前瞻性队列研究和现场干预试验等研究方法,对原发性肝癌的肝炎病毒病因进行了广泛而深入的探讨,做出了令国内外瞩目的成就和贡献。

1)描述流行病学研究:我国流行病学调查发现,HBV 感染与肝癌地理分布一致,以江苏和广西两个高发区为例,广西高发区自然人群 HBsAg 阳性率为 17.2%,显著高于周围低发区的 15 个县市(12.0%);启东比上海肝癌发病率高 2 倍,启东在 20 世纪 70 年代自然人群中 HBsAg 流行率为 24.9%,上海为 7.5%。

2)病例对照研究:中国是世界肝细胞癌最高发的地区之一,也是乙型肝炎病毒高流行地区。Zhang(1998)等发表的一个病例对照研究表明,乙型肝炎表面抗原和乙型肝炎病毒感染的 OR=28.82 和 31.22。此外,乙型和丙型肝炎病毒感染的病毒标志物对肝细胞癌的危险性存在相加作用(OR=42.85)。

3)前瞻性队列研究:15 个前瞻性队列研究结果发现,HBV 携带者(血清 HBsAg 阳性)的相对危险度为 5.3~148。

　　4）乙型肝炎病毒疫苗和抗病毒治疗干预试验效果：随着乙型肝炎病毒感染与原发性肝细胞癌发生的因果关系愈加明确，通过大规模疫苗接种预防和控制肝癌的策略，已在全球逐步开展并取得了初步成果。其中最引人注目的干预验证项目是在中国台湾地区、江苏省启东县（现为启东市）和非洲冈比亚，这几个地区均于20世纪80年代先后开展了乙型肝炎疫苗预防接种计划。

　　中国台湾地区早于20世纪80年代中已引进乙型肝炎疫苗在婴儿中普遍接种，10年后已使1984年近10%的乙型肝炎表面抗原阳性检出率降至1994年的1.3%。根据Chang（2011）等20年的随访研究发现，乙型肝炎病毒感染已下降至原来近1/10，并且随着乙型肝炎发病下降的同时，接种乙肝疫苗的6~19岁儿童（64例肝细胞癌/37 709 304观察人年）和未接种的出生队列（444例肝细胞癌78 496 406观察人年）比较，乙型肝炎相关的肝细胞癌也已显著下降（$RR=0.31$，$P<0.001$）。Viviani等（2008）报道，1986年开始的非洲冈比亚的乙型肝炎疫苗预防肝细胞癌验证课题，我国江苏省启东县人群预防疫苗接种对预防原发性肝细胞癌的课题，至今还未看到疫苗接种对肝癌的预防效果。

　　（3）人乳头状病毒与宫颈癌：2012年我国有61 691例新发宫颈癌病例（占世界宫颈癌发病11.7%）29 526人宫颈癌死亡（占世界宫颈癌总死亡的11.2%），最新的估算（Xiang等，2011）显示，我国癌症发病和死亡归因于人乳头状瘤病毒的百分比分别为1.1%和2.1%。虽然宫颈癌在全球和中国都在逐年下降，但至今仍然是危害妇女健康和生命的常见癌症之一。

　　1）描述流行病学研究：人乳头状瘤病毒（HPV）感染已被流行病学和生物学证明是引起宫颈癌及其癌前病变的必要因素，几乎所有宫颈癌组织均可检测到HPV-DNA。目前已发现200余种HPV，其中约有30余种可从受感染的生殖道中分离到，约有20余种已证实与宫颈肿瘤有关。国际癌症研究机构（1995）召开的专题讨论会已确定HPV-16和18感染是宫颈癌的主要病因，HPV-31和33很可能对人是致癌的。2005年又再次增加HPV-13，51，56，39，45，59，35，52和58共13型作为对人致癌的HPV。

　　20世纪50~70年代进行的流行病学研究表明，宫颈癌的发生与开始性交年龄早，多性伴侣和性传播病史有关。此外，中国学者Ho等（2006）在台北，Wu（2006）在广州，Wu（2008）在成都以及Ding（2008）在台湾，也对浸润宫颈癌妇女特定HPV DNA或RNA进行了检测，发现检出率都相当高，基本掌握了人乳头状瘤病毒在我国的流行情况。

　　2）分析流行病学研究：国内外有关人乳头状病毒（HPV）与宫颈癌发病存在因果关系的证据愈来愈明确，病例对照研究结果一致表明，宫颈癌及宫颈上皮内瘤变CIN3与一些高危险性型HPV DNA有关的优势比均超过50，前瞻性队列研究的结果也表明，这些高危险性HPV DNA试验阴性的队列追踪10年以上发生宫颈癌的风险非常低，可见HPV持续感染是宫颈癌必需的病因之一。

　　3）预防干预研究：几项随访2~5年的大规模研究显示，HPV疫苗对疫苗病毒型别相关的宫颈癌前病变的保护效率几乎可达100%。四价疫苗对生殖器疣的保护效率为95%~99%。然而，由于世界各地区感染HPV基因型别不同，疫苗的保护效果会因地区差异而有所不同。

　　2. 烟草　吸烟是肺癌和其他一些癌症发病的最重要危险因素。我国学者与英国牛津大学和美国康奈尔大学合作，在中国开展的大规模吸烟危害的回顾性和前瞻性研究发现，烟草是导致我国吸烟者中肿瘤和呼吸道疾病的大部分或全部超额死亡的重要原因，其死亡率与每日吸烟量及吸烟时间呈正相关;不同地区非吸烟者的死亡水平以及吸烟者中的绝对超额死亡的巨大地理分布差异提示,烟草导致疾病的发生也受其他因素影响;不同城市非吸烟者肺癌死亡率可相差 10 倍,可能与成人和童年期暴露于室内燃煤污染相关。

3. 膳食、营养、体成分和身体活动　20 世纪 80 年代以来,大量设计良好的流行病学和实验性研究发现,有些特殊膳食成分可增加癌症的发病率和死亡率,采取干预措施可以减少其影响,表明膳食、营养体成分和身体活动是造成人类癌症负担的重要原因,在人群癌症发病中起着重要作用。我国科学工作者在探讨和验证膳食、营养在人类癌症发生和发展中的作用方面也做出了巨大贡献。

4. 职业暴露和环境污染　全世界的总癌症负担中,估计 19% 是由职业暴露和环境污染引起的,每年可导致 130 万人死亡。因此,降低环境和职业致癌暴露是全球癌症预防和控制策略的重要组成部分之一。我国学者 Li 等(2012)对我国 2005 年的环境和职业相关癌症的人群归因百分比进行了估算,结果发现可归因于职业致癌暴露的癌症死亡和发病数分别为 48 511 人(男性 34 975,女性 13 536)和 59 410 人(男性 42 724,女性 16 686),最常见的是间皮瘤,其次是白血病、膀胱癌和肺癌。

(三)中医药在肿瘤预防中的重要研究成果

中医药是我国肿瘤防治工作中的重要组成部分,具有独特的优势与特色。中医药早期预防研究主要集中在消化道肿瘤,如复方苍豆丸(由山豆根、绿茶、苍术组成)治疗重度不典型增生,使 5 年食管癌变率降低 45.3%;以清热解毒药为主的增生平片治疗林县 2 531 例食管上皮重度增生,在 3 年和 5 年的观察中,癌变率下降 52.2%;由黄芪、三七等补气活血药为主的化生平浓缩合剂、健脾益气、清热解毒、软坚散结等方剂均可以逆转胃癌癌前状态;应用祛腐中药"三品饼"(明矾、白砒、雄黄、没药)外用作宫颈锥切治疗 188 例早期宫颈癌及癌前病变,观察 3~10 年生存率为 100%。

过去六十年,国家重点研究计划主要集中在关于中晚期肿瘤提高生活质量、延长生存期、减毒增效方面的研究。从"六五"至"十一五"进行的大规模中医药临床研究表明,中医药可以使晚期非小细胞肺癌患者的中位生存期延长 3.47 个月,提出了"扶正培本""带瘤生存"等重大学术理论,同时研究中发现中医药在预防转移方面有着独特的优势,随后由中国中医科学院广安门医院牵头的国家"十二五"科技支撑计划,从中医药预防肺癌术后复发转移方面(以无疾病进展生存为终点目标)开展多中心、大样本的基于真实诊疗的前瞻性队列研究,初步研究结果表明:中医药综合治疗可以提高Ⅱ~ⅢA 期非小细胞肺癌术后17.4% 的 2 年无病生存率。中医药在防治肿瘤方面具有重要的作用,其在预防肿瘤方面可能存在着较大的优势,特别是在癌前阶段方面,仍然需要通过开展综合的临床研究进行系统评价。

以上这些防治成果表明,我国的肿瘤防治研究工作已经取得了令人鼓舞的进展,初步走出了一条具有中国特色的肿瘤预防和控制道路。但我国肿瘤防治的总体水平还有待提高,有限的医疗资源大多用于中、晚期肿瘤患者的治疗,而在肿瘤防治方面的投入仍相对不足,还没有形成将防治重点放在肿瘤发病危险因素控制、筛查、早诊、早治上的工作格局。

五、肿瘤预防的方向及展望

"治未病"是祖国医学一直倡导的原则,也是当代预防医学的重要策略之一。国内外医学发展的历史表明,包括癌症在内的慢性非传染性疾病的控制,与传染病、营养缺乏疾病一样,预防都是最根本的对策、最需要优先考虑的方向和效益最高的措施。肿瘤预防越来越成为现代肿瘤学,乃至现代医学研究最受关注的前沿和重点。特别是近半个世纪以来,随着全球人口快速增长和老龄化,社会生产的工业化和信息化,生活方式和行为的快速变迁,以及经济生活的城镇化和全球化发展,人类的疾病谱和死因谱发生了根本性的改变,癌症已上升为当代人类面对的最复杂、最严重和最待攻克的医学难关和公共卫生挑战。

（一）我国肿瘤防治工作务必执行重心下沉和关口前移的战略思想

癌症是由环境多因素作用、细胞多基因突变、社会决定因素长期影响和经历多阶段演变而引起的为数超过 200 种不同病变组成的一类常见病。由于癌症发生的潜伏期很长,一般经历数年甚至数十年之久,为采取有效措施消除、拦截、延缓和逆转致癌过程提供了巨大的可能性。分子生物学和信息通信技术的发展,特别是系统生物学和系统医学的出现,为人类癌症的预防和控制提供了前所未有的机会。因此,我国肿瘤防治工作需要执行重心下沉和关口前移的战略思想,具体要求如下:①切实地将癌症控制工作的重心从"治疗为主"转变为"预防为主";②探索肿瘤病理形态和分子分型相结合的防治新途径;③研发常见肿瘤的靶向控制风险药物和预防疫苗;④发展远程预防肿瘤学,改变边远和少数民族地区肿瘤防治缺医少药局面;⑤加强转化医学的研究,将基础和人群研究的发现尽快用于癌症的防治实践;⑥开展证据的系统评价,为预防肿瘤学提供符合国情的循证规范和实践指南;⑦加强肿瘤的社会决定因素的研究实现肿瘤防治的公平和公正。

（二）发挥中医学"治未病"在肿瘤预防中的特色与优势

创新中医药与现代技术相结合的中医肿瘤预防模式　以临床实践优势互补为桥梁,增强中西医肿瘤预防结合的力度,以临床实践中遇到的重大问题及临床需求为中心,加强中西医肿瘤预防结合的科学研究。

（1）中医预防肿瘤注重整体,在改善宿主微环境方面有着优势;西医预防肿瘤注重局部,微创切除肿瘤方面是特长,利用两者优势建立"消灭 + 改造"的肿瘤预防模式,从而降低肿瘤发病率及病死率。

（2）肿瘤患病风险受到多种复杂危险因素相互作用的影响,而根据是否暴露于某种特定的因素,可以建立复杂的肿瘤风险预测模型;从而对人群进行风险评估,对于目前处于"等待"肿瘤发生的高危人群选择相应的中医药药物或者适宜技术进行治疗,从而达到"降险"的目的。

（3）肿瘤是一种高度异质性疾病,因而肿瘤预防需要一个（个体化的、整体性的）多层次策略性精准防治过程。将精准预防（包括基因检测）与中医肿瘤预防个体化的整体治疗（辨证论治）的优势结合,既是肿瘤预防策略融合的切入点,也是执行肿瘤个体化预防的本质特征。这些新的干预方法可能会为肿瘤预防打开新的局面。

（三）建立具有中医特色的肿瘤预防慢病管理新模式

2006 年,世界卫生组织（WHO）将恶性肿瘤重定义为可以调控、治疗、甚至治愈的慢性病。肿瘤慢病防治的重中之重在于健康管理。过去中医学通过"望、闻、问、切"获得四诊信息,从而对健康状态进行评估。随着移动通信技术（5G 技术实现市场化,物联网、无线传感、大数据、人工智能）的日益成熟并应用于医疗领域,通过这些技术可以有效、快捷地采集到四诊信息、社会环境信息以及人文自然信息,构建健康大数据库,然后根据不同信息构建具有中医特色的肿瘤预防健康管理模型。通过该模型实现使中医辨证实现客观化、数字化和标准化,然后分类、分级、分阶段地进行中医药个体化预防措施干预,特别是对高危人群进行行为学方面的干预,不仅可解决医疗资源紧缺的问题,也可从根本上降低肿瘤发生。

肿瘤预防慢病管理过程同时要重视从社会和环境的预防扩大到社区肿瘤预防(群体性预防)与临床肿瘤预防(个体化预防)相结合,以医院为基础转变为以医院和社区纵向联动体系为基础,以患者个体为中心转变为群体和个体相结合为中心,为早期干预肿瘤及其慢病管理提供连续性的、个体化的综合性服务。

（四）开展大规模肿瘤预防的行为干预试验,研发预防肿瘤的经典方药

预防行为干预与化学预防可以降低癌症发病风险,中医药干预措施多样化,即复杂干预包括行为学干预与药物干预:中药(汤剂、丸、散、粉等)、导引术(太极拳、五禽戏、八段锦等)、情志干预、外治(针灸、泡洗、推拿、耳针、贴敷等)。国内外已有报道,不同的导引术在预防癌症方面有作用,可能是通过减轻压力、控制炎症方面有关,但是缺乏大规模人群试验验证。临床上关于针对预防不同肿瘤的制剂鲜有报道,因而积极开展以"常见肿瘤预防"为研究对象,在全人群或者高危人群中开展大规模的行为学评价性研究;以国家重点项目为依托,研发"使用方便、药味少、用药精准"具有针对性预防肿瘤的经典制剂(丸、散剂、代茶饮等),系统整合、优化、评估中医药复杂干预在肿瘤预防中的作用,选择更加易于接受的治疗方式或者干预措施,优化现有中医药肿瘤预防的适宜技术,研究更加有效安全的肿瘤预防核心处方,评价其在不同肿瘤预防中的优劣性,对于指导临床预防以及社会推广具有重要现实意义。

（五）开展并加强中医药预防肿瘤的分子机制研究,进一步加快成果转化及国际推广

积极探索中医药预防肿瘤作用的分子机制是肿瘤预防效应放大的关键途径。过去10年来,中国中医科学院广安门医院与美国国立癌症研究所(NCI)合作,主要集中在单药、单体方面的抗肿瘤、提高免疫方面的研究;近年来,我们开始着手进行肿瘤预防方面的合作研究,如前期与美国NCI癌症预防中心合作研究证明,黄连素可以通过调控炎性微环境,延缓结肠癌的发生发展。中医药的特点在于辨证论治,其理论指导下的方药常以复方形式应用于临床。2015年中国中医科学院广安门医院与美国NCI合作进行中药复方预防肿瘤方面的研究,初步研究结果证实,双参颗粒(西洋参、三七等)可以预防L-IKKαKA/KA肺鳞癌的发生(内部资料),期望可加快优化中药复方及确定目标优势人群,为临床转化奠定基础。

（六）应将癌前病变、癌前疾病作为临床研究的优先重点领域

实施肿瘤防控计划,有效、高效地利用现有资源,必须设定优先领域,关注重点人群,制定肿瘤干预的关键阶段,才能保证资源得到全程有效的实施、监测与评估。

癌前病变是癌症发生和发展过程中很常见的一个不稳定阶段,具有可逆性,积极治疗可以降低、阻断癌症形成。例如切除肠息肉可以降低大肠癌的发病率;治疗慢性萎缩性胃炎可以降低胃癌发病率;中医药在逆转癌前病变方面具有重要作用,但需要大规模开展常见癌前病变或者癌前疾病的临床研究,从而为患者制定最佳的治疗方案。以癌前病变、癌前疾病为靶标,可能是控制人类癌症的最佳切入点,探讨和开发拦截、延缓和逆转癌症发生和发展方法,可能是癌症预防与控制最有希望的领域,这将对于肿瘤预防、降低发病率、提高治愈率具有重要的现实意义。

参 考 文 献

1. ROCHESTER P W, TOWNSEND J S, GIVEN L, et al. Comprehensive cancer control: progress and accomplishments[J]. Cancer Causes Control, 2010, 21(12): 1967-1977.

2. 杨焱,姜垣,南奕.对世界卫生组织《烟草控制框架公约》的解析[J].中国健康教育,2005,21(9):715-716.

3. OBERG M, JAAKKOLA M S, WOODWARD A, et al. Worldwide burden of disease from exposure to second-hand smoke: a retrospective analysis of data from 192 countries[J]. Lancet, 2011, 377(9760): 139-146.

4. 邹小农,贾漫漫,王鑫,等.中国肺癌和烟草流行及控烟现状[J].中国肺癌杂志,2017,20(8):505-510.

5. TSAN Y T, LEE C H, HO W C, et al. Statins and the risk of hepatocellular carcinoma in patients with hepatitis C virus infection[J]. Journal of Clinical Oncology, 2013, 31(12): 1514-1521.

6. CHANG M H, CHEN C J, LAI M S, et al. Universal hepatitis B vaccination in Taiwan and the incidence of hepatocellular carcinoma in children[J]. N Engl J Med, 1997, 336(26): 1855-1859.

7. Chang M H, You S L, Chen C J, et al. Decreased incidence of hepatocellular carcinoma in hepatitis B vaccinees: a 20-year follow-up study[J]. Journal of the National Cancer Institute, 2009, 101(19): 1348-1355.

8. 单玮,张涛,张铁军,等.我国女性人乳头瘤病毒(HPV)感染的流行病学现状[J].中华疾病控制杂志, 2017, 21(1): 89-93.

9. 刘娜,王临池,胡一河,等.一级亲属癌症史对胃肠道癌症的遗传倾向影响[J].上海预防医学,2018,30(12): 1020-1024.

10. 余艳琴,乔友林.人群肿瘤环境危险因素归因危险度概述[J].现代预防医学,2019,46(1):162-165, 175.

11. 曹毛毛,陈万青.中国恶性肿瘤流行情况及防控现状[J].中国肿瘤临床,2019,46(3):145-149.

12. MORROW G R, BELLG A J. Behavioral science in translational research and cancer control[J]. Cancer, 1994, 74(4 Suppl): 1409-1417.

13. BLACKBURN E H, TLSTY T D, LIPPMAN S M. Unprecedented opportunities and promise for cancer prevention research[J]. Cancer Prevention Research, 2010, 3(4): 394-402.

14. STEFANEK M E, ANDRYKOWSKI M A, LERMAN C, et al. Behavioral oncology and the war on cancer: partnering with biomedicine[J]. Cancer Research, 2009, 69(18): 7151-7156.

15. 王吉耀.循证医学与临床实践[M].北京:科学出版社,2006.

16. 詹思延.流行病学进展:第12卷[M].北京:人民卫生出版社,2010.

17. 徐飚.流行病学原理[M].上海:复旦大学出版社,2007.

18. 张拓红.社会医学[M].2版.北京:北京大学医学出版社,2010.

19. 陈春雷,李兰娟.感染微生态学的研究进展[J].国际流行病学传染病学杂志,2005,32(5):271-273.

20. 袁媛.辽宁省庄河地区胃癌高发现场高危人群综合防治研究[J].中国肿瘤,2005,14(5):307-311.

21. 陈建国.启东癌症报告[M].北京:军事医学科学出版社,2013.

22. 杨学志,汤胜蓝.江西靖安县宫颈癌队列研究[J].中华肿瘤杂志,1991,13(6):409-412.

23. 何兴舟,杨儒道.室内燃煤空气污染与肺癌[M].昆明:云南科技出版社,1994.

24. 陈君石.中国膳食、生活方式与死亡率:六十五个县的调查研究[M].北京:人民卫生出版社,1991.

25. 黎钧耀. 癌症的营养干预研究[J]. 化学进展, 2013,(9): 56-73.

26. SCHOTTENFELD D, BEEBE-DIMMER J. Alleviating the burden of cancer: a perspective on advances, challenges, and future directions[J]. Cancer Epidemiol Biomarkers Prev, 2006, 15(11): 2049-2055.

27. 赵平, 王陇德, 黎钧耀. 预防肿瘤学[M]. 北京: 人民卫生出版社, 2015.

28. 花宝金. 中医药预防肿瘤的优势及新时代创新发展的思考[J]. 中国中西医结合杂志, 2018, 38(8): 905-907.

第九章　肿瘤名家学说

早在《黄帝内经》就记载了肿瘤疾病,历代以来,出现许多擅长治疗肿瘤的医家。在当代,由国家人力资源社会保障部、国家卫生和计划生育委员会、国家中医药管理局评选出中医药防治肿瘤领域的国医大师刘嘉湘和周岱翰以及全国名中医朴炳奎、潘敏求。他们在中医药防治肿瘤方面追求理论创新、临证经验丰富、科研成果丰硕、培养大量中医肿瘤后备力量。下面简要介绍四位名医的肿瘤防治学术思想和临床经验。

一、国医大师刘嘉湘防治肿瘤经验

(一)学术思想

国医大师刘嘉湘教授在 20 世纪 70 年代就已明确提出,恶性肿瘤是一种全身属虚、局部属实的恶性疾病,机体正气的盛衰与恶性肿瘤的发生发展和预后转归密切相关,经过长期的临床实践和基础研究,形成以"顾护正气、协调阴阳"为根本原则的"扶正治癌"学术思想,倡导"以人为本、除瘤存人、人瘤共存",与当今国内外肿瘤界倡导的"带瘤生存"的治疗理念不谋而合。

刘嘉湘教授认为肿瘤发生发展与人体正气有密切关系。随着年龄逐渐增长,气血阴阳逐渐亏虚,脾肾功能减弱,一方面无力抵御外邪,易受六淫邪毒的侵害;另一方面,由于体内脏腑功能薄弱,随之产生气滞、血瘀、痰凝、毒聚等病理变化,内外二因相结合,遂发为局部有形之积块,并随正气的进一步耗伤而日见增大甚至转移。总而言之,癌肿发生过程是一个邪正相争的过程,当癌瘤形成,会阻碍并消耗正气,因此治疗癌肿应注意在消散积聚之时顾护正气。

(二)临床治疗经验

1. **肺癌**　刘教授认为肺癌发病乃因正气亏虚、邪毒乘虚而入,致肺气愤郁,宣降失司,气机不利,血行受阻,津液失于输布,聚而为痰,痰凝气滞,瘀阻络脉,痰气毒瘀胶结,日久形成肺部积块,其病理性质为本虚标实。关于病位,肺癌不离乎肺,然不止于肺。肺居上焦、脾胃位于中焦,两者从五行、经络所属、生理病理上均密切相关。故肺癌病位虽在肺,但与脾关系尤为密切。"四季脾王不受邪",脾胃虚弱、功能失调之人多有积聚之病,刘教授强调脾胃虚弱乃正气亏虚之源,在癌肿形成中起着重要作用。

刘教授主张在肺癌初期及进展期以扶正祛邪并重,顾护脾胃,减毒增效;在放化疗间歇期、肿瘤晚期,痰凝毒聚炽盛,元气虚损至极,以扶正为主、兼顾祛邪。刘教授始终强调顾护脾胃在扶正治癌中的重要性,认为只有脾胃功能强健,才能促进气血生化,培育正气,增强机体的抵抗力,从而控制缩小肿瘤,达到人瘤共存,长期存活的目的。

刘教授在肺癌治疗初期,处方以四君子汤、补中益气汤为主方;在患者放化疗期间,以醒脾开胃为原则,治以健脾益气、和胃降逆、益胃生津,常以六君子汤合黄连温胆汤为主方;在减轻放化疗副作用方面,应用麦冬、沙参、芦根等养阴生津之品;对于晚期肿瘤,元气大伤,气血阴阳俱虚,则治以益气健脾、养血补血,选方多以补中益气汤、理中丸等为主。刘教授将肺癌分为五种证型并选用相应的主方:脾虚痰湿型选用六君子汤合导痰汤加减;阴虚内热型运用经验方养阴清肺消积汤加减;气阴两虚型选用四君子汤合沙参麦冬汤加减;阴阳两虚型选用沙参麦冬汤合赞育丹加减;气滞血瘀型选用复元活血汤加减。

用药特色方面,刘教授非常重视顾护脾胃,在辨证处方中用鸡内金、谷麦芽、焦楂曲等药物健脾和胃,组方力求平;对于抗癌中药的选用,多使用植物类抗癌药,极少使用剧毒、虫类及破血逐瘀类药物,避免出现中毒和出血等症状,加重病情。

2. 胰腺癌　胰腺癌素有"癌中之王"称号,死亡率居肿瘤疾病前五。外科手术是胰腺癌主要治疗手段,但由于早期确诊率较低,常失去手术机会。刘教授认为,胰腺癌的发生与肝脾密切相关,发病机制亦不外乎湿热、瘀毒、正虚,在治疗上应以健脾为主,注意疏肝、养肝以防止肝对脾的过度克伐,以达到扶正治癌之目的。刘教授常以柴芍六君子汤作为底方进行灵活加减治疗胰腺癌,认为柴芍六君子汤可扶助正气,抵御癌病侵犯,疗效显著。

此外,刘教授认为化疗药物多属毒热之品,主要通过细胞毒性作用抑制肿瘤,其对正常细胞的损伤则难以避免。因此在化疗之后,患者常因严重的不良反应终止治疗。现代医学对于生存质量越来越重视,倡导"人瘤共重"的理念。刘教授临床体会认为柴芍六君子汤能够显著地提高人体正气,着重提高人体正气化生中重要地位的后天之本;亦可提升脾胃运化能力,健运脾胃,消痰除滞,体现"扶正治癌"之宗旨,该方看似精巧简单,实则意味颇深。

3. 肠癌　刘教授认为,大肠癌以正气不足为病之本,湿热、火毒、瘀滞为病之标。临床将肠癌分为湿热蕴结、瘀毒内阻、脾虚气滞、脾肾阳虚、肝肾阴虚、气血两虚六种证型进行辨证治疗。在扶正的基础上,酌情配伍经药理研究证实有抗癌、抑瘤作用的党参、生黄芪、太子参、白术、茯苓、八月札、野葡萄藤、藤梨根、红藤、菝葜等,能够提高临床疗效。

大肠癌常见便秘、泄泻交替出现,刘嘉湘教授明辨寒热虚实,善用下、举、敛法。因湿毒内蕴出现的便秘、里急后重、腹胀腹痛、肛门热灼、便脓血恶臭者常用下法,选用具有清热泻下、攻积导滞功效的生大黄、元明粉、枳实、瓜蒌仁等,起到荡涤湿热毒邪,清除宿滞瘀血,减轻局部炎症水肿的作用。对于脾肾阳虚、中气下陷所致泄泻,举法与敛法常配合应用,选用具有益气升阳温肾的黄芪、党参、白术、桔梗、升麻、补骨脂、益智仁、菟丝子、煨肉果等以益气升阳固脱,佐以乌梅、诃子、赤石脂、禹余粮等涩肠敛泻,两者相辅相成,收效良好。

4. 宫颈癌　刘教授认为宫颈癌常见的病理因素为湿、毒、瘀,临床上三者常胶结为患,清热化湿药物常用黄柏、八月札、苦参、土茯苓、白英、苦参、半枝莲等品;抗癌解毒则常用白花蛇舌草、七叶一枝花、天龙、猫爪草、山慈菇、龙葵、干蟾皮、红豆杉等抗癌祛邪,复其正气;活血化瘀则常用土元、当归、赤芍、没药、莪术等之品。

在宫颈癌的治疗上,刘教授始终以补益肝肾、调补冲任为大法,临床上常用六味地黄丸、肾气丸等为主加减,如果出现阴虚内热之证,则首选知柏地黄丸。如果出现阳虚及阳,则喜用仙灵脾、仙茅、木馒头、菟丝子、巴戟天等温肾之药;若出现精血亏耗之证,则非鹿角霜、龟板、鳖甲、阿胶等血肉有情之品无以建功;如以脾肾两虚、中气下陷时,则采用先后天并补之法,合补中益气汤增损。而对体积较大的有形癥积,只要患者尚可耐受,要首先考虑手术切除,不能拘泥于中药内服治疗。况且有形癥积消除,则经络、血道、气道、水道尽通,更有利于脏腑功能复其常用,有助于正气的恢复,此即刘教授强调祛邪以扶正之要义所在。

二、国医大师周岱翰防治肿瘤经验

周岱翰教授自20世纪80年代初开始致力于中医现代化建设,提出新观点,开创新学说,推动建立中医肿瘤临床诊疗规范,注重建设中医肿瘤学科专门人才梯队,推进中医肿瘤学科形成及发展。凡此五十余年,周教授重临床,重科研,重教育,开创岭南中医肿瘤学术流派,在中医肿瘤领域做出许多突出贡献。现将周教授的主要学术思想简要介绍如下。

(一)推崇《伤寒杂病论》,重视《神农本草经》

《伤寒杂病论》创立理法方药相结合的辨证论治体系,奠定中医临床的基础,同样对中医肿瘤学科思想体系的奠定和发展产生深远影响。周教授认为,中医治疗肿瘤的学说分散记载于历代医家的著作中,但肿瘤本病及兼症的辨证论治规范却成熟于《伤寒杂病论》,强调治疗肿瘤应当“观其脉证,知犯何逆,随证治之”,整体观念、辨证论治、方证统病则是该书治癌优势原理所在。在临证时当重视“以人为本”,四诊合参,将辨病、辨证、辨症相结合,灵活变通地运用六经辨证方法,以方证统病,以病机统各类癌症,论治既不离法,又不为法所拘。《神农本草经》(以下称《本经》)是我国现存最早的药物学专著。周教授认为《本经》不是一本单纯的药物书籍,而是一本着眼于临床的医药书籍,既载有丰富的治癌药物,也开创恶性肿瘤辨证论治的先河,如“凡欲治病,先察其源,先候病机”,“治寒以热药,治热以寒药……痈肿疮瘤以疮药”,“夫大病之主,有中风、伤寒、寒热……坚积、癥瘕……此皆大略宗兆,其间变动枝叶,各依端绪以取之”等纲领性论述均体现出辨证思想。在抗癌药物上,周教授经详细比对剔除无法考证者、属重金属毒副作用较剧者、临床极少应用者,发现《本经》所载药物中抗肿瘤功效确实或值得进一步研发者约有115味,按肿瘤常用治法可分为清热解毒(29味)、活血化瘀(12味)、除痰祛湿(22味)、软坚散结(8味)、以毒攻毒(14味)、扶正补虚(30味)等6大类。在中医药理论指导下,积极利用现代科技手段与研究方法,对《本经》进行进一步挖掘,将可为抗癌中药及制剂研发拓展新局面。

(二)首提“带瘤生存”,主张个体化用药

周教授强调癌症是“毒发五脏”“毒根深茂藏”,局部实,整体虚的全身性疾病,认为西医学“无瘤生存”的理想治疗目标几乎不可能实现,并根据临床经验于20世纪90年代提出“带瘤生存”的观点。通过找到肿瘤患者内在脏腑功能、阴阳气血、邪正虚实失衡的关键点,权衡机体与肿瘤之间的关系,“虚者益之,过者削之,复归于中”,注重扶正与祛邪兼顾,于“正邪对峙”中维持肿瘤的动态平衡,临床表现为疾病稳定、体重稳定或增加,症状改善,即为“带瘤生存”的含义。这一观点推动治癌理念的更新,现已成为中西医肿瘤学界的一个广泛共识。正因为中医药治癌的特点是“带瘤生存”,并不适用当时WHO的实体瘤疗效评价标准,周教授与林丽珠又从中医肿瘤临床实际考虑,建议引入生存质量评价指标,推动拟定“实体瘤中医肿瘤疗效评定(草案)”,并跟进草案修订与完善,促进科学评价中医治疗肿瘤的效果。

周教授指出由于病种、病理类型、病程、机体状态及发病地域等不同,肿瘤发病过程的临床表现也会各异;即使是同病种或同类型肿瘤,不同患者亦常有不同临床表现;即使是同一肿瘤患者,在不同时期,肿瘤发展也往往不同。因此强调肿瘤的治疗必须看清病变实质,因人、因时、因地制宜,有针对性地进行个体化综合治疗。

（三）首倡按"火邪""热毒"论治"放射病"，发展温病学说

周教授在临证中发现经过放射治疗的肿瘤患者常出现"火毒内攻"或"阴虚火旺"证候，认为治宜以清热养阴或润燥养阴。后来周教授将由放射治疗引起的全身或局部的一系列毒副反应统称为"放射病"，根据其热象偏重，耗气伤阴的病理特点，认为"放射病"的病因为"火邪""热毒"，并创新性地将其辨证归属温病范畴，在中医肿瘤领域发展与补充了温病学说。周教授强调在治疗"放射病"时应以滋阴为首要治法，养阴保津须贯穿治疗始终，在具体应用时又根据病情、病位的不同有所差异，如治疗放射性皮炎宜辛凉宣肺，苦甘养阴；治疗放射性口腔炎宜清热凉血，清心育阴；治疗放射性肺炎宜清热养阴，宣肺理气；治疗放射性食管炎宜滋养胃阴，清热保津；治疗放射性胃炎宜苦甘化阴，燥湿醒胃；治疗放射性肠炎宜清肠解毒，凉血增液；治疗放射性膀胱炎宜清泄瘀毒，滋阴利水；治疗放射性脑脊髓炎宜滋肾养阴，通络祛瘀等。此外，在治疗时亦需结合患者整体状态及夹痰、夹瘀、气虚、阳虚情况进行综合辨证与治疗。

（四）开创中医肿瘤食疗学，药治与食疗并用

周教授所在的岭南地区药膳文化历史悠久，渗透当地居民的日常生活，民间有较多的食疗验方对食管癌、肺癌、肝癌等肿瘤具有一定的治疗效应。受当地食疗及药膳文化熏陶与启发，结合中医药理论与多年临床经验及当代营养学研究成果，周教授于 1988 年出版国内第一本肿瘤食疗专书《癌症的中医饮食调养》，2003 年与林丽珠教授共同出版首部集理、法、药、食为一体的中医肿瘤食疗学专著《中医肿瘤食疗学》。周教授认为中医肿瘤食疗学特色是重视与讲究各种疾病饮食宜忌，核心为"辨证调养"。由于食物疗法虽可以辅助、弥补药物或其他疗法不足，却不能代替药物，故周教授提倡"药食同治"，倡导根据肿瘤治疗法则配膳、根据病期与病证辨证配膳、与放化疗结合增效减毒配膳，以及适当戒吃发物等。其中癌症发物包括狗肉、公鸡、羊肉、蚕蛹、虾、蟹、螺、蚌、烟、酒等容易动风化火、生痰的食物，周教授提倡癌症患者适当戒口和戒吃发物即可，强调发物的范围不应肆意扩大，以防导致因噎废食。

（五）致力中医现代化，临床、科研、教学互融互促

周教授致力于推动中医现代化建设和建立中医肿瘤临床诊疗规范，强调中医现代化关键在于继承发扬，变通创新，逐步对某些中医药理论及临床疗效机制进行现代化阐释，让中医药向定量化、规范化、标准化过渡。由于岭南地区气候炎热湿润，炎热耗气，潮湿碍脾，故岭南人脾多虚弱，病多痰湿。周教授立足于岭南地区多发肺癌、肝癌及多"脾虚痰湿"证型的特点进行了多项研究。周教授主持了国家"十五"攻关课题"益气除痰法提高Ⅲ、Ⅳ期非小细胞肺癌中位生存期的治疗方案研究"，之后同团队对脾虚痰湿型肺癌特征及益气除痰方治癌机制在蛋白组学及表观遗传学等方面进行了一系列更为深入的研究。在肝癌的研究中，建立"肝郁""肝火""肝虚"等证候模型揭示"证"的实质，逐渐走向客观化定量检测。周教授紧跟学科前沿，立足临床，积极利用现代中、西医理论及工具进行科研，同时兴学重教，多层次教学与中医师承双轨并进，培养肿瘤专科人才梯队，三者互融互促，良性循环，推动中医现代化建设，促进中医肿瘤学学科建设与发展。

三、全国名中医朴炳奎防治肿瘤经验

（一）学术思想

朴炳奎教授认为肿瘤的发病基础是"正气内虚"，故防治肿瘤提倡"扶正培本"。朴炳奎

教授在继承前人的基础上,认为"扶正培本"的核心内容为"和其不和",形成"和合"学术思想。

1. 发病基础　"正气内虚"是肿瘤发病的基础,朴炳奎教授认为"脏腑失和"是"正气内虚"的核心,因此"扶正培本"运用到肿瘤防治便是"调和脏腑",达到脏腑"和合"。

2. 防治原则　"调和"是防治肿瘤的总原则,在此基础上,朴炳奎教授发展出防治肿瘤的三大原则,即扶正与祛邪相结合、局部与整体相结合、辨证与辨病相结合。

3. 防治方法　"和其不和""和而不同"是防治肿瘤的方法,"和其不和"来源于中医"同病异治、异病同治"思想,即要抓住疾病的本质,将"不和"调"和";"和而不同"强调在肿瘤防治的过程中,在不同阶段选择的治疗方法不同,即未病先防、扶正养生、将病早治、扶正防传、既病防变、扶正解毒、病后调摄、扶正防复。

4. 组方用药　朴炳奎教授组方强调"以和为贵",在重视扶正,顾护胃气的基础上,加以疏利、消导、活血等,用药多平缓。

除此之外,朴炳奎教授还注重"调心",强调"形与神俱",通过精神内守法、坦诚相告法、正确认知法、顺志疏导法、劝诫教育法及综合变通法调节癌症患者心理状态,稳定患者情绪,增加患者治疗癌症的信心,达到"和合"状态。

(二)学术观点

朴炳奎教授注重中西医结合防治肿瘤,用西医、中医两种诊断方法辨病,用中医理论辨证,提倡中西医结合辨病辨证诊疗模式。该种诊疗模式解决了肿瘤某些阶段"无证可辨"的情况,能够发挥中医、西医各自的优势,更好地服务于患者。朴炳奎教授在中西医结合治疗时的学术观点总结如下。

1. 中医药与手术治疗结合　中医药在术前使用可以改善患者体力,有利于手术的进行,常用益气养血、健脾益肾的中药。术后使用中医药一方面可以促进术后康复,利于其他治疗方法的进行,另一方面可以减少肿瘤的复发与转移。

2. 中医药与放射、化学治疗结合　中医药能够提高放射治疗与化学治疗的疗效,同时能够减轻放射治疗与化学治疗的毒副作用。同时,朴炳奎教授在强调中西医结合治疗的同时还倡导个体化与规范化治疗,提出了几方面的问题,有待进一步研究与思考。

(三)研发新药

1. 肺瘤平膏研制及临床、实验研究　朴炳奎教授在其主持的"七五"攻关课题"益气养阴、清热解毒之剂治疗非小细胞肺癌的临床与实验研究"中研发出了肺瘤平膏,肺瘤平膏分为肺瘤平膏Ⅰ号与肺瘤平膏Ⅱ号,在其后进行了一系列肺瘤平膏的临床及实验研究,已经证实肺瘤平膏能够起到抑制肿瘤生长、提高免疫功能、改善症状、提高患者生存质量、减少术后转移等作用。在实验研究中,发现肺瘤平膏抑制肿瘤生长的机制可能为:①通过减少 CD63、CD62,调节 $TXB_2/6$- 酮 -$PGF_1\alpha$ 向正常状态恢复,从而抑制血小板激活,改善血液黏度;②抑制肿瘤细胞 MMP-9、CD44V6、CD49 表达,提高 TIMP-1 的表达;③下调 VEGF(血管内皮生长因子)表达,调节 DC(树突状细胞)功能,促进 DC 迁移,促进 DC 刺激 LPAK 抗肿瘤活性,使体内免疫反应向 Th1 极化等调节免疫功能。

2. 益肺清化颗粒、益肺清化膏研制及临床、实验研究　益肺清化颗粒、益肺清化膏是朴炳奎教授在肺瘤平Ⅰ号的基础上,通过改善技术工艺所制成。在其后的临床研究中,也发现益肺清化颗粒、益肺清化膏具有改善患者症状、提高免疫功能、提高生存质量、延长生存时间等作用。在实验研究中,发现益肺清化膏能够提高 E-cad 的表达、降低 CD44V6、CD49 表达,这可能是益肺清化膏抑制肿瘤生长的机制之一。

（四）临床经验

1. 肺癌　朴炳奎教授认为肺癌产生的原因在于正气内虚、邪毒外侵。肺癌作为一种全身性疾病，发病之初便有正气内虚的基本病机。正气内虚的核心是脏腑失和，肺主气，喜润恶燥，正气内虚则肺气阴两伤，失去调和，邪毒趁机入体。在众多的邪毒中，朴炳奎教授认为烟毒是最为重要的致病外邪，邪毒味辛性热，能够直接耗伤气阴，造成肺络损伤，两者结合导致肺癌的产生。在治疗上，朴炳奎教授以培本扶正为主，解毒通络为辅，佐以理气化痰、活血化瘀，注重肺、脾、肾三脏。他认为治疗的根本在于扶正、顾护胃气，养正积自除，给予益气养阴、培土生金，同时肺癌作为慢性疾病，常有邪毒亢盛、痰瘀阻络，故佐以通络、化痰、活血之品。在用药上，朴炳奎教授擅于使用桔梗、杏仁等引经药直达病所，常用太子参、沙参、白花蛇舌草、土茯苓等药对以益气养阴，解毒利湿。与此同时，在长期临床中，朴炳奎教授根据经验总结出一套治疗肺癌的处方，即黄芪、土茯苓、沙参、桔梗、太子参、炒白术、炒三仙、甘草。在临证时，常根据患者实际情况以此为基础进行药物加减。

2. 乳腺癌　朴炳奎教授认为乳腺癌的病因在正气内虚，涉及肝、脾、肾三脏与冲任二脉。"乳房属胃，乳头属肝"，又因脾胃相表里，故乳腺癌的发生与肝脾有关。肾为先天之本，疾病日久会损伤人体根本，牵连到肾。冲为血海，任主胞胎，二脉起于胞中，上贯乳，故乳腺癌的发生存在肝郁、脾虚、肾亏与冲任失调的病机。同时乳腺癌患者由于长期肝郁、脾虚，容易产生痰、瘀、毒等病理产物，造成虚实夹杂。在治疗上，朴炳奎教授采用扶正祛邪的治疗方法，即疏肝、健脾、补肾、调理冲任、化痰、逐瘀、解毒。在用药上，朴炳奎教授除了依据治疗方法辨证给予相应的方药，例如太子参、黄芪、柴胡、枳壳等，还强调辨病与辨证相结合，常用山慈菇、白花蛇舌草、蒲公英等具有抗乳腺癌作用的中草药。

3. 结直肠癌　朴炳奎教授认为结直肠癌的病因病机较为复杂，但总体上仍是正气内虚、脏腑失和，从而痰、瘀、毒等有形之邪形成，聚而为瘤。在治疗上，朴炳奎教授主张健脾益肾、行气化湿、解毒抗癌，以扶正、补益气阴为主，常用山药、白术、益智仁、枳壳、太子参、沙参、桔梗等药物。在预防调护上，朴炳奎教授认为结肠癌也应当合理饮食，不应忌口太多，要根据患者的身体状况进行选择，多以适量、清淡饮食，多食蔬菜、水果，少食高脂肪食物为原则。

4. 恶性淋巴瘤　朴炳奎教授认为恶性淋巴瘤以肺、脾、肾三脏亏虚为本，痰、瘀、毒郁结为标，在治疗上，早期以祛邪为主，后期以扶正为主，重视排毒解毒与带瘤生存。与此同时，针对该病朴炳奎教授也常使用外治疗法，选用白花蛇舌草、夏枯草等清热解毒，化痰散结之药物。

四、全国名中医潘敏求防治肿瘤经验

潘教授结合自身多年的临床实践，把恶性肿瘤的病因病机归为"瘀、毒、虚"三个方面，即"多因致病，因虚致癌，癌毒致病，因癌致虚，虚实夹杂"，其中外邪伏毒和七情瘀毒是肿瘤发生的两大主要病因；多因交合，瘀毒内生是肿瘤发生的核心驱动程序；脏腑失调，正气虚弱是癌毒致病的病理基础；机体抵抗力低下是癌变的关键；郁痰瘀毒互结是肿瘤发展的核心病机；癌毒未清是肿瘤术后复发的主要病机；癌毒旁窜是肿瘤术后转移的关键病机。

（一）肝癌

潘教授强调临床必须在辨证的基础上结合辨病，并针对肝癌的不同阶段和不同分期，分步骤进行治疗。肝癌早期，正气尚充足，肿块较小，包膜完整，具备手术指征，应抓住时机，奉劝患者尽快接受手术治疗，术后潘教授以西洋参、黄芪、明党参等补气健脾，砂仁、法半夏、鸡内金等健胃消食，枸杞、女贞子、补骨脂等滋养肝肾，促使患者恢复正气。手术之后，余邪未尽，"留而不去，传舍于胃肠之外"，易于复发转移，治疗以健脾理气、化瘀软坚、清热解毒的肝复乐为主随症加减，延缓复发转移。肝癌中期，出现肝区疼痛、纳差、乏力、腹泻、发热等脾虚瘀毒症状，肿块增大，大多数患者已有肿瘤播散。潘教授主张加强局部治疗以稳定肿块，如介入、射频消融、伽玛刀等。若局部治疗后病灶尚存在，尤其是介入治疗后，患者会出现纳差、乏力、白细胞下降和肝肾功能异常等。此时，重点在于扶植正气，养益全身气血，保护脏腑功能，寓攻于补。潘教授常以癌复康（白参、黄芪、白术、枸杞、女贞子、灵芝等）与肝复乐合方加减治疗，酌情加用免疫制剂、中药抗肿瘤制剂等全身治疗。还可结合目前国际、国内治疗肝癌的新动态、新方法，探索以中药（肝复乐等）联合介入、放疗、分子靶向治疗等，以期减轻症状，提高疗效。肝癌晚期，瘀毒弥漫与脾气衰微并存，患者出现恶病质，临床可见黄疸、臌胀、肝昏迷等疑难重症和急症。此时，必须严密观察病情演变，恪守病机，审证求因，舌脉参合，急则治其标，采用多途径、多方法、中西医结合等综合治疗手段。潘教授的经验是并发黄疸，须辨明阳黄、阴黄，阳黄配合茵陈蒿汤、栀子大黄汤清热利湿，阴黄配合茵陈术附汤温中化湿；合并腹水采用五皮饮合香砂六君汤温阳健脾利水；合并消化道出血以黄土汤为主温脾止血；肝破裂出血以犀角地黄汤为主凉血止血。在选药方面，潘教授叮嘱应该选用祛瘀止血之品，忌用破血之品。潘教授常用大黄既可化瘀止血，又可清热解毒，为消化道出血首选；田三七有祛瘀止血之功，又有抗癌护肝之效，与健脾药物配伍更可取长补短，非常适用于肝癌。

（二）乳腺癌

潘敏求教授在治疗乳腺癌方面积累丰富临床经验，认为乳腺与肝、脾、肾及冲任二脉关系密切，并将乳腺癌的发生、发展归纳为"虚、瘀、毒"，即正气亏虚，瘀毒互结。"毒"包含热、痰、湿毒等致病因素。乳腺癌的病因病机有七情失调，肝气郁结，疏泄失常，气血壅滞，乳络不畅，乳岩形成；先天不足，后天失养，或多产房劳，肝肾亏虚，冲任失养，乳络不荣，乳岩形成；饮食不节，过食肥甘厚味，脾肾亏虚，脾虚生痰，乳络不荣与乳络壅滞不畅并存，乳岩形成。在治疗乳腺癌时，注重整体观念与辨证论治，注重扶正与祛邪并用。乳腺癌初期以祛邪为主，清热解毒，活血化瘀，化痰散结，佐以扶正；乳腺癌晚期以扶正为主，益气养血，健脾益肾，滋补肝肾，调理冲任，疏肝理气，佐以祛邪。灵活变通，不拘一格。

潘教授强调中西医结合治疗，中医药与手术治疗结合，手术耗伤机体气血，中医药以健脾益肾扶正、补气养血行气活血，促进伤口早日愈合，减少术后并发症，同时为后续的化疗、放疗奠定较好的基础。中医药与化疗结合，针对化疗引起的消化道反应，应健脾补肾、和胃止呕；针对化疗导致的骨髓抑制，应健脾养血、补肾益精；针对化疗引起的心肝肾毒性，随证养心、柔肝、疏肝、清肝等。中医药与放疗结合，应益气养阴、健脾补肾、清热解毒；针对放射性肺炎或肺纤维化，应清热化痰润肺。中医药与内分泌治疗结合，治宜疏肝、清肝、柔肝与健脾补肾。针对内分泌治疗导致的子宫内膜增厚、阴道出血，宜健脾补肾、调理冲任、疏肝柔肝、凉血止血、养血活血；对于内分泌治疗导致的骨质疏松则以健脾补肾壮骨为主。

（三）胃癌

手术是胃癌的首选治疗方法，可完全治愈肿瘤，但术后患者气血亏虚，常见神疲乏力、少气懒言、舌质淡、苔薄白、脉细甚至细弱等。潘教授认为此类患者气血亏虚，正气未复，治疗以扶助正气为主,祛邪次之。治疗应以健脾和胃、调整气机为主,继之以补脾益气、健胃消食、化瘀散结为主,佐以补肾健脾、益气生血、疏肝和胃。临床中,潘教授以四君子汤加减补益脾气。

化疗药物在杀伤及杀死肿瘤细胞的同时也损伤人体的正常细胞,消化道反应和骨髓抑制是其最常见的毒副作用,是某些药物的限制性毒性反应,导致患者不能耐受化疗,造成化疗药物剂量及疗程的更改,甚至不能完成后续治疗。化疗患者常出现恶心、呕吐、腹泻、纳呆、自汗、盗汗、舌质淡、苔薄白、脉细等症,临床中潘教授以经验方脾肾方加减,善用人参、黄芪、白术、茯苓、山药等补益脾气。潘教授认为骨髓抑制与肾精受损、缺乏来源有关,化疗药物引起骨髓抑制明显者治疗宜以健脾补肾生髓为主,临证中以枸杞子、女贞子、山茱萸补肾阴,菟丝子、巴戟天、淫羊藿等以补肾阳,补骨脂、牛膝、骨碎补等以补肾壮骨,血虚明显者,常辅以当归、鸡血藤补血活血。

潘教授在临床中特别强调个体化用药,因人而异,随证加减,或急则治标,或虚则治本,或标本同治。如肿瘤合并消化道梗阻,病程短、病情急者,在原发肿瘤基本方的基础上加生大黄、芒硝等;病程长,病情反复,常伴有便秘、腹胀、腹痛者,加枳壳、厚朴、肉苁蓉等;肿瘤晚期由于自身的消耗及慢性失血者,常见气血亏虚之象,治疗宜以扶正补虚为主,常以四君子汤合归脾汤加减以补益气血、补脾生血;肿瘤合并胸腔积液、腹腔积液者,症见胸闷气促,不能平卧,或腹胀满甚,双下肢水肿者,临床常选用四君子汤合五皮饮加减以健脾益气、利水消肿。潘教授在临床中从不忘扶正与解毒抗癌并用,强调机体阴阳平衡;使用以毒攻毒之虫类药软坚散结、活血化瘀以解毒抗癌,如蜈蚣1条(去头足),或者全蝎3g研末冲服,但因虫类药物损害肝肾功能,不建议患者长期服用,嘱定期更方。

潘教授在临床中特别强调"未病先防",注重肿瘤的预防,争取做到早发现、早诊断、早治疗,特别强调高危人群的筛查。如胃癌的高危人群常有不良的饮食习惯,包括饮食不节、饮食不规律、饥饱失调、恣食肥甘厚腻、暴饮暴食、嗜食烟熏和/或煎烤类食品、食用霉变食品、吸烟酗酒;确诊有萎缩性胃炎、胃息肉、胃溃疡等病变者;或多年前因胃良性疾患做胃大部分切除、近期又出现消化道症状者。此类患者应及时就医,定期检查上消化道钡餐或胃镜检查以明确诊断。

<h1 style="text-align:center">参 考 文 献</h1>

1. 刘嘉湘. 祖国医学对肿瘤的认识与辨证施治[J]. 陕西新医药,1975,(6):51-54,43.

2. 刘苓霜. 刘嘉湘辨治肺癌经验[J]. 中医文献杂志,2006,(2):38-40.

3. 上海中医药大学附属龙华医院刘嘉湘名中医工作室. 刘嘉湘教授治疗肺癌用药初探[N]. 上海中医药报,2019-06-07(009).

4. 朱才琴,丁尧光,刘嘉湘. 刘嘉湘中医药治疗胰腺癌心得体会[J]. 内蒙古中医药,2013,32(33):41-42.

5. 田建辉,刘嘉湘. 刘嘉湘治疗宫颈癌经验介绍[J]. 中华中医药杂志,2016,31(2):519-521.

6. 周岱翰.《伤寒杂病论》治癌优势原理与经方辨治肝癌临床运用[J]. 中医肿瘤学杂志,2019,1(4):1-6.

7. 周岱翰. 肿瘤治验集要[M]. 广州:广东高等教育出版社,1997:59.

8. 周岱翰. 论中医肿瘤学在临床中的应用与前景[C]//2009年国际中医药肿瘤大会论文集.[出版者不详],2009:15-19.

9. 周岱翰. 临床中医肿瘤学[M]. 北京:人民卫生出版社,2003:620-622.

10. 周岱翰,林丽珠.中医肿瘤食疗学［M］.贵阳:贵州科技出版社,2012:83-93.

11. 李黎,周雍明,朴炳奎.朴炳奎治疗恶性肿瘤"和其不和"学术思想探究［J］.中国中医药图书情报杂志,2018,42（3）:67-69.

12. 朴炳奎.中医药治疗肿瘤的经验和体会［J］.中医学报,2014,29（2）:155-157.

13. 朴炳奎.肿瘤的中医个体化治疗［C］//.中国中医科学院首席研究员学术论文集萃.［出版者不详］,2012:64-65,63.

14. 冯利,花宝金,朴炳奎.肺瘤平Ⅱ号改善肺癌患者生存质量临床研究［J］.中国中医药信息杂志,2006,13（12）:12-13.

15. 孙宏新,蒋士卿,朴炳奎,等.益肺清化膏对早期非小细胞肺癌术后患者治疗作用的随机对照研究［J］.光明中医,2005,20（5）:55-58.

16. 郑红刚,花宝金,朴炳奎.朴炳奎辨治肺癌学术思想与经验探析［J］.中医杂志,2010,51（4）:304-306.

17. 潘敏求,潘博.原发性肝癌中医临床和实验研究的回顾与展望［J］.湖南中医杂志,2002,18（4）:1-3.

18. 潘博.潘敏求主任医师治疗肝癌经验［J］.湖南中医杂志,2011,27（3）:46-48.

19. 杜小艳.潘敏求教授治疗乳腺癌经验［J］.湖南中医杂志,2010,26（4）:29-30.

20. 刘佳琴,杜小艳,潘敏求.潘敏求治疗胃癌经验［J］.湖南中医杂志,2017,33（4）:22-24.

推 荐 阅 读

1. 潘敏求.中华肿瘤治疗大成［M］.石家庄:河北科学技术出版社,1996.

第十章 肿瘤康复

肿瘤康复医学的英文直译为"cancer rehabilitation",然而在大多数英语国家中,"cancer rehabilitation"这一概念特指以物理治疗为基础的"功能康复",即以物理治疗为主要手段,帮助癌症患者恢复因肿瘤及肿瘤治疗所造成的功能损伤,比如头颈外科术后的吞咽、语言功能恢复,肺癌术后的呼吸功能锻炼等。肿瘤康复医学不仅涉及肿瘤幸存者的身体、功能、心理、社会等各方面可能存在的问题,而且还从癌症诊断开始贯穿肿瘤康复的全程。肿瘤康复服务的提供者为多学科协作团队,包括西医、中医、护士、物理治疗师、心理治疗师、营养治疗师、音乐治疗师、社会工作者和志愿者等。其目的是帮助癌症幸存者在与肿瘤抗争、共存、康复的过程中获得更好的生活质量与和谐的身心,并且提供必要的人文支持、社会福利保护以帮助肿瘤患者家庭共渡难关。

一、肿瘤康复医学的目标

肿瘤康复的总体目标是帮助癌症幸存者在经历肿瘤诊断、治疗之后回归自我、回归家庭、回归社会(回归工作)。结合多年临床经验,提出肿瘤康复医学的具体目标如下:

(一)监测与预防肿瘤复发或转移、新发肿瘤

肿瘤患者在根治治疗后仍然有肿瘤复发转移及新发肿瘤的风险。必要的药物治疗(例如乳腺癌根治治疗后的内分泌治疗)有助于减少肿瘤患者复发的风险。此外,培养健康的生活方式,包括饮食、运动、改变不良生活习惯,均有助于改善肿瘤幸存者的身心健康,进而减少肿瘤复发与转移的风险。

(二)改善与预防因肿瘤及其治疗导致的近期和远期不良反应

肿瘤及针对肿瘤的治疗都有可能对患者造成近期或远期的不良反应。这些不良反应不仅包括身体症状(例如化疗导致的持续性周围神经损伤),还包括心理困扰(例如对肿瘤复发转移的焦虑)。因此,应当针对患者既往接受的肿瘤治疗及个人需求,进行个体化的康复方案、信息和指导。

(三)改善身体症状与心理困扰,提高综合生活质量

相比健康人群,癌症幸存者往往伴有较多的症状,包括乏力、疼痛、失眠等。此外,肿瘤患者同时也伴有一定程度的心理困扰,包括焦虑、抑郁等。肿瘤康复不仅要控制肿瘤的复发,同时也应积极改善患者身体症状,解决心理困扰,从而实现较高的生活质量。

(四)加强肿瘤康复多学科、三级防治体系的共同合作

肿瘤康复涉及肿瘤患者各方面的综合需求,因此需要在个体化计划的基础上,加强肿瘤内科、外科、中医、心理、物理治疗、社会工作者等多学科、多专业的合作与沟通。同时还应纵

向协调三级医院的肿瘤防治、康复体系，实现医疗资源的合理分配，便于肿瘤患者实现康复资源的利用。

（五）提供个人、家庭、社会的人文关怀与支持

肿瘤患者的康复过程需要家庭及社会的支持，其中包括情感、关系、工作、经济、宗教、法律等各方面的信息与关怀。帮助肿瘤患者在康复过程中回归家庭与社会是肿瘤康复的重要目标之一。

二、中国肿瘤康复医学的现状

（一）我国肿瘤康复医学尚处于起步阶段

在我国，20世纪80年代一些癌症患者自发组织起来，开展了以身心锻炼为主的群众性的康复活动，收到了较好的效果，得到了癌症患者和家属的好评，同时也受到了医学和社会各界人士的关注。为了对该项活动给予科学的指导，推动我国肿瘤康复事业的发，1990年我国成立了中国抗癌协会癌症康复会。近几年每年都召开一次全国肿瘤康复经验交流会，对群众性的康复活动走向科学化、正规化等方面起到了积极的推动作用。目前，全国各地的康复会、俱乐部等康复组织在出院后患者的康复治疗中正起着越来越重要的作用。为了推动全国的癌症康复工作和开展癌症康复的临床和基础研究，1993年中国抗癌协会又成立了癌症康复与姑息治疗专业委员会。该委员会在癌痛控制的宣传和普及工作方面起到了很重要的作用，在全国范围内收到良好的效果，还进行了癌症恶病质等姑息治疗方面的研究。2009年，中国首个肿瘤康复管理机构在上海成立，为有康复需求的肿瘤患者提供就医咨询及康复指导，为长期闲散社会或封闭家庭的中晚期肿瘤患者提供心理治疗及料理、自理和居家指导等服务。2015年11月，中国老年学和老年医学学会肿瘤康复分会在北京成立，该分会将为国内外老年肿瘤康复学专家、肿瘤护理专家、肿瘤群体组织代表和相关企业着力打造层次高、影响广泛的学术交流、研究、培训及宣传供需平台，建立我国老年肿瘤康复生态系统，真正推动中国老年肿瘤康复事业的发展。在欧美等国，各类癌症康复机构目前十分普遍，一旦确诊，康复机构就开始介入，实现与治疗的无缝对接。我国肿瘤康复工作与国外相比还有不小的差距，正处于起步阶段，但有巨大的发展潜力和空间。

（二）近年来我国肿瘤康复工作逐渐引起重视并有所发展

目前，我国的肿瘤康复工作逐渐受到重视，肿瘤康复治疗在整个肿瘤治疗中的地位也正在被肯定，一些医院已经成立了康复科，为患者提供康复咨询和指导。近几年，中国肿瘤康复学有了较大的发展，主要体现在：①提出了肿瘤康复的初步概念，成立了不同性质、不同规模的肿瘤康复组织；②全面开展了心理、营养、躯体功能等康复技术在肿瘤幸存者康复中的运用；③肿瘤康复理念及康复教育逐渐普及；④开始关注康复对提高肿瘤幸存者生存质量的意义。近年来，中医药在肿瘤康复治疗中发挥了重要作用，将针灸、推拿、气功、导引等在内的综合疗法运用于肿瘤康复的研究，在改善症状方面具有独特优势。多年的临床实践证明，中医治疗肿瘤有以下优点：①整体观念强，能增强机体全身的内在抗癌机制；②作用温和，毒副作用小；③能弥补其他治疗的不足，减小放、化疗副作用；④无痛苦，患者易接受。中医中药治疗肿瘤可达到以下目的：①减轻不良症状和体征，改善患者的生活质量；②通过调整阴阳和五脏六腑平衡，改善机体的功能状况；③减轻放、化疗的毒副作用，加速术后恢复；④增强放、化疗效果；⑤抑制肿瘤生长；⑥控制或延缓复发，延长患者生命。纵观国内外肿瘤康复工作的进展，相信随着社会的发展、人们肿瘤康复意识的不断提高，我国的肿瘤康

复事业必将得到蓬勃发展。

三、中医药与肿瘤康复医学

（一）中医药肿瘤康复的概念

近年来，肿瘤康复学应运而生且得到迅猛的发展，回顾近年来关于肿瘤康复的文献报道，包括中医药疗法、心理疗法、饮食疗法和运动疗法在内的中西医肿瘤的康复观点和康复技术已在全球得到广泛认可，此外，还有些国内外学者对肿瘤康复治疗方法展开了足够的尝试与探索，并且初步取得了良好的效果。因为整体观和辨证论治的个性化治疗使中医疗法在肿瘤康复中的应用越来越被大家认可，在肿瘤患者的康复中发挥着积极的作用，使中医康复学在肿瘤治疗中的进一步具体化。

康复医学的思想在历代中医文献中也有丰富记载。早在《黄帝内经》之前，马王堆汉墓的竹简医书《十问》中就有气功吐纳的记载。《吕氏春秋》提出导引康复的理论依据："昔陶唐之始，民气郁阏而滞著，筋骨瑟缩不达，故作为舞以宣导之"，将精神疗法、舞蹈疗法运用到康复医学之中。南朝时期养生学家陶弘景所著的《养生延命录》及三国时期华佗的五禽戏等也体现了古代康复医学的思想。唐代，孙思邈重视食疗，著有《五脏所宜食法》，王焘的《外台秘要》中有自然疗法记载。宋元时期，陈直的《寿亲养老书》、明代龚廷贤的《寿世保元》、清代王孟英的《随息居饮食谱》、曹庭栋的《老老恒言》也都载有不少食疗和药膳的内容。

中医肿瘤康复学是在中医学基础理论指导下，研究康复医学理论、康复治疗方法及其运用的一门学科。它以中医学的基本理论为基础，强调肿瘤患者整体康复、辨证康复、功能康复和预防康复。中医肿瘤康复主要包括针灸疗法、推拿疗法、中药疗法、情志疗法、饮食疗法、传统体育疗法、传统物理疗法、环境疗法等。在康复过程中主张采用《素问·异法方宜论》提倡的"圣人杂合以治，各得其所宜，故治所以异而病皆愈"的原则与现代康复医学理念相吻合。但目前在临床医疗活动中实施肿瘤综合康复的研究仍较少，还没有对中医药综合治疗方法在肿瘤康复中的应用及其疗效评价的报道。因此，进行中医肿瘤综合康复方案的探索是很有实际意义的。肿瘤的中医康复已成为我国康复医学发展的一个重要分支。

（二）中医药肿瘤康复的内容

从康复医学角度讲，中医药肿瘤康复包括"医学康复"（或称"医疗康复"）"教育康复""职业康复""社会康复"有关的措施，促使患者重返社会。具体内容如下：

1. 全面调节机体平衡　中医药肿瘤康复以阴阳并重、形神共养、协调脏腑、疏通经络、活血化瘀、扶正祛邪、扶正为主为原则，消除或减轻肿瘤患者身心功能障碍，采用教育康复、职业康复和社会康复的措施，并积极运用社会学、心理学、工程学等方面的技术和方法。

2. 因病而异、改善症状　中医药肿瘤康复除具有改善器官功能、提高生活和工作能力的一般性内容外，还具有肿瘤患者特殊的康复内容，例如上肢水肿是乳腺癌术后常见的并发症，肢体活动受限，有强烈的不适甚至疼痛。中药外用结合口服中药、肢体康复训练及针灸、拔罐等治疗在临床上每获良效。中医药肿瘤康复可应用于喉返神经侵犯的喉癌患者全喉摘取后的语言训练、四肢肿瘤患者截肢后的假肢安装、神经系统肿瘤手术后肢体功能训练以及放射治疗引起的软组织损伤、内脏器官的放射性炎症、胃肠功能紊乱及化疗药引起的脱发和手足综合征等。

3. 预防复发转移　近十年来，癌症在中国的发病率逐年递增。尽管诊断技术较以往有了很大的进步,肿瘤在发现时能手术的概率仍很低。即使是行根治性手术切除的患者,5年生存率也不高。更为可怕的是,有一部分行根治性手术切除的患者出现早期复发转移,生存时间少于1年。肿瘤是有生命的邪气,体阴而用阳。癌症对局部和全身的影响存在着显著的不均衡性,局部多实多热,全身多虚多寒。过用清热解毒、活血化瘀等攻伐类药物则使本体更虚。贸然使用滋阴温阳的药物则可使肿瘤滋生更为旺盛,即滋阴壮其体,温阳助其用。故中医药肿瘤康复治疗应局部与全身共同治疗,通过局部治疗减轻肿瘤负荷,再通过中医调理气机,增强人体正气,改变机体状态,使肿瘤不适生长。可通过中医局部外敷、针灸、灌肠等外治与内治法缓解并发症,提高生活质量,延长生存期。

4. 心理、生活方式　干预肿瘤与其他疾病不一样,任何医学治疗手段都是辅助患者解决已发现的问题。医师和肿瘤患者都要清晰认识到哲学在治疗中的重大意义。乐观良好的精神情绪及机体自身对肿瘤的抵抗能力,在治疗过程中尤为重要,比任何的临床治疗手段都重要。所以,肿瘤患者的一切疑虑都来源于自身,对医师治疗的依赖性和期望有奇迹出现的理想性,都会直接影响治疗效果。哲学与辨证治疗肿瘤当属于中医"个体化"治疗,中医治疗肿瘤是一种全身性调整的治疗理念,真正做到了脏器功能的保护性治疗。这也诠释了为什么中医治疗肿瘤能出现长期带瘤生存的奇迹。

（三）中医药肿瘤康复的原则

1. 未病先防　《素问·上古天真论》曰:"虚贼邪风,避之有时,恬恢虚无,真气从之,精神内守,病安从来"。在肿瘤尚未发生之前,针对可能导致肿瘤各种内外因素加以防范,使得脏腑阴阳协调,从而降低肿瘤的发生。现代研究表明,恶性肿瘤的发生与个体因素、生活及环境因素密切相关。恶性肿瘤流行病研究提示,恶性肿瘤与吸烟、饮酒、高血压、糖尿病、血脂异常存在明显的相关性。因此,应根据中医"治未病"思想注重养生保健:①顺应自然,协调阴阳;②谨慎起居,形神共养;③和调脏腑,通畅经络;④饮食调养,动静适宜;⑤节欲保精,益气调息,即所谓"上工治未病"。

2. 既病防变　"见肝之病,知肝传脾,当先实脾",要善于把握疾病的传变规律,在已有疾病尚未传变之时。在疾病发生的初期,及时防止或阻止疾病的发生、蔓延、恶化或传变,救急防危。恶性肿瘤在早中期进行规范治疗后,仍有一定的复发转移率,因此,防止肿瘤的复发转移是治疗非常重要的方面。扶助正气及活血化瘀为主的中药通过调控肿瘤微环境,从而抑制肿瘤的发展,防止肿瘤的复发转移。肿瘤复发转移的根本在于正气不足,痰瘀毒内结,因此,扶正解毒是防止肿瘤复发转移的治疗原则。

3. 扶助正气　中医药辅助其他治疗综合治疗是肿瘤治疗的主要方法,中医药巩固治疗是重要环节。《素问·通评虚实论》:"邪气盛则实,精气夺则虚。"恶性肿瘤虽由湿热、毒邪为患,但晚期正邪双方激烈斗争已久,手术、化疗与放疗损耗加之患者对疾病过度的惊慌导致的"悲则气消,恐则气下,故晚期恶性肿瘤患者往往会出现实中夹虚之状,常见为发热势弱、短气乏力、口渴咽干、唇齿干燥等气阴两亏之证,呈现一派虚",故在治疗中当辨别真伪,适时施治,恶性肿瘤围术期使用中医药,为手术创造有利条件,促进术后恢复,延长术后稳定期。生物治疗物理治疗与中医药联合使用可起协同作用,增强机体免疫力,提高疗效。

4. 治疗终点"平衡点"　古之医者,在疾病的相对稳定阶段,病证的性质未发生本质改变时,应坚持原有的治疗方案,多循"用药如点兵用将,要知能善任;守方如守阵地,只要阵地固守,其邪哪有不败之理"。恶性肿瘤是一种全身性的疾病发病是多因素、多步骤、内外因交互作用的过程,受多种基因、多个步骤的调控。故临床上据"拐点"顺势,当以证情转变与否为依据,决定是守还是变,即证候不变当守方,证候改变当变方;若主证不变而兼证发生变化,则应守中有变、变不离守。守与变的有机结合,以防止久服生变。

5. 治疗始终贯穿三因制宜 中医学是一门重视经验积累、实践性强的医学,需通过不断的临证反馈来校正动态变化情况下辨证和治疗的误差,确保始终以整体观念和辨证论治为治疗准则。恶性肿瘤因势制宜施治同时要时刻注意恶性肿瘤的发生、发展与转归受多方面因素的影响,在确定总的治疗思路后当依时令气候、地理环境、体质强弱、年龄大小等在治疗制订相适宜的治疗方法,方能取得预期的治疗效果。"夫四时阴阳者,万物之根本也。所以圣人春夏养阳,秋冬养阴,以从其根,故与万物沉浮于生长之门。逆其根,则伐其本,坏其真矣。故阴阳四时者,万物之终始也,死生之本也,逆之则灾害生,从之则苛疾不起,是谓得道。道者,圣人行之,愚者佩之。从阴阳则生,逆之则死;从之则治,逆之则乱。反顺为逆,为谓内格。"

6. 病后防复 治疗后,体内仍有可能存在微小肿瘤病灶,即"余邪",加之治疗后机体免疫功能的下降,即"正虚",随着正气的耗散,正虚加重,癌毒的致病力超过正气的抗病力,出现临床症状和体征,从而出现肿瘤的复发。运用中医药,扶正与祛邪并举,消灭滋生"癌细胞"的温床,从而抵抗肿瘤的复发转移,使有残存癌灶的患者也可获得较长生存期,提高远期疗效。中医认为,肿瘤患者多体质偏寒。临床上肿瘤患者多伴有阳虚症状,或有阴性病理产物。肿瘤的形成是由于全身由于素体阳虚,阴邪内伏成积,局部阴寒之邪郁久化热,致血脉亢盛而成热毒。因此,治疗上以健脾温阳化浊为大法,恢复脾胃功能,补益阳气为目的,全身以温补为主改善患者体质,使肿瘤细胞不适宜生长。

7. 肿瘤局部治疗 《素问·阴阳应象大论》中"阳化气,阴成形";"阴在内,阳之守也;阳在外,阴之使也";"阳根于阴,阴根于阳";"孤阴不生,孤阳不长";肿瘤是"体阴而用阳"。应用中医外治理论指导现代技术,使肿瘤"阴阳离决,精气乃绝"。热毁其体——射频、微波、超声聚焦等通过产生高温杀死局部细胞,从而使局部组织灭活,即中医所谓的"阳化气"。寒制其用——氩氦刀局部冷冻治疗等利用能迅速达到低温的氩气、液氮杀死肿瘤细胞,使肿瘤组织无活性。

(四)中医药肿瘤康复的现代研究

中医药疗法是一种整体治疗,强调机体的阴阳平衡、气血调和。其独特的治疗方式与西医疗法结合,兼顾了整体与局部、宿主与癌肿、症状与疾病等方面,取长补短,日益在临床肿瘤治疗中显示出重要价值。虽然中医药治疗在肿瘤多学科综合治疗中仍处于辅助地位,但中医药康复治疗后患者乐观的预后情况以治疗获得较好疗效这一共同特点让我们深思。

目前肿瘤的新药临床试验虽然追求肿瘤客观反应率和无瘤生存等,但也开始重视对带瘤生存和总生存期的评价,与中西医结合治疗肿瘤的长期带瘤生存的观点相一致,与中医"整体观"的临床治疗理念不谋而合。最新国内外本领域的进展也表明肿瘤是一个由受外源性刺激或内源性基因变异所致的病理变化过程,应从宏观、微观及整体观念来理解。宏观表现为中医的证候,而其微观和客观层面则表现为肿瘤所处的微环境变化及该微环境变化所引起的机体内环境变,可以通过对相关环节的干预研究,为后续寻找针对肿瘤新的干预靶点提供依据。确立中医证候微环境-肿瘤表型的对应关系,为恶性肿瘤的中西医个体化治疗提供重要线索。进一步完善恶性肿瘤中医药作用模式,在"传统中药-肿瘤"直接作用模式基础上,提出"中药微环境-肿瘤"间接作用模式,为发展恶性肿瘤中西医结合治疗奠定必要的理论基础。

同时中西医结合治疗恶性肿瘤的研究,应强调高效实用、综合、全面,从拾遗补缺开始,向综合全面发展。可以预言,中西医结合抗恶性肿瘤研究将呈现越来越热的局面,中西医药结合在抗恶性肿瘤治疗中的作用将逐步明确。总之,中医药治疗以其独特的疗效在肿瘤治疗中的地位越来越突出。中药通过辨证论治使机体达到新的营养平衡——"带瘤生存",这常常是中医药取得较好疗效的表现,也体现了中医治疗肿瘤"以人为本"的特色。

肿瘤治疗主张社会 - 心理 - 生物医学模式,社会肩负起对患者心理安慰的重任,亲朋好友要通过社会行为更加细致耐心地安抚肿瘤患者,我们医师对肿瘤患者有义务去行使人性化的关怀。避免治疗中对患者的冷漠,使肿瘤患者感到不安、压抑、恐惧,采取医学有效的手段为患者解决问题。不同人格类型的肿瘤患者,对灾难来临应激能力都有所不同。有人会坦然面对罹患顽疾,这类性格人会很坚韧,能控制自己的情绪,很少出现"怒"。坚韧是对抗应激和心身疲惫的缓冲物。所以在生活实践中培养自身坚韧的人格乃是维护心理健康的积极态度。肿瘤患者需要激情,要敢于面对现实战胜癌魔。而更多的肿瘤患者很难做到这一点,这就需要我们社会、家庭、医师都来鼓励,让懦弱的肿瘤患者能坚强起来,树立战胜癌魔的信心,用成功的治疗案例和患者任何好转的蛛丝马迹,激励他们,鼓励他们,帮助肿瘤患者真正建立起自信。

(五)管理模式

1. 医护的肿瘤康复管理　在我国,医护人员在肿瘤康复管理中扮演着主要角色,需从心理康复、癌痛康复、躯体功能康复、营养康复等多个维度对肿瘤康复进行全程管理,其康复管理的主要内容多在医院内完成,贯穿肿瘤康复的全程,主要内容如:

(1)心理康复管理:情绪是影响健康的首要因素,良好的情绪和心态对癌细胞有强大的杀伤力,是药物所不能替代的,恶性肿瘤患者中约有90%以上有心理病变,如忽略心理引导和治疗,就易出现恐惧、焦虑、抑郁等不良情绪。心理康复的方法主要有:①支持性心理疗法,包括倾听患者的陈述,观察其表现,帮助分析,予以安慰、鼓励;②行为疗法,针对患者的病态心理、异常行为、通过强化良好行为、抑制不良行为,建立正确行为;③其他康复治疗,对有躯体功能障碍、癌痛及形象缺陷者进行针对性康复,减轻痛苦,改善躯体功能和外观形象,可使患者的心理得到新的适应与平衡。

(2)癌痛的康复:肿瘤生长压迫神经、血管、内脏,或肿瘤浸润周围组织,手术、放疗、化疗引起神经等组织损伤,均可引起疼痛,其可以是躯体内脏或器官神经病理性的,甚至可以是心理的,疼痛常伴有焦虑、恐惧等不良情绪反应,癌痛的康复尤为重要,目前癌痛的康复方法主要有以下几种。

1)药物疗法:是最常用的镇痛措施,根据三级阶梯治疗方案,采用非阿片类镇痛剂、弱阿片类镇痛剂与强阿片类镇痛剂并辅以非甾体消炎镇痛剂、三环类抗抑郁剂、抗组胺剂、抗痉挛剂、肌肉松弛剂及破坏神经的药物和激素药物,联合用药可增强镇痛效果,减少麻醉性镇痛剂的级别和剂量。

2)放射疗法:对癌症尤其是骨转移的癌痛有较好的止痛效果,可在数日内缓解疼痛,同时还有控制癌痛的作用。

3)物理疗法:高频电热、毫米波、冰袋冷敷、经皮神经电刺激、制动固定等对癌痛有一定的效果。

4)中医疗法:针刺相关穴位有一定的镇痛效果。

5)介入疗法及手术疗法:采用神经阻滞,或进行病灶切除术、神经松解术、神经阻断术等可缓解癌痛。

6）心理疗法：对患者进行引导，解除忧虑，可降低痛阈和疼痛敏感性，生物反馈疗法、催眠疗法等均有效，对极端疼痛者要备至关怀，给予充分的精神支持。

（3）躯体功能的康复：肿瘤患者在患病后及手术、放疗、化疗后身体健康损耗、全身各系统器官功能衰减，需要适时进行躯体功能康复，对于躯体功能的康复，目前躯体功能康复措施主要有以下几种。

1）康复护理：对于长期卧床的患者，需要定期翻身，保持适当体位，防止皮肤受压，做好皮肤卫生。

2）运动疗法：应进行适于患者全身情况的运动，体质较弱的卧床患者可进行床上呼吸体操，肢体躯干活动，防止坠积性肺炎，肌肉萎缩等并发症。

3）造血功能的康复：放疗、化疗后骨髓造血功能受抑制，白细胞计数下降者，可用营养疗法。药物疗法的同时进行针刺大椎，血海，膈俞等穴位刺激或口服中药，促进造血功能的恢复。

4）职业康复：对于处于就业年龄，癌症病情稳定，全身情况良好的患者可根据其功能状况和劳动能力进行职业技能训练，恢复原来工作或更换新的工作。

5）形象康复：癌症治疗后因组织器官缺损形象受损而形成心理障碍者，应及时安装假体或整形、整容，尽可能补偿，以利其心理与功能的康复，较好地回归社会。

（4）营养康复：肿瘤患者的营养消耗大于正常人，良好的营养支持可提高和巩固疗效，营养不良在肿瘤患者的发生率比其他任何疾病都高，在严重的情形下，由于恶性肿瘤引起的体重减轻可导致恶病质综合征（一般表现为食欲减退、骨骼肌肉萎缩、组织消耗及器官功能衰退等）。营养因素在肿瘤的发展及康复过程中同样起着重要作用，在选择食物时，优先选择具有防癌、抗癌的食品，有研究发现与防治癌症有关的食物如灵芝、香菇、黑木耳等，以及含有多糖类物质的蘑菇等，可提高免疫功能，并有抑制肿瘤生长的作用；一些蔬菜，如胡萝卜等，含有人体必需的营养成分、维生素和微量元素，它们可提高单核 - 吞噬细胞系统及白细胞的吞噬功能，从而提高机体的免疫功能；洋葱、大蒜等所含的挥发油能有效抑制致癌物质亚硝胺的生成。

2. 肿瘤患者的自我管理　自我管理起源于心理行为治疗领域。心理学家在研究中发现患者在改变其行为、促进自身健康的过程中具有相当重要的作用，由此形成了患者为维护健康而对自身行为进行主动管理的模式。20世纪60年代起，研究者们逐步将自我管理引入慢性疾病管理中。目前认为，自我管理是以"自我效能感"理论为核心，通过患者的行为来保持和增进自身健康，监控和管理自身疾病的症状和征兆，减少疾病对自身社会功能、情感和人际关系的影响，并持之以恒地治疗自身疾病的一种健康行为，具体包括患者对其疾病的管理（服药、饮食、运动、自我监测等）、角色管理（由被动接受转向主动参与）及情绪管理（应对疾病所致的各种负性情绪）三方面内容。

恶性肿瘤领域的自我管理研究起步较晚，最初是由澳大利亚、英国、北美等地区在其慢性病自我管理项目（CDSMP）的基础上经调试后运用于肿瘤的支持治疗领域中。英国国家癌症研究组织（NCR）将恶性肿瘤自我管理定义为：对患有癌症或其他无法治愈疾病的个体进行干预，使其生活质量达最优化的方法。由于肿瘤疾病本身、手术及放化疗治疗等不仅会直接导致肿瘤患者的生理躯体功能障碍，也会出现由此引发的认知、角色、情感及行为等多重功能障碍。因此，肿瘤患者自我管理的目标就是使其具备应对与解决这些问题的能力，包括提高患者对疾病的正确认识、增强健康信念、形成良好遵医行为、调整适应社会角色、自觉改变不良生活行为方式等。目前恶性肿瘤患者自我管理的策略主要有：

（1）基于症状控制的自我管理：恶性肿瘤患者在疾病进展、肿瘤治疗等过程中常会出现恶心、呕吐、口腔炎、疲乏及疼痛等诸多不良症状，严重影响患者的生活质量。澳大利亚和美国学者的临床研究表明，通过对肿瘤特地症状控制的自我管理项目可提高患者生活质量。美国 Dodd、Miaskowski 等人在 Orrm 自护理论基础上创建了针对肿瘤的相关症状（癌痛、口腔黏膜炎等）的自我管理项目（PRO-SELF），其内容主要包括提供控制相关症状的信息、自我护理技能训练、建立健康手册、记录症状和自护活动等。

（2）基于自我效能的管理：恶性肿瘤是一类严重的负性生活事件，患者常伴随出现较强的心理应激反应。美国心理学家 Bandura 在 1977 年提出的自我效能是慢性病自我管理的核心理论，其定义是指人们对自身能否利用所拥有的技能去完成某项工作行为的自信程度；自我效能是负性生活事件与应激反应之间的重要因素。研究显示，在肿瘤的预防、治疗、康复及防复发转移等不同阶段进行自我效能干预，可有效增强患者战胜疾病的信心，提高治疗依从性及对疾病的自我管理能力。荷兰 van Weert 等以自我效能理论为指导，开展分阶段的肿瘤患者体育锻炼自我管理康复项目，其中包括个体化的体育锻炼认知 - 行为康复训练及癌因性疲乏管理等多项内容，持续 12 周后，患者在日常活动中的自我效能感明显提升。

（3）基于小组活动的管理：美国学者开展小组教育活动方式，在乳腺癌患者的研究中提出了自我管理的 CHARGE 六步骤：即选择一个问题（C）、获取信息（H）、评估（A）、记录计划（R）获取自信和洞察力（G）、评价过程（E）。具体做法为：成立以护士或健康教育人员为主导的乳腺癌患者自我管理项目小组，提出一个患者最感兴趣的主题，进行评估，拟定计划，通过小组教育、电话随访等方式实施干预措施，每个环节结束后进行评价，以促进其行为的改变，提高生活质量。在我国，有较多的肿瘤康复患者团体，可开展以肿瘤康复患者团体为基础的小组活动管理，实现肿瘤患者的自我康复。

参 考 文 献

1. 韩梦飞，方凡夫，李柏 . 运动对恶性肿瘤发生及其康复与预后的影响［J］. 中华物理医学与康复杂志，2018，40（7）：555-558.

2. 王霞，杨宇飞 . 肿瘤康复的研究进展［J］. 世界科学技术—中医药现代化，2015，17（12）：2490-2496.

3. 董倩，刘娅宁，吴皓，等 . 中医肿瘤综合康复治疗的尝试与初探［J］. 中国肿瘤临床与康复，2013，20（1）：76-79.

4. 谭维溢 . 促进癌症康复的发展［J］. 中华物理医学与康复杂志，2006，28（11）：721-722.

5. 廖娟，杨宇飞，吴煜，等 . 五行音疗对晚期癌症患者生存质量影响［J］. 现代仪器与医疗，2013，19（5）：80-82.

6. 戴小军，丁健，张晓春，等 . 肿瘤中医康复治疗优势特色探讨［J］. 中国肿瘤，2014，23（6）：514-517.

7. 徐国君，孙艳，刘鸿雁，等 . 心理干预对肿瘤患者康复期的实施价值探讨［J］. 中国实用医药，2020，15（26）：188-190.

8. 丁明 . 肿瘤病人康复期健康管理探讨［J］. 深圳中西医结合杂志，2017，27（8）：195-196.

9. 裴佳佳，李平 . 有氧运动对提高乳腺癌康复期患者生命质量的 Meta 分析［J］. 中华护理杂志，2017，52（3）：300-306.

10. 于康,李增宁,丛明华,等.恶性肿瘤患者康复期营养管理专家共识［J］.营养学报,2017,39（4）:321-326.

11. 徐国君,孙艳,刘鸿雁,等.心理干预对肿瘤患者康复期的实施价值探讨［J］.中国实用医药,2020,15（26）:188-190.

12. 毛丹丹,钱玲,王维林.肿瘤精准康复研究进展［J］.上海医药,2019,40（12）:3-5,19.

13. BANDURA A. Self-efficacy: Toward a unifying theory of behavioral change［J］. Psychological Review, 1977, 84（2）:191-215.

14. DODD M J. Measuring informational intervention for chemotherapy knowledge and self-care behavior［J］. Research in Nursing & Health, 2010, 7（1）:43-50.

15. STANTON A L, GANZ P A, KWAN L, et al. Outcomes from the moving beyond cancer psychoeducational, randomized, controlled trial with breast cancer patients［J］. Journal of Clinical Oncology Official Journal of the American Society of Clinical Oncology, 2005, 23（25）:6009.

16. FOSTER C, BROWN J, KILLEN M, et al. The NCRI Cancer Experiences Collaborative: Defining self management［J］. European Journal of Oncology Nursing, 2007, 11（4）:295-297.

17. BARLOW J, WRIGHT C, SHEASBY J, et al. Self-management approaches for people with chronic conditions: a review［J］. Patient Education & Counseling, 2002, 48（2）:177-187.

18. DODD M J, MIASKOWSKI C. The PRO-SELF program: a self-care intervention program for patients receiving cancer treatment［J］. Seminars in Oncology Nursing, 2000, 16（4）:300-308.

19. MIASKOWSKI C, DODD M, WEST C, et al. Randomized clinical trial of the effectiveness of a self-care intervention to improve cancer pain management［J］. J Clin Oncol, 2004, 22（9）:1713.

20. 冯会玲,孙田杰.自我效能理论在癌症病人中的应用现状［J］.护理研究,2012,26（1）:193-195.

21. VAN-WEERT E, HOEKSTRA-WEEBERS J E, MAY A M. The development of an evidence-based physical self-management rehabilitation programme for cancer survivors［J］. Patient Educ Couns, 2008, 71（2）:169-190.

22. CIMPRICH B, JANZ N K, NORTHOUSE L, et al. Taking CHARGE: a self-management program for women following breast cancer treatment［J］. Psycho-Oncology, 2010, 14（9）:704-717.

23. 杨宇飞,陈俊强.临床肿瘤康复［M］.北京:人民卫生出版社,2018.

各　论

第十一章　肺　癌

一、概述

肺癌（lung cancer）起源于支气管黏膜或腺体，又称支气管肺癌，主要包括非小细胞肺癌（non-small cell lung cancer, NSCLC）和小细胞肺癌（small cell lung cancer, SCLC）。近年来，肺癌发病率显著增高，已经成为全世界最常见的癌症，且在经济发达国家中具有较高发病率。2018年全球肺癌新发病例预测约209万例，死亡约176万例，分别占恶性肿瘤新发病例及死亡病例的11.6%及18.4%。美国从20世纪40年代到80年代，肺癌发生率在男性提高2.9倍，由27/10万人到89/10万人，几乎每年增长3%。但在1984年以后，由于开展戒烟运动，发病率已不再上升；而同期女性710万人口增加到3 510万人口，并且仍在不断升高。2017年国家癌症中心发布的数据显示，从1998年到2005年，我国肿瘤登记地区肺癌发病率每年以1.63%的速度增长，其中男性增长1.3%，女性增长2.3%，我国2013年肺癌发病率是53.86/10万，居恶性肿瘤首位，其中女性36.78/10万，居恶性肿瘤第2位，男性70.10/10万，居恶性肿瘤第1位。

由于肺癌的发病原因和机制目前仍未明确，且缺乏敏感、有效、可靠的早期诊断方法，致使绝大多数肺癌患者在确诊时已属中晚期。除少部分早期患者经手术治疗能达到长期缓解外，大部分患者还缺乏有效的治疗方法。美国医疗保险监督、流行病学和最终结果数据库显示，57%肺癌患者确诊时已经出现转移，5年生存率仅为4.5%。晚期肺癌的治疗至今尚未有突破性进展，转移是导致肺癌预后差的根本原因。因而研究早期检测方法尤为重要。美国国家肺癌筛查试验研究已经明确了胸部低剂量CT（low-dose computed tomography, LDCT）筛查对肺癌早期发现、早期诊断的重要性，其避免了胸片漏诊率高的严重缺点，使肺癌患者的病死率降低20%。

在中医古代文献中未提及肺癌病名，根据文献描述的症状与体征，肺癌可归属于中医的"肺积""息贲""咳嗽""肺疽""肺痈""肺痿"等病症的范畴。《难经·论五脏积病》："肺之积，名曰息贲，在右胁下，覆大如杯，久不已，令人洒淅寒热，喘咳，发肺壅。"《济生方》论述："息贲之状，在右胁下，大如覆杯，喘息奔溢，是为肺积。"《素问·咳论》曰："肺咳之状，咳而喘息有音，甚则唾血。"《金匮要略·肺痿肺痈咳嗽上气病脉证治》中"寸口脉数，其人咳，口中反有浊唾涎沫"的肺痿、"咳即胸中隐隐痛，脉反滑数……咳唾脓血"的肺痈，这些症状在肺癌中均可见到。《东医宝鉴·痈疽》曰："痈疽发于内者，当审脏腑，如中府隐隐而痛者，肺疽也。"以"疽"字论定了肺癌的恶变性质。明代张景岳说:"劳嗽,声哑,声不能出或喘息气促者,此肺脏败也,必死。"这些记载与肺癌纵隔转移压迫喉返神经的症状相似。《太平圣惠方》一书中有许多治疗息贲、咳喘等类似肺癌病症的方药记载。

二、中医病因病机

肺癌主要是由于正气虚损,阴阳失调,导致六淫之邪乘虚而入,邪滞于肺,肺脏功能失调,肺气郁阻,宣降失司,气机不利,血行受阻,津液失于输布,津聚为痰,痰凝气滞,气滞血瘀,瘀阻络脉,痰气瘀毒胶结,日久形成肺部积块。

肺居胸中,又名"华盖",肺为娇脏,喜润恶燥,最易受外邪侵犯,又因肺朝百脉,故易代他脏受邪,导致肺脏正气虚损。如《黄帝内经》云:"邪之所凑,其气必虚"。因此目前学者认为"正虚"是肿瘤发病的根本原因。

肺主气,司呼吸,调节着气的升降出入运动。《素问·至真要大论》云:"诸气膹郁,皆属于肺。"《素问·五脏生成》曰:"诸气者皆属于肺"。故肺气易于郁滞。

肺朝百脉,行气血的功能有赖于宗气的作用,宗气走息道以行呼吸,贯心脉以行气血。因此肺脏的病变容易导致气滞和血瘀,气滞和血瘀日久是肺癌发生及进展的重要因素之一。

肺主治节,通调水道,是指肺的宣发肃降运动对体内的津液输布、运行和排泄有疏通和调节作用。《素问·经脉别论》云:"饮入于胃,游溢精气,上输于脾;脾气散精,上归于肺;通调水道,下输膀胱。水精四布,五经并行"。故有"肺主行水""肺为水之上源""肺为贮痰之器"之说。《杂病源流犀烛》谓:"邪积胸中,阻塞气道,气不得通,为痰……为血,皆邪正相搏。邪既胜,正不得制之,遂结成形而有块"。痰湿留驻日久,变生痰瘀毒,是导致肺癌发生及转移的重要因素。

由此可见,肺癌是一种全身属虚,局部属实的疾病。肺的病症有虚实之分,虚以气虚、阴虚、气血两虚多见,实则以气滞、痰浊、血瘀、毒聚多见。肺气郁闭,积聚日久为息贲;气积痰壅,化热聚毒为肺痈;气积寒凝,阴毒瘀积为肺疽;咳唾日久,肺津大伤为肺痿;气血虚衰,阴阳亏损为虚损。息贲以气积为主,肺痈以痰热为重,肺疽以瘀毒为甚,肺痿以津伤为要,虚损以阴阳为本。肺癌与此五症均有密切关系。因此可以从气、血、津液等三个方面分析肺癌的病因病机及转归。

三、西医发病机制

肺癌的病因和发病机制尚未完全清楚。肺癌的形成是一个多因素作用、多基因参与、多阶段逐渐形成的复杂演进过程。研究表明与下列因素有关。既有自身遗传因子的作用,也有自身免疫变化、内分泌调节改变等因素的作用,更与外界各种致癌因子(高危因素)的作用分不开。常见的致癌高危因素如下:

(一)吸烟

烟草中含有大量的致癌物质,烟雾中尼古丁、苯并芘、亚硝胺和少量放射性元素钋等均有致癌作用。研究表明,肺癌的发生与吸烟之间存在着明显的剂量-效应关系。吸烟量、吸烟年限、吸烟种类与吸烟患肺癌的危险性相关,一篇涵盖全球130个研究的综述得出吸烟致肺癌的相对危险性范围是15~30。吸烟主要引起鳞癌及小细胞癌的发病。我国是人口大国,也是香烟的销售大国。吸烟人群逐年上升,被动吸烟是一种特殊的吸烟方式,被动吸烟者肺癌发生率较普通人群高2~3倍。戒烟后肺癌发病危险性逐年减少,戒烟1~5年后可减半。戒烟后 2~15 年期间肺癌发生的危险性进行性减少,此后的发病率相当于终生不吸烟者。

(二)环境污染

环境污染,尤其是大气污染,也是肺癌发生的高危因素。空气中的一些物质,如汽车尾气、工业废气、粉尘等含有苯芘等致癌物质。人们长期吸入空气中的致癌物质,肺癌发生率增加。室内环境污染,主要表现在室内煤烟污染、厨房烹饪所致的油烟污染,以及室内装修所用板材、胶水释放产生甲醛等的污染,都可导致肺癌发生增加。

(三)职业

职业接触砷、铬、镍、石棉、煤等物质的加热产物在一定程度上与肺癌发生有关。从事与这些物质接触的职业,发生肺癌危险性增高。如石棉工人肺癌发生率是普通人的 6~10 倍。工业生产中接触与肺癌发病有关的特殊物质有石棉、砷、铬、镍、铍、煤焦油、芥子气、三氯甲醚、氯甲甲醚、烟草的加热产物,以及铀、镭等放射性物质衰变时产生的氡和氡子气、电离辐射和微波辐射等。这些因素可使肺癌发生危险性增加 3~30 倍。从接触到发生肺癌的时间与其暴露在危险环境中的程度密切相关,通常超过 10 年,平均为 16~17 年。其中石棉是世界公认的致癌物质,可能是人类肺癌中最常见的职业因素。

(四)饮食

饮食较少食用含 β 胡萝卜素的蔬菜和水果,肺癌发生的危险性升高。血清中 β 胡萝卜素水平低的人,肺癌发生的危险性也高。流行病学调查资料也表明,较多地食用含 β 胡萝卜素的绿色、黄色和橘黄色的蔬菜和水果,可减少肺癌的发生,这一保护作用对于正在吸烟的人或既往吸烟者特别明显。

(五)慢性炎症

长期肺部慢性炎症状态的主要表现是长期的慢性咳嗽、咳痰,典型者会有痰中带血、胸痛等症状。慢性炎症状态增加肺癌发病率,譬如,研究已经证实慢性阻塞性肺疾病(COPD)可以增加患肺癌的风险,是肺癌发生的重要的独立危险因素。

(六)基因改变

肺癌细胞存在许多基因损害,包括显性基因的激活和抑癌基因或隐性癌基因的失活。如对显性基因来说,有 *ras* 基因家族编码(尤其是肺腺癌的 *K-ras* 基因)的点突变。50% 非小细胞肺癌以及 ≥70% 小细胞肺癌病例中能够检测到 *p53* 突变失活,多数是错义突变。*myc* 癌基因家族的扩增、重组和 / 或转录控制丧失,以及 *bcl2*、*Her2/neu* 和端粒酶基因的过度表达亦可见于肺癌患者。

(七)其他因素

其他因素如家族、遗传和先天性因素以及免疫功能降低,代谢、内分泌功能失调等也可能是肺癌的高危因素。

四、病理表现

(一)大体分型

1. 中心型　起源于主支气管的肺癌,称为中心型肺癌。
2. 周围型　起源于肺段以下的肺癌,称为周围型肺癌

(二)组织学分型

1981 年 WHO 将肺癌分为 6 种:①鳞癌:包括梭形细胞(鳞)癌;②腺癌:包括腺管状腺

癌、乳头状腺癌、细支气管癌、肺泡细胞癌；③腺鳞癌；④未分化癌：分为小细胞癌（包括燕麦细胞型、中间细胞型、复合细胞型）和大细胞癌，包括巨细胞癌、透明细胞癌；⑤类癌（肺内分泌肿瘤）；⑥支气管腺癌，包括腺样囊性癌、黏液上皮样癌和肺泡细胞癌。

为临床应用方便将肺癌分为鳞癌、腺癌、大细胞癌和小细胞癌四类。从临床治疗角度出发，又常将其概括为 SCLC 和 NSCLC 两大类。

1. **鳞癌** 此型肺癌最易发展成息肉或无蒂肿块，主要位于支气管腔，易阻塞管腔引起阻塞性肺炎。有时鳞癌也发展成周围型，倾向于形成中央性坏死和空洞。显微镜下，鳞癌的特征是由很多典型的有丝分裂细胞构成，细胞生长呈复层，形成有角化碎屑的网称为上皮珠。细胞由不同的细胞间桥连接，构成毛刺外观。

2. **腺癌** 常表现为周围型肺实质肿块。显微镜下可见到腺癌由新生的立方和柱状细胞构成，倾向于形成由纤维基质支持的腺样结构。核可变大或不规则，含有明显的核仁，细胞质（又称胞浆）中可见黏蛋白。腺癌早期即可侵犯血管、淋巴管，常在原发瘤引起症状前即已转移。原位腺癌（AIS）被定义为≤3cm 局限性小腺癌，癌细胞呈贴壁生长，无间质、血管或胸膜浸润，无乳头或微乳头结构，肺泡腔内无癌细胞聚集；微浸润腺癌（MIA）被定义为≤3mm 局限性腺癌，癌细胞以贴壁生长方式为主且浸润灶≤5mm，浸润性腺癌可被分为贴壁为主型、腺泡为主型、乳头为主型、微乳头为主型和实性为主型伴黏液产生共 5 个亚型，对浸润性腺癌提倡全面详细的组织学诊断模式。

3. **大细胞肺癌** 大细胞肺癌缺乏自身特征，由带丰富胞浆的较大恶性细胞组成。倾向于发生在周围肺实质。这类肿瘤生长迅速，常侵犯淋巴结和血管，易转移到局部淋巴结和远处器官。

4. **小细胞肺癌** 通常发生于大支气管，浸润支气管壁，造成管腔狭窄，但不形成分散的支气管内肿瘤。显微镜下可见到肿瘤由相当于淋巴细胞 2~4 倍大小的恶性细胞组成。核充满染色质，核仁大小类似，很多细胞处于有丝分裂状态。胞浆通常不多，然而有些称为中间亚型的小细胞肺癌可有较多的胞浆。由于在其发生发展的早期多已转移到肺门和纵隔淋巴结，并由于它易侵犯血管，在诊断时大多已有肺外转移。

（三）鉴别诊断相关的主要免疫组化项目

鳞状细胞癌重点筛查 CK14、CK5/6、34βE12 和 p63；肺腺癌重点筛查 CK7 和 TTF-1；肺神经内分泌癌重点筛查 CK18、AE1/AE3、CD56、CgA、NSE 和 Syn。需要时可选做用药及预后相关的检测项目：*Her2*、*VEGF*、*p53*、*p170*、*Top2A*、*PCNA* 和 *Ki-67*。推荐所有病理诊断为肺腺癌、含有腺癌成分和具有腺癌分化的患者，应常规开展 *EGFR* 基因突变检测和 *ALK* 融合、*ROS1* 融合基因检测；对于小活检标本和不吸烟的鳞癌患者，也可进行 *EGFR* 基因突变检测。

需要知道的是，如果对肿瘤的各部分进行充分的组织学检查，很多肺癌可有两种甚至四种细胞类型，其中以鳞腺癌比较常见。将肿瘤分为不同的细胞类型并不意味着它只由一种类型的细胞组成，只说明该细胞类型占优势。还可将鳞癌和腺癌进一步分为分化好，中度分化和分化差 3 种。分化好者可能生长慢、转移晚，预后较好。SCLC 和大细胞肺癌基本都是未分化的，不适合这种区分。

五、中西医诊断

（一）临床表现

肺癌早期可无明显症状。当病情发展到一定程度时，常出现以下症状：刺激性干咳、痰中带血或血痰、胸痛、发热、气促等。当呼吸道症状超过 2 周,经治疗不能缓解,尤其是痰中带血、刺激性干咳,或原有的呼吸道症状加重,要高度警惕肺癌存在的可能性。绝大多数患者可表现或多或少与肺癌有关的症状与体征,可按部位分为支气管 - 肺局部、肺外胸内扩展、胸外转移和非转移性胸外表现 4 类。

1. 支气管 - 肺局部表现 常有刺激性干咳,少数表现为高调金属音性咳嗽或刺激性呛咳。肿瘤向管腔内生长时可有间歇或持续性痰血,表面糜烂严重侵蚀大血管者时可出现痰血或少量咯血。肿瘤向支气管内生长并引起部分阻塞时,可有呼吸困难、喘息,可表现为哮鸣以及阻塞性肺炎和肺不张。

2. 肺外胸内扩展表现 肿瘤向肺外生长进入胸腔、胸壁、纵隔或侵犯附近结构和神经而引起相应症状。如声音嘶哑是由于肿瘤或转移性癌性淋巴结肿大压迫喉返神经引起,多见于左侧。上腔静脉阻塞综合征是由于上腔静脉被附近肿大的转移性淋巴结压迫或右上肺的原发性肺癌侵犯,或者腔静脉内癌栓阻塞静脉回流引起。表现为头面部和上半身瘀血水肿,颈部肿胀,颈静脉怒张,患者主诉进行性领口变紧,前胸壁可见到扩张的静脉侧支循环。

肺尖部肺癌又称肺上沟瘤(Pancoast 瘤),易压迫颈部交感神经引起同侧瞳孔缩小,上眼睑下垂、额部少汗等体征,称 Horner 综合征。患者有不同程度的胸腔积液,通常提示肺淋巴回流受阻或肿瘤转移累及胸膜。患者表现为吞咽困难,是由于肿瘤转移至食管旁的淋巴结造成食管部分阻塞引起。

3. 胸外转移表现 为颅内转移的神经症状,包括颅内压增高,如头疼、恶心、呕吐、精神状态异常。肿瘤转移到骨骼,引起骨痛和病理性骨折。肿瘤转移至肝脏,引起右上腹痛、肝大、谷草转氨酶、谷丙转氨酶、乳酸脱氢酶、胆红素升高等。

4. 非转移性胸外表现 为多数肺癌患者无明显的相关阳性体征。患者出现原因不明、久治不愈的肺外征象,如杵状指(趾)、非游走性肺性关节疼痛、男性乳腺增生、皮肤黝黑或皮肌炎、共济失调、静脉炎等。

(二)影像学检查

1. 胸部 X 线检查 胸片是早期发现肺癌的一个重要手段,也是术后随访的方法之一。

2. 胸部 CT 检查 进一步验证病变所在的部位和累及范围,也可大致区分其良、恶性,是目前诊断肺癌的重要手段。低剂量螺旋胸部 CT 可以有效地发现早期肺癌,而 CT 引导下肺肿物穿刺活检是重要的获取细胞学、组织学诊断的技术。

3. B 型超声检查 主要用于发现腹部重要器官以及腹腔、腹膜后淋巴结有无转移,也用于双锁骨上窝淋巴结的检查;对于邻近胸壁的肺内病变或胸壁病变,可鉴别其囊、实性及进行超声引导下穿刺活检;超声还常用于胸腔积液抽取定位。

4. MRI 检查 对肺癌的临床分期有一定价值,特别适用于判断脊柱、肋骨以及颅脑有无转移。

5. 骨扫描检查 用于判断肺癌骨转移的常规检查。当骨扫描检查提示骨可疑转移时,可对可疑部位进行 MRI 检查验证。

6. PET-CT 检查 不推荐常规使用,在诊断肺癌纵隔淋巴结转移时较 CT 的敏感性、特异性高。

(三)特殊检查方法

1. 纤维支气管镜检查 作为诊断肺癌最常用的方法,包括纤支镜直视下刷检、活检以及支气管灌洗获取细胞学和组织学诊断。上述几种方法联合应用可提高检出率。

2. 经纤维支气管镜引导透壁穿刺纵隔淋巴结活检术（TBNA）和纤维超声支气管镜引导透壁淋巴结穿刺活检术（EBUS-TBNA） 有助于治疗前肺癌 TNM 分期的精确 N_2 分期,但不作为常规推荐的检查方法;EBUS-TBNA 更能就肺癌 N_1 和 N_2 的精确病理诊断提供安全可靠的支持。

3. 纵隔镜检查 作为确诊肺癌和评估 N 分期的有效方法,是目前临床评价肺癌纵隔淋巴结状态的金标准。尽管 CT、MRI 以及近年应用于临床的 PET-CT 能够对肺癌治疗前的 N 分期提供极有价值的证据,但仍然不能取代纵隔镜的诊断价值。

4. 胸腔镜检查 可以准确地进行肺癌诊断和明确分期,对于经纤维支气管镜和经胸壁肺肿物穿刺针吸活检术（TTNA）等检查方法无法取得病理标本的早期肺癌,尤其是肺部微小结节病变行胸腔镜下病灶切除即可以明确诊断。对于中、晚期肺癌,胸腔镜下可以行淋巴结、胸膜和心包的活检,胸腔积液及心包积液的细胞学检查,为制订全面的治疗方案提供可靠依据。

5. 痰细胞学检查 目前诊断肺癌的简单方便的无创伤性诊断方法之一,连续 3 天留取清晨深咳后的痰液进行痰细胞学涂片检查可以获得细胞学诊断。

6. 经胸壁肺内肿物穿刺针吸活检术（TTNA） 可以在 CT 或 B 超引导下进行,在诊断周围型肺癌的敏感度和特异性上均较高。

7. 胸腔穿刺术 用于当胸腔积液原因不清时,可以进行胸腔穿刺,以进一步获得细胞学诊断,并可以明确肺癌的分期。

8. 胸膜活检术 当胸腔积液穿刺未发现细胞学阳性结果时,胸膜活检可以提高阳性检出率。

9. 浅表淋巴结活检术 对于肺部占位性病变或已明确诊断为肺癌的患者,如果伴有浅表淋巴结肿大,应当常规进行浅表淋巴结活检,以获得病理学诊断,进一步判断肺癌的分期,指导临床治疗。

（四）生化及实验室检查

1. 对于原发性肺癌,目前无特异性的血液生化检查。肺癌患者的血浆碱性磷酸酶或血钙升高考虑骨转移的可能性,血浆碱性磷酸酶、天冬氨酸氨基转移酶、乳酸脱氢酶或胆红素升高考虑肝转移的可能性。

2. 血液肿瘤标志物检查目前尚无特异性的肺癌标志物应用于临床诊断,以下标志物可作为肺癌评估的参考。

（1）癌胚抗原（carcinoembryonic antigen, CEA）：目前血清中 CEA 的检查主要用于判断肺癌的预后以及对治疗过程的监测。

（2）神经特异性烯醇化酶（neurone specific enolase, NSE）：是小细胞肺癌的首选标志物,用于小细胞肺癌的诊断和治疗反应的监测。

（3）细胞角蛋白片段 19（cytokeratin fragment, CYFRA21-1）：对肺鳞癌诊断的敏感性特异性有一定的参考意义。

（4）鳞状细胞癌抗原（squarmous cell carcinoma antigen, SCC）：对肺鳞状细胞癌的疗效监测和预后判断有一定价值。

（五）临床分期

1. 非小细胞肺癌 目前非小细胞肺癌（NSCLC）的 TNM 分期采用国际肺癌研究学会（International Association for the Study of Lung Cancer, IASLC）2017 年颁布实施的第 8 版国际肺癌 TNM 分期标准,见表 11-1。

表 11-1 肺癌的 TNM 分期

分期	T	N	M
隐匿性癌	Tis	N_0	M_0
ⅠA1	T_{1a}	N_0	M_0
ⅠA2	T_{1b}	N_0	M_0
ⅠA3	T_{1c}	N_0	M_0
ⅠB	T_{2a}	N_0	M_0
ⅡA	T_{2b}	N_0	M_0
	$T_{1a\sim c}$	N_1	M_0
ⅡB	T_{2a}	N_1	M_0
	T_{2b}	N_1	M_0
	T_3	N_0	M_0
	$T_{1a\sim c}$	N_2	M_0
	$T_{2a\sim b}$	N_2	M_0
ⅢA	T_3	N_1	M_0
	T_4	N_0	M_0
	T_4	N_1	M_0
	$T_{1a\sim c}$	N_3	M_0
ⅢB	$T_{2Aa\sim b}$	N_3	M_0
	T_3	N_2	M_0
	T_4	N_2	M_0
ⅢC	T_3	N_3	M_0
	T_4	N_3	M_0
ⅣA	任何 T	任何 N	M_{1a}
	任何 T	任何 N	M_{1b}
ⅣB	任何 T	任何 N	M_{1c}

（1）原发肿瘤（T）分期

T_X：未发现原发肿瘤，或者通过痰细胞学或支气管灌洗发现癌细胞，但影像学及支气管镜无法发现。

T_0：无原发肿瘤的证据。

Tis：原位癌。

T_1：肿瘤最大径≤3cm，周围包绕肺组织及脏层胸膜，支气管镜见肿瘤侵及叶支气管，未侵及主支气管。

T_{1a}：肿瘤最大径≤1cm；

T_{1b}：肿瘤最大径>1cm，≤2cm；

T_{1c}：肿瘤最大径>2cm，≤3cm。

T_2：肿瘤最大径 >3cm，≤5cm；侵犯主支气管（不常见的表浅扩散型肿瘤，不论体积大小，侵犯限于支气管壁时，虽可能侵犯主支气管，仍为 T_1），但未侵及隆突；侵及脏层胸膜；有阻塞性肺炎或者部分或全肺肺不张。符合以上任何一个条件即归为 T_2。

T_{2a}：肿瘤最大径 >3cm，≤4cm；

T_{2b}：肿瘤最大径 >4cm，≤5cm。

T_3：肿瘤最大径 >5cm，≤7cm。直接侵犯以下任何一个器官，包括：胸壁（包含肺上沟瘤）、膈神经、心包；同一肺叶出现孤立性癌结节。符合以上任何一个条件即归为 T_3。

T_4：肿瘤最大径 >7cm；无论大小，侵及以下任何一个器官，包括：纵隔、心脏、大血管、隆突、喉返神经、主气管、食管、椎体、膈肌；同侧不同肺叶内孤立癌结节。

（2）区域淋巴结（N）分期

N_X：区域淋巴结无法评估。

N_0：无区域淋巴结转移。

N_1：同侧支气管周围及 / 或同侧肺门淋巴结以及肺内淋巴结有转移，包括直接侵犯而累及的。

N_2：同侧纵隔内及 / 或隆突下淋巴结转移。

N_3：对侧纵隔、对侧肺门、同侧或对侧前斜角肌及锁骨上淋巴结转移。

（3）远处转移（M）分期

M_X：远处转移不能被判定。

M_0：没有远处转移。

M_1：远处转移。

M_{1a}：局限于胸腔内，包括胸膜播散（恶性胸腔积液、心包积液或胸膜结节）以及对侧肺叶出现癌结节（许多肺癌胸腔积液是由肿瘤引起的，少数患者胸腔积液多次细胞学检查阴性，既不是血性也不是渗液，如果各种因素和临床判断认为渗液和肿瘤无关，那么不应该把胸腔积液纳入分期因素）。

M_{1b}：远处器官单发转移灶为 M_{1b}。

M_{1c}：多个或单个器官多处转移为 M_{1c}。

2. 小细胞肺癌　美国退伍军人肺癌协会（VALG）的二期分期法，分为局限期和广泛期。局限期：病变限于一侧胸腔，且能被纳入一个放射治疗野内。广泛期：病变超过一侧胸腔，包括恶性胸腔和心包积液或血性转移。

（六）辨证分型（参照恶性肿瘤中医诊疗指南）

1. 证候要素　临床上肺癌虚实夹杂，可数型并见。在既往研究基础上，结合文献报道以及国内中医肿瘤专家的意见，肺癌可分为以下 5 种证候要素：

（1）气虚证

主症：神疲乏力，少气懒言，咳喘无力。

主舌：舌淡胖。

主脉：脉虚。

或见症：面色淡白或㿠白，自汗，纳少，腹胀，气短，夜尿频多，畏寒肢冷。

或见舌：舌边齿痕，苔白滑，薄白苔。

或见脉：脉沉细，脉细弱，脉沉迟。

（2）阴虚证

主症：五心烦热，口干咽燥，干咳少痰。

主舌：舌红少苔。

主脉：脉细数。

或见症：痰中带血,盗汗,大便干,小便短少,声音嘶哑,失眠。

或见舌：舌干裂,苔薄白或薄黄而干,花剥苔,无苔。

或见脉：脉浮数,脉弦细数,脉沉细数。

（3）痰湿证

主症：胸脘痞闷,恶心纳呆,咳吐痰涎。

主舌：舌淡苔白腻。

主脉：脉滑或濡。

或见症：胸闷喘憋,面浮肢肿,脘腹痞满,头晕目眩,恶心呕吐,大便溏稀,痰核。

或见舌：舌胖嫩,苔白滑,苔滑腻,苔厚腻,脓腐苔。

或见脉：脉浮滑,脉弦滑,脉濡滑,脉濡缓。

（4）血瘀证

主症：胸部疼痛,刺痛固定,肌肤甲错。

主舌：舌质紫黯或有瘀斑、瘀点。

主脉：脉涩。

或见症：肢体麻木,出血,健忘,脉络瘀血（口唇、爪甲、肌表等）,皮下瘀斑,癥积。

或见舌：舌胖嫩,苔白滑,苔滑腻,苔厚腻,脓腐苔。

或见脉：脉沉弦,脉结代,脉弦涩,脉沉细涩,牢脉。

（5）热毒证

主症：口苦身热,尿赤便结,咳吐黄痰。

主舌：舌红或绛,苔黄而干。

主脉：脉滑数。

或见症：面红目赤,口苦,便秘,小便黄,出血,疮疡痈肿,口渴饮冷,发热。

或见舌：舌有红点或芒刺,苔黄燥,苔黄厚黏腻。

或见脉：脉洪数,脉数,脉弦数。

2. 辨证方法

符合主症 2 个,并见主舌、主脉者,即可辨为本证。

符合主症 2 个,或见症 1 个,任何本证舌、脉者,即可辨为本证。

符合主症 1 个,或见症不少于 2 个,任何本证舌、脉者,即可辨为本证。

3. 辨证分型（表 11-2）

表 11-2　肺癌的中医辨证分型

治疗阶段	手术阶段	化疗阶段	放疗阶段	靶向治疗阶段	单纯中医治疗
辨证分型	气血亏虚	脾胃不和	气阴两虚	血热毒盛	肺脾气虚
	脾胃虚弱	气血亏虚	热毒瘀结	脾虚湿盛	痰湿瘀阻
		肝肾阴虚			热毒壅肺
					气阴两虚

六、治疗

（一）中西医治疗原则

采取中西医综合治疗的原则，即根据患者的机体状况，肿瘤的细胞学、病理学类型，侵及范围（临床分期）和发展趋向，采取多学科综合治疗（MDT）模式，有计划、合理地应用中医药、手术、化疗、放疗和生物靶向等治疗手段，以期达到根治或最大限度地控制肿瘤、提高治愈率、改善患者的生活质量、延长患者生存期的目的。目前肺癌的治疗仍以手术治疗、放射治疗和药物治疗为主。

（二）中医辨证治疗原则

本虚标实是肺癌的病机特点，扶正祛邪是治疗肺癌的基本原则。本病整体属虚，局部属实，正虚为本，邪实为标。临床上应仔细分析正邪两方消长盛衰的情况，决定扶正与祛邪的主次先后。肺癌早期，以邪实为主，治疗以祛邪为主，兼顾扶正培本，根据邪气的偏盛，分别予以行气活血、软坚散结、化痰利湿、清热解毒；肺癌中期，正邪交争，治疗以扶正祛邪并行；肺癌晚期，以正虚为主，治宜扶正培本为主，祛邪为辅，分别采用益气健脾补肺、养阴清热、益气养阴等法。由于肺癌患者正气内虚，抗癌能力低下，虚损情况突出，因此，治疗中要始终维护正气，保护胃气，把扶正祛邪的原则贯穿肺癌治疗的全过程。

（三）辨证思路

1. 辨病与辨证相结合　肺癌的症状和体征从无到有，从少到多，逐渐加重，预后较差。中医通过望、闻、问、切对肺癌作出明确诊断是不现实的，更谈不上早期诊断。应首先根据临床特点及影像学、细胞学检查结果以明确肺癌诊断，以及明确病理类型和临床分期。然后把中医望、闻、问、切四诊结合在一起，综合分析，辨明证型，辨证施治。在辨病的基础上进行中医辨证，辨病与辨证相结合，取长补短，有利于制订合理的中西医结合的治疗方案。

2. 辨证候虚实　即要辨清病邪的强弱及人体抗病能力的盛衰。肺癌是全身属虚、局部属实，虚实夹杂。虚以阴虚及气阴两虚为多见，实则不外乎气滞、血瘀、痰凝、毒聚。肺癌在不同的病变阶段，虚实状况也不同。肺癌早期，多以邪实为主；肺癌晚期，多以正虚为主。

3. 辨邪正盛衰　辨明邪正盛衰，是把握扶正祛邪治则，和合理遣方用药的关键。一般来说，肺部癌瘤及症状明显，但患者形体尚丰，生活、体力、活动、饮食等尚未受阻，此时多为邪气盛而正气尚充，正邪交争之时；如肺部广泛侵犯或全身多处转移，全身情况较差，消瘦、疲乏、衰弱、食少，生活行动困难，症状复杂多变，此时多为邪毒内盛而正气不支的正虚邪实者。

4. 辨标本缓急　肺癌患者以阴阳气血脏腑功能失调为本，正虚基础上产生的病理产物如气滞、血瘀、痰凝、毒聚，以及病变过程中出现的一些急迫症状如咯血、发热、胸腔积液等属于标。应视标本的轻重缓急情况，采取治标或治本或标本兼治。"治病必求于本"，故首先要对病本进行治疗，但肺癌患者常出现标本错综复杂的情况，治疗时常需标本兼顾。本病急的情况下，应先治其本；标病急的情况下，应先治其标或标本兼治。如肺脾气虚的患者，应治以补肺健脾，如治疗过程中出现胸腔积液，引起呼吸困难、急促，不能平卧，这时应采用泻肺利水法，或直接抽出胸腔积液，当急则治标，待标证缓解，再图治本。

（四）分证论治

中西医结合治疗对于接受手术、放疗、化疗、分子靶向治疗且具备治疗条件肺癌患者，采用中西医结合的治疗方式。在不同治疗阶段,分别发挥增强体质,促进康复,协同增效,减轻不良反应,巩固疗效等作用。在辨证用药的同时,应结合辨病治疗,适当应用具有扶助正气和控制肿瘤作用的中药。

1. 手术结合中医治疗 手术结合中医治疗是指在恶性肿瘤患者围手术期;或者手术后无需辅助治疗时(中医巩固治疗)所进行的中医治疗。恶性肿瘤患者在围手术期采用中医防护治疗促进术后康复,增强体质,为术后辅助治疗创造条件;采用中医巩固治疗,能够提高机体免疫功能,防治肿瘤复发转移。

(1)气血亏虚

临床表现:面色淡白或萎黄,唇甲淡白,神疲乏力,少气懒言,自汗,或肢体肌肉麻木、女性月经量少,舌体瘦薄,或者舌面有裂纹,苔少,脉虚细而无力。

治疗原则:补气养血。

推荐方剂:八珍汤或当归补血汤或十全大补汤加减。

药物组成:人参、白术、茯苓、当归、川芎、白芍、熟地黄,或黄芪、当归,或人参、肉桂、川芎、地黄、茯苓、白术、甘草、黄芪、当归、白芍、生姜、大枣。

辨证加减:兼痰湿内阻者,加半夏、陈皮、薏苡仁;若畏寒肢冷,食谷不化者,加补骨脂、肉苁蓉、鸡内金;若动则汗出,怕风等表虚不固之证,加防风、浮小麦。

(2)脾胃虚弱

临床表现:纳呆食少,神疲乏力,大便稀溏,食后腹胀,面色萎黄,形体瘦弱,舌质淡,苔薄白。

治疗原则:健脾益胃。

推荐汤剂:补中益气汤加减。

药物组成:黄芪、人参、白术、炙甘草、当归、陈皮、升麻、柴胡、生姜、大枣。

辨证加减:若胃阴亏虚,加沙参、石斛、玉竹;若兼痰湿证者,加茯苓、半夏、薏苡仁、瓜蒌。

2. 放射治疗结合中医治疗 放射治疗结合中医治疗是指在放疗期间所联合的中医治疗,发挥放疗增敏、提高放疗疗效,防治放疗不良反应的作用。

(1)热毒瘀结

临床表现:发热,皮肤黏膜溃疡,咽喉肿痛,或见胸痛,喘咳,呼吸困难,呕吐,呕血,以见高热,头痛,恶心呕吐,大便秘结,舌红,苔黄或黄腻,脉滑数,多见于放射性肺炎、皮炎,或者脑部放疗引起的脑水肿、颅内压升高。

治疗原则:清热化痰,活血解毒。

推荐汤剂:清气化痰汤合桃红四物汤加减。

药物组成:黄芩、瓜蒌仁、半夏、胆南星、陈皮、杏仁、枳实、茯苓、桃仁、红花、川芎、白芍。

辨证加减:若局部皮肤红、肿、热、痛或破溃者,黄连、黄柏、虎杖煎汤外敷;若高热不退加水牛角、白薇、紫雪丹;若头痛头晕重者,加牛膝、泽泻;若胃阴伤、胃失和降者,加石斛、竹茹、旋覆花;若大便秘结,加生地黄、大黄。

(2)气阴亏虚

临床表现:神疲乏力,少气懒言,口干,纳呆,干咳少痰或痰中带血,胸闷气短,面色白或晦滞,舌淡红或胖,苔白干或无苔,脉细或细数。多见于放射性损伤后期,或迁延不愈,损伤正气者。

治疗原则:益气养阴。

推荐汤剂:百合固金汤加减。

药物组成:生地黄、熟地黄、当归、芍药、甘草、百合、贝母、麦冬、桔梗、玄参、党参、五味子。

辨证加减:若纳呆兼血虚,加阿胶、丹参;若久病阴损及阳,加菟丝子、肉桂。纳差,加焦三仙、砂仁;若痰中带血,加白及、花蕊石、三七。

3. 化疗结合中医治疗　化疗结合中医治疗是指在化疗期间所联合的中医治疗,发挥提高化疗疗效、防治化疗不良反应的作用。

（1）脾胃不和

临床表现:胃脘饱胀,食欲减退,恶心,呕吐,腹胀或腹泻,舌体多胖大,舌苔薄白、白腻或黄腻。多见于化疗引起的消化道反应。

治疗原则:健脾和胃,降逆止呕。

推荐方剂:旋覆代赭汤或橘皮竹茹汤加减。

药物组成:旋覆花、人参、生姜、代赭石、甘草、半夏、大枣;或半夏、橘皮、枇杷叶、麦冬、竹茹、赤茯苓、人参、甘草。

辨证加减:若脾胃虚寒者,加吴茱萸、党参、焦白术;若肝气犯胃者,加炒柴胡、佛手、白芍。

（2）气血亏虚

临床表现:疲乏,精神不振,头晕,气短,纳少,虚汗,面色淡白或萎黄,脱发,或肢体肌肉麻木,女性月经量少,舌体瘦薄,或者舌面有裂纹,苔少,脉虚细而无力。多见于化疗引起的疲乏或骨髓抑制。

治疗原则:补气养血。

推荐方剂:八珍汤或当归补血汤或十全大补汤加减。

药物组成:人参、白术、茯苓、当归、川芎、白芍、熟地黄,或黄芪、当归,或人参、肉桂、川芎、地黄、茯苓、白术、甘草、黄芪、当归、白芍、生姜、大枣。

辨证加减:兼痰湿内阻者,加半夏、陈皮、薏苡仁;若畏寒肢冷,食谷不化者,加补骨脂、肉苁蓉、鸡内金。

（3）肝肾阴虚

临床表现:腰膝酸软,耳鸣,五心烦热,颧红盗汗,口干咽燥,失眠多梦,舌红苔少,脉细数。多见于化引起的骨髓抑制或脱发。

治疗原则:滋补肝肾。

中药汤剂:六味地黄丸加减。

药物组成:熟地黄、山茱萸(制)、山药、泽泻、牡丹皮、茯苓。

辨证加减:若阴虚内热重者,加墨旱莲、女贞子、生地黄;若阴阳两虚者,加菟丝子、杜仲、补骨脂;兼脱发者,加制首乌、黑芝麻。

4. 靶向治疗结合中医治疗　靶向治疗结合中医治疗是指在靶向治疗期间所联合的中医治疗,发挥延缓疾病进展、防治靶向治疗不良反应的作用。

（1）血热毒盛

临床表现:全身皮肤瘙痒,疹出色红,分布多以上半身为主,鼻唇口旁为甚,可伴有发热、头痛、咳嗽,舌质红,苔薄,脉浮数。多见于靶向治疗引起的皮疹、瘙痒等不良反应。

治疗原则:凉血解毒。

推荐方剂：清瘟败毒饮加减。

药物组成：生石膏、小生地、乌犀角（水牛角代）、生栀子、桔梗、黄芩、知母、赤芍、玄参、连翘、竹叶、甘草、牡丹皮、黄连。

辨证加减：若头痛殊甚，两目昏花者，加菊花、夏枯草。

（2）脾虚湿盛

临床表现：腹胀、大便稀溏，脘痞食少，肢体倦怠，舌苔薄白腻。多见于靶向治疗引起的腹泻等不良反应。

治疗原则：健脾利湿，涩肠止泻。

推荐方剂：参苓白术散合四神丸加减。

药物组成：党参、茯苓、白术、白扁豆、陈皮、山药、薏苡仁、补骨脂、肉豆蔻、五味子、吴茱萸。

辨证加减：若湿热内蕴者，加马齿苋、败酱草；若腹痛里急后重明显者，加木香、槟榔。

5. 放化疗后结合中医治疗　手术后已完成辅助治疗的患者，采用中医巩固治疗，能够防止复发转移，改善症状，提高生存质量；放化疗完成后疾病稳定的带瘤患者，采用中医维持治疗，能够控制肿瘤生长，延缓疾病进展或下一阶段放化疗时间，提高生存质量，延长生存时间。辨证论治同"单纯中医治疗"。

6. 单纯中医治疗　对于不适合或不接受手术、放疗、化疗、分子靶向治疗的肺癌患者，采用单纯中医治疗，发挥控制肿瘤、稳定病情、提高生存质量、延长生存期的作用。

（1）肺脾气虚

临床表现：咳喘不止，短气乏力，痰多稀白，食欲不振，腹胀便溏，声低懒言，舌淡苔白，脉细弱。

中医治则：健脾补肺，益气化痰。

推荐方剂：六君子汤加减。

药物组成：生黄芪、党参、白术、茯苓、清半夏、陈皮、桔梗、杏仁。

辨证加减：痰湿盛者，加生苡仁、川贝、炒莱菔子；肾气虚者，加蛤蚧、五味子、枸杞子。

（2）痰湿瘀阻

临床表现：咳嗽痰多，质黏色白易咯出，胸闷，甚则气喘痰鸣，舌淡苔白腻，脉滑。或走窜疼痛，急躁易怒，胸部刺痛拒按，舌质紫黯或见瘀斑，脉涩。

中医治则：化痰祛湿，化瘀散结。

推荐方剂：二陈汤合三仁汤加减。

药物组成：陈皮、半夏、茯苓、杏仁、飞滑石、白通草、白蔻仁、竹叶、厚朴、生薏仁、半夏、甘草。

辨证加减：痰热盛者，加瓜蒌、黄芩、鱼腥草。

（3）热毒壅肺

临床表现：身有微热，咳嗽痰多，甚则咳吐腥臭脓血，气急胸痛，便秘口干，舌红，苔黄腻，脉滑数。

中医治则：清热解毒。

推荐方剂：千金苇茎汤加减。

药物组成：苇茎、薏苡仁、桃仁、冬瓜子。

辨证加减：若咳痰黄稠不利，加射干、瓜蒌、贝母；胸满而痛，转侧不利者，加乳香、没药、赤芍、郁金；烦渴者，加生石膏、天花粉。

（4）气阴两虚

临床表现：干咳少痰，咳声低弱，痰中带血，气短喘促，神疲乏力，恶风，自汗或盗汗，口干不欲多饮，舌质淡红有齿印，苔薄白，脉细弱。

中医治则：益气养阴。

推荐方剂：生脉散合沙参麦冬汤加减。

药物组成：太子参、麦冬、五味子、沙参、知母、生黄芪、女贞子、白芍、当归、枇杷叶、白术、阿胶、炙甘草。

辨证加减：咳嗽重者，加杏仁、桔梗、贝母；阴虚发热者，加银柴胡、地骨皮、知母。

（五）西医治疗

1. **手术治疗**　手术切除是肺癌的主要治疗手段，也是目前临床治愈肺癌的唯一方法。肺癌手术分为根治性手术与姑息性手术，应当力争根治性切除，以期达到最佳、彻底的切除肿瘤，减少肿瘤转移和复发，并且进行最终的病理 TNM 分期，指导术后综合治疗。

2. **放疗**

（1）根治性放疗适用于 KPS 评分≥70 分的患者，包括因医源性和 / 或个人因素不能手术的早期非小细胞肺癌、不可切除的局部晚期非小细胞肺癌，以及局限期小细胞肺癌。

（2）姑息性放疗适用于对晚期肺癌原发灶和转移灶的减症治疗。对于非小细胞肺癌单发脑转移灶手术切除的患者可以进行全脑放疗。

（3）辅助放疗适应于术前放疗、术后切缘阳性以及术后 pN2 阳性的患者。

（4）预防性放疗适用于全身治疗有效的小细胞肺癌患者全脑放疗。

（5）放疗通常联合化疗治疗肺癌，因分期、治疗目的和患者的一般情况不同，联合方案可选择同步放化疗、序贯放化疗。建议同步放化疗方案为 EP 和含紫杉类方案。

（6）接受放化疗的患者潜在的毒副作用会增大，治疗前应当告知患者；放疗设计和实施时，应当注意对肺、心脏、食管和脊髓的保护；治疗过程中应当尽可能避免因毒副作用处理不当导致的放疗非计划性中断。

（7）建议采用三维适形放疗（3D-CRT）与调强放疗技术（IMRT）等先进的放疗技术。

（8）接受放疗或放化疗的患者，治疗休息期间应当予以充分的监测和支持治疗。

3. **化疗及靶向药物治疗**

肺癌的药物治疗包括化疗和分子靶向药物治疗（EGFR-TKI）。化疗分为姑息化疗、辅助化疗和新辅助化疗，应当严格掌握临床适应证，并在肿瘤内科医师的指导下施行。化疗应当充分考虑患者的病期、体力状况、不良反应、生活质量及患者的意愿，避免治疗过度或治疗不足。应当及时评估化疗疗效，密切监测及防治不良反应，并酌情调整药物和 / 或剂量。化疗的适应证为 PS 评分≤2 分，重要脏器功能可耐受化疗，对于 SCLC 的化疗 PS 评分可放宽到 3 分。鼓励患者参加临床试验。

（1）晚期 NSCLC 的药物治疗

1）一线药物治疗：含铂两药方案为标准的一线治疗；*EGFR* 突变患者可选择靶向药物治疗；有条件者在化疗的基础上可联合抗肿瘤血管生成药物。对一线治疗达到疾病控制（CR+PR+SD）的患者，有条件者可选择维持治疗。

2）二线药物治疗：二线治疗可选择的药物包括多西他赛、培美曲塞以及靶向药物

EGFR-TKI。

3）三线药物治疗：可选择 EGFR-TKI 或进入临床试验。

（2）不能手术切除的 NSCLC 的药物治疗推荐放疗、化疗联合，根据具体情况可选择同步或序贯放化疗。同步治疗推荐化疗药物为依托泊苷/顺铂或卡铂（EP/EC）与紫杉醇或多西他赛/铂类；序贯治疗的化疗药物同一线治疗。Ⅳ期肺癌在开始治疗前，建议先获取肿瘤组织进行表皮生长因子受体（*EGFR*）是否突变的检测，根据 *EGFR* 突变状况制订相应的治疗策略。

（3）*EGFR* 基因敏感突变晚期 NSCLC 患者的治疗

1）一线治疗：推荐 *EGFR* 基因敏感突变患者一线进行 EGFR-TKI 类药物治疗。

2）二线治疗：推荐之前未使用 EGFR-TKI 类药物治疗的 *EGFR* 基因敏感突变患者二线进行 EGFR-TKI 类药物治疗。

3）维持治疗：*EGFR* 基因敏感突变一线化疗获益的患者可进行 EGFR-TKI 类药物维持治疗。*EGFR* 基因敏感突变包括 *19del*，*21*（*L858R*，*L861*）和 *18*（*G719X*，*G719*）。

（4）NSCLC 的围术期辅助治疗完全切除的Ⅰ~Ⅲ期 NSCLC 推荐含铂两药方案术后辅助化疗 3~4 个周期。辅助化疗始于患者术后体力状况基本恢复正常，一般在术后 3~4 周开始。

（5）小细胞肺癌的药物治疗化学治疗是小细胞肺癌的基础治疗手段。

局限期小细胞肺癌（Ⅰ~Ⅲ期）推荐以放化疗为主的综合治疗。化疗方案推荐 EP/EC 方案。

广泛期小细胞肺癌（Ⅳ期）推荐以化疗为主的综合治疗。化疗方案推荐 EP、EC 或顺铂加拓扑替康（IP）或加伊立替康（IC）。

一线治疗推荐 EP/EC、IP、IC。规范治疗 3 个月内疾病复发进展的患者推荐进入试验。3~6 个月内复发者推荐拓扑替康、伊立替康、吉西他滨或紫杉醇治疗。6 个月后进展可选择初始治疗方案。

七、预后与随访

年龄、病理类型、临床分期、PS 评分、治疗方式等均是影响患者预后的因素。对于新发肺癌患者应当建立完整的病案和相关资料档案，诊治后定期随访和进行相应检查。检查方法包括病史、体检、血液学检查、影像学检查、内镜检查等，监测疾病复发或治疗相关不良反应、评估生活质量等。随访频率为治疗后 2 年内每 3~6 个月随访 1 次，2~5 年内每 6 个月随访 1 次，5 年后每年随访 1 次。

八、预防与调护

1. 积极治疗肺部慢性疾病，如反复发作的肺部感染、肺结核继发的瘢痕形成。

2. 戒烟。吸烟是肺癌的主要危险因素，85% 肺癌死因可归咎于吸烟。主动抽烟和被动抽烟均使肺癌的危险增加。

3. 加强劳动保护，改善环境卫生。暴露于氡气、石棉、双乙醚、多环芳香烃、铬、镍、有机砷化合物等致癌物使肺癌发病危险增加。

4. 畅达情志，调节饮食，积极锻炼身体，增强防病抗病能力。

5. 定期开展肺癌筛检，做到早发现、早诊断、早治疗。

九、研究概况及存在问题

（一）肺癌的中医理论研究

1. 肺癌病因病机的理论探讨　理论研究和创新是指导临床和提高临床疗效的关键,系统研究和挖掘理论知识对于形成一套体系完整的中医肺癌的理论架构,以及对肺癌的中医研究具有方向性的指导意义。

如前所述,肺癌是一种全身属虚,局部属实的疾病。虚以气虚、阴虚、气血两虚多见,实则以气滞、痰浊、血瘀、毒聚多见,可以从气、血、津液等方面分析肺癌的病因病理及转归。在经过历代医家对肺癌病因病机研究的基础上,现代医家对肺癌的临床表现、发病机制、病因特点乃至发展转归都有了一定的认识,对肺癌的病因病机进一步深化和补充,丰富了肺癌病因病机的理论体系。目前中医对肺癌的发病从整体观点出发来认识,把肺癌看作是一种全身性慢性疾病,肺癌只是全身性疾病在肺脏的局部表现,即肺癌是因虚得病,因虚致实,是一种全身属虚,局部属实的疾病,是机体在气血阴阳等亏虚的基础上,或因禀赋、或因六淫、或因饮食、或因邪毒,导致阴阳失衡,脏腑经络的功能失调,肺失宣降,气机不利,血行瘀滞,津液不布,生成瘀血,痰浊等病理产物,通过邪正斗争的矛盾运动,邪胜正衰而成。总之,肺癌的发病过程可以用"虚、痰、瘀、毒"概括,并始终贯穿着肺癌的整个病程。虽然现代医家对肺癌病因病机的看法侧重点不同,但对其本质为"本虚标实"的意见基本一致,并认为以"虚"为肿瘤(包括肺癌)发病的根本病机,并围绕痰、瘀、毒等方面论述。

刘嘉湘认为,脏腑阴阳失调,正气虚损是患病的主要内在原因,肺、脾、肾三脏气虚均可导致肺气不足,客邪留滞气机不畅,血行瘀滞,津液不布,聚津为痰,痰瘀交阻,日久形成积块。认为早期的虚多见肺脾气虚或气阴两虚,晚期多为阴虚内热或阴阳两虚。朴炳奎认为肺癌的病机是正虚为本,致病因素癌毒为先,病机关键是瘀(痰)毒阻络,其病位虽在肺,但与脾、肾等诸脏器关系密切。孙桂芝认为肺癌是由于正气虚损,阴阳失调,六淫之邪乘虚而入,邪滞于肺,津聚痰凝,气滞血瘀,日久痰气瘀毒胶结而成。郁仁存认为肺癌是因虚得病,因虚致实,全身属虚,局部属实的疾病,并将肺癌病机归纳为:正气亏虚,邪毒入侵,气机不利,气血痰毒搏结。周维顺认为,肺癌主要病因为正气虚损、脏腑气血阴阳失调,肺癌正虚多气虚、阴虚。周仲瑛倡导"癌毒"学说,认为"癌毒"是可衍生恶性肿瘤的特殊毒邪,是恶性肿瘤形成的先决条件,也是恶性肿瘤不同于其他疾病的根本所在。周岱翰认为,癌毒的病机是"毒发五脏,毒深茂藏"。而肺癌的病因病机多为正气亏虚,邪毒内侵,痰瘀胶结。正气亏虚是肿瘤形成之本,癌毒是肿瘤发病之根。林洪生在扶正培本的基础上提出"固本清源"的思想,固本即调节机体的内环境平衡,清源即从源头上对肿瘤的控制作用。花宝金依据肺的生理特性及肺病的主要特征分析肺癌的发病机制,提出肺癌的基本病理环节为肺气失降;气虚、阴虚则是肺癌的基本证候要素。肺癌应顺应肺的生理特性,以"宣通气机、肃降肺气"作为治疗肺癌的基本法则之一。

另外,学者们结合肺的生理特性、肺与膜原的关系及肺癌的发病类型、病因病机,分析出肺癌的发病与邪伏膜原理论有诸多相通之处;从津液理论探寻治疗肺癌的理法方药基础,认为津液亏虚或运行障碍是肺癌发生发展的关键;结合三焦理论,从气论治、从水液运行论治分析肺癌的病机。

目前肿瘤病因病机阐述过于宽泛,对特定肿瘤病因、病机的特异性不够明确。如何在中医肿瘤基础理论方面提出见解,达成共识,最终有利于指导临床,是学科发展最重要的问题。

2. 肺癌证候的理论研究　肺癌辨证诊断逐渐客观化、规范化辨证论治是体现中医个体化诊疗优势的关键。但同时存在着客观性、量化、标准化方面的不足。国内学者借鉴现代多学科研究方法，从临床术语、诊断手段、微观量化指标等多方面开展了大量研究工作，取得了一定进展。如研发中医面色诊断信息采集及管理系统、脉象数字化分析仪、问诊和声诊采集系统以及人工智能采集系统，能够支持临床采集更多有效的疾病特征指标，并将多源信息融合技术运用到中医四诊海量信息处理中，有力推动了中医四诊客观化发展。

由于中医证候具有高维性，学者提出建立多维多阶的辨证方法新体系，采用"降维"的办法，把复杂的证候系统分解成较为简单的证候要素，再采用"升阶"的办法，进行证候要素之间的组合，以符合证候复杂、多变、动态的特点。国内学者通过证候要素的研究使得肺癌辨证诊断相对客观、标准化，例如肺癌可以分为气虚证、阴虚证、血瘀证、痰湿证等基本证候要素，并对证候要素进一步进行量化标准研究。

目前，我国发布的《中药新药临床研究指导原则》《中医病证分类与代码》《中医临床诊疗术语 - 证候部分》《中医病证诊断疗效标准》等规范标准，可以实现肺癌半定量化的中医辨证诊断，若要达到国内国际可以通用的辨证标准还有很长的距离。

（二）中医药防治肺癌的临床研究

近 50 年来，中医肿瘤工作者、中西医肿瘤工作者结合本学科优势特点，汲取现代研究方法、研究模式、研究技术，不断尝试更新治疗理念、策略，在中医药肿瘤研究中进行了大量的研究及探索。在研究方法方面，从个案经验的总结研究、病例观察，到重视随机对照、队列研究等规范化研究；在干预措施方面，从单一药物筛选，到治则治法研究以及专家共识、综合方案的制定实施；在疗效评价方面，从单一抑瘤方面，到评价毒副作用、复发转移、生存质量、生存期等中医药具有优势的综合疗效标准；在治疗模式上，提出了中医防护、中医强化、中医维持、中医巩固等新的治疗理念；在治疗人群的特点方面，从研究中晚期患者，到癌前病变，早期术后患者以及探索中医药治疗中晚期患者的优势人群。这些理念更新以及研究的规范化是提高中医肿瘤临床整体水平的关键。

1. 关于广安门医院肿瘤科"扶正培本"治则防治肺癌的研究历程　从 20 世纪 70 年代以来开始进行中医药扶正培本治则防治肺癌的系列研究，从"六五"国家科技攻关计划的扶正培本、减轻放化疗不良反应；"七五"的扶正培本、提高生活质量；"八五"的扶正培本 + 清热解毒控制肿瘤；"九五"的扶正培本 + 活血化瘀防复发转移；"十五"的扶正培本的循证医学研究；到"十一五"国家科技支撑计划的扶正培本综合治疗方案的研究，这些研究数据显示：中医药可延长晚期非小细胞肺癌患者生存期，减少了肺癌放、化疗及靶向治疗相关不良反应，提高了肺癌患者生存质量，发现了中医药具有减少患者复发与转移的趋势（优势），同时建立了"扶正培本"治则在肿瘤防治中的基本地位，提出了"带瘤生存"的重要理念。5 432 例肺癌循证医学研究显示：①中医药可以与西医放化疗等治疗手段有机结合，发挥减毒增效作用；②对于晚期、老年、不适于放化疗的患者，中医药存在疗效优势，不良反应较轻；③中医药整体调节与局部治疗相结合，扶正祛邪相结合，辨病辨证相结合，能够实现"带瘤生存"，在稳定病灶，改善症状，提高生存质量的同时，延长患者生存期；④以中医治疗原则统领中医用药，可以实现在规范化治疗框架下，充分体现个体化辨证的中医用药特色。

2. 减毒增效研究　放疗、化疗、靶向治疗是目前肿瘤临床治疗的主要手段，但由于其明显的毒副作用，严重影响临床疗效以及患者生活质量。从 20 世纪 80 年代开始进行的有关中医药防治放疗、化疗毒副反应的研究，如"八五"国家科技攻关课题——扶正减毒增效方对肺癌放化疗减毒增效的研究。研究结果证实中医药在减轻放疗、化疗毒副反应方面具有明显优势,奠定了其在肿瘤防治中的地位与作用。大量临床研究表明中医药配合肿瘤放疗、化疗应用,具有控制化疗后骨髓抑制的作用,扶正类药物疗效得到验证,并且比较了不同治则(例如健脾养血和补肾益精)的优劣性、健脾益气类以及外治类药物减轻消化系统反应、防治周围神经毒性、减轻放射性炎症,提高放化疗完成率及临床疗效等辅助作用,同时也在研究过程中产生了大量辅助放疗、化疗的有效中药制剂等。与放化疗相比较,靶向药治疗严重的毒副作用相对较少,但是与药物相关的毒性反应如皮疹、腹泻、恶心、呕吐、肝功能障碍和细胞免疫缺陷也已被广泛报道。研究结果也证实了中药在改善临床疗效、克服耐药性和毒副作用方面具有潜在的治疗价值。

3. 生活质量研究 肿瘤的治疗理念已经从以疾病为核心,最大限度地杀伤肿瘤细胞的治疗模式,向以患者为核心,谋求最好生活质量的人性化治疗模式转变。中医是以症状为治疗依据的医学,在改善肿瘤患者生活质量、缓解临床症状方面具有一定的优势。中医肺癌临床研究常采用肺癌病人生活质量量表(QLQ-C30+QLQ-LC13)测评量表联合中医肺癌相关症状改善与积分进行评价肺癌患者的生存质量。目前已经开展了较多的中医综合治疗方案单独或者配合放化疗、辨证治疗如益气养阴方药、自拟方如肺积方、扶正类注射剂如黄芪多糖注射液等对肺癌生存质量的研究,根据量表测评(包括躯体、角色、情绪、社会、经济状况和症状等)证明了中医药可以明显提高患者的生活质量。另外经典方药如补中益气汤、沙参麦冬汤、六君子汤、二陈汤、补阳还五汤等也证明了中医药可以提高肺癌生存质量,但是由于临床设计以及量表的选择存在不足,还需要进一步深入研究。

4. 中医肺癌综合治疗方案、指南制定与修订 中国中医科学院广安门医院肿瘤科在制订中医肿瘤综合方案方面可为业界提供借鉴。其在"六五"至"十五"国家科技攻关计划的基础上,通过文献系统评价和专家论证,形成以辨证论治为纲的中医综合治疗方案,方案形成后再对辨证分型、药物进行筛选、专家问卷等,而后根据专家意见完善中医综合治疗方案初稿,并且再次经专家论证,达成共识,形成了"十一五"国家科技支撑计划"晚期 NSCLC 患者中医综合治疗方案的多中心、前瞻性队列研究"总体治疗原则:根据对患者病情进展和机体状况的整体判断,中医药治疗采取或以扶正为主,或以祛邪为主,或扶正祛邪兼顾或交替进行不同模式。化学治疗期间:补气养血、健脾和胃、滋补肝肾为主,提前干预,减少化疗毒性,提高化疗完成率,增加化疗疗效。放射治疗期间:养阴生津、活血解毒、凉补气血为主,提前干预,减少放疗毒性,提高放疗完成率,增加放疗疗效;肿瘤缓解期或稳定期:益气、解毒、活血为主结合辨证论治,提高免疫功能、抑制肿瘤发展。不适宜手术、放化疗和晚期肿瘤:益气养血,解毒散结为主结合辨证论治。

同时,将形成的中医综合治疗方案草案应用于临床进行验证,由广安门医院肿瘤科牵头组织国内治疗肿瘤具有较强实力的 27 家三级甲等医院在循证医学及药物临床试验管理规范(GCP)的思想指导下,采用多中心、大样本、随机或者队列研究的方法,以非小细胞肺癌为对象,以生存期和生存质量为主要观察指标,通过严格的随访、监察,第三方数据管理和质量控制,生物统计学专家的全程参与,以中西医肿瘤学界所认可的判定标准来反映中医药的整体疗效,为中医药防治肺癌提供了高质量的循证医学依据。其是基于循证医学的"十五"国家科技攻关计划课题"提高肺癌中位生存期的治疗方案研究"的研究成果,以及国家"十一五"国家科技支撑计划课题"非小细胞肺癌中医治疗方案"的研究数据、结论,基于这些经验的总结＋药物研究＋循证研究的结果,在中医肺癌临床上,已经形成了肺癌的中医诊疗路径,并于2005年集合了WHO西太区专家(中、日、韩、蒙古、越南等)意见,达成共识的指导性文件《WHO西太区中医药防治肺癌诊疗指南》,肺癌的中医诊疗方案、指南和评价方法得到专家的广泛认可。

5. 预防肺癌复发转移研究 术后复发转移是肿瘤患者治疗失败的最根本原因,也是临床面临的重要课题。因而对于术后或者化疗后病情稳定的患者,如何维持治疗预防复发转移是治疗的关键。口服中草药可以被认为是一种有效和安全的维持治疗策略。根据前期临床发现,我们也发现中医药在预防肿瘤转移与复发方面具有潜在优势。近年来开始在肺癌预防复发转移研究方面进行了示范性研究,"十二五"国家科技支撑计划,由中国中医科学院广安门医院牵头,组织全国13家单位进行多中心、大样本、真实世界的队列研究,以非小细胞肺癌(Ⅱ~ⅢA期)术后患者为研究对象,纳入随访病例507例,采用"病证结合"中医综合治疗方案进行干预,研究数据以及可推广的研究方案尚待公布。

尽管中医药治疗肺癌临床研究方面取得了一定成绩,但在能否体现中医药临床特点以及客观反映中医药防治肿瘤方面,仍存在很多需要商榷的地方,比如在临床研究方法的选择方面,是选择随机对照研究还是选择真实世界研究;在干预措施选择方面,是选择综合方案还是选择单一复方、单一治则;此外涉及人群选择、疗效评价、报告结局以及临床推广等基础问题。随着技术的发展,在今后研究中充分利用互联网、人工智能、大数据等技术,构建肺癌中医处方系统探索继承经验,开展大样本、规范的临床研究亦具有重要价值。

(三)基础研究

近年来,中医药防治肿瘤的研究获得了国家的大力支持,在肺癌方面开展了大量与肿瘤相关免疫、炎性的研究,其机制几乎可以涵盖目前西药开发的所有热点问题,主要包括以下几类:①抑制肿瘤、转移:如直接杀伤肿瘤细胞、影响细胞周期、抑制端粒酶活性、抑制拓扑异构酶活性等;②重塑免疫:如增强特异性免疫、影响巨噬细胞分化及活性、调控MDSC细胞等;③减毒、增效,逆转耐药:保护骨髓功能、促进造血功能的恢复、抑制骨髓细胞的凋亡等;④调控机体内环境:调控肿瘤微环境癌成分与非癌成分、调控肿瘤微环境的可溶性因子、改善机体高凝状态等。大量的基础研究表明,中医药在这些方面均有一定的疗效。

按照现代科学方法,遵循现代科学标准的研究,中医药防治肿瘤基础研究大致可分为单体、单药治法及复方不同联合治法研究。①单体、单药的代表性研究:人参(人参皂苷Rg3)调节免疫以及抑制转移的机制、隐丹参酮免疫调节及抑制肿瘤细胞活性等研究;这类研究由于成分比较单一,并且遵循现代科学研究的标准,便于开展临床-科研优化研究,但是难以反映中医药治疗疾病的特点。②中医药复方方面的研究主要包含四类:经典名方:四君子汤、补中益气汤;临床经验方:如养正消积方、益气除痰方调控肺癌转移机制研究;院内制剂:如肺瘤平膏从炎性、免疫、血管生成等多层次方面研究了其调控肺癌的作用机制,进一步说明了中医药作用肿瘤的多靶点效应;中成药包括注射液剂、口服药等;这类研究一定程度上反映了中医复方临床实践的特点,研发了一批关于中医防治肿瘤的临床用药,揭示了中药防治肿瘤"多途径、多靶点"的作用特点,但不便于开展临床-科研优化研究。

虽然目前中医基础研究已经取得了一定的成果,但并未取得突破性进展。实验研究也未能真正反映中医药防治肿瘤的临床实践,主要存在两大问题:①中医药防治肿瘤的优势未能充分体现:例如如何模拟临床用药特点是主要问题?如何开展中药本质性研究?如何利用动物建立临床模型?这些可能是未来研究的出现重大研究成果的突破口。②基础研究成果转化不足,低级重复性实验过多:如中药成分复杂,具有多靶点的效应,有效评价"成分-

靶点 - 效应"的对应性,其筛选工作极其困难。基础研究与临床脱节,实验研究的中药复方基本是临床行之有效的方药,实验不能优化处方应用于临床,实验虽然阐述了作用机制,但往往不能有效转化。

(四)中医药防治肺癌的疗效评价

临床治疗肿瘤以肿瘤大小的变化作为疗效评价的主要指标。近年来,这一观念在逐渐改变,改善患者生活质量已成为肿瘤临床治疗的终点目标之一,对患者生活质量评估成为目前临床疗效评价系统的重要组成部分。中医治疗肿瘤在改善症状、提高生存质量、延长生存期方面具有一定的优势。建立符合中医临床特点的疗效评价体系迫在眉睫。国内学者在肺癌中医综合疗效评价体系方面做了积极探索。林洪生等提出的综合疗效评价体系涉及症状、实体瘤、体重、KPS 评分、免疫功能,研究发现综合疗效与生存期相关。周岱翰等提出,早中期肺癌总疗效评定标准 = 瘤体变化(40%)+ 临床症状(15%)+ 体力状况(15%)+ 生存期(30%);晚期肺癌总疗效评定标准 = 瘤体变化(30%)+ 临床症状(15%)+ 体力状况(15%)+ 生存期(40%)。王济民等将瘤体大小变化(50%)+ 主要症状(40%)+ 生活质量(10%)作为中医治疗总的疗效标准,将三者分数加权得出最后总分,达到或超过 150 分者为显效,110 分以上者为有效,仍为 100 分者为稳定,<100 分者为恶化。

我们希望建立一个新的综合疗效评价标准,不但能真实、客观地反映中医治疗肿瘤的疗效特点,而且为国际社会所认可,为中医药国际化提供基本的科学依据。综合疗效评价指标中,按主客观性来分,则软指标有肺癌中医症状量表、生存质量量表、体力状况评分(KPS、ECOG)等,硬指标有实体瘤大小、免疫功能、肿瘤标志物、无病生存时间(DFS)、肿瘤进展时间(TTP)、无进展生存时间(PFS)、总生存时间(OS)、不良反应、体重等。从临床疗效评估角度考虑,还应结合临床(医务)人员报告资料(clinician-reported outcomes,CROs)、生理(实验室指标)报告资料(laboratory-reported outcomes,LROs)、护理人员报告资料(nurse-reported outcomes,NROs)和患者报告资料(patient-reported outcomes,PROs)。此外,还应有卫生经济学评价,考察治疗方案的经济价值。

(五)展望

1. 基础理论方面 中医基础理论是中医肿瘤学科发展的基石,过去提出了"虚、痰、瘀、毒"是肿瘤病机的共性问题,那么不同癌种的病机是什么?因而肺癌的中医病机需要进一步探讨研究,肺癌病机特异性是什么?应该进一步明确"病(肺癌)"与辨证的内在关联,肺癌证候与其相对应中药的精准性问题;如何系统开展肺癌临床辨证的客观、规范性研究?这些问题的解决将会为中医肺癌临床基础以及临床研究提供顶层设计奠定基础。

2. 临床研究方面 中医药防治肺癌要突破目前治疗的瓶颈问题,就必须选择符合自身规律特点、自身优势的方法进行开展研究。临床研究从过去的个体经验总结、临床病例报道,到规范的随机对照试验、真实世界的临床研究,虽然开展了大量关于肺癌的循证医学研究,我们依然需要继续寻求最佳的符合中医药防治肺癌的临床研究方法,才能更加客观地评价中医药复杂干预的疗效。

在中西医防治肺癌临床研究过程中,如何选择各自最佳的切入点、切入时机、干预时间,何时以中医为主、何时以西医为主,如何建立体系、筛选优势病种、优势人群,如何提升体系之间的技术合作、治疗方案,以及后备人才团队的组建,这些都应该作为目前临床研究的重要任务。应更加清晰地评价中医药在治疗不同阶段的角色与优势,筛选出确有疗效且具有优势的治疗方药、技术方法以及治疗方案。

例如,临床实践表明,中医药防治肿瘤在改善症状方面具有优势作用。因而积极运用中医药动态干预肿瘤症状或者症状群(证候)的管理具有重要意义。例如国外研究西洋参可以减轻癌性疲乏;音乐疗法或者可以改善肿瘤患者抑郁;中国中医科学院广安门医院研制的消癥止痛膏可以减轻癌性疼痛、通络方缓解化疗引起的神经损害等等。但是目前临床上防治关于癌性相关症状的方法很少,例如能减轻常见的癌性疲乏、癌性发热、癌性抑郁、癌性失眠、癌性潮热等相关症状的技术及药物(口服、外治等)研发较少,不能满足临床患者的用药需求。因而后续临床研究应该以病种症状群、特异性症状、常见症状开展中医药的防治研究,对于肿瘤患者的症状预防与管理均具有重要的临床价值。

3. 基础研究方面　如前所述,中医药在防治肺癌过程中,在研究机制方面做了大量的工作,但是由于多种原因(复方复杂性、机制阐释不深入、靶点效应低)导致基础研究结果束之高阁,加强基础医学、药物研究、临床医学之间的联系,加强研究与应用之间的结合,在它们之间建立起一个双向转化的桥梁是关键。如何把中医药防治肺癌的效应放大,将基础研究结果利于临床转化,就得从理论、实验、临床等三方面,应该从更加符合临床实践(长期、动态性研究)、从具有中医特色优势及本质方面进行开展研究,阐释中医药防治肿瘤的效应机制。

人们对肺癌的发生、发展本质的认识仍处于初级阶段,中医药对肺癌癌细胞本身以及肿瘤微环境的研究处于起始阶段,相信随着中医肿瘤学者们的不断努力,肺癌中医理论、基础研究、临床研究的不断探索、更新与实践,中医药防治肺癌优势、内在机制的进一步明确,将会为肺癌患者提供更佳的治疗方法。

参 考 文 献

1. 周清,魏雪武,高欣.中国肺癌临床研究的过去、现在和未来[J].医学研究生学报,2017,30(11):1146-1150.

2. 郑红刚,花宝金,朴炳奎.朴炳奎辨治肺癌学术思想与经验探析[J].中医杂志,2010,51(4):304-306.

3. 邓运宗,孙宏新,郑锡军.周岱翰教授治疗肺癌经验[J].中医学报,2017,32(3):318-321.

4. 林洪生,张英.从"扶正培本"到"固本清源"——中医药治疗肿瘤理论的传承与创新[J].中医杂志,2016,57(4):295-298.

5. 郭婧瑶,李小江.刍议"三焦"理论在肺癌治疗中的运用[J].山西中医,2019,35(1):1-3.

6. 张孟之,高洁,李文,等.人工智能时代下的中医四诊客观化研究初探[J].贵阳中医学院学报,2019,41(1):100-102.

7. 张霆,陈波,徐涛,等.基于贝叶斯网络的肺癌证候研究[J].中国中医药科技,2014,21(6):599-600,603.

8. 杨晓慧,李雁.基于数据挖掘的名老中医辨治原发性肺癌的规律探讨[J].广州中医药大学学报,2017,34(3):437-441.

9. 李丛煌,花宝金.283例首治中晚期非小细胞肺癌患者证候要素研究[J].辽宁中医杂志,2009,36(11):1844-1845.

10. 花宝金.中医药防治肿瘤概述及展望[J].北京中医药,2018,37(12):1103-1106.

11. JIAO L J, DONG C S, LIU J X, et al. Effects of Chinese medicine as adjunct medication for adjuvant chemotherapy treatments of non-small cell lung cancer patients[J]. Sci Rep, 2017, 7: 46524.

12. LIU J, LIN H S, HOU W, et al. Comprehensive treatment with Chinese medicine in patients with advanced non-small cell lung cancer: a multicenter, prospective, cohort study[J]. Chin J Integr Med, 2017, 23(10): 733-739.

13. 于莹莹, 尹起亮, 吴荻. 中药防治恶性肿瘤化疗后骨髓抑制研究概况[J]. 中国医药导报, 2017, 14(26): 41-44.

14. 徐冉, 孙志高, 窦永起, 等. 健脾益气类中药减轻含顺铂化疗方案消化道反应的 Meta 分析[J]. 中医杂志, 2018, 59(8): 667-671, 676.

15. TANG M, WANG S M, ZHAO B, et al. Traditional Chinese medicine prolongs progression-free survival and enhances therapeutic effects in epidermal growth factor receptor tyrosine kinase inhibitor(EGFR-TKI)treated non-small-cell lung cancer(NSCLC)patients harboring EGFR mutations[J]. Med Sci Monit, 2019, 25: 8430-8437.

16. ZHANG X W, LIU W, JIANG H L, et al. Chinese herbal medicine for advanced non-small-cell lung cancer: a systematic review and meta-analysis[J]. Am J Chin Med, 2018, 46(5): 923-952.

17. XU L, LI H G, XU Z Y, et al. Multi-center randomized double-blind controlled clinical study of chemotherapy combined with or without traditional Chinese medicine on quality of life of postoperative non-small cell lung cancer patients[J]. BMC Complement Altern Med, 2012, 12: 112.

18. WANG Q, JIAO L J, WANG S F, et al. Maintenance chemotherapy with Chinese herb medicine formulas vs. with placebo in patients with advanced non-small cell lung cancer after first-line chemotherapy: a multicenter, randomized, double-blind trial[J]. Front Pharmacol, 2018, 9: 1233.

19. 张英, 侯炜, 林洪生. 中医药治疗恶性肿瘤临床研究成果与思考.[J]中医杂志, 2014, 55(6): 523-525.

20. WANG Q, WANG Q, WANG S F, et al. Oral Chinese herbal medicine as maintenance treatment after chemotherapy for advanced non-small-cell lung cancer: a systematic review and meta-analysis[J]. Curr Oncol, 2017, 24(4): e269-e276.

21. 杨蕴, 阮春阳, 裴朝翰, 等. 引入人工智能构建肺癌中医处方系统探索[J]. 世界科学技术—中医药现代化, 2019, 21(5): 977-982.

22. LIU S, HAN Z, TRIVETT A L, et al. Cryptotanshinone has curative dual anti-proliferative and immunotherapeutic effects on mouse Lewis lung carcinoma[J]. Cancer Immunol Immunother, 2019, 68(7): 1059-1071.

23. 林洪生, 李树奇, 朴炳奎. 中医治疗晚期肺癌的疗效评价方法[J]. 中国肿瘤, 2000, 9(8): 354-355.

第十二章 肝 癌

一、概述

原发性肝癌是目前我国第四位的常见恶性肿瘤,发病率约为25.7/10万,死亡率位居全国恶性肿瘤第二位,且呈逐年上升趋势,恶性程度高,预后较差,严重威胁我国人民的生命和健康。原发性肝癌主要包括肝细胞癌(hepatocellular carcinoma, HCC)、肝内胆管癌(intrahepatic cholangiocarcinoma, ICC)和HCC-ICC混合型3种不同病理类型,三者在发病机制、生物学行为、组织学形态、治疗方法以及预后等方面差异较大,其中肝细胞癌占85%~90%以上。乙型肝炎病毒(hepatitis B virus, HBV)的流行是中国肝癌致病的基本原因之一。本病早期病情隐匿,表现为消化道症状如上腹部不适、腹胀、纳呆、乏力,时有腹痛、胁痛等,晚期则以腹部肿块、持续性疼痛、腹胀、纳差、黄疸、腹水、消瘦等为主要表现,如患者出现肿瘤破裂出血、消化道出血、肝昏迷等并发症,多危及生命。肝癌在我国的男女发病比例,男女之比为(3~5):1。肝癌发病与肝炎病毒感染、黄曲霉素、水源污染、农药、亚硝胺、饮酒等多种因素有关,在我国,乙型肝炎病毒和丙型肝炎病毒感染是导致肝癌的最直接原因。

在祖国医学中,类似肝癌症状、体征记载较多,归属于"臌胀""黄疸""积聚""癥瘕"等范畴。《素问·腹中论》谓:"有病心腹满,旦食则不能暮食,此为何病?岐伯对曰:名为鼓胀。"《灵枢·水胀》谓:"腹胀,身皆大,大与肤胀等也,色苍黄,腹筋起,此其候也。"描述了臌胀的主要特征。《难经·五十六难》云:"肝之积,名曰肥气,在左胁下,如覆杯,有头足,久不愈。"指出了肝癌发生的部位、症状及病变转归。《金匮要略·水病脉证并治》云"肝水者,其腹大,不能自转侧,胁下腹痛,时时津液微生,小便续通",对肝水的描述类似于肝癌及肝硬化腹水。《诸病源候论》又谓:"诊得肝积,脉弦而细,两胁下痛……胁痛引小腹……身无膏泽,喜转筋,爪甲枯黑,春瘦秋剧,色青也。"可见肝积为胁下的肿块,伴见胁痛、消瘦等症,这些描述均与肝癌证候极为相似。唐代王焘《外台秘要》对"暴癥"的描述为:"病原暴癥者,由脏气虚弱,食生冷之物,脏既本弱,不能消之,结聚成块,卒然而起,其生无渐,名之暴癥也。本由脏弱其症暴生,至于成病毙人则速","腹中有物坚如石,痛如刺,昼夜啼呼,不疗之百日死。"清代喻昌《医门法律》认为"凡有癥瘕、积块,即是胀病之根,日积月累,腹大如箕瓮,是名单腹胀"。

古代医家认为肝癌多由于正气亏虚,感受外邪、饮食不节、情志失调而致肝脾受损,气机阻滞,肝郁化火,瘀血内停,湿热毒蕴,日久渐积而成。如《诸病源候论·癥候》云:"寒温失节,致脏腑之气虚弱,而饮食之气不消,聚结在内,染渐生一长块段,盘牢不移动者为癥瘕。"指出饮食不节、痰瘀蕴结而成癥瘕。《诸病源候论》曰:"气饮停滞,积结成癖因热气相搏,则郁蒸不散,故胁下满痛,而身发黄,名为瘀黄。"《医门法律·胀病论》云"胀病亦不外水裹、气结、血瘀","凡有瘕痛、积块、痞块,即是胀病之根……腹大如箕,腹大如瓮,是名腹胀"。认为瘀热、气滞、痰饮等为肝癌致病的重要原因。晚期肝癌预后极差,如晋代葛洪《肘后备急方》云"凡癥坚之起,多以渐生,如有卒觉,便牢大,自难治也。腹中癥有结积,便害饮食,转羸瘦";宋代《圣济总录》云:"积气在腹中,久不差,牢固推之不可移者,按之其状如杯盘牢结,久不已,令人身瘦而腹大,至死不消。"

二、中医病因病机

中医的脏腑学说认为肝为刚脏,主升、主动、主散、主疏泄,喜条达而恶抑郁,清代唐宗海《血证论》云:"肝属木,木气冲和条达,不致遏郁,则血脉得畅。"肝藏血,其生理特点为体阴而用阳,肝病则疏泄无权,肝气郁结,肝血失养。肝病易从火化,多见肝火或肝胆湿热征象,清代王旭高在其《西溪书屋夜话录》中对于肝癌肝火内盛的病机做了十分精准的分析:"肝火燔灼,游行三焦,一身上下内外皆能为病,难以枚举,如目红颧赤,痉厥狂躁,淋秘疮疡,善饥烦渴,呕吐不寐,上下血溢皆是。"随着病期发展,肝气郁结犯脾,则脾气虚;元气耗伤,肝阴受损,耗损及肾,则肝肾阴亏。

(一)禀赋不足

正气亏虚先天不足,禀赋薄弱,或后天失养,正气亏虚,不能抵御外邪侵袭;或他病日久,耗伤正气,致阴阳失调,气血逆乱,脏腑功能紊乱,瘀血留滞不去,而成积聚。唐代王焘《外台秘要》中云:"病源积聚者,由阴阳不和,脏腑虚弱,受于风邪,搏于脏腑之气所为也。"

(二)外感时邪

时邪外感,或寒或热,侵犯机体,入里转化,致脏腑失和,气血运行不畅,变生积块,或邪郁日久,化毒成瘀,毒瘀内聚,终成"癥积"。清代尤怡《金匮翼·积聚通论》曰:"积聚之病,非独痰、食、气血,即风寒外邪,亦能成之。"

(三)情志郁怒

肝主疏泄,主藏血,清代唐宗海《血证论》曰:"肝属木,木气冲和条达,不致遏抑,则血脉得畅。"若情志郁怒,可使情志不得发泄而致肝气郁结,气滞则血瘀,瘀血结于腹中,日久可变生积块。如元代滑寿《难经本义》所述:"积蓄也,言血脉不通,蓄积而成病也。"脾胃升降依赖肝气之疏泄,肝气不舒,肝郁而横逆犯脾,则脾失健运,《金匮要略》云"四季脾旺不受邪""见肝之病,知肝传脾,当先实脾。"此时治肝求效,当先实脾。

(四)饮食失宜

饥饱失常,或嗜酒过度,或恣食肥甘厚味,或饮食不洁,皆能损伤脾胃,脾失健运,不能输布水谷之精微,湿浊凝聚成痰,痰阻气机,血行不畅,脉络壅塞,痰浊与气血搏结,致生痞块,久而不消,病成癥积。如《卫生宝鉴》曰:"凡人脾胃虚弱或饮食失常或生冷过度,不能克化,致成积聚结块。"

肝癌病位在肝,与脾、胃、肾、胆腑密切相关,其病性常虚实夹杂,虚以脾气虚、肝肾阴虚及脾肾阳虚为主;实以气滞血瘀、湿热瘀毒为患。本病早期临床表现不明显,一旦发病,病情复杂,发展迅速,病机转化急剧,预后较差。初起病机多以气郁脾虚湿阻为主,进一步可致湿热毒瘀互结,耗伤阴血,终致正衰邪实,病情恶化,甚则阴阳离决。毒、虚、瘀、热是肝癌的基本病变,邪毒化火,瘀毒互结,脾肾亏虚,进一步表现为肝肾阴虚和脾肾阳虚,贯穿肝癌发病全程。

三、西医发病机制

目前认为肝癌的发生经过启动、促癌和演进等多个步骤,多个癌基因和相关基因参与发生突变的结果,肝癌的确切病因仍不清楚。肝癌在不同国家和地区其病因因素不尽相同,我国肝癌的主要病因因素为病毒性肝炎、黄曲霉毒素、饮水污染等。

(一)病毒性肝炎

病毒性肝炎是导致肝癌的一个主要病因。尤其以乙型病毒性肝炎(以下简称乙肝)多见,既往患有乙肝的患者比正常人患肝癌的概率要高10倍之多。长期的临床观察中发现,肝炎、肝硬化、肝癌是不断迁移演变的三部曲。活动性肝炎患者需长期进行抗肝炎病毒治疗,并每3~6个月进行相关复查。

(二)黄曲霉毒素

黄曲霉毒素是目前已被证实有明确、强烈导致肝癌的致癌物之一,主要存在于霉变的粮食中,如玉米、花生、大米等,在炎热和潮湿的气候条件下,由黄曲霉菌产生。黄曲霉毒素是一类化学结构类似的化合物,均为二氢呋喃香豆素的衍生物。在中国,黄曲霉毒素污染分布图与肝癌高发区地理分布几乎一致。

(三)过量饮酒

过量饮酒能够促进肝癌的发生和进展。当乙醇进入人体后,主要在肝脏进行分解代谢,乙醇对肝细胞的毒性使肝细胞对脂肪酸的分解和代谢发生障碍,引起肝内脂肪沉积而造成脂肪肝,进而引起肝纤维化、肝硬化的发生。大量饮酒,或者长期酗酒,乙醇的代谢超过肝脏的代谢功能,则容易引起肝细胞癌变。

(四)饮水污染

流行病学显示饮用沟塘水居民肝癌的死亡率明显增高。沟塘水的检测中证实其含有较多的致突变、致癌、促癌物,可能与沟塘水中蓝藻中的某些种类(如微囊藻)产生毒素有关。

(五)寄生虫感染

相关寄生虫如华支睾吸虫对肝脏细胞的直接破坏,虫卵不断刺激肝脏胆管,可导致肝脏胆管上皮细胞增生、重构,最后引致肝癌的发生。多见于喜欢吃鱼生、钉螺较多的地区,如广东的顺德地区等。

四、中西医诊断

(一)临床表现

原发性肝癌起病隐匿,早期肝癌可无任何临床症状与体征,或仅出现肝病所致的临床表现,如胁痛、纳呆、消瘦等,称为亚临床肝癌,多数患者素有情志不畅,烦躁易怒,口苦咽干,疲倦纳呆等"肝失疏泄""肝盛脾虚"的症状。一旦出现肝癌临床表现,则多已至中晚期,晚期症状复杂多样,其中以肝区疼痛为主,可伴有腹胀、纳差、呃逆、发热、腹泻、消瘦、呕血、便血、衄血、皮下瘀斑等。肝大,质地坚硬,伴或不伴结节,压痛明显、腹水、黄疸、脾肿大为肝癌的常见体征。其中黄疸、腹水、恶病质、锁骨上淋巴结肿大及其他远处转移灶的出现是肝癌晚期的表现。

1. 疼痛 以肝区疼痛,右上腹疼痛最常见,为本病的重要症状。常为间歇性或持续性隐痛、钝痛或胀痛,随着病情发展加剧。疼痛部位与病变部位密切相关,病变位于肝右叶为右季肋区疼痛,位于肝左叶则为剑突下区疼痛;如肿瘤侵犯膈肌,疼痛可放散至右肩或右背;

向右后生长的肿瘤可引起右侧腰部疼痛。肝区疼痛常因肿瘤增大使肝包膜张力增加或包膜侵犯所致,突然发生的剧烈腹痛和腹膜刺激征,可能是肝包膜下癌结节破裂出血。

2. 纳差　食欲减退,饭后上腹饱胀,消化不良,恶心、呕吐和腹泻等症状。

3. 消瘦　消瘦伴有乏力,晚期患者可呈现恶病质状况。

4. 发热　多为持续性低热,37.5~38℃左右,也可呈不规则或间歇性、持续性或者弛张型高热,表现类似肝脓肿,但是发热前无寒战,抗生素治疗无效。发热多为癌性热,与肿瘤坏死物的吸收有关;有时可因癌肿压迫或侵犯胆管而致胆管炎,或因抵抗力减低合并其他感染而发热。

5. 转移灶症状　肺部转移可以引起咳嗽、咯血;胸膜转移可以引起胸痛和血性胸腔积液;骨转移可以引起骨痛或病理性骨折等。

6. 晚期症状　晚期患者常出现黄疸、出血倾向(牙龈、鼻出血及皮下瘀斑等)、上消化道出血、肝性脑病以及肝肾功能衰竭等。

7. 伴癌综合征　即肝癌组织本身代谢异常或癌组织对机体产生的多种影响引起的内分泌或代谢紊乱的综合征临床表现多样且缺乏特异性,常见的有自发性低血糖症,红细胞增多症;其他有高脂血症、高钙血症、性早熟、促性腺激素分泌综合征、皮肤卟啉症、异常纤维蛋白原血症和类癌综合征等,但比较少见。

（二）体征

在肝癌早期,多数患者可没有明显的相关阳性体征,仅少数患者体检可以发现轻度的肝大、黄疸和皮肤瘙痒等非特异性表现。中晚期肝癌,常见黄疸、肝脏肿大(质地硬,表面不平,伴有或不伴结节,血管杂音)和腹腔积液等。如果原有肝炎、肝硬化的病史,可以发现肝掌、蜘蛛痣、红痣、腹壁静脉曲张及脾脏肿大等。

1. 肝脏肿大　肝脏往往呈进行性肿大,质地坚硬、表面凹凸不平,有大小不等的结节甚至巨块,边缘清楚,常有程度不等的触压痛。肝癌突出至右肋弓下或剑突下时,相应部位可见局部饱满隆起;如癌肿位于肝脏的横膈面,则主要表现横膈局限性抬高;位于肝脏表面接近下缘的癌结节最易触及。

2. 黄疸　患者可见皮肤巩膜黄染,常在晚期出现,多是由于癌肿或肿大的淋巴结压迫胆管引起胆道梗阻所致,亦可因为肝细胞损害而引起。

3. 血管杂音　由于肝癌血管丰富而迂曲,动脉骤然变细或因癌块压迫肝动脉及腹主动脉,约半数患者可在相应部位听诊到吹风样血管杂音;此体征具有一定的诊断价值,但对早期诊断意义不大。

4. 门静脉高压征象　肝癌患者多有肝硬化病史,故常有门脉高压和脾脏肿大。腹腔积液为晚期表现,血性积液多为癌肿向腹腔破溃所致,亦可因腹膜转移而引起;门静脉和肝静脉癌栓,可以加速腹腔积液的生长。

（三）影像学检查

各种影像学检查手段各有特点,应该强调综合应用、优势互补、全面评估。

1. 超声检查(ultrasonography, US)　超声检查因操作简便、实时无创、移动便捷等特点,是临床上最常用的肝脏影像学检查方法。常规灰阶超声可早期、敏感地检出肝内占位性病变,可鉴别其是囊性或实质性、良性或恶性,并观察肝内或腹腔内相关转移灶、肝内血管及胆管侵犯情况等。彩色多普勒血流成像可观察病灶内血供,同时明确病灶性质及与肝内重要血管的毗邻关系。超声造影可提示肝肿瘤的血流动力学变化,帮助鉴别诊断不同性质肝肿瘤,在评价肝癌的微血管灌注和引导介入治疗及介入治疗后即刻评估疗效方面具有优势。超声联合影像导航技术为肝癌的精准定位和实时微创消融提供了有效的手段。多种超声技术的联合应用,可为肝癌精准的术前诊断、术中定位、术后评估起到重要作用。

2. X 线计算机断层成像(computed tomography, CT)和磁共振成像(magnetic resonance imaging, MRI)　动态增强 CT 和多模态 MRI 扫描是肝脏超声和血清 AFP 筛查异常者的首选影像学检查方法。目前肝脏动态增强 CT 除常见应用于肝癌的临床诊断及分期外,也应用于肝癌局部治疗的疗效评价,特别是对经导管动脉化疗栓塞(transcatheter arterial chemoembolization, TACE)后碘油沉积观察有优势。同时,借助 CT 后处理技术可进行三维血管重建、肝脏体积和肝肿瘤体积测量、肺和骨等其他脏器转移评价,广泛应用于临床。

肝脏多模态 MRI 是肝癌临床检出、诊断、分期和疗效评价的优选影像技术。肝脏 MRI 具有无辐射影响、组织分辨率高、可多方位多序列参数成像的优势,且具有形态结合功能(包括扩散加权成像等)综合成像技术能力。总体上,多模态 MRI 检出和诊断直径≤2.0cm 肝癌的能力优于动态增强 CT,使用肝细胞特异性对比剂钆塞酸二钠(Gd-EOB-DTPA)可提高直径≤1.0cm 肝癌的检出率以及对肝癌诊断与鉴别诊断的准确性。肝细胞特异性对比剂 Gd-EOB-DTPA 增强 MRI 联合应用肝胆特异期低信号、动脉期强化和扩散受限征象可明显提高小肝癌的诊断敏感性,同时有助于鉴别高度异型增生结节等癌前病变。多模态 MRI 在评价肝癌是否侵犯门静脉、肝静脉主干及其分支,以及腹腔/后腹膜淋巴结转移等方面较动态增强 CT 也更显优势。

肝癌影像学诊断主要根据“快进快出”的强化方式。动态增强 CT 和 MRI 动脉期(主要在动脉晚期)肝肿瘤呈均匀或不均匀明显强化,门脉期和/或平衡期肝肿瘤强化低于肝实质。基于肝癌 CT 和/或 MRI 信息的临床数据挖掘建立融合模型有助于改善临床决策(患者治疗方案选择、疗效评价及预测等)。

3. 数字减影血管造影(digital subtraction angiography, DSA)　DSA 是一种侵入性创伤性检查,多主张采用经选择性或超选择性肝动脉进行 DSA 检查,该技术更多用于肝癌局部治疗或急性肝癌破裂出血治疗等。DSA 可显示肝肿瘤血管及肝肿瘤染色,还可明确显示肝肿瘤数目、大小及其血供情况。DSA 能够为血管解剖变异、肝肿瘤与重要血管解剖关系,以及门静脉浸润提供准确客观的信息,对于判断手术切除的可能性、彻底性以及制订合理的治疗方案有重要价值。

4. 正电子发射计算机断层成像(positron emission tomography/CT, PET/CT)　氟 -18- 脱氧葡萄糖(18F-FDG)PET/CT 全身显像的优势在于:①对肿瘤进行分期,通过一次检查能够全面评价有无淋巴结转移及远处器官的转移;②再分期,因 PET/CT 功能影像不受解剖结构的影响,可准确显示解剖结构发生变化后或者解剖结构复杂部位的复发转移灶;③疗效评价,对于抑制肿瘤活性的靶向药物,疗效评价更加敏感、准确;④指导放疗生物靶区的勾画、确定穿刺活检部位;⑤评价肿瘤的恶性程度和预后。

5. 穿刺活检　具有典型肝癌影像学特征的肝占位性病变,符合肝癌临床诊断标准的患者,通常不需要以诊断为目的的肝病灶穿刺活检。对于能手术切除或准备肝移植的肝癌患者,不建议术前行肝病灶穿刺活检,以减少肝肿瘤播散风险。对于缺乏典型肝癌影像学特征的肝占位性病变,肝病灶穿刺活检可获得明确的病理诊断。肝病灶穿刺活检对肝病病因、肝癌分子分型、指导治疗和判断预后提供有价值的信息。

在超声引导下经皮肝穿刺空芯针活检(core biopsy)或细针穿刺(fine needle aspiration,

FNA），进行组织学或细胞学检查，可以获得肝癌的病理学诊断依据以及了解分子标志物等情况，对于明确诊断、病理类型、判断病情、指导治疗以及评估预后都非常重要，近年来被越来越多地被采用。临床应根据肝病灶穿刺活检的患者受益、潜在风险以及医生操作经验来进行综合评估。肝病灶穿刺病理诊断存在一定的假阴性率，特别是对于直径≤2cm 的病灶，假阴性率较高。因此，肝病灶穿刺活检阴性结果不能完全排除肝癌可能，仍需定期随访。对于活检组织取样过少、病理结果阴性但临床上高度怀疑肝癌的患者，建议重复肝病灶穿刺活检或者密切随访。肝穿刺活检时，应注意防止肝脏出血和针道癌细胞种植；禁忌证是有明显出血倾向，患有严重心肺、脑、肾疾患和全身衰竭的患者。

（四）实验室检查

1. 甲胎蛋白（AFP）　血清 AFP 及其异质体是诊断肝癌的重要指标和特异性最强的肿瘤标志物，国内常用于肝癌的普查、早期诊断、术后监测和随访。对于 AFP≥400μg/L 超过 1 个月，或≥200μg/L 持续 2 个月，排除妊娠、生殖腺胚胎癌和活动性肝病，应该高度怀疑肝癌。

尚有 30%~40% 的肝癌患者 AFP 检测呈阴性，因此，仅靠 AFP 不能诊断所有的肝癌，AFP 对肝癌诊断的阳性率一般为 60%~70%，有时差异较大，强调需要定期检测和动态观察，并且要借助于影像学检查其或 B 超导引下的穿刺活检等手段来明确诊断。

2. 其他肝癌标志物　其他可用于肝癌辅助诊断的标志物还有多种血清酶，包括 γ- 谷氨酰转肽酶（GGT）及其同工酶、α-L- 岩藻苷酶（AFU）、异常凝血酶原（DCP）、高尔基体蛋白 73（GP73），5- 核苷酸磷酸二酯酶（5'NPD）同工酶、醛缩酶同工酶 A（ALD-A）和胎盘型谷胱甘肽 S- 转移酶（GST）等，还有铁蛋白（FT）和酸性铁蛋白（AIF）等。部分肝胆管细胞癌患者，可有癌胚抗原（CEA）和糖类抗原 CA19-9 等异常增高。

血清甲胎蛋白异质体（lens culinaris agglutinin-reactive fraction of AFP，AFP-L3）、异常凝血酶原（protein induced by vitamin K absence/antagonist-Ⅱ，PIVKA Ⅱ 或 des-gamma carboxyprothrombin，DCP）和血浆游离微小核糖核酸（microRNA）也可作为肝癌早期诊断标志物，特别是对血清 AFP 阴性人群。

（五）病理检查

肝占位病灶或肝外转移灶活检或手术切除组织标本，经病理组织学和 / 或细胞学检查诊断为肝癌。病理检查申请单应提供患者的 HBV/HCV 感染史、肿瘤血清学分子标志物以及影像学检查等相关信息。

肝癌的病理学分型，95% 以上为肝细胞癌，约 3% 为胆管细胞癌，有部分患者兼有 2 种细胞成分。需要合理组合使用免疫组化标志物谱对 HCC、ICC、混合型 HCC-ICC 以及转移性肝癌进行鉴别诊断。推荐常用的肝细胞性标志物有精氨酸酶 -1（arginase-1，Arg-1）、肝细胞石蜡 1（hepatocyteparaffin1，Hep Par1）、磷脂酰肌醇蛋白多糖 -3（glypican-3，GPC-3）、AFP、pCEA、CD10；用于早期肝细胞癌的常用标志物是 GPC-3、HSP70 和谷氨酰胺合成酶（glutamine synthetase，GS）等。对于肝细胞癌中 PD1/PD-L1（programmed death ligand 1）的免疫组化检测也有开展，值得关注。

（六）诊断标准

病理学诊断标准：肝脏占位病灶或者肝外转移灶活检或手术切除组织标本，经病理组织学和 / 或细胞学检查诊断为肝癌，此为金标准。

临床诊断标准：一般认为主要取决于三大因素，即慢性肝病病史，影像学检查结果以及血清 AFP 水平;但是学术界的认识和具体要求各有不同,常有变化,实际应用时也有误差。临床结合肝癌发生的高危因素、影像学特征以及血清学分子标志物,依据路线图的步骤对肝癌做出临床诊断(图 12-1)。

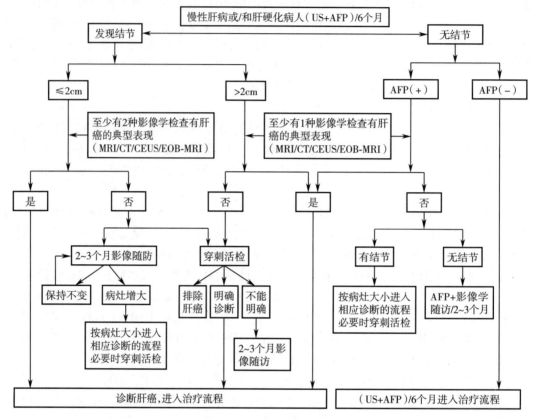

图 12-1　肝癌诊断路线图

1. 有乙型肝炎或丙型肝炎,或者有任何原因引起肝硬化者,至少每隔 6 个月进行一次超声及 AFP 检测,发现肝内直径≤2cm 结节,动态增强 MRI、动态增强 CT、超声造影及普美显动态增强 MRI 四项检查中至少有两项显示有动脉期病灶明显强化、门脉或延迟期强化下降的"快进快出"的肝癌典型特征,则可做出肝癌的临床诊断;对于发现肝内直径 >2cm 的结节,则上述四种影像学检查中只要有一项有典型的肝癌特征,即可临床诊断为肝癌。

2. 有乙型肝炎或丙型肝炎,或者有任何原因引起肝硬化者,随访发现肝内直径≤2cm 结节,若上述四种影像学检查中无或只有一项检查有典型的肝癌特征,可进行肝穿刺活检或每 2~3 个月密切的影像学随访以确立诊断;对于发现肝内直径 >2cm 的结节,上述四种影像学检查无典型的肝癌特征,则需进行肝穿刺活检以确立诊断。

3. 有乙型肝炎或丙型肝炎,或者有任何原因引起肝硬化者,如 AFP 升高,特别是持续增高,应该进行上述四种影像学检查以确立肝癌的诊断,如未发现肝内结节,在排除妊娠、活动性肝病、生殖胚胎源性肿瘤以上消化道癌的前提下,应该密切随访 AFP 水平以及每隔 2~3 个月一次的影像学复查。

（七）临床分期

肝癌的分期对于预后评估、合理治疗方案的选择至关重要。国外有多种的分期方案,如：BCLC、TNM、JSH、APASL 等。结合中国的具体国情及实践积累,依据患者一般情况、肝肿瘤情况及肝功能情况,建立中国肝癌的分期方案(China liver cancer staging, CNLC),包括：CNLC Ⅰa 期、Ⅰb 期、Ⅱa 期、Ⅱb 期、Ⅲa 期、Ⅲb 期、Ⅳ期,具体分期方案描述如下：

CNLC Ⅰa 期：PS 0~1,肝功能 Child-Pugh A/B 级、单个肿瘤、直径≤5cm,无血管侵犯和肝外转移;

CNLC Ⅰb 期：PS 0~1,肝功能 Child-Pugh A/B 级、单个肿瘤、直径>5cm,或 2~3 个肿瘤、最大直径≤3cm,无血管侵犯和肝外转移;

CNLC Ⅱa 期：PS 0~1,肝功能 Child-Pugh A/B 级,2~3 个肿瘤、最大直径>3cm,无血管侵犯和肝外转移;

CNLC Ⅱb 期：PS 0~1,肝功能 Child-Pugh A/B 级,肿瘤个数≥4 个、肿瘤直径不论,无血管侵犯和肝外转移;

CNLC Ⅲa 期：PS 0~2,肝功能 Child-Pugh A/B 级,肿瘤情况不论、有血管侵犯而无肝外转移;

CNLC Ⅲb 期：PS 0~2,肝功能 Child-Pugh A/B 级,肿瘤情况不论、血管侵犯不论、有肝外转移;

CNLC Ⅳ期：PS 3~4,或肝功能 Child-Pugh C 级,肿瘤情况不论、血管侵犯不论、肝外转移不论。

(八)鉴别诊断

1. 肝血管瘤　临床多见,为肝脏的良性肿瘤,发展缓慢,无明显临床表现,多在体检时发现,不影响肝功能,AFP 正常,必要时可行核素血池扫描与肝癌鉴别。

2. 肝囊肿　为先天性肝脏良性肿瘤,多与肾囊肿伴发,可单发亦可多发,发展缓慢,患者一般情况良好,多于体检时发现。肝功能及 AFP 正常,B 超检查多可明确诊断。

3. 肝转移癌　患者常有胃、肠、胰腺、乳腺、肺等部位的原发癌或恶性黑色素瘤病史,一般情况较差,B 超见肝内多个大小不等的结节,AFP 可轻度增高。

4. 肝硬化　病程发展缓慢,肿大的肝脏仍保持正常的轮廓。超声波检查,放射性核扫描和血清 AFP 测定,有助于鉴别。但当肝硬化肝脏明显肿大,质硬而呈结节状;或因肝脏萎缩,硬变严重,在放射性核肝扫描图上表现为放射性稀疏区时,鉴别不易。应密切观察,并反复测定血清 AFP 及行影像学复查(MRI、PET-CT)以作动态观察。

5. 肝脓肿　可有阿米巴痢疾、败血症、胆系感染等病史。有炎症表现,如发热、寒战、白细胞计数及中性粒细胞升高,伴肝区叩击痛。超声或 CT 示液性暗区,暗区周围见低密度炎症反应区,肝穿刺见脓性液体。

五、治疗

(一)中西医治疗原则

肝癌治疗领域的特点是多种治疗方法、多个学科共存,而以治疗手段的分科诊疗体制与实现有序规范的肝癌治疗之间存在一定的矛盾。因此,肝癌诊疗须加强重视多学科诊疗团队(MDT)的模式,特别是对疑难复杂病例的诊治,从而避免单科治疗的局限性,促进学科交流。肝癌治疗方法包括肝切除术、肝移植术、局部消融治疗、TACE、放射治疗、全身治疗等多种手段,合理治疗方法的选择需要有高级别循证医学证据的支持,但也需要同时考虑地区经济水平的差异。

肝癌的中西医结合治疗,应坚持整体观念,辨病及辨证相结合,遵循病机病势为患者制定动态、个体化的综合治疗方案。应以辨病为先,辨证为本,即"以病为本,以证为纲,病证结合,佐以对症"。肝癌的全程规范治疗非常重要,应根据肝癌的疾病发展特点,在不同分期采取针对性的中医药治疗策略,将多学科综合治疗融入到肝癌的全程规范治疗当中,以充分发挥中医药治疗肝癌的特色和优势。总体治疗原则如下:①早期肝癌:结合手术治疗,术后扶正抑瘤防复发;②中期肝癌:结合介入、局部消融、靶向治疗,保肝与抑瘤并重;③晚期肝癌:以中医药扶正固本、健脾补肾、柔肝养阴为主要治法。

（二）中医辨证治疗原则

1. 肝癌初起,肝郁气滞,肝郁化火,脾虚失运　肝为刚脏,主升主动,藏血而主疏泄,喜条达而恶抑郁。肝癌多由于正气亏虚,饮食不节、情志失调而致肝脾受损,气机阻滞,肝失疏泄,肝郁化火,瘀血内停,湿热毒蕴,日久成积。清代王旭高《西溪书屋夜话录》云:"肝火燔灼,游行三焦,一身上下内外皆能为病,难以枚举,如目红颧赤,痉厥狂躁,淋秘疮疡,善饥烦渴,呕吐不寐,上下血溢皆是。"肝癌的病机与脾脏关系密切,因肝失疏泄,肝火燔灼,木盛乘土,侮脾犯胃,故而脾气亏虚,失于运化,水湿、湿热内生。此时,肝癌的治疗重在清肝利湿、疏肝健脾、利湿解毒。

2. 肝癌中后期,正气耗损,累及肝肾　随着病期的发展,肝郁脾虚日久,耗伤正气,此时肝癌的病机有2个特点:①肝阴亏:由肝火燔灼,劫血烁阴,肝不藏血,血耗阴虚所致;②肾水竭:肝肾之阴,相互资生,"乙癸同源",肝血不足,肝阳妄动,下劫肾阴,致肾阴不足,肾水枯竭。此时,肝癌的治疗当注重滋养肝肾,养肝柔肝。

3. "虚""瘀""湿""毒"贯穿于肝癌的整个发展过程　湿热因素攻伐肝、脾、肾是机体正气衰败的重要致病因素。脾为后天之本,肾为先天之本,肝肾精血同源,湿热相夹,耗气伤津,易伤以上脏腑。湿热之邪致病,易蕴中焦,郁蒸肝胆,伏于营血,缠绵难祛。因此,古代医家治疗以扶正补虚贯穿始终,随证施以清热利湿、活血祛瘀、解毒散结。

（三）辨证思路

1. 辨神色　中医诊病,望神察色是望诊中最重要的内容之一,在肝癌临证中注意观其神色,以查胃气,色的润泽与枯槁能说明胃气强弱盛衰,进而判断肝癌的轻重缓急和预后。肝癌患者若面色明润光泽,神色自然,舌苔薄或厚而有根,脉从容和缓为有胃气,病之初起或病邪不深,或病情好转;若面色晦暗,形容枯槁,面目黄染色深暗,或面目无华,神志错乱,舌光红无苔或苔厚如蕳粉而无根,脉促急或细数无力,则预后不良,甚则可出现血证(上下血溢)、神昏等危象。

2. 辨腹胀　腹胀为肝癌最常见症状,临床中要注意分清是气胀、水胀还是臌胀,一般气胀时消时长,叩之如鼓,治当疏肝健脾,理气消胀;水胀则缓慢增长,伴体重增加,持续难消,腹如蛙状,治以通利二便为主兼以温阳益气;臌胀多伴有疼痛,固定不移,可触及包块,呃逆频作,影响进食,治以健脾温肾,软坚散结。

3. 辨血瘀与出血　血瘀为肝癌的基本病机,而中、晚期肝癌又多出现鼻衄、齿衄及黑便等,甚至呕血、便血等出血证候,故要谨慎合理使用活血化瘀之剂,有些患者虽有明显的血瘀征象,常须兼顾健脾摄血,不宜多用久用活血化瘀之品,以免引起出血。

4. 辨舌脉　临证查看肝癌的舌象时,除察舌质、舌苔外,还注重观察舌边、舌下静脉,并常以舌之津液辨病势凶吉;肝癌患者早、中期,以肝郁脾虚或肝热血瘀为主,病邪相对较浅,舌质红或暗红、舌苔呈白苔或黄厚苔;病至中晚期,肝肾阴亏,多见淡暗舌、紫暗舌,多见于热毒夹瘀的患者；舌边见瘀斑瘀点，即"肝瘿线"，与肝掌、蜘蛛痣并称肝三征，为肝热血瘀之象；晚期伤阴，舌质红绛、舌苔光剥为其特点。脉象以弦细为多，也可见弦滑脉、濡脉、细数脉；若病者大肉尽脱，舌红神疲，而脉象反呈弦数有力，乃邪重病进之征，须防血证之变，晚期出血后可见芤脉。

（四）分证论治

1. 肝热血瘀

临床表现：上腹肿块质硬如石，疼痛拒按，或胸胁掣痛不适，烦热口干，或烦躁口苦喜饮，大便干结，尿黄或短赤，甚则肌肤甲错，舌质红或暗红，边尖有瘀点瘀斑，舌苔白厚或黄，脉弦数或弦滑有力。

中医治则：清肝凉血，解毒祛瘀。

推荐方剂：龙胆泻肝汤（《医方集解》）合下瘀血汤（《金匮要略》）加减。

药物组成：龙胆草、半枝莲、栀子、泽泻、通草、车前子、生地黄、柴胡、桃仁、土鳖虫、大黄等。

辨证加减：腹部疼痛或胸胁掣痛甚者，酌加徐长卿、蒲黄、五灵脂；大便干结加生地黄、大黄。

2. 肝郁脾虚

临床表现：上腹肿块胀顶不适，消瘦乏力，倦怠短气，腹胀纳少，进食后胀甚，口干不喜饮，大便溏数，小便黄短，甚则出现腹水、下肢浮肿，舌质胖，舌苔白，脉弦细。

中医治则：健脾益气，疏肝软坚。

推荐方剂：逍遥散（《太平惠民和剂局方》）加减。

药物组成：党参、白术、茯苓、桃仁、柴胡、当归、白芍、八月札、川朴、栀子、莪术、生甘草等。

辨证加减：短气乏力甚者，以生晒参易党参；腹胀顶甚者，加槟榔、木香；腹水、黄疸者，酌加蒲公英、徐长卿、泽泻；便溏甚者，加肉豆蔻、草果。

3. 肝胆湿热

临床表现：胁肋癥块质硬，胁胀灼痛，发热，口苦，或身黄目黄，心烦易怒，或腹胀纳差，大便干结，舌质红或绛红，苔黄腻或焦黄，脉滑数或弦。

中医治则：清肝利胆，利湿退黄。

推荐方剂：茵陈蒿汤（《伤寒论》）加减。

药物组成：绵茵陈、栀子、大黄、虎杖、猪苓、柴胡、白芍、郁金、八月札、枳壳、半枝莲、七叶一枝花等。

辨证加减：若见黑便如酱者，加槐花、地榆、仙鹤草；胁肋胀痛甚者，可加三棱、莪术、桃仁；刺痛甚者，加乳香、没药、延胡索、川楝子；二便不利，腹胀难忍者，加车前子、商陆等。

4. 脾虚湿困

临床表现：以腹胀纳少，进食后胀甚，大便溏薄，下肢浮肿，舌质胖，舌苔白，脉弦细为辨证要点。

中医治则：健脾益气，利湿解毒。

推荐方剂：四君子汤（《太平惠民和剂局方》）合五皮饮（《证治准绳》）加减。

药物组成：黄芪、党参、白术、香附、枳壳、茯苓皮、陈皮、大腹皮、冬瓜皮、桃仁、莪术、白花蛇舌草、赤芍、甘草等。

辨证加减：纳差食少者，加神曲、山楂、麦芽；口黏舌苔白腻者，加苍术、薏苡仁、绵茵陈、木棉花；浮肿甚者，加猪苓、泽泻、牛膝、泽兰。

5. 肝肾阴虚

临床表现：臌胀肢肿，蛙腹青筋，四肢柴瘦，唇红口燥，短气喘促，纳呆畏食，烦躁不眠，小便短少，上下血溢，甚则神昏摸床，舌质红绛，舌光无苔，脉细数无力，或脉如雀啄。

中医治则：滋阴柔肝，凉血软坚。

推荐方剂：一贯煎（《柳州医话》）加减。

药物组成：生地黄、玄参、知母、黄柏、当归、枸杞子、女贞子、山萸肉、桑椹、党参、牡丹皮、鳖甲（先煎）等。

辨证加减：腹水胀顶酌加木香、大腹皮；口干明显者，加天花粉、麦冬、石斛；肝性脑病神昏加羚羊角送服安宫牛黄丸；上下血溢加鲜旱莲叶、鲜藕汁、水牛角。

（五）辨病治疗

1. 常用中草药

（1）大黄：苦、寒，归脾、胃、大肠、心包、肝经。具有攻积滞、清湿热、泻火凉血、祛瘀解毒等功效。大黄是治肝癌的要药，是大黄䗪虫丸、下瘀血方、鳖甲煎丸、茵陈蒿汤的重要成分。《神农本草经》记载："大黄味苦寒有毒，主下瘀血，血闭，寒热，破癥瘕积聚，留饮宿食，荡涤肠胃，推陈致新，通利水谷，调中化食，安和五脏。"临床常用肝癌、消化道癌瘤、妇科肿瘤中属瘀毒内壅或湿热内蕴、大便不通者。煎煮内服，10~20g，用于泻下不宜久煎。外用适量，研末敷于患处。

（2）干蟾皮：辛，凉，微毒。清热解毒，利水消胀。《本草纲目拾遗》："贴大毒，能拔毒、收毒"。临床常用治肝癌、胃癌、食管癌、乳腺癌等癌瘤中属瘀毒内壅者。煎服，每天用3~6g；研末入丸散，每次0.3~0.9g。外用适量，可研末调敷患处，或以新鲜蟾皮外贴患处。

（3）蜈蚣：辛，温，有毒。攻毒散结，通络止痛，息风止痉。《神农本草经》："主啖诸蛇虫鱼毒，温疟，去三虫"。《本草纲目》："治小儿惊痫风搐，脐风口噤，丹毒，秃疮，瘰疬，便毒，痔漏，蛇瘕，蛇瘴，蛇伤。"临床常用治肝癌、鼻咽癌、骨癌等癌瘤中属瘀毒内壅，或见肝风内动者。煎服，1~3g。研末吞服，每次0.6~1g。外用适量。

（4）半枝莲：辛、微苦，凉。清热解毒，活血祛瘀，利水消肿。《泉州本草》："内服主血淋，吐血、衄血……痈疽，疔疮，无名肿毒。"临床常用治肝癌、胃癌、肠癌、肺癌等癌瘤中属热毒蕴结、水湿内盛、瘀血阻滞者。煎服，用量15~30g，大量可用至60g；外用适量，鲜品捣烂敷患处。

（5）七叶一枝花：亦称蚤休、重楼、草河车。苦、辛，微寒。有小毒。清热解毒，平喘止咳，息风止痉，活血止痛。《滇南本草》："消诸疮，无名肿毒，利小便。"临床常用治肝癌、胃癌、结肠癌、恶性淋巴瘤等癌瘤中属热毒瘀阻者。煎服10~15g，外用适量。

（6）莪术：辛、苦，温。破血祛瘀，行气止痛。《开宝本草》："主心腹痛，中恶，霍乱冷气，吐酸水，解毒，食饮不消。酒研服之，又疗妇人血气，丈夫奔豚。"临床常用治膀胱癌、宫颈癌、肝癌、胃癌等癌瘤中属血瘀气滞者。煎服6~15g。醋制后可加强祛瘀止痛作用；外用适量。

2. 常用中成药

（1）大黄䗪虫丸（《金匮要略》）：每日1丸，每日2次。有清热解毒，活血祛瘀，通下散结之功效。适用于各期腹水正气未全虚者。

（2）片仔癀（漳州片仔癀药业股份有限公司）：主要成分为麝香、牛黄、蛇胆、田七,具有清热解毒、消炎止痛、活血化瘀功能。用法：每次 1/2 粒,每日 1~2 粒。

（3）槐耳颗粒：具有扶正固本、活血消瘀功效。适用于正气虚弱、瘀血阻滞之证,并可作为化疗者辅助治疗用药,有改善腹痛、腹胀、乏力等症状的作用。用法用量：口服,一次 20g,一日 3 次。1 个月为一疗程,或遵医嘱。

（4）西黄丸：主要成分为牛黄、麝香、乳香（醋制）、没药（醋制）。用法用量：每次 1 个（9g）,每天 2 次。有清热解毒,和营消肿的功效。适用于肝癌热毒血瘀者。

3. 外治法

（1）阿魏化痞膏（《中国药典》）功能：消痞散结。主治：腹部肿块、胀满疼痛。用法用量：外用。用火将阿魏化痞膏烘烊,贴患处。

（2）双柏散（广州中医药大学第一附属医院经验方）功能：活血祛瘀、消肿止痛。主治：跌打损伤早期,疮疡初起,局部红肿热痛或局部包块形成而未溃疡者。外用,用蜜糖水调敷或煎水熏洗患处。

4. 针灸疗法

（1）处方：取足厥阴肝经,足少阳胆经穴为主；肝俞、期门、日月、胆俞、阳陵泉、支沟、太冲。

（2）方义：足厥阴、少阳之脉同布胁肋,期门、肝俞、日月、胆俞为肝胆经俞募相配,疏肝利胆；支沟即飞虎穴为治胁痛之验穴,阳陵泉为胆经下合穴,一上一下和解少阳；太冲以助疏肝调肝,清泄肝热。

（3）辨证配穴：肝热血瘀证加膈俞、血海,配三阴交以活血祛瘀,行间、侠溪点刺放血泄肝热；肝盛脾虚证加脾俞,配足三里以健脾益气,可灸；肝盛阴亏证加肾俞、太溪。

（4）随症配穴：口苦配丘墟、大陵；呕恶者,加中脘、内关；痛甚则加神门、外丘调神止痛；腹胀便溏甚者,加天枢、关元,可加灸；黄疸加至阳、阴陵泉；神疲畏寒甚者,加关元、命门；腹水明显加神阙,隔甘遂末灸 3 壮；肝昏迷神昏谵语者,加中冲、少冲点刺出血。

（5）刺灸方法：毫针针刺,补泻兼施。每日 1 次,每次留针 30min,10 次为一疗程。虚证可加灸。痛甚加电针：在体针的基础上,将电针输出电极连接期门、日月、支沟、阳陵泉等腧穴,疏密波,频率为 2/15Hz,持续刺激 20~30 分钟。

（6）耳针法：皮质下、脑干、肝、胆、脾、轮 4~6 反应点。恶心呕吐加贲门、胃；呃逆加耳中；便秘加大肠、便秘点。毫针刺,中强度刺激,每次留针 30min,间歇运针 2~3 次,10 次为一疗程。或用揿针埋藏或王不留行籽贴压,每 3~5 日更换 1 次。

（六）西医治疗

1. 肝癌切除术 肝癌的外科治疗是肝癌患者获得长期生存最重要的手段。

（1）肝切除术的基本原则

1）彻底性：完整切除肿瘤,切缘无残留肿瘤；

2）安全性：保留足够体积且有功能的肝组织（具有良好血供以及良好的血液和胆汁回流）以保证术后肝功能代偿,减少手术并发症、降低手术死亡率；

3）术前患者的全身情况及肝脏储备功能评估,常采用美国东部肿瘤协作组提出的功能状态评分（ECOG PS）来评估患者的全身情况；采用 Child-Pugh 评分、吲哚菁绿（ICG）清除实验或瞬时弹性成像测定肝脏硬度评价肝脏储备功能情况。一般认为肝功能 Child-Pugh A 级、ICG-R15<30% 是实施手术切除的必要条件；剩余肝脏体积须占标准肝脏体积的 40% 以

上（肝硬化患者），或30%以上（无肝硬化患者）也是实施手术切除的必要条件。

（2）肝癌切除的适应证

1）肝脏储备功能良好的CNLC Ⅰa期、Ⅰb期和Ⅱa期肝癌是手术切除的首选适应证。尽管以往研究显示对于直径≤3cm肝癌，切除和局部消融疗效无差异，但最新研究显示手术切除后局部复发率显著低于射频消融，两种治疗后长期生存无差异的原因可能在于复发后患者接受了更多的挽救性治疗。大量观察数据结果显示手术切除的远期疗效更好。

2）对于CNLC Ⅱb期肝癌患者，在多数情况下手术切除疗效并不优于TACE等非手术治疗。但如果肿瘤局限在同一段或同侧半肝者，或可同时行术中射频消融处理切除范围外的病灶，即使肿瘤数目>3个，手术切除有可能获得比其他治疗方式更好的效果，因此也推荐手术切除，但需更为谨慎的术前评估。

3）对于CNLC Ⅲa期肝癌，如有以下情况也可考虑手术切除：合并门静脉主干或分支癌栓者，若肿瘤局限于半肝，门静脉分支癌栓（Ⅰ/Ⅱ型）是手术适应证，可考虑手术切除肿瘤并经门静脉取栓，术后再实施TACE、门静脉化疗或其他系统治疗；门静脉主干癌栓（Ⅲ型）者手术切除有争议，其手术疗效可能与TACE或外放疗相当，因此不是手术切除的绝对适应证；合并胆管癌栓且伴有梗阻性黄疸，肝内病灶亦可切除者；伴有肝门部淋巴结转移者，切除肿瘤的同时行淋巴结清扫或术后外放射治疗；周围脏器受侵犯，可一并切除者。此外，对于术中探查发现不适宜手术切除的肝癌，可考虑行术中肝动脉、门静脉插管化疗或术中其他的局部治疗措施等。

2. 肝移植术　肝移植是肝癌根治性治疗手段之一，尤其适用于肝功能失代偿、不适合手术切除及局部消融的早期肝癌患者。合适的肝癌肝移植适应证是提高肝癌肝移植疗效、保证宝贵的供肝资源得到公平合理应用、平衡有/无肿瘤患者预后差异的关键。

关于肝癌肝移植适应证，国际上主要采用米兰（Milan）标准、美国加州大学旧金山分校（UCSF）标准等。国内尚无统一标准，已有多家单位和学者陆续提出了不同的标准，包括杭州标准、上海复旦标准、华西标准和三亚共识等，这些标准对于无大血管侵犯、淋巴结转移及肝外转移的要求都是一致的，但对于肿瘤的大小和数目的要求不尽相同。上述国内标准在未明显降低术后总体生存率和无瘤生存率的前提下，均不同程度地扩大了肝癌肝移植的适用范围，使更多的肝癌患者因肝移植手术受益。但仍需多中心协作研究以支持和证明，从而获得高级别的循证医学证据。经专家组充分讨论，现阶段本规范仍推荐采用UCSF标准，即单个肿瘤直径≤6.5cm；肿瘤少于3个，最大直径≤3cm，肿瘤直径总和≤8cm。

原发肿瘤的复发是肝癌肝移植术后面临的主要问题。其危险因素包括肿瘤分期、血管侵犯、血清AFP水平、免疫抑制剂累积用药剂量等。早期撤除/无激素方案、减少肝移植后早期钙调磷酸酶抑制剂的用量可降低肿瘤复发率。

3. 局部消融治疗　尽管外科手术是肝癌的首选治疗方法，但因肝癌患者大多合并有肝硬化，或者在确诊时大部分患者已达中晚期，能获得手术切除机会的患者约20%~30%。近年来广泛应用的局部消融治疗，具有对肝功能影响少、创伤小、疗效确切的特点，使一些不适合手术切除的肝癌患者亦可获得根治的机会。

局部消融治疗是借助医学影像技术的引导对肿瘤靶向定位，局部采用物理或化学的方法直接杀灭肿瘤组织的一类治疗手段。主要包括射频消融（radiofrequency ablation，RFA）、微波消融（microwave ablation，MWA）、无水乙醇注射治疗、冷冻治疗、高强度超声聚焦消融（high intensity focused ultrasound ablation，HIFU）、激光消融等。局部消融最常用超声引导，具有方便、实时、高效的特点。CT、MRI 及多模态图像融合系统可用于观察和引导常规超声无法探及的病灶。CT 及 MRI 引导技术还可应用于肺、肾上腺、骨等转移灶的消融等。

局部消融治疗适用于 CNLC Ⅰa 期及部分Ⅰb 期肝癌（即单个肿瘤、直径≤5cm；或 2~3 个肿瘤、最大直径≤3cm）；无血管、胆管和邻近器官侵犯以及远处转移，肝功能分级 Child-Pugh A/B 级者，可获得根治性的治疗效果。对于不能手术切除的直径 3~7cm 的单发肿瘤或多发肿瘤，可联合 TACE。不推荐消融根治性治疗的患者，给予索拉非尼术后辅助治疗。

4. 经动脉化疗栓塞术　经导管动脉化疗栓塞术（transcatheter arterial chemoembolization，TACE）目前被公认为是肝癌非手术治疗的最常用方法之一。

（1）TACE 的基本原则

1）要求在数字减影血管造影机下进行。

2）必须严格掌握治疗适应证。

3）必须强调超选择插管至肿瘤的供养血管内治疗。

4）必须强调保护患者的肝功能。

5）必须强调治疗的规范化和个体化；如经过 3~4 次 TACE 治疗后，肿瘤仍继续进展，应考虑换用或联合其他治疗方法，如外科手术、局部消融和系统治疗以及放疗等。

（2）TACE 的适应证

1）CNLCⅡb、Ⅲa 和部分Ⅲb 期肝癌患者，肝功能 Child-Pugh A/B 级，PS 评分 0~2。

2）可以手术切除，但由于其他原因（如高龄、严重肝硬化等）不能或不愿接受手术治疗的 CNLC Ⅰb、Ⅱa 期肝癌患者。

3）门静脉主干未完全阻塞，或虽完全阻塞但门静脉代偿性侧支血管丰富或通过门静脉支架植入可以复通门静脉血流的肝癌患者。

4）肝动脉-门脉静分流造成门静脉高压出血的肝癌患者。

5）肝癌切除术后，DSA 可以早期发现残癌或复发灶，并给予 TACE 治疗。

（3）TACE 禁忌证

1）肝功能严重障碍（Child-Pugh C 级），包括黄疸、肝性脑病、难治性腹水或肝肾综合征等。

2）无法纠正的凝血功能障碍。

3）门静脉主干完全被癌栓栓塞，且侧支血管形成少。

4）合并活动性肝炎或严重感染且不能同时治疗者。

5）肿瘤远处广泛转移，估计生存期 <3 个月者。

6）恶病质或多器官功能衰竭者。

7）肿瘤占全肝体积的比例≥70%（如果肝功能基本正常，可考虑采用少量碘油乳剂和颗粒性栓塞剂分次栓塞）。

8）外周血白细胞和血小板显著减少，白细胞 $<3.0 \times 10^9$/L，血小板 $<50 \times 10^9$/L（非绝对禁忌，如脾功能亢进者，排除化疗性骨髓抑制）。

5. 系统治疗　对于晚期肝癌患者，有效的系统治疗可以减轻肿瘤负荷，改善肿瘤相关症状，提高生活质量，延长生存时间。迄今为止，系统治疗效果仍不尽如人意，患者可以参加合适的临床研究。

姑息一线、二线系统治疗的适应证主要为：①合并有血管侵犯或肝外转移的 CNLC Ⅲa、Ⅲb 期肝癌患者；②虽为局部病变，但不适合手术切除或 TACE 的 CNLC Ⅱb 期肝癌患者;③合并门静脉主干或下腔静脉瘤栓者;④多次 TACE 后肝血管阻塞和 / 或 TACE 治疗后进展的患者。对于不能耐受或者不愿接受一线和二线系统治疗的肝癌患者,可建议中医中药及最佳支持治疗。

（1）一线治疗

1）索拉非尼:多项临床研究表明,索拉非尼（sorafenib）对于不同国家地区、不同肝病背景的晚期肝癌患者都具有一定的生存获益（证据等级 1）。常规推荐用法为 400mg,口服,每日 2 次;可用于肝功能 Child-Pugh A/B 级的患者。而相对于肝功能 Child-Pugh B 级,Child-Pugh A 级的患者生存获益更明显。需注意对 HBV 和肝功能的影响,提倡全程管理基础肝病。最常见的不良反应为腹泻、体重下降、手足综合征、皮疹、心肌缺血以及高血压等,一般发生在治疗开始后的 2~6 周内。

2）仑伐替尼:适用于不可切除的 CNLC Ⅱb、Ⅲa、Ⅲb 期、肝功能 Child-Pugh A 级的肝癌患者,其一线治疗效果不劣于索拉非尼,HBV 相关肝癌具有较好的生存获益。仑伐替尼已经获得批准用于肝功能 Child-Pugh A 级的晚期肝癌患者。用法为:体重≥60kg 者,12mg,口服,每日 1 次;体重 <60kg 者,8mg,口服,每日 1 次。常见不良反应为高血压、腹泻、食欲下降、疲劳、手足综合征、蛋白尿、恶心以及甲状腺功能减退等。

3）系统化疗:FOLFOX4 方案在我国被批准用于治疗不适合手术切除或局部治疗的局部晚期和转移性肝癌。多项Ⅱ期研究报告含奥沙利铂的系统化疗联合索拉非尼可使客观缓解率有所提高,无进展生存期和总生存期均有延长,且安全性良好。对于肝功能和体力状态良好的患者,可考虑此联合治疗,但尚需临床随机对照研究提供高级别循证医学证据。

（2）二线治疗

1）瑞戈非尼:瑞戈非尼（regorafenib）被批准用于既往接受过索拉非尼治疗的 CNLC Ⅱb、Ⅲa 和Ⅲb 期肝癌患者。用法为 160mg,每日 1 次,连用 3 周,停用 1 周。在我国,初始剂量可采用一次 80mg 或 120mg,每日 1 次,根据患者的耐受情况逐渐增量。常见不良事件是高血压、手足皮肤反应、乏力及腹泻等。

2）其他二线治疗方案:美国 FDA 批准纳武利尤单抗（nivolumab）和帕博利珠单抗（Pembrolizumab）用于既往索拉非尼治疗后进展或无法耐受索拉非尼的肝癌患者。目前,中国企业自主研发的免疫检查点抑制剂,如卡瑞利珠单抗、特瑞普利单抗、信迪利单抗等正在开展临床研究。

六、预后与随访

肝癌手术切除后 5 年肿瘤复发转移率高达 40%~70%,这与术前可能已存在微小播散灶或多中心发生有关,故所有患者术后需要接受密切随访。一旦发现肿瘤复发,根据复发肿瘤的特征,可以选择再次手术切除、局部消融、TACE、放射治疗或全身治疗等,延长患者生存期。

对于 TACE 术后患者,一般建议第一次 TACE 治疗后 4~6 周时复查 CT 和 / 或 MRI、肿瘤相关标志物、肝肾功能和血常规检查等,依据 CT 和 / 或 MRI 动态增强扫描评价肝脏肿瘤的存活情况,以决定是否需要再次进行 TACE 治疗。肝癌的综合治疗,目的是控制肿瘤、提高患者生活质量和让患者带瘤长期生存。

七、预防与调护

（一）肝癌预防

防止粮食作物中的黄曲霉素污染,防止水中蓝绿藻的污染,以及防病毒性肝炎,即"管粮、管水、防肝炎"的七字方针,是防止肝癌发生的重要措施,就我国肝癌发病情况而言,防肝炎首先是防乙型肝炎,对于乙肝两对半阴性的人群,可注射乙肝疫苗,同时应注意血源性传播。积极治疗病毒性肝炎(尤其是乙型肝炎)、中毒性肝炎、肝硬化等,降低肝癌的发病率。通过在高危人群 HBsAg 阳性者中进行 AFP 和 B 超普查,可以发现亚临床肝癌,从而提高肝癌患者的治愈率。对甲胎蛋白≥50μg/L 而 <200μg/L,超过 2 个月以上者,称为 AFP 低浓度持续阳性,这是一组肝癌高危人群,要积极治疗,定期复查,争取消灭在小肝癌阶段。

（二）心理康复

"肝主疏泄",肝癌与情志活动有密切关系,情志失调影响肝癌患者的治疗和预后,因此,应多给予患者鼓励、安慰,让其保持良好的精神状态,解除悲观恐惧情绪,使患者正确对待疾病,振奋精神。

（三）饮食及调护

保持营养平衡,进食适量的优质蛋白、脂肪和维生素;进食应以易消化的软食为主,忌坚硬、辛辣之品及烟酒,少食煎炸食品,少量多餐。避免有刺激性及植物纤维素多的食物,以免引起伴有肝硬化患者发生食管或胃底静脉破裂出血。上消化道出血者活动期应禁食,对有腹水者,要限制盐的摄入,每日 3~5g;对有肝昏迷先兆和肝昏迷者,要暂时停止蛋白质的摄入。腹胀并伴有腹水者,应取半卧位,对肝昏迷者及不能进食者做好口腔护理。

八、研究概况及存在问题

原发性肝癌起病较隐匿,进展快,易转移,治疗后患者的预后也较差。目前,肝癌常见的治疗手段有外科手术、肝动脉化疗栓塞术、射频消融术、分子靶向治疗、免疫疗法、基因疗法等,虽有一定的抗肿瘤效果,但均有一定的局限性,对人体功能造成一定的损伤,治疗肝癌需要多学科的共同协作。中西医结合治疗能提高西医治疗原发性肝癌的疗效,延缓病情发展及改善生存率。

（一）肝癌的中医理论研究

1. 肝癌病因病机的理论探讨　理论研究和创新是指导临床和提高临床疗效的关键,系统研究和挖掘理论知识对于形成一套体系完整的中医肝癌的理论架构具有方向性的指导意义。

肝癌主要是感受湿热毒邪迁延留滞、七情郁结、饮食内伤等导致肝脾失和,气血瘀毒互结脉络,日久渐聚积成块停于胁腹而成。古代医家对肝癌病因病机的见解有所不同,但纵观历代医家的观点,无不从"正虚"与"邪实"两方面立论。正虚是肝癌的致病之本,《医宗必读·积聚》言:"积之成也,正气不足,而后邪气踞之"。在正虚的基础上,气滞、血瘀、痰凝、癌毒等病理产物是肝癌的致病之标,《吴少怀医案·肝郁积聚》所言"积是由于气郁而湿滞,湿郁而生热,热郁而痰结,痰郁而血凝,血郁而食不化,食郁而积成,此六者相因而致病"。在肝癌发病的全程,正虚与邪实相互作用与影响,呈螺旋式的反应终致恶性病变。因此,正虚邪实、虚实夹杂贯穿着肝癌发病的全程。

正虚以"脾""肾"亏虚为主。脾为后天之本,气血生化之源。若脾脏亏虚,气血生化乏源则气血亏虚。脾气虚弱,难以运化水湿,则水液代谢障碍,津液积聚而痰随之而生。痰扰气机、痰阻脉络,则气血运行不畅,日久可成瘀血。痰阻则血难行,血瘀则痰难化,痰瘀互结成积块。正如朱丹溪所言"痰挟瘀血遂成窠囊"之理。肾虚亦是肝癌的发生发展过程中的重要病机。肾为一身阴阳之本,肾之阳气虚损则肾的气化不足;肾之阴精不足,肝失所养则毒邪趁机入侵。肾阴阳不足导致气血、津液失常,容易导致气滞、血瘀、痰凝等病理产物,虚、滞之间形成螺旋式的效应,留滞日久不散。正如《诸病源候论》说:"积聚者,由阴阳不和、脏腑虚弱、受于风邪,搏于脏腑之气所为也。"

周岱翰教授亦强调肝、脾、肾三脏在肝癌发病中的重要作用。他认为,肝气过亢凌脾致脾气虚,肝郁化火伤阴致肝阴受损,肝肾精血同源致肾阴不足,肝癌病机复杂,临证需抓住热、瘀、虚的特点。吴泳蓉等认为,肝癌的发病机制契合由王永炎院士提出的"虚气留滞"理论,临床上肝癌患者多见肝郁脾虚,肝郁内伤所致气机郁滞进而产生瘀、痰等邪毒。此外,外来邪气积聚体内,瘀久成毒,"痰浊、瘀血、邪毒"留滞又促进郁结,郁滞不解加重脾虚,最后导致"虚、郁、滞"三者互结,恶性循环。正虚是肝癌发病之本,气郁不畅、邪毒留滞是肝癌的促病之源。正虚与肝郁在肝癌的发病过程中发挥着同等重要的作用。机体在正虚及气郁的双重作用下,影响气、血、津液的代谢及正常运行,虚郁日久,形成痰、瘀、毒等病理产物胶着于肝脏,终成肝脏局部积块,因此,肝癌在虚性基础之上,由郁促发产生的气滞、血瘀、痰凝病理产物的病机特点,该理论说明"虚气"与"留滞"之间的相互影响及作用是肝癌发生、发展及转移的关键病机。故"扶正、解郁、通滞"是防治肝癌的重要治则,对肝癌的临床诊治具有重要的指导意义。

在不同地域,肝癌的发病有其相关特点,比如岭南地区肝癌高发,与当地湿热气候,"每有瘴疠袭人"以及岭南人饮食偏嗜有密切关系,虚、瘀、湿、毒是岭南肝癌的基本病理特点,贯穿于肝癌的整个发展过程。湿热因素攻伐肝、脾、肾是机体正气衰败的重要致病因素。脾为后天之本,肾为先天之本,肝肾精血同源,湿热相夹,耗气伤津,易伤以上脏腑。湿热之邪致病,易蕴中焦,郁蒸肝胆,伏于营血,缠绵难祛。

2. 肝癌的证候研究　原发性肝癌的古代文献众多,由于其临床表现复杂多变,关于原发性肝癌辨证分型尚无统一标准。《中药新药临床研究指导原则(试行)》将其分为气滞证、血瘀证、脾虚证、湿热证、阴虚证。侯凤刚等通过归纳有关文献整理分析总结8种证型分别是气滞血瘀型、肝郁脾虚型、肝肾阴虚型、肝胆湿热型、肝气郁结型、脾虚湿困型、气阴两虚型、湿热蕴脾型。《中医内科学》(第九版)则分为气滞血阻证、瘀血内结证、正虚瘀结证3种证型。广州中医药大学第一附属医院作为国家中医药管理局"十一五"重点专科肝癌协作组组长单位,根据长期的理论探索和临床实践和验证,最终形成《肝癌中医诊疗方案(试行)》,并由国家中医药管理局医政司发布,其肝癌辨证分型包括肝郁脾虚证、肝胆湿热证、肝热血瘀证、脾虚湿困证、肝肾阴虚证。各个医家同样根据个人实践经验将原发性肝癌分为不同类型,如:潘敏求等将原发性肝癌分为气滞血瘀、湿热聚毒、脾虚湿困、肝气郁结和肝肾阴虚5种肝癌常见证型。周岱翰将原发性肝癌分为肝热血瘀型、肝盛脾虚型、肝肾阴虚型3种证型,三种证型既可单独出现,又可能并见。早期多见肝热血瘀,中期呈肝盛脾虚,晚期常为肝肾阴虚。

"证"是中医治疗的前提和基础,辨证是中医学对病变本质的认识,症候 - 证素 - 证名存在复杂关系,因此形成以证素为核心的理论体系是提高中医药治疗肝癌疗效的关键。辨证论治是中医学中医理论体系的核心,目前原发性肝癌的中医辨证分型尚无统一标准,各医家存在不同的辨证方法,辨证过程中难免掺杂个人主观因素。证素辨证体系的建立,克服诸多弊端,体现辨证的实质特点,具有执简驭繁的要领。证素辨证能更客观、准确、科学地反映疾病性质,从而反映出病情真实特征,以提高临床辨证论治的准确性,达到临床治疗效果。

肝癌辨证诊断逐渐客观化、规范化辨证论治是体现中医个体化诊疗优势的关键。邵峰等纳入湖南省中医药研究院附属医院 2013 年至 2017 年住院的原发性肝癌病历资料 673 份,参考《证素辨证学》的判定证素,利用文锋Ⅲ辅助诊疗系统从而分析出原发性肝癌的证素特点。共获得证素 34 个,其中病性证素 19 个,病位证素 15 个。15 个病位证素中以肝出现的频率最高,其次为脾、胆、肠、胃、肺、肾、经络、心、胸膈、表、肌肤、膀胱、半表半里、神。19 个病性证素中气滞出现的频率最高,其次为血瘀、气虚、湿、热、阴虚、血虚、水停、阳虚、动血、气逆、痰、食积、血热、饮、(气)闭、阳亢、气陷、不固。结论:肝、脾、胆、肠、胃是最常见的病位证素;气滞、血瘀、气虚、湿、热是最常见的病性证素,证素提取和组合规律研究补充和丰富了原发性肝癌的认识。

（二）中医药防治肝癌的临床研究

广大中医肿瘤工作者、中西医肿瘤工作者在中医药治疗肝癌领域进行了大量的研究及探索。在研究方法方面,从个案经验的总结研究、病例观察,到重视随机对照、队列研究等规范化研究;在干预措施方面,从单一药物筛选,到治则治法研究以及专家共识、综合方案的制定实施;在疗效评价方面,从单一抑瘤方面,到评价毒副作用、复发转移、生存质量、生存期等中医药具有优势的综合疗效标准;在治疗模式上,提出了中医药全程管理的治疗理念;在治疗人群的特点方面,探索中医药治疗肝癌的优势人群以及切入点。这些理念更新以及研究的规范化是提高中医诊治肝癌临床整体水平的关键。

1. 关于广州中医药大学第一附属医院推动肝癌全程管理的研究历程　国家中医药管理局肝癌协作组由组长单位广州中医药大学第一附属医院肿瘤中心牵头,携手致力于肝癌的中西医结合治疗研究,推动肝癌的全程管理,临床实践发现,中西医结合治疗肝癌具有协同作用,根据肝癌的疾病发展特点,在不同分期采取针对性的中医药治疗策略,将多学科综合治疗融入到肝癌的全程规范治疗当中,以充分发挥中医药治疗肝癌的特色和优势。

（1）肝癌早期:结合手术治疗,扶正抑瘤防复发。

抗复发转移是肝癌术后亟须解决的一大难题,中医药在这方面则可以发挥独特的作用。钟崇等采用肝切除术联合中医药健脾化瘀法综合治疗肝癌疗效显著,减少了术后复发和转移,延长了肝癌患者的中位无病生存期,治疗组为 28.7 个月,对照组为 22.6 个月;同时,延长中位生存时间,治疗组为 52.6 个月,对照组为 49.8 个月。肝癌手术阶段的中医药治疗策略:在围手术期,正气受损,应注重培本固元,以"扶正补虚"为治则,以健脾疏肝、清肝利湿为主要治法;术后稳定期,中医药治疗着重于抗转移、防复发,以补益脾肾、祛瘀解毒为主要治法,从而改善术后肝脏功能,降低复发转移风险,提高肝癌术后远期生存率。

（2）肝癌中期:结合介入、靶向治疗,兼顾保肝与抑瘤。

针对肝癌中期,即 BCLC B 期或者 C 期的患者,应提倡多学科综合治疗,中医药配合介入治疗,可有效减轻介入治疗的不良反应,保肝抑瘤,提高生存质量。介入术后,肝胆气机受阻,易于出现胁肋刺痛,肝胆疏泄不利,导致湿浊内停,蕴而化热,湿热内蕴,肝病及脾,脾胃升降失常,胃气通降不利。患者容易出现胁肋胀闷,恶心呕吐,腹胀纳差,低热等症状。因此,中药在此阶段以健脾和胃,祛瘀解毒作为主要治法。钟崇等观察根治性切除术后复发性肝癌采用健脾化瘀法中药联合 TACE 的临床疗效,将 160 例根治性切除术后复发

的肝癌患者随机分为 2 组,对照组予单纯 TACE 治疗,综合治疗组予健脾化瘀法中药联合
TACE 治疗,结果发现综合治疗组患者中位生存期为 21(8.0~65.0)月,1、3、5 年生存率分别
为 87.5%、27.5% 和 15.5%;对照组中位生存期 18.0(5.0~60.0)月,1、3、5 年生存率分别是
70.0%、18.0% 和 6.8%,2 组比较,差异有统计学意义(P<0.05)。

(3)晚期肝癌:以中医药治疗为主导,提高生活质量。

肝癌中晚期特别是终末期患者,应以中医药治疗为主导。广州中医药大学第一附属医
院肿瘤中心通过多中心、回顾性队列研究,纳入来自国内 15 家医院且按肝癌国内分期标准
分为Ⅱb、Ⅲa 或Ⅲb 期的肝癌患者共计 489 例,结果显示中医组的半年、1 年生存率、2 年生
存率依次为 50%、9%、1%,中西医组依次为 70%、30%、6%,西医组依次为 50%、10%、0%,
中西医组与另外两组比较差异有统计学意义(P<0.01),中西医组在Ⅱb、Ⅲa、Ⅲb 期的中位
生存期均较另外两组显著延长(P<0.01);中医组在Ⅲa、Ⅲb 期的中位生存期较西医组延长
(P<0.05)。因此,中西医结合治疗可提高中晚期肝癌患者的中位生存期及远期生存率。

2. 肝癌的中医药循证医学研究　基于循证医学证据的临床研究往往能为临床诊疗提
供新的指导。目前,国内学者日益重视临床随机研究,通过我国临床试验注册中心能查询到
数百项肝癌临床研究,包括手术、介入、放疗、药物等多种干预方式,部分已完成研究形成了
指导临床治疗的新证据。

针对肝癌患者的术后辅助治疗,槐耳颗粒主要成分为槐耳菌质的提取物,主要有效成分
为多糖蛋白。基础研究表明,具体作用机制为槐耳多糖蛋白通过激活巨噬细胞,增强其吞噬
功能以杀伤肿瘤细胞;抑制 Hep-G2 细胞增殖,诱导 Hep-G2 细胞凋亡。同时临床研究表明,
槐耳颗粒辅助治疗原发性肝癌安全有效,由国内 39 家大型三甲医院共同开展的一项多中心
大规模临床试验证实,槐耳颗粒能够显著降低肝癌切除术后复发率。

中西医结合治疗肝癌的近期疗效良好,可延缓肿瘤瘤体增大或缩小瘤体体积。吴眉等
用消瘤散联合 TACE 治疗肝细胞癌患者,持续 1 个月后,治疗组肝功能、AFP、总体不良反应
均优于对照组,证明其可提高近期疗效,提高患者生存质量,减少不良反应。谷莉莉等观察
扶正解毒消积方治疗肝细胞癌患者的临床疗效,将 68 例患者等分为治疗组和对照组,对照
组予以常规对症支持治疗,治疗组在此基础上同时服用扶正解毒消积方,连续治疗 1 年后,
发现治疗组实体瘤缓解率和稳定率均明显高于对照组,且治疗组患者血清白蛋白水平较治
疗前明显升高。

中西医结合治疗可延长肝癌患者生存时间、降低复发率。程瑞文等报道,对照组 40 例
患者单纯施以 TACE,治疗组 40 例患者施以柴胡疏肝散序贯治疗,疗程 60 天,随访 1 年,治
疗组 1 年生存率明显高于对照组,治疗结束后治疗组的肝功能、血清 AFP、中医证候积分均
优于对照组,说明 TACE 术后序贯柴胡疏肝散可明显提高患者远期疗效。相信在不久的将
来,能看到更多基于临床研究的数据指导肝癌治疗,提高中西医结合诊治肝癌的证据级别和
治疗水平。

3. 中医肝癌综合治疗方案、指南制定与修订　国家中医药管理局"十一五"重点专科
肝癌协作组由组长单位广州中医药大学第一附属医院牵头,梳理北京、上海、广东等 9 个省
市 13 家中医医院的肝癌病种诊疗方案,制定统一临床路径,针对肝癌的局部微创与全身中
医药辨治结合治疗,中医药外治癌痛,肝癌的综合治疗与疗效评价等方面进行深入研究,在
肝癌的全程规范治疗方面进行了积极的探索和验证。通过文献及证据收集,形成指南草
案,再次进行修订、验证,经过一系列探索过程,最终在 2011 年由国家中医药管理局医政司

发布形成《肝癌中医诊疗方案（试行）》，肝癌的中医诊疗方案和评价方法得到专家的广泛认可。

（三）肝癌的基础研究进展

液体活检在肝癌早期诊断的应用飞速发展。早诊早治是改善肿瘤预后的最重要而且也是最易实现的方式。肝癌经典标志物甲胎蛋白（AFP）已在临床应用多年，新型标志物如甲胎蛋白异质体3（AFP-L3）、异常凝血酶原（DCP/PIVKA-Ⅱ）、高尔基体蛋白73（GP73）、磷脂酰基醇蛋白聚糖3（GPC-3）正被广泛接受。近年来，以循环微小核糖核酸（miRNA）、循环肿瘤细胞（CTC）、循环肿瘤DNA（ctDNA）为代表的液体活检技术在肝癌早期诊断中飞速发展，临床应用前景广阔。

miRNA在肿瘤发生发展中具有关键作用，在外周血中存在的循环miRNA可作为肿瘤的生物标志物。樊嘉等建立了7个血浆miRNA组成的早期肝癌诊断分子标志物，检测早期肝癌的敏感度较AFP提高30%；同时，利用该标志物开发的国际首个miRNA肝癌检测试剂盒，通过多中心临床试验验证后获国家药品监督管理局（NMPA）三类医疗器械注册证，现已在国内多家三甲医院开展应用。

利用表观遗传学特征检测肝癌ctDNA进行早期诊断是当前另一重要研究方向。表观遗传学特征的改变因不涉及DNA序列的变化，多早于介导肿瘤发生的基因变异，在肿瘤早期诊断上具有独特的价值。DNA甲基化是研究最为广泛的表观遗传特征，如检测循环游离DNA（cfDNA）的超甲基化的CpG岛，鉴别出用于早期肝癌诊断的生物标志物。中山大学通过检测ctDNA的甲基化特征，建立了肝癌的综合诊断模型，敏感度和特异度达83.3%和90.5%。

中药辨证治疗及生活方式干预预防肿瘤复发的机制也与表观遗传有关。表观遗传是在不改变DNA序列的情况下，通过DNA甲基化、组蛋白修饰和非编码RNA等，使基因表达发生改变的机制，中药辨证治疗及生活方式干预能激活DNA甲基化、组蛋白修饰，可能具有调节抑癌基因沉默的作用。张冠中等研究芪灵益肝煎对小鼠H22移植瘤的作用及作用机制，芪灵益肝煎具有抑瘤作用，它可使P16蛋白表达增加，使P16启动子区域甲基化水平降低可能是其主要的作用机制。

虽然目前肝癌在中医基础研究已经取得了一定的成果，但并未取得突破性进展。实验研究也未能真正反映中医药防治肿瘤的临床实践，主要是由于基础研究成果转化不足，低级重复性实验过多：如中药成分复杂，具有多靶点的效应，有效评价"成分-靶点-效应"的对应性关系难度较大。

（四）展望

肝癌的临床治疗方面，目前仍然存在以下几个方面的瓶颈：

1. 早期肝癌术后易复发与转移　早期肝癌切除术后复发或转移率高，抗复发转移是肝癌术后亟须解决的一大难题，对于肝癌患者术后应用中医药辨证治疗，具有促进机体尽早康复、改善肝功能、预防复发、提高患者生存质量的作用。有研究显示，中医药防治肝癌的分子机制在于抑制肝癌细胞增殖、诱导肝癌细胞凋亡、诱导肝癌细胞分化、影响端粒酶的活性、抗肿瘤侵袭与转移、抗肿瘤血管生成、调节机体免疫、逆转肿瘤细胞耐药等8个方面。进一步加大中医药治则治法研究，以及有效中成药的筛选，有助于发挥中医药抗复发转移的优势。

2. 肝癌的介入、微创治疗与肝脏功能损害的治疗矛盾　我国是肝炎发病大国，肝炎-肝硬化-肝癌及肝炎-肝癌是我国肝癌发病的两条主要途径，据统计，我国肝硬化患者合并肝癌的为49.9%。绝大部分肝癌患者就诊时已属中晚期，多合并慢性肝炎及肝硬化等，肝脏储备功能差,约 70% 的患者无法进行手术。肝癌局部 / 微创治疗发展迅速,经导管动脉化疗栓塞术(TACE)、无水酒精注射(PEI)、微波治疗、射频消融(RFA)等是目前针对不能手术治疗的中、晚期肝癌的主要疗法。但对于高危高负荷肝癌(如直径超过 5cm 的大肝癌,肿瘤边界不清、癌栓、多个病灶 *P53* 基因突变、VEGF 高表达等),反复多次的局部治疗,尤其是 TACE 对肝功能造成渐进性损害,加之我国大部分患者具有肝炎、肝硬化背景,致肝脏储备功能不良,从而使得肝癌局灶控制与肝功能保护难以两全。由于肝功能的损害,现有治疗措施受到限制,最后导致的结局仍然是肿瘤局部失控,肝功能衰竭,患者生存期难以进一步提高。

解决介入、微创等抗肿瘤治疗手段与改善肝功能两者之间的相互矛盾是治疗的关键所在,在此阶段应提倡多学科综合治疗,中医药配合介入治疗,可有效减轻介入治疗的不良反应,保肝抑瘤,提高生存质量。临床实践证明,中医"扶正"治疗与西医的局部"祛邪"相结合,对比单一治疗手段疗效更好。在运用不同的"攻邪"手段时,中医药辨治特点亦有所区别。

比如,针对肝动脉化疗栓塞术的中医药治疗策略,化疗药物,以及碘油、明胶海绵等栓塞剂可归属于中医学"药 - 毒"范畴,在局部留滞,导致肝胆气机受阻,易于出现胁肋刺痛,肝胆疏泄不利,导致湿浊内停,蕴而化热,湿热内蕴,肝病及脾,脾胃升降失常,胃气通降不利。患者容易出现胁肋胀闷,恶心呕吐,腹胀纳差,低热等症状。因此,中药在此阶段,应以健脾和胃,祛瘀解毒作为主要治法,可予四君子汤合下瘀血方加减。针对介入后出现栓塞综合征,则以疏肝利胆,清热利湿为主,可予四逆散合莲花清肝饮加减。结合不同的局部治疗措施及其证候特点,予以辨证施治,将中医药护肝、保肝贯彻始终,制定中医药与微创治疗结合的系统方案,有效提高复发高危肝癌的局部控制率,保护肝功能,从而延长中晚期肝癌生存率,提高生存质量。

3. 晚期肝癌预后极差,需要进一步发挥中医药治疗主导作用　晚期肝癌患者预后极差,因肝功能差、黄疸腹水、多发转移、恶病质等情况,已无力行手术、介入、放化疗、靶向药物治疗等,生存期通常不超过 3 个月,此时中医药治疗的主导作用尤为凸显,主要治疗目标是保肝抑瘤,提高生活质量。

晚期肝癌多以肝肾阴虚或脾肾两虚为主要病机,在治疗策略上当以养阴柔肝、健脾补肾为主,辅以利胆退黄、祛瘀消癥,临床常以四逆散、知柏地黄汤、二至丸、一贯煎加减。肝癌的中西医结合治疗有助于提高肝癌的整体治疗水平,然而,也应当客观地看到,中医药的疗效特点为缩瘤率不明显,优势主要表现在总生存期延长以及生活质量提高。应始终坚持整体观和辨证论治,辨病及辨证相结合,中医药全程干预,以突出中西医协同治疗效果。

中医药防治肝癌要突破目前治疗的瓶颈问题,就必须选择符合自身规律特点、自身优势的方法进行开展研究。包括:①加强中医基础理论研究,通过理论创新指导中医药辨证治疗。②推动基础研究,中药复方研究是一个重要的实验研究方向,但需要注意在阐述作用机制的同时,注重在临床应用中进行有效转化。③在中西医防治肝癌临床研究过程中,选择各自最佳的切入点、切入时机、干预时间,建立肝癌的综合辨治体系,筛选优势人群,这些都应该作为目前临床研究的重要任务。应更加清晰地评价中医药在治疗不同阶段的角色与优势,筛选出确有疗效且具有优势的治疗方药、技术方法以及治疗方案。相信通过推动肝癌中医理论、基础研究、临床研究的不断探索、更新与实践,中医药防治肝癌优势和内在机制将得到进一步明确，将会为肝癌患者提供更佳的治疗方法。

参 考 文 献

1. WEI D H, ZENG Y Y, XING X H, et al. Proteome differences between hepatitis B virus genotype-B-and genotype-C-induced hepatocellular carcinoma revealed by iTRAQ-based quantitative proteomics [J]. J Proteome Res, 2016, 15 (2): 487-498.

2. ZHOU M G, WANG H D, ZENG X Y, et al. Mortality, morbidity, and risk factors in China and its provinces, 1990-2017: a systematic analysis for the Global Burden of Disease Study 2017 [J]. Lancet, 2019, 394 (10204): 1145-1158.

3. 林丽珠, 肖志伟, 张少聪. 中医治肿瘤理论及验案 [M]. 北京: 中国中医药出版社, 2016.

4. SHI L, ZHANG S J, CHEN J, et al. A comparability study of immunohistochemical assays for PD-L1 expression in hepatocellular carcinoma [J]. Mod Pathol, 2019, 32 (11): 1646-1656.

5. 肖志伟, 陈汉锐, 林丽珠. 林丽珠论肝癌的分阶段治疗策略 [J]. 中华中医药杂志, 2019, 34 (6): 2526-2528.

6. CHEN M S, LI J Q, ZHENG Y, et al. A prospective randomized trial comparing percutaneous local ablative therapy and partial hepatectomy for small hepatocellular carcinoma [J]. Ann Surg, 2006, 243 (3): 321-328.

7. ZHENG S S, XU X, WU J, et al. Liver transplantation for hepatocellular carcinoma: Hangzhou experiences [J]. Transplantation, 2008, 85 (12): 1726-1732.

8. EL-KHOUEIRY A B, SANGRO B, YAU T, et al. Nivolumab in patients with advanced hepatocellular carcinoma (CheckMate 040): an open-label, non-comparative, phase 1/2 dose escalation and expansion trial [J]. Lancet, 2017, 389 (10088): 2492-2502.

9. ZHU A X, FINN R S, EDELINE J, et al. Pembrolizumab in patients with advanced hepatocellular carcinoma previously treated with sorafenib (KEYNOTE-224): a non-randomised, open-label phase 2 trial [J]. Lancet Oncol, 2018, 19 (7): 940-952.

10. 林靖, 周岱翰. 周岱翰对肝癌病的辨治思路 [J]. 辽宁中医杂志, 2016, 43 (8): 1640-1642.

11. 吴泳蓉, 周婷, 田莎, 等. 从"虚—郁—滞"病机浅谈肝癌的发病机理 [J]. 环球中医药, 2019, 12 (12): 1796-1799.

12. CFDA. 中药新药临床研究指导原则（试行）[M]. 北京: 中国医药科技出版社, 2002.

13. 侯凤刚, 凌昌全. 原发性肝癌中医辨证分型文献中专家观点统计分析 [J]. 云南中医学院学报, 2003 (2): 6-7, 12.

14. 林丽珠, 肖志伟, 杨才志. 原发性肝癌的全程规范管理及中西医治疗策略 [J]. 中西医结合肝病杂志, 2020, 30 (2): 97-99, 110.

15. 潘敏求, 曾普华, 潘博. 中医药治疗中晚期原发性肝癌的规律探析 [J]. 中华中医药学刊, 2003, (10): 1641-1642.

16. 邵峰, 曾普华, 曾光, 等. 628 例中晚期原发性肝癌患者中医证素分布特点 [J]. 中华中医药杂志, 2019, 34 (8): 3439-3442.

17. ZHONG C, LI H D, LIU D Y, et al. Clinical study of hepatectomy combined with Jianpi Huayu therapy for hepatocellular carcinoma [J]. Asian Pac J Cancer Prev, 2014, 15 (14): 5951-5957.

18. 钟崇, 胡明利, 黄俊海, 等. 健脾化瘀法中药联合 TACE 治疗肝癌术后复发临床研究 [J]. 新中医, 2016,

48（5）：208-210.

19. 丘奕文,林丽珠,黄学武,等.多中心回顾性队列研究中医药对中晚期原发性肝癌生存期的影响[J].广州中医药大学学报,2014,31（5）：699-705.

20. 林丽珠.中医药在原发性肝癌综合治疗中对生存质量的维护作用[J].中华肿瘤杂志,2003,25（2）：100-101.

21. CHEN Q, SHU C, LAURENCE A D, et al. Effect of Huaier granule on recurrence after curative resection of HCC: a multicentre, randomised clinical trial[J]. Gut, 2018, 67（11）: 2006-2016.

22. 吴眉,高月求,张斌,等.消瘤散联合肝动脉化疗栓塞术治疗中晚期肝癌近期疗效观察[J].上海中医药杂志,2018,52（4）：56-58.

23. 谷莉莉,刘慧敏,周小兵,等.基于扶正解毒消积方的中西医结合方案治疗原发性肝癌的疗效分析[J].中医杂志,2014,55（7）：576-579.

24. 程瑞文,李平,邓梨平.TACE序贯柴胡疏肝散治疗肝郁脾虚型肝癌的临床研究[J].中医药导报,2016,22（20）：20-23.

25. ZHOU J, HUANG A, YANG X R. Liquid biopsy and its potential for management of hepatocellular carcinoma[J]. J Gastrointest Cancer, 2016, 47（2）: 157-167.

26. ZHOU J, YU L, GAO X, et al. Plasma microRNA panel to diagnose hepatitis B virus-related hepatocellular carcinoma[J]. J Clin Oncol, 2011, 29（36）: 4781-4788.

27. WEN L, LI J Y, GUO H H, et al. Genome-scale detection of hypermethylated CpG islands in circulating cell-free DNA of hepatocellular carcinoma patients[J]. Cell Res, 2015, 25（12）: 1376.

28. XU R H, WEI W, KRAWCZYK M, et al. Circulating tumour DNA methylation markers for diagnosis and prognosis of hepatocellular carcinoma[J]. Nat Mater, 2017, 16（11）: 1155-1161.

第十三章 胃 癌

一、概述

胃癌（gastric carcinoma）是最常见的严重危害人类健康的恶性肿瘤之一，在全球恶性肿瘤中，胃癌发病率居第 5 位，死亡率居第 3 位，大部分新发病例出现在发展中国家，由于生活习惯、饮食偏好等因素，我国成为胃癌的高发国家，发病例数占全球发病的 42%，死亡例数占世界胃癌死亡的 45%，均显著高于世界平均水平。全国肿瘤登记中心的数据显示，我国胃癌新发病例为 40.3 万，位居恶性肿瘤发病第 2 位；死亡病例为 29.1 万，位居恶性肿瘤死亡第 3 位。胃癌预后较差，5 年相对生存率（relative survival, RS）仅为 27.4%，严重影响我国居民生命和生活质量。值得关注的是，女性胃癌发病率下降不如男性胃癌显著，尤其是老年及青年女性胃癌的发病率有所增加。

除日本和韩国部分地区外，世界上大多数国家并没有开展胃癌筛查，这是胃癌常发展到晚期才得以诊断的重要原因。胃癌的危险因素包括幽门螺杆菌（HP）感染、吸烟、高盐饮食和其他饮食因素。有非遗传性胃癌家族史的患者发生胃癌的风险升高。1%~3% 的胃癌与遗传性胃癌易感综合征有关。25% 的常染色体显性遗传性弥漫型胃癌易感家族存在上皮钙黏素突变，这一类胃癌被称为遗传性弥漫型胃癌。

手术是早期胃癌的主要治疗方法。手术的主要目的是达到边缘阴性的完全切除（R0 切除），然而只有 50% 的患者能够在首次手术时获得 R0 切除。远端胃癌首选胃次全切除，其预后与全胃切除术相似，但并发症显著减少。近端胃切除术和全胃切除术均适用于近端胃癌，但术后通常发生营养障碍。

在传统中医中，没有"胃癌"这一病名称谓，主要是以一些相似的症状和体征命名，如"胃脘痛""噎膈""反胃""积聚""癥瘕""伏梁"等。现代的调查研究表明晚期胃癌的生存期短，预后差，在古代同样有胃癌凶险的认识，如《素问·腹中论》说："帝曰：病有少腹盛，上下左右皆有根，此为何病？岐伯曰：病名曰伏梁"。并指出伏梁"不可治，治之每切按之致死"。《诸病源候论·积聚病诸候》说："伏梁者，此由五脏之积一名也……夏瘥冬剧，唾脓血者死。又其脉牢强急者生，虚弱急者死。"在认识到此类疾病凶险的同时，古人也对其病因病机做了相应的思考阐释，为胃癌的治疗提供了中医的理论参考。如《素问·至真要大论》中有"食痹而吐"，因痰饮瘀血留滞胃脘，所致食已即心下痛；《诸病源候论》谓"荣卫俱虚，气血不足，停水积饮在胃脘则脏冷，脏冷则脾不磨，脾不磨，宿食不化，其气逆而成胃反也"。《景岳全书》也提出"积聚之病，凡饮食、血气、风寒之属，皆能致之"和"凡脾肾不足及虚弱失调之人多有积聚之病"。而胃癌脾虚概念的提出一般认为始于金元时期李东垣，其《脾胃论·脾胃虚实传遍论》中："元气之充足皆由脾胃之气无所伤,而后能滋养元气。若脾胃之本弱,饮食自倍,脾胃之气既伤,而元气亦不能充,而诸病之所由生也",对后世影响深远。

二、中医病因病机

胃癌是一种脾胃功能失常的病变,多认为与忧思恼怒、情志不遂或饮食不节,导致肝失疏泄,胃失和降有关。《医宗必读·反胃噎膈》说:"大抵气血亏损,复因悲思忧恚,则脾胃受伤……饮食难进,噎塞所由成也。"或久病伤及脾胃,运化失职,气痰瘀毒交结于胃,积聚成块而发病。《素问·通评虚实论》曰"隔塞闭绝,上下不通,则暴忧之病也",即说明了气血郁滞不通导致肿瘤的发生。

胃位于膈下,腹腔上部,上接食道,下通小肠。胃为阳土,喜润而恶燥,故其病易成燥热之害,胃阴每多受伤。故曰"胃喜柔润","阳明燥土,得阴自安"(《临证指南医案》)。

胃主受纳水谷,机体的生理活动和气血津液的化生,都需要依靠饮食物的营养,所以又称胃为水谷气血之海。"胃司受纳,故为五谷之府"(《类经·脏象类》)。胃主受纳功能的强弱,取决于胃气的盛衰,反映于能食与不能食。能食,则胃的受纳功能强;不能食,则胃的受纳功能弱。

胃主腐熟水谷,腐熟是指胃将食物消化为食糜的作用。"中焦者,在胃中脘,不上不下,主腐熟水谷"(《难经·三十一难》)。

胃主受纳和腐熟水谷的功能,必须和脾的运化功能相配合,才能顺利完成。所以说:"脾,坤土(坤与乾对,坤为阴,乾为阳——作者注)也。坤助胃气消腐水谷,脾气不转,则胃中水谷不得消磨"(《注解伤寒论》)。脾胃密切合作,"胃司受纳,脾司运化,一纳一运"(《景岳全书·饮食》),才能使水谷化为精微,以化生气血津液,供养全身,故脾胃合称为后天之本,气血生化之源。饮食营养和脾胃的消化功能,对人体生命和健康至关重要。

中医学非常重视"胃气",认为"人以胃气为本"。胃气强则五脏俱盛,胃气弱则五脏俱衰,有胃气则生,无胃气则死。

古代文献中胃癌相关的病症"噎膈""反胃"的病机可归类为"气虚、血枯、气结、痰阻",其病变脏腑关键在脾、肾,并涉及肝肺两脏。现代中医肿瘤研究显示胃癌是多种因素综合而形成的疾病,其发生、发展可涉及脾、肾、肝等多个脏腑,出现"痰""热""瘀""毒"等各种病理产物。基于胃癌是以脾虚为主要病机之一,并可有热毒、湿阻、痰凝、气滞、血瘀等证为标的本虚标实之病,其发生、发展还可涉及肝、肾等多个脏腑功能失调的认识。

三、西医发病机制

胃癌的病因复杂,其发病是多种内外环境因素长期作用的结果。

(一)外因

饮食因素是研究的重点,喜食酸菜、泡菜、腌制、油炸食品及高盐饮食对胃癌的发生发展有促进作用。熏制品中含有较多的多环芳烃,其中的 3,4-苯并芘有致癌作用,以其喂饲动物可导致胃部肿瘤的发生。另外,不良的进食习惯如喜食烫食、进餐过快、进餐不定时等,亦可引起胃黏膜损伤而成为胃癌的发病诱因。霉菌中杂色曲霉及其代谢产物有致癌作用。亚硝胺类化合物的致癌作用也已得到普遍重视,在大鼠实验中,小剂量的亚硝胺即可使动物发生胃癌。幽门螺杆菌（HP）与胃癌的关系已引起关注，但作为胃癌的病因目前还缺乏直接的依据，有学者研究表明 HP 感染能使胃黏膜细胞的增殖活性和过氧化脂质含量增加，并使胃黏膜细胞的 DNA 受损，从而增加胃癌的危险性。此外有报告吸烟、环境因素与胃癌发生也有关系。

（二）内因

遗传因素与胃癌的发病有密切关系，多数资料表明，胃癌的发生有一定的家族倾向。胃癌患者亲属中胃癌的发病率可比无家族史的对照组高 2~4 倍。有研究发现，胃癌的发生还与精神因素有关，胃癌患者常比健康人更易焦虑、抑郁，善怒而压抑，约 70% 患者在胃癌确诊前 8 年内曾遇到生活事件，可能与影响免疫功能有关。此外，癌前疾病或癌前病变有发生恶变的可能，有直接组织学的证据说明癌变可能发生在肠上皮化生部位，也有人证实从肠上皮化生移行为癌组织，多种慢性胃病在癌变过程中都经历了这一环节。当然，还有约 1/3 胃癌不伴有肠上皮化生，癌细胞似由正常黏膜的颈部细胞转化而成，这种癌多为弥漫型，组织上分化较差。目前认为较易发生癌变的有以下几种病变及疾病：肠上皮化生，胃黏膜上皮异型增生，慢性萎缩性胃炎，胃溃疡，胃大部切除术后残胃，其他疾病如恶性贫血、胃息肉、巨大黏膜皱襞症等，均有较强的恶变倾向。

四、病理表现

（一）组织学分型

1. Lauren 分型　将胃癌分为弥漫型、肠型、混合性和不确定性癌。弥漫型癌由黏附性差的肿瘤细胞构成，肠型癌形成各种不同分化程度的腺体，肠型和弥漫型比例大致相同的称作混合性癌，未分化肿瘤应放入不确定类。

2. WHO 分型　2010 版世界卫生组织（WHO）消化系统肿瘤分类中依据肿瘤的形态学特征将胃癌分为 5 种常见组织学类型（表 13-1）：管状腺癌、乳头状腺癌、黏液腺癌、低黏附性癌（包括印戒细胞癌和其他亚型）和混合性癌（混合性癌一般要求每种组织学成分至少有 10%，在病理报告中需报告每种组织学成分）。以及少见亚型，包括腺鳞癌，伴有淋巴样间质的癌，肝样腺癌，鳞状细胞癌，未分化癌，神经内分泌肿瘤（NET），神经内分泌癌（NEC），混合性腺神经内分泌癌，EC 细胞，5- 羟色胺生成性 NET，和胃泌素生成性 NET（胃泌素瘤）等。

表 13-1　Lauren 分型及 WHO 分型对应表

Lauren 分型	WHO 分型
肠型	低级别乳头状腺癌 低级别管状腺癌
混合型性	高级别乳头状 / 管状腺癌
弥漫型	无或很少有腺管形成的癌包括（包括印戒细胞癌及其他变异型）
不确定性	未分化癌 腺鳞癌 鳞状细胞癌 小细胞癌 其他少见类型胃癌

（二）组织学分级

胃癌的组织学分级主要适用于管状腺癌和乳头状腺癌，主要依据腺体的分化程度分为高分化、中分化和低分化三级，也可以分为低级别（高和中分化）或高级别（低分化）两级。腺管分化程度的评估针对整个肿瘤。

（三）胃癌相关标志物检测及免疫组化

常用胃癌相关标志物免疫组织化学（IHC）检测包括诊断、鉴别诊断标志物和分子靶向治疗标志物等。对于一些特殊组织学类型的胃癌，需要进行相关免疫标志物染色来确诊，如肝样腺癌/产生 AFP 的胃癌需标记 Hep Par-1、AFP、CK19 和 CDX-2 等。

从胃癌治疗方面，每例确诊胃腺癌和食管胃交界腺癌病例均应进行 HER2 的免疫组织化学检测。因此，准确的 HER2 表达和基因扩增结果是进展期胃癌 HER2 靶向治疗患者筛选和疗效预测的前提。中国胃癌 HER2 检测指南（2011 版）中推荐采用免疫组织化学和原位杂交（ISH）相结合的检测方法。

对于胃癌化疗药物相关免疫标志物，推荐对胃癌组织进行常规 Ki-67 检测以评估癌细胞的增殖状态，并为术后化疗疗效提供参考。近年来，一些潜在的富集胃癌干细胞的标志物如 VEGFR-2、EGFR、MET、微卫星、CD133、CD44 和 Lgr5 等与胃癌的生物学行为和患者预后之间的关系越来越受到人们关注。

（四）胃癌分子分型

随着基因芯片和二代测序等技术的迅猛发展，目前胃癌的研究已经进入分子水平。目前，尚无公认的胃癌分子分型，相对较为完善的分子分型系统包括：TCGA 分型、ACRG 分型和麻省总医院分型。

TCGA 分型由癌症基因组图谱（the cancer genome atlas，TCGA）2014 年发表于 NATURE 杂志，将胃癌分为 4 种亚型：EBV 感染型（EBV+）、微卫星不稳定型（MSI）、基因组稳定型（GS）和染色体不稳定型（CIN）。

ACRG 分型 2015 年 4 月由亚洲癌症研究组（the Asian cancer research group，ACRG）发表于 NATURE MEDICINE 杂志，把胃癌分成 MSI 型、MSS/EMT 型、MSS/TP53+ 型和 MSS/TP53 型。

麻省总医院分型则发表于 2016 年的 MORDEN PATHOLOGY 杂志，将胃癌分为 EBV 阳性型胃癌、MSI 型胃癌、E-cadherin（E- 钙黏蛋白）异常型胃癌、P53 异常型胃癌和 P53 正常型胃癌 5 个亚型。

三种分子分型可以展现出独特的基因组特征，能够弥补组织病理学分型的不足，以及导向重要生物标志物和潜在分子新靶标的发现，从而为胃癌的临床治疗与预后提供更精准的帮助。这三种分型方法涵盖人群各有不同，所用病理学技术亦各不同，各有利弊，在对疾病预后和用药指导方面还需要进一步的探索和证实。

五、中西医诊断

参照中华人民共和国国家卫生健康委员会《胃癌诊疗规范（2018 年版）》和《NCCN 胃癌临床实践指南（2018 年版）》（美国国立综合癌症网络，National Comprehensive Cancer Network，NCCN）。胃癌的诊断多依据临床表现、影像学检查、内镜及组织病理学等进行综合判断，其中组织病理学检查结果是诊断胃癌的金标准。

（一）临床表现

胃癌缺少特异性临床症状，早期胃癌常无症状。常见的临床症状有上腹部不适或疼痛、

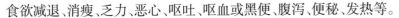

食欲减退、消瘦、乏力、恶心、呕吐、呕血或黑便、腹泻、便秘、发热等。

（二）体格检查

早期或部分局部进展期胃癌常无明显体征。晚期胃癌患者可扪及上腹部包块，发生远处转移时，根据转移部位，可出现相应的体征。出现上消化道穿孔、出血或消化道梗阻等情况时，可出现相应体征。

（三）实验室检查

1. 肿瘤标志物　CEA、CA19-9、AFP、CA125、CA242 等相关肿瘤标志可升高。

2. 大便潜血试验　部分消化道出血患者可呈阳性。

3. 血常规　了解有无贫血。

（四）内镜检查

1. 早期胃癌（early gastric cancer）　癌组织仅局限于胃黏膜层或黏膜下层，不论有无淋巴结转移。

（1）特殊类型：微小胃癌（microgastric cancer）：病灶直径≤5mm 的早期胃癌；小胃癌（small gastric cancer）：病灶直径 5~10mm 的早期胃癌。

（2）内镜下分型：早期胃癌的内镜下分型依照 2002 年巴黎分型标准和 2005 年更新巴黎分型标准。浅表性胃癌（Type 0）分型：隆起型病变（0-Ⅰ）、平坦型病变（0-Ⅱ）和凹陷型病变（0-Ⅲ）。

2. 进展期胃癌　癌肿侵犯深度超过黏膜下层称进展期胃癌。

进展期胃癌内镜分型目前常用 Borrmann 分类：Borrmann Ⅰ型（隆起型）、Borrmann Ⅱ型（溃疡型）、Borrmann Ⅲ型（溃疡浸润型）、Borrmann Ⅳ型（弥漫浸润型）。

3. 其他　超声胃镜（EUS）：是胃肠道肿瘤局部分期（T 分期）的最精确方法，特别对于区分黏膜层和黏膜下层病灶；上皮及非上皮肿瘤的鉴别；发现淋巴结和周围器官转移灶，并行超声引导下细针穿刺细胞活组织检查。

（五）影像学检查

1. 气钡双对比上消化道造影　是诊断胃癌的最基本方法。有利于发现胃黏膜皱襞的微小病变，直观显示病变部位、受累胃壁范围及胃腔狭窄程度，清晰显示贲门及食管下端的病变，尤其对"皮革胃"显示有独特优势。

2. 多排螺旋 CT（MDCT）　增强 MDCT 是判断胃癌术后局部复发的首选影像检查方法，但治疗后引起的形态改变与肿瘤复发常较难鉴别。同时，MDCT 扫描是目前临床诊断胃癌腹膜转移最普及的非创伤性方法。

3. 磁共振（MRI）　在胃癌新辅助治疗的疗效评价方面有独特优势。同时，MRI 是公认的胃癌肝转移的首选影像学检查方法。

4. 正电子发射计算机断层显像（PET-CT）　不作为胃癌评价的首选，因其对原发肿瘤、转移淋巴结及腹膜转移的检出敏感性不高，最主要的是其对原发肿瘤及转移淋巴结的检出敏感度较低，原发肿瘤和邻近的转移淋巴结有时无法区分。

5. 超声检查　因简便易行、灵活直观、无创无辐射等特点，可作为胃癌患者的常规影像学检查。超声双重造影可在观察病灶形态特征的基础上观察病灶及周围组织的微循环灌注特点。

（六）腹腔镜探查

腹腔镜探查是诊断腹膜转移复发最可靠的手段。根据 NCCN 胃癌指南，一旦患者出现腹腔内游离癌细胞（free cancer cell，FCC）或腹膜转移，则属于远处转移（Ⅳ期）而失去手术指征。腹腔镜探查的同时应进行腹腔内 FCC 的检测，以提高诊断的准确性。有关术前腹腔镜探查的指征，不少学者推荐，对于肿瘤侵及浆膜（T_3）或浆膜外（T_4）患者应进行腹腔镜探查，以增加术前分期的可靠性，并为选择合理的术前治疗方案提供充分依据。应用腹腔镜探查，可明显降低常规术前分期的误判率。

（七）组织病理学检查

组织病理学诊断是胃癌的确诊和治疗依据。活检确诊为浸润性癌的患者进行规范化治疗。如因活检取材的限制，活检病理不能确定浸润深度，报告为癌前病变或可疑性浸润的患者，建议重复活检或结合影像学检查结果，进一步确诊后选择治疗方案。

（八）临床病理分期

推荐采用 2016 年版美国癌症联合委员会（AJCC）（第八版）和国际抗癌联盟（UICC）联合制定的 TNM 分期，见表 13-2。

表 13-2　胃癌 TNM 分期

	N_0	N_1	N_2	N_3a	N_3b
T_1	ⅠA	ⅠB	ⅡA	ⅡB	ⅢB
T_2	ⅠB	ⅡA	ⅡB	ⅢA	ⅢB
T_3	ⅡA	ⅡB	ⅢA	ⅢB	ⅢC
T_4a	ⅡB	ⅢA	ⅢA	ⅢB	ⅢC
T_4b	ⅢA	ⅢB	ⅢB	ⅢC	ⅢC

1. 原发肿瘤（T）

T_x　原发肿瘤无法评价

T_0　无原发肿瘤证据

Tis　原位癌，肿瘤位于上皮内，未侵犯黏膜固有层

T_1　肿瘤侵犯固有层，黏膜肌层或黏膜下层

　T_1a　肿瘤侵犯黏膜固有层或黏膜肌层

　T_1b　肿瘤侵犯黏膜下层

T_2　肿瘤侵犯固有肌层

T_3　肿瘤侵及浆膜下层结缔组织，未侵犯脏层腹膜或邻近结构（其中：侵犯大小网膜且尚未穿透脏层腹膜视为 T_3）

T_4　肿瘤侵犯浆膜（脏层腹膜）或邻近结构

　T_4a　肿瘤穿透浆膜层（脏层腹膜）

　T_4b　肿瘤侵犯邻近组织结构（包括：膈肌、肾上腺、肾脏、横结肠、小肠、胰腺、脾、肝、腹壁、腹膜后间隙。）

2. 区域淋巴结（N）

N_x　区域淋巴结无法评估

N_0　区域淋巴结无转移

N_1　区域淋巴结转移 1~2 个

N_2　区域淋巴结转移 3~6 个

N_3 7个或7个以上区域淋巴结有转移

N_3a 区域淋巴结转移7~15个

N_3b 区域淋巴结转移16个以上

（目前的标准至少检获16枚淋巴结即为足够数量）

3. 远处转移（M）

M_0 无远处转移

M_1 存在远处转移

注：远处转移包括腹腔种植、腹腔细胞学检测阳性及非持续性延伸的大网膜肿瘤。

胃癌分期中很重要的一个因素是浸润深度的评估，绝大部分标本的浸润深度较易评估，但是由于胃壁浆膜下层内含有脂肪组织，少数情况下，由于取材、制片的局限性可与浸润至浆膜外层相混淆，就需要病理医生在进行大体检查时注意取材、阅片时注意区分。淋巴结的转移个数也与肿瘤的分期密切相关，需仔细观察淋巴结的转移情况（尤其是印戒细胞癌），做出精确的 pN 分期。新辅助治疗后标本的分期需结合临床、影像学检查和病理检查，对 pT 和 pN 进行综合判断。

（九）辨证分型

证候要素（参考国家中医药管理局医政司《胃癌中医诊疗方案》）

（1）虚证

1）脾气虚证：以食少、腹胀、便溏与气虚症状共见为辨证要点。

腹胀纳少，食后胀甚，大便溏薄，肢体倦怠，神疲乏力，少气懒言，形体消瘦，或肥胖，浮肿，面色萎黄，舌淡苔白，脉缓弱。

2）胃阴虚证：以胃脘嘈杂、隐隐灼痛，饥不欲食与虚热症状共见为辨证要点。

胃脘嘈杂，饥不欲食，或脘痞不舒，隐隐灼痛，干呕呃逆，口燥咽干，大便干结，小便短少，舌红少苔乏津，脉细数。

3）血虚证：以体表肌肤黏膜组织呈现淡白以及全身虚弱为辨证要点。

面色淡白或萎黄，口唇、眼睑、爪甲色淡白，头晕眼花，心悸多梦，手足发麻，妇女经血量少色淡、愆期甚或经闭，舌质淡，脉细无力。

4）肾阴虚证：以腰酸而痛、遗精、经少、眩晕耳鸣等与虚热症状共见为辨证要点。

腰膝酸软而痛，眩晕耳鸣，齿松发脱，失眠健忘，口咽干燥，形体消瘦，五心烦热，潮热盗汗，或骨蒸发热，午后颧红，小便短黄，舌红少津，少苔或无苔，脉细数。

5）肾阳虚证：以腰膝酸冷、性欲减退、夜尿多与虚寒症状共见为辨证要点。

腰膝酸软而痛，畏寒肢冷，下肢尤甚，头目眩晕，精神萎靡，面色㿠白或黧黑，或久泄不止，完谷不化，五更泄泻，或小便频数清长，夜尿频多，舌淡苔白，脉沉细无力，尺部尤甚。

（2）实证

1）热毒证：以胃脘灼痛、消谷善饥等与实火症状共见为辨证要点。

胃脘灼痛，拒按，渴喜冷饮，或消谷善饥，或见口臭，牙龈肿痛溃烂，齿衄，大便秘结，小便短黄，舌红苔黄，脉滑数。

2）痰湿证：脘腹痞闷，口腻纳呆，泛恶欲吐，头身困重等症状为辨证要点。

兼寒：口淡不渴，便溏清稀，或肢体浮肿，或身目发黄，其色晦暗不泽，舌体胖，苔白腻或白滑，脉缓弱或沉细。

兼热：渴不多饮，便溏不爽，或身目发黄色鲜明，或身热不扬，汗出热不解，或皮肤发痒，舌质红,苔黄腻,脉濡数或滑数。

3）血瘀证:以固定疼痛、肿块、出血与瘀血症状为辨证要点。

疼痛状如针刺刀割,痛有定处,拒按,常在夜间加重;肿块在体表者,色呈青紫,在腹内者,坚硬按之不移。出血反复不止,色紫暗,或夹有血块,或大便黑如柏油;或妇女可见经闭、血崩、漏血。瘀血症状:面色黧黑,或唇甲青紫,或皮下紫斑,或肌肤甲错,或腹部青筋暴露,或皮肤出现丝状红缕。舌质紫暗,或见瘀斑瘀点,脉多细涩,或结、代、无脉。

4）气滞证:以脘腹胀闷、胀痛、窜痛为辨证要点。

脘腹胀满,甚或疼痛,症状时轻时重,部位不固定,按之无形,痛胀常随嗳气、肠鸣、矢气后减轻,或随情绪而加重或减轻,脉弦。

六、治疗

（一）中西医治疗原则

对于胃癌的治疗目前主张结合中西医不同学科的优势采用综合性的治疗方法,根据不同的病理类型、临床分期、转移情况、基因类型及患者的机体状况,妥善地根据目前医学进展及多学科综合治疗,制定治疗方法,以达到提高治愈率、改善生存质量、延长生存期,这是胃癌也是其他恶性肿瘤治疗的重要原则。中西医融合治疗是我们的特色,中医的"整体观念、以人为本"等理念,应该成为有中国特色临床肿瘤治疗方案的组成部分。

1. 中医辨证治疗原则　中医诊治胃癌由来已久,自《黄帝内经》以来,胃癌相关的病症"噎膈""反胃"的病机可归类为"气虚、血枯、气结、痰阻",其病因为素体正虚,邪为所患,气滞、痰凝、邪毒郁久,阻络遏经,日久方成癥块,伤气耗血,阻遏气机,且可循经而致毒邪外窜,故其为病深重。其病变脏腑关键在脾、肾,并涉及肝肺两脏,以脾虚为主要病机之一,并可有热毒、湿阻、痰凝、气滞、血瘀等证为标的本虚标实之病。其病为初,正气不虚,邪气未盛,则健脾扶正可以达邪,使其邪却而正安,预后良好;其病至中,邪正相争,邪盛而正不虚,此时在健脾扶正同时,以手术除瘤,配合化疗等规范的西医治疗则可使邪去而正安,气血虽虚,尚可以益气养血兼以祛邪而望正安有时;若病至后期,邪盛而正虚,此时祛邪则尤恐伤正,以致邪未去而其正先虚,故可补虚为先,斟酌祛邪。

2. 辨证思路

（1）辨正虚及所属脏腑:根据患者的临床症状、体征等情况,首先辨别正虚是属于气血阴阳的哪种亏虚。其次,辨明虚在何脏,在脾、还是在肾,或者是数脏俱虚。然后将两方面的内容综合起来,辨明正虚的性质和所属脏腑。一般而言,脾胃气虚症见食欲不振,食后胃脘饱胀或胃脘不适,恶心呕吐,或见腹部虚胀,大便溏薄,兼见面色萎黄,气短神疲,四肢无力,舌体胖大可见齿痕,苔白或腻无根,脉沉细无力;胃脘灼热隐痛,或时感胃脘刺痛,嘈杂不适,饥不欲食,口干喜冷饮,大便干结,舌红而干,或见舌裂纹或舌暗隐青,苔少或苔花剥,脉细数或虚数为胃阴虚之象;若纳呆食少,或食后胃胀,饮食不下,全身乏力,面色无华,唇甲色淡,自汗盗汗,动辄气短,形体消瘦,舌淡或舌质暗淡,或见瘀斑,脉虚或沉细属于气血两虚之症;脾肾两虚则见胃脘隐痛,绵绵不断,喜按喜暖,食生冷痛剧,进热食则舒,时呕清水,或朝食暮吐、暮食朝吐,面色无华,形寒肢冷,小便清长,大便溏薄,舌质淡而胖,有齿印,苔白滑润,脉沉细或濡细。

（2）辨标实:胃癌的标实主要有"气滞""痰湿""血瘀""热毒",根据胃脘疼痛的性质,以及有无肿块、肿块性质以及兼证等可有助于辨别标实,或是几种并存。如胃脘胀满,时时作痛,窜及两胁,嗳气频繁或呃逆纳呆,舌质淡红或暗红,苔薄白或薄黄,脉弦,为气滞;上腹肿块,胀满疼痛,胸脘胀闷或心下痞满,吞咽不利甚则呕恶痰涎,口淡无味,纳呆食少,舌苔白腻而厚,内蕴湿热,脉弦滑此为痰凝;血瘀的辨证要点为腹痛剧烈,固定不移,胃脘刺痛,痛有定处,或可扪及肿块,腹满不欲食,呕吐宿食,或见柏油便,唇舌青紫,舌质紫暗或有瘀斑,脉细涩。热毒以胃脘灼痛、拒按,渴喜冷饮,或消谷善饥,或见口臭,牙龈肿痛溃烂,齿衄,大便秘结,小便短黄,舌红苔黄,脉滑数为辨证要点。

(二)中医治疗

1. 分证论治　肿瘤患者目前中西医治疗为主,手术后患者常以虚为主;配合靶向、化疗、免疫、放疗的患者常因药物作用而出现阴虚、血瘀等证候,需考虑正邪关系,再予以补虚祛邪治疗;晚期患者邪盛正虚,需充分考虑患者需求及情况,慎重考虑治疗方案。

(1)肝胃不和

主症特点:胃脘胀满疼痛,嗳气泛酸;反胃,或见胸胁苦满,呃逆纳呆,舌质淡红或暗红,或见瘀斑,苔薄白或薄黄,脉弦。

治疗原则:疏肝理气,和胃降逆。

推荐方剂:柴胡疏肝散加减。

柴胡疏肝理气解郁,配以枳壳、香附理气消胀,川芎活血行血,白芍、甘草柔肝缓急止痛。

辨证加减:若胃纳欠佳、嗳气频作,或伴恶心者,可加代赭石、旋覆花、法半夏、陈皮、鸡内金、山楂等健脾消食,降逆助运;若口干口苦,泛酸,胃脘痞胀伴灼热感,属郁热不宣,酌加吴茱萸、黄连、黄芩,以清热消痞;胁痛或胃脘痛甚者,或舌质见瘀斑隐现或舌质暗者,可酌加川楝子、延胡索、砂仁、三七粉理气活血。

(2)瘀毒内阻

主症特点:胃脘刺痛,剧烈拒按,痛有定处,固定不移,上腹触及质硬肿块,脘胀不欲食,呕吐宿食,肌肤甲错,呕血或黑便,唇舌青紫,舌质紫暗或有瘀斑,脉细涩。

治疗原则:疏肝理气行滞,活血化瘀止痛。

方药:膈下逐瘀汤。

膈下逐瘀汤用桃仁、红花、当归、川芎、赤芍养血活血;枳壳、延胡索、香附、乌药理气止痛;瘀血较显者加失笑散、莪术等祛瘀散结,也可加藤梨根、野葡萄藤等清热解毒。

辨证加减:肿块明显者,去川芎、牡丹皮,加三棱、莪术;呕吐宿食者去香附、郁金,加厚朴、莱菔子、山楂;痰湿郁阻而致气滞血瘀者,治以健脾化湿,祛痰理气,药用陈皮、半夏、白术、木香、茯苓、桃仁、红花。

(3)痰湿阻滞

主症特点:上腹肿块,胀满疼痛,胸脘胀闷或心下痞满,吞咽不利甚则呕恶痰涎,口淡无味,乏力,纳呆食少,大便溏薄,舌苔白腻而厚,内蕴湿热,脉弦滑。

治疗原则:健脾化湿,化痰散结。

方药:二陈汤合海藻玉壶汤加减。

药用茯苓、白术、薏苡仁、砂仁健脾燥湿为君,枳壳、郁金、半夏、陈皮理气化痰为臣,海藻、昆布、浙贝母、瓜蒌、山慈菇化痰散结,白英解毒化痰为佐使。

辨证加减:恶心呕吐者,加旋覆花、代赭石;痰湿积滞者,加莱菔子、生山楂、鸡内金;气滞者加柴胡、厚朴、大腹皮;痰湿蕴热,舌苔黄腻者加黄芩、龙葵、土茯苓。

（4）脾胃气虚

主症特点：胃脘饱胀或胃脘不适，恶心呕吐，吐后胃舒，或见腹部虚胀，面色萎黄，气短神疲，四肢无力，食欲不振，食后，大便溏薄，久病则形体消瘦，舌质黯淡，舌体胖大可见齿痕，苔白或腻无根，脉沉细无力。

治疗原则：健脾养胃，消食和胃。

方药：香砂六君子汤加减。

六君子汤加砂仁、木香组成。方中人参、白术、茯苓、甘草益气健脾；半夏、陈皮、砂仁、木香理气化痰。

辨证加减：若见食滞难下，腹中挛急，呕吐反胃，则加莱菔子、厚朴、白芍，去枳壳、木香；若水湿不化，凝痰湿而阻于内，可酌加薏苡仁、白豆蔻、藿香。

（5）胃阴不足

主症特点：胃脘灼热隐痛，或时感胃脘刺痛，嘈杂不适，饥不欲食，口干喜冷饮，大便干结，形体消瘦，五心烦热，中脘痞满、嘈杂欲食，但食入则痛，发热持续不退，舌红绛，舌苔厚腻；舌红而干，或见舌裂纹或舌暗隐青，苔少或苔花剥，脉细数或虚数。

治疗原则：益胃养阴，清热解毒。

方药：麦门冬汤合益胃汤加减。

取麦冬、沙参、玉竹、生地甘寒清润，养胃阴，清胃中虚热。人参益气生津，甘草、粳米、大枣益气养胃，白扁豆、半夏、鸡内金健脾理气，合人参益胃生津，胃津充足。

辨证加减：不思饮食加生山楂、谷芽、麦芽、鸡内金健脾益胃；津亏甚者加石斛、天花粉滋养胃阴；热灼胃络出血者加仙鹤草、侧柏叶或生地榆、生石膏，去白扁豆；大便干结，加火麻仁、柏子仁润肠通便。

（6）气血两虚

主症特点：胃脘部空痛或不适，难以名状，或食后胃胀，或饮食不下，纳呆食少，面色无华，唇甲色淡，自汗盗汗，或见低热，神疲乏力，动辄气短，面色苍白，头晕目眩，心悸气虚，形体消瘦，舌淡或舌质暗淡，或见瘀斑，脉虚或沉细。

治疗原则：气血双补，行气活血，益气养血。

方药：八珍汤加减。

人参、黄芪、白术、茯苓益气健脾，熟地黄、川芎、当归、白芍补血调血组成方剂。

辨证加减：气虚甚者去党参改人参，或加西洋参、附子；若有畏寒肢冷，面浮肢肿为脾肾阳虚，加桂枝、熟附子、猪苓、泽泻、生姜皮温肾利水，也可加大黄芪用量，以补气行气，温阳化水。

（7）脾肾两虚

主症特点：胃脘隐痛，绵绵不断，喜按喜暖，食生冷痛剧，进热食则舒，时呕清水，或朝食暮吐、暮食朝吐，面色无华，形寒肢冷，小便清长，大便溏薄，舌质淡而胖，有齿印，苔白滑润，脉沉细或濡细。

治疗原则：温中补肾，健脾益气。

方药：附子理中汤合吴茱萸汤加减。

取党参、白术、茯苓健脾益气，干姜、熟附子、吴茱萸补火生土、温阳散寒等组成方剂。

辨证加减：大便溏薄或水样便，脾肾阳虚者酌情加用山药、芡实、赤石脂、禹余粮、补骨脂、肉豆蔻等温阳补肾止泻。若脘胀嗳气、呕恶，苔白厚腻，为寒湿内盛，酌加藿香、苍术、草

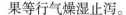

果等行气燥湿止泻。

2. 口服中成药制剂

（1）消癌平片

功能与主治：抗癌、消炎、平喘。适用于食管癌、胃癌、肺癌、肝癌。

（2）华蟾素片

功能与主治：解毒、消肿，止痛。适用于中、晚期肿瘤。

（3）贞芪扶正胶囊

功能与主治：补气养阴。用于久病虚损，气阴不足。配合手术、放射治疗、化学治疗，促进正常功能的恢复。

3. 中药外治法

（1）耳穴埋豆：主要是采用王不留行籽或磁珠刺激耳廓上的腧穴或反应点，通过经络传导，达到防治疾病的一种治疗方法。

适应证：可以有防治肿瘤相关病症、提高癌症患者生活质量，改善胃肠道反应、癌性疼痛、癌性抑郁、失眠、癌性疲乏、骨髓抑制，尤其对化疗后引起的迟发性呕吐以及癌性疼痛具有良好的缓解效果。

（2）中药贴敷：是指一种以膏药、药粉、药糊等贴敷于患部、穴位或特定部位，以达到治疗疾病的中医外治方法。

适应证：可以防治肿瘤癌性疼痛、化疗后消化道反应等。用药常选芳香走窜、活血通络、温经止痛之品，经皮肤或黏膜表面吸收后，药力直达病所，迅速有效，且能避免口服药物在体内灭活及一些药物内服引起的某些不良反应，特别是晚期癌症患者正气已虚，不耐攻伐，脾胃功能较弱，单靠内服药效果不佳，中药外用贴敷治法更具优势。

（3）中药熏洗：是将药物煎汤，趁热在患处熏蒸，通过热能作用，以达到疏通腠理、祛风除湿、散寒止痛、活血通络的目的。

适应证：防治化疗所致的周围神经毒性、手足综合征，缓解关节疼痛、肿胀、屈伸不利等症状。

（4）中药导管滴入：是将中草药制成液体，直接滴入直肠而起全身或局部作用的一种给药途径。

适应证：多用于消化道不完全性梗阻；消化道恶性肿瘤患者伴有腹胀症状者；无法耐受口服中药者，增加用药途径。禁忌证为门静脉癌栓、严重痔疮、痔静脉曲张、消化道出血等。

（三）西医治疗

以 NCCN、CSCO 指南的相关内容为基础，结合对胃癌等消化道恶性肿瘤三十余年的中医理论研究、临床实践和基础研究成果，制订中西医结合胃癌分期治疗流程。

以整体观和辨证论治为特征的中医理论对胃癌疾病全局性的认识和治疗措施的把握上具有重要意义，无论是早期还是进展期胃癌将中医理论的指导贯穿治疗策略制定的始终，中西医结合，局部和全身治疗结合，强调规范化原则下的个体化治疗。有机运用中医药、手术、化疗、放疗以及分子靶向治疗等各种中、西医治疗手段，将有助于提高胃癌的根治率、降低根治术后的复发/转移、延长各期胃癌远期生存期，改善生存质量。

1. 内镜治疗　参照 1998 年维也纳胃肠上皮肿瘤病理分型标准，根据不同内镜和病理诊断，选择不同的临床处理方式（表 13-3）。

表 13-3 胃肠上皮肿瘤维也纳分型(修订版)

分类	诊断	临床处理
1	无肿瘤 / 异型增生	随访
2	不确定有无肿瘤 / 异型增生	随访
3	黏膜低级别瘤变	随访或内镜切除 *
	3.1 低级别腺瘤	
	3.2 低级别异型增生	
4	黏膜高级别瘤变	内镜或外科手术局部切除 *
	4.1 高级别腺瘤 / 异型增生	
	4.2 非侵袭癌(原位癌)	
	4.3 可疑侵袭癌	
	4.4 黏膜内癌	
5	黏膜下侵袭癌	手术切除 *

* 处理方式的选择由病变大小、浸润深度(通过内镜、放射影像或 EUS 等评估)以及患者年龄、伴随疾病等一般因素共同决定。

2. 外科治疗 手术切除是胃癌的主要治疗手段,也是治愈胃癌的唯一方法。胃癌手术分为根治性手术与姑息性手术,应当力争根治性切除。胃癌根治性手术包括早期胃癌的 EMR、ESD、D0 切除术和 D1 切除术等,部分进展期胃癌的(D2 根治术)及扩大手术(D2+)。胃癌姑息性手术包括胃癌姑息性切除术、胃空肠吻合术、空肠营养管置入术等。

3. 化学治疗

(1)围手术期化疗(术前和术后各 3 周):$cT_{3-4}N+M_0$ 期的胃癌,围手术期化疗是 NCCN 的 1 类推荐。

氟尿嘧啶联合铂类药物(包括奥沙利铂和顺铂),用于局部晚期胃癌新辅助化疗后进行 D2 切除术的胃癌患者有一定疗效并且安全性可以管理。

氟尿嘧啶、亚叶酸钙、奥沙利铂、多西他赛(FLOT)方案围手术期治疗术后化疗完成率更高,R0 切除率更高,改善了 OS(总生存期)、PFS(无进展生存期)等研究终点,但是耐受性较差。

(2)可切除胃癌的术后辅助化疗:对于 I 期胃癌,即 $T_1N_1M_0$ 和 $T_2N_0M_0$ 是否需要进行术后辅助化疗并无充分的循证医学证据。目前有共识,淋巴结阳性患者应行辅助化疗,对于 T_2N_0 的患者,低龄(<40 岁)、组织学分级高级别或低分化、有神经束或血管、淋巴管浸润因素者进行辅助化疗,可能减少复发。

D2 手术 R0 切除且术前未接受术前治疗 T_2 以上和 / 或 N+ 患者,推荐方案为卡培他滨联合奥沙利铂(或顺铂),或 S-1 单药。

氟尿嘧啶或替吉奥联合奥沙利铂可作为备选方案。

(3)晚期转移性胃癌的治疗:对于晚期转移性胃癌患者,与最佳支持治疗相比,联合化疗可以提高晚期胃癌患者的生活质量和总生存率,能够缓解症状并获得生存益处。

1)一线治疗:方案的选择根据患者身体状况、年龄、基础疾病等综合考虑,更多推荐氟尿嘧啶类药物和铂类药物的联合。

HER2 阳性：曲妥珠单抗联合氟尿嘧啶/卡培他滨+顺铂为首选方案。曲妥珠单抗也可联合其他一线化疗方案，如奥沙利铂+卡培他滨，或 S-1+ 顺铂，避免与蒽环类药物联合使用。

HER2 阴性：氟尿嘧啶类药物为基础，联合铂类或紫杉类的两药联合方案为首选。体力状况好且肿瘤负荷较大患者，可选用三药联合方案。体力状况弱或其他临床情况者，可选用氟尿嘧啶单药或紫杉类单药方案。伊立替康为基础的方案不作为一线治疗的首选方案。

2）二线治疗：取决于既往治疗和功能状态（performance status，PS）。

HER2 阳性：如铂类失败且既往未应用过曲妥珠单抗，则曲妥珠单抗联合紫杉醇，或者可联合蒽环类之外的二线化疗方案。

HER2 阴性：单药化疗（多西他赛或伊立替康或紫杉醇）为首选方案。对于体力状况较好的患者，也可选择双药联合紫杉醇或氟尿嘧啶类化疗。既往未经铂类治疗失败的，也可选取顺铂或奥沙利铂为基础的方案。

3）三线治疗：首选阿帕替尼。体力状况较好的，可选用单药化疗。PD-1 单抗治疗的获益尚存争议。体力状况弱的患者，建议最佳支持治疗。

七、预后与随访

基础疾病、病理类型、分期、年龄等对患者预后均有影响。可建立患者个人档案，按时随访，督促患者每 2~3 个化疗周期评估体能状态：KPS 评分及 ECOG 评分。完成证候学观察，每 3~6 个月复查腹部 CT/MRI、胸片；每 6 个月复查胃镜，并完善血液学检查包括肿瘤、免疫及他结合内科疾病的相关检查。治疗 2 年内，需 3~6 个月复查一次。

八、调护

1. 积极治疗胃部疾病，如幽门螺杆菌感染、慢性胃炎等。
2. 合理饮食，多摄入蔬菜，优质低脂蛋白，戒除腌制品、油炸、烧烤、鸡、黄鱼等。
3. 戒除不良生活习惯，早睡早起，适当运动锻炼。
4. 调畅情志，保持心情舒畅。
5. 定期完善内镜检查，早发现、早治疗。

九、研究概况及存在问题

（一）胃癌的中医理论研究

中医药作为防治胃癌的一种传统有效的治疗方式在胃癌的防治中发挥重要作用，在延长胃癌生存期和提高生活质量方面有着独特的优势，同时具有低毒性、低经济成本等特点，为广大胃癌患者所接受。祖国医学中并无"胃癌"这一病名，古代多依据其症状或形态特征命名，如"伏梁""积聚""噎膈""反胃"等，最早在《黄帝内经》中有较多与胃癌症状相似的记载，如《素问·至真要大论》："食痹而吐"，"因痰饮瘀血留滞胃脘，所致食已即心下痛"；《素问·腹中论》："帝曰：病有少腹盛，上下左右皆有根，此为何病？岐伯曰：病曰伏梁"；清代张锡纯的《医学衷中参西录·肠胃病门·噎膈》则首次出现"胃癌"这一准确病名。而胃癌病因病机的表述中脾虚概念的提出一般认为始于金元时期李东垣，其《脾胃论》中："元气之充足皆由脾胃之气无所伤，而后能滋养元气。若脾胃之本弱，饮食自倍，脾胃之气既伤，而元气亦不能充，而诸病之所由生也"，对后世影响深远。

当代医家对于胃癌的认识有所发展,路志正教授认为:"正虚邪实是恶性肿瘤的主要病理特征,而诸虚之中,脾虚至为关键。"吴良村认为:"胃癌患者首责之于脾胃。"邱佳信教授发现了胃癌患者大多有脾虚的症状,从而提出了"有瘤体必虚,有虚首健脾"的学术观点,成为邱教授建立消化道恶性肿瘤的特有的辨证和治疗体系的重要依据,认为消化道恶性肿瘤的治疗应遵循中医整体观和辨证论治的原则,消化道恶性肿瘤病本在脾,脾虚贯穿疾病发生发展的始终,病因病机与"虚""痰""瘀""热""毒"等有关,健脾益气为根本大法,辨证结合清热解毒、软坚散结、活血化瘀、益气养阴、补肾培元等治法。魏品康教授认为嗜食肥甘,生痰助壅,胃中痰结,而生痰核,最后发为恶痰,需化痰散结为主。蒋士卿则将胃癌的病因病机归于外感六淫、内伤七情、饮食失调、正气不足等原因导致机体内环境遭到破坏,打破阴阳的平衡状态使之失调,从而造成五脏六腑的功能失和,需以"和"为主,重视脾肾,以通为补,补而和之,调畅中焦气机,和其升降疏泄,以达"阴平阳秘"的目的。孙桂芝根据胃癌的病理基础是气滞、血瘀、痰结的特点,认为本病属本虚标实之证,气滞、血瘀、痰结是标,脾、胃、肾虚是本。主张本病应始终坚持健脾益肾、扶正祛邪。

各医家多认为胃癌形成的病因多是由于七情六淫、饮食劳倦,又有机体脏腑失调、阴阳叛乱,导致气血痰湿热毒等相互交结而成,辨证较多的分型为脾胃气虚、肝胃不和、胃热阴伤、痰湿凝结、瘀血内阻、脾胃虚寒、气血亏虚,用方分别选用八君子汤、四逆散、玉女煎、平胃散和苓桂术甘汤、膈下逐瘀汤、理中汤合吴茱萸汤、八珍汤等方剂。并通过归纳总结其治疗特点为:顾护胃气、调补脾肾、攻补兼施、带瘤生存。临床可根据患者病情,斟酌调整,随证治之。

（二）中医药防治胃癌的临床研究

目前中医治疗胃癌的基本法则均以健脾为基础,根据患者的不同分期、不同病情,辅之以理气、化瘀、解毒、消痰等法,以达到促进术后恢复、减少化疗毒副反应、防止转移复发、延长患者生存期、提高患者生活质量的作用。

1. 关于龙华医院"健脾益气法"防治胃癌的研究历程 在胃癌的临床治疗方面,邱佳信教授提出脾虚贯穿于胃癌疾病始终,治疗应从健脾着手的基本观点。20世纪70年代末开始致力于中医中药为主、中西医结合治疗晚期胃癌、中医药防治胃癌术后复发和转移、中医药防治胃癌癌前病变等方面的临床和实验研究,获得国家自然科学基金、"七五""八五""九五"国家科技攻关计划资助。取得了重要的成绩,其临床疗效处于国内领先水平。多项成果获得国家中医药管理局科技进步二等奖、三等奖和上海市卫生局科技进步二等奖。近年来,赵爱光教授等临床研究结果显示中药治疗(P=0.035)是影响ⅢC期胃癌根治术后患者无病生存期独立的预后因素。中药组的中位DFS为36.67月,非中药组的中位DFS为21.47月。一项晚期胃癌的临床研究中,分析显示组织学类型、放疗、周期化疗和中药是独立的预后因素。分层分析中,化疗亚组中位生存期从14.0(非中药组)个月增加至20.0(中药组)个月。未接受化疗患者数据显示,中位总生存期从7.0(非中药组)增加到14.8(中药组)个月。以上研究均提示中医药治疗对于胃癌根治术后预防复发转移以及改善晚期胃癌患者的预后方面具有重要的潜在价值。

2. 降低化疗毒副反应,减少复发转移,延长生存期 化疗是中晚期胃癌的主要治疗手段之一,而长期化疗可产生耐药,影响疗效,且存在严重的不良反应,不仅影响患者治疗的进行,也会造成患者生存质量的严重降低。而中医药配合化疗能够减少化疗的毒副反应,增加临床疗效,提高患者生存质量,延长生存期,因而中西医结合治疗备受关注。多项研究表明在化疗的基础上联合中医药治疗,可显著改善胃癌化疗患者临床症状及生活质量,能够预防化疗所致的免疫损伤,而骨髓抑制、神经毒性、手足综合征等不良反应发生率显著降低,提高化疗耐受,同时,中医药的应用能够有效减少患者的复发转移、显著延长晚期胃癌患者的生存期。相关研究表明化疗药物在发挥抗肿瘤作用的同时,还会引起肠道菌群的失调。健脾养胃方加减联合化疗治疗后,一定程度上逆转胃癌患者化疗导致的肠道菌群变化,从而提高患者生活质量。

(三)中医药防治胃癌的基础研究

近年来随着中药提取工艺的进步,极大方便了中药组分及中药单体的提取,促进了寻找中药治疗胃癌的有效成分及有效靶点研究的开展。中医药防治胃癌分子机制研究也主要围绕肿瘤细胞和炎性、免疫、微环境等方面深入开展。胃癌形成与细胞增殖失控、凋亡异常息息相关。许多单味中药及中药复方对胃癌细胞具有抗增殖、促凋亡的作用。信号通路传导在肿瘤领域方兴未艾,中医药实验研究在这方面取得了进展。研究者发现苦参素可诱导胃癌细胞株 SGC7901 的凋亡,其机制与抑制 STAT3 信号通路有关,Tian 等发现黄芪抗癌的机制与调节 NF-KB 信号转导通路有关。赵爱光对胃癌 CCK-8 实验显示:健脾类复方胃肠安可诱导人胃癌 MKN45 细胞自噬,其机制涉及上调自噬相关基因 Beclin1,ATG5,ATG7 mRNA 和蛋白表达,下调 p62 mRNA 和蛋白表达,促进自噬标志蛋白 LC3-I 向 LC3-II 转化。并探讨健脾类复方胃肠安治疗胃癌与调控胃癌细胞中基因表达相关的机制。结果发现 PTBP3 可上调胃癌细胞中 Bcl-2、Stat3 基因的表达;抑瘤机制与其下调 MKN45 细胞中 PTBP3、Bcl-2、Stat3 等多基因的表达有关。有研究者通过实验证实健脾解毒方含药血清可下调 VEGF(血管内皮生长因子)表达以抗血管生成,这可能是健脾解毒方的抗癌作用机制之一。

为防治胃癌复发转移,对中医药抑制胃癌的侵袭转移也有大量研究,胃的侵袭一个多步骤、多因素共同参与的复杂过程,在此过程中,肿瘤细胞脱离原发灶,侵袭并播散到其他部位形成转移灶。肿瘤细胞侵袭转移受肿瘤细胞的上皮 - 间质转化、细胞黏附、细胞外基质降解、细胞迁移、肿瘤血管生成及肿瘤转移癌基因与抑癌基因等多种因素的调控和影响。细胞黏附分子在肿瘤侵袭与转移中起重要作用,其中跨膜糖蛋白 CD44v6 与胃癌的复发转移关系密切,是胃癌淋巴结转移的有力预测指标,有研究者发现可通过下调 CD44 的表达抗胃癌细胞增殖。

(四)中医理论指导下的中西医结合诊疗

在现代医学科技高度发展的今天,中医、西医在各自的学术领域发挥着各自的优势,在恶性肿瘤防治的临床实践中,中西医结合业已成为诊疗模式之一。简单的中药 + 西药是最初级阶段的中西医结合,整合运用各种有效的诊治手段,必须要有科学的医学指导思想,我们倡导在中医理论指导下开展中西医结合的诊疗实践,这一理念应在中西医结合防治胃癌的诊疗细节中得到始终的贯彻,才能得到可期待的结果。

1. 临床资料的收集 中医理论认为,人体是一个有机的整体,组成人体的各个系统、器官、组织之间相互联系,不可分割,生理上相互为用,病理上互相影响。因此,在肿瘤疾病临床资料的收集上也应体现整体理念,至少应包含以下两方面的含义:

中医整体观认为,某一部位的肿瘤是一个全身性的疾病在局部的表现,既符合普通内科疾病的规律,又具有肿瘤疾病的固有特征,因此收集资料胃癌应完整涵盖这两方面的内容,方能指导实施整体治疗。

对中医四诊信息的认识要有延伸理念。《难经·六十一难》曰:"望而知之谓之神,闻而知之谓之圣,问而知之谓之工,切脉而知之谓之巧"。传统中医运用四诊手段收集疾病信息,诊察疾病特征,从而完成辨证分型,指导理法方药。随着现代医学科技的发展,现代诊断技术在肿瘤等疾病的诊断方面越来越敏感和精细,中医四诊信息应该要有更大范围的延伸,才能真正做到对患者病情的准确把握,如利用 HRCT、PET-CT、PET-MRI、超声内镜等,可更准确地评估患者和肿瘤的临床情况,利用各种临床病理学的检测技术,更深入地了解患者自身的分子病理学特点和胃癌的遗传学特性等等,这些信息资料也有助于更准确地判定正虚和邪实状态,更好地指导辨证论治。

2. 治疗原则的制订　随着肿瘤诊断技术日新月异,在诊治各方面都取得了较大的进步,对于胃癌的认识已经从细胞学层面发展到了分子病理诊断的层面,同时治疗手段多样化,尤其是早期诊断、辅助治疗、个体化用药以及评估肿瘤预后等多方面。但是,胃癌是一种全身性的疾病,异质性强,每个患者的病情复杂多变。随着临床学科逐渐分化和细化,各专科医生对疾病的认识水平和角度不同,因此,单一学科已经无法满足患者诊治的需求,单纯的分科治疗体系无法为患者提供系统的、全面的诊疗意见,其结果是往往导致治疗失败。

近年来,胃癌的治疗模式从单一的治疗手段进入以多学科协治(MDT)的新治疗模式。MDT 是能够独立为某一特定患者提供诊治意见、不同专业专家在特定时间共同讨论该患者诊治方向的一种治疗模式,把具有各专业知识、技能和经验的专家聚集在一起,以患者为中心,为患者提供高质量的诊断和治疗意见建议。其基本组成包括:肿瘤内科、外科、放疗科、内镜科、病理科、影像科、生物治疗科医生,肿瘤基础研究人员,社会工作者等。根据患者的身心状况、肿瘤的具体部位、病理类型、临床分期和发展趋向,结合细胞分子生物学的改变,有计划地、合理地应用各种治疗手段对肿瘤进行治疗。而中西医结合更好地实现肿瘤治疗上的取长补短,表里结合,可以极大提高患者的治疗效果和治愈目的。因此,胃癌的中西医结合治疗原则当依据中医理论,必须从整体观念出发,从整体上、宏观上来把握,根据病变部位、癌细胞类型、TNM 分期和患者全身状况等具体情况进行综合考虑,做到整体治疗和局部治疗的有机统一,并且时时注意顾护"正气"的恢复,决不能一味地"杀瘤""祛邪",正确处理好"整体与局部""正虚与邪实"的关系,这样才能制订出针对每位胃癌患者的最佳综合治疗方案,开创胃癌治疗的崭新局面。

3. 诊疗方法的选择　胃癌具有高度侵袭性,我国大部分患者在确诊时已是进展期,对于这部分患者需要以手术治疗为主,辅以围术期的多学科综合治疗。手术治疗是获得根治唯一可能的手段,目前建议进行标准的胃癌根治术,即完整病灶切除(有足够切缘)及 D2 淋巴结清扫,在过去 20 年,D2 根治术的推广,大大提高了胃癌患者的 5 年生存率。分子靶向治疗是近年的研究热点,曲妥珠单抗是首个批准用于临床的靶向药物。指南推荐对于 *HER2* 表达阳性患者可以进行靶向治疗,但其远期效果和安全性还有待进一步研究。

内镜下黏膜剥离术(ESD)和内镜下黏膜切除术(EMR)是早期胃癌治疗的主要手段,ESD 的出现使得内镜下病灶整块切除成为可能,研究显示传统的开腹手术和内镜手术 5 年生存率无差异,均在 90% 以上。目前我国存在的主要问题是早癌的筛查及检出率,这将是未来的工作重点。

近年来,随着对肿瘤微环境和免疫靶点的认识,免疫治疗逐渐成为一种新的治疗方法。免疫治疗可减轻患者痛苦,提高生存质量,甚至延长生存时间。肿瘤免疫治疗主要利用机体的天然防御机制杀伤肿瘤细胞,从而增强抗肿瘤的免疫作用。免疫治疗是一种新型的抗肿瘤治疗方法,在胃癌的治疗上取得了一定的成效。但由于人体免疫机制的复杂性,需要进一步探索药物与自身免疫的相互关系，提高免疫治疗的抗肿瘤疗效。

胃癌的治疗方法众多，每一种治疗方法都有适应证和优缺点，需要开展中西医结合、攻补兼施的治疗，治疗方案中既要体现整体治疗和局部治疗的有机统一，还要体现扶正与祛邪的有机统一，在此理念指导下选择各种诊疗方法，往往能趋利避害，更好地发挥协同功效，从而在恶性肿瘤病程的各个阶段充分体现整体与局部兼顾、扶正与祛邪并举的整体治疗优势。

4. 诊疗指南的思考　现代医学理论和诊疗技术发展到今天，对大多数恶性肿瘤的发病规律有了较为系统的认识，已不断摸索出较为有效的诊疗方案和疗效评估系统，并形成了国际通用的诊疗指南，成为国际同仁共同遵循的准则。指南的推行有助于规范诊疗行为，尽可能避免治疗不足或治疗过度，有助于提高各医疗机构的诊疗水平，从而改善胃癌的整体预后。然而，胃癌是一种异质性非常强的肿瘤，从广义上讲，胃癌的异质性体现在种族、地域甚至是个体之间。而从狭义上来讲，胃癌细胞在不断分裂增殖过程中，很可能在同一肿瘤组织内出现多种子细胞群体，不同子细胞群体在分子基因学异常以及肿瘤微环境等方面不尽相同，导致同一个体内肿瘤细胞在基因和/或其蛋白表达、增殖速度、侵袭转移能力、对药物的敏感性以及预后等方面均出现不同程度的差异，这种差异甚至反映在同一个体内的不同空间（如原发灶和转移灶之间）和时间节点（如初发病灶和复发病灶之间）等方面。因此，诊疗指南的运用要结合每位患者的特征，不能机械地照搬使用，因为对肿瘤的认识还在不断深入，诊疗指南需要不断地修订和完善，看待指南也应该以中医理论为指导，采用辨证的观点来认识，注重肿瘤本身的细胞生物学特性及肿瘤与人体内在关系的发展变化。

5. 科研思路与方法的深入思考　随着中医药科学研究水平的不断提升及实践经验的不断累积，中医理论不仅能够归纳分析现代医学研究的素材，还能指导现代医学研究的一些困惑和难题。越来越多的中药被证实有不同程度的抗肿瘤复发转移作用。由于胃癌的发病特点，决定了发病过程中证候变化的多样性和病机变化的复杂性。中医证型概念具有宏观、抽象特点，且目前尚未形成权威的统一标准，造成结合现代技术所获得的证候微观指标是一种人为设计的简化的疾病分子基础，无法真正意义上反映证候的本质，这或许是中医证候微观化研究至今未取得突破性成果的原因。今后，在中医理论指导下，通过"病-证"结合的研究思路，以基因组学蛋白组学、代谢组学技术等方法，试图找到胃癌不同证候的物质群基础，以期能发现不同证候的分子生物学标记，从而更精确地指导临床用药。

中药用于治疗恶性肿瘤发挥的是多层面、多靶点的整体效应，许多实验表明单味中药具有抗癌防复发转移作用，但对药物的优势效应研究甚少，中药复方研究比重低，因此，应加大复方研究力度，加强中药结合靶向异位点的研究，提高中药抗癌治疗的特异性。现代抗肿瘤中药的研究常常是源于中药临床疗效的启发，研究过程采用现代技术分析中药化学结构和提取分离有效成分，忽略了中医理论指导下的辨证论治。

辨证论治是中医的精髓，近年来，中医临床医生和研究人员已经做了不少开拓性工作，发表了大量临床研究成果，显示中医治疗胃癌是有效的，这点毋庸置疑。但不可否认，要按照循证医学的原则来衡量，这些资料证据级别较低，缺少最有说服力的一、二级证据级别的临床研究，可见中医临床研究质量亟待提高。我们迫切需要建立较为完整的理论指导体系，对胃癌的病因病机、治则治法形成新的认识，促使中医治疗胃癌的研究中引入循证医学研究方法有助于获得可信的研究结果，更利于有效治疗推广应用，使更多患者受益。

参 考 文 献

1. BRAY F, FERLAY J, SOERJOMATARAM I, et al. Global cancer statistics 2018: GLOBOCAN estimates of incidence and mortality worldwide for 36 cancers in 185 countries [J]. CA Cancer J Clin, 2018, 68 (6): 394-424.

2. 孙可欣, 郑荣寿, 张思维, 等. 2015 年中国分地区恶性肿瘤发病和死亡分析 [J]. 中国肿瘤, 2019, 28 (1): 1-11.

3. ZENG H M, ZHENG R S, GUO Y M, et al. Cancer survival in China, 2003-2005: a population-based study. [J]. Int J Cancer, 2015, 136 (8): 1921-1930.

4. Fitzgerald R C, Caldas C. Clinical implications of E-cadherin associated hereditary diffuse gastric cancer [J]. Gut, 2004, 53 (6): 775.

5. AJANI J A, MAYER R J, OTA D M, et al. Preoperative and postoperative combination chemotherapy for potentially resectable gastric carcinoma [J]. J Natl Cancer Inst, 1993, 85 (22): 1839-1844.

6. BOZZETTI F, MARUBINI E, BONFANTI G, et al. Subtotal versus total gastrectomy for gastric cancer: five-year survival rates in a multicenter randomized Italian trial. Italian Gastrointestinal Tumor Study Group [J]. Ann Surg, 1999, 230 (2): 170-178.

7. 《胃癌 HER-2 检测指南》编写组. 胃癌 HER-2 检测指南 [J]. 中华病理学杂志, 2011, 40 (8): 553-557.

8. 冯磊, 宋军. 路志正教授治疗恶性肿瘤经验撷菁 [J]. 世界中西医结合杂志, 2007, 2 (4): 193-195.

9. 宋巧玲, 沈敏鹤, 阮善明, 等. 吴良村治疗胃癌经验撷菁 [J]. 中华中医药学刊, 2010, 28 (2): 263-265.

10. 杨金坤, 郑坚. 有瘤体必虚　有虚首健脾——邱佳信治疗消化道恶性肿瘤的学术经验 [J]. 上海中医药杂志, 1995, (2): 8-10.

11. 赵爱光. 邱佳信治疗胃癌学术思想初探 [J]. 江苏中医药, 2004, 25 (7): 12-15.

12. 魏品康, 孙大志, 许玲, 等. 胃癌从痰论治理论与策略 [J]. 中国中医药信息杂志, 2008, 15 (9): 92.

13. 朱梦姣, 蒋士卿. 蒋士卿教授运用"和"法治疗胃癌的经验浅析 [J]. 中医临床研究, 2020, 12 (2): 49-51.

14. 顾恪波, 王逊, 何立丽, 等. 孙桂芝教授诊疗胃癌经验 [J]. 辽宁中医药大学学报, 2012, 14 (10): 173-175.

15. 朱晓虹, 赵爱光, 李宏伟, 等. 基于健脾为基础的辨证治疗方案对 Ⅲ C 期胃癌根治术后患者无病生存期的影响 [J]. 中国肿瘤, 2016, 25 (7): 569-575.

16. XU Y, ZHAO A G, LI Z Y, et al. Survival benefit of traditional Chinese herbal medicine (a herbal formula for invigorating spleen) for patients with advanced gastric cancer [J]. Integr Cancer Ther, 2013, 12 (5): 414-422.

17. 陈婉珍, 徐婷婷, 朱方石, 等. 益气健脾化积方对胃癌化疗气虚血瘀证患者生活质量影响的随机双盲安慰剂对照试验 [J]. 中医杂志, 2017, 58 (9): 759-762.

18. 周云, 李朕, 杨百京, 等. 中医健脾养胃法在胃癌治疗中的应用探讨 [J]. 中华肿瘤防治杂志, 2018, 25 (S2): 63-64.

19. 龚艳青, 胡林飞, 张博成, 等. 益气健脾化积方对胃癌化疗患者的疗效及对免疫功能影响 [J]. 临床医药实践, 2019, 28 (1): 15-17.

20. 李财宝,龚航军,冯寿全. 149 例胃癌术后化疗与中药综合治疗临床观察[J].上海中医药杂志,2002,7（2）:15-16.

21. 吴娟,滕钰浩,董伟,等.健脾养胃方加减对胃癌化疗患者肠道菌群的影响[J].中医杂志,2019,60（6）:497-502.

22. CHEN Y, JI A J, LU J W , et al. The antigastric cancer activity of San Leng Powder extract induces apoptosis in Balb/C Bearing-SGC-7901 mice[J]. Evid Based Complementary Alternat Med, 2017, 2017: 1052125.

23. HUANG Y H, CAI T G, XIA X, et al. Research advances in the intervention of inflammation and cancer by active ingredients of traditional Chinese medicine[J]. J Pharm Sci, 2016, 19（1）: 114-126.

24. ZHOU W C, CAO A L, LI W, et al. Kurarinone synergizes TRAIL-induced apoptosis in gastric cancer cells[J]. Cell Biochem Biophys, 2015, 72（1）: 241-249.

25. TIAN Y, LI X L, LI H X, et al. Astragalus Mongholicus regulate the toll-like-receptor 4 meditated signal transduction of dendritic cells to restrain stomach cancer cells[J]. Afr J Tradit Complement Altern Med, 2014, 11（3）: 92-96.

26. 李朝燕,陈伟霞,秦梦梦,等.胃肠安诱导胃癌 MKN45 细胞自噬的机制[J].中国实验方剂学杂志,2020,26（1）:71-77.

27. 陈彬,慕晓艳,赵爱光,等.胃肠安调控 PTBP3 对胃癌细胞中多基因表达的影响[J].中国临床药理学与治疗学,2014,19（5）:481-487.

28. LIU N N, ZHOU N, WANG Y, et al. Chinese herbal medicine Jianpi Jiedu Formula down-regulates the expression of vascular endothelial growth factor in human gastric cell line MKN45 induce by Helicobacter pylor by inhibiting cyclooxygenase-2[J]. Zhong Xi Yi Jie He XueBao, 2010, 8（10）: 968-973.

29. 冯颖,吴成亚,李杰.中医药治疗胃癌的优势及可能机制研究进展[J].辽宁中医杂志,2017,44（1）:200-203.

30. 代志军,高洁,仵文英,等.复方苦参注射液对胃癌 SGC-7901 细胞侵袭转移能力的影响[J].中药材,2007,30（7）:815-819.

第十四章 乳 腺 癌

一、概述

乳腺癌（breast cancer）是发生在乳腺腺上皮组织的恶性肿瘤，乳腺导管上皮细胞在各种内外致癌因素的作用下失去正常特性而异常增生，以致超过自我修复限度而发生的疾病。临床特征以乳腺肿块为主要表现；与其他恶性肿瘤相比，具有发病率高、侵袭性强但病情进展相对缓慢、自然生存期长等特点。

乳腺癌的发病在全球范围内一直位居女性肿瘤的首位，并且其发病率还在以每年2%的速度递增。全球癌症统计数据显示，2018年全球乳腺癌新发病例约210万例，死亡约62.7万例，分别占恶性肿瘤新发病例及死亡病例的11.6%及6.6%。乳腺癌发病率在世界各地间具有明显的地域差异，其中北美、西欧、北欧、大洋洲和以色列犹太人定居区为高发地区，其次为东欧、南欧以及拉丁美洲，亚洲的发病率最低。此外，世界范围内发达地区与欠发达地区的乳腺癌发病率和死亡率也存在显著的地域差异，虽然发达地区乳腺癌病例数少于欠发达地区，但是发达地区乳腺癌的发病率及死亡率却高于欠发达地区。2019年国家癌症中心统计的数据显示，2003—2012年中国女性乳腺癌的中标发病率增长明显，2012年比2003年增长了30.56%，农村地区增长幅度（72.32%）高于城市地区（23.48%）。我国女性乳腺癌的死亡率为10.36/10万，世标率为6.61/10万；城市女性乳腺癌的死亡率（11.64/10万）高于农村（8.36/10万），东部地区（10.81/10万）高于西部（9.90/10万）和中部地区（7.38/10万）。尽管从世界范围看，中国女性乳腺癌的发病和死亡水平很低，但女性乳腺癌已经成为我国女性恶性肿瘤发病第1位、死亡第6位的恶性肿瘤。

在全球范围内，乳腺癌的发病率逐年升高，严重危害女性的生命健康。世界各国的多项研究已证实，乳腺癌筛查是提高早期诊断率、生存率及生存质量的最为有效的方法。欧美发达国家自20世纪80年代起已普遍开展以乳腺X线摄影为手段的乳腺癌筛查，虽然对于筛查的成本效益以及过度诊断问题存在一些争议，但其筛查效果显著，乳腺癌早期诊断率明显升高，死亡率明显下降。英国乳腺癌筛查独立评估委员会的系统评价提示，筛查使乳腺癌的死亡率下降20%，美国预防服务工作组（U. S. preventive services task force，USPSTF）的荟萃分析也提示筛查使乳腺癌的死亡风险下降16%。世界卫生组织（WHO）已明确将早期乳腺癌列为可治愈性疾病，早诊早治是提高乳腺癌治愈率的最佳途径。在我国，对于乳腺癌筛查需要解决的筛查对象和手段问题尚无统一的规范或共识，虽然一些指南如《中国女性乳腺癌筛查指南》涉及了相关内容，但基本是照搬了欧美及东亚等国家的最新乳腺癌筛查指南或共识。然而，中国女性乳腺癌发病高峰年龄起始于40~50岁之间，比西方国家提前5~10

岁,制定适合中国女性特点的群体性乳腺癌筛查指南势在必行。

乳腺癌在中医文献记载为乳岩、石痈等。由于肿物位于体表,不需特殊仪器即可细致观察,中医古籍中相关记载较多。其发生多与情志郁结有关,朱丹溪《格致余论》载:"忧怒郁闷,昕夕积累,脾气消阻,肝气横逆,遂成隐核,如大棋子,不痛不痒,数十年后方疮陷,名曰乳岩,以其疮形凹似岩穴也,不可治矣。"对于其治疗,明代汪机《外科理例》载:"肿痒内外皆壅,宜托里表散为主。乃补气血而加之以行散之剂,非专攻之谓。或者肿痛甚,烦躁脉大,其辛热之剂,不但肿痒不可用,虽溃疡亦不可用也。凡患者须分经络、血气、地部远近、年岁老幼、禀气虚实及七情所感、时令所宜而治之。常见以流气、十宣散二药,概治结肿之症,以致取败者多矣。"清代王维德《外科证治全生集》载:"大忌开刀,开则翻花最惨,万无一活。男女皆有此证。"我国古代限于当时历史条件,难以施行手术,治疗多有困难,故常延至晚期溃烂翻花。但在这些记载中,可以看出古代医家对这一病种的细致观察和治疗体会,丰富了中医对乳腺癌的认识。

二、中医病因病机

中医认为,乳腺癌的病因主要为七情所伤等引起体内气血失调、脏腑功能紊乱而发病。此外,其发病也与经虚为风寒所袭等外因有关,《诸病源候论》载:"有下于乳者,其经虚,为风寒气客之,则血涩结……无大热,但结核如石。"

乳腺癌发病病机重点在于"虚""痰""瘀""毒"等方面,在其发生发展过程中上述病机因素往往相互交叉,互为因果,相互联系,贯穿于乳腺癌发生和发展的整个过程。本病缓慢起病,病位在乳房,与肝、脾、肾密切相关;其性质为本虚标实,脾肾虚弱为本,痰凝、气滞、血瘀、毒结为标。本病初起多以气滞痰凝为主,中期虚实夹杂,晚期则以脾肾气血大亏为主。

肝郁气滞是乳腺癌发病的核心病机,女子"以血为本""以肝为先天",乳腺疾病患者易见肝气郁结之象。肝脏喜条达而恶抑郁,肝气条达则五脏六腑之气通顺,血、津液畅行无阻,气血冲和则百病不生。乳腺癌患者多因情志内伤致气机阻滞,肝气郁结,气血运行不畅、脏腑功能紊乱,导致邪毒内蕴、气滞血瘀、痰浊交结滞于乳中而发病。脾虚肾亏是其发病的基本病机,脾为后天之本,气血生化之源;肾为先天之本,为一身元阴元阳之所,五脏之阴非此不能滋,五脏之阳非此不能发。正如李东垣所言:"水为万物之元,土为万物之母,二脏安和,一身皆治,百疾不生。"若脾肾亏虚,则先后天平衡失调,致使正气内虚,最易致癌毒复发转移,而毒邪日耗,痰凝、气滞、血瘀日久可加重脾肾亏虚,脏腑功能不足、气血亏虚,又易导致肿块溃破,久不敛口。

三、西医发病机制

乳腺癌的病因复杂多样,多种因素可能与其发生密切相关,包括:遗传、基因突变、生殖、激素、不良生活方式、良性乳腺疾病等诸多因素。常见的致癌高危因素如下:

(一)家族史

调查发现,一级亲属患乳腺癌的妇女其发生乳腺癌的概率较无家族史的高2~3倍,若一级亲属在绝经前患双侧乳腺癌则相对危险度更高达9倍。一项针对我国女性三阴性乳腺癌发病相关因素的meta分析显示,肿瘤家族史是女性三阴性乳腺癌发病的高危因素。遗传性乳腺癌占所有乳腺癌的5%~10%,研究显示,约30%~50%的遗传性乳腺癌存在易感基因 *BRCA1* 和 *BRCA2* 突变。近年来的研究结果显示,除 *BRCA1* 和 *BRCA2* 以外,已发现10余种家族性乳腺癌易感基因,当这些基因突变时将导致乳腺癌及卵巢癌高度易感。

（二）生殖因素

女性乳腺在青春期受卵巢激素的作用发育成熟,而乳腺细胞受每月体内激素水平的周期性变化,以及妊娠期体内激素水平的升高而发生生理性的增生改变,这种细胞增殖分裂的形式于绝经时终止。众所周知,乳腺癌的发生与初潮年龄、停经年龄、月经周期、未生育等多种生殖因素密切相关。刘也等研究发现,女性初潮年龄≤13岁、月经不规律、有痛经史可能是乳腺癌发病的危险因素。一项 meta 分析显示,与未生育组相比,足月生育1次、2次和≥3次的乳腺癌发生率均低,且差异均有统计学意义。而另一项 meta 分析结果表明,月经周期不规律、流产史、和行经年数≥35年是中国女性乳腺癌的危险因素。

（三）激素

乳腺是性激素的主要靶器官之一,内源性和外源性性激素均可对其产生影响。女性补充外源性激素的主要目的是改善停经后的更年期综合征,又称激素替代疗法。目前关于停经后激素替代疗法导致乳腺癌发病危险性增加的结论不一致,激素替代疗法相关乳腺癌风险取决于多种因素,包括治疗方案、持续时间、体重、绝经和开始治疗的时间间隔、既往激素替代疗法史以及停止治疗后的效果,还有患者的个体因素等。由于其结果的不确定性,对激素替代疗法利弊的全面评价还有待进一步进行大样本、前瞻性随机对照临床研究。

口服避孕药是一种简单有效的避孕方法,除了防止意外妊娠外,还有很多非避孕益处,如治疗月经周期不规则、月经过多、经前期综合征、痤疮和多毛等。研究发现,口服避孕药会增加乳腺癌的发生风险,但可以降低卵巢癌、子宫内膜癌和结直肠癌的发病风险,其净效应为降低研究人群的癌症发生风险。关于口服避孕药与乳腺癌发生风险的关系,多重 meta 分析发现,年轻使用者第1次足月妊娠前长期口服避孕药可能是最重要的危险因素;当前使用者患乳腺癌的风险率逐步增加,停止服用避孕药后逐步消失,并且此风险不是终身风险。目前公认的是口服避孕药并不会诱发乳腺癌,也没有致癌性,但它也许是个催化剂,类固醇激素可能会刺激先前存在的恶性细胞增殖。

（四）不良生活方式

众所周知,吸烟有害健康,与多种癌症的发病密切相关。2012年 IARC 工作组综合评价了2008年和2009年发表的130余项研究,认为乳腺癌发病与主动吸烟呈正相关性。一项关于中国女性乳腺癌人群归因危险估计研究发现,吸烟(被动吸烟)的 RR 值虽不大,但由于吸烟人群和被动吸烟人群在全人群中所占的比例较高,尤其是被动吸烟(48.17%),导致其人群归因分值较大。成年后体重增加(肥胖)也是绝经后发生乳腺癌的高危因素,而这种相关性在乳腺癌低发国家和地区更为突出。饮酒也是发生乳腺癌的高危因素,日摄入乙醇量每增加10g,发生乳腺癌的风险就增加9%,研究发现,2010年英国有6.4%的乳腺癌病例归因于饮酒。

（五）乳腺良性疾病

乳腺良性疾病是指各种原因所致具有良性经过的乳腺原发疾病,常见的有乳腺纤维腺瘤、乳腺增生和乳腺导管内乳头状瘤等。研究发现,乳腺癌发生的危险性与某些乳腺良性疾病有关,目前普遍采用"非增生性"和"增生性"病变来区分不同良性病变的危险性。乳腺癌癌前病变主要包括小叶瘤变、导管上皮内瘤变(不典型导管增生、导管原位癌)等。长期随访发现,小叶瘤变是发生浸润性癌(导管或小叶癌)的危险因素。

四、病理表现

（一）大体病理形态

乳腺癌的组织学分类方法较多,国际上比较常用的是 WHO 的组织学分类,目前普遍采用的是 2003 年制定的第三版。新版分类的突出变化是不再把导管内癌放在癌的范畴,而是与其他导管上皮增生性病变一并归入上皮内瘤变;另外对导管浸润癌只进行组织学类型的分类,不再分为早期癌、早期浸润癌、特殊型乳腺癌和非特殊型乳腺癌。根据 WHO 最新组织学分类,乳腺肿瘤分为上皮性肿瘤、肌上皮病变、间叶性肿瘤、纤维上皮性肿瘤、乳头部肿瘤、恶性淋巴瘤、转移性肿瘤和男性乳腺肿瘤,其中乳腺上皮性肿瘤可进一步分为以下几个主要类别:

1. 浸润性导管癌　非特殊类型,占浸润性癌的大部分,呈巢状、条索样或小梁状排列,包括混合性癌、多形性癌、伴破骨巨细胞癌、伴绒癌特征的癌、伴黑色素细胞特征的癌。

2. 浸润性小叶癌

3. 髓样癌

4. 小叶原位癌

5. 微小浸润癌

6. 其他少见类型　小管癌、化生性癌、大汗腺癌、腺样囊性癌、黏液癌、腺泡细胞癌、神经内分泌肿瘤、浸润性乳头状癌。

（二）组织学分级

WHO（2003 版）推荐的组织学分级系统是经 Elston 和 Ellis 改良的 Bloom-Richardson 分级法,即根据腺管的多少、细胞核的异型性及核分裂数定量计分确定组织学级别。多项研究显示,在浸润性乳腺癌中,组织学分级与预后明确相关。复旦大学附属肿瘤医院病理科曾对有 5 年随访资料的 476 例乳腺癌患者进行了分级研究,Ⅰ级、Ⅱ级和Ⅲ级患者的 5 年生存率分别为 82%、63.4% 和 49.5%,其差别具有显著意义（$P<0.01$）。在同一临床分期内,患者的 5 年生存率随着组织学分级的提高而下降。

（三）分子生物学分型

以基因表达谱和分子生物学特征为基础的乳腺癌分子生物学分型,能较好地反应乳腺癌的生物学行为,是对传统肿瘤分类的重要补充,具有重要的临床指导意义。

乳腺癌分子标志大致可分为如下几类:①原癌基因与抑癌基因:*Her-1*、*Her2*、*C-myc*、*Ras*、*p53*、*Muc1*;②增殖与凋亡相关标志:Ki67、p27、Bcl2、CyclinD1 等;③与侵袭性和转移性相关的因子:VEGF、CD44 等;④激素受体:ER、PR;特异性蛋白:Telomerase、Ps2 等。Perou 等采用包含 8 102 个基因的 cDNA 芯片对 65 个乳腺癌标本基因表达方式的特征进行分析,并在筛选出 456 个内在固有基因亚群进一步研究的基础上,将乳腺癌分为 5 个类型,即管腔上皮（表达正常乳腺管腔上皮激素受体、细胞角蛋白和相关基因）A 型（Luminal A）、管腔上皮 B 型（Luminal B,较 A 型激素受体水平低,组织学级别高）、HER2 过表达型、基底样型（basal-like,表达乳腺上皮基底样或干细胞相关基因）和正常乳腺样型。这 5 种分子类型,除正常乳腺样型认为更可能是存在于标本中的正常乳腺组织的污染所致外,其他 4 种类型在之后大量的临床研究中,证实了它们在预后和治疗反应等方面的特异性,而受到越来越广泛认可。2011 年 3 月在 ST. Gallen 召开的国际乳腺癌会议上,对乳腺癌亚型病理学及其新定义进行了讨论,乳腺癌分子分型对乳腺癌内在生物学本质的认识及临床价值受到专家组广泛认可。

五、中西医诊断

（一）临床表现

早期乳腺癌往往不具备典型的症状和体征,不容易引起重视,通常是由体检或筛查发现并诊断。具有典型临床表现的乳腺癌通常已经不属于早期,这些典型的临床表现包括以下几方面:

1. 乳腺肿块　多为单发、质硬、边缘欠规则、活动度欠佳,大多数为无痛性肿块,仅少数伴有不同程度的隐痛或刺痛。

2. 乳头溢液　多为血性乳头溢液,发生于单侧单孔。

3. 皮肤改变　乳房皮肤出现典型的"酒窝征""橘皮征""皮肤卫星结节"等改变。

4. 乳头异常　包括乳头回缩、抬高、糜烂、破溃等。

5. 腋窝淋巴结肿大　同侧腋窝出现肿大淋巴结,质硬、散在、可推动,随着病情发展,淋巴结可逐渐融合,并与皮肤和周围组织粘连、固定,晚期可在锁骨上和对侧腋窝摸到转移的淋巴结。

6. 炎性乳腺癌　是一种罕见的特殊类型乳腺癌,肿瘤特点酷似急性炎症改变,乳腺弥漫性增大,乳腺皮肤红、肿、热、痛,易误诊为急性乳腺炎。约50%的炎性乳腺癌摸不到肿块,经病理诊断为乳腺癌。多数患者在诊断时就发现腋窝和/或锁骨上淋巴结转移。炎性乳腺癌发病率约占全部乳腺癌的2.0%,发病的平均年龄为52岁,病程进展快、预后差,转移发生率高达30%~40%,5年生存率仅为25%~48%。

7. 晚期乳腺癌表现　乳腺癌晚期往往会伴随着远处脏器转移,常常血行转移至肺、肝、骨、脑等脏器,而出现相应的临床表现。

（二）影像学检查

1. 乳腺X线检查　X线筛查被证实能有效降低乳腺癌死亡率。因此,推荐其作为一般风险女性的主要乳腺癌筛查方法。乳腺X线筛查阴性的致密型乳腺女性,补充乳腺超声筛查能有效提高乳腺癌检出率。

2. 乳腺超声检查　超声检查非创伤性,可同时检查双腋下淋巴结,对乳腺组织致密者较有价值。超声下可见形状不规则的低回声区,准确率80%~85%,如同时发现腋窝淋巴结肿大、融合、固定则提示乳腺肿块很可能是乳腺癌。其可用于无早发乳腺癌家族史或不携带有乳腺癌致病性遗传突变的40~44岁的其他乳腺癌高危风险女性的筛查;推荐乳腺X线联合乳腺超声筛查用于45岁以后该类高危风险女性的筛查。

3. 乳腺磁共振（MRI）检查　用于有早发乳腺癌家族史且自身携带有乳腺癌致病性遗传突变的乳腺癌高危风险女性的规律性筛查;或推荐用于乳腺X线及乳腺超声筛查均阴性的其他乳腺癌高危风险女性的补充性筛查。乳腺MRI检查可用于分期评估,以确定同侧乳腺肿瘤范围、多灶及多中心性肿瘤,或在初诊时筛查对侧乳腺肿瘤;有助于评估术前治疗前后的肿瘤范围及疗效评估;有助于在制订手术计划前评价肿瘤对周围软组织的浸润情况,并且帮助判定能否行保乳手术;有助于发现一些其他检查未发现的隐匿性肿瘤。需要注意,乳腺MRI有一定的假阳性,不能仅凭MRI结果决定手术,建议先对可疑病灶行活检。

4. 胸部CT检查　确诊乳腺癌的患者需行胸部CT检查,特别是肿瘤分期较晚,具有高复发危险的患者。

5. 骨放射性核素扫描（ECT） 常用于初筛骨转移,其优点是灵敏度高,缺点是特异性较低、无法显示骨破坏程度。临床分期ⅢA期以上患者建议进行ECT筛查。临床分期Ⅰ~ⅡB期患者如出现骨痛,发生病理骨折,碱性磷酸酶升高或高钙血症等可疑骨转移时应进行ECT检查。

6. PET/CT检查 不推荐常规使用,但在常规分期检查结果难以判断或者存在疑问,特别是在局部晚期或转移性患者中,PET/CT联合常规的分期检查方法,可以有效协助诊断。

7. 腹部影像学检查 建议确诊乳腺癌患者先行腹部超声检查,怀疑脏器转移时再行腹部CT或MRI检查。

（三）特殊检查方法

1. 空心针穿刺/细针穿刺检查 治疗前原发病灶和区域淋巴结的病理学检查至关重要,推荐在影像引导下行空心针穿刺,可大幅提高活检准确性。淋巴结较小难以操作时可选择细针穿刺。另外,对于原发灶已经明确诊断为乳腺癌,淋巴结的细针穿刺也被大部分专家所认可。

2. 肿物切除活检 部分难以穿刺的散在钙化灶,或影像学不可见的肿物,可选择肿物切除活检;一些簇状分布的可疑钙化灶,可采取X线引导下金属丝或放射性粒子定位性病灶切除活检,切除后需X线确认是否完整切除钙化灶。

3. 乳头分泌物细胞学检查 无创且操作简便,但阳性率低,仅适用于有乳头溢液者。

（四）生化及实验室检查

1. 血液生化检查 对于乳腺癌,目前无特异性的血液生化检查。乳腺癌患者的血浆碱性磷酸酶或血钙升高考虑骨转移的可能性,血浆碱性磷酸酶、天冬氨酸氨基转移酶、乳酸脱氢酶或胆红素升高考虑肝转移的可能性。

2. 血液肿瘤标志物检查 目前尚并无特异性的乳腺癌标志物应用于临床诊断,以下标志物可作为乳腺癌评估的参考。

（1）糖类抗原15-3（carbohydrate antigen 15-3, CA15-3）:是乳腺癌最重要的肿瘤标志物,其含量的变化与治疗效果密切相关,是乳腺癌患者诊断和监测术后复发、观察疗效的最佳指标。

（2）癌胚抗原（carcinoembryonic antigen, CEA）:绝大多数浸润性导管癌患者CEA为阳性,原位癌和小叶癌的阳性率仅为30%,而良性病变很少见阳性。

3. 基因检查

（1）*BRCA1/2*基因检查:遗传性乳腺癌约占全部乳腺癌的5%~10%,*BRCA1/2*基因突变发生于70%的遗传性乳腺癌中。*BRCA1/2*胚系突变的患者,优先选择多聚（ADP-核糖）聚合酶[poly（ADP-ribose）polymerase, PARP]抑制剂（奥拉帕尼/talazoparib）和铂类药物（顺铂/卡铂）治疗。

（2）多基因表达谱分型检测:多基因检测工具（Oncotype DX, MammaPrint等）有助于指导辅助化疗的决策,推荐使用具备相应资质的检测工具,但目前基于华裔人群基因检测数据较少,国内缺乏相应的行业标准与共识。因此,目前并不提倡所有都进行多基因表达谱检测,应根据不同危险度合理选择。

（五）临床分期

1. AJCC乳腺癌分期标准（第八版,2017年）适用于乳腺浸润性癌、乳腺导管原位癌。

T: 原发肿瘤

T_x 原发肿瘤无法评估

T_0 无原发肿瘤证据

Tis 原位癌

    Tis(DCIS)导管原位癌

    Tis(LCIS)小叶原位癌

    Tis(Paget)乳头 Paget 病不伴有其下乳腺实质内浸润性癌和/或原位癌(导管原位癌和/或小叶原位癌)。与 Paget 病相关的乳腺实质内癌因根据实质病变的大小和特征来分期,尽管仍然应该注意 Paget 病的存在。

T_1 肿瘤最大径≤2cm

    T_1mi 微浸润,最大径≤0.1cm

    T_{1a} 0.1cm<肿瘤最大径≤0.5cm

    T_{1b} 0.5cm<肿瘤最大径≤1cm

    T_{1c} 1cm<肿瘤最大径≤2cm

T_2 2cm<肿瘤最大径≤5cm

T_3 肿瘤最大径>5cm

T_4 肿瘤直接侵犯胸壁和/或皮肤(溃疡或皮肤结节),无论肿瘤的大小

    T_{4a} 侵犯胸壁(但不包括只侵犯胸肌)

    T_{4b} 溃疡,同侧皮肤卫星结节,或皮肤水肿(包括橘皮样变)

    T_{4c} 4a 加 4b

    T_{4d} 炎性乳腺癌

N:区域淋巴结

N_x 区域淋巴结转移无法确定(如已经切除)

N_0 无区域淋巴结转移

N_1 同侧I组、II组腋窝能触及活动的转移淋巴结

N_2 同侧I组、II组腋窝淋巴结转移,互相融合或其他组织固定,或临床发现的同侧内乳淋巴结转移,但无腋窝淋巴结转移的临床证据

    N_{2a} 腋窝淋巴结转移,相互固定(融合)或与其他结构固定

    N_{2b} 仅临床发现的同侧内乳淋巴结转移,但无腋窝淋巴结转移的临床证据

N_3 同侧锁骨下淋巴结转移(腋窝III组)伴或不伴I组、II组腋窝淋巴结受累;或临床发现的同侧内乳淋巴结转移,伴临床明显的I组、II组腋窝淋巴结转移;或同侧锁骨上淋巴结转移伴或不伴腋窝或内乳淋巴结受累

    N_{3a} 锁骨下淋巴结转移

    N_{3b} 内乳和腋窝淋巴结转移

    N_{3c} 锁骨上淋巴结转移

注:临床发现的定义为通过临床检查或者影像学检查(除外淋巴显像)发现的并且高度可疑恶性,或基于细针穿刺细胞学检查推断有病理转移。

pN:区域淋巴结

    pN_x 区域淋巴结转移无法确定(如已经切除或切除后未行病理学检查)

    pN_0 无区域淋巴结转移

注:孤立的肿瘤细胞(ITC)是指单个癌细胞或直径不超过 0.2mm 的癌细胞团,通常可通过常规的 HE 染色或免疫组化检测到;或在单个组织学横切片中细胞数少于 200 个。只

有 ITC 的淋巴结在 N 分期时不算在阳性淋巴结中,但应该包括在总淋巴结数中。

pN_1　微转移或 1~3 个同侧腋窝淋巴结转移;和 / 或前哨淋巴结活检发现内乳淋巴结转移但没有临床发现

pN_1mi　微转移(直径大于 0.2mm 和 / 或超过 200 个细胞,但直径没有超过 2mm)

pN_{1a}　1~3 个腋窝淋巴结转移,至少有 1 个直径超过 2mm

pN_{1b}　无临床发现的内乳淋巴结

pN_{1c}　1~3 个腋窝淋巴结转移,无临床发现的内乳淋巴结

pN_2　4~9 个同侧腋窝淋巴结转移,或临床发现的同侧内乳淋巴结转移但无腋窝淋巴结转移

pN_{2a}　4~9 个同侧腋窝淋巴结转移,至少有 1 个直径超过 2mm

pN_{2b}　临床发现的同侧内乳淋巴结转移但无腋窝淋巴结转移

pN_3

pN_{3a}　10 个或 10 个以上同侧腋窝淋巴结转移(至少有 1 个直径超过 2mm),或锁骨下淋巴结 /Ⅲ组淋巴结转移

pN_{3b}　临床发现的同侧内乳淋巴结转移伴腋窝淋巴结转移;或 3 个以上腋窝淋巴结转移,同时通过前哨淋巴结活检,有显微镜或肉眼可见的内乳淋巴结转移,但临床检查阴性

pN_{3c}　同侧锁骨上淋巴结转移

治疗后 ypN:

治疗后 ypN 应该根据临床(治疗前)N 分期进行评估,只有当前哨淋巴结评估在治疗后进行时采用 sn 修饰。如果没有附上角标,说明腋窝淋巴结评估的依据是腋窝淋巴结清扫。

注:临床发现的定义为通过临床检查或者影像学检查(除外淋巴显像)发现的并且高度可疑恶性,或基于细针穿刺细胞学检查推断有病理转移。无临床发现是指影像学检查(除外淋巴显像)或临床检查没有发现。

M:远处转移

M_0　无远处转移的临床或影像学证据

$cM_0(i+)$无转移的症状和体征,也没有转移的临床或影像学证据,但通过分子检测和镜检,在循环血、骨髓或非区域淋巴结发现 ≤2mm 的病灶

M_1　经典临床或影像学能发现的远处转移灶,或组织学证实 >2mm 的病灶

2. 乳腺癌的 TNM 分期(表 14-1)

表 14-1　乳腺癌的 TNM 分期

0 期	Tis	N_0	M_0
ⅠA 期	T_1	N_0	M_0
ⅠB 期	T_0	N_1mi	M_0
	T_1	N_1mi	M_0
ⅡA 期	T_0	N_1	M_0
	T_1	N_1	M_0
	T_2	N_0	M_0

续表

0 期	Tis	N_0	M_0
ⅡB 期	T_2	N_1	M_0
	T_3	N_0	M_0
ⅢA 期	T_0	N_2	M_0
	T_1	N_2	M_0
	T_2	N_2	M_0
	T_3	N_1	M_0
	T_3	N_2	M_0
ⅢB 期	T_4	N_0	M_0
	T_4	N_1	M_0
	T_4	N_2	M_0
ⅢC 期	任何 T	N_3	M_0
Ⅳ期	任何 T	任何 N	M_1

注：T_1 包括 T_1mi；T_0 或 T_1 伴有淋巴结微小转移（N_1mi）从ⅡA 期归入ⅠB 期；M_0 包括 $M_0(i+)$；如果患者新辅助治疗前属于 M_1（Ⅳ期），治疗后无论缓解程度如何，均仍然属于Ⅳ。

（六）辨证分型（参照恶性肿瘤中医诊疗指南）

1. 临床上乳腺癌虚实夹杂，可数型并见。根据患者的临床表现，在既往研究基础上，结合文献报道以及国内中医肿瘤专家意见，乳腺癌可分为以下 6 种证候要素：

（1）气虚证

主症：神疲乏力，少气懒言，胸闷气短。

主舌：舌淡胖。

主脉：脉虚。

或见症：食少纳呆，形体消瘦，自汗，畏寒肢冷。

或见舌：舌边齿痕，苔白滑，薄白苔。

或见脉：脉沉细，脉细弱，脉沉迟。

（2）阴虚证

主症：五心烦热，口干咽燥，潮热盗汗。

主舌：舌红少苔。

主脉：脉细数。

或见症：面色潮红，失眠，消瘦，大便干结，小便短少。

或见舌：舌干裂，苔薄白或薄黄而干，花剥苔，无苔。

或见脉：脉浮数，脉弦细数，脉沉细数。

（3）痰湿证

主症：胸脘痞闷，恶心纳呆，呕吐痰涎。

主舌：舌淡苔白腻。

主脉：脉滑或濡。

或见症：口渴少饮，口黏纳呆，头身困重，痰核。

或见舌：舌胖嫩，苔白滑，苔滑腻，苔厚腻，脓腐苔。

或见脉：脉浮滑，脉弦滑，脉濡滑，脉濡缓。

（4）血瘀证

主症：乳房包块，刺痛固定，肌肤甲错。

主舌：舌质紫暗或有瘀斑、瘀点。

主脉：脉涩。

或见症：面色黧黑，唇甲青紫，阴道出血色黯瘀，或夹血块。

或见舌：舌胖嫩，苔白滑，苔滑腻，苔厚腻，脓腐苔。

或见脉：脉沉弦，脉结代，脉弦涩，脉沉细涩，牢脉。

（5）热毒证

主症：口苦身热，尿赤便结，局部肿痛。

主舌：舌红或绛，苔黄而干。

主脉：脉滑数。

或见症：发热，面红目赤，口苦，便秘，小便黄，出血，疮疡痛肿，口渴饮冷。

或见舌：舌有红点或芒刺，苔黄燥，苔黄厚黏腻。

或见脉：脉洪数，脉数，脉弦数。

（6）气滞证

主症：胸胁胀满，痛无定处。

主舌：舌淡暗。

主脉：脉弦。

或见症：烦躁易怒，情志抑郁或喜叹息，嗳气或呃逆。

或见舌：舌边红，苔薄白，苔薄黄，苔白腻或黄腻。

或见脉：脉弦细。

2. 辨证方法

符合主症 2 个，并见主舌、主脉者，即可辨为本证。

符合主症 2 个，或见症 1 个，任何本证舌、脉者，即可辨为本证。

符合主症 1 个，或见症不少于 2 个，任何本证舌、脉者，即可辨为本证。

3. 辨证分型（表 14-2）

表 14-2　乳腺癌的中医辨证分型

治疗阶段	手术阶段	化疗阶段	放疗阶段	内分泌治疗阶段	靶向治疗阶段	单纯中医治疗阶段
辨证分型	气血亏虚 脾胃虚弱	脾胃不和 气血亏虚 肝肾阴虚	气阴两虚 热毒瘀结	阴虚内热	血热毒盛 脾虚湿盛	肝气郁结 热毒蕴结 气血亏虚 肝肾阴虚

六、治疗

（一）中西医治疗原则

目前乳腺癌的治疗包括手术、放疗、化疗、内分泌治疗、靶向治疗、中医药治疗等，临床上可根据患者的机体状况,肿瘤的病理学类型、分子生物学特征、临床分期等,采取多学科综合诊疗(MDT)模式,有计划、合理地应用上述治疗手段,以期达到根治或最大限度地控制肿瘤、提高治愈率、改善生活质量、延长生存期的目的。

(二)中医辨证治疗原则

本虚标实是乳腺癌的病机特点,扶正祛邪是治疗乳腺癌的基本原则。本病整体属虚,局部属实,正虚为本,邪实为标。临床上应仔细分析正邪两方消长盛衰的情况,决定扶正与祛邪的主次先后。乳腺癌早期,以邪实为主,治疗以祛邪为主,兼顾扶正培本,根据邪气的偏盛,分别予以疏肝理气、化痰散结、清热解毒;乳腺癌中期,正邪交争,虚实夹杂,治疗以扶正祛邪并行;乳腺癌晚期,以正虚为主,治宜扶正培本为主,祛邪为辅,分别采用补肾健脾、益气养血、滋补肝肾等法。由于乳腺癌患者正气内虚,抗病能力低下,虚损情况突出,因此,治疗中要始终维护正气,保护胃气,把扶正祛邪的原则贯穿于乳腺癌治疗的全过程。

(三)辨证思路

1. 辨病与辨证相结合　肿瘤患者的症状和体征从无到有,从少到多,逐渐加重,预后较差。在治疗的过程中,首先根据临床症状、影像学、细胞学检查等结果以明确疾病诊断分子生物学特征及临床分期。然后把中医望、闻、问、切四诊资料结合在一起,综合分析,辨明证型,辨证施治。在辨病的基础上进行中医辨证,辨病与辨证相结合,取长补短,有利于制订合理的中西医结合治疗方案。

2. 辨证候虚实　辨证候虚实,即要辨清病邪的强弱及人体抗病能力的盛衰。乳腺癌是全身属虚、局部属实,虚实夹杂。虚以脾肾亏虚及气血两虚为多见,实则不外乎气滞、血瘀、痰凝、毒聚。乳腺癌在不同的病变阶段,虚实状况也不同。乳腺癌初起多以气滞痰凝为主,中期虚实夹杂,晚期则以脾肾气血大亏为主。

3. 辨邪正盛衰　辨明邪正盛衰,是把握扶正祛邪治则和合理遣方用药的关键。一般来说,乳腺癌初起症状明显,但患者形体尚丰,生活、体力、活动、饮食等尚未受阻,此时多为邪气盛而正气尚充,正邪交争之时;如全身多处转移,全身情况较差,消瘦、疲乏、衰弱、食少,生活行动困难,症状复杂多变,此时多为邪毒内盛而正气不支的正虚邪实者。

4. 辨标本缓急　乳腺癌患者以阴阳气血脏腑功能亏虚为本,正虚基础上产生的病理产物如气滞、血瘀、痰凝、毒聚,以及病变过程中出现的一些急迫症状如发热、疼痛、肝功能异常等属于标。应视标本的轻重缓急情况,采取治标或治本或标本兼治。"治病必求于本",故首先要对病本进行治疗,但乳腺癌患者常出现标本错综复杂的情况,治疗时常需标本兼顾。本病急的情况下,应先治其本;标病急的情况下,应先治其标或标本兼治。

(四)分证论治

中西医结合治疗　中西医结合治疗要采取辨病与辨证相结合的原则,根据不同的病理类型、临床分期、西医治疗背景,以及患者的机体状况,予以不同的中医药治疗。在不同治疗阶段,分别发挥增强体质、促进康复、协同增效、减轻不良反应、巩固疗效等作用。

(1)手术结合中医治疗:手术结合中医治疗是指在恶性肿瘤患者围手术期所进行的中医治疗。恶性肿瘤患者在围手术期采用中医防护治疗促进术后康复,增强体质,为术后辅助治疗创造条件。

1)气血亏虚

临床表现:神疲乏力,少气懒言,面色淡白或萎黄,头晕目眩,唇甲色淡,自汗,心悸失眠,或肢体肌肉麻木,女性月经量少,舌体瘦薄,或者舌面有裂纹,苔少,脉虚细而无力。

中医治法:补气养血。

推荐方剂:八珍汤或当归补血汤或十全大补汤加减。

药物组成:人参、白术、茯苓、当归、川芎、白芍、熟地黄,或黄芪、当归,或人参、肉桂、川芎、地黄、茯苓、白术、甘草、黄芪、当归、白芍、生姜、大枣。

辨证加减:兼痰湿内阻者,加半夏、陈皮、薏苡仁;若畏寒肢冷,食谷不化者,加补骨脂、肉苁蓉、鸡内金;若动则汗出,怕风等表虚不固之证,加防风、浮小麦。

2)脾胃虚弱

临床表现:纳呆食少,神疲乏力,大便稀溏,食后腹胀,面色萎黄,形体瘦弱,舌质淡,苔薄白。

中医治法:健脾益胃。

推荐汤剂:补中益气汤加减。

药物组成:黄芪、人参、白术、炙甘草、当归、陈皮、升麻、柴胡、生姜、大枣。

辨证加减:若胃阴亏虚,加沙参、石斛、玉竹;若兼痰湿证者,加茯苓、半夏、薏苡仁、瓜蒌。

(2)放射治疗结合中医治疗:放射治疗结合中医治疗是指在放疗期间所联合的中医治疗,以提高放疗疗效(中医加载治疗),防治放疗不良反应(中医防护治疗)的作用。

1)热毒瘀结

临床表现:发热,皮肤黏膜溃疡,咽喉肿痛,或见胸痛,呛咳,呼吸困难,呕吐,呕血,或见高热,头痛,恶心呕吐,大便秘结,舌红,苔黄或黄腻,脉滑数,多见于放射性肺炎、皮炎。

中医治法:清热化痰,活血解毒。

推荐汤剂:清气化痰汤合桃红四物汤加减。

药物组成:黄芩、瓜蒌仁、半夏、胆南星、陈皮、杏仁、枳实、茯苓、桃仁、红花、当归、川芎、白芍。

辨证加减:患侧上臂肿胀,加络石藤、桑枝、路路通;局部皮肤破溃流脓者,加芦根、冬瓜仁;若大便秘结者,加大黄、柏子仁;眠差者,加夜交藤、炒枣仁。

2)气阴亏虚

临床表现:神疲乏力,少气懒言,口干,纳呆,干咳少痰或痰中带血,胸闷气短,面色白或晦滞,舌淡红或胖,苔白干或无苔,脉细或细数。多见于放射性损伤后期,或迁延不愈,损伤正气者。

中医治法:益气养阴。

推荐汤剂:百合固金汤加减。

药物组成:生地黄、熟地黄、当归、芍药、甘草、百合、贝母、麦冬、桔梗、玄参、党参、五味子。

辨证加减:纳呆者,加鸡内金、焦三仙;阴虚盗汗,手足心热者,加鳖甲、地骨皮、牡蛎、浮小麦;兼血虚者,加阿胶、丹参;若久病阴损及阳者,加菟丝子、肉桂。

(3)化疗结合中医治疗:化疗结合中医治疗是指在化疗期间所联合的中医治疗,发挥提高化疗疗效(中医加载治疗),防治化疗不良反应(中医防护治疗)的作用。

1)脾胃不和

临床表现:胃脘饱胀,食欲减退,恶心,呕吐,腹胀或腹泻,舌体多胖大,舌苔薄白、白腻或黄腻。多见于化疗引起的消化道反应。

中医治法:健脾和胃,降逆止呕。

推荐方剂:旋覆代赭汤或橘皮竹茹汤加减。

药物组成：旋覆花、人参、生姜、代赭石、甘草、半夏、大枣；或半夏、橘皮、枇杷叶、麦冬、竹茹、赤茯苓、人参、甘草。

辨证加减：若脾胃虚寒者，加吴茱萸、党参、焦白术；若肝气犯胃者，加炒柴胡、佛手、白芍。

2）气血亏虚

临床表现：疲乏，精神不振，头晕，气短，纳少，虚汗，面色淡白或萎黄，脱发，或肢体肌肉麻木、女性月经量少，舌体瘦薄，或者舌面有裂纹，苔少，脉虚细而无力。多见于化疗引起的疲乏或骨髓抑制。

中医治法：补气养血。

推荐方剂：八珍汤或当归补血汤或十全大补汤加减。

药物组成：人参、白术、茯苓、当归、川芎、白芍、熟地黄，或黄芪、当归，或人参、肉桂、川芎、地黄、茯苓、白术、甘草、黄芪、当归、白芍、生姜、大枣。

辨证加减：兼痰湿内阻者，加半夏、陈皮、薏苡仁；若畏寒肢冷，食谷不化者，加补骨脂、肉苁蓉、鸡内金。

3）肝肾阴虚

临床表现：腰膝酸软，耳鸣，五心烦热，颧红盗汗，口干咽燥，失眠多梦，舌红苔少，脉细数。多见于化疗引起的骨髓抑制或脱发。

中医治法：滋补肝肾。

中药汤剂：六味地黄丸加减。

药物组成：熟地黄、山茱萸（制）、山药、泽泻、牡丹皮、茯苓。

辨证加减：若阴虚内热重者，加墨旱莲、女贞子、生地；若阴阳两虚者，加菟丝子、杜仲、补骨脂；兼脱发者，加制首乌、黑芝麻。

（4）内分泌治疗结合中医治疗：是指在内分泌治疗期间所联合的中医治疗，发挥提高内分泌治疗疗效（中医加载治疗），防治内分泌治疗不良反应（中医防护治疗）的作用。

阴虚内热

临床表现：月经紊乱，头目眩晕，耳鸣，烘热汗出，五心烦热，腰膝酸软，皮肤干燥，舌红少苔，脉细数。

中医治法：滋阴清热。

推荐方剂：丹栀逍遥丸合二至丸加减。

药物组成：丹皮、栀子、柴胡、当归、白芍、茯苓、白术、橘核、瓜蒌、山慈菇、土贝母、薄荷、女贞子、墨旱莲。

辨证加减：若头痛较甚，加天麻、钩藤。

（5）靶向治疗结合中医治疗：靶向治疗结合中医治疗是指在靶向治疗期间所联合的中医治疗，发挥延缓疾病进展，防治靶向治疗不良反应的作用。

1）血热毒盛

临床表现：全身皮肤瘙痒，疹出色红，分布多以上半身为主，鼻唇口旁为甚，可伴有发热。头痛、咳嗽，舌质红，苔薄，脉浮数。多见于靶向治疗引起的皮疹、瘙痒等不良反应。

中医治法：凉血解毒。

推荐方剂：清瘟败毒饮加减。

药物组成：生石膏、小生地、乌犀角（水牛角代）、生栀子、桔梗、黄芩、知母、赤芍、玄参、连翘、竹叶、甘草、丹皮、黄连。

辨证加减：若头痛殊甚，两目昏花者，加菊花、夏枯草。

2）脾虚湿盛

临床表现：腹胀、大便稀溏，脘痞食少，肢体倦怠，舌苔薄白腻。多见于靶向治疗引起的腹泻等不良反应。

中医治法：健脾利湿，涩肠止泻。

推荐方剂：参苓白术散合四神丸加减。

药物组成：党参、茯苓、白术、白扁豆、陈皮、山药、薏苡仁、补骨脂、肉豆蔻、五味子、吴茱萸。

辨证加减：若湿热内蕴者，加马齿苋、败酱草；若腹痛里急后重明显者，加木香、槟榔。

（6）放化疗后结合中医治疗：手术后已完成辅助治疗的患者，采用中医巩固治疗，能够防止复发转移，改善症状，提高生存质量；放化疗完成后疾病稳定的带瘤患者，采用中医维持治疗，能够控制肿瘤生长，延缓疾病进展或下一阶段放化疗时间，提高生存质量，延长生存时间。辨证论治同"单纯中医治疗"。

（7）单纯中医治疗：对于不适合或不接受手术、放疗、化疗、内分泌治疗及分子靶向治疗的乳腺癌患者，采用单纯中医治疗，发挥控制肿瘤、稳定病情、提高生存质量、延长生存期的作用。

1）肝气郁结

临床表现：乳房内单发肿块，或结块如石，伴或不伴胁痛，两胁胀痛，易怒易躁，胸胁苦满，饮食不振，舌苔薄黄或薄白，舌红有瘀点，脉弦有力。

中医治法：疏肝散结。

推荐方剂：逍遥散加减。

药物组成：柴胡、当归、白芍、茯苓、白术、橘核、瓜蒌、山慈菇、土贝母、薄荷。

辨证加减：气滞不舒，胁痛剧者加青皮、枳壳、八月札、香附；伴腰酸膝软，月经不调者加仙茅、菟丝子、熟地。

2）热毒蕴结

临床表现：心烦发热或身微热，乳房肿块红硬增大，溃烂疼痛，有恶臭，便干尿黄，口苦咽干，头痛失眠，面红目赤，舌质红绛无苔，脉滑数有力。

中医治法：清热解毒。

推荐方剂：五味消毒饮加减。

药物组成：金银花、野菊花、紫地丁、山慈菇、土鳖虫、天葵、蒲公英、七叶一枝花、生薏米、白花蛇舌草、象贝母、海藻、甘草。

辨证加减：热盛痰多者加生南星、生半夏、瓜蒌；高热者加丹皮、生地、水牛角；瘀血明显者加乳香、没药、桃仁、红花；伴阴血损伤者加当归、生地、玄参、女贞子、墨旱莲、鸡血藤；毒热炽盛者加蜈蚣、全蝎、壁虎等解毒之品。

3）气血亏虚

临床表现：头晕耳鸣，倦怠乏力，形体消瘦，心悸气短，面色无华，夜寐不安，乳腺肿块未切除可出现肿块溃烂，色黯，时流污水；或乳腺根治术后多脏器转移，少气懒言，舌质黯淡，苔薄，脉细或细弱，沉细，无力。

中医治法：补气养血。

推荐方剂:八珍汤合归脾汤加减。

药物组成:党参、白术、茯苓、甘草、黄芪、龙眼肉、大枣、当归、香附、白芍、鸡血藤、桂心。

辨证加减:失眠心烦不寐者加远志、炒枣仁、茯神;转移肿块增大者加白花蛇舌草、石见穿、山慈菇、龙葵;痛甚者加乳香、没药、三七粉;红肿溃烂者加草河车、凤尾草、蒲公英、紫草;出血甚者加阿胶、地榆炭、蒲黄炭。

4)肝肾阴虚

临床表现:经事紊乱,伴有腰膝酸软,头晕目眩耳鸣,身倦乏力,经前期乳房胀痛,乳肿结块,或坚硬如石,推之不移,舌质黯,苔薄,脉弦细或无力。

中医治法:滋补肝肾。

推荐方剂:知柏地黄丸加减。

药物组成:知母、黄柏、熟地、山药、山茱萸、茯苓、丹皮、泽泻。

辨证加减:乳房结块坚硬者加全瓜蒌、夏枯草、山慈菇;气血虚衰者加熟地、鸡血藤、党参、黄芪;腰酸膝软,月经不调者加菟丝子、熟地;脾肾阳虚,大便溏泄,身倦乏力,畏寒肢冷者加黄芪、党参、白术、附子、干姜;肝肾阴虚,五心烦热,头晕目眩耳鸣者,加熟地、茯苓、丹皮、知母;失眠,盗汗,潮热者加龟板、鳖甲、地骨皮等药物。

(五)西医治疗

1. **手术治疗**　手术切除是乳腺癌的主要治疗手段。近年来,乳腺癌手术范围不断缩小,保乳手术逐渐增多。中国医学科学院肿瘤医院经验:对肿瘤≤3cm 的乳腺癌直接行保乳手术,若肿瘤 >3cm 但≤5cm,先行 2~4 周期化疗,若化疗后肿瘤≤3cm,仍可行保乳手术,若肿瘤仍 >3cm,则行改良根治术。如果肿瘤位于乳头、乳晕,可行中央象限切除,再行乳头再造术。保乳手术的绝对禁忌证是两个或多个肿瘤位于不同象限,钼靶片显示散在的恶性钙化灶。

2. 放疗

(1)乳腺癌保乳术后的放疗

1)全乳放疗:原则上接受保留乳房手术的患者均需要接受放射治疗。但是,对于一些满足特定条件的患者,即符合 CALGB9343 与 PRIMEⅡ两项研究的入组条件,特定条件如下:

A:如患者年龄 65 岁以上。

B:肿块不超过 2cm。

C:激素受体阳性。

D:切缘阴性且可以接受规范的内分泌治疗的患者。

2)部分乳腺短程照射(APBI):关于 APBI 的初步研究显示,对于某些早期乳腺癌患者,保乳术后 APBI 可能获得与标准的全乳放疗相当的局部控制率。APBI 的优势在于可减少乳腺以及邻近正常组织的照射体积,缩短治疗时间。对于符合美国肿瘤放射治疗协会(ASTRO)2016 年共识的低危人群可以考虑部分乳房照射,标准如下:

A:年龄≥50 岁。

B:无 BRCA1/2 基因突变。

C:直径≤2.0cm。

D:T1。

E:单中心单病灶。

F:未接受新辅助治疗。

G：至少 2mm 阴性切缘。

H：无脉管受侵。

I：无广泛导管原位癌成分。

J：激素受体阳性的浸润性导管癌或其他预后良好乳腺癌。

K：或者纯的导管原位癌，满足以下条件：筛查发现的；低中分级；直径≤2.5cm；阴性切缘≥3mm。

（2）乳腺癌全乳切除术后放疗：全乳切除术后放疗可以使腋窝淋巴结阳性的患者 5 年局部 - 区域复发率降低到原来的 1/4~1/3。全乳切除术后，具有下列预后因素之一，具有术后放疗指征：

1）原发肿瘤最大直径≥5cm，或肿瘤侵及乳房皮肤、胸壁。

2）腋窝淋巴结转移≥4 枚。

3）淋巴结转移 1~3 枚的 T_{1-2} 期，术后放疗可降低局部复发率、任何部位的复发及乳腺癌相关死亡，然而对低危亚组需权衡放疗获益和风险。

4）T_{1-2} 期乳腺单纯切除联合 SLNB，如 SLN 阳性，在不考虑后续腋窝清扫时，推荐术后放疗；如不考虑放疗，则推荐进一步腋窝清扫。

（3）乳腺癌新辅助治疗、改良根治术后放疗：放疗指征主要综合参考新辅助治疗前的初始分期和新辅助化疗及术后病理学改变的情况，新辅助治疗前初始分期为Ⅲ期及新辅助治疗前后明确淋巴结持续阳性的患者，推荐术后放疗。对于初始腋下淋巴结临床或病理学穿刺活检阳性患者，如腋下淋巴结在新辅助治疗后达到病理完全缓解，目前仍可推荐术后放疗。对于有辅助化疗指征的患者，术后放疗推荐在完成辅助化疗后进行；如果无辅助化疗指征，在切口愈合良好，上肢功能恢复的前提下，术后放疗建议在术后 8 周内尽早开始。

3. 乳腺癌全身治疗　乳腺癌术后辅助全身治疗的选择应基于复发风险个体化评估与肿瘤病理学上的分子分型及对不同治疗方案的反应性。

（1）术后辅助化疗

适应证：浸润性肿瘤大于 2cm；淋巴结阳性；激素受体阴性；*HER2* 阳性（对 T_{1a} 以下患者目前存在争议）；组织学分级为 3 级。

常用化疗方案：以蒽环类药物为主的方案，如 CAF、A（E）C、FEC 方案（C：环磷酰胺，A：多柔比星，E：表柔比星，F：氟尿嘧啶）。蒽环类与紫杉类药物联合方案，如 TAC（T：多西他赛）。蒽环类与紫杉类药物序贯方案，如 AC→T/P（P：紫杉醇）或 FEC→T。不含蒽环类药物的联合化疗方案，优选 TC 方案，适用于有一定复发风险、蒽环类药物禁忌或不能耐受的患者，其他方案还包括 CMF 方案（M：甲氨蝶呤）等。

（2）术后辅助内分泌治疗

适应证：激素受体 ER 和 / 或 PR 阳性的乳腺癌患者。

辅助内分泌治疗有 3 种选择：他莫昔芬、卵巢功能抑制加他莫昔芬、卵巢功能抑制加第三代芳香化酶抑制剂。选择需要考虑两方面的因素：肿瘤复发风险高或需要使用辅助化疗；患者相对年轻（如小于 35 岁）、在完成辅助化疗后仍未绝经的病例。

（3）术后辅助抗 HER2 治疗

适应证及治疗方案：①曲妥珠单抗应用于 HER2 阳性患者的辅助治疗，对于有高危复发风险，推荐辅助帕妥珠单抗与曲妥珠单抗双靶向治疗联合化疗；②淋巴结阴性、原发浸润灶大于 0.5cm HER2 阳性时，推荐使用曲妥珠单抗；③淋巴结阴性、原发肿瘤在小于 0.5cm 时，如果 ER 阴性且肿瘤大小接近 5mm,可以考虑每周紫杉醇或 TC×4 + 曲妥珠单抗辅助治疗使用;④肿瘤体积小但有淋巴结微转移的患者,可考虑每周紫杉醇或 TC×4 + 曲妥珠单抗辅助治疗。

（4）乳腺癌新辅助治疗

适应证:临床分期为ⅢA(不含 T_3、N_1、M_0)、ⅢB、ⅢC 期;临床分期为ⅡA、ⅡB、ⅢA(仅 T_3、N_1、M_0)期,对希望缩小肿块、降期保乳的患者,也可考虑新辅助治疗。

新辅助治疗方案应包括紫杉类和 / 或蒽环类药物,HER2 阳性者应加用抗 HER2 的药物,曲妥珠单抗 + 化疗应作为 HER2 阳性乳腺癌新辅助治疗的初始方案,同时在药物可及的情况下,初始治疗方案也可优选曲妥珠单抗 + 帕妥珠单抗 + 化疗。

（5）晚期乳腺癌解救性全身治疗:晚期乳腺癌包括复发和转移性乳腺癌,是不可治愈的疾病。治疗的主要目的是缓解症状、提高生活质量和延长患者生存期。应尽可能在决定治疗方案前对复发或转移部位进行活检,尤其是孤立性病灶,以明确诊断和重新评估肿瘤的 ER、PR 和 HER2 状态,结合患者机体状况,予化疗、靶向治疗和内分泌治疗,治疗方案参考既往治疗方案。

七、预后与随访

年龄、病理类型、临床分期、PS 评分、治疗方式等均是影响患者预后的因素。对于新发乳腺癌患者应当建立完整的病案和相关资料档案,诊治后定期随访和进行相应检查。检查方法包括病史、体检、血液学检查、影像学检查等,监测疾病复发或治疗相关不良反应、评估生活质量等。术后 2 年内,一般每 3 个月随访 1 次;术后 3~5 年,每 6 个月随访 1 次;术后 5 年以上,每年随访 1 次。如有异常情况,应及时就诊而不拘泥于固定时间。

八、预防与调护

1. 严密监测乳腺癌高危人群,严重高危人群是指明显乳腺癌家族倾向,一级亲属绝经前乳腺癌以及乳腺癌相关基因阳性,既往有乳腺癌、乳腺导管内癌、小叶原位癌或非典型性增生的患者。

2. 普及妇女自我检查方法检查者站立在镜前,仔细观察两乳房外观有无改变,然后平卧于床上,将枕头垫于肩下,将手臂举过头,左手指并拢,平放在右乳房表面,利用指端掌面轻柔地进行乳房各部位的触摸。检查从乳房外上象限开始,顺时针依次进行,然后用右手以同样方法检查左侧乳房。该检查最好在月经后 1 周左右进行。

3. 纠正成年妇女的不良生活及行为习惯,煎炸类、烧烤类食品含有较多的苯并芘、丙烯酰胺等致癌物,长期食用容易导致乳腺癌的发生。日常应多食牛奶、鱼类、肉类、家禽类、豆制品等蛋白质含量高的食物,多食含纤维素丰富的水果及新鲜蔬菜,多食谷物,少食高脂肪食物。

九、研究概况及存在问题

（一）乳腺癌的中医理论研究

1. 乳腺癌病因病机的理论探讨　中医文献中关于乳腺癌病因病机的记载颇多,本病缓慢起病,病位在乳房,与肝、脾、肾密切相关;其性质为本虚标实,脾肾虚弱为本,痰凝、气滞、血瘀、毒结为标。历代许多中医文献指出,"内虚"是乳腺癌发生的关键,如果正气充实,外在致病因素则无法侵入体内导致疾病的发生,如果正气虚弱无法驱邪外出,使邪气留于机体内,影响脏腑经络气血津液等的正常功能,使机体内环境发生改变,从而导致乳腺癌的发生,而情志失调、六淫外侵、饮食失调是乳腺癌发生发展的重要因素。在经过历代医家对乳腺癌病因病机研究的基础上,现代医家对乳腺癌的临床表现、发病机制、病因特点乃至发展转归都有了一定的认识,对乳腺癌的病因病机进一步深化和补充,丰富了乳腺癌病因病机的理论体系。乳腺癌患者多因情志内伤致气机阻滞,肝气郁结,气血运行不畅,脏腑功能紊乱,导致邪毒内蕴、气滞血瘀、痰浊交结滞于乳中而发病。脾虚肾亏是其发病的基本病机,脾为后天之本,气血生化之源;肾为先天之本,为一身元阴元阳之所。若脾肾亏虚,则先后天平衡失调,致使正气内虚,最易致癌毒复发转移,而毒邪日耗,痰凝、气滞、血瘀日久可加重脾肾亏虚,脏腑功能不足、气血亏虚,又易导致肿块溃破,久不敛口。总之,乳腺癌发病病机重点在于"虚""痰""瘀""毒"等方面,在其发生发展过程中上述病机因素往往相互交叉,互为因果,相互联系,贯穿于乳腺癌发生和发展的整个过程。虽然各医家对乳腺癌病因病机的看法侧重点不同,但对其本质为"本虚标实"的意见基本一致,并认为以"内虚"为乳腺癌发病的根本病机,并围绕"痰、瘀、毒"等方面论述。

郁仁存教授指出,外邪、饮食、七情等均与肿瘤的发病密切相关,而脏腑亏虚则是肿瘤发生发展的根本原因。郁老认为,"肝郁气滞是乳腺癌发病的核心病机,脾肾亏虚是基本病机,而痰瘀毒互结是关键病机。"乳腺癌初起多以气滞痰凝为主,中期虚实夹杂,晚期则以脾肾气血大亏为主。国医大师周岱翰认为,乳腺癌的发生是在正气亏虚,脏腑功能衰退的基础上,外邪与内生的痰湿和瘀血等相搏,导致机体阴阳失调,脏腑功能障碍,经络阻塞,气血运行失常,以致气滞、血瘀、痰湿、毒聚结于乳络而成。朴炳奎教授认为,乳腺癌的发生多由正气不足,邪客乳络,或情志内伤,气滞血瘀、邪毒内蕴而发病。肝、脾、肾功能失调是主要病机,痰、瘀、毒是主要致病因素,气滞、痰浊、瘀血互结,日久化火成毒,毒邪蕴结,终成坚核。单就中医经络学说而言,因人体乳头部属足厥阴肝经、乳房部属足阳明胃经、乳前沿外侧及腋下属足少阳胆经,所以乳腺癌的形成多与七情内伤、血气枯槁、忧郁伤肝、思虑伤脾、经络枯涩、痰气郁结及患难惊恐有关,而女子以血为用,经血时下,婚产哺乳均与冲任二脉有关。因此,孙桂芝认为乳腺癌的发病多与肝脾郁怒、气血亏损、脾肾亏虚导致冲任不和有关,属正虚邪实之病。林洪生认为乳腺癌疾病多因七情太过,尤以情绪抑郁为主,当属肝经疾病;该病主因肝郁日久,冲任失调,日久气滞血瘀痰凝,热毒壅结于内而成"乳岩"。因此,乳腺癌的病因与饮食不节、情志郁结及冲任失调有关。其病机为正气亏虚,七情内伤,郁怒伤肝,肝气不舒,思虑伤脾,脾失健运,气血运行失常,气滞血瘀,痰浊、瘀血互结于乳房而生癌变;或因饮食不节,情志不畅,肝郁脾虚,冲任失调,痰瘀凝滞于乳房而生癌变。由此可见,肝郁脾虚作为乳腺癌的病机关键,直接影响着乳腺癌的发生、发展与转归。

此外,有医家认为,"六淫伏毒"和"七情郁毒"是乳腺癌发生的两大主要病因;"癌毒内生"是乳腺癌发生的核心变化,癌毒内生,易与痰瘀内结,导致"痰毒瘀结"而促进乳腺癌的发展,是乳腺癌发展的核心病机;乳腺癌患者虽经手术和放化疗等治疗,但体内余毒终不能尽除,故"余毒未清"成为乳腺癌术后的主要病机之一;因为癌毒其性顽劣,易于扩散,故"余毒旁窜"是乳腺癌术后复发转移的关键病机。

2. 乳腺癌证候的理论研究 中医药治疗乳腺癌方面有着丰富的经验和独特的优势。随着现代统计学方法和分子生物学技术在中医药临床和基础研究中的广泛应用,中医证候的研究逐渐向着客观化、量化、规范化方向发展。通过查阅文献发现,目前中医证候研究者根据乳腺癌分期、治疗时期、预后、个人经验等不同因素,结合现代统计学方法及工具,进行了多方面辨证分型研究,这些辨证分型方案对临床有一定参考价值,然而由于其判定标准、应用方法等差异,中医辨证分型尚不统一,不利于临床规范化诊疗及疗效评价体系的建立。因此,我们必须认识到当前研究存在着诸多问题,这些问题也限制了乳腺癌证候研究的临床转化。

首先,在名老中医经验辨证方面,各大医家经过长期的临床实践,对乳腺癌辨证形成了自己独特的见解,这些经验丰富了临床指导,但是不同流派的中医的个体化诊疗模式有可能会造成证候的差异,由于名家经验证候结果不能形成统一的证候标准,降低了大样本研究的可行性,也阻碍了研究成果的推广应用。

其次,样本选择偏倚是目前乳腺癌中医证候临床研究的主要问题,疾病是一个动态发展过程,其病机不断发生变化,多数研究也根据乳腺癌不同阶段的演变过程进行分析总结,一方面,大多数研究往往局限于一个或者少数几个研究机构进行,缺乏多中心研究,往往造成研究样本选取缺乏随机性,样本量不足,最终导致研究客观性不足,形成的结果证据等级偏低;另一方面,运用现代统计学方法聚类分析等对乳腺癌中医证候进行探讨研究已成为研究的主要形式,但是由于统计学方法的差异,导致结果难以形成统一认识。

第三,在基础微观辨证方面,由于分子生物学技术的局限性,当前许多研究选择乳腺癌几个客观指标来研究其与证候的关系,指导意义有限,随着基因测序技术和蛋白芯片技术的发展和应用,对不同证候的乳腺癌样本进行基因组和蛋白组检测具有了技术可行性,多分子聚类增加了乳腺癌中医证候的微观辨证的可能性。故通过科学严谨的方法及判定标准进行乳腺癌中医证候规范化、客观化、标准化研究,建立完善的中医辨证体系对于指导临床与科研具有重要的意义。

（二）中医药防治乳腺癌的临床研究

1. 关于北京中医医院肿瘤科"益气活血法"防治乳腺癌的研究历程　从 20 世纪 80 年代起发现了晚期肿瘤和气虚血瘀证的关联,在国内率先提出肿瘤致病的"气虚血瘀学说",提出"益气活血法"治疗肿瘤的思路并进行相应的研究。近 20 余年来,一直致力于"益气活血法"防治乳腺癌的研究。认为中医药治疗乳腺癌的切入点在于如下几个阶段:围手术、放化疗期,以及西医治疗结束后的随访观察（巩固治疗）期。我们针对乳腺癌治疗采用中医辨证治疗＋辨病治疗为主,配合必要的中医外治和非药物疗法。辨证论治主要以疏肝理气、化痰散结,调理冲任、滋补肝肾,解毒祛瘀、调补气血等拟定系列方药。统计近几年在北京中医医院就诊患者中,乳腺癌中医药治疗率和参与率达 90% 以上,取得了比较满意的临床疗效,形成显著的专病特色。乳腺癌的复发转移、进展期乳腺癌以及乳腺癌内分泌治疗相关不良反应是临床治疗难点,该专科多年来一直致力于该方面的研究,研究结果显示,中西医结合治疗较单纯西医治疗可以显著提高ⅢB~ⅢC 期乳腺癌术后高危患者的 3 年无病生存率,降低复发转移率;中医药综合治疗晚期乳腺癌,肿瘤缓解率、临床获益率可达 50% 和 92.9%。对于乳腺癌术后并发症或应用内分泌治疗的患者,中医药可显著改善术后患肢淋巴水肿以及内分泌治疗相关的疲乏、骨痛、潮热等相关并发症。

2. 减毒增效研究　手术、放疗、化疗、内分泌治疗及靶向治疗是目前乳腺癌临床治疗的主要手段,但由于其明显的毒副作用,严重影响临床疗效及患者生活质量。从 20 世纪 80 年代开始,中医药以治疗西医治疗手段相关的并发症作为研究切入点,开展了一系列研究,并取得了很好疗效。大量临床研究证明,中医药配合手术、放疗、化疗等,可以减少肿瘤患者术后并发症,减轻化疗后骨髓抑制及周围神经毒性,缓解癌因性疲乏及焦虑抑郁状态,减轻消化系统反应,提高机体免疫功能及临床疗效。内分泌治疗在乳腺癌综合治疗中的地位越来越受到重视,可以明显延长患者生存期,然而内分泌治疗相关的疲乏、骨痛、潮热等相关并发症明显降低患者的生存质量,且还会影响治疗完成率,而中医药在治疗内分泌治疗后出现的相关并发症颇有心得。近年研究发现,应用蒽环类药物联合曲妥珠单抗可显著降低 HER2阳性患者的复发转移率,明显延长患者的生存时间,但蒽环类药物和曲妥珠单抗均具有潜在心脏毒性,这极大限制了其临床使用率,而中医药不仅可以减轻心脏毒性,还可以提高其治疗疗效。

3. 生活质量研究 随着医疗技术的飞速发展,肿瘤患者的生存时间逐渐延长。因此,患者的生活质量越发受到关注。目前,肿瘤的治疗模式向以患者为核心,谋求最好生活质量的人性化方向转变。众所周知,中医药是以人为核心,其在改善肿瘤患者生活质量、缓解临床症状方面具有明显的优势。既往的研究表明,中医药单独或配合手术、放疗、化疗、内分泌治疗及靶向治疗,不仅可以增加西医治疗手段的疗效,均能明显缓解患者的不适症状,提高患者的生存质量。

4. 中医乳腺癌综合治疗方案、指南制定与修订 首都医科大学附属北京中医医院肿瘤科在长期的中西医结合肿瘤临床、科研及教学工作中,继承历代医家对肿瘤认识及治疗经验的同时,结合实际,在临证上独辟蹊径、匠心独具,形成了独特的中西医结合治疗肿瘤的学术思想和宝贵的诊治经验,并发展为特色的理论体系,提出肿瘤发病的"内虚学说""气虚血瘀学说""平衡学说"。在各个学说理论体系指导下,将中医补气养血、健脾补肾、益气活血法等应用于肿瘤临床的各个治疗时期。此外,专科带头人王笑民教授在继承郁仁存教授内虚学说基础上,发现肿瘤性质的痰、湿、瘀血等病理产物根源于脾肾两虚,久积体内、经络、脏腑气机阻碍,郁而生毒,并且表现出的反复、走窜、暴烈、易耗、易动等特性。基于此,专科负责人王笑民教授提出了以"虚、痰、瘀、毒"为核心病机的中医肿瘤学基本理论框架,突出了"癌毒"在肿瘤发生和治疗中的关键作用,以此为基础,确立虚、痰、瘀、毒的定义、分级定量、诊断标准及治疗对策。通过对文献研究以及细致的临床观察,提出肿瘤诊疗相关的"节奏观""排毒观""攻防观""共存观""绿色观",指出肿瘤的治疗要"攻防有度,快慢有序",对指导肿瘤的治疗具有重要的指导意义。目前,积极引进并开展西医学的肿瘤微创治疗技术,形成了"局部微创抑瘤、整体中医调治"的中西医结合肿瘤治疗新模式,在国内同行中产生较大影响。

作为国家中医药管理局肿瘤重点专科协作组乳腺癌分组的组长单位,专科牵头起草制定了国家中医药管理局肿瘤重点专科《乳腺癌中医诊疗方案和临床路径》,纳入国家局第二批临床路径推广验证计划,并负责组织协作组成员单位推广应用以及最终的验证总结,全国共有 21 家成员单位参加。我专科制定的"中药疏肝通络法联合理疗治疗乳腺癌术后患侧上肢淋巴水肿"被国家中医药管理局医政司 2011 发布的《24 个专业 105 个病种中医诊疗方案》乳腺癌方案采用,研究结果显示对轻中度患者疗效良好,解决了乳腺癌术后常见并发症的治疗难题,目前广泛应用于临床。2013 年负责国家中医药管理局政策法规司标准化工作 - 中医临床诊疗指南 - 乳腺癌修订。2015 年参与编写《中医临床诊疗指南释义 -- 肿瘤疾病》,该专科负责乳腺癌一章并作为全书体例范本,于中国中医药出版社出版,具有良好的指导及示范意义。

5. 预防乳腺癌复发转移研究　三阴性乳腺癌约占所有乳腺癌总数的 15%~20%,特点是组织学分级差、进展迅速、预后较差。早期三阴性乳腺癌患者手术后的 1~3 年是乳腺癌局部复发及远处转移的高峰,其生存率明显低于非三阴性乳腺癌,严重影响患者的生活质量。既往的研究表明,中医药治疗三阴性乳腺癌有助于减轻放化疗的不良反应,提高患者的生活质量,降低其复发转移,延长生存时间等作用。首都医科大学附属北京中医医院依托北京市科委重大项目开展了"中医药对三阴性乳腺癌患者术后复发转移的干预研究"项目,该研究应用多中心、前瞻性队列研究设计,拟评价中医药预防三阴性乳腺癌术后患者复发转移的有效性和安全性,合作单位包括北京市 10 家三甲综合性医院。目前该项目的研究方案已发表于 Medicine 期刊,并完成了全部 300 例三阴性乳腺癌术后患者入组任务及 3 年随访,研究数据尚待公布。

（三）基础研究

查阅文献发现,中医药在防治乳腺癌大多侧重于临床治疗方面,随着对乳腺癌生物学行为逐渐了解,中医药在阐述其抗癌等机制的实验研究也取得了一定的进展。目前,中医药治疗乳腺癌及相关并发症的作用机制主要包括以下几类:①干预乳腺癌干细胞相关信号转导通路,如 p38-MAPK、PI3K-Akt 及凋亡等信号通路;②中医药逆转乳腺癌多药耐药及治疗并发症;③中医药干预乳腺癌肿瘤微环境与血管新生。大量的基础研究表明,中医药在治疗乳腺癌及相关并发症方面,具有显著疗效。

中医药防治肿瘤的基础研究大致可分为单体、单药及复方研究。①单体、单药的代表性研究:榄香烯抑制乳腺癌细胞侵袭转移的机制、鸡血藤提取物抑癌的机制等研究,这类研究由于成分比较单一,并且遵循现代科学研究的标准,便于开展临床-科研转化研究,但是难以体现中医药治疗疾病的特点。②中医药复方方面的研究主要包含四类:经典名方:补中益气汤等;临床经验方:如固本抑瘤Ⅱ号抑制肿瘤生长及转移机制研究;院内制剂:如化瘀丸等通过凋亡通路、肿瘤微环境及抑制血管生成的抗肿瘤机制研究,进一步说明了中医药作用肿瘤的多靶点效应;中成药包括注射液剂、口服药等;这类研究一定程度上反映了中医复方临床实践的特点,研发了一批关于中医防治肿瘤的临床用药,揭示了中药防治肿瘤"多途径、多靶点"的作用特点。

目前中医药抗肿瘤的实验研究,没有充分发挥中医整体观念和辨证施治的优势,体内外实验基本是按照西药的研究思路和方法来探讨单味中药或单味中药的有效成分或复方的作用和机制,缺乏病证结合的乳腺癌实验研究模型;缺乏中药的靶向性和特异性研究,尤其是抑制乳腺癌复发转移及多药耐药的靶向研究。此外,复方是中医药治疗乳腺癌的主体,目前对复方中药中多成分间的效能关系及对某一中药多生物效应研究重视与强化不够。因此,如何利用现代科学技术手段,结合多学科研究方法,探索中药复方的作用机制和有效成分间的相互关系,已成为中药复方科学使用的必要前提。

（四）中医药防治乳腺癌的疗效评价

实践证明,中医药辨证与辨病相结合,攻补兼施,祛邪抗癌,顾护正气,在减少并发症、减毒增效、减少复发转移、逆转耐药等方面发挥了重要作用,使众多肿瘤患者获得了较好的生存质量(quality of life, QOL)。但中医药治疗存在根除癌灶及杀灭癌细胞较困难、疗效重复性差等不足,若以目前实体瘤疗效评价标准来评价,只能是稳定,甚至是无效。因此,如何客观、准确地评价乳腺癌中医药治疗效果是当前一个紧迫和重大的课题。随着医学模式的转变,人们逐渐重视对人体功能活动和 QOL 的评价。中医药具有调整、改善人体脏腑、气血功能活动和整体功能,提高人体对社会和自然环境的适应能力的特点。建立中医乳腺癌 QOL 的评价体系,研究制定乳腺癌的中医疗效标准是一个较复杂而大型的系统工程,面临的挑战很大,是十分有意义的工作,需要由中医外科、乳腺专科、肿瘤等专业的中医、中西医结合肿瘤专家,会同心理学、医学社会学及统计学等专业人员,通力协作共同参与制定。

(五)展望

1. 基础理论方面　中医基础理论是我国历代医家在临床实践中摸索总结出来的,其具有悠久的历史,深厚的底蕴。随着现代统计学方法和分子生物学技术在中医药临床和基础研究中的广泛应用,中医基础理论的研究逐渐向着客观化、量化、规范化方向发展。因此,在今后的研究中,如何利用科学严谨的方法及判定标准进行乳腺癌中医基础理论规范化、客观化、标准化的研究,对于建立完善的中医辨证理论具有重要的意义。

2. 临床研究方面　中医药治疗从整体出发,调整机体阴阳、气血、脏腑功能的平衡,结合内治和外治,根据不同的临床证候,因人因时而异,灵活变通,辨证施治,对于改善乳腺癌患者的生存质量,提高生存率,降低复发率等有着重要的临床意义和广泛的应用前景。但总体来说,中医药在乳腺癌综合治疗中地位不高,临床研究质量低,大样本临床研究少,且缺乏适合自己的疗效评价标准。因此,在以后要建立中医药治疗肿瘤的疗效评价标准,开展适合自己且能被广泛认可的多中心、大样本、循证等级高的临床研究势在必行,只有这样才能得出具有客观性、系统性和可重复性的结果,才能真正体现中医药治疗乳腺癌的优势。

3. 基础研究方面　目前,中医药在防治乳腺癌的机制研究方面已做了大量工作,但是由于缺乏适合中医药基础研究的方法及理论,以及中医药本身的复杂性,导致基础研究质量低,结果产出少,临床转化率低,且多数不被认可。因此,在今后要不断学习新的科学方法,利用现代技术及统计方法,建立适合中医药基础研究的方法及理论,才能将中医药防治乳腺癌的效应放大,才能提高基础研究结果质量,增加临床转化率。

参 考 文 献

1. BRAY F, FERLAY J, SOERJOMATARAM I, et al. Global cancer statistics 2018: GLOBOCAN estimates of incidence and mortality worldwide for 36 cancers in 185 countries[J]. CA Cancer JClin, 2018, 68(6): 394-424.

2. 师金,梁迪,李道娟,等. 全球女性乳腺癌流行情况研究[J]. 中国肿瘤, 2017, 26(9): 683-690.

3. 张敏璐,彭鹏,吴春晓,等. 2008—2012 年中国肿瘤登记地区女性乳腺癌发病和死亡分析[J]. 中华肿瘤杂志, 2019, 41(4): 315-320.

4. HUMPHREY L L, HELFAND M, CHAN B K S, et al. Breast cancer screening: a summary of the evidence for the U. S. Preventive Services Task Force[J]. Ann Intern Med, 2002, 137(5 Part 1): 347-360.

5. ZUO T T, ZHENG R S, ZENG H M, et al. Female breast cancer incidence and mortality in China, 2013[J]. Thorac Cancer, 2017, 8(3): 214-218.

6. 余艳琴,贾萌萌,郝金奇,等. 中国女性三阴性乳腺癌发病相关因素的 Meta 分析.[J]中国肿瘤, 2018, 27(11): 881-888.

7. CASTÉRA L, KRIEGER S, ROUSSELIN A. Next-generation sequencing for the diagnosis of hereditary breast and ovarian cancer using genomic capture targeting multiple candidate genes[J]. Eur J Hum Genet, 2014, 22（11）: 1305-1313.

8. 刘也, 熊文婧, 刘洋, 等. 月经状况与乳腺癌相关性的 Meta 分析[J]. 中国循证医学杂志, 2017, 17（4）: 418-428.

9. 章进, 杨玉欢, 梅勇, 等. 生育次数与中国女性乳腺癌相关性的 Meta 分析[J]. 中国循证医学杂志, 2015, 15（10）: 1148-1152.

10. 胡晓凤, 姜勇, 曲宸绪, 等. 中国女性乳腺癌人群归因危险估计[J]. 中华肿瘤杂志, 2013, 35（10）: 796-800.

11. PARKIN D M, BOYD L, WALKER L C. The fraction of cancer attributable to lifestyle and environmental factors in the UK in 2010[J]. Bri J Cancer, 2011, 105（Suppl 2）: S77-81.

12. 富琦, 张青. 郁仁存治疗乳腺癌经验总结[J]. 中国中医药信息杂志, 2013, 20（12）: 82-83.

13. 周岱翰. 中医肿瘤学[M]. 北京: 中国中医药出版社, 2011,

14. 陈卫建, 吴文君. 朴炳奎治疗乳腺癌经验[J]. 中医杂志, 2016, 57（23）: 1996-1998.

15. 何立丽, 孙桂芝. 孙桂芝治疗乳腺癌经验[J]. 北京中医药, 2009, 28（1）: 18-19.

16. 王学谦, 张英. 林洪生教授调肝健脾治疗乳腺癌经验初探[J]. 环球中医药, 2012, 5（9）: 697-699.

17. 刘胜, 花永强, 孙霃平, 等. 试论乳腺癌痰毒瘀结病机的理论基础与临床应用[J]. 中西医结合学报, 2007, 5（2）: 122-125.

18. 高甄, 王笑民, 杨国旺, 等. 疏肝通络中药配合理疗治疗乳腺癌术后上肢淋巴水肿疗效观察[J]. 中国中医药信息杂志, 2011, 18（8）: 63-64.

19. 杨国旺, 徐咏梅, 富琦, 等. 固本抑瘤Ⅱ号联合化疗治疗晚期乳腺癌 28 例临床观察[J]. 中医杂志, 2008, 49（12）: 1081-1083.

20. 念家云, 于明薇, 李琛, 等. 疏肝健脾颗粒治疗 38 例乳腺癌癌因性疲乏肝郁脾虚证患者的临床疗效[J]. 北京中医药, 2020, 39（3）: 283-286.

21. 王子健, 刘芬, 韩捷, 等. 疏肝健脾方联合化疗治疗晚期三阴性乳腺癌临床疗效观察[J]. 世界中西医结合杂志, 2020, 15（5）: 932-935.

22. 潘静云, 程海波. 消癌解毒方联合 FEC 化疗对乳腺癌患者临床疗效的影响[J]. 中国实验方剂学杂志, 2019, 25（6）: 95-100.

23. Zhang X, Peng N, Yu M W, et al. Chinese medicine Yishen Jiangu Granules（益肾健骨颗粒）on aromatase inhibitor-associated musculoskeletal symptoms[J]. Chin J Integr Med, 2018, 24（11）: 867-872.

24. 姚铁柱, 徐志宏, 马景涛, 等. 心脉隆注射液对曲妥珠单抗和蒽环类药物序贯化疗乳腺癌患者致心脏毒性气虚血瘀证的保护作用[J]. 中国实验方剂学杂志, 2016, 22（6）: 154-158.

25. MENG H, PENG N, YU M W, et al. Treatment of triple-negative breast cancer with Chinese herbal medicine: A prospective cohort study protoco[J]l. Medicine（Baltimore）, 2017, 96（44）: e8408.

26. ZHANG Y, SUN X, NAN N, et al. Elemene inhibits the migration and invasion of 4T1 murine breast cancer cells via heparanase[J]. Mol Med Rep, 2017, 16（1）: 794-800.

27. SUN J Q, ZHANG G L, ZHANG Y, et al. Spatholobus suberectus Column Extract Inhibits Estrogen Receptor Positive Breast Cancer via Suppressing ER MAPK PI3K/AKT Pathway[J]. Evid Based Complement Alternat Med, 2016, 2016: 2934340.

28. 董合玲, 谭庆麟, 叶志彬, 等. 补中益气汤在转移性乳腺癌他莫昔芬耐药中的作用及机制[J]. 中国老年

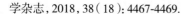

学杂志, 2018, 38（18）: 4467-4469.

29. MA C, WANG X M, YU M W, et al. Inhibitory effects of Guben Yiliu Formula Ⅱ and its blood activation prescriptions on the growth of MCF-7 human breast cancer xenografts in nude mice[J/OL]. Chin J Integr Med, 2014. DOI: 10. 1007/s11655-014-1992-2. Epub ahead of print. PMID: 25537148.

30. 马雪曼. 化瘀丸对 4T1 乳腺癌生长转移的干预作用及其基于血小板途径的抗肿瘤机制的研究[D]. 北京: 北京中医药大学, 2017.

第十五章　胰　腺　癌

一、概述

胰腺癌(pancreatic cancer)主要是指胰腺外分泌腺腺癌,大多数来自导管上皮,少数来自腺泡上皮,是消化系统常见恶性肿瘤,约占全身恶性肿瘤的1%~4%,早在19世纪20年代国外文献已有记载,1935年Whipple报道首例胰腺癌胰十二指肠切除术并取得成功,我国于1951年完成首例Whipple术。发病原因至今尚未完全清楚,但研究表明与人的生活方式有密切关系,为多因素反复作用所致,吸烟、酗酒、暴饮暴食、高脂肪及高动物蛋白饮食、肥胖、慢性胰腺炎、糖尿病等患胰腺癌的发病率明显高于其他人群,此外还与胃肠道功能紊乱、特发性疾病、生活环境的污染及遗传等因素相关,可发生于胰腺的任何部位,早期症状不明显,主要临床表现为厌食、进行性黄疸、食欲减退、消瘦、上腹部疼痛或向背部放射,晚期则可见腹部肿瘤、腹水、恶病质及远处转移等症状。

胰腺癌近年来发病呈逐年上升趋势,2020年美国癌症协会发布的数据显示,美国胰腺癌新发病例数为57 600例,居男性恶性肿瘤发病率第10位,女性第9位,死亡病例数为47 050例,均居男性和女性死亡率第4位,预计到2030年将成为西方国家第二大肿瘤致死性疾病。2018年中国国家癌症中心发布的2003—2013年居民癌症数据显示,胰腺癌位列中国恶性肿瘤发病率第10位,发病率为6.6/10万,预计年新发病例数为90 100例,居恶性肿瘤死亡率第5位,预计年死亡病例数为79 400例,新发病例占死亡病例比例高达88.12%。由于位于腹膜后,胰腺癌早期症状并不明显,起病隐匿、早诊率低,确诊时超过80%的患者为不能手术切除的局部晚期或发生远处转移的患者,能够接受根治性手术比例不足20%,同时由于恶性程度高、进展迅速,对放化疗、靶向治疗及免疫治疗等不敏感,整体预后极差,所有患者中Ⅰ、Ⅱ期可切除患者占比8%~9%,中位生存期20~26月,5年生存率22%~29%,25%~28%为Ⅲ期局部晚期患者,中位生存期9~12月,5年生存率9%~11%,50%~55%为Ⅳ期转移性胰腺癌患者,中位生存期6~9月,5年生存率2%~3%,总体5年生存率不足5%,恶性程度极高,被称为"癌中之王"。早期胰腺癌以根治性手术切除为主要治疗方式,术后结合辅助化疗、放疗预防复发转移,局部晚期患者部分可行新辅助放化疗评估后可行手术切除,或继续接受全身化疗或放疗,发生远处转移患者以全身化疗为主要治疗方法。

胰腺癌属中医伏梁、积聚、腹痛、黄疸等病症范畴,现代中医学将其统称为胰腺癌,认为是由于情志失调、食饮不节等因素导致肝郁脾虚,湿热蕴结,瘀毒内阻而成,晚期则脾肾阳虚、肝肾阴虚,气血阴阳俱虚。胰腺癌病位在胰,其本则属肝胆,同时涉及脾胃等脏腑,总属本虚标实,虚实夹杂之证。辨证论治多以健脾理气、健脾化湿、疏肝利胆、清热解毒为主,临床上多采用中西医结合治疗的方法,可以有效增强肿瘤术后恢复,控制复发转移,特别是中医药在配合肿瘤放化疗减毒增效,缓解症状减轻痛苦,提高生活质量,延长生存期等方面具有明显的作用和优势。

二、中医病因病机

胰腺作为重要的消化器官,以合成和分泌胰酶参与消化为主要功能,因此胰腺癌的发生与脾胃、肝胆等饮食代谢相关脏腑关系最为密切,其中以脾气亏虚、脏腑功能失调为发病的内在条件,以脾虚气滞、湿热蕴结中焦为核心病机。脾胃乃"后天之本",为水谷运化、阴阳升降之枢纽,外感六淫、内伤饮食劳倦等病因导致脾胃受损而运化失调,升降不和,脾虚气滞,以致湿浊内生,邪毒留滞,积而成癌,正所谓"邪之所凑,其气必虚",李东垣在《兰室秘藏》中描述:"推其百病之源,皆因饮食劳倦而胃气元气散解,不能滋荣百脉,灌溉脏腑,卫护周身之所致也","脾病,当脐有动气,按之牢若痛,动气筑筑然坚牢如有积而硬,若似痛也,甚则亦大痛,有是则脾虚病也",突出了脾虚在消化系统疾病发病中的核心病机作用。胰腺癌的核心病机为胰腺肿块位于中焦,中焦气机阻滞,见腹痛、腹胀,气机上逆,见恶心呕吐;中焦纳运失司,见食欲不振;水液输布异常,湿浊内生,见腹泻;气郁化火,热邪扰胃,故见腹痛、口臭、便秘;热易与湿互结,湿热蕴结,熏蒸肝胆,见黄疸;湿热下注,见便溏不爽;中焦运化失司,日久伤脾,精气不足,故见乏力、消瘦等脾气亏虚症状,舌苔黄、厚、腻则均为湿热表现。胰腺癌病理过程体现了因实(瘤)致虚,早期实证为主,以脾虚气滞,运化失司,生湿化火,湿热蕴结为核心病机,后期虚实夹杂,以实为主,以脾气亏虚为虚证,以气滞、痰湿、瘀血、热毒为实。根据以上认识,胰腺癌的病因病机可以归纳为以下几点:

(一)外感六淫

西医学认为胰腺癌的发病与自然环境中致癌因素密切相关,中医学也认为六淫之邪(风、寒、暑、湿、燥、火六种邪毒)是肿瘤致病因素之一,六淫之邪内伤脏腑气血,导致脏器功能紊乱,痰、湿、毒等内邪内生,强调胰腺癌的发病与地域、环境等外界因素有一定关系。

(二)内伤七情

古代医学家认为肿瘤的发生、发展与情志变化关系密切,人的七情(喜、怒、忧、思、悲、恐、惊)太过或不及,即过度兴奋与压抑均会引起气机的变化,影响肿瘤的发生、发展。肝主疏泄条达,脾主运化水湿,忧思伤脾,恼怒伤肝,肝气不疏,脾失健运,则气血运行失调,水液代谢紊乱,日久痰瘀内生互结,与毒相搏,结聚成瘤。

(三)饮食劳倦损伤

酒食过度,暴饮暴食,饥饱无常,最易损伤脾胃之气,脾虚运化失司,聚湿成痰,影响气血运行,痰瘀互结,日久不散,积聚成瘤;或恣食肥甘辛辣,过饮烈酒,以致湿热内生,湿热蕴结中焦,聚而成瘤。

(四)脏腑内虚

素体脾胃虚弱,或劳倦内伤,或久病不愈,延及脾胃,脾主运化,胃主受纳,脾胃虚弱则不能受纳水谷和运化精微,以致水湿内生,聚而成痰;脾虚气滞,气机不畅,日久气滞血瘀,痰瘀互结,内生瘤毒。

三、西医发病机制

胰腺癌的病因至今还没有完全明确,主要包括遗传因素,生活习惯(吸烟、饮酒、高脂肪饮食、饮咖啡等），基础疾病（糖尿病、慢性胰腺炎、胆石症等），环境因素（职业暴露等）等几类。另外，大量研究发现，胰腺癌的发病还与年龄、性别、种族、血型、家族史及种族有关。

（一）吸烟

吸烟是目前唯一取得共识的胰腺癌的危险因素。吸烟者较非吸烟者胰腺癌死亡危险增加 1.2~3.1 倍，且呈剂量 - 反应关系。吸烟对胰腺癌的作用主要发生在目前正在吸烟的人群中，同时研究发现重度吸烟者如果戒烟 15 年以上则发生胰腺癌的风险与从不吸烟者相当；而轻度吸烟者，如果其发生胰腺癌风险要降到基线水平则需要戒烟 5 年左右，这些结果提示作为曾经吸烟者而言，其发生胰腺癌的风险并不取决于总的吸烟量。同时，在对吸烟者胰腺尸检发现胰腺导管细胞高度增生，并伴有非典型性增生，这些异常增生细胞的改变程度与吸烟量呈正相关。吸烟导致胰腺癌发生的机制目前尚不清楚，可能是烟草中致癌物通过血液或胆汁回流进入胰腺而导致胰腺的损害。

（二）饮酒

目前乙醇摄入是否增加胰腺癌的发病风险仍存分歧。有研究显示，乙醇摄入与胰腺癌风险之间没有关联，而另外有研究报道，高乙醇摄入增加胰腺癌的发病风险。一项包含 2 187 例胰腺癌的队列分析显示，与不饮酒者相比，每天饮酒≥30g 的人的胰腺癌患病风险显著增加 22%。目前比较一致认可的是，低和中度饮酒与胰腺癌风险无关，在高度饮酒的患者中，胰腺癌风险显著增加，在重度男性饮酒者中这种风险增加尤为强烈。

（三）饮食

据研究报道，膳食因素影响胰腺癌的发病风险，其中一些食物降低胰腺癌的发病风险，而其他食物相反，大量摄入富含抗氧化剂的蔬菜和水果，胰腺癌发病风险分别降低 38% 和 29%。Wu 等报道，频繁摄入坚果可显著降低女性患胰腺癌的风险。此外与常规食肉者相比，低肉食者和素食者存在显著的胰腺癌死亡风险异质性降低，食用红肉（特别是在高温下烹饪）、加工肉类、油炸食品和其他含有亚硝胺的食物可能会增加患胰腺癌的风险，这可能与肉类和亚硝酸盐中的致癌物质或用于保存加工肉类的 N- 亚硝基化合物有关。

（四）肥胖

多项研究证实肥胖与胰腺癌的发病密切相关，其中体重指数（body mass index，BMI）与胰腺癌风险增加有关，Michsud 等进行的多变量分析表明，BMI 每增加 1 个单位，胰腺癌发病危险增加 3%~5%。在我国上海的一项研究也观察到 BMI 增加与胰腺癌发病危险之间的相关性。Silverman 进行的一项以人群为基础的病例对照研究中显示，当 BMI 与热量摄入均高于平均水平时，胰腺癌发病危险才增加。

（五）糖尿病

80% 的胰腺癌患者在确诊时都伴有糖尿病和葡萄糖耐受缺陷，但糖尿病究竟是胰腺癌的病因还是胰腺癌的早期症状依然存在争议。Everhart 等在对 1975—1994 年间发表的关于糖尿病和胰腺癌的研究进行评价后发现，有 1 年以上糖尿病病史者发生胰腺癌的危险为无糖尿病病史者的 2.1 倍；其中在 9 个队列研究中获得的 RR 更高；而如果以 5 年糖尿病病史作为界线，有糖尿病史者发生胰腺癌的风险依然为无此病史者的 2 倍，故而认为长期患糖尿病者胰腺癌发生频率增加。Coughlin 等在对 467 922 位男性和 588 321 名女性进行的一项前瞻性队列研究显示，糖尿病与胰腺癌的发生风险增高有关，认为糖尿病是胰腺癌死亡的一个独立的预测因子。

（六）慢性胰腺炎

在对来自 6 个国家 7 个中心的 2 015 例慢性胰腺炎患者进行的回顾性队列研究表明，

慢性胰腺炎患者发生胰腺癌的风险为非胰腺炎者的 26.3 倍。排除了随访期小于 5 年的病例以后，相对危险度下降到 14.4，依然有显著性意义。Talamini 等对 1971—1995 年的 715 例慢性胰腺炎平均随访 10 年后发现，慢性胰腺炎患者中胰腺癌的发病数是预期值的 18 倍（排除慢性胰腺炎发病后 2 年内发生胰腺癌的病例），如果除在随访期前 5 年发生的胰腺癌病例，则发病危险大约增加到 13 倍。同时发现，慢性胰腺炎患者中胰腺癌的发病率要显著高于胰腺外其他肿瘤的发病率。

（七）感染

多种微生物被报道与胰腺癌发病相关。Fan 等的研究结果显示，胰腺癌的微生物危险因素包括牙龈卟啉单胞菌和伴放线聚生杆菌，保护因素有梭菌门和梭菌门细毛菌属。Memba 等的研究显示，消化道链球菌的数量减少和牙龈卟啉单胞菌的数量增加会增加胰腺癌的发病风险。另外还有研究显示，幽门螺杆菌或丙型肝炎感染是胰腺癌的危险因素。

（八）遗传因素

流行病学研究证实胰腺癌有家族聚集特点，表现为家族有 2 个或以上的一级亲属被诊断患有该疾病，约 10% 的胰腺癌具有家族性基础。研究发现，家族中有 1 位一级亲属患有胰腺癌的个体患胰腺癌的风险增加 2.33 倍，有 2 位一级亲属患有胰腺癌的个体患胰腺癌的风险增加 6 倍，有 3 个或更多一级亲属患有胰腺癌的个体患病风险增加 14~32 倍。此外，胰腺癌还与几种高度特征性遗传综合征相关，如 Peutz-Jeghers 综合征增加胰腺癌患病的危险性。

（九）职业暴露

职业暴露可能与胰腺癌危险性增加有关，已发现从事化学工业、煤矿和天然气开采、金属工业、皮革、纺织、铝制造业和运输业的工人胰腺癌的发生率明显增加，但是没有足够确凿的证据证明哪一种职业为胰腺癌确切的病因。一些化学物质增加胰腺癌的发病风险，如砷、镍及镉，其作用机制可能包括 DNA 甲基化、抑制 DNA 修复、诱导胰腺癌相关癌基因表达或抑制肿瘤抑制蛋白的活性。

四、病理与生物学特点

胰腺按解剖部位分为胰头、胰颈、胰体和胰尾 4 个部分。胰头肿瘤位于十二指肠 C 字圈内，平第二腰椎，与胆总管下段相邻，后下方向左侧突出称钩突，是胰腺癌的好发部位，约占胰腺癌的 1/3 以上；胰颈肿瘤位于连接胰头与胰体的狭窄部分，位于肠系膜上静脉前；胰体肿瘤位于胰腺中段的大部分，平第一腰椎，前方与胃后壁相邻；胰尾肿瘤位于胰腺与脾门相对的较细的末端，平第十二胸椎，胰体、尾部发病约占胰腺癌的 1/4。2019 年最新的 WHO 病理分型根据组织来源将胰腺肿瘤组织病理分为胰腺外分泌肿瘤和胰腺内分泌肿瘤两大类，80% 以上胰腺外分泌肿瘤来源导管上皮，间质来源的肿瘤少见，胰腺内分泌肿瘤占胰腺肿瘤的 5% 左右，近年发病有上升趋势，依据临床上有关内分泌紊乱的情况分为功能性和无功能性。

WHO 胰腺外分泌肿瘤组织学分类

（一）上皮类肿瘤

1. 良性

浆液性囊腺瘤

黏液性囊腺瘤

导管内乳头状黏液腺瘤

成熟性畸胎瘤

2. 交界性（恶性潜能未定）

黏液性囊腺瘤伴中度非典型增生

导管内乳头状黏液瘤伴中度非典型增生

实性假乳头状瘤

3. 恶性

导管腺癌

黏液性非囊性癌

印戒细胞癌

腺鳞癌

未分化癌（分化不良癌）

　　未分化癌伴有破骨细胞样巨细胞

·　混合性导管 - 内分泌癌

浆液性囊腺癌

黏液性囊腺癌

　　非侵袭性

　　侵袭性

导管内乳头状黏液腺癌

　　非侵袭性

　　侵袭性

腺泡细胞癌

　　腺泡细胞囊腺癌

混合性腺泡 - 内分泌癌

胰母细胞瘤

实性假乳头状癌

其他类型

（二）非上皮类肿瘤

（三）继发性肿瘤

WHO 胰腺内分泌肿瘤组织学分类

（一）分化好的内分泌肿瘤

1. 有功能

分泌胰岛素（胰岛素瘤）

分泌高血糖素（高血糖瘤）

分泌生长抑素（生长抑素瘤）

分泌胃泌素（胃泌素瘤）

分泌血管活性肠肽（血管活性肠肽瘤，VIP 瘤）

2. 无功能

微小腺瘤（<0.5cm）

其他

（二）分化好的内分泌癌

1. 有功能

分泌胰岛素（胰岛素瘤）

分泌高血糖素（高血糖瘤）

分泌生长抑素（生长抑素瘤）

分泌胃泌素（胃泌素瘤）

分泌血管活性肠肽（血管活性肠肽瘤，VIP 瘤）

伴类癌综合征分泌血清素的肿瘤

伴库欣综合征分泌 ACTH 的肿瘤

2. 无功能

低分化内分泌癌 - 小细胞癌

混合性外分泌 - 内分泌癌

胰腺癌的转移播散途径主要包括以下几个方面：

1. 直接浸润　为最常见也是较早出现的转移方式，癌细胞沿导管内浸润生长，常导致主胰管狭窄和狭窄远端的胰管扩张，并可穿破胰管壁向周围组织浸润和转移。

2. 淋巴道转移　胰头上组和胰十二指肠后组的淋巴结转移多见，胰体上组和胰头下组淋巴结次之，脾门、胆总管和胃周围淋巴结较少出现转移。

3. 血行转移　是晚期胰腺癌的主要转移方式，可经门静脉转移至肝脏，自肝脏又可经上、下腔静脉转移至肺、脑、骨等处。

4. 沿神经束方向浸润转移　是胰腺癌特有的转移方式，可直接破坏神经束膜，侵入神经束膜间隙至神经束膜外，形成新的转移灶。腹膜后神经丛浸润常导致持续性腰背痛和术后软组织中肿瘤残留。

5. 腹膜种植转移　肿瘤细胞穿透胰腺被膜后脱落，直接种植到腹膜上，是导致胰腺癌不能手术切除的重要因素。

五、中西医诊断

（一）临床表现

胰腺癌临床表现特点是病程较短、病情发展快，早期症状多较隐匿而无特异性。初期症状与其他消化道疾病症状难以鉴别，由于位置深，很难发现胰腺肿物，胰头部肿物由于邻近胆总管末端壶腹部，在胆总管受到压迫时可出现黄疸，症状出现较胰体尾癌早，胰体尾癌往往发展到侵犯周围脏器或腹腔神经丛时才出现疼痛及相应的症状。自首发症状开始至确诊一般病程 1~6 个月，平均 3 个月，常见症状有上腹痛、上腹饱胀不适、黄疸、食欲不振等。胰腺癌症状与肿瘤所在部位有关，胰头癌以腹痛、黄疸、上腹饱胀不适为多见。胰体尾癌则以腹痛、上腹部饱胀不适、上腹部包块、腰背痛为多见。全胰癌以腹痛、上腹部饱胀不适和黄疸为多见。

1. 腹痛　无论胰头癌或胰体尾癌，其初期均有上腹部不适或隐痛，往往为首发症状，约占 90%。患者主要临床表现为上腹部"粗糙感"，间或隐痛，往往自认为胃或饮食不适，可忍受，反复发生，持续时间长，不易缓解。胰头癌可偏于右上腹，胰尾癌可偏于左上腹，腹痛的性质大致可分为三种：①阵发性剧烈上腹痛，可放射至肩胛部；②上腹钝痛，最多见，约占70%；③累及腰背部的上腹痛，大约 1/4 的患者出现此症状。腰背痛比上腹痛更为显著，疼痛也可在两侧季肋部有束带感,坐位、弯腰、侧卧、屈膝可以减轻,仰卧平躺可加重,夜间比白天明显。胰腺癌腹痛产生的机制有以下几种可能:①癌肿引起的胰管梗阻,导致管内压增高,尤其是在进餐后,胰液分泌增多,管内压升高,有时甚至可发生胰管破裂,胰液溢出;②胰头癌可压迫或浸润胆总管,而致胆总管梗阻,引起胆管内压力增高和胆管扩张,刺激内脏神经感受器;③晚期胰腺癌可浸润腹膜后的神经组织如腹腔神经丛等,产生上述与体位有关的腰背痛。

2. 黄疸　胰腺癌引起胆管梗阻和阻塞性黄疸可由不完全堵塞发展到完全阻塞。早期胆道内压力增高,胆管代偿性扩张,胆汁尚能进入肠道内,此时不出现黄疸。梗阻进一步加重,患者可出现黄疸。胰腺癌患者中,10%~30%以黄疸为首发表现,57%~79%的患者在全病程中有黄疸。肿瘤位于胰头部者62%~90%出现黄疸,随病情进一步加重,胆道完全梗阻,临床可出现陶土色大便。胰腺癌黄疸出现的早晚与肿瘤的部位密切相关。胰头癌或壶腹癌的患者多因黄疸而就诊,钩突部癌患者出现黄疸较晚,而胰体尾癌则在病程晚期,出现肝内转移或肝门部淋巴结转移压迫胆管时才出现黄疸。

3. 消瘦　80%~90%的胰腺癌患者在疾病的初期即有消瘦、体重减轻。部分患者还以消瘦为首发症状。初期由于进展较慢,不足以引起重视;疾病进展阶段,患者明显消瘦,体重减轻迅速,体重一般可下降10~20kg,且伴随其他症状体征,进而发展至恶病质状态。其原因主要有:①肿瘤对机体造成的慢性消耗;②消化液分泌排出障碍,导致消化吸收不良,营养缺乏;③疼痛所致患者不能正常休息或伴有高热等增加身体消耗。

4. 消化道症状　食欲不振、消化不良、恶心呕吐、腹泻、便秘或黑便等症状都常有发生。胰腺癌常有消化不良、食欲不振、早饱及恶心等表现,与胰腺癌患者常有胃排空延迟有关,首发症状有食欲不振者占23.6%,入院时占83.9%。另外,胆总管下端及胰腺导管被肿瘤阻塞,胆汁和胰液不能正常进入十二指肠及胰腺外分泌功能不良等均会影响食欲。少数患者因肿瘤侵入或压迫十二指肠和胃可出现梗阻性呕吐。约10%的患者有严重便秘,15%左右的患者由于胰腺外分泌功能不良而致腹泻,脂肪泻为晚期的表现,是胰腺外分泌功能不良特有的症状。10%的胰腺癌患者发生消化道出血,表现为呕血、黑便,也有的患者仅大便潜血阳性,多因胰腺癌压迫或浸润胃及十二指肠,使之变形、狭窄、糜烂或溃疡所致,也可因癌肿侵及胆总管或壶腹部,使该处发生糜烂或溃疡引起急性或慢性出血。如果肿瘤侵犯脾静脉或门静脉引起栓塞,继发门静脉高压症,还可导致食管胃底静脉曲张破裂出血,因此有少数胰腺癌患者被误诊为胃肠道出血性疾病。

5. 发热　10%~30%的胰腺癌患者可出现发热,出现低热、高热、间歇或不规则热。部分患者甚至以发热为首发症状。发热可能是由于癌组织坏死后产生内源性致热原或由于继发胆道或其他部位感染所致。

6. 血栓性静脉炎　5%~20%胰腺癌患者可出现游走性或多发性血栓性静脉炎,并可以此为首发症状。胰体、胰尾癌发生血栓性静脉炎的机会较胰头癌为多,而且多发生于下肢,在分化较好的腺癌中更易发生血栓。尸检资料表明,胰腺癌患者出现动脉或静脉栓塞的发生率可达25%,尤以髂、股静脉栓塞最为多见,但并无临床症状出现。动脉血栓多见于肺动脉,偶发于脾、肾、冠状动脉及脑血管,原因可能与胰腺癌分泌某种促使血栓形成的物质而影响了凝血机制有一定关系。下肢深静脉血栓形成可引起患侧下肢浮肿。门静脉血栓形成可有食管下段静脉曲张或腹水,脾静脉血栓形成则有脾肿大。

7. 症状性糖尿病　胰腺癌患者糖尿病的发生率明显高于对照人群。约30%的患者空腹或餐后血糖升高,38.5%~57.4% 的患者糖耐量试验异常。10%~15% 的患者在胰腺癌诊断前 6~12 个月即有糖耐量试验异常。少数胰腺癌患者甚至以糖尿病的症状为最初表现,在胰腺癌主要症状出现以前数月至 1 年内出现消瘦、体重减轻等糖尿病表现。这可能与胰岛组织被癌肿浸润、破坏有关,出现糖尿病症状以胰体、尾部癌较多见。

8. 精神症状　胰腺癌患者可表现焦虑、急躁、抑郁、个性改变等精神症状。约半数胰腺癌患者在确诊前有抑郁表现。

(二)体征

胰腺癌患者在病变初期常无明确体征,表现为明确体征时常为进展期或晚期。其主要体征包括黄疸、腹部包块、肝大及胆囊肿大等,不同部位胰腺癌的体征也不同,胰头癌以黄疸最多见,而胰体尾癌以腹部包块最多见。

1. 腹部肿块　胰腺位于腹膜后,一般很难扪及。胰腺癌时如可触及胰腺肿块,已多属晚期病例。胰体部横跨脊柱前方,位置较浅在,而胰头部和尾部则位置深在,故胰体癌摸到肿块率最高。肿块的位置多在剑突与脐中点的正中偏左或偏右,边界不规则,表面结节感,质硬,大多较固定,可有轻压痛,并可传导腹主动脉搏动。如肿瘤压迫了脾动脉或腹主动脉,可产生传导性杂音,常是胰体尾癌的重要体征。能明显扪及肿块的病例,肿瘤已相当大或已属病程晚期,行根治性切除的可能性很小。

2. 胆囊肿大及 Courvoisier 征(瓦库西耶征)　近半数的胰腺癌患者可触及肿大的胆囊,这与胆总管下端梗阻有关。临床上有无痛性梗阻性黄疸伴有胆囊肿大者称为 Courvoisier 征,对胰头癌具有诊断意义。

3. 肝大　30%~50% 的患者因胆汁淤积、肿瘤肝转移而有肝大。

4. 腹水　腹水一般出现在胰腺癌晚期,多为癌的腹膜浸润、扩散所致。此外由于癌瘤或转移淋巴结压迫门静脉或因门静脉、肝静脉发生血栓而引起腹水,营养不良低蛋白血症也可引起腹水,其性状可为血性或浆液性。

(三)影像学检查

影像学检查是胰腺癌诊断的重要手段,对于判断胰腺肿块的部位、确定肿块的性质、判断肿瘤切除的可能性及确定术式具有重要意义。

1. 常规超声　正常胰腺的超声显示率为 70%~90%,经腹超声成像的局限性为视野小,受胃肠道内气体、体形等影响,有时难以观察胰腺,尤其是胰尾部。超声可以发现胰腺癌占位性病变、胰腺组织萎缩伴有胰管和胆管的扩张(双管征)、肝脏的转移病灶。B 超可以发现 1.0cm 以上的胰腺占位,胰腺癌的确诊率可达 80%~90%,适用于胰腺癌的初筛和癌症普查、临床诊断。常规 B 超胰腺癌的直接征象是:胰腺局限性肿大或肿块,其内部回声水平降低。间接征象包括:胰管的扩张;胆管扩张及胆囊胀大;尾部贮留性囊肿。

2. CT　CT 检查是最为常用的胰腺癌诊断、分期、对治疗反应及并发症进行评估以及随访的金标准。CT 对不可切除的判断准确率与外科发现接近 100%。CT 显示胰腺肿块为胰腺边缘局部隆起或胰腺实质内不规则、密度不均匀、边界模糊的低密度区,胰周脂肪间隙消失,增强扫描时病灶呈相对低密度,CT 还可显示胰腺癌侵犯肠系膜上动静脉、门静脉、下腔静脉、脾静脉的情况,表现为血管增粗,界限模糊,甚或血管完全被肿瘤包绕。胆道梗阻时可见胆总管阻塞扩张,有时可见主胰管扩张的"双管征",同时还可显示胰腺周围淋巴结转移情况以及其他部位如肝脏转移等。

3. 磁共振成像(MRI)及磁共振胰胆管成像(MRCP)　传统的 MRI 在胰腺癌的检测中

有其局限性,主要由于运动伪影(呼吸、血管和肠蠕动的影响)和有限的空间及对照分辨率,显示肿瘤中央坏死囊性变或胰管阻塞而形成囊肿,或显示邻近血管是否通畅以及血管受肿瘤侵犯所产生的阻塞状态优于CT。胰腺癌在MRI上的直接征象为胰腺肿块,表现为T1WI低信号,T2WI上信号强度增高,增强后肿块一般为轻度强化或无强化。间接征象有:①梗阻性黄疸:扩张的胆管T1WI表现为均匀低信号,T2WI为均匀高信号;②周围血管征:主要表现为下腔静脉、肠系膜上动、静脉及脾血管的推压、移位和包绕拉直等;③转移征象:可以发生腹膜后转移,邻近器官如肝转移以及远隔转移如肺转移。MRCP提供了胆汁的高密度信号与实质性器官和血管低密度信号的理想对照。MRCP是非侵袭性的,不需注射对比剂,是优于ERCP之处。MRCP在探测胆管、胰管扩张和狭窄的敏感率可达93%~100%,是评估梗阻性黄疸的极好技术。

4. 正电子发射计算机断层显像(PET-CT) CT、B超、MRI等各种常规影像学检查在胰腺癌的可切除性判断中被广泛应用,然而这些方法在胰腺癌的可切除性判断方面并非完全可靠。Heertum等报道F-FDG PET在探测胰腺肿瘤时有较CT、B超、MRI等各种常规非侵袭性影像学检查更高的灵敏度,对于小于2cm的胰腺癌,F-FDG PET的灵敏度显著优于CT,而大于4cm的胰腺癌,CT要优于F-FDG PET,这与较大瘤体的较低代谢率有关,而且F-FDG PET在探测胰腺癌肝转移方面有良好效果,其总敏感度为70%,特异性为95%,其敏感度和特异性明显优于CT、B超、MRI。在直径大于1cm的病变,F-FDG PET检测肝转移的敏感度达97%,这样就起到了修正原来较低分期的作用,尤其肝脏怀疑有大于1cm的转移病灶时。

5. 细针穿刺抽吸细胞学检查(fine needle aspiration,FNA) 胰腺的FNA具有简单、可靠、安全等优点,对胰腺癌的定性具有重要的意义。获取胰腺细胞的方法有:经十二指肠内镜从胰管、十二指肠壁直接穿刺胰腺;在B超、CT引导下的经皮细针穿刺胰腺组织;术中或腹腔镜直视下或超声内镜引导下经胃壁穿刺。对胰腺癌的确诊率可达94%以上,FNA并发症如出血、感染及肿瘤播散等均较为少见。

(四)特殊检查方法

1. 超声内镜(EUS) EUS在小胰癌诊断中具有独特的价值。近年随着技术和设备的不断改进,EUS不但可对胰头部癌作出正确的诊断,而且探头还能紧贴胃后壁,清晰显示出胰体、胰尾及胰周组织血管等,可根据肿瘤的大小,淋巴结转移与否,对胰腺癌的临床分期作出较为准确的判断。目前EUS可诊断出小于1.0cm的胰腺癌。

2. 内镜逆行胰胆管造影(ERCP) ERCP在胰腺癌中虽仅提供些间接征象,如主胰管的梗阻、胰管节段性狭窄远端扩张或逐渐变韧、或中断、移位及不显影或造影剂排空延迟等,但具有很高的灵敏度,尤其在小胰腺癌的诊断中有一定的价值,常在B超、CT检查为阴性或可疑时用ERCP作出诊断。在ERCP中还有非胰管异常表现,即在胰管下段阻塞的同时还有胆总管下段的阻塞中断,即呈"双管征"对胰癌的诊断也有意义。胰管造影假阴性约为5%,即胰腺癌患者ERCP为正常者。可能系癌肿位于钩突部或副胰管或是远离主胰管的腺泡癌。另外ERCP还可收集胰液,分离细胞,或通过特制的细胞刷进行取样,做细胞学检查。由于ERCP可引起急性胰腺炎等并发症,一般不作为胰腺癌影像学检查的首选方法。

3. 经皮肝穿刺肝胆管造影及引流(PTC及PTCD) 在肝外胆道梗阻时肝内胆管扩张,可以经皮肝穿刺抽吸出胆汁。因此对梗阻性黄疸患者,可进行PTC,以确定梗阻的部位、程度和原因。胰头癌或其他原因阻塞胆管出现黄疸时,显示肝内外胆管扩张,梗阻端胆管可圆钝、光滑或结节状充盈缺损。胆总管可显示因肿瘤推移而向内侧移位。由于PTC可引起出血、胆汁性腹膜炎、胆道感染等并发症，PTC 作为诊断手段已经应用得越来越少。

4. 数字减影血管造影（DSA） DSA 是一种血管创伤性检查，能较为准确地诊断胰腺癌患者血管受肿瘤侵犯的情况。腹腔动脉选择性或超选择性造影主要有以下改变：动脉受肿瘤压迫、侵蚀，呈狭窄，移位或中断；肿瘤部位血管呈病理性迂曲或不规则血管区；环绕肿瘤外围的肿瘤血管呈抱球状改变。肝动脉造影对于判断胰腺癌肝内转移有帮助，毛细血管相表现为圆形充盈缺损。随着 CT、MRI 及 EUS 等技术的应用，DSA 已逐渐被取代，但对于巨大的多血管肿瘤且伴有左侧门静脉高压及脾肿大时，可考虑行 DSA 及脾动脉栓塞。

（五）血清标志物检查

联合检测血清中肿瘤标志物水平对胰腺癌的辅助诊断、鉴别诊断和手术后随访有一定的临床意义，但对早期胰腺癌筛查的临床意义有待于进一步研究。目前最常用于胰腺癌诊断的血清标志物是 CA19-9，血清阳性率和特异性达 70%~90%，但是特异性不强，可作为判断预后和临床随访的重要指标。CA19-9 癌相关性糖链抗原是涎酸 LEA 末端半乳糖上连接唾液酸而成的糖神经节脂，血清中主要以蛋白形式出现，当导管上皮细胞发生癌变时，调控黏蛋白表达的基因发生活化，促使 CA19-9 表达明显升高，加上分泌途径中的胰腺小导管和胰管被肿瘤细胞所阻塞，CA19-9 逸入肿瘤周围的基质中，进而流入血液，导致胰腺癌患者血清中 CA19-9 含量升高，尽管 CA19-9 为迄今对胰腺癌敏感性最高、临床应用最多和最有价值的肿瘤标志物，但在急慢性胰腺炎、胆囊炎、胆道阻塞、肝炎、肝硬化等疾病时，CA19-9 也有不同程度的升高。此外，CA19-9 在血清中的水平是根据患者的分泌状态和 Lewis 基因型不同而不同的，Lewis 血型阴性（Le）的个体不表达 CA19-9，因此在这部分胰腺癌患者中（约占 5%），血清 CA19-9 水平不会升高。联合检测对胰腺癌的早诊、预后判断更有价值，其中 CA19-9、CA242、CA50 和 CEA 联合检测诊断胰腺癌的灵敏度可达 90.2%，特异性提高至 93.5%。

（六）临床分期

目前胰腺癌的 TNM 分期采用 UICC/AJCC TNM 分期系统（2017 年第 8 版），见表 15-1。

表 15-1 胰腺癌病理分期

分期	T	N	M
0	Tis	N_0	M_0
ⅠA	T_1	N_0	M_0
ⅠB	T_2	N_0	M_0
ⅡA	T_3	N_0	M_0
ⅡB	$T_1/T_2/T_3$	N_1	M_0
Ⅲ	任何 T	N_2	M_0
	T_4	任何 N	M_0
Ⅳ	任何 T	任何 N	M_1

1. 原发肿瘤（T）

T_x　原发肿瘤无法评价

T_0　无原发肿瘤证据

Tis　原位癌［包括高级别的胰腺上皮内瘤变（PanIN-3）导管内乳头状黏液性肿瘤伴高度异型增生、导管内管状乳头状肿瘤伴高度异型增生和胰腺黏液性囊性肿瘤伴高度异型增生］

T_1　肿瘤最大径≤2cm

T_{1a}　肿瘤最大径≤0.5cm

T_{1b}　肿瘤最大直径>0.5cm 且 <1cm

T_{1c}　肿瘤最大直径≥1cm 且 ≤2cm

T_2　肿瘤最大径>2cm 并且≤4cm

T_3　肿瘤最大径>4cm

T_4　肿瘤不论大小,侵及腹腔干、肠系膜上动脉和 / 或肝总动脉

2. 区域淋巴结（N）

N_x　区域淋巴结无法评估

N_0　无区域淋巴结转移

N_1　1~3 个区域淋巴结转移

N_2　≥4 个区域淋巴结转移

3. 远处转移（M）

M_0　无远处转移

M_1　有远处转移

4. 病理分期

（七）中医辨证分型

1. 证候要素　临床上胰腺癌虚实夹杂,可数型并见。根据患者的临床表现,在既往研究基础上,结合文献报道以及国内中医肿瘤专家意见,胰腺癌可分为以下 7 种证候要素:

（1）脾气虚证

主症:神疲乏力,少气懒言,腰痛绵绵。

主舌:舌淡胖。

主脉:脉虚。

或见症:食少纳呆,形体消瘦,气短,自汗,畏寒肢冷。

或见舌:舌边齿痕,苔白滑,薄白苔。

或见脉:脉沉细,脉细弱,脉沉迟。

（2）血虚证

主症:面色无华,头晕眼花,爪甲色淡,腰腹绵痛。

主舌:舌淡。

主脉:脉细。

或见症:心悸怔忡,失眠健忘,月经闭止或阴道出血色淡量少。

或见舌:苔白,苔薄白。

或见脉:脉沉细,脉细弱。

（3）胃阴虚证

主症:五心烦热,口咽干燥,大便干结,腰腹隐痛。

主舌:舌红少苔。

主脉：脉细数。

或见症：低热盗汗,烦躁不安或精神疲惫,小便短少。

或见舌：舌干裂,苔薄白或薄黄而干,花剥苔,无苔。

或见脉：脉浮数,脉弦细数,脉沉细数。

（4）气滞证

主症：腰腹胀满,痛无定处。

主舌：舌淡黯。

主脉：脉弦。

或见症：烦躁易怒,口苦咽干,嗳气,少腹包块,攻撑作痛,腹胀胁痛。

或见舌：舌边红,苔薄白,苔薄黄,苔白腻或黄腻。

或见脉：脉弦细。

（5）痰湿证

主症：胸脘痞闷,恶心纳呆。

主舌：舌淡苔白腻。

主脉：脉滑或濡。

或见症：少腹胀满膨隆,或可触及包块,口渴少饮,神倦无力。

或见舌：舌胖嫩,苔白滑,苔滑腻,苔厚腻,脓腐苔。

或见脉：脉浮滑,脉弦滑,脉濡滑,脉濡缓。

（6）血瘀证

主症：腰腹疼痛,刺痛固定,肌肤甲错,少腹包块,坚硬固定,小腹刺痛,夜间痛甚。

主舌：舌质紫黯或有瘀斑、瘀点。

主脉：脉涩。

或见症：面色黧黑,唇甲青紫,阴道出血色黯瘀,或夹血块。

或见舌；舌胖嫩,苔白滑,苔滑腻,苔厚腻,脓腐苔。

或见脉：脉沉弦,脉结代,脉弦涩,脉沉细涩,牢脉。

（7）热毒证

主症：口苦身热,尿赤便结,脘腹痞满。

主舌：舌红或绛,苔黄而干。

主脉：脉滑数。

或见症：肌肤黄染,口臭唇疮,里急后重,面赤身热,小便短赤,或大便脓血腥臭,干结,数日不通；腹部疼痛拒按；或泻下如注,泻出黄色水便或带黏液或带脓血或血水样便,秽臭异常,里急后重,肛门灼痛大便脓血。

或见舌：舌有红点或芒刺,苔黄燥,苔黄厚黏腻。

或见脉：脉洪数,脉数,脉弦数。

2. 辨证方法

符合主症 2 个,并见主舌、主脉者,即可辨为本证。

符合主症 2 个,或见症 1 个,任何本证舌、脉者,即可辨为本证。

符合主症 1 个,或见症不少于 2 个,任何本证舌、脉者,即可辨为本证。

3. 辨证分型　中医辨证分型见表 15-2。

表 15-2 中医辨证分型

治疗阶段	手术阶段	化疗阶段	放疗阶段	单纯中医治疗阶段
辨证分型	气血亏虚	肝胃不和	气阴两虚	脾虚气滞
	脾胃虚弱	气血亏虚	热毒瘀结	湿热蕴结
		肝肾阴虚		气滞湿阻
				肝肾阴虚

六、治疗

（一）中西医结合治疗原则和内容

1. 中西医结合治疗原则　胰腺癌的综合治疗是根据患者病情进展与机体整体状况,将各种治疗手段,包括手术、化疗、放疗、中医药等合理安排、有机结合以获得最佳的临床效果,帮助患者获得最大的生存获益是中西医结合治疗的最根本目标。中医中药治疗对于促进胰腺癌患者术后康复,对放化疗减毒增效,肿瘤稳定期或缓解期控制复发转移,对晚期肿瘤减轻痛苦,改善生存质量,延长生命等方面均有一定作用和优势。

中医药治疗是肿瘤综合治疗的重要组成部分。目前,医学界比较公认中医药治疗胰腺癌的优势主要体现在以下几点:①减轻手术后副反应及并发症;②对放化疗期间的减毒增效作用;③术后,放、化疗后长期坚持服用中药可稳定病情,提高远期效果,减少复发转移可能;④对于晚期不能接受手术及放化疗的患者可以起到改善生存质量、延长生命的作用;⑤预防和治疗癌前病变等。由于胰腺癌的发现多为晚期,放化疗效果较差,随着医学模式的转变,医学工作者已逐渐认识到生存质量和生存期的延长对肿瘤患者有着决定意义,而肿瘤大小只是治疗评价中的次要结局指标。"带瘤生存"的理念也正为越来越多的患者所接受,中医药的疗效特点正符合这一趋势。因此,合理的中西医结合治疗,特别是在综合治疗中适时地选择中医药可以明显减轻患者的症状,提高生存质量,延长生存时间。中西医结合治疗肿瘤,应根据患者病情进展、机体邪正消长状态,采取不同的阶段性的治疗策略:当初诊邪盛时,应尽可能利用各种方式打击和消灭肿瘤（攻邪为主）,同时要注意保护正气（辅以扶正）;待肿瘤负荷大大降低以后,即将治疗重点转以扶正为主,最大限度地促进造血功能和免疫功能的恢复（重建正气）;经过免疫功能和骨髓功能的重建,必要时还可转入以打击肿瘤为主的第三阶段,巩固疗效,尽可能地清除潜在体内的残存癌细胞;以后再进入长期的扶正治疗（扶正为主,抑癌为辅的中医药治疗）。实践证明中西医的合理用药需要有丰富的经验和技巧,恰当的治疗能在一定程度上提高综合治疗的效果。

2. 中西医结合治疗内容　西医治疗根据 NCCN 指南开展,中医根据治疗阶段的不同,主要包括以下内容:

（1）配合手术治疗:患者手术后由于正气受损造成免疫力下降,脏器功能紊乱,伤口难以愈合或发生术后并发症。中医常采用扶正培本、补益气血的方法,促进患者身体尽快康复。对于肿瘤处于稳定或缓解期的患者,常采用益气、解毒、活血的方法提高机体免疫监视功能,抑制残留癌细胞,预防肿瘤复发和转移。

1）气血亏虚

临床表现:神疲乏力,气短懒言,面色淡白或萎黄,头晕目眩,唇甲色淡,心悸失眠,便不成形或有肛脱下坠,舌淡脉弱。

治疗原则：补气养血。

中药汤剂：八珍汤(《正体类要》)加减。

药物组成：人参、白术、茯苓、当归、川芎、白芍、熟地黄、炙甘草。

辨证加减：兼痰湿内阻者，加半夏、陈皮、薏苡仁；若畏寒肢冷，食谷不化者，加补骨脂、肉苁蓉、鸡内金。若动则汗出，怕风等表虚不固之证，加防风、浮小麦。

2）脾胃虚弱

临床表现：纳呆食少，神疲乏力，大便稀溏，食后腹胀，面色萎黄，形体瘦弱，舌质淡，苔薄白。

治疗原则：健脾益胃。

中药汤剂：补中益气汤(《脾胃论》)加减。

药物组成：黄芪、人参、白术、炙甘草、当归、陈皮、升麻、柴胡、生姜、大枣。

辨证加减：若胃阴亏虚，加沙参、石斛、玉竹；若兼痰湿证者，加茯苓、半夏、薏苡仁、瓜蒌。

（2）配合化疗：患者化疗初期常表现为食欲不振，腹胀，全身乏力，恶心呕吐等症状，常采用健脾和胃、降逆止呕的中药缓解症状。针对化疗中后期常出现白细胞、血小板明显下降，采用补益气血，滋补肝肾中药辅助恢复。

1）脾胃不和

临床表现：胃脘饱胀、食欲减退、恶心、呕吐、腹胀或腹泻，舌体多胖大，舌苔薄白、白腻或黄腻。多见于化疗引起的消化道反应。

治疗原则：健脾和胃，降逆止呕。

中药汤剂：旋覆代赭汤(《伤寒论》)加减，或橘皮竹茹汤(《金匮要略》)加减。

药物组成：旋覆花、人参、生姜、代赭石、甘草、半夏、大枣、橘皮、竹茹、人参、大枣、甘草。

辨证加减：若脾胃虚寒者，加吴茱萸、党参、焦白术；若肝气犯胃者，加炒柴胡、佛手、白芍。

2）气血亏虚

临床表现：疲乏、精神不振、头晕、气短、纳少、虚汗、面色淡白或萎黄，脱发，或肢体肌肉麻木、女性月经量少，舌体瘦薄，或者舌面有裂纹，苔少脉虚细而无力，多见于化疗引起的疲乏或骨髓抑制。

治疗原则：补气养血。

中药汤剂：八珍汤(《正体类要》)加减，或当归补血汤(《内外伤辨惑论》)加减或十全大补汤(《太平惠民和剂局方》)加减。

药物组成：人参、白术、茯苓、当归、川芎、白芍、熟地黄，或黄芪、肉桂、人参、川芎、熟地黄、当归、茯苓、白术、白芍、甘草、生姜、大枣。

辨证加减：兼痰湿内阻者，加半夏、陈皮、薏苡仁；若畏寒肢冷，食谷不化者加补骨脂、肉苁蓉、鸡内金。

3）肝肾阴虚

临床表现：腰膝酸软，耳鸣，五心烦热，颧红盗汗，口干咽燥，失眠多梦，舌红苔少，脉细数。多见于化疗引起的骨髓抑制或脱发。

治疗原则：滋补肝肾。

中药汤剂：六味地黄丸(《小儿药证直诀》)加减。

药物组成：熟地黄、山茱萸(制)、山药、泽泻、牡丹皮、茯苓。

辨证加减：若阴虚内热重者，加墨旱莲、女贞子、生地；若阴阳两虚者，加菟丝子、杜仲、补骨脂；兼脱发者，加制首乌、黑芝麻。

（3）配合放疗：中医认为放射线作用于人体会造成热毒耗气伤阴，损及津液脏腑，采用益气养阴，清热解毒中药可以减轻放疗副作用。大量临床与实验研究表明放射治疗时加用活血化瘀、清热解毒中药可以改善肿瘤病灶周围血液循环，增加血氧供应，调节组织代谢，对放疗有一定的增敏作用，同时提高患者的耐受。胰腺癌放射治疗时除了一般的放疗反应，常发生比较严重的胃肠道充血水肿，局部组织肿胀，表现为剧烈的恶心呕吐，局部疼痛等症状，多采用行气消胀，和胃止痛的方法治疗。

1）气阴两虚

临床表现：腹痛隐隐，腹胀，纳差，神疲乏力，少气懒言，口干，爪甲色淡或晦滞，舌红或淡红，苔少或无苔，或有裂纹，脉细或细数。多见于放射性损伤后期，或迁延不愈，损伤正气者。

治疗原则：益气养阴。

中药汤剂：玉女煎（《景岳全书》）加减。

药物组成：石膏、熟地、麦冬、知母、牛膝、炒白术、山药。

辨证加减：若腹胀明显，加大腹皮、香附；兼有血虚者，加白芍、当归。

2）热毒瘀结

临床表现：脘腹胀满，腹痛拒按，腹中痞块，面色晦暗，形体消瘦，烦躁易怒，嗳气恶心，舌紫黯，苔黄腻，脉弦滑或滑数。

治疗原则：清热除湿，活血解毒。

中药汤剂：茵陈蒿汤（《伤寒论》）合桃红四物汤（《医宗金鉴》）加减。

药物组成：茵陈、栀子、大黄、红花、枳壳、赤芍、柴胡、桔梗、川芎、牛膝。

辨证加减：若瘀血内结较甚，加用鳖甲煎丸；若腹胀明显，加沉香、大腹皮。

（二）中医辨证治疗的原则和内容

1. 中医辨证治疗的原则　关于胰腺癌的治疗古代文献中已有较多阐述，《儒门事亲》记载："盖五积者……皆抑郁不伸而受其邪"。"木郁达之，火郁发之，土郁夺之，金郁泄之，水郁折之"，主张从郁治之。《医学心悟》提出分阶段治疗，曰："治积聚者，当按初中末之三法焉，邪气初客，积聚未坚，宜直消之，而后和之，若积聚日久，邪盛正虚，法从中治，须以补泻相兼为用，若块消及半，便从末治，即住攻击之药，但中养胃导达经脉，俾荣卫流通，而块自消矣。更有虚人患积者，必先补其虚，理其脾，增其饮食，然后用药攻其积，斯为善治，此先补后攻之法"，因此胰腺癌的治疗应根据不同阶段或攻、或补、或攻补兼施。《黄帝内经·素问·至真要大论》阐述"诸逆冲上，皆属于火""诸腹胀大，皆属于热""诸呕吐酸，暴注下迫，皆属于热"，突出了热毒在消化系统疾病中的重要作用。现代中医学认为胰腺癌患核心病机为中焦湿热、脾虚气滞，符合"腑病多实"的特征，以疏泄失常，易生湿生热为病理特征，治则符合"六腑以通为用"的特征，以健脾理气、行气通腑、清热化湿、化痰散结为主要治则，正如《类证治裁·内景综要》云："六腑传化不藏，实而不能满，故以通为补焉"。

2. 中医辨证治疗内容

（1）脾虚气滞型

证候特点：上腹部不适或疼痛，按之舒适，面浮色白，纳呆，消瘦，便溏，恶风自汗，口干不多饮，舌质淡，苔薄或薄腻，脉细或细弦。

治法:健脾理气。

代表方剂:香砂六君子汤(《中药成方配本》)加减。

基本处方:党参、白术、茯苓、木香、砂仁、青皮、法半夏、柴胡、八月札、生苡仁、黄精、甘草。

常用药物:健脾益气可用红参、孩儿参、党参、太子参、黄芪、黄精、白术、茯苓;健脾祛湿、理气扶助运化可用木香、香附、蔻仁、苍术、砂仁、陈皮、草果、法半夏、薏苡仁、枳实、厚朴;还可选用八月札、白花蛇舌草、山慈菇、柴胡、郁金、山楂、莪术等。

辨证加减:疼痛较甚可加延胡索、川楝子;尿少肢肿可加车前草、木瓜;乏力气短较甚可加黄芪;食欲不振较甚者可加焦山楂、炒谷麦芽等。

(2)湿热蕴结型

证候特点:上腹部胀满不适或胀痛,发热缠绵,口渴而不喜饮,或见黄疸,小便黄赤,口苦口臭,便溏味重,心中懊恼,舌红苔黄或腻,脉数。

治法:清热化湿。

代表方剂:三仁汤合(《温病条辨》)茵陈五苓散(《金匮要略》)加减。

基本处方:生薏苡仁、柴胡、白蔻仁、杏仁、茵陈蒿、山栀、白术、猪苓、茯苓、泽泻、莪术。

常用药物:清热利湿用茵陈蒿、山栀、大黄、石上柏、白花蛇舌草、半枝莲、半边莲、杏仁、砂仁、厚朴、白蔻仁,化湿舒脾,甘淡导下用薏苡仁,渗泄湿热,渗水利湿用猪苓、泽泻、石韦,健脾化湿用白术、茯苓、山药、黄芪、党参等。

辨证加减:疼痛较甚可加延胡索、青皮;腹胀较甚者可加木香、大腹皮;发热甚者可加知母、黄柏;黄疸较甚可加车前草。

(3)气滞湿阻型

证候特点:上腹部胀满不适或胀痛,腹部肿块明显,胸闷气短,纳食减少,或大便溏薄,肢体乏力,甚至面浮足肿,舌淡苔白腻,脉濡细或细弦。

治法:理气化湿。

代表方剂:二陈汤(《太平惠民和剂局方》)合平胃散(《太平惠民和剂局方》)加减。

基本处方:苍术、厚朴、陈皮、法半夏、胆南星、苡仁、猪苓、茯苓、泽泻。

常用药物:理气和中燥湿用陈皮、法半夏、枳实;燥湿运脾用苍术、木香、砂仁;除湿散满用厚朴;健脾利水渗湿用薏苡仁、猪苓、茯苓、泽泻;化痰散结用胆南星、猫爪草。

辨证加减:面浮足肿明显可加车前子、木瓜;腹部肿块硬实、疼痛可加三棱、莪术;疼痛明显可加木香、青皮。

(4)肝肾阴虚型

证候特点:上腹部胀满不适或胀痛,低热,午后颧红,盗汗,口干喜饮,便燥行艰,舌质红苔燥或少苔,脉细数。

治法:养阴清热。

代表方剂:青蒿鳖甲汤(《温病条辨》)合增液汤(《温病条辨》)加减。

基本处方:沙参、麦门冬、生地黄、玄参、青蒿、鳖甲、知母、牡丹皮、甘草。

常用药物:滋阴透热用鳖甲、龟甲、玉竹、青蒿、地骨皮、熟地黄、玄参、沙参、麦门冬、天门冬、花粉、枸杞子、女贞子、桑椹子、知母、山药;凉血清热用牡丹皮、栀子、生地黄、茜草、石上柏等。

辨证加减:腹部肿块坚实可加三棱、莪术;大便秘结严重可加大黄、芒硝、麻子仁;黄疸者可加茵陈蒿、田基黄;腹胀明显者,加大腹皮,枳壳、香附;兼血虚者,加白芍、首乌、当归。

（三）胰腺癌的西医治疗

1. **胰腺癌的外科治疗**　根治性切除（R0）是目前治疗胰腺癌最有效的方法。术前应开展 MDT 讨论,依据影像学评估将胰腺癌分为可切除胰腺癌、交界可切除胰腺癌、局部进展期胰腺癌、合并远处转移的胰腺癌。

（1）可切除胰腺癌的手术治疗

1）胰头癌:推荐根治性胰十二指肠切除术。①包括完整切除胰头部及钩突,并行区域淋巴清扫。要求胆管、胃或十二指肠、胰颈和肠系膜上动脉切缘阴性。②微创根治性胰十二指肠切除术在手术安全性、淋巴结清扫数目和 R0 切除率方面与开腹手术相当,但其“肿瘤学”获益性有待进一步的临床研究证实,推荐在专业的大型胰腺中心由有经验的胰腺外科医师开展。

2）胰体尾癌:推荐根治性胰体尾联合脾脏切除术。①微创胰体尾切除术的手术安全性和根治性与开腹手术相比无差异,已获得较为广泛的应用与认可,但其“肿瘤学”获益性仍需进一步临床研究证实,推荐在专业的大型胰腺中心由有经验的胰腺外科医师开展;②根治性顺行模块化胰脾切除术在提高肿瘤 R0 切除率和淋巴清扫方面具有优势,但其对患者长期生存的影响有待临床研究证实。

3）部分胰腺颈部癌或胰腺多中心病灶的患者,可考虑行全胰腺切除。此类患者的手术操作及围手术期处理更加复杂,推荐在专业的大型胰腺中心由有经验的胰腺外科医师开展。

（2）交界可切除胰腺癌的手术治疗

1）交界可切除胰腺癌患者能否从直接手术中获益,目前尚缺乏足够的循证医学证据,建议进行临床研究。

2）新辅助治疗是目前交界可切除胰腺癌患者的首选治疗方式。部分交界可切除胰腺癌患者可从新辅助治疗中获益。对于新辅助治疗后序贯肿瘤切除的患者,联合静脉切除如能达到 R0 根治,则患者的生存获益与可切除患者相当。

3）不推荐这部分患者行姑息性 R2 切除,特殊情况如止血挽救生命除外。

（3）局部进展期胰腺癌的手术治疗

1）对 B 超、CT 或 EUS 引导下反复穿刺活组织检查仍无法明确病理学诊断的局部进展期胰腺癌患者,可行手术（腹腔镜或开腹）探查活组织检查以明确病理学诊断。

2）合并胆道及消化道梗阻的局部进展期胰腺癌患者,优先考虑内支架置入解除梗阻。当支架置入失败而患者体能状况尚可时,推荐开展胃 - 空肠吻合术或胆囊（或胆管）- 空肠吻合术。

3）术中探查发现肿瘤无法切除但存在十二指肠梗阻的患者,应行胃 - 空肠吻合术;对尚未出现十二指肠梗阻、预期生存时间超过 3 个月的患者,仍建议行预防性胃 - 空肠吻合术;肿瘤无法切除而存在胆道梗阻,或预期可能出现胆道梗阻的患者,建议行胆总管（或肝总管）- 空肠吻合术。

4）术中探查判定肿瘤无法切除的患者,在解除胆道、消化道梗阻同时,应尽量取得病理学诊断证据。

2. **胰腺癌的化疗**　理论上胰腺癌化疗前均应获得细胞学或组织病理学证据,并行 MDT 讨论。化疗策略主要包括术后辅助化疗、新辅助化疗、局部进展期不可切除或合并远处转移患者的姑息性化疗等。不可切除的局部进展期或合并远处转移的胰腺癌的化疗方案见表 15-3。

表 15-3　不可切除的局部进展或合并远处转移的胰腺癌的一、二线化疗方案

方案	体能较好者		体能较差者	
	方案	具体用药	方案	具体用药
晚期一线化疗方案	吉西他滨+白蛋白结合型紫杉醇	每周期第 1、8、15 天给予白蛋白结合型紫杉醇 125mg/m²，吉西他滨 1 000mg/m²，每 4 周重复	吉西他滨	每周期第 1、8、15 天给予吉西他滨 1 000mg/m²，每 4 周重复
	FOLFIRINOX方案	每周期第 1 天奥沙利铂 85mg/m²、伊立替康 180mg/m²、LV 400mg/m²、5-FU 400mg/m²，静脉滴注；之后 46h 5-FU 2 400mg/m²，持续静脉滴注，每 2 周重复	持续灌注5-FU 联合 LV	LV 400mg/m² 静脉滴注，5-FU 第 1 天静脉滴注 400mg/m 后，连续 46h 2 400mg/m，每 14 天给药 1 次
	吉西他滨	第 1、8、15 天给予吉西他滨 1 000mg/m²，每 4 周重复		
	吉西他滨+替吉奥	第 1、8 天给予静脉注射吉西他滨 1 000mg/m²；第 1~14 天口服替吉奥 60~100mg/d，2 次/d，每 3 周重复	替吉奥	第 1~28 天口服 80~120mg/d，每 6 周重复，给药至 6 个月
	替吉奥	第 1~28 天口服 80~120mg/d，每 6 周重复，给药至 6 个月	卡培他滨	口服卡培他滨 1 660mg/m² 连续 21d，休息 7d 为 1 个周期，连续 6 周期
晚期二线化疗方案	纳米脂质体伊立替康+5-FU联合 LV	纳米脂质体 80mg/m² 静脉滴注，然后 LV 400mg/m² 静脉滴注，5-FU 第 1 天静脉滴注 400mg/m² 后，连续 46h 2 400mg/m²，每 14 天给药 1 次	吉西他滨为基础的单药化疗	第 1、8、15 天给予吉西他滨 1 000mg/m²，每 4 周重复 1 次
	5-FU 联合 LV+奥沙利铂	第 1、8、15、22 天给予 LV 200mg/m² 静脉滴注，5-FU 2 000mg/m² 连续 24h 持续静脉滴注；第 8、22 天给予奥沙利铂 85mg/m² 静脉滴注；最后 1 次给药后休息 3 周进入下一疗程	氟尿嘧啶类为基础的单药化疗	LV 400mg/m² 静脉滴注，5-FU 第 1 天静脉滴注 400mg/m² 后，连续静脉滴注 46h，2 400mg/m²，每 14 天给药 1 次

注：5-FU：氟尿嘧啶；LV：亚叶酸钙。

（1）不可切除的局部进展期或合并远处转移的胰腺癌总体治疗效果不佳，建议开展相关临床研究。

（2）推荐不可切除的局部进展期或合并远处转移的胰腺癌患者，依据体能状态选择一线化疗方案开展化疗。

（3）一线化疗后出现进展的胰腺癌可依据已使用过的药物、患者并发症和不良反应等选择非重叠药物开展二线化疗，二线化疗比最佳支持治疗更有效。对于具有微卫星不稳定性（microsatellite instability，MSI）或错配修复（mismatch repair，MMR）特征的胰腺癌，在二线治疗中可考虑联合使用 PD-1 抗体。

（4）一、二线化疗方案失败后的胰腺癌患者是否继续开展化疗存在争议，尚无明确化疗方案，建议开展临床研究。

3. 胰腺癌的放疗　基本共识：①由于胰腺癌的放射抵抗性较高,同时相邻的空腔器官不能耐受高剂量放射,因此,不能给予胰腺癌患者根治性的高剂量放疗。对大多数胰腺癌而言,放疗是一种局部的姑息治疗。②放疗必须与化疗相联合,放疗期间的同步化疗选择吉西他滨或氟尿嘧啶类药物作为放射增敏剂使用;同时放疗前可行诱导化疗或放疗后行辅助化疗。③放疗在局部进展期胰腺癌中的地位虽然得到业界多数学者的认可,但尚未被前瞻性临床随机对照研究证实。EUS引导下的胰腺癌瘤体内放射性粒子植入的内照射技术对于镇痛有一定疗效,但患者的生存获益尚未证实。④对合并远处转移的胰腺癌,放疗作为姑息治疗,对缓解胰腺癌引起的腹背疼痛有一定疗效。

局部进展期胰腺癌的同期放化疗,推荐行4~6个疗程的诱导化疗后,再次对肿瘤状态进行评估：①对无远处转移的患者进行同期放化疗或立体定向放射治疗（stereotactic body radiation therapy, SBRT）;②诱导化疗期间若胰腺肿瘤局部进展,但只要没有发生远处转移,仍推荐进行同期放化疗。同期放化疗的方案建议：①卡培他滨或替吉奥联合放疗;②常规分割放疗,1.8~2.0Gy/次,每周5次,总剂量为45~54Gy。如果肿瘤距离空腔器足够远,在不超过这一器官耐受剂量的前提下,放疗总剂量可以>54Gy。不推荐肿瘤累及肠道或胃壁的患者接受SBRT。SBRT的总剂量和分割剂量尚无明确的标准,目前推荐的分割剂量为30~45Gy/3次,或25~45Gy/5次。

七、预后与随访

1. 临床上怀疑胰腺癌,尚难以与慢性胰腺炎、胰腺囊肿等疾病鉴别诊断的患者随访：每2~3个月随访检查1次,直至诊断明确,随访内容包括：①体格检查;②CA19-9、CEA、CA125等血肿瘤标志物;③胰腺增强CT或增强MRI。

2. 胰腺癌术后患者随访：随访频率：①术后第1年,每3个月1次;②第2~3年,每3~6个月1次;③第3~5年,每6个月1次。随访内容：①体格检查;②血常规、血生化、凝血功能等;③CA19-9、CEA、CA125等血肿瘤标志物;④胸腹部增强CT或增强MRI;⑤骨ECT（每半年）;⑥头颅MRI增强（出现临床相关症状）。

3. 晚期胰腺癌患者随访：随访频率：每2~3个月1次。随访内容：①体格检查;②血常规、血生化、凝血功能等;③CA19-9、CEA、CA125等血肿瘤标志物;④胸腹部增强CT或增强MRI;⑤骨ECT（每半年）;⑥头颅MRI增强（出现临床相关症状）。

八、预防与调护

胰腺癌的发生是遗传因素和环境因素共同作用的结果,其中环境因素起着更重要的作用,在与胰腺癌有关的环境危险因素中,吸烟是唯一没有争议的病因。现在认为戒烟可减少27%的胰腺癌病例的发生,而另外30%~50%的胰腺癌可归因于饮食,因此,相当一部分胰腺癌有可能被预防的,降低烟草使用,强调合理膳食,提倡多蔬菜、水果、低脂肪的食谱,少饮咖啡,少食咸鱼、咸菜、熏肉、腊味等含亚硝胺的食物;避免肥胖、增加体力活动,从而最终改变人们的生活方式和不健康的行为可能是降低胰腺癌发病和死亡的最有效措施。

同时积极开展高危人群的定期检查以早期发现、早期治疗。美国国立癌症研究所（NCI）指出胰腺癌的危险因素为：①年龄60岁以上;②吸烟：发病率增高2~3倍;③糖尿病;④男性;⑤非洲系美国人：比亚洲系或白种人的发病率高;⑥家族史：若父母兄弟有胰腺癌史,其发病率增至3倍,有大肠癌或卵巢癌家族史发病率也增加;⑦慢性胰腺炎。对临床上怀疑胰腺癌和胰腺癌高危个体,应首选无创性检查手段进行筛查,如 B 超和血清学肿瘤标志物 CA19-9、粪便 *K-RAS* 基因突变等阳性者再行 CT、MRI 检查,可疑者再进入胰腺癌诊断检查程序。肿瘤标志物的联合检测并与影像学检查结果相结合,可提高阳性率,有助于胰腺癌的早期诊断。

九、研究概况及存在问题

（一）胰腺癌的中医理论研究

1. 胰腺癌病机的理论探讨　中医医籍中散见记载的"散膏""脺""珑管"等从解剖位置看所指实为胰腺,近现代据此多将胰腺简单地归属于中医学之脾,复旦大学附属肿瘤医院整理古今中医文献中对胰腺解剖、脏腑属性、生理特征及主要相关疾病胰腺癌的证候特征、治则治法等的认识,系统整理了胰腺的中医证治理论体系,经过反复文献研读、证候调查、疗效观察,突破以往胰腺癌多从脾虚论治的局限,明确了胰腺外分泌生理以合成和排泄胰液参与六腑"传化物"为生理功能,符合"六腑传化物而不藏"的特征,脏腑属性属腑,胰腺癌病理符合"腑病多实"的特征,其演变过程体现了因实(瘤)致虚,早期实证为主,以中焦气滞,运化失司,生湿化火,湿热蕴结为核心病机,后期虚实夹杂,以实为主的特征。治则符合"六腑以通为用"的特征,以清热化湿、行气通腑为主要治则,所确定的胰腺及胰腺癌中医证治规律对指导胰腺疾病,尤其是胰腺癌病机、治则治法的实施具有重要的指导和参考价值。

（1）中医古籍中关于胰腺解剖的记载:中医医籍中关于胰腺的最早记录见于《难经·四十二难》曰:"脾重二斤三两,扁广三寸,长五寸,有散膏半斤,主裹血、温五脏,主藏意",此处"散膏"从解剖关系上推测可与西医学之胰腺相对应。之后关于胰腺的描述并未出现明显的进展,直至现代解剖学的出现,清代王清任在《医林改错》中记载"脾中有一管,体象玲珑,易于出水,故名珑管",在人体解剖中已发现胰腺,但仍归于脾,称之为脾中"珑管"。清代陈宝光在《医纲总枢》中的认识则更进一步,将脾脏和胰腺加以区别,书中记录"生于胃下,横贴胃底,与第一腰椎相齐,头大向右,至小肠头尾尖向左,连脾肉边,中有一管,斜入小肠,名曰珑管",已经将胰腺的特征描述得非常具体。清代叶霖《难经正义》不仅第一次将"珑管"与"胰"相对应,更为重要的是第一次提出了胰的概念并定义了其生理功能,其中记录"胰,附脾之物,形长方,重约三四两,横贴胃后,头大向右,尾尖在左,右之大头,与小肠为界,左之小尾,与脾相接,中有液管一条,由左横右,穿过一之体,斜入小肠上口之旁,与胆汁入小肠同路,所生之汁,能消化食物,其质味甜,或名之甜肉云"。张锡纯《医学衷中参西录》所言:"古人不名脺,而名为散膏。散膏即脺也,脾之质子为胰子,形如膏,故曰散膏,为脾之副脏……即脺与脾为一脏也",明确了脺、散膏即为胰腺。由此可见,古代中医古籍中关于胰腺的记载虽然甚少,但"散膏""脺""珑管"所指实为胰腺,同时对其主要生理功能"所生之汁,能消化食物"和"甜肉之汁,运入小肠,即以化食物中之脂肪质者"的描述也与西医学相吻合。

（2）胰腺外分泌以合成和排泄胰液参与六腑"传化物"为生理功能,符合"六腑传化物而不藏"的特征,脏腑属性属腑:《难经·四十二难》等关于胰腺在解剖位置上附属于脾的记载,胰腺外分泌分泌胰液水解食物帮助消化与脾主运化、输布水谷精微的生理功能几近一致,成为从脾论治胰腺疾病的重要依据。邱佳信认为胰腺癌尽管有热毒、湿阻、气滞等实证表现,但都是在脾虚基础上衍生而来,脾虚是根本,治疗上应以健脾益气为基本原则,在此原则上加用清热解毒、祛湿化痰等药物。何裕民认为胰腺癌尽管时有热毒、湿阻、痰凝、气滞等表现,但都是在脾虚基础上衍生而来,脾虚是共性特点,治疗须以健脾益气为基本原则。尤建良认为中焦脾胃功能失调是胰腺癌发生的关键病机，脾虚生湿，日久更伤脾胃，治疗应在调理脾胃的基础上参以理气、化湿、消积之法。李忠认为本病因脾气不足而发病，脾虚为本，进一步致气滞、湿阻、热蕴、毒聚等一派标实之象。上述医家均认为胰腺癌病机脾虚为本，邪实为标，脾虚为因，邪实为果。然而临床中胰腺疾病多数以腹痛腹胀、口苦口臭、大便秘结等腑实证为主要症状，而非脾虚等脏系症状，许多医家对此也提出不同看法。周岱翰认为消化道肿瘤与人体的饮食消化吸收和排泄功能关系密切，食道、胃、肠属"六腑"，包括胰腺癌在内本质上属于"脾胃"病范畴，具有"传化物而不藏，以通为用，以降为和"的生理特点，其病机特点为脾胃气机失常，升清降浊功能异常，六腑积滞，日久由气及血、气滞血瘀、气滞湿阻、痰瘀互结而致肿瘤发生。蒋健认为胰腺疾病兼有中医学"脏"和"腑"的病机特点，其脏的生理功能和病理特点类似于脾，其腑的生理功能和病理特点类似于胆、胃、肠。吴良村认为胰腺在生理功能及形态结构上有其独特之处，不应该简单地与脾胃同治，胰腺通于十二指肠，胰液排泄当以通降为顺，实而不能满，才有助于消食化谷，否则易伴发消化不良，并可能继发胰腺炎，故云"泻而不藏"，但胰腺相对密闭，本身不与水谷直接接触，功能上主藏精汁，如胰岛素、胰液，故云"藏而不泻"，胰腺与六腑同中有异，符合奇恒之腑的定义。胰腺癌具有"腑病多实"的病机特点，其功能受肝胆疏泄、脾胃升降影响较大，治疗应体现"六腑以通为用"，多以和降疏通为主。孙玉冰认为胰腺癌虽然表现为中上腹积证，但病位实则在肝胆，其病机为肝胆气机受阻发病，和解少阳、清泻胆热、调和肝脾是主要治法。杨炳奎认为胰腺癌病位在胰，实则在肝胆，肝胆失疏，湿热毒邪内生乃成，初期多实证，后期多虚或虚实夹杂。上述医家认为胰腺癌虽属"脾胃病"范畴，但具有"腑病多实"的特征，治疗"以通为用，以降为和"，与脾虚为主的观点存在很大差别。

胰腺生理病理特征到底是以脏为主，还是以腑为主呢？首先，胰腺分泌的胰液功能是参与六腑"传化物"，以"实而不能满"为特性，非五脏所藏之"精气"，不具有"满而不能实"的特性。胰腺外分泌合成和分泌的胰液，成人每日的分泌量高达 1~2L，进食可引起胰液大量分泌，其受到神经和体液的双重调控，神经调节主要是食物引起迷走神经兴奋，体液调控主要为胰泌素和胆囊收缩素，而胆汁的分泌同样受到迷走神经的调节及胃泌素、胰泌素、胆囊收缩素等体液调节，二者现代医学功能相似。在中医六腑特性中，胰腺与胆囊的功能也颇为相似，胆以贮藏和排泄胆汁，参与小肠的消化吸收为生理功能，参与六腑的"传化物"，故胆为六腑之一，但胆不容纳水谷、传化浊物，与其他腑又不同，贮藏胆汁为精汁，故胆又属于奇恒之腑。《灵枢·本输》谓"胆者，中精之腑"。清代唐容川《医学见能》云："胆者，肝之腑，属木，主升清降浊，疏利中土。"是对胆囊特性的高度概括。因此，胰腺以合成和排泄胰液参与消化为生理功能，参与六腑"传化物"。其次，胰腺外分泌功能通过协助六腑正常"传化物"实现，仅与脾主运化功能中食物消化这一过程相关，并未直接涉及精微物质的吸收、转运输布及向气血津液转化等过程。脾主运化包括对食物的消化吸收、精微物质的转运输布及其向气血津液转化等一系列生命过程，《素问·经脉别论》对此有详细描述，"饮入于胃，游溢精气，上输于脾；脾气散精，上归于肺；通调水道，下输膀胱。水精四布，五经并行"，水谷精微产生的过程包括胃的受纳腐熟水谷、小肠的受盛化物、泌别清浊和大肠的传化糟粕，也包括胆汁经胆排泄于小肠和胰液由胰腺分泌排入小肠参与小肠化物的过程，胰腺外分泌功能是六腑"化水谷而行津液"的组成部分，而精微物质的吸收、转运输布及向气血津液转化则主要依靠脾阳、脾气，胰腺并未参与其中。由此可见，仅以《难经》中等记载的胰腺在解剖位置上附属于脾，胰液参与消化的功能与脾主运化功能相似而将胰腺的功能归属于脾显示有失偏颇,也与临床实际不符。胰腺外分泌以合成和排泄胰液参与六腑"传化物"为生理功能,符合"六腑传化物而不藏"的特征,脏腑属性属腑。

（3）胰腺癌病理符合"腑病多实"的特征,治则以"六腑以通为用、以降为顺"为主,以清热化湿、行气通腑为主要治则:古典医籍并无"胰腺癌"的病名记载,但类似胰腺癌的证候表现,散见于"积聚""伏梁"等症的论述中。文献中将胰腺癌的古文献命名归属为以下几种病,主要包括"癥瘕积聚""黄疸""伏梁""腹痛""结胸""脾积""痞积""痞块"等。西医学发现胰腺病病理生理特点具有"腑病多实"的特征,少见"脾气亏虚"的现代医学证据。当胰液分泌障碍时,即使其他消化腺分泌都正常,食物中的脂肪和蛋白质仍不能完全被消化,从而影响其吸收,首先出现的是消化障碍,而且包括胰腺炎、胰腺癌等在内均表现为比较严重而且伴随整个疾病发展过程的消化障碍,相反胰腺外分泌功能异常所导致的单纯营养不良却在胰腺疾病中鲜见。马少军等临床流行病调查发现胰腺癌患者中气虚证患者比例仅占5%,而且以晚期患者为主,而湿热证患者占比高达81%。刘鲁明等开展的胰腺癌常见症状调查显示腹痛、腹胀、食欲减退、乏力、消瘦、便秘、腹泻、恶心呕吐、黄疸为胰腺癌最为常见症状,上述症状皆可见于脾虚证或腑实证,《黄帝内经·素问·病机十九条》阐述"诸逆冲上,皆属于火""诸腹胀大,皆属于热""诸呕吐酸,暴注下迫,皆属于热",对于胰腺癌和消化道疾病最具鉴别意义的舌苔,在胰腺癌证候的确定中具有重要价值,其中黄、腻、厚等湿热证舌苔最为常见,占比超过80%,而单纯脾虚证舌苔少见。胰腺癌的核心病机为胰腺肿块位于中焦,中焦气机阻滞,见腹痛、腹胀,气机上逆见恶心呕吐;中焦纳运失司,见食欲不振;水液输布异常,湿浊内生,见腹泻;气郁化火,热邪扰胃,故见腹痛、口臭、便秘;热易与湿互结,湿热蕴结,熏蒸肝胆,见黄疸,湿热下注,见便溏不爽;中焦运化失司,日久伤脾,精气不足,故见乏力、消瘦等脾气亏虚症状,舌苔黄、厚、腻则均为湿热表现。胰腺癌疾病过程体现了因实（瘤）致虚,早期实证为主,以中焦气滞,运化失司,生湿化火,湿热蕴结为核心病机,后期虚实夹杂,以实为主的特征。由此可见,胰腺癌患者最为常见的证候为湿热、气滞等实证,符合"腑病多实"的特征,以疏泄失常,易生湿生热为病理特征,治则符合"六腑以通为用"的特征,以清热化湿、行气通腑为主要治则,正如《类证治裁·内景综要》云:"六腑传化不藏,实而不能满,故以通为补焉"。

2. 胰腺癌证候分布规律和标准化研究　复旦大学附属肿瘤医院采用计算机检索与人工检索结合的方法,包括中国期刊网（CNKI数字图书馆）上发表的文献及上海中医药大学图书馆藏书,共检索出自1979年以来有关胰腺癌的中医和中西医结合研究的167篇论文和31篇专著。

文献入选标准:认真筛选具有中医证型研究特点或临床辨证治疗特点或专方治疗特点的文献;对上述文献,选择其数据资料确切、可靠者进行统计处理。排除标准:一稿两投中的一篇;同一研究单位资料来源相同,经分析后进行整合,删除重复内容;资料来源不明,与临床实际情况明显不符的;只记录自拟方名,无具体辨证和治则的。文献分析方法:重点分析每篇文章的主要证型或主要治法,其兼证和辅助治法不作为重点分析。证型规范:目前尚无统一诊断标准,临床证型纷繁复杂。为了客观分析胰腺癌中医证型,将有关中医证型研究特点,且辨证方法较多的一类进行分类、归纳,并参考《中医临床诊疗术语·证型部分》与《中医诊断学》等相关的证型名称及证型辨证部分,对其进行规范处理。治法的证型转换:将专方治疗文献中的治法转换成与其相应的证型,如清热利湿法转换成湿热蕴结证,活血化瘀法转换成血瘀证。统计学处理：采用 SPSS 17.0 软件，数据应用 Frequencie 法进行处理。

　　胰腺癌中医证候文献分析结果，符合标准的有 26 篇论文和 25 本专著。对上述文献中的证型按出现频次进行统计描述，常见胰腺癌中医基本证型分析如下：认为胰腺癌多实证，其次是虚证及虚实夹杂证。实证分类中，认为湿（浊困）阻证、气滞血瘀证、邪毒炽盛证、肝/胆湿热/气滞/火证多见，其次是血瘀证、痰证、脾胃/中焦湿热证、肝胃热盛/积热证。在虚证中气血两虚最多，但是将涉及阴虚的阴虚内热、气阴两虚、阴虚津亏合并后较前者多见。虚实夹杂证多涉及脾虚兼湿/湿热/气滞（表 15-4、表 15-5）。所有证候中，排在前四位的中医证候为气滞血瘀证、湿热蕴结/湿热毒蕴证、脾虚湿热/湿困/蕴/盛/泛证、阴虚（含阴虚内热、气阴两虚）（表 15-4）。在用药方面，脾虚湿热/湿困证用药较为统一，有方剂记载的均选用香砂六君子汤；其次气滞血瘀证主要集中在膈下逐瘀汤和血府逐瘀汤，个别为选用金铃子散加失笑散；湿热蕴结/湿热毒蕴证主要选用茵陈蒿汤或加五苓散、温胆汤、黄连解毒汤及三仁汤、龙胆泻肝汤；阴虚证所选方剂分歧较大，有一贯煎、沙参麦冬汤、青蒿鳖甲汤、香贝养荣汤、增液汤、益胃汤（表 15-5）。经文献分析多认为胰腺癌发病部位在脾（脾胃），多为脾虚兼湿/湿热，或兼气滞/气虚，其次在肝（肝胆），主要涉及肝郁、肝胆湿热。病理因素主要涉及湿、瘀血和痰（表 15-6、表 15-7）。

表 15-4　胰腺癌中医证型文献分析

实证（频次 %）	虚证（频次 %）	虚实夹杂证（频次 %）
湿（浊困）阻证 36（32.7%）	气血两虚 12（41.4%）	脾虚湿热证 9（42.9%）
气滞血瘀证 31（28.2%）	阴虚内热证 6（20.7%）	脾虚湿困证 7（33.3%）
邪毒炽盛证 13（11.8%）	气阴两虚证 5（17.2%）	脾虚气滞证 5（23.8%）
肝/胆湿热/气滞/火证 13（11.8%）	阴虚津亏证 5（17.2%）	
血瘀证 6（5.5%）	肝脾两虚 1（3.4%）	
痰证 5（4.5%）		
脾胃湿热证 5（4.5%）		
肝胃热盛证 1（0.9%）		
合计　110（68.75%）	29（18.125%）	21（13.125%）

注：湿（浊困）阻证包括湿阻气滞证（8）、湿热毒蕴证（12）、湿热（蕴结）证（14）。

表 15-5　四大证候用药分析

证候类型（频次 %）	方剂（频次）
气滞血瘀证 31（30.7%）	膈下逐瘀汤（14）、血府逐瘀汤（5）、金铃子散加失笑散（2）、自拟（6）
湿热蕴结/湿热毒蕴证 26（25.7%）	茵陈蒿汤或加五苓散/温胆汤（11）、黄连解毒汤（4）、三仁汤（3）、龙胆泻肝汤（2）
脾虚湿热/湿困证 16（15.8%）	香砂六君子汤（10）
阴虚 16（15.8%）	一贯煎（5）、沙参麦冬汤（3）、青蒿鳖甲汤（2）、香贝养荣汤（2）、增液汤（2）、益胃汤（1）

表 15-6　胰腺癌发病部位文献分析

部位（频次 %）	证型（频次）
脾 29（71%）	脾虚湿热证（9）
	脾虚湿困 / 蕴 / 盛 / 泛证（7）
	脾虚气滞证（5）
	脾胃 / 中焦湿热证（5）
	脾胃气虚证（3）
肝 12（29%）	肝郁化火（6）
	肝郁（气滞）证（4）
	肝胆湿热（2）

表 15-7　胰腺癌病理因素文献分析

病理因素	频次（%）
湿	59（57.8%）
瘀血	37（36.3%）
痰	6（5.9%）

　　胰腺癌是死亡率较高的疾病,其临床研究文献相对较少,缺乏统一的辨证分型及辨证标准,对分析结果可能有一定的影响。目前仅从现有的文献中,对胰腺癌的中医证型、临床辨证治疗和专方治疗三个方面,进行了对既往胰腺癌相关文献的分析。根据理、法、方、药的原则,对由上述三个方面统计得出的结果。统计结果表明:中医认为胰腺癌实证多见,其次是虚证和虚实夹杂证,病位在脾(脾胃)、肝(肝胆),病理因素涉及湿、瘀血、痰。基本证型依次为气滞血瘀证、湿热蕴结 / 湿热毒蕴证、脾虚湿热 / 湿蕴证、阴虚(含阴虚内热、气阴两虚)证。对应的方剂主要有膈下逐瘀汤、茵陈蒿汤或加五苓散 / 温胆汤、香砂六君子汤、一贯煎或沙参麦冬汤。对以上有关证型资料的统计分析中,由于专方治疗对适应证型有一定的选择性,并且根据专方的治法来研究证型,是一种间接的方法,与中医证型研究和辨证治疗的结论相比,它的可信度相对要低;另外由于删除很多不符合要求的文献,其中一些有价值的信息可能丢失,所以此次对胰腺癌中医证候研究中证型的研究分析尚属初始阶段,在今后的实践中,有必要展开大样本的中医证候检查,摸索出适合胰腺癌的辨证方法,并制定出统一的辨证标准。

　　（二）中医药治疗胰腺癌的临床研究

　　1. 术后中药辅助治疗　赵亚东等将 161 例胰腺癌 R0 切除术后患者随机分为治疗组和对照组,治疗组采用中医辨证施治,如脾虚证患者给予四君子汤,阴虚证患者给予益胃汤等,对照组则采用西医常规治疗。结果显示治疗组的无病生存率显著高于对照组,说明中药辨证治疗在延长胰腺癌患者存活率方面具有一定的优势。林文等将 48 例胰腺癌术后患者随机分为对照组和试验组,对照组给予常规治疗而试验组则在其基础上给予超声电导胃肠宁贴片(大黄、厚朴、枳实、芒硝等组成)治疗。结果显示,试验组患者在术后肠道排便和排气时间等方面明显优于对照组,说明给予中药超声电导配合治疗能够减轻患者的痛苦,疗效明显。

　　2. 中药与化疗结合　黄樱慧等将 30 例胰腺癌患者分为对照组与观察组,对照组使用注射用盐酸吉西他滨治疗,观察组在对照组的基础上联用山甲白花汤,对比两组结果发现,观察组患者治疗有效率高于对照组且不良反应发生率低于对照组。刘奇志将 72 例中晚期胰腺癌患者随机分为中药组、化疗组和中药 + 化疗组联合治疗组。中药组采用小柴胡加味方治疗;化疗组口服替吉奥胶囊;中药 + 化疗联合治疗组将两组药物联用。2 个疗程后结果表明,中药 + 化疗组在骨髓抑制与消化道反应的化疗毒副作用等方面明显优于其余两组,表明柴胡汤加味方联合替吉奥治疗能改善患者生活质量,降低化疗毒副作用。

3. 中药联合放疗 黄琪等将 60 例胰腺癌患者随机分为膈下逐瘀汤加味方联合伽马刀治疗组与单纯伽马刀治疗对照组,治疗组在体重增加率、不良反应减少率等方面均优于对照组。陆运鑫等将 40 例胰腺癌患者随机分成治疗组与对照组,对照组患者给予射波刀治疗,治疗组在对照组的基础上联用益气健脾化瘀方,结果显示,治疗组胰腺癌标志物血清和癌胚抗原水平明显低于对照组,且肿瘤复发转移率和不良反应发生率均明显降低,说明益气健脾化瘀方联合射波刀治疗有较好的肿瘤局控作用。

4. 中药联合微创治疗 复旦大学附属肿瘤医院经过数十年的研究,在胰腺癌证候分布规律研究、中医药治则治法规律总结和中西医结合治疗方面积累了丰富的经验,并总结出符合胰腺癌临床特征、疗效突出的中西医结合诊治方案,国内较早提出胰腺生理属腑,以通为用,病理以"腑病多实"为特点,以疏泄失常,易生湿生热为特征;以"六腑以通为用"为主要治则,以"湿热蕴结"为核心病机,以清热化湿、行气通腑为主要治则。中西医结合治疗方案推荐采用动脉灌注化疗、寡肝转移微波消融、胰腺原发肿瘤海扶刀热消融治疗等微创、物理治疗联合以清胰化积方为代表的清热化湿中药治疗,显示出显著降低毒副作用、降低治疗频次、可以长期接受治疗并有效稳定病灶和延长患者生存期的明显优势。沈晔华等将 80 例胰腺癌患者随机分为中药组 41 例和对照组 39 例,在接受动脉灌注化疗及胰腺肿瘤放疗的基础上,中药组给予清胰化积中药,连服 8 周。结果显示中药组中位生存期为 5.1 个月高于对照组的 4.2 个月,一年生存率两组分别为 9.8% 和 5.1%($P<0.05$)。治疗相关不良反应两组间差异无统计学意义,显示中药联合动脉灌注化疗及放疗可延长晚期胰腺癌患者生存期。潘岩等对 190 例老年胰腺癌患者进行了回顾性分析,其中清胰化积中药组共 102 例,非清胰化积方组 88 例。结果显示清胰化积中药组中位生存期显著高于非清胰化积方组。多因素分析显示清胰化积中药是影响预后的独立影响因子之一,显示老年胰腺癌患者可运用清胰化积方中药提高生存期。朱晓燕等将 70 例接受动脉灌注化疗的晚期胰腺癌患者随机分为清热化积中药治疗组(35 例)和对照组(35 例),结果显示清热化积组中位生存期为 6.94 个月优于对照组的 4.24 个月($P<0.05$)。治疗组肝肾功能的变化、骨髓抑制情况与对照组比较差异无统计学意义($P>0.05$),清热化积中药能明显减低胰腺癌患者血清 CA19-9 水平,改善患者 KPS 和疼痛症状评分,说明清热化积法联合动脉灌注化疗治疗中晚期胰腺癌,可降低胰腺癌患者血清 CA19-9 水平,改善患者 KPS 评分和生存质量,并缓解疼痛症状,延长生存期。欧阳华强等将 292 例胰腺癌肝转移患者分为西医治疗组(135 例)和中西医治疗组(157 例)。对西医治疗组患者采用含吉西他滨的方案化疗,其中部分患者接受区域性动脉灌注治疗;中西医治疗组在接受上述治疗的同时持续口服清热消积中药 4 周以上,结果显示中西医治疗组的中位生存时间显著高于西医治疗组($P<0.05$)。且两组均无化疗或动脉灌注治疗相关性死亡,毒副反应均可耐受。说明中药联合全身化疗和 / 或动脉灌注治疗安全有效,可作为胰腺癌肝转移患者姑息治疗的优先选择。宋利斌等回顾性收集了接受中西医综合治疗的 232 例胰腺癌术后患者的临床资料,按服中药清胰化积方化裁时间分为中药治疗

≥3 个月组（127 例）与中药治疗 <3 个月组（105 例）。结果显示中药治疗 ≥3 个月组的 1，2，3 年生存率显著高于中药治疗 <3 个月组。说明服用清胰化积方化裁 3 个月以上可延长胰腺癌术后患者生存时间。高惠峰等采用历史性前瞻研究方法，纳入 454 例晚期胰腺癌患者的临床资料，进行回顾性信息采集。发现清胰化积组的中位生存期显著高于非清胰化积组，多因素分析显示清胰化积中药和胰腺局部放疗是影响晚期胰腺癌预后的独立保护因素。说明以清胰化积方为基础的中西医综合治疗模式在晚期胰腺癌治疗中切实有效。

（三）中医药干预胰腺癌的基础研究

1. **抑制胰腺癌细胞增殖和诱导胰腺癌细胞凋亡**　徐步远等通过大黄素处理的裸鼠胰腺癌肝转移模型发现，大黄素可抑制体内胰腺癌肝转移瘤 NF-κB 活性达到杀死胰腺癌细胞的目的。Duan 等发现，一定浓度的白藜芦醇可通过干扰胰腺癌细胞系信号转导及转录激活因子 3 和 NF-κB 的磷酸化，从而抑制 NF-κB 通路及其核转位及相互作用，达到抑制癌细胞增殖的目的。Li 等发现，白藜芦醇同样可以通过该信号通路抑制胰腺癌细胞生长，白藜芦醇可以与 Hedgehog 信号通路相关的糖原结合，从而达到抑制细胞增殖的作用。Tian 等研究发现，蟾毒灵单体可以通过刺激 JNK 信号通路导致下调人端粒酶逆转录酶的表达，实现抑制胰腺癌 CAPAN-2 细胞增殖的同时诱导其凋亡。Jing 等发现，姜黄素则可通过激活 JNK 信号通路增强 Caspase-3、促细胞凋亡基因 *Bax*，并减弱凋亡抑制基因 *Survivin* 和 *Bcl-2* 的表达来诱导细胞凋亡。Aggarwal 等发现姜黄素能够有效抑制胰腺癌细胞 G2/M 期从而使细胞停止于 DNA 合成期或分裂末期。Kato 等研究表明，白藜芦醇可通过抑制细胞周期素 D1 表达促进细胞周期阻滞，且因白藜芦醇介导的胰腺癌细胞周期异常会导致细胞增殖和凋亡之间的失衡，从而抑制胰腺癌。

2. **抑制肿瘤血管生成**　陈敏远等与徐锦波等通过在原位移植瘤胰腺癌细胞裸鼠模型上实验证实大黄素可以对新生血管起到抑制作用，其机制可能是大黄素通过改变新生血管相关的促血管生成素 -1、促血管生成素 -2、人血管生成素受体酪氨酸激酶 -2、血管内皮生长因子、转化生长因子 -β1 和 Smad4 因子的表达来实现。游等发现，苦参碱可以通过抑制金属蛋白酶的表达使其促进凋亡抑制胰腺癌细胞生长，从而抑制肿瘤血管形成。

3. **抑制上皮细胞 - 间充质转化**　李楠通过大量研究表明，大黄素可以激活肿瘤抑制基因 *miRNA-1271*，使其参与抑制肿瘤上皮细胞 - 间充质转化过程、从而诱导肿瘤细胞凋亡的 miRNA 起到治疗胰腺癌的作用。杨庆龙认为，厚朴酚可以有效抑制胰腺癌细胞的迁移和侵袭，其机制可能是通过下调其 Wnt/β-catenin 信号通路中关键蛋白 β-catenin 的表达从而抑制其实现上皮细胞 - 间充质转化进程来实现。

4. **提高化疗药物耐药性增敏性**　王文龙等发现，大黄素可以明显改善胰腺癌细胞对吉西他滨的耐药性，其机制是通过大黄素下调多药耐药基因 -1 的表达来实现。彭梦媛等发现，姜黄素可逆转 SW1990 细胞对吉西他滨的耐药性，其机制可能与 PI3K/AKT 通路相关。

5. **抑制肿瘤干细胞特性**　盛健等发现，雷公藤甲素可通过抑制胰腺癌 PANC-1 细胞表面 CD44、CD24、CD133 及 ALDH1 的表达，从而抑制胰腺癌干细胞成球能力及成瘤能力。Shankar 等发现，白藜芦醇同样具有限制胰腺癌干细胞特性，从而延缓胰腺肿瘤的进展与复发，其机制主要是通过抑制调节干细胞多能性相关的转录因子 Nanog 和 Oct-4 的蛋白表达、药物耐药基因表达、上皮细胞 - 间充质转化相关基因表达。

（四）存在的问题及展望

中医药在抑制胰腺癌细胞增殖、稳定肿瘤、减毒增效、预防复发转移、缓解症状、提高生存质量、延长生存期等方面具有一定作用。随着对防治胰腺癌治疗研究的不断深入,中医药在胰腺癌综合治疗中的地位日益突出,胰腺癌中医药治疗理论体系的建立也日渐完善,病因病机分析、证候分布规律、治则治法规范化、中西医结合治疗方案确定等各个领域进展迅速,必将为胰腺癌的中医药、中西医结合治疗提供更为详尽科学的理论依据和方案。以下几个方面将是胰腺癌中医药研究的焦点和最新方向:

1. 基础理论研究　中医古籍文献中并无关于胰腺及胰腺癌的具体记载,胰腺的描述散见于"散膏""脺""珑管"等记载,类似胰腺癌的记载散见于"积聚""伏梁"等论述中。藏象学说是中医学核心理论体系,脏腑生理功能病理特征迥异,治则治法完全不同,中医古籍中关于胰腺脏腑属性等证治理论的缺失直接影响了胰腺病包括胰腺癌在内治则治法的确定,基于临床经验的胰腺及胰腺癌脏腑属性的确定对指导胰腺癌的临床治疗具有重要的科学价值。对胰腺癌中医证候特点及其分布规律的深入探讨是进一步研究中医辨证分型论治胰腺癌的基础。从目前已经发表的文献可以总结胰腺癌具有以下证候特征:其一为胰腺癌的证型以实证证型为多,集中在气滞血瘀证和湿热证,说明湿热和瘀血是胰腺癌最主要的病理因素,也是本病的突出表现,与病机认识基本一致。其二为脾虚气滞也是本病突出的表现,但反映了胰腺癌终末期的病理变化,即在胰腺癌的终末期,正虚上升为病机矛盾的主要方面,虚弱证候成为主要的临床表现。进一步开展胰腺癌证候分布规律,尤其是不同分期、不同治疗阶段证候分布规律的标准化研究对制定合理的中医药干预方案具有重大的指导作用。

2. 临床研究　中医药可作为胰腺癌综合治疗的重要手段之一,其临床疗效已经得到了认可,尤其是对于晚期胰腺癌和高龄患者,中医药作为主要治疗手段体现出了良好的优势。尽管如此,中医药治疗胰腺癌还存在问题,如辨证分型尚无统一规范的标准,单方的疗效还需进一步确认,缺大样本的临床对照试验研究,需要在胰腺癌临床研究规范化、标准化方面进一步规范,同时需要开展多中心、前瞻性、随机对照临床研究获取高质量临床研究证据。

3. 基础研究方向　中药单体及有效成分研究在现代研究中的重要性得到了广泛的肯定,因为中药单体及其有效成分的化学结构式明确、作用机制可循、作用靶点清晰,通过阻止胰腺癌细胞增殖、抑制血管生成、促进凋亡、抑制迁徙等多途径防治胰腺癌。但仍存在一些需要进一步开展研究的方向:①中药单体及主要有效成分的研究仍不能与临床中药相对等,其双向调节作用与毒副作用存在偏差;②中药单体抗肿瘤侵袭转移时,可能并非作用于单一的靶点、通路,缺乏全面系统的研究;③研究中药单体成分抗肿瘤时,缺乏与中药的特性,如升降沉浮、四性五味、归经相结合,形成系统全面中西医结合的体系。

参 考 文 献

1. SIEGEL R L, MILLER K D, JEMAL A. Cancer statistics, 2020[J]. CA Cancer J Clin, 2020, 70(1): 7-30.

2. ZHAO C F, GAO F, LI Q W, et al. The distributional characteristic and growing trend of pancreatic cancer in China[J]. Pancreas, 2019, 48(3): 309-314.

3. PEERY A F, CROCKETT S D, MURPHY C C, et al. Burden and cost of gastrointestinal, liver, and pancreatic diseases in the United States: update 2018[J]. Gastroenterology, 2019, 156(1): 254-272 e11.

4. SILVERMAN D T, BROWN L M, HOOVER R N, et al. Alcohol and pancreatic cancer in blacks and whites in the United States[J]. Cancer Res, 1995, 55(21): 4899-4905.

5. GUO Y, LIU W, WU J. Helicobacter pylori infection and pancreatic cancer risk: a meta-analysis [J]. J Cancer Res Ther, 2016, 12 (Supplement): C229-C232.

6. NAGTEGAAL I D, ODZE R D, KLIMSTRA D, et al. The 2019 WHO classification of tumours of the digestive system [J]. Histopathology, 2020, 76 (2): 182-188.

7. VAN HEERTUM R L, FAWWAZ RA. The role of nuclear medicine in the evaluation of pancreatic disease [J]. Surg Clin North Am, 2001, 81 (2): 345-358.

8. ALLEN P J, KUK D, CASTILLO C F, et al. Multi-institutional validation study of the American Joint Commission on Cancer (8th Edition) changes for T and N staging in patients with pancreatic adenocarcinoma [J]. Ann Surg, 2017, 265 (1): 185-191.

9. 李佩文. 癌症的中西医最新对策 [M]. 北京: 中国中医药出版社, 1995.

10. 赵平. 胰腺癌 [M]. 北京: 北京大学医学出版社, 2006.

11. CAO F, LI J, LI A, et al. Radical antegrade modular pancreatosplenectomy versus standard procedure in the treatment of left-sided pancreatic cancer: A systemic review and meta-analysis [J]. BMC Surg, 2017, 17 (1): 67.

12. VON HOFF D D, ERVIN T, ARENA F P, et al. Increased survival in pancreatic cancer with nab-paclitaxel plus gemcitabine [J]. N Engl J Med, 2013, 369 (18): 1691-1703.

13. WANG-GILLAM A, LI C P, BODOKY G, et al. Nanoliposomal irinotecan with fluorouracil and folinic acid in metastatic pancreatic cancer after previous gemcitabine-based therapy (NAPOLI-1): a global, randomised, open-label, phase 3 trial [J]. Lancet, 2016, 387 (10018): 545-557.

14. CONROY T, DESSEIGNE F, YCHOU M, et al. FOLFIRINOX versus gemcitabine for metastatic pancreatic cancer [J]. e N EnglJMed, 2011, 364 (19): 1817-1825.

15. SUDO K, ISHIHARA T, HIRATA N, et al. Randomized controlled study of gemcitabine plus S-1 combination chemotherapy versus gemcitabine for unresectable pancreatic cancer [J]. Cancer Chemother Pharmacol, 2014, 73 (2): 389-396.

16. GILL S, KO Y J, CRIPPS C, et al. PANCREOX: A randomized phase Ⅲ study of fluorouracil/leucovorin with or without oxaliplatin for second-line advanced pancreatic cancer in patients who have received gemcitabine-based chemotherapy [J]. J Clini Oncol, 2016, 34 (32): 3914-3920.

17. CUNNINGHAM D, CHAU I, STOCKEN D D, et al. Phase Ⅲ randomized comparison of gemcitabine versus gemcitabine plus capecitabine in patients with advanced pancreatic cancer [J]. J Clini Oncol, 2009, 27 (33): 5513-5518.

18. OETTLE H, RIESS H, STIELER J M, et al. Second-line oxaliplatin, folinic acid, and fluorouracil versus folinic acid and fluorouracil alone for gemcitabine-refractory pancreatic cancer: outcomes from the CONKO-003 trial [J]. J Clini Oncol, 2014, 32 (23): 2423-2429.

19. 马少军, 孔棣. 胰腺癌中医证候规律研究 [J]. 辽宁中医杂志, 2014, 41 (10): 2075-2077.

20. 国家技术监督局. 中华人民共和国国家标准: 中医临床诊疗术语证候部分 [S]. 北京: 中国标准出版社, 1997: 1-41.

21. 朱文峰. 中医诊断学 [M]. 北京: 中国中医药出版社, 2002: 140-208.

22. 朱晓燕, 孟志强, 徐立涛, 等. 清热化积法联合动脉灌注化疗/栓塞治疗中晚期胰腺癌的随机对照临床疗效分析 [J]. 中国癌症杂志, 2013, 23 (3): 218-223.

23. 宋利斌, 刘鲁明, 陈颢, 等. 清胰化积方化裁联合西药治疗 232 例胰腺癌术后患者回顾性研究 [J]. 中国中西医结合杂志, 2018, 38（8）: 932-935.

24. AGGARWAL B B, BANERJEE S, BHARADWAJ U, et al. Curcumin induces the degradation of cyclin E expression through ubiquitin-dependent pathway and up-regulates cyclin-dependent kinase inhibitors p21 and p27 in multiple human tumor cell lines［J］. Biochem Pharmacol, 2007, 73（7）: 1024-3102.

25. 徐锦波, 陈敏远, 徐宏涛. 大黄素通过调节 TGF-β1、Smad4 抑制人胰腺癌的血管生成［J］. 医学研究杂志, 2017, 46（10）: 162-165.

第十六章　结直肠癌

一、概述

结直肠癌（colorectal cancer，CRC）是癌变发生在结肠和直肠的恶性肿瘤疾病，即结肠癌（colon cancer）和直肠癌（rectal cancer）。2018 年全球癌症统计，结直肠癌发病率在全世界 185 个国家中的癌症发病率居于第三位，死亡率居于第二位，2018 年全球结肠癌新发病例预测约 109 万例，死亡病例约 55 万例，分别占恶性肿瘤新发病例及死亡病例的 6.1% 和 5.8%，直肠癌新发病例预测约 74 万例，死亡病例约 31 万例，分别占恶性肿瘤新发病例及死亡病例的 3.9% 和 3.2%，中国近 10 年结直肠癌的发病率和死亡率逐年增加。我国正处于癌症转型阶段，随着我国的人民生活水平的提高和膳食结构改变，癌症谱正在从发展中国家向发达国家转变，西方化生活方式相关癌症如结直肠癌的负担迅速增加。2018 年全球癌症年报显示无论是男性还是女性我国结直肠癌发病率在所有恶性肿瘤中位居第三，男性结直肠癌死亡率位于第五名（8.0%），女性结直肠癌死亡率居第三名（9.8%）。

（一）西医概述

结直肠癌是大肠的黏膜上皮在环境或遗传等多种致癌因素作用下发生的恶性上皮性肿瘤。结直肠癌的发生与年龄、饮食习惯、遗传和肠道疾病等因素相关。随着早期筛查的广泛普及，结直肠癌的进展正在放缓。结直肠癌应进行微卫星不稳定性（MSI）检测和检测 *KRAS*、*NRAS* 和 *BRAF* 基因突变的扩展 *RAS* 基因检测，这将对结直肠癌患者的治疗产生影响。外科手术是结直肠癌的重要治疗手段之一，有研究通过分析 2018 年 3 月至 2019 年 10 月纳入全国 61 个中心的 72 650 例结直肠癌手术病例，发现其术后病理学检查结果显示我国结直肠癌手术患者以 TNMⅡ和Ⅲ期最为多见，分别约占 38% 和 38%，还需术后辅助治疗和随访等。早期发现、早期诊断及早期治疗是提高大肠癌疗效的关键。

（二）中医概述

在中医古代文献中未提及"肠癌"这一病名，根据文献所述症状和体征，结直肠癌应归属于中医的"肠积""积聚""肠癖""肠风""脏毒""下痢""锁肛痔"等疾病范畴。《灵枢·五变》曰："人之善病肠中积聚者……则肠胃恶，恶则邪气留之止，积聚乃作……"提出病因病机为素体正气不足。《素问》把癌转移称作"传舍"，最早解释了肿瘤转移与脏腑功能的关系并指出转移至"所不胜"脏腑预后较差，即"反克"，如消化系统肿瘤中肝转移为预后较差的影响因素。唐代王焘《外台秘要》，专门对积证进行了论述，其中描述"便血"为主症的癥积，颇似大肠恶性肿瘤，其治法虚实兼顾，阴阳并举，颇为温和。至宋代，提出了"脏毒"的病名，并将"肠风下血"与"脏毒"进行了区分，其中对脏毒的描述与结直肠癌的无痛性便血症状极为相似。《仁斋直指方论》:"肠胃不虚,邪气无从而入……挟热下血,清而色鲜,腹中有痛;挟冷下血,浊而色黯,腹内略疼。清则为肠风,浊则为脏毒。"指出"肠风下血"与"脏毒"的根本病机均为肠胃虚弱,区别在于一"寒"一"热",并提出"温中法"止血。明代张景岳《景岳全书》将"便血"与"肠澼"进行了区分,在论治方面提出"攻、消、散、补"的总则。明代王肯堂《证治准绳》首次明确提出初、中、末三阶段治法。"初治其邪入客后积块之未坚者",予以"除之、散之、行之,虚者补之"等以祛邪为主的治法。"及乎积块已坚,气郁已久,变而为热,热则生湿,湿热相生,块日益大,便从中治,当祛湿热之邪……因邪久凑,正气尤虚,必以补泻迭相为用","若块消及半,便从末治,即住攻击之剂,应补益其气,兼导达经脉,使营卫流通,则块自消矣"。提出调理脾胃治疗积证的重要性,"故善治者,当先补虚,使血气壮,积自消,如满座皆君子,则小人自无容地也。不问何脏,先调其中,使能饮食,是其本也。"清代祁坤《外科大成·痔漏》称:"锁肛痔,肛门内外如竹节锁紧,形如海蜇,里急后重,便粪细而带扁,时流臭水,此无治法。"此形容类似直肠癌晚期由于肿瘤阻塞,直肠狭窄,出现里急后重、排便困难、大便性状改变、腹痛等一系列的症状。

二、中医病因病机

(一)病因

1. 外感湿热　外感湿热邪气,久居湿地,外感湿邪,导致水湿困脾,脾失健运,则内外之水湿日久不去,可引发本病。

2. 饮食失节　饮食不节,恣食肥甘、酒酪之品,或过食生冷,或暴饮暴食,均可损伤脾胃,致脾失健运,滋生水湿,水湿不去化热,湿热下迫大肠,与肠中之糟粕交阻搏击或日久成毒,损伤肠络而演化为本病。

3. 情志内伤　所愿不遂,情志失调,肝气郁结,肝木太过克伐脾土,脾失健运,水湿内生,郁而化热,湿热合邪,下迫大肠,也可诱生本病。

4. 正气虚损　先天不足或年高体虚之人,脾虚肾亏。肾为先天之本,肾主水,脾为后天之本,脾主运化水谷精微,两者与水湿的运化均有密切的关系,两脏虚损,导致水湿内停,日久也可导致本病的发生。

(二)病机

本病病位在肠,但与脾、胃、肝、肾的关系尤为密切。本病为本虚标实,正虚为本,气滞、湿热、毒聚、血瘀为标,合而发病。其病性早期以湿热、瘀毒邪实为主,晚期则多为正虚邪实,正虚又以脾肾(气)阳虚、气血两虚、肝肾阴虚多见。外感湿热或脾胃损伤导致水湿内生,郁久化热,是发病的重要原因;湿热久羁,留连肠道,阻滞气机,热渐成毒,损伤脉络,致使气滞、湿热、毒聚、血瘀,在肠道结积成块是发病的主要病机环节。

三、西医发病机制

结直肠癌的病因和发病机制尚未完全清楚。流行病学研究发现结直肠癌的危险因素包括结直肠癌家族病史、炎症性肠道疾病、吸烟、酗酒、过食红肉和加工过的肉类、肥胖和糖尿病等因素。目前认为结直肠癌主要是饮食、环境与遗传等因素综合作用的结果,也有越来越多的研究表明,结直肠癌的发生与肠道菌群关系密切。

(一)环境因素

一般认为高脂肪食谱和食物纤维不足与结直肠癌发病相关。高脂肪饮食特别是含有饱和脂肪酸的饮食,大量摄入的脂肪会刺激肝脏合成胆汁酸,并增强其向结肠的输送,使其在结直肠中的浓度增加,高浓度的胆汁酸和经结肠的细菌作用使其转变成胆固醇代谢物及次级胆酸,具有促癌作用。纤维摄入与结直肠癌风险呈负相关,而摄入红肉和脂肪与结直肠癌风险呈正相关。食物纤维具有吸收水分的性能,可增加粪便量,稀释肠残留浓度,并因缩短粪便通过大肠的时间而减少致癌物质和大肠黏膜接触的机会。

(二)遗传因素

结直肠癌的遗传倾向明显。在常见的恶性肿瘤中,结直肠癌是家族病例中比例最大的疾病之一,2%~5%的结肠癌发生于明确的遗传综合征,如林奇综合征、家族性腺瘤性息肉病等,除此之外,高达三分之一的结肠癌表现出更高的家族风险,可能与遗传相关。从遗传学观点,可将结直肠癌分为遗传性(家族性)和非遗传性(散发性)2类,前者如家族性结肠息肉综合征和家族遗传性非息肉病大肠癌,后者主要是环境因素引起基因突变。

(三)其他高危因素

1. 大肠息肉(腺瘤性息肉) 至少约80%的结直肠癌由腺瘤演变而来,将腺瘤样息肉看作是癌前病变。从形态学上可见到增生、腺瘤及癌病各阶段以及相应的染色体改变。

2. 肠道慢性炎症 患有慢性炎症性肠病(IBD)的患者发生结直肠癌的风险为两倍。据研究,患慢性溃疡性结肠炎超过10年者,发生大肠癌的危险性较一般人群高5~10倍。克罗恩病有结肠、直肠受累者也可发生癌变。

四、病理表现

(一)大体分型

分为早期大肠癌和进展期大肠癌。癌组织穿过黏膜肌层累及黏膜下层,但尚未侵犯浅基层,称为早期大肠癌。进展期大肠癌指肿瘤已侵入固有肌层。

1. 早期大肠癌 分为3种类型,即息肉隆起型、扁平隆起型及扁平隆起伴溃疡型。

(1)息肉隆起型(I型):肿瘤向肠黏膜表面突出形成有蒂、短蒂或广基底型的隆起,根据肿瘤蒂的形态,进一步分为有蒂型(Ip)、亚蒂型(Is)及广基型。息肉隆起型在组织学上多为黏膜内癌。

(2)扁平隆起型(II型):肿瘤如钱币状隆起于黏膜表面。此型多为黏膜下层癌。

(3)扁平隆起伴溃疡型(III型):肿瘤如小盘状,边缘隆起,中心凹陷。此型均为黏膜下层癌。

2. 进展期大肠癌:可分为4型,即隆起型、溃疡型、浸润型及胶样型。

(1)隆起型:凡肿瘤的主体向肠腔内突出者均属本型。肿瘤呈结节状、息肉状或菜花状隆起,有蒂或为广基。切面,肿瘤与周围组织分界清楚,浸润较为表浅、局限。

(2)溃疡型:凡肿瘤形成较深(深达或超出肌层)的溃疡型属此型。

(3)浸润型:肿瘤向肠壁各层弥漫浸润,使局部肠壁增厚,但表面常无明显溃疡或隆起。

(4)胶样型:肿瘤外形不一,或隆起,或伴有溃疡形成,但外观及切面均呈半透明胶冻状。

(二)结直肠癌WHO组织学分型

结直肠癌WHO组织学分型见表16-1。

表 16-1　结直肠癌 WHO 组织学分型

结直肠癌 WHO 组织学分型	结直肠癌 WHO 组织学分型
普通类型腺癌	印戒细胞癌
特殊类型腺癌	少见类型癌
筛状粉刺型腺癌	腺鳞癌
髓样癌	梭形细胞癌
微乳头状癌	鳞状细胞癌
黏液腺癌	未分化癌
锯齿状腺癌	其他特殊类型

五、中西医诊断

（一）西医诊断

1. 临床表现　早期结直肠癌可无明显症状,病情发展到一定程度才出现临床症状,主要有下列几个方面的表现:

（1）大便性状与排便习惯改变:多以血便为突出表现,或有痢疾样脓血便伴里急后重。直肠、肛管肿瘤体积增大到一定程度时,常使大便的形状发生改变,表现为变细、变形等。大便习惯改变主要是排便次数的改变,包括腹泻、便秘、腹泻便秘两者交替、排便不尽、排便困难等。

（2）便血:便血是结直肠癌最常见的症状之一。肿瘤破溃出血,血便的颜色可以为鲜红色、暗红色、柏油样或黑褐色。当肿瘤位于近端结肠,血液由于肠道作用,可表现为黑便或柏油样便;远端结肠或直肠肿瘤出血时,血便常为暗红色或鲜红色。

（3）腹痛:多见于右侧大肠癌,表现为右侧钝痛,或同时涉及右上腹、中上腹。

（4）腹部肿块:肿瘤生长到一定体积时可出现临床上可扪及的腹部肿块,常以右半结肠癌多见(95%)。初期推之可活动,侵及周围组织后多固定。

（5）直肠肿块:多经直肠指诊发现,质地坚硬,表面呈结节,有肠腔狭窄,直肠指诊可检出低位直肠癌、肛管癌。

（6）全身症状:可有贫血、低热,多见于右侧大肠癌,晚期患者有进行性消瘦、恶病质、腹水等。

（7）体征:直肠指检可触及肿物,部分在腹部可触及包块,全身检查可以发现贫血及转移征象,如锁骨上淋巴结肿大、肝肿块等。

2. 影像学检查

（1）X 线检查:X 线检查是诊断结肠癌的方法之一,目前结肠气钡双重对比造影是诊断大肠癌的常用方法,影像表现一般为钡剂的充盈缺损、边缘不整齐、龛影、肠壁僵硬、黏膜破坏、肠腔狭窄等。该检查准确率较高,但容易发生假阴性,多发生在盲肠、脾曲及乙状结肠的悬雍垂部。肠梗阻患者不应该接受钡剂灌肠检查。

（2）CT、MRI 及 PET-CT 检查:CT、MRI 检查可以很好地显示肿瘤的大小、部位、形态及其与周围组织的关系、有无局部淋巴结及远处脏器转移等,对诊断肿瘤分期,了解周围组织转移情况,制定治疗计划和判断预后提供依据。PET-CT 能同时检出原发灶与转移灶,全面了解病变的累及范围,进行准确的临床分期,为制定治疗计划提供依据。

（3）B超检查：普通超声检查可帮助发现结直肠癌有无肝转移和腹腔淋巴结转移的情况。直肠内的B超检查，可检测肿瘤的范围及侵犯邻近脏器如膀胱、前列腺等的情况。

3. 病理学检查 病理活检明确占位性质是结直肠癌的确诊依据。活检诊断为浸润性癌的病例进行规范性结直肠癌治疗。如因活检取材的限制，活检病理不能确定浸润深度，诊断为高级别上皮内瘤变的病例，建议临床医师综合其他临床情况，确定治疗方案。

4. 特殊检查方法

（1）直肠指检：本方法简单易行，是早期发现直肠癌的关键性检查方法。约80%的直肠癌可以在直肠指检时被发现。直肠指检至少可摸清距肛门7cm以内的直肠壁情况。直肠指检时触摸必须轻柔，切忌挤压，以免促使癌细胞进入血液而播散。指检时应注意确定肿瘤大小、占壁周径的范围、有蒂或广基、肿瘤基底下缘至肛缘的距离、肿瘤向肠外浸润状况（是否累及阴道、前列腺、是否与盆壁固定）、肿瘤的质地等。

（2）内镜检查：纤维结肠镜和直肠镜检查是确诊结直肠癌最好的方法，通过肠镜可在直视下观察肿瘤位置、侵犯范围、瘤缘与肛缘的距离，并可做电灼及采样活体组织检查，或冲刷做脱落细胞学检查。对直肠下端癌，在病理确诊后可实施腹会阴联合根治术。检查前需做彻底的肠道准备，其优点可弥补钡剂灌肠的不足，并对同时多发的病变和较小的病变有诊断价值。肠镜检查最常见的合并症是穿孔和出血，据美国内镜协会的资料，其穿孔发生率为0.2%~0.3%，出血发生率为0.07%~0.1%。肠镜检查也有局限性，如遇到其他原因或肿瘤所致的肠腔狭窄时，即不能继续进镜，有可能遗漏狭窄部位以上的多发肿瘤。因此在肠镜确诊肿瘤后，特别是在直肠和左半结肠癌管腔有狭窄而不能检查全结肠时，应辅助钡灌肠。此外，结、直肠癌有5%~10%为多发癌，术后可发生第二原发大肠癌，手术时可能遗漏同时存在的第二处癌，故术后3~6个月即应进行首次结肠镜检查。

5. 实验室检查

（1）粪便隐血检查：该检测作为大肠普查初筛方法和诊断的辅助检查，20%~30%的大肠癌患者隐血试验阴性，不到1/3的息肉病患者的大便中查到隐血。结肠癌表面易出血，一般的大便隐血检查方法只要消化道内有2ml左右的出血就可以出现阳性。

（2）肿瘤标志物

1）血清癌胚抗原（CEA）检查：CEA检查不具有特异性的诊断价值，但是对大肠癌的阳性率达70%左右，具有一定的假阳性和假阴性，因此不适合作为普查或早期诊断，但在观察疗效，估计预后，评判有无复发等方面具有一定意义，故更多地用于术后监测是否复发及转移。

2）血清CA19-9：消化道肿瘤患者血清中的CA19-9浓度可明显升高，故可认为它是消化道肿瘤的标志物，某些非肿瘤性疾病（如慢性胰腺炎、胆石症、肝硬化、肾功能不全、糖尿病）时CA19-9增高往往是低浓度或一过性的，CA19-9与APF、CEA等联合监测对诊断胃肠道肿瘤的效果更好。其他，血清相关抗原CA19-9、CA242、CA50三联检查也有助于结直肠癌的诊断。

（3）基因检测：包括粪便和癌组织的癌基因产物的检测，据研究显示，大肠癌患者往往存在 *P53* 和 *KRAS* 基因的阳性高表达，部分患者存在 *KRAS* 基因和 *BRAF* 基因的突变，因此基因检测为结肠癌的早期临床诊断提供了新的手段，同时为分子靶向药的治疗提供依据。

6. 诊断基本原则

（1）结肠癌的诊断：见表16-2。

（2）直肠癌的诊断：见表16-3。

表 16-2 结肠癌的诊断

目的	I级推荐	II级推荐	III级推荐
诊断	全结肠镜检查 + 活检	钡剂灌肠 CT 仿真肠镜 腹部 / 盆腔增强 CT 手术探查	
分期诊断 （肠镜确诊者）	胸部 / 腹部 / 盆腔增强 CT	腹部 / 盆腔平扫及增强 MRI 血清癌胚抗原（CEA） CA19-9	胸部 X 线照片 腹部 / 盆腔超声（US）
分期诊断 （超声或 CT 怀疑肝转移者）	腹部平扫及增强 MRI	肝脏细胞特异性造影剂增强 MRI	肝脏超声造影
分期诊断 （上述影像学检查怀疑转移但无法定性）	PET/CT		
重大治疗决策前检查		PET/CT 肝脏细胞特异性造影剂增强 MRI	肝脏超声造影

表 16-3 直肠癌的诊断

目的	I级推荐	II级推荐	III级推荐
诊断	全结肠镜检查 + 活检 肛门指诊	乙状结肠镜检查 + 活检 经肛门肿物活检 钡剂灌肠 CT 仿真肠镜 盆腔平扫及增强 CT/MRI	
分期诊断 - 原发瘤 （肠镜确诊者）	盆腔高分辨 MRI 经直肠超声	盆腔增强 CT 血清癌胚抗原	
分期诊断 - 远处转移 （肠镜确诊者）	胸部 / 腹部 / 盆腔增强 CT	血清癌胚抗原（CEA） CA19-9	胸部 X 线照片 腹盆超声（US）
分期诊断 （超声或 CT 怀疑肝转移者）	腹部平扫及增强 MRI	肝脏细胞特异性造影剂增强 MRI	肝脏超声造影
分期诊断 （上述影像学检查怀疑转移但无法定性）	PET/CT		
重大治疗决策前检查		PET/CT 肝脏细胞特异性造影剂增强 MRI	肝脏超声造影

7. 临床分期 参照 NCCN 指南结肠癌 2020.V4 版,直肠癌 2020.V6 版,以及中国临床肿瘤学会(CSCO)结直肠癌诊疗指南。

(1)结直肠癌 TNM 分期中 TNM 的定义

1)原发肿瘤(T):

T_x 原发肿瘤无法评价

T_0 无原发肿瘤证据

Tis 原位癌:上皮内或侵及固有层(肿瘤侵犯黏膜固有层但未突破黏膜肌层)

T_1 肿瘤侵犯黏膜下层(肿瘤突破黏膜肌层但未累及固有肌层)

T_2 肿瘤侵犯固有肌层

T_3 肿瘤穿透固有肌层到达结直肠周围组织

T_4 肿瘤侵犯腹膜脏层或侵犯或粘连到邻近的器官或结构

  T_{4a} 肿瘤穿透腹膜脏层(包括肿瘤致肠穿孔,以及肿瘤透过炎症区域持续浸润到达脏层腹膜表面)

  T_{4b} 肿瘤直接侵犯或附着于邻近器官或结构

2)区域淋巴结(N):

N_X 区域淋巴结无法评价

N_0 无区域淋巴结转移

N_1 有 1~3 枚区域淋巴结转移(淋巴结中的肿瘤直径≥0.2mm),或无区域淋巴结转移、但存在任意数目的肿瘤结节(tumor deposit,TD)

  N_{1a} 有 1 枚区域淋巴结转移

  N_{1b} 有 2~3 枚区域淋巴结转移

  N_{1c} 无区域淋巴结转移,但浆膜下、肠系膜内、或无腹膜覆盖结肠/直肠周围组织内有肿瘤结节

N_2 4 枚以上区域淋巴结转移

  N_{2a} 4~6 枚区域淋巴结转移

  N_{2b} ≥7 枚区域淋巴结转移

3)远处转移(M):

M_0 影像学检查无远处转移,即远隔部位和器官无转移肿瘤存在的证据(该分类不应该由病理医生来判定)

M_1 存在一个或多个远隔部位、器官或腹膜的转移

  M_{1a} 远处转移局限于单个远离部位或器官,无腹膜转移(如肺、肝、卵巢、非区域淋巴结)

  M_{1b} 远处转移分布于两个及以上的远离部位或器官,无腹膜转移

  M_{1c} 腹膜转移,伴或不伴其他部位或器官转移

(2)结直肠癌的 TNM 分期:见表 16-4。

表 16-4　结直肠癌的 TNM 分期

期别	T	N	M
0	Tis	N_0	M_0
I	T_1~T_2	N_0	M_0

续表

期别	T	N	M
ⅡA	T_3	N_0	M_0
ⅡB	T_{4a}	N_0	M_0
ⅡC	T_{4b}	N_0	M_0
ⅢA	$T_1 \sim T_2$	N_1/N_{1c}	M_0
	T_1	N_{2a}	M_0
	$T_3 \sim T_{4a}$	N_1/N_{1c}	M_0
ⅢB	$T_2 \sim T_3$	N_{2a}	M_0
	$T_1 \sim T_2$	N_{2b}	M_0
	T_{4a}	N_{2a}	M_0
ⅢC	$T_3 \sim T_{4a}$	N_{2b}	M_0
	T_{4b}	$N_1 \sim N_2$	M_0
ⅣA	任何 T	任何 N	M_{1a}
ⅣB	任何 T	任何 N	M_{1b}
ⅣC	任何 T	任何 N	M_{1c}

（二）中医诊断（参照《恶性肿瘤中医诊疗指南》）

1. 证候要素 临床上结直肠癌虚实夹杂，可数型并见。根据患者的临床表现，在既往研究基础上，结合文献报道以及国内中医肿瘤专家意见，结直肠癌可分为以下 8 种证候要素：

（1）气虚证

主症：神疲乏力，少气懒言，腹部隐痛，喜热喜按；或大便不畅，数日不通；或虽有便意，但解之困难；或不时欲便，大便时干时溏。

主舌：舌淡胖。

主脉：脉虚。

或见症：食欲不振，食后作胀，面色萎黄。

或见舌：舌边齿痕，苔白滑，薄白苔。

或见脉：脉沉细，脉细弱，脉沉迟。

（2）阴虚证

主症：五心烦热，口咽干燥，大便干结，腹部隐痛。

主舌：舌红少苔。

主脉：脉细数。

或见症：消瘦乏力，低热盗汗，头晕耳鸣，心烦少寐，腰膝酸软；大便形状细扁，或带黏液脓血。

或见舌：舌干裂，苔薄白或薄黄而干，花剥苔，无苔。

或见脉：脉浮数，脉弦细数，脉沉细数。

（3）阳虚证

主症：面色㿠白，畏寒肢冷，大便溏薄。

主舌:舌淡苔白。

主脉:脉沉迟。

或见症:腰膝酸软,畏寒肢冷,四肢不温,小便清长,或夜尿频多,面色苍白,少气乏力,纳食不振或五更泄泻,或大便失约,时时流出黏液;或脐周作痛,肠鸣则泻,泻后痛减。

或见舌:舌胖大苔滑。

或见脉:脉细弱。

（4）血虚证

主症:面色无华,头晕眼花,爪甲色淡,腹痛绵绵。

主舌:舌淡。

主脉:脉细。

或见症:面色萎黄,唇甲不华,少气乏力,神疲懒言,大便秘结难下,往往数周一次;或大便变形,或带黏液脓血,肛门空坠。

或见舌:舌白,苔薄白。

或见脉:脉沉细,脉细弱。

（5）痰湿证

主症:胸脘痞闷,恶心纳呆,腹痛便溏。

主舌:舌淡苔白腻。

主脉:脉滑或濡。

或见症:身目发黄而晦暗,口淡不渴,胸脘痞闷,口黏纳呆,头身困重。

或见舌:舌胖嫩,苔白滑,苔滑腻,苔厚腻,脓腐苔。

或见脉:脉浮滑,脉弦滑,脉濡滑,脉濡缓。

（6）血瘀证

主症:腹部疼痛,刺痛固定,拒按肌肤甲错,泻下脓血色紫黯、量多,里急后重。

主舌:舌质紫黯或有瘀斑、瘀点。

主脉:脉涩。

或见症:可触及固定不移的包块。

或见舌:舌胖嫩,苔白滑,苔滑腻,苔厚腻,脓腐苔。

或见脉:脉沉弦,脉结代,脉弦涩,脉沉细涩,牢脉。

（7）热毒证

主症:口苦身热,尿赤便结,大便脓血。

主舌:舌红或绛,苔黄而干。

主脉:脉滑数。

或见症:里急后重,面赤身热,口臭唇疮,小便短赤,或大便脓血腥臭,干结,数日不通;腹中胀痛,疼痛拒按;或泻下如注,泻出黄色水便或带黏液或带脓血或血水样便,秽臭异常,肛门灼痛。

或见舌:舌有红点或芒刺,苔黄燥,苔黄厚黏腻。

或见脉:脉洪数,脉数,脉弦数。

（8）气滞证

主症:腹部胀满,痛无定处。

主舌:舌淡黯。

主脉：脉弦。

或见症：情绪抑郁或急躁易怒，喜太息，胃脘嘈杂，嗳气频繁，大便多日不通，后重窘迫，欲便不得；腹部胀痛，泻后不减或加重；脘腹胀满或胀痛。

或见舌：舌边红，苔薄白，苔薄黄，苔白腻或黄腻。

或见脉：脉弦细。

2. 辨证方法

符合主症 2 个，并见主舌、主脉者，即可辨为本证。

符合主症 2 个，或见症 1 个，任何本证舌、脉者，即可辨为本证。

符合主症 1 个，或见症不少于 2 个，任何本证舌、脉者，即可辨为本证。

3. 辨证分型　结直肠癌中医辨证分型见表 16-5。

表 16-5　结直肠癌中医辨证分型

治疗阶段	手术阶段	化疗阶段	放疗阶段	单纯中医治疗阶段
辨证分型	气血亏虚	脾胃不和	气阴两虚	湿热瘀滞
	脾胃虚弱	气血亏虚	热毒瘀结	肝肾阴虚
		肝肾阴虚		气血两虚
				脾肾阳虚

六、治疗

（一）中西医治疗原则

采取中西医综合治疗的原则，根据患者的一般状况、疾病的诊断、分期、侵犯范围、发展趋向，采取多学科综合治疗（MDT）模式，合理应用中医药、手术、化疗、放疗和生物靶向等治疗手段，根据治疗过程中患者机体状况的变化、肿瘤的反应而适时调整治疗方案，以期最大幅度地延长患者的生存期、提高治愈率和改善生活质量。

目前结直肠癌的治疗仍以手术治疗为主，尤其是有根治治疗机会的时候，中医药和其他治疗为辅。早中期以根治为目的，局部治疗为主要治疗手段；晚期以延长生存期，提高生活质量为主，中医药将发挥重要治疗作用。

（二）中医辨证治疗原则

结直肠癌病机的中心环节是大肠湿热，并由湿热进一步演化而为热毒、瘀毒，蕴结于肠中，日久形成结块，故早中期以清热利湿、化瘀解毒为治疗原则，兼顾扶正。病至晚期，多为正虚邪实，当根据患者所表现的不同证候，以补虚为主，兼以解毒散结。应在辨证论治的基础上，结合选用具有一定抗癌作用的中药。

（三）辨证思路

1. 辨证候虚实　结直肠癌的辨证主要应辨别便血、便形及腹痛、腹泻，以及体质等情况，以区别其虚实。便血色鲜红，常伴大便不爽，肛门灼热，此为湿热下注、热伤血络所致。大便变细、变扁，常夹有黏液或鲜血，症状进行性加重，这是由于肿块不断增大堵塞肠道所致。腹痛时作时止，痛无定处，排便排气稍减，为气滞；痛有定处，腹内结块为血瘀；腹痛隐隐，得温可减，为虚寒；痛则虚汗出或隐痛绵绵，为气血两虚。大便干稀不调多为气滞；泻下脓血、腥臭，为湿热瘀毒；久泻久痢，肠鸣而泻，泻后稍安，喜温喜按，常为寒湿；泻下稀薄，泻后气短头晕,多为气血两虚。

2. 辨病程的阶段　明确病程处于早、中、晚期的不同,以选择适当的治法和估计预后。结直肠癌早期多以邪实为主,治疗多采用清热解毒、祛湿化瘀,后期逐渐有正虚的表现,治疗采用益气养血、滋补肝肾、健脾温肾为主。

（四）分证论治

1. 中西医结合治疗　中西医结合治疗要采取辨病与辨证相结合的原则,根据不同的病理类型、不同的西医治疗背景、不同的临床表现,对于接受手术、放疗、化疗且具备治疗条件的结直肠癌患者,予以不同的中医药治疗。在不同治疗阶段,分别发挥增强体质、促进康复、协同增效、减轻不良反应、巩固疗效等作用。

（1）手术结合中医治疗

1）气血亏虚

临床表现:神疲乏力,气短懒言,面色淡白或萎黄,头晕目眩,唇甲色淡,心悸失眠,便不成形或有肛脱下坠,舌淡脉弱。

治疗原则:补气养血。

推荐方剂:八珍汤加减。

药物组成:人参、白术、茯苓、当归、白芍、熟地黄、炙甘草等。

辨证加减:兼痰湿内阻者,加半夏、陈皮、薏苡仁;若畏寒肢冷,食谷不化者,加补骨脂、神曲、鸡内金;若动则汗出,怕风等表虚不固之证,加防风、浮小麦。

2）脾胃虚弱

临床表现:纳呆食少,神疲乏力,大便稀溏,食后腹胀,面色萎黄,形体瘦弱,舌质淡,苔薄白。

治疗原则:健脾益胃。

推荐方剂:补中益气汤加减。

药物组成:黄芪、人参、白术、炙甘草、当归、陈皮、升麻、柴胡、生姜,等。

辨证加减:若胃阴亏虚,加沙参、石斛、玉竹;若兼痰湿证者,加茯苓、半夏、薏苡仁。

（2）放射治疗结合中医治疗:放射治疗结合中医治疗是指在放疗期间所联合的中医治疗,发挥放疗增敏,提高放疗疗效,防治放疗不良反应的作用。

1）气阴两虚

临床表现:神疲乏力,少气懒言,口干,纳呆,时有便溏,或脱肛下坠,或腹胀便秘,面色淡白或晦滞,舌红或淡红,苔少或无若、或有裂纹,脉细或细数。多见于放射性损伤后期,或迁延不愈,损伤正气者。

治疗原则:益气滋阴。

推荐方剂:六味地黄汤加味。

药物组成:熟地黄、山茱萸、山药、泽泻、茯苓、丹皮、太子参、黄精、生白术,等。

辨证加减:若纳呆,腹胀,加陈皮、鸡内金、生谷芽;若脱肛下坠,大便频繁,加柴胡、升麻、诃子。

2）热毒瘀结

临床表现:腹痛腹胀,疼痛拒按,下痢赤白,里急后重,胸闷烦渴,舌黯红,苔黄腻,脉弦滑或滑数。

治疗原则:清肠燥湿,活血解毒。

推荐方剂：芍药汤合八正散加减。

药物组成：芍药、当归、黄连、木香、大黄、黄芩、肉桂、车前子、瞿麦、山栀子仁、通草、灯心草、金钱草等。

辨证加减：若腹胀腹痛甚，加枳实、槟榔、延胡索；若痛引两胁，加柴胡、郁金；若腹泻频数，下痢赤白，加禹余粮、升麻炭；若便血甚，加槐花、血余炭、三七、地榆炭。

（3）化疗结合中医治疗：化疗结合中医治疗是指在化疗期间所联合的中医治疗，发挥提高化疗疗效，防治化疗不良反应的作用。

1）脾胃不和

临床表现：胃脘饱胀、食欲减退、恶心、呕吐、腹胀或腹泻，舌体多胖大，舌苔薄白、白腻或黄腻。多见于化疗引起的消化道反应。

治疗原则：健脾和胃，降逆止呕。

推荐方剂：香砂六君子合连苏饮加减。

药物组成：太子参、茯苓、白术、生姜、甘草、姜半夏、大枣、木香、砂仁、橘皮、黄连、苏梗等。

辨证加减：若脾胃虚寒者，加吴茱萸、党参、焦白术；若肝气犯胃者，加炒柴胡、佛手、白芍。

2）气血亏虚

临床表现：疲乏、精神不振、头晕、气短、纳少、虚汗、面色淡白或萎黄，脱发，或肢体肌肉麻木、女性月经量少，舌体瘦薄，或者舌面有裂纹，苔少，脉虚细而无力。多见于化疗引起的疲乏或骨髓抑制。

治疗原则：补气养血。

推荐方剂：八珍汤加减。

药物组成：黄芪、太子参、白术、茯苓、当归、白芍、熟地黄、当归、菟丝子、黄精、鸡血藤等。

辨证加减：兼痰湿内阻者，加半夏、陈皮、薏苡仁；若畏寒肢冷，食谷不化者，加补骨脂、炒麦芽、鸡内金。

3）肝肾阴虚

临床表现：腰膝酸软，耳鸣，五心烦热，颧红盗汗，口干咽燥，失眠多梦，舌红苔少，脉细数。多见于化疗引起的骨髓抑制或脱发。

治疗原则：滋补肝肾。

推荐方剂：六味地黄丸加减。

药物组成：熟地黄、山茱萸、山药、泽泻、牡丹皮、茯苓、枸杞子、黄精、鸡血藤，等。

辨证加减：若阴虚内热重者，加墨旱莲、女贞子、生地；若阴阳两虚者，加菟丝子、杜仲、补骨脂。

（4）放化疗后结合中医治疗：手术后已完成辅助治疗的患者，采用中医巩固治疗，能够防止复发转移，改善症状，提高生存质量；放化疗完成后疾病稳定的带瘤患者，采用中医维持治疗，能够控制肿瘤生长，延缓疾病进展或下一阶段放化疗时间，提高生存质量，延长生存时间。

辨证论治同"单纯中医治疗"。

2. 单纯中医治疗　对于不适合或不接受手术、放疗、化疗、靶向治疗的结直肠癌患者，采用单纯中医治疗，发挥控制肿瘤，稳定病情，提高生存质量，延长生存期的作用。

（1）湿热瘀滞

临床表现：腹痛拒按，腹中包块，大便带血或有黏液脓血，里急后重，或便溏，舌质紫黯或有斑点，苔黄腻，脉滑。

治疗原则：清热燥湿，行气化瘀。

推荐方剂：葛根芩连汤合膈下逐瘀汤加减。

药物组成：葛根、黄芩、黄连、炙甘草、郁金、当归、川芎、桃仁、丹皮、赤芍、乌药、土茯苓、木香、半枝莲、白花蛇舌草等。

辨证加减：腹胀腹痛甚者加枳实、槟榔、延胡索；痛引两胁者加柴胡、郁金；便血甚者加槐花、血余炭、三七、地榆炭。

（2）肝肾阴虚

临床表现：腹胀痛，大便形状细扁，或带黏液脓血，形体消瘦，五心烦热，头晕耳鸣，腰膝酸软，盗汗，舌红，少苔，脉细数。

治疗原则：滋补肝肾，清泻肠热。

推荐方剂：知柏地黄汤加减。

药物组成：知母、黄柏、熟地、山药、山茱萸、茯苓、丹皮、土茯苓、败酱草、龙葵等。

辨证加减：急躁易怒、尿赤者，加龙胆草、黄芩、栀子。

（3）气血两虚

临床表现：腹胀痛，大便变形，或带黏液脓血，肛门坠胀，甚至脱肛，面色萎黄，唇甲不华，少气乏力，神疲懒言，舌淡，苔薄白，脉沉细无力。

治疗原则：补气养血，解毒散结。

推荐方剂：八珍汤加减。

药物组成：人参、白术、茯苓、甘草、当归、白芍、熟地、石见穿、秦皮等。

辨证加减：形寒肢冷者，加补骨脂、仙灵脾。

（4）脾肾阳虚

临床表现：腹胀痛，畏寒肢冷，面色苍白，少气乏力，纳食不振，腰膝酸软，大便溏薄，小便清长，舌淡胖，苔白滑，脉沉细微。

治疗原则：温补脾肾，化瘀散结。

推荐方剂：附子理中汤合四神丸加减。

药物组成：制附子、人参、白术、炮姜、甘草、肉豆蔻、补骨脂、吴茱萸、茯苓、石见穿、鬼箭羽等。

辨证加减：里急后重者，加木香、槟榔、白芍；大便泻下无度者，加诃子肉、罂粟壳。

3. 西医治疗

（1）手术治疗：早期（$cT_1N_0M_0$）结、直肠癌建议采用内镜下切除、局部切除或结、直肠切除术。$cT_{2\sim4}N_{0\sim2}M_0$ 结肠癌首选切除相应结肠肠段＋区域淋巴结清扫，如果肿瘤为局部晚期，不能切除或者患者不能耐受手术，建议给予包括手术在内的姑息性治疗，如近端造口术、短路手术、支架植入术等。$cT_{2\sim4}N_{0\sim2}M_0$ 直肠癌必须行根治性手术治疗。

（2）放疗：直肠癌放疗或放化疗的主要目的为新辅助或辅助治疗、转化性放疗和姑息治疗。新辅助或辅助治疗的适应证主要针对Ⅱ~Ⅲ期直肠癌；对于复发或转移并有根治性切除机会的患者建议行转化性放疗；姑息性治疗的适应证为肿瘤局部区域复发和／或远处转移。对于某些不能耐受手术或者有强烈保肛意愿的患者，可以试行根治性放疗或放化疗。

4. 化疗及靶向药物治疗　内科药物治疗的总原则为：必须明确治疗目的，确定属于术前治疗、术后辅助治疗或姑息治疗；必须及时评价疗效和不良反应，并根据具体情况调整治疗目标和药物及剂量。重视改善患者生活质量及处理合并症，包括疼痛、营养、精神心理等。

（1）结直肠癌的术前治疗

1）直肠癌的新辅助放化疗：$T_{3\sim4}$ 或 $N_{1\sim2}$ 期距肛缘 <12cm 直肠癌，推荐行新辅助放化疗。直肠癌术前治疗推荐以氟尿嘧啶类药物为基础的新辅助放化疗，化疗方案推荐首选卡培他滨单药或持续灌注氟尿嘧啶（5-FU）或 5-FU+ 亚叶酸钙（LV），在长程放疗期间同步进行化疗。

2）T_{4b} 期结肠癌术前治疗：对于初始局部不可切除的 T_{4b} 期结肠癌，推荐选择客观有效率高的化疗方案或化疗联合靶向治疗方案（具体方案参见结直肠癌肝转移术前治疗）。对于初始局部可切除的 T_{4b} 期结肠癌，推荐在 MDT 讨论下决定是否行术前化疗或直接手术治疗。

3）结直肠癌肝和 / 或肺转移术前治疗：靶向药物可选用西妥昔单抗（推荐用于 *KRAS*、*NRAS*、*BRAF* 基因野生型患者），或联合贝伐珠单抗。化疗方案推荐 CapeOx（卡培他滨 + 奥沙利铂），或者 FOLFOX（奥沙利铂 + 氟尿嘧啶 + 亚叶酸钙），或者 FOLFIRI（伊立替康 + 氟尿嘧啶 + 亚叶酸钙），或者 FOLFOXIRI（奥沙利铂 + 伊立替康 + 氟尿嘧啶 + 亚叶酸钙）。建议治疗时限 2~3 个月。

（2）结直肠癌辅助治疗：辅助治疗应根据肿瘤的原发部位、病理学分期、分子指标及术后恢复状况来决定。推荐术后 4 周左右开始辅助化疗（体质差者适当推迟），化疗时限 3~6 个月。在治疗期间应该根据患者体力情况、药物毒性、术后 T 和 N 分期、患者意愿，酌情调整药物剂量和 / 或缩短化疗周期。

Ⅰ期（$T_{1\sim2}N_0M_0$）结直肠癌：不推荐辅助治疗。

Ⅱ期结肠癌：应确认有无以下高危因素：组织学分化差（3~4 级）、T_4 期、脉管浸润、术前肠梗阻或肠穿孔、标本检出淋巴结不足（<12 枚）、神经侵犯、切缘阳性或无法判定。Ⅱ期结肠癌无高危因素者，建议随访观察，或者单药 5-FU 类药物化疗，有高危因素者，建议辅助化疗，化疗方案推荐选用 5-FU+LV、卡培他滨、CapeOx 或 5-FU+LV+ 奥沙利铂方案。Ⅱ期直肠癌化疗方案参照Ⅱ期结肠癌方案。

Ⅲ期结直肠癌：推荐辅助化疗，化疗方案推荐选用 CapeOx、FOLFOX 或单药卡培他滨、5-FU+LV 方案。直肠癌辅助放化疗：其中化疗推荐以 5-FU 类药物为基础的方案。

（3）复发或转移性结直肠癌化疗：目前，治疗晚期或转移性结直肠癌使用的化疗药物为：5-FU+LV、伊立替康、奥沙利铂、卡培他滨。靶向药物包括西妥昔单抗（推荐用于 *KRAS*、*NRAS*、*BRAF* 基因野生型患者）、贝伐珠单抗和瑞格非尼、呋喹替尼。治疗时需注意以下要点：①在治疗前推荐检测肿瘤 *KRAS*、*NRAS*、*BRAF* 基因状态。②联合化疗应作为能耐受化疗的转移性结直肠癌患者的一、二线治疗。推荐以下化疗方案：FOLFOX 或 FOLFIRI（联合西妥昔单抗），推荐用于 *KRAS*、*NRAS*、*BRAF* 基因野生型患者；CapeOx 或 FOLFOX 或 FOLFIRI（联合贝伐珠单抗）。③原发灶位于右半结肠癌（回盲部至脾曲）的患者预后明显劣于左半结肠癌（自脾曲至直肠）。对于 *KRAS*、*NRAS*、*BRAF* 基因野生型患者，一线治疗右半结肠癌中 VEGF 单抗（贝伐珠单抗）的疗效优于 EGFR 单抗（西妥昔单抗），而在左半结肠癌患者中 EGFR 单抗疗效优于 VEGF 单抗。④三线及三线以上标准系统治疗失败患者推荐瑞戈非尼或呋喹替尼或参加临床试验。⑤不能耐受联合化疗的患者，推荐 5-FU+LV，或卡培他滨单药（联合靶向药物）方案。不适合 5-FU+LV 的晚期结直肠癌患者可考虑雷替曲塞治疗。⑥姑息治疗 4~6 个月后疾病稳定但仍然没有 R0 切除机会的患者，可考虑进入维持治疗（如采用毒性较低的 5-FU+LV，或卡培他滨单药联合靶向治疗，或暂停全身系统治疗），以降低联合化疗的毒性。⑦对于 *BRAF*（*V600E*）突变患者，如果一般状况较好，可考虑 FOLFOXIRI（联合贝伐珠单抗）的一线治疗。⑧晚期患者若一般状况或器官功能状况很差，推荐最佳支持治疗。

七、预后与随访

结直肠癌的预后与年龄、肿瘤部位、TNM 分期、病理类型、分化程度、手术方式、术后辅助治疗、患者全身状况等多种因素有关。分期越早，手术切除得越成功，预后越好。结直肠癌治疗后均推荐定期随访。病史和体检及 CEA、CA19-9 监测，每 3 个月 1 次，共 2 年，然后每 6 个月 1 次，共 5 年，5 年后每年 1 次。胸部、腹部及盆腔 CT 或 MRI，每半年 1 次，共 2 年，然后每年 1 次，共 5 年。术后 1 年内行肠镜检查，如有异常，1 年内复查；如未见息肉，3 年内复查；然后 5 年 1 次，随诊检查出现的结直肠腺瘤均推荐切除。如术前肠镜未完成全结肠检查，建议术后 3~6 个月行肠镜检查。

八、预防与调护

1. 调整饮食　多摄入蔬菜、水果、含纤维素丰富的食物，补充维生素，减少脂肪摄入。

2. 防治肠道疾病　通过临床观察发现某些肠道疾病很容易诱发癌症，如各种息肉、慢性肠炎、慢性痢疾等，对于肠道息肉更应及早处理。

3. 定期检查　由于结直肠癌有一定的高发群体，尤其是在四十岁以上男性中发病率最高，家族性多发性肠息肉患者、溃疡性结肠炎患者、慢性血吸虫病患者及有结直肠癌家族史的人应定期检查，警惕结直肠癌的信号及早期症状，如大便习惯改变，大便带血或黑便，大便形状变扁变细等。

九、研究概况及存在问题

（一）结直肠癌的中医理论研究

1. 结直肠癌病因病机的理论探讨　结直肠癌是一种本虚标实的疾病，正气亏损为本，气滞、湿热、毒聚、血瘀为标，合而发病，其中正虚又以脾虚肾亏为主。至近现代，中医对结直肠癌的研究逐渐深入，并且，结直肠癌逐渐得到了区分。随着医疗水平的进步，当代中医肿瘤医家在继承前人的基础上，逐渐细化了中医对恶性大肠肿瘤的认识及治疗。在辨证的基础上，更加注重辨病的重要性，在遣方用药上更具特色。

周岱翰教授认为大肠癌乃癌因禀赋，加之外因诱发，其发展是多种内外致病因素在多个不同阶段作用于人体的复杂病理过程，局部属实，全身属虚，与脾胃关系密切。刘嘉湘教授师承孟河医派大家陈耀堂、张伯臾等，提出"正虚致瘤"，倡导"扶正治癌"的学术思想。治疗恶性肿瘤以"顾护正气、协调阴阳"为基本治则；强调"扶正"与"祛邪"应有机结合，提出适度攻伐有助于恢复正气，所谓"邪祛则正安"。郁仁存教授提出了肿瘤"内虚学说"，认为"内虚"是根本原因，而"内虚"的关键是脾肾亏虚，提出了"健脾补肾"的根本治则，强调至大肠癌后期，健脾补肾应为主要治法，并认为大肠癌"治湿为紧要"。朴炳奎教授在秉承历代医家学术思想基础上，结合自身临床实践，指出大肠癌脾胃气虚弱为始动因素，正虚邪实为基本病机,然其终将涉及肝脾肾三脏皆虚;治疗上强调辨别气血阴阳,晚期患者以益气养血、解毒散结为主,用药上扶正药与攻邪药比例约 7:3。吴良村教授认为除正气虚弱外,肠癌病因病机中"热毒内蕴"重要,而热毒蕴结日久势必耗气伤阴。提倡"留得一分阴液,便有一分生机"。孙桂芝教授认为肠癌是本虚标实的疾病,内外合而发病。因肿瘤所发部位有直肠、左半结肠或右半结肠的不同,其临床症状有所区别,而提出了大肠癌"分段论治",分别选用不同的方药治疗,并确立了以"补气养阴"作为治疗大肠癌扶正培本之法,破血消癥和清热解毒为祛邪之法。

对于结直肠癌的中医基础理论研究存在着百家争鸣,百花齐放的局面,出现了各种各样的理论学说。对于大肠癌转移的病因病机也取得了许多一致性的认识。基本上认为正虚为本,邪实为标,而正虚主要是脾肾亏虚,在此基础上,气滞、痰湿、血瘀、热毒等病理产物胶着,并与癌毒纠结、流注从而发生转移。但目前关于病因病机的概述仍囿于"本虚标实"的范畴,且比较宽泛,特异性不够强。如何在中医病因病机的理论研究中突破瓶颈,形成更具体、针对性更强,更具临床指导意义的共识,仍是摆在中医学者面前的重大课题。

2. 结直肠癌证候的理论研究　辨证论治是中医的优势核心,目前结直肠癌辨证分型标准还没有统一,各家的辨证分型标准不尽相同,呈现"百家争鸣"的状态,影响了中医药治疗结直肠癌的疗效及进一步规范化的研究。制定统一、客观、规范化的中医证候诊断标准是目前结直肠癌疾病研究中的关键问题。近年来许多医家在大肠癌证候研究方面做了大量工作,并取得了一定进展。多数研究集中在术后证型分布以及晚期结直肠癌的证型探索,以期为治疗提供指导。多数医家认为结直肠癌多虚实夹杂证,虚证多见于脾肾亏虚和气血亏虚,实证多见于湿热、痰湿、血瘀、毒结,临床治疗常需扶正与祛邪同用,具体治疗时根据患者的身体情况及不同分期而有所侧重。但具体辨证分型标准缺乏统一,使得结直肠癌的中医临床研究处于低水平的重复阶段,成为结直肠癌中医临床研究的规范化无法实现突破的一个瓶颈。

中医学中的证候是机体内因和环境外因综合作用下的机体整体反应状态,在病证发展过程中,随着病邪的强弱、正气的盛衰发生相应的证候变化,表现为证候的演变、转化,及兼证,因此辨证规律研究就需要动态的观察。尤其是在西医学手段的治疗干预下,绝大多数结直肠癌患者在、求助于中医药的同时均接受过或正在接受手术、放疗、化疗等治疗,使得当今的结直肠癌辨证证型更加复杂多变,传统的中医辨证标准已经不能完全适应临床的需要。结直肠癌的中医辨证需要量化、标准化,同时也需要动态化和细化。尽管目前很多专家、学者已逐渐认识到中医证候本质研究的重要性,并落实到很多疾病中医证候的规律研究中去,但是到目前为止,关于结直肠癌中医证的微观和客观化研究仍然没有深入开展,中医的证型和结直肠癌的病理分级、分期、转移、各种临床客观指标等之间的关系,中医证型的微观分子生物学意义,仍然有待探讨和研究。

3. 肿瘤的舌象研究　舌诊是中医四诊中望诊的主要内容,是临床诊病的主要依据之一,是中医肿瘤诊断中的重要内容。舌诊是以观察舌质、舌苔、舌下络脉状态来探究体内气血运行、脏腑盛衰的常用诊察手段。舌诊可辅助诊察临床病情、观测疾病进展和判断预后、协助临床分期、指导辨证论治,是临床诊断、遣方用药的重要依据。

有关肿瘤患者舌象的临床观察研究多集中于对舌质、舌苔和舌下络脉的研究。通过对舌象、舌苔的动态研究发现,不同的恶性肿瘤,不同病理类型,不同的分期,患者的舌质、舌苔、舌形呈现出不同的特点及变化。舌下络脉是位于舌系带两侧纵行的大络脉,是了解气血运行状况的首选之处。舌下络脉位置表浅,对于重症患者,尤其是肿瘤患者舌下络脉的异常变化早于舌质变紫或舌侧瘀斑,诊断肿瘤的灵敏性较高。尤其肿瘤的形成是气血津液亏虚瘀滞的结果,因此肿瘤患者舌下络脉必然有相应的变化。

现代医家通过舌诊与凝血功能、血液流变学、舌苔脱落细胞学、舌微循环、唾液检测、微量元素以及分子生物学研究等,对肿瘤相关舌象形成的机制也进行了微观的研究。

近几十年来,对肿瘤舌诊已进行了广泛、深入的研究,取得了可喜的成绩,随着新研究方法和手段,尤其是计算机及其图像分析技术的应用,肿瘤舌诊研究在客观化、定量化上也有了长足的进步,进一步丰富和发展了肿瘤舌诊内容。但对结直肠癌舌象的专门深入系统研究还尚未得到足够重视,通过知网检索关键词"结直肠癌"与"舌诊"或"舌象",仅检索出一篇结直肠癌舌下络脉的文献。此外,今后还需将舌象的研究客观化、定量化和规范化,使舌象的研究更具有科学性和实用价值。

(二)中医药防治结直肠癌的临床研究

在研讨结直肠癌中医病因病机、证候及中药治法的同时,为验证疗效,各医家还开展了中药复方及提取物注射液的临床研究及基础研究,不断地印证了中药在治疗结直肠癌中的疗效。中药复方及中药单体配伍制剂是现代中医治疗疾病的主要方式,在降低不良反应的同时增加治疗效果。虽然其作用逐渐被国际医药界认同,但中药复方在走向世界途中仍然困难重重,亟需我们利用国际规范进行高质量的研究,来报告中药复方的临床结果。

1. 中医药防治结直肠癌复发转移 约50%~60%的结直肠癌患者确诊时已发生转移,而其他患者有超过50%的概率会后续发生转移。外科手术仍然是结直肠癌根治性治疗的主要手段。尽管进行了根治性手术及辅助性放化疗,但仍有高达33%的患者会发生复发转移。因此,肿瘤发生转移是影响患者治疗效果并导致死亡的主要原因,控制肿瘤转移是当前防治结直肠癌的关键环节。在Ⅱ~Ⅲ期结直肠癌术后治疗中,辅助化疗已成为国内外的常规治疗方法。然而,化疗药的毒副作用较大,影响了患者化疗完成率。而中医药在防治结直肠癌的复发转移中发挥了独特的作用,中医药联合化疗疗效更加显著。近年来中医药在防治肠癌术后的复发转移方面进行了大量的探索和研究。

中国中医科学院西苑医院肿瘤科确立以中医综合治疗结直肠癌为主攻方向,在国际循证医学中心Cochrane网注册中医药治疗结直肠癌两项系统评价,分别评价中医药治疗根治术后早中期结直肠癌(DWU054)和晚期结直肠癌(DWU055)的疗效和安全性。DWU054纳入了15个随机对照临床试验和1个半随机对照试验,共1 217例结直肠癌术后患者,Meta分析的结果显示:中草药联合化疗可以降低3年复发转移率和提高3年、5年生存率,并提高患者生存质量。2004年开始的一项前瞻性队列研究显示中医综合治疗能够在一定程度上减少Ⅱ、Ⅲ期结直肠癌术后1至5年的复发转移率,延长复发转移时间,并且可能对结直肠癌肝转移或局部复发进行了有效控制。梁碧颜等采用前瞻性队列研究,选取中国中医科学院西苑医院与北京军区总医院术后结直肠癌病例进行同期对照,就复发转移率和无病生存率进行观察,结果中西医结合治疗组1、2、3年无病生存率较西医治疗组明显提高。在"十一五"期间,由中国中医科学院西苑医院牵头进行的国际合作项目也证实中医综合治疗方案可将术后结直肠癌3年的复发转移率从31.7%降至15.2%,取得了显著的疗效。

2. 晚期结直肠癌的维持治疗

(1)延长生存期:对于晚期结直肠癌的患者通常已经失去了根治手术机会,化疗等姑息治疗手段是目前最常用的控制结直肠癌、延长生存时间的治疗方法。而化疗后中药的维持治疗可以起到改善患者生活质量、延长患者生存期的作用。

中国中医科学院西苑医院肿瘤科作为国家中医药管理局"十一五"结直肠癌专病建设组长单位,组织全国 26 家协作单位完成了中医结直肠癌诊疗方案梳理,并通过 1 044 例回顾性及前瞻性研究发现,晚期结直肠癌治疗以中西医结合综合治疗为主,患者 1、2、3 年生存率分别为 42.24%、15.34%、7.41%。中西医结合的模式也在疗效上得到肯定,肿瘤控制率的比例达到 74.3%,其中(CR+PR)占 16.3%。他们既往一项小样本随机对照试验显示,在化疗基础上,祛邪胶囊可以将晚期结直肠癌患者的 OS 从 13 个月提高至 17 个月。进一步扩大样本量后进行的随机对照试验结果显示尽管 OS、PFS 和 DCR 未见明显差异,但祛邪胶囊治疗组在 QoL,如角色功能、躯体功能、认知等方面均有明显改善。并通过回顾性队列研究,发现中药联合西医治疗晚期结直肠癌与单纯西医治疗相比较,总体 OS 和 PFS 无明显差异,但亚组分析中女性、右半结肠患者 OS 延长了 5.4 个月,PFS 延长 2 个月,接受一线治疗的患者中,OS 延长了 5 个月,PFS 延长了 4.5 个月,年龄 >65 岁的老年患者 OS 获益也很明显(20 个月 vs14 个月,P=0.017)。为进一步凝练结直肠癌中医治疗方案提高临床疗效并使其进一步规范推广,他们继续开展了严格的前瞻性、多中心临床评价(北京市科委研发攻关项目"中医药治疗晚期结直肠癌疗效与安全性评价 D161100005116002"),中期结果初步分析显示,中西医结合治疗组、中医治疗组及西医组总体 PFS 及 OS 无明显统计学差异,但亚组分析显示,KPS<80 分的患者,中西医结合组相比较西医组,OS 延长了 3.77 个月(9 个月 vs 5.23 个月,P=0.030),且降低死亡风险约 49%(HR=0.516,95%CI 0.272~0.979,P=0.043)。上海龙华医院开展的一项大型非同期随机对照试验纳入了 198 例IV期结直肠癌患者,对比西药常规治疗组,中药复方辨证施治联合常规西医治疗延长了 13.01 个月(32.67 个月 vs 19.66 个月,P=0.025),并通过多因素分析显示局部治疗、中药治疗是影响晚期结直肠癌 OS 的独立性相关因素。朱莹杰等采用前瞻同期对照研究比较了自拟中药胃肠安方,联合化疗治疗IV期老年结直肠癌,发现联合治疗组 PFS 及 OS 较单纯化疗组均有延长,且提高了生活质量,降低了毒性反应发生率。

(2)改善生活质量研究:NCCN 指南建议针对不可进行手术切除的晚期结直肠癌患者,控制疾病进展的同时,仍需要延长患者生命和症状管理,改善患者生活质量(qol, quality of life)。中医药在晚期结直肠癌干预治疗中,使患者的临床症状、生活质量均可得到获益。

中南大学湘雅二医院近发表的一项 meta 分析纳入了使用健脾解毒复方联合化疗的 12 项随机临床研究,共计 701 例晚期结直肠癌受试者,分析显示健脾解毒中药改善了中医症状和卡氏评分,降低了化疗患者的中医症状评分及恶心、呕吐发生率,改善III~IV级血小板及白细胞的毒性等级。L. Ge 等进行的一项网状 meta 分析比较了不同中药注射剂联合 FOLFOX 用于晚期结直肠癌的疗效,纳入了 63 篇文献(共 4 837 例患者),涉及 9 种中药注射剂,发现在卡氏评分、降低恶心和呕吐(III~IV级)发生率、降低白细胞减少症(III~IV级)和腹泻(III~IV级)发生率、降低外周神经毒性等方面优于单纯化疗组。耶鲁大学一项研究显示由黄芩、芍药、甘草和大枣 4 种主要药材组成的一种新型中药制剂 PHY906,作为伊立替康的化疗调节剂,治疗晚期结直肠癌减少了 3/4 级腹泻的总体发生率,降低了呕吐的频率和严重程度,且在总体质量功能和生活质量方面较安慰剂组存在明显差异。

除此之外,晚期结直肠癌患者的心理状态及营养状态也是应该关注的重要临床问题。晚期结直肠癌患者因肿瘤本身以及抗肿瘤治疗相关的毒副作用影响,易出现严重的心理问题,如焦虑、抑郁及双相障碍等;食欲明显下降,长期的营养问题导致过度消瘦,腹泻或便秘,营养不良性贫血、恶性腹水、水肿等并发症也随之产生。而营养状态和心理状态对患者的生存期及生存质量产生严重的影响,随着对生活质量重视度的增加,近几年肿瘤患者的心理及营养状态也逐渐受到关注,该方面的研究也在逐渐增多。研究证明,对结肠癌患者进行良好的营养支持和心理疏导,可以有效提高患者的生存质量。中医从古以来注重对患者情志的研究及脾胃的调理,调节情志,疏通心理,健养脾胃,助其饮食。但是相关的大型临床研究及基础研究均较少,心理方面及营养方面的临床研究及基础研究仍有待进一步,发挥中医药治疗晚期结直肠癌优势特色,更好地服务患者,改善提供另类的依据。

3. 小结　中医药干预结直肠癌方面的研究方法多为前瞻性队列研究、真实世界研究、回顾性研究等。但是,临床研究大部分局限在单方面的临床疗效观察层面,缺乏统一的证候诊疗规范及疗效评定标准,缺乏大样本、多中心和随机对照的临床研究。为进一步优化和规范结直肠癌中西医结合临床治疗方案,今后结直肠癌的临床研究应对其核心证型进行规范,规范诊疗方案,严格设计病例研究,至于是选择何种方法,有待研究者根据实际情况,通过临床收益、生活质量、化疗不良反应、客观缓解率、生存期等客观的多维指标进行疗效评价。尽管中医药在晚期结直肠癌的维持治疗方面疗效尚可,目前仍存在一些亟待解决的问题,如起步较晚,研究方法陈旧等,今后可在以下几方面重点突破:①以研究中医药为主,加强多学科的协作,努力发掘更有效的抗癌中药和复方制剂;②在当前国家倡导治疗重心前移的政策宗旨下,需重视预防的研究。中医历来强调"治未病",通过对肠癌高危人群的中医体质研究,针对不同体质,采取药疗、食疗、运动等各种综合措施调整阴阳,使失调体质向平和体质转变。

(三)中医药治疗结直肠癌基础研究

近年来,因为中医药在临床治疗结直肠癌方面取得的疗效,国家成立了中医药防治结直肠癌重点专项,大力支持结直肠癌方面的基础研究,基础研究方面不仅包括中药单药研究,还有中成药及中药汤剂等,其机制主要包括以下几类。

1. 抑制肿瘤细胞增殖及预防转移　如常春藤皂苷元、华蟾素、健脾补肾解毒方醇提物可通过抑制上皮-间质转化抑制结直肠癌细胞侵袭转移;黄芪-莪术药对通过抑制肿瘤细胞增殖分化、促进肿瘤细胞凋亡、抗肿瘤新生血管生成以及增强机体免疫的多表型干预的网络模式产生抗大肠癌活性;半枝莲可调控相关抑癌基因而达到抗癌作用;白芷提取物、清燥救肺汤、复方斑蝥胶囊可能通过调节相关蛋白及炎性因子的表达发挥抑瘤作用。猫爪草皂苷、扶正解毒方具有显著抑制人结肠癌 LoVo 细胞生长增殖、诱导其凋亡的作用。

2. 诱导肿瘤细胞凋亡,抑制肿瘤细胞增殖　通过下调 Bcl-2、上调 Bax 蛋白的表达从而诱导 LoVo 肠癌细胞凋亡,通过激活死亡蛋白酶(caspase),使 DNA 裂解,上调促凋亡蛋白 Bax、Fas 和 CADD153 的表达,下调抗凋亡蛋白 Bcl-2 和 Bclx(L),从而介导结肠癌细胞 COLO205 凋亡。如龙葵单体澳洲茄边碱可以抑制人大肠癌 HCT116 细胞增殖和克隆形成,促 HCT116 细胞凋亡;大黄素通过 ROS 介导线粒体凋亡信号通路诱导大肠癌细胞凋亡。

3. 抑制肿瘤血管生成　肿瘤的生长、转移与血管生成密切相关,抗血管生成现已成为治疗大肠癌的重要靶点。中医学者从基因和蛋白层面开展了一系列研究,明确了华蟾素注射液对 VEGF 及其受体的下调作用,同时发现华蟾素注射液虽对 VEGF 及其受体均有抑制作用,但对 VEGFR-2 的抑制尤其明显;肠复康胶囊对结肠癌肿瘤新生血管生成具有抑制作用,其机制与其抑制 Hedgehog-Gli1 信号通路激活,下调 VEGF 表达而发挥抗肿瘤血管形成作用有关;解毒活血方可通过抑制 STAT3 活化,进而下调 VEGF 表达,发挥其抗肿瘤血管生成作用。

4. 调控肿瘤相关信号通路及基因表达 如调控大肠癌细胞凋亡通路、调控大肠癌核转录因子（NF）-κB 通路、调控大肠癌磷脂酰肌醇 3 激酶（PI3K）/ 蛋白激酶 B（Akt）通路、调控大肠癌有丝分裂原活化蛋白激酶（MAPK）通路、调控大肠癌分泌型糖蛋白（Wnt）/β-链蛋白（β-catenin）通路、调控大肠癌表皮生长因子受体（EGFR）通路、调控转化生长因子（TGF）-β/Smad 通路、调控 Hedgehog 通路、调控 miR-30a/Beclin1 通路、p16/p21-Rb 信号通路、JAK/STAT 信号通路、PI3K/AKT 和 ERK 信号通路等。白花蛇舌草可通过抑制 TGF-β/Smad 信号通路介导的上皮间质转化防治结直肠癌细胞转移；虎杖主要作用于生长因子及其受体信号通路、白细胞介素介导的信号通路、细胞凋亡及生物氧化等多种信号通路而产生抗癌作用；黄芪 - 莪术抗肿瘤作用与 Ras 信号通路，Rap1 信号通路，PI3K/Akt 信号通路最为相关。

5. 逆转耐药 耐药性是导致复发转移的重要因素之一，可影响晚期结直肠癌患者生存期及生存质量。研究发现，近 50% 的转移性结直肠癌患者对基于 5-FU 的化疗有抗药性，TGF-β1 通过促进上皮 - 间质转化诱导对奥沙利铂的耐药性。逆转耐药是目前中西医研究的热点之一，中医在这方面亦做了大量研究，具体作用机制主要有以下几点：①抑制膜转运蛋白过度表达（如 P-gp、MRP 等），提高胞内药物浓度；②抑制 NF-κB 信号转导；③抑制抗凋亡基因表达，如 Survivin；④抑制 Hedgehog 信号转导；⑤抑制 MAPK 信号转导；⑥抑制上皮 - 间质转化等。如白花蛇舌草乙醇提取物可能通过下调 CyclinD1、CDK4 的表达及上调 p21 的表达而可抑制大肠癌耐药移植瘤生长，通过调控 miRNAs 表达的机制，而能逆转大肠癌对 5-FU 的耐药；黄芪多糖通过下调 miR-20a 对 TGFBR2 表达的抑制作用，从而逆转 HT-29/DDP 细胞对顺铂的耐药性；败酱草具有抑制大肠癌 5-FU 耐药的作用。

6. 提高免疫，调节肿瘤微环境 结直肠癌的复发转移与免疫力降低有密切关系，免疫微环境的改变有利于肿瘤的复发和转移，所以提高免疫，调节肿瘤微环境尤为重要。中医药可提高大肠癌 CD4+ 和 / 或 CD8+T 细胞及自然杀伤细胞数量、抑制大肠癌调节性 T 细胞及肿瘤相关巨噬细胞而抑制大肠癌生长或转移、干预肿瘤相关成纤维细胞、改善大肠癌乏氧微环境、调节基质金属蛋白酶和 / 或组织金属蛋白酶抑制因子表达，影响胞外基质重构；抑制肿瘤炎性微环境中 TNF-α-NF-κB-Snail 通路关键指标如 IL-6、IL-β、TNF-α 等炎性因子，并上调 E-cadherin，下调 N-cadherin 及 NF-κB 表达。相关研究有如熊胆粉、黄芪 - 莪术药对、半枝莲、白芷等单药研究，升血调元颗粒、西黄胶囊等中成药以及四君子汤合小建中汤等中药复方的研究。

7. 调节肠道菌群失调 一是通过抑制病原菌、扶植有益菌、增强有益菌的定植抗力等方面来实现；二是修复肠道损伤的黏膜，提高机体免疫功能，改善肠道菌群环境，提高双歧杆菌、肠杆菌及乳酸杆菌数量；三是直接抗有害病原微生物。上海中医药大学附属曙光医院证实了肠道菌群失衡、微环境改变在大肠癌发生发展中的促进作用。陈慧敏等表明干预和改变肠道菌群可能成为预防和治疗肠道肿瘤的重要策略。吕方舟等研究显示中药褐多孔菌能调节肠道菌群，从而抑制大肠癌的生长。陈彬等发现健脾解毒方加减具有调节肠道菌群失调，保护肠道屏障的作用。韩惠萍等研究表明复方谷氨酰胺肠溶胶囊联合葛根芩连汤能够降低晚期结直肠癌 FOLFIR 化疗过程中腹泻、恶心呕吐、食欲减退的发生率，减轻胃肠道不良症状，促进食欲改善，可能与调节肠道菌群失调，保护肠黏膜通透性，促进免疫炎性因子平衡有关。

　　基础研究涉及的中药种类较多,清热解毒类,活血化瘀类,理气类及扶正类等,各种中成药、经典方剂及各个医院或医家自制的经验方,此外,还有多种中药注射剂如参麦注射液、艾迪注射液、康莱特注射液等,以上所列只有少数。虽如此,中医在结直肠癌方面的基础研究仍处于初期阶段,还有许多问题值得商榷,如高质量的基础研究不多,多数是重复性的工作。对单味药的抗癌成分研究较多,但仍未能阐明中药抗癌的具体分子机制,特别是中成药及中药复方的作用机制尚未明确,根据中医理论而制定的中药复方,在结直肠癌治疗方面是否有独到之处,仍有待证实。未来,如何更有效地利用现代生物分子学技术,阐明中医药复方及单体在预防结直肠癌转移及抑制肿瘤细胞增殖、侵袭等方面的具体作用机制,实现中医药的靶向精准治疗,仍有很长的一段路要走,需具备成熟的研究团队,长远规划的研究方案,并采用适宜的生物学技术。

参 考 文 献

1. BRAY F, FERLAY J, SOERJOMATARAM I, et al. Global cancer statistics 2018: GLOBOCAN estimates of incidence and mortality worldwide for 36 cancers in 185 countries[J]. CA Cancer J Clin, 2018, 68(6): 394-424.

2. FENG R M, ZONG Y N, CAO S M, et al. Current cancer situation in China: good or bad news from the 2018 Global Cancer Statistics?[J]. Cancer Commun(Lond), 2019, 39(1): 22.

3. 姚宏伟,李心翔,崔龙,等.中国结直肠癌手术病例登记数据库 2019 年度报告:一项全国性登记研究[J].中国实用外科杂志,2020,40(01):106-110,116.

4. BRENNER H, KLOOR M, POX C P. Colorectal cancer[J]. Lancet, 2014, 383(9927): 1490-1502.

5. MILANI C, DURANTI S, BOTTACINI F, et al. The first microbial colonizers of the human gut: composition, activities, and health implications of the infant gut microbiota[J]. Microbiol Mol Biol Rev, 2017, 81(4): e00036-17.

6. OCVIRK S, WILSON A S, APPOLONIA C N, et al. Fiber, fat, and colorectal cancer: new insight into modifiable dietary risk factors[J]. Curr Gastroenterol Rep, 2019, 21(11): 62.

7. D O'KEEFE S J. Diet, microorganisms and their metabolites, and colon cancer[J]. Nat Rev Gastroenterol Hepatol, 2016, 13(12): 691–706.

8. LEE W S, YUN S H, CHUN H K, et al. Pulmonary resection for metastases from colorectal cancer: prognostic factors and survival[J]. Int J Colorectal Dis, 2007, 22(6): 699-704.

9. GURAYA S Y. Pattern, stage, and time of recurrent colorectal cancer after curative surgery[J]. Clin Colorectal Cancer, 2019, 18(2): e223-e228.

10. 郝腾腾.中医药治疗化疗失败后晚期结直肠癌前瞻队列研究及与 ctDNA 相关性探索[D].北京:中国中医科学院,2019.

11. 郝腾腾,许云,崔宁,等.中医干预化疗失败后晚期结直肠癌 ctDNA 状态及预后相关性研究[J].中华中医药杂志,2021,36(1):437-440.

12. HAO T T, XU Y, CUI N, et al. Effectiveness and safety evaluation of Chinese medicine in treatment of metastatic colorectal cancer after chemotherapy failure: protocol of a prospective multicenter Cohort study[J]. Chin J Integr Med, 2021, 27(9): 674-679.

13. 吕仙梅,郑坚,朱莹杰,等.中药干预治疗对晚期大肠癌生存期的影响[J].现代肿瘤医学,2012,20

（9）：1911-1915.

14. 朱莹杰,孟丹,王浩,等. 胃肠安方加减联合化疗治疗Ⅳ期老年结直肠癌临床研究［J］. 上海中医药杂志,2017,51（6）：46-48,55.

15. ZHANG S F, SHI L, MAO D, et al. Use of Jianpi Jiedu herbs in patients with advanced colorectal cancer: a systematic review and meta-analysis［J］. Evid Based Complement Alternat Med, 2018, 2018: 6180810.

16. GE L, WANG Y F, TIAN J H, et al. Network meta-analysis of Chinese herb injections combined with FOLFOX chemotherapy in the treatment of advanced colorectal cancer［J］. J Clin Pharm Ther, 2016, 41（4）: 383-391.

17. KUMMAR S, COPUR M S, ROSE M, et al. A phase I study of the Chinese herbal medicine PHY906 as a modulator of irinotecan-based chemotherapy in patients with advanced colorectal cancer［J］. Clin Colorectal Cancer, 2011, 10（2）: 85-96.

18. 胡叶. 华蟾素注射液腹腔灌注干预结肠癌血性腹水中 VEGF 表达的机制研究［D］. 北京：北京中医药大学,2018.

19. 杨彦. 基于 Hedgehog-Gli1 信号通路探讨中药复方肠复康胶囊干预结肠癌血管生成的分子机制［J］. 中医学报,2017,32（11）：2035-2038.

20. 孙予祥. 解毒活血方对裸鼠结肠癌模型血管生成影响及 STAT3 靶向干预研究［D］. 成都：成都中医药大学,2019.

21. 靳祎祎,赖子君,严兆坤,等. 白花蛇舌草乙醇提取物对大肠癌耐药裸鼠移植瘤生长的影响［J］. 肿瘤药学,2016,6（5）：343-348.

22. 招志辉,丘振文,招远明. 黄芪多糖通过调控 miR-20a/TGFBR2 分子轴降低结直肠癌 HT-29/DDP 细胞的顺铂耐药［J］. 中国肿瘤生物治疗杂志,2019,26（4）：417-425.

23. 周庄,刘望予,娄云云,等. 败酱草抑制大肠癌 HCT-8/5-FU 细胞耐药的作用研究［J］. 福建中医药,2018,49（2）：33-35.

24. 陈慧敏,房静远. 微生物组学与肠道肿瘤［J］. 生命科学,2017,29（7）：636-643.

25. 吕万舟,吕佳宏,代月. 中药褐多孔菌对实验性大肠癌小鼠肠道正常菌群调整的作用［J］. 黑龙江医药科学. 2008,31,（1）：54.

26. 陈彬,梁芳,袁旭,等. 健脾解毒方加减对脾气亏虚证晚期结直肠癌化疗患者肠道菌群及免疫功能的影响［J］. 中医杂志,2020,61（5）：423-427.

27. 韩惠萍,张丽娇,董洁晨,等. 复方谷氨酰胺肠溶胶囊联合葛根芩连汤防治晚期结直肠癌 FOLFIRI 方案化疗相关性腹泻疗效及对肠黏膜通透性和免疫细胞因子的影响［J］. 现代中西医结合杂志,2017,26（33）：3667-3670,3739.

第十七章 食管癌

一、概述

食管癌（esophageal cancer）是主要起源于食管鳞状上皮和柱状上皮的恶性肿瘤，鳞癌（squamous cell carcinoma）约占90%，腺癌（adenocarcinoma）约占10%。GLOBOCAN2018研究显示2018年全球有57.2万人新诊断为食管癌，同时又有50.9万人死于食管癌，新发率和死亡率在所有肿瘤中分别排在第七位和第六位。同时，在食管癌患者中还存在明显的地域差异，以东亚地区最为多见，欧美等发达国家相对较少，而中国是食管癌发病大国，根据WHO实时数据，我国食管癌患病率和死亡率都排在全球第五位，但因我国庞大的人口基数，食管癌新发患者和死亡患者都占全球的55%左右，位居世界第一。2018年中国癌症报告，食管癌新发病例数为25.8万，发病率排在第六位，其中男性18.5万，女性7.2万，食管癌死亡患者为19.3万人，死亡率位居第四位。食管癌农村人口病例数（17.4/10万人）是城市人口（8.3/10万人）的两倍，我国中部地区和东部地区是食管癌的高发地区，特别是河南、河北、山西三省交界的太行山南麓，食管癌发病率高达105.17/10万。发病年龄多在40岁以上，但近年来40岁以下的发病患者有增长趋势。我国90%左右的食管癌为鳞癌，与欧美国家以腺癌占70%~80%的病理特点存在显著差异。

中医认为食管癌属噎膈之证，早在《黄帝内经》中就有"隔""膈中""隔塞"等的记载，认为"脾脉……微急为膈中，食饮入而还出，后沃沫"。《诸病源候论》中说："饮食入则噎塞不通……胸内疼不得喘息，食不下，是故噎也。"《景岳全书·噎膈》中说："酒色过度则伤阴，阴伤则精血枯涸，则燥结病于下。"徐灵胎评《临证指南医案》中说："噎膈之证，必有瘀血、顽痰、逆气，阻膈胃气。"可见古代对噎膈的描述已经比较详尽，并指出其发生与忧思暴怒、酒色过度等有关，病机涉及瘀血、痰饮、逆气、阴亏血枯等方面。明代赵献可《医贯·噎膈》中指出："惟男子年高者有之，少无噎膈反胃者"，之论与现代流行病学调查完全一致。

二、中医病因病机

（一）七情郁结，脾胃受损

七情不畅，使脏腑的功能失调，形成气结。如《黄帝内经》指出："隔塞闭绝，上下不通，则暴忧之病也。"《诸病源候论》中亦说："忧恚则气结，气结则不宣流，便噎，噎者塞不通也。"因而发生噎膈之症。由于七情内伤或饮食不节也可以致使脾胃受伤，如明代李中梓说："忧思悲恚则脾胃受伤，津液渐耗，郁气生痰，痰塞不通，气则上而不下，防碍道路，饮食难进，噎塞所由成也。"《医统释症膈》说："噎膈始因酒色过度，继以七情所伤。"这些都说明了噎膈的病因与七情郁结和脾胃损伤有密切关系。

（二）气滞血瘀，痰湿不化

气滞血瘀及痰湿长久不化都能在体内凝结成块，而后成为肿物。如明代徐灵胎说："噎膈之症必有瘀血，顽痰逆气，阻隔胃气。"古人认为在食管中的有形之物，主要就是由于气血不和、气血凝滞及痰湿不化而成的。

（三）年高体衰，气阴两虚

食管癌发生之因与人体脏腑的衰老有密切关系。《医贯·噎膈》论膈证时也说："惟在年高者有之，少无噎膈翻胃者。"明代张景岳说："噎膈一证，必以忧愁、思虑、积劳、积郁或酒色过度，伤阴而成……阴伤则精血枯涸。气不行，则噎膈病于上；精血枯涸，则燥结病于下。"如朱丹溪说："噎膈反胃，名虽不同，病出一体，多由气血虚弱而成。"以上说明人体气血亏损，及年高之人精枯阴伤，都能诱发噎膈。

三、西医发病机制

食管癌的确切病因和发病机制尚未完全清楚，但某些理化因素的长期刺激和食物中致癌物质，尤其是硝酸盐类物质过多是食管癌的重要病因，同时食物中微量元素和矿物质的缺乏、遗传因素、心理因素等也可能参与本病发生。

1. 生活饮食习惯　生活习惯与食管癌的发病有关，长期饮酒、吸烟、食物过热/过硬、进食过快等易致食管上皮损伤，长期反复刺激会进一步导致食管黏膜病变。研究发现，某些食管病变，如食管贲门失弛缓症、慢性食管炎、食管良性狭窄和食管黏膜白斑病等的食管癌发病率较高，表明慢性刺激所引起的慢性损伤和炎症在食管癌的发病中起一定作用。

2. 亚硝胺类化合物　亚硝胺类化合物是已被公认的一种强致癌物质。现已证实约十多种亚硝胺能诱发动物的食管癌，亚硝胺及其前体物广泛分布于环境中，通过饮水和食物进入人体。其前体物在胃内经亚硝化而产生亚硝胺。近年研究发现，食管癌高发区河南林县、河北磁县、涉县、山西阳城的饮水中，硝酸盐的含量明显高于低发区。据报告，食管癌高发区居民食霉变食物，其中含较多亚硝胺及前体物质。林县人胃液中亚硝胺的含量和受检者食管上皮的病变、正常轻度增生、重度增生和癌变呈明显正相关。

3. 真菌毒素　真菌毒素的致癌作用早为人们所注意。我国林州食管癌的研究结果证明，当地居民喜食的酸菜中含有大量白地霉菌和高浓度硝酸盐，食用酸菜量与食管癌的发病率呈正相关。镰刀菌、白地霉菌、黄曲霉菌和黑曲霉菌等霉菌不但能将硝酸盐还原成亚硝酸盐，还能增加亚硝胺的合成。在邻近霉菌感染部位的食管上皮细胞可呈现单纯增生、轻-重度不典型增生，甚至癌变同时还发现在食管原位癌旁增生上皮内可分离出白色念珠菌的纯株。这些现象提示，霉菌感染与食管癌的密切关系。

4. 营养因素和微量元素　饮食缺乏动物蛋白、新鲜蔬菜和水果，摄入的维生素 A、B_2 和 C 缺乏可加强硝酸盐类物质的致癌作用，是食管癌的危险因素。流行病学调查表明，食物、饮水和土壤内的元素钼、硒、锌、镁、铁等含量较低，可能与食管癌的发生间接相关。钼是植物硝酸盐还原酶的重要成分，缺钼可使植物体内的硝酸盐积聚。硒能抑制多种致癌物质的致癌作用，在低硒含量地区，食管癌的发病率和死亡率均上升。

5. 遗传因素　食管癌的发病有明显的家族聚集现象，食管癌高发区，连续 3 代或 3 代以上出现食管癌患者的家族屡见不鲜。高发区内阳性家族史的比例以父系最高，母系次之，旁系最低。詹启敏教授团队通过对食管鳞状癌患者进行基因组分析，确定了 8 个与食管鳞癌显著相关的突变基因,包括6个已知肿瘤相关基因(*P53*、*RB1*、*CDKN2A*、*PIK3CA*、*NOTCH1* 和 *NFE2L2*)和2个首次发现与食管鳞癌相关的基因(*ADAM29* 和 *FAM135B*),同时获得了食管鳞状癌拷贝数变异的重要数据,这些基因突变和拷贝数的变异是食管癌发生发展的重要因素。

6. 心理因素　大量研究结果表明,精神刺激史、经常忧郁、长期精神压抑等不良心理因素与食管癌的发生有着密切关系。采用1:1配对的病例对照研究方法,应用 C 型行为问卷和生活事件量表,调查新发食管癌患者和健康对照组共 100 对,结果发现食管癌患者 C 型行为(癌症行为模式)的 OR 值为 3.09,高出正常人 3 倍以上,提示食管癌与不良心理社会因素有关。

7. 发病机制　食管癌为典型的炎症依赖性肿瘤,慢性持续炎症贯穿了"食管上皮单纯增生→食管上皮内瘤变→浸润癌"的发展全过程,见图 17-1。肿瘤相关性炎症以免疫细胞的募集及分子介质的释放为主要特征,细胞因子互相作用诱导免疫细胞和肿瘤细胞发生功能变化,形成动态变化中的、复杂的肿瘤炎症微环境、免疫微环境及乏氧微环境,共同引起细胞恶性转化、增殖、侵袭以及转移等生物学行为。慢性持续炎症刺激导致食管上皮细胞内 DNA 损伤断裂,ROS 水平持续处于较高水平,刺激上皮细胞表达炎症因子 IL-6、IL-1β 及趋化因子 CCL2。中国医学科学院肿瘤医院基于食管鳞癌临床病理及基因敲除小鼠模型的研究发现:CCL2 为介导食管鳞癌炎 - 癌转化发展的关键分子。中国食管鳞癌患者基因组学筛选研究成果发表于 *Nature*,最常见的改变包括 *TP53*、*RB1*、*CDKN2A*、*PIK3CA*、*NOTCH1* 等,其中 *Notch1* 因同时参与炎症调控介导的肿瘤干细胞分化增殖,是"炎 - 癌转化"过程的关键分子而广受关注。CCL2、IL-6 主导的炎症微环境是调控食管"炎 - 癌转化"的关键因素,炎症微环境加重微环境中免疫抑制细胞浸润及 HIF-1 调节的乏氧反应,三者共同介导 *Notch* 调控的干细胞恶性转化,是启动癌变的主要机制。

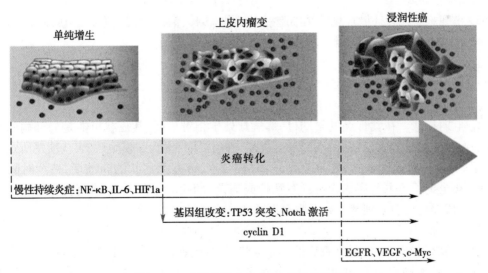

图 17-1　食管癌发生的"炎 - 癌转化"进程

四、病理表现

(一)大体分型

1. 早期食管癌　可分为隐伏型、糜烂型、斑块型和乳头型。

（1）隐伏型：食管黏膜略显粗糙，肉眼不易识别，显微镜下为原位癌阶段，此型是食管癌的最早期。

（2）糜烂型：食管黏膜轻度糜烂或凹陷，边缘不规则，呈地图状，边界分界清楚，癌细胞分化较差。

（3）斑块型：食管黏膜局限性隆起，呈灰白色斑块，边界清楚，病变范围大小不一，显微镜下可见肿瘤侵及黏膜下层或黏膜肌层，斑块型是最常见的早期食管癌。

（4）乳头型：肿瘤呈外生结节状隆起凸入食管腔，边界分界清楚，表面有糜烂及炎性渗出，切面呈灰白色均质状，是早期癌最晚的类型。

2. 进展期食管癌 可分为髓质型、蕈伞形、溃疡型、缩窄型、腔内型。

（1）髓质型：最为常见，约占60%，肿瘤常累及食管全层，并围绕管腔向腔内外生长，形成较大而不规则之管状肿块。

（2）蕈伞形：约占15%，肿瘤向黏膜表面生长，形成扁平肿块，累及食管周径的一部分，多向管腔内突出如蕈菇状，边界清楚。

（3）溃疡型：约占15%，肿瘤形成凹陷的溃疡，侵蚀部分食管壁，一般不产生管腔严重堵塞。

（4）缩窄型：约占10%，癌肿形成环形或短管形狭窄，狭窄上方食管扩张。

（5）腔内型：约占3%，癌肿呈息肉样向食管管腔内突出，有蒂与食管壁相连，表面有糜烂、溃疡，可侵入肌层。

（二）组织学分型

1. 鳞状细胞癌最多，约占90%，多见于食管上、中段。

2. 腺癌约占5%，多见于食管癌下段，又可分为单纯腺癌、腺鳞癌、黏液表皮样癌和腺样囊性癌等4个亚型。

3. 小细胞癌为肺外最常见的小细胞癌，易早期转移，治疗后复发率高，预后差。

4. 其他未分化癌和癌肉瘤，少见，但恶性程度高。

五、中西医诊断

（一）临床表现

1. 早期症状 在食管癌的早期，局部病灶处于相对早期，其症状可能是局部病处刺激食管引起食管蠕动异常或痉挛，或因局部炎症、肿瘤浸润、食管黏膜糜烂、表浅溃疡所致。症状一般较轻，持续时间较短，常反复出现，时轻时重，可有无症状的间歇期，持续时间可达1~2年，甚至更长。主要症状为进食时哽噎或胸骨后不适、疼痛、摩擦感、食物滞留感、异物感等。下段癌还可引起剑突下或上腹部不适、呃逆、嗳气。

2. 后期症状

（1）吞咽困难（噎）：是食管癌的典型症状，吞咽困难在开始时常为间歇性，可因食物堵塞或局部炎症水肿而加重，也可因肿瘤坏死脱落或炎症消退而减轻。但总趋势呈持续性存在，进行性加重，由不能咽下固体食物发展至液体食物亦不能咽下，如出现明显吞咽障碍时，肿瘤常已累及食管周径的2/3以上。吞咽困难的程度与食管癌的病理类型有关，缩窄型和髓质型较为严重。有约10%的患者就诊时可无明显吞咽困难。

（2）反流（梗、吐）：食管的浸润和炎症反射性地引起食管腺和唾液腺黏液分泌增加。当肿瘤增生造成食管梗阻时，黏液积存于食管内引起反流，患者可表现为频吐黏液，所吐黏液中可混杂宿食,可呈血性或见坏死脱落组织块,反流还可引起呛咳,甚至导致吸入性肺炎。

（3）疼痛（痛）：胸骨后或背部肩甲间区持续性疼痛常提示食管癌已向外浸润,引起管周围炎、纵隔炎,疼痛也可由肿瘤导致的食管深层溃疡引起;下胸段或贲门部肿瘤引起的疼痛可位于上腹部。疼痛在进食时尤以进食热或酸性食物后更明显。

（4）其他肿瘤侵犯大血管,特别是胸主动脉而造成致死性大出血;肿瘤压迫喉返神经可致声音嘶哑;侵犯膈神经,引起膈肌麻痹,可致呃逆;侵犯迷走神经,使心率增快;侵犯臂丛神经,引起臂酸、疼痛、感觉异常;压迫气管或支气管可致气急或干咳;并发食管-气管或食管-支气管瘘;癌肿压迫颈部交感神经节,则产生交感神经麻痹症（Horner综合征）。若肺、肝、脑、骨等重要脏器转移,可能出现呼吸困难、黄疸、腹水、昏迷、疼痛等相应脏器的特有症状。

3. 体征　早期体征不明显。晚期患者因进食困难,营养状况日趋恶化,可出现消瘦、发热、贫血、营养不良等恶病质。当肿瘤有远处转移时,可出现相应的体征,如可触及肿大而坚硬的浅表淋巴结,尤其是锁骨上和颈部淋巴结转移;肝转移可能出现黄疸及大量腹水;骨转移者可能疼痛。

（二）影像学检查

1. 食管钡餐检查　X线钡餐检查可观察食管的蠕动状况、管壁的舒张度及食管黏膜改变、食管充盈缺损和梗阻程度。

2. 食管CT检查　CT检查可清晰地显示食管与邻近器官分界清楚,食管厚度不超过5mm,如食管壁厚度增加,与周围器官分界模糊,则表示食管病变存在。CT检查可以显示食管癌病灶大小、肿瘤外侵范围及程度、有无纵隔和腹腔淋巴结转移、有无脏器转移,对食管癌的临床分期很有价值。同时,CT检查结果还有助于确定手术方式、制定放疗计划等。

3. 正电子发射成像（PET-CT）　PET-CT已开始应用于食管癌的鉴别诊断和术前分期,它对良、恶性食管损害的鉴别及有全身转移转移和预后的判断有明显优势。

（三）特殊检查方法

1. 内镜检查　电子纤维胃（食管）镜检查是食管癌诊断中最重要的手段之一,对于食管癌的定性、定位诊断和治疗方案的选择有重要价值。内镜下活检病理检查是诊断食管癌的金标准。色素内镜和超声内镜检查可确认病变形态、范围,辅助确定临床T、N分期。

2. 食管拉网脱落细胞学检查　该方法简便、安全,患者依从性好,主要用于食管癌高发区普查。

3. 锁骨上淋巴结活检　如锁骨上或颈部淋巴结肿大,可行穿刺或切取活检,以确定有无转移,用于病理学诊断。

（四）实验室检查

对于食管癌,目前无特异性血液生化检查。肿瘤标志物鳞状上皮细胞癌抗原（squamous cell carcinoma antigen, SCC）、细胞角蛋白19（cytokeratin-19-fragment, CYFRA21-1）可能对食管鳞癌的诊断有意义。癌胚抗原（carcinoembryonic antigen, CEA）、糖类抗原19-9（carbohydrate antigen19-9, CA19-9）可能对食管腺癌的诊断有意义。

（五）临床分期

食管癌的临床病理分期对治疗方案的选择及疗效评定有重要意义。目前食管癌的TNM分期采用美国癌症联合委员会（American Joint Committee Cancer, AJCC）2017年颁布实施的第8版食管癌TNM分期标准。

1. 食管癌 TNM 分期中的 TNM 的定义

（1）原发肿瘤（T）分期

T 分期标准——原发肿瘤

T_x：原发肿瘤无法评价。

T_0：无原发肿瘤证据。

Tis：高度不典型增生。

T_1：肿瘤浸润黏膜固有层、黏膜肌层、或黏膜下层。

　　T_{1a}：肿瘤侵及黏膜固有层或黏膜肌层。

　　T_{1b}：肿瘤侵及黏膜下层。

T_2：肿瘤侵及固有肌层。

T_3：肿瘤侵及纤维膜。

T_4：肿瘤浸润邻近结构。

　　T_{4a}：可切除的肿瘤浸润胸膜、心包、或膈肌。

　　T_{4b}：不可切除的肿瘤浸润邻近结构,如主动脉、椎体、气管等。

（2）N 分期标准——区域淋巴结

N_x：区域淋巴结不能评价。

N_0：无区域淋巴结转移。

N_1：1~2 个区域淋巴结转移。

N_2：3~6 个区域淋巴结转移。

N_3：等于或多于 7 个区域淋巴结转移。

（3）M 分期标注——远处转移

M_0：无远处转移。

M_1：有远处转移。

（4）G 分级标注:组织学分级

G_x：无法评估等级

G_1：分化好

G_2：中度分化

G_3：分化差,未分化

2. TNM 分期

（1）食管鳞状细胞癌及其他非腺癌 TNM 分期（表 17-1）

（2）食管腺癌 TNM 分期（表 17-2）

表 17-1　食管鳞状细胞癌及其他非腺癌 TNM 分期

TNM 分期	T 分期	N 分期	M 分期	G 分期	肿瘤部位
0 期	Tis	N_0	M_0	$G_{1,X}$	任何部位
ⅠA 期	T_1	N_0	M_0	$G_{1,X}$	任何部位
ⅠB 期	T_1	N_0	M_0	G_{2-3}	任何部位
ⅡA 期	T_{2-3}	N_0	M_0	$G_{1,X}$	下段,X
	T_{2-3}	N_0	M_0	$G_{1,X}$	中、上段
	T_{2-3}	N_0	M_0	G_{2-3}	下段,X

TNM 分期	T 分期	N 分期	M 分期	G 分期	肿瘤部位
ⅡB 期	$T_{2\sim3}$	N_0	M_0	$G_{2\sim3}$	中、上段
	$T_{1\sim2}$	N_1	M_0	任何级别	任何部位
ⅢA 期	$T_{1\sim2}$	N_2	M_0	任何级别	任何部位
	T_3	N_1	M_0	任何级别	任何部位
	T_{4a}	N_0	M_0	任何级别	任何部位
ⅢB 期	T_3	N_2	M_0	任何级别	任何部位
ⅢC 期	T_{4a}	$N_{1\sim2}$	M_0	任何级别	任何部位
	T_{4b}	任何级别	M_0	任何级别	任何部位
	任何级别	N_3	M_0	任何级别	任何部位
Ⅳ期	任何级别	任何级别	M_1	任何级别	任何部位

注:肿瘤部位按肿瘤上缘在食管的位置界定;X 指未记载肿瘤部位

表 17-2　食管腺癌 TNM 分期

TNM 分期	T 分期	N 分期	M 分期	G 分期
0 期	Tis	N_0	M_0	$G_{1,X}$
ⅠA 期	T_1	N_0	M_0	$G_{1\sim2,X}$
ⅠB 期	T_1	N_0	M_0	G3
	T_2	N_0	M_0	$G_{1\sim2,X}$
ⅡA 期	T_2	N_0	M_0	G_3
ⅡB 期	T_3	N_0	M_0	任何级别
	$T_{1\sim2}$	N_1	M_0	任何级别
	$T_{1\sim2}$	N_2	M_0	任何级别
ⅢA 期	T_3	N_1	M_0	任何级别
	T_{4a}	N_0	M_0	任何级别
ⅢB 期	T_3	N_2	M_0	任何级别
	T_{4a}	$N_{1\sim2}$	M_0	任何级别
ⅢC 期	T_{4b}	任何级别	M_0	任何级别
	任何级别	N_3	M_0	任何级别
Ⅳ期	任何级别	任何级别	M_1	任何级别

注:肿瘤部位按肿瘤上缘在食管的位置界定;X 指未记载肿瘤部位。

（六）中医辨证分型（参照国家中医药管理局食管癌临床路径）

食管癌早期偏气结,痰凝不甚,多表现邪盛正不衰,治疗以祛邪为主,治以理气化痰开郁;中期津伤热结,痰瘀交阻,当以滋阴、散结、化痰、行血;后期津枯血少,气虚阳微,则以扶正为主,酌用祛邪破结之品。

1. 痰气阻膈

临床表现：吞咽梗噎,胸膈痞满,泛吐痰涎,病情可随情绪变化而增减。苔薄腻,脉弦滑。

治疗原则：开郁化痰,润燥降气。

推荐方剂：启膈散加减。

药物组成：沙参、丹参、茯苓、川贝、郁金、砂仁、荷梗。

随症加减：猫爪草、石见穿、预知子、急性子、瓜蒌、薤白、石菖蒲。

清代程国彭《医学心悟》:"凡噎膈症,不出胃脘干槁四字,应用甘润濡养的启膈散开关",方中沙参滋阴润燥,川贝母能化痰散结,两药合用,能润燥化痰,解郁散结,共为本方的君药。郁金具有活血散结,行气开郁的功效;砂仁能行气畅中,和胃降逆,两味药同为臣药。茯苓渗湿化痰,助脾健运;丹参活能活血消瘀,以助散结;荷梗能升阳健脾,祛湿和胃,为本方的佐药。诸药合用,既能行气活血,又能化痰散结、养阴生津,为开郁化痰,润燥降气的良方。

2. 瘀血阻膈

临床表现：饮食难下,食入即吐,吐出物如赤豆汁,胸膈疼痛,肌肤枯燥,形体消瘦。舌质红有紫点、紫斑,脉细涩。

治疗原则：理气散结、活血化瘀。

推荐方剂：通幽汤加减。

药物组成：生地、熟地、甘草、红花、升麻、桃仁、当归、槟榔。

随症加减：五灵脂、海藻、昆布、贝母、瓜蒌、黄药子。

李东垣《兰室秘藏》卷下:"治幽门不通,上冲,吸门不开,噎塞,气不得上下,治在幽门闭,大便难,此脾胃初受热中,多有此证,名之曰下脘不通"。方中生地黄、熟地黄、当归身滋阴养血润燥,以扶正固本,共为本方的君药。桃仁、红花活血化瘀润燥,两味药同为臣药。升麻通调气机,舒畅胃气而上升清气,下降浊气,使幽门得通,噎塞便秘自然消除,槟榔下坠而破气滞;甘草益气补中,缓急止痛,调和诸药,共为本方的佐药。诸药合用具有理气散结、活血化瘀之功效。

3. 阴虚热结

临床表现：食入格拒不下,入而复出,形体消瘦,口干咽燥,大便干结,五心烦热。舌质光红少津,脉细弦数。

治疗原则：滋养津液,泻热散结。

推荐方剂：增液汤合沙参麦冬汤。

药物组成：玄参、麦冬、生地、沙参、玉竹、甘草、桑叶、天花粉、生扁豆。

吴鞠通《温病条辨》:"津液不足,无水舟停者,间服增液""燥伤肺胃阴分,或热或咳者,沙参麦冬汤主之"。方中玄参养阴清热,生津润燥,沙参、麦冬甘寒养阴、清热润燥,共为本方的君药。生地养阴清热,玉竹养阴润燥,天花粉清热生津,三药相配可加强君药养阴生津、清热润燥之功,均为臣药。冬桑叶滋阴润燥,生扁豆健脾胃而助运化,甘草益气补中,缓急止痛,调和诸药,共为本方的佐药。诸药合用具有滋养津液,泻热散结之功效。

4. 气虚阳微

临床表现：水饮不下,泛吐多量黏液白沫,形瘦神衰,畏寒肢冷,面浮足肿。舌质淡紫,苔白滑,脉弱。

治疗原则：益气养血、健脾补肾。

推荐方剂：补气运脾方合右归丸加减

药物组成：人参、白术、茯苓、当归、黄芪、熟地、山茱萸、肉桂、制附子、杜仲、砂仁、陈皮、威灵仙、白芍。

王肯堂《证治准绳·类方》："中气不运之噎塞"；张景岳《景岳全书·新方八阵方》："治元阳不足……而为脾胃虚寒，饮食少进，或呕恶膨胀，或翻胃噎膈"。方中人参、黄芪、茯苓、白术补脾益气，附子、肉桂、鹿角胶温补肾阳，填精补髓共为本方的君药。熟地、枸杞子、山茱萸、山药滋阴益肾，养肝补脾，助脾健运，均为臣药。砂仁和胃降逆；菟丝子补阳益阴，固精缩尿；杜仲补益肝肾，强筋壮骨；当归补血养肝，均为佐使。诸药合用，共奏补脾益气之功。

六、治疗

（一）中西医治疗原则

采取中西医综合治疗的原则，根据患者病史、病变部位、肿瘤扩散范围、肿瘤的细胞学、病理学类型，以及患者的全身状况，采取多学科综合治疗（MDT）模式，并充分征求患者及其家属的意见，选择中医药与手术、化疗、放疗、生物靶向和免疫治疗相结合的综合治疗方案，提高食管癌治愈率或局部控制率，减少远处转移，改善患者的生活质量、延长患者生存期的目的。不同治疗阶段中医药辨证分型见表17-3。

表17-3　不同阶段辨证分型

治疗阶段	手术阶段	放疗阶段	化疗阶段	单纯中医治疗阶段
辨证分型	气血亏虚	热毒津亏	脾胃不和	痰气交阻
	脾胃虚弱	气阴两虚	肝肾阴虚	津亏热结
				瘀血内结
				气虚阳微

（二）治疗手段

1. 手术结合中医治疗　外科手术治疗是食管癌的主要根治性手段之一，在早期阶段外科手术治疗可以达到根治的目的。根据患者的病情、合并症、肿瘤的部位和分期以及术者的技术能力决定手术入路选择和手术方式，尽量做到肿瘤和区域淋巴结的完全性切除。早期食管癌及癌前病变可选择内镜下切除，切除技术主要包括内镜下黏膜切除术（endoscopic mucosal resection，EMR）、内镜黏膜下剥离术（endoscopic submucosal dissection，ESD）等，内镜下切除具有创伤小、并发症少、恢复快、费用低等优点，且与外科手术疗效相当，5年生存率可达95%以上。内镜下切除治疗主要用于淋巴结转移风险低且可能完整切除的食管癌病变。

围手术期联合中医治疗可促进食管癌患者术后康复，增强体质，为术后辅助治疗创造条件；采用中医巩固治疗，能够提高机体免疫功能，防治肿瘤复发转移。辨证用药：

（1）气血亏虚

临床表现：面色淡白或萎黄，唇甲淡白，神疲乏力，少气懒言，自汗，或肢体肌肉麻木、女性月经量少，舌体瘦薄，或者舌面有裂纹，苔少，脉虚细而无力。

治疗原则：补气养血。

推荐方剂：八珍汤或十全大补汤加减。

药物组成：人参、白术、茯苓、当归、川芎、白芍、熟地黄，或黄芪、当归，或人参、肉桂、川芎、地黄、茯苓、白术、甘草、黄芪、当归、白芍、生姜、大枣。

辨证加减：兼痰湿内阻者，加半夏、陈皮、薏苡仁；若畏寒肢冷，食谷不化者，加补骨脂、肉苁蓉、鸡内金；若动则汗出，怕风等表虚不固之证，加防风、浮小麦。

（2）脾胃虚弱

临床表现：纳呆食少，神疲乏力，大便稀溏，食后腹胀，面色萎黄，形体瘦弱，舌质淡，苔薄白。

治疗原则：健脾益胃。

推荐方剂：补中益气汤加减。

药物组成：黄芪、人参、白术、炙甘草、当归、陈皮、升麻、柴胡、生姜、大枣。

辨证加减：若胃阴亏虚，加沙参、石斛、玉竹；若兼痰湿证者，加茯苓、半夏、薏苡仁、瓜蒌。

2. 放射治疗结合中医治疗 放射治疗是食管癌综合治疗的重要组成部分。我国70%的食管癌患者就诊时已属中晚期，失去根治性手术切除的机会；而我国食管癌病理90%以上为鳞状细胞癌，对放射线相对敏感。根治性放疗适用于部分早期食管癌、不可切除的局部晚期食管癌。辅助放疗适应于肿瘤外侵明显有癌残留、局部淋巴结转移的术后放疗。姑息性放疗适用于对晚期食管癌原发灶和转移灶的减症治疗。放疗联合化疗有同步放化疗、序贯放化疗方案。

放疗期间联合中医治疗，主要提高放疗疗效，减轻放疗不良反应，提高生活质量，延长其生存时间。辨证用药：

（1）热毒津亏

临床表现：发热，口干舌燥，咽喉肿痛，或见胸痛，呛咳，头痛，舌红，苔黄或剥脱，脉细数或沉涩。

治疗原则：解毒泻火。

推荐方剂：麦冬养荣汤或玉女煎加减。

药物组成：人参、麦冬、五味子、当归、白芍、生地、知母、陈皮、黄芪、甘草；或石膏、熟地黄、知母、麦冬、牛膝。

辨证加减：若局部皮肤红、肿、热、痛或破溃者，黄连、黄柏、虎杖煎汤。若头痛头晕重者，加泽泻；若胃阴损伤，胃失和降者，加石斛、沙参、竹叶、旋覆花。

推荐中成药：复方斑蝥胶囊、知柏地黄丸、生脉饮。

（2）气阴亏虚

临床表现：神疲乏力，少气懒言，口干，纳呆，干咳少痰或痰中带血，胸闷气短，面色苍白或晦滞，舌淡白或嫩红，苔白干或无苔，脉沉细或细数。多见于放射性损伤后期。

治疗原则：益气养阴。

推荐方剂：沙参麦冬汤或生脉饮加减。

药物组成：沙参、玉竹、生甘草、桑叶、生扁豆、天花粉、麦冬；或人参、麦冬、五味子。

辨证加减：若纳呆若兼血虚，加阿胶、丹参；若久病阴损及阳，加菟丝子、肉桂。纳差，加焦三仙、砂仁；若痰中带血，加白及、侧柏炭、木蝴蝶。

推荐中成药：健脾益肾颗粒、益气养血口服液。

3. 化疗结合中医治疗 放化疗同步或辅助化疗适合局部晚期食管癌，单纯化疗适合晚期食管癌，以提高患者生活质量、延长生存时间。姑息性化疗一线方案有氟尿嘧啶类（氟尿嘧啶／卡培他滨／替吉奥）联合顺铂、氟尿嘧啶类联合奥沙利铂（推荐腺癌）、紫杉醇／多西他赛联合顺铂／奈达铂、长春瑞滨联合顺铂／奈达铂、氟尿嘧啶联合伊立替康、改良的DCF方案（多西他赛＋顺铂＋氟尿嘧啶）

化疗期间所联合中医治疗，能提高化疗疗效，防治化疗不良反应，提高患者生活质量和化疗完成率。辨证用药：

（1）脾胃不和

临床表现：胃脘饱胀，食欲减退，恶心，呕吐，腹胀或腹泻，舌体多胖大，舌苔薄白、白腻或黄腻。多见于化疗引起的消化道反应。

治疗原则：健脾和胃，降逆止呕。

推荐方剂：旋覆代赭汤或橘皮竹茹汤加减。

药物组成：旋覆花、人参、生姜、代赭石、甘草、半夏、大枣；或半夏、橘皮、枇杷叶、麦冬、竹茹、赤茯苓、人参、甘草。

辨证加减：若脾胃虚寒者，加吴茱萸、党参、焦白术；若肝气犯胃者，加炒柴胡、佛手、白芍、郁金。

推荐中成药：香砂平胃丸。

（2）肝肾阴虚

临床表现：腰膝酸软，耳鸣，五心烦热，颧红盗汗，口干咽燥，失眠多梦，舌红苔少，脉细数。多见于化疗引起的骨髓抑制或脱发。

治疗原则：滋补肝肾。

推荐方剂：六味地黄丸加减。

药物组成：熟地黄、山茱萸（制）、山药、泽泻、牡丹皮、茯苓。

辨证加减：若阴虚内热重者，加墨旱莲、女贞子、生地；若阴阳两虚者，加菟丝子、杜仲、补骨脂；兼脱发者，加制首乌、黑芝麻。

推荐中成药：贞芪扶正颗粒、生白口服液。

4. 靶向治疗结合中医治疗　分子靶向治疗主要适用于晚期或复发的食管癌，主要有以下药物：①HER2过表达的食管腺癌推荐曲妥珠单抗联合化疗；②抗血管生成治疗：安罗替尼用于治疗食管鳞癌，阿帕替尼用于治疗食管腺癌。

靶向治疗期间联合的中医治疗，能延缓疾病进展，防治靶向治疗不良反应。采用中药防治抗肿瘤靶向药物所导致的心脏疾病、手足皮肤反应、高血压和尿蛋白等并发症。中日友好医院研制的四味养脏汤对以上不良反应有良好的防治作用。

5. 食管癌的姑息治疗　噎、吐、痛、梗为食管癌常见症状，中药治疗对症治疗有其独特疗效。

（1）噎

方剂一：白术15g、莪术15g、威灵仙15g、䗪虫9g、丹参9g，水煎服，每日一剂；

方剂二：瓜蒌30g、薤白10g、檀香6g、丝瓜络10g、清半夏10g、南星10g、白术10g、急性子10g、败酱草30g、焦神曲30g、鸡内金10g、半枝莲30g，水煎服，每日一剂。

（2）吐

方剂：代赭石30g、生半夏（先煎）9g、苍术15g，水煎服，每日一剂。

（3）痛

方剂：五灵脂90g、没药60g、蒲黄炭60g、白芷15g、细辛9g、当归15g、川楝子30g、白芍

30g、元胡 30g,共研极细末,每次服 0.3~0.5g,每日服三次。

（4）梗

方剂:壁虎 12g、苍术 15g、黄连 3g、麻黄 3g,水煎服,每日一剂。

七、预后与随访

食管癌接受手术或根治性放化疗后总体 5 年生存率为 20% 左右,极早期食管癌经内镜下切除或手术切除可获得长期、良好的生存,5 年生存率可达 95% 以上。早期或局部进展期食管癌经根治性手术、术前放化疗后手术或根治性放化疗后,一部分患者可取得治愈效果,其余患者也可延长生命。患者在经过化疗、靶向治疗、免疫检查点抑制剂治疗、中医药治疗后可以一定程度缓解症状,延长生命。对于新发食管癌患者应当建立完整的病案和相关资料档案,诊治后定期随访和进行相应检查。随访频率为治疗后 2 年内每 3~6 个月随访 1 次,2~5 年内每 6 个月随访 1 次,5 年后每年随访 1 次。

八、预防与调护

1. 阻断病因及高危因素方面,减少摄入含亚硝胺及霉变食物,调整饮食习惯,不吃过热、粗糙过硬食物;戒烟、戒酒以及改善特殊饮食习惯等;去除生物学因素,如治疗幽门螺杆菌等;避免精神紧张及过分焦虑,保持心情舒畅。

2. 对高危人群(年龄大于 40 岁;来自于食管癌高发区;有上消化道症状;有食管癌家族史;患有食管癌前疾病或癌前病变)定期筛查,积极治疗食管上皮增生,处理癌前病变。

3. 全身营养干预方面,对于缺乏维生素和微量元素的患者,可以补充维生素和微量元素缺乏纠正营养失调。

4. 中医药阻断治疗方面,可予"清热解毒、化瘀散结"中药复方增生平治疗。中医预防和阻断食管癌除药物疗法外,还有针灸、气功、药膳等疗法,疗效稳定,不良反应少。

九、研究概况及存在问题

(一)中西医结合食管癌的筛查与预防

1. 基于舌诊建立食管癌筛查模型建立与验证 舌诊是中医四诊中的重要组成部分,中医认为舌象特征可以反映人体将康状态,所谓"司外揣内",《辨舌指南·辨舌总论》云:"辨舌质可决五脏之虚实,视舌苔可察六淫之深浅"。随着人工智能的迅速发展,使舌诊更加客观化,同时摆脱肉眼观察的局限性,有利于大规模进行舌象采集与识别。因此舌诊、人工智能、上消化道肿瘤高发区人群筛查相结合的筛查模式将成为中西医结合探索肿瘤筛查新思路。

通过分析上消化道肿瘤高发区(河北省磁县、四川省盐亭县、山西省阳城县)筛查人群舌象特征,探索早期食管癌及食管癌前病变危险舌象特征,并结合筛查基线数据与舌象特征,建立中西医结合早期食管癌风险预测模型,在保证模型可操作性与易推广性的基础上最大限度提升模型的预测效能。

对食管癌高发区 40 岁以上自然人群筛查,并进行内镜检查及碘染色,可疑异常者夹取组织并送病理检查。采用道生智能舌诊仪(DS01-B)采集舌象与分析,根据 2010 版《消化系统肿瘤 WHO 分类》将人群根据内镜病理结果分为病理正常、食管鳞癌癌前病变、早期食管鳞癌三类人群,同一患者具有多种病理诊断按照最高级别病理诊断为准。分别统计各人群不同舌象特征分布,采用卡方检验比较组间差异,将具有统计学差异的危险舌象(P<0.1)与食管癌公认危险因素共同纳入 Logistic 回归分析早期食管癌危险舌象。将有意义舌象特征与筛查基线数据结合,采用计算机深度学习神经网络 - 多层感知器建立早期食管癌风险预测模型。

筛查自然人群 14 470 例中,食管癌前病变(低级别上皮内瘤变)736 例(5.09%),其中轻度鳞状上皮不典型增生 576 例、中度鳞状上皮不典型增生 160 例。早期食管癌 216 例(1.49%),包括食管高级别上皮内瘤变 199 例(重度鳞状上皮不典型增生 153 例、原位癌 46 例)、黏膜内鳞癌 17 例。经过多因素 Logistic 回归校正,裂纹舌、暗红舌和紫舌与早期食管癌发生显著正有关,其中紫舌危险性随着食管由癌前病变向早癌转变过程中增高[OR 值分别为 1.847(1.229,1.769)、2.784(1.784,4.345)]。此外发现淡红舌(正常舌色)与点刺舌均为早期食管癌保护舌象,因此将上述五种舌象与筛查基线共同建立早期食管癌风险预测模型,ROC 曲线下面积(AUC)=0.800(0.771,0.829)。而仅仅用基线数据建模,AUC=0.716(0.678,0.753),可见加入舌诊可明显提升模型预测效能。

2. 基于舌诊分析食管癌发生中医病机转化规律　通过对食管癌高发区(河北省磁县、山西省阳城市及四川省盐亭县)自然人群(≥40 岁)资料数据库的舌象特征分析,贾立群教授团队发现食管鳞癌舌象分布显示紫舌、暗红舌随着食管鳞癌发生发展逐渐升高,而淡红舌、红舌、点刺舌则呈递减规律。随着食管癌发生发展,淡红舌(正常舌象)明显下降,反映出机体健康状态的下滑。紫舌、暗红舌均属于血瘀证的舌象,而红舌、点刺均反映热证,从瘀舌的明显上升反映出血瘀证与食管癌发生发展明显相关,而热证却逐渐下降,进而反映出热证向血瘀证的转化可能是食管癌发生发展的关键中医证机。此外反流性食管炎 -Barrett 食管 - 食管腺癌是目前明确证明的食管癌发生发展过程。另一项食管鳞癌的多因素 Logistic 回归分析显示暗红舌、紫舌、裂纹舌的食管癌前病变风险显著增加,而暗红舌和紫舌与早期食管癌发生显著有关,且紫舌危险性随着食管由癌前病变向早癌转变过程中逐渐增高。通过上述分析进一步得出瘀舌及血瘀证是食管癌发生发展的重要促进因素,客观说明热证向血瘀证转化在食管癌发生过程中可能起到枢纽的作用,从中医角度阐释了食管癌炎癌转化的内在病机。

3. 中药预防食管癌　"治未病"理论是中医学的重要内容,癌前病变的阻断属于肿瘤的二级预防,即为"治未病"理论中的"欲病救萌、防微杜渐"。20 世纪 70 年代,河北磁县、河南林县等食管癌高发现场开展了系列中医药预防食管癌的研究。1983 年余桂清教授、张代钊教授等根据食管癌的病因病机特点,以清热解毒、化瘀散结为治则,创制抗癌乙丸,其后研发成为上市中成药增生平片(国药准字 Z20093198),用于食管癌的防治。药理学研究显示其药味均具有抗炎、抗氧化、抗肿瘤等作用。国家"七五""八五"攻关课题在食管癌高发区开展增生平对食管癌前病变阻断的疗效研究,河南省林县食管癌前病变阻断性治疗证实,增生平可降低食管癌变中 52.2% 重度增生的人群比例。林培中院士团队的循证研究结果显示:基于拉网脱落细胞镜检,1 631 例重度不典型增生患者在服用增生平片 3 年后,与对照组相比癌变率下降 61.5%,药物阻断 10 年后随访癌变危险度下降 30%,随访率达 91%,证实了增生平阻断食管癌前病变的疗效确切。李佩文等对 211 例食管上皮重度增生患者服用六味地黄丸的疗效观察,与对照组相比 2 年后癌变率分别为 1.9% 及 8.3%,差异显著,说明六味地黄丸防治食管上皮重度增生癌变疗效显著。其他研究发现启膈散也有一定疗效。陈志峰等应用 Meta 分析方法对我国近十年中草药治疗食管癌前病变的研究文献进行定量合并,以对照组与治疗组的癌变率差值 d 作为 Meta 分析的效应值。合并后治疗组为 2 634 例,对照组为 2 020 例。统计分析表明治疗组总体癌变率比对照组低,d=0.016 3,95%CI=0.045 6~0.076 9。证明采用中草药治疗食管癌前病变可降低癌变率。

4. 启膈方抑制食管癌转移的基础与临床研究　启膈方是由清代程国彭《医学心悟》中的启膈散(沙参、郁金、茯苓、砂仁、丹参、川贝、荷叶等)加养阴药物化裁而来,具有润燥解郁、化痰降逆的作用,河北医科大学第四医院李晶教授团队应用该方在抑制食管癌转移方面做了大量的基础与临床研究。

基础研究方面,启膈方能够调控食管癌 Eca109、TE1 细胞 Gas6/Axl 通路,抑制 Gas6/Axl 复合物的形成和定位,进而影响 PI3K/AKT 和 NF-κB 信号通路。启膈方能下调食管癌细胞 TE1、TE13 及 Eca109 细胞中 Snail、Vimentin 蛋白的表达,抑制食管癌细胞中微丝骨架的重排。启膈方能够增强食管癌 Eca109、TE13、TE1 细胞间隙连接蛋白 Cx 家族蛋白的表达,增强细胞间的间隙连接,从而提高食管癌细胞间同质黏附力。启膈方能够明显抑制食管癌 Eca109、TE13、TE1 细胞的迁移与侵袭,从以上几方面研究证实启膈方能抑制食管癌细胞的转移。此外,动物实验发现启膈方可能通过增强裸鼠间隙连接、抑制上皮细胞间质化,进而抑制裸鼠食管癌肺转移,这可能是其治疗食管癌的部分作用机制。

临床研究方面,通过前瞻性研究观察研究,启膈方能够延长食管癌根治术后无病生存时间(DFS),降低食管癌根治术后 1 年复发转移率,增加体重、提高 KPS 评分,提高患者生存质量。

5. 食管癌早诊早治　我国食管癌防治成效显著,食管癌发病率和病死率呈逐年下降的趋势,男、女年平均下降 2.9% 和 4.6%。但是,由于早期癌的症状隐匿或缺乏,我国食管癌的早期诊断率仅 1.43%,超过 90% 的患者临床确诊时已进展至中晚期,总体 5 年生存率不足 20%,术后 5 年生存率为 30% 左右,而早期食管癌的 5 年生存率超过 95%。因此,"早发现、早诊断、早治疗"是提高食管癌诊治效果和患者生活质量及减轻国家与个人医疗负担的重要手段。内镜下食管黏膜碘染色、指示性活检是我国现阶段最适用而有效的筛查方法,是诊断早期食管癌和癌前病变的"金标准"。国内筛查结果显示食管癌和癌前病变(重度异型增生及原位癌)的检出率分别为 0.59% 和 1.37%(林州市)、0.59% 和 1.01%(肥城市)、0.62% 和 2.51%(磁县)、0.35% 和 0.83%(盐亭县)。对各型不典型增生和癌前病变患者给予针对性的定期随访、复查和内镜监测,具有重要意义。张萌等报道河南省 12 市县食管癌筛查,对轻、中度异型增生的随访筛查率为 67.45%,其中早期癌检出率 3.29%,早诊率 100%,均高于首次筛查的 0.27% 和 84.96%,复查可提高筛查效果。随着医学上各种新型内镜技术的更新和进步,综合使用染色内镜、放大内镜、共聚焦显微内镜等特殊技术可进一步突显早期食管癌的内镜下表现,并有助于了解病变范围、浸润深度及病理类型,指导治疗方案的选择。同时,分子生物学的快速发展,肿瘤标志物、液体活检、肿瘤蛋白组学和基因组学等检查,也为尽早发现和诊断早期食管癌及癌前病变提供了帮助和支持。

早期食管癌的治疗方式主要为内镜下切除和外科切除,二者的 5 年术后生存率均 >95%。内镜下切除安全、微创,但无法进行淋巴结清扫。外科切除能比较彻底地切除病变及周围组织,但创伤大,后期对患者生活质量影响大。早期食管癌内镜治疗分为内镜下切除技术和非切除技术,内镜下切除技术包括内镜下黏膜切除术(EMR)和内镜黏膜下剥离术(ESD)等,内镜下切除治疗主要用于淋巴结转移风险低且可能完整切除的食管癌病变。目前国内尚无统一规范的内镜下切除适应证,国内较为公认的早期食管癌和癌前病变内镜下切除的绝对适应证:病变层次局限在上皮层或黏膜固有层的食管癌(M_1、M_2);食管黏膜重度异型增生。内镜下切除的相对适应证:病变浸润黏膜肌层或黏膜下浅层(M_3、SM_1),未发现淋巴结转移的临床证据。范围大于 3/4 环周、切除后狭窄风险大的病变可视为内镜下切除的相对适应证,但应向患者充分告知术后狭窄等风险。内镜下切除的禁忌证:明确发生淋巴结转移的病变;若术前判断病变浸润至黏膜下深层及以上,原则上应行外科手术治疗;若患者拒绝或不适合外科手术,可考虑内镜下切除治疗。内镜下切除的相对禁忌证:非抬举征阳性;伴发凝血功能障碍及服用抗凝剂的患者,在凝血功能纠正前不宜手术;有食管静脉曲张者;一般情况差、无法耐受内镜手术者。EMR 对于病变直径 <20mm 的病灶效果较好,而对于 >20mm 的病灶,较难做到整块切除,影响病变的完整病理评估,且可能造成局部病变残留,从而影响内镜切除的效果。ESD 是目前食管早癌内镜切除的主流技术,对于 >2cm 的病变,也具有较高的整块切除率和治愈性切除率。目前数据表明食管病变 ESD 的整块切除率为 90%~100%,完整切除率为 87.9%~97.4%,原位复发率为 0%~3%。而内镜下非切除技术种类繁多,较为常见的有内镜下射频消融术(RFA)、光动力治疗(PDT)、氩离子凝固术(APC)、激光疗法、热探头治疗、氩离子凝固术以及冷冻疗法等。非切除治疗可以有效消除肿瘤病变黏膜,但其缺点在于无法获得病理标本从而进行术后病理学评估,因此治疗后的密切随访是必然的。随着内镜治疗技术的不断进步,以及临床证据的不断呈现,未来早期食管癌的临床治疗将得到进一步优化。

(二)食管癌免疫治疗进展

1. 免疫监测点抑制剂治疗食管癌的最新进展 东西方人群病理类型上存在巨大差异,我国食管癌以鳞癌为主,约占 90%。晚期食管癌化疗的疗效已达到瓶颈,食管鳞癌具有较高的突变负荷,提示为免疫治疗的优势瘤种。免疫治疗在晚期后线食管癌中均表现出较好的治疗反应,并被指南作为后线治疗推荐。《中国临床肿瘤学会(CSCO)食管癌诊疗指南》2020 版在食管癌的诊断原则、治疗原则以及随访等方面均有诸多更新,将免疫治疗列为晚期食管癌二线及以上的标准治疗。其中,中国自主创新药——卡瑞利珠单抗被列为I级专家推荐方案(1A 类证据);帕博利珠单抗同为I级推荐,但限于 CPS≥10 人群(1A 类证据);纳武利尤单抗为II级推荐(2A 类证据)。

基于 ESCORT 研究结果,与化疗相比,卡瑞利珠单抗组食管癌患者的中位生存期(OS)可显著延长近 2 个月,降低死亡风险近 30%,客观缓解率(ORR)提高 3 倍以上,延长应答持续时间。基于 KEYNOTE-181 研究结果 PD-L1 阳性帕博利珠单抗组食管癌患者的 OS 从 6.7 个月提高到 9.3 个月,死亡风险相对下降了 31%。KEYNOTE-181 试验中国患者数据显示,PD-L1 阳性的中国食管鳞癌患者,OS 从化疗的 5.3 个月提高到了 12 个月,死亡风险相对降低了 66%,12 个月生存率从 16% 提升到 53%。基于 ATTRACTION-3 研究,纳武利尤单抗对晚期食管鳞癌患者的治疗降低死亡风险 23%,改善中位 OS 2.5 个月。

2. 中药调节机体免疫抗肿瘤 近年来,中医药对肿瘤免疫系统增益作用的研究已渐趋成熟,中药通过免疫学途径而起到预防和治疗癌症占据着日益重要的地位。大量实验及临床研究数据证明,不论是中药复方、单味中药或中药提取物均可提高机体免疫监视功能,从而增强机体清除和杀伤肿瘤细胞的能力。参芪扶正注射液可促进 DC 细胞分化,党参诱导成熟的 DC 能刺激同种异体 T 淋巴细胞增殖,诱导的树突状细胞肿瘤疫苗可促进 DC 细胞的抗原递呈能力,有效活化 CTL,促进细胞因子 IL-12、TNF-α,增强机体抗肿瘤功能,延长荷瘤小鼠生命。槲寄生能抑制肿瘤细胞繁殖或生长、诱导细胞凋亡以及表达基因标记,促进免疫功能的效果显著；能刺激 β- 内啡肽的产生，抑制血管生长。保护白细胞 DNA，以免受到化疗等的损害。此外，槲寄生联合纳武利尤单抗治疗进展或转移期肿瘤患者 16 例，其中肺癌 11 例，近期疗效有所提高，生存期有所延长，但未见统计学差异。灵芝能促进 T 细胞增殖、B 细胞活化，提高红细胞膜相 CD35 免疫活性，增强巨噬细胞免疫功能，刺激人脐血单核细胞（CBMC）增殖，协同植物血凝素刺激 CBMC 增殖；能诱导脾细胞 DNA 和蛋白质的合成，促进免疫细胞增殖，加速免疫应答。观察癌症患者恶性胸水中分离的肿瘤浸润淋巴细胞（TIL），发现丹参注射液可明显促进 TIL 的体外增殖及抗肿瘤作用。在抗肿瘤反应中发挥重要作用的多种免疫细胞或细胞因子成分，中医药均可明显提高其功能，从而有利于实现肿瘤细胞的清除。机体免疫监视功能的加强不仅可以有力地预防肿瘤的产生，还可以增强机体对肿瘤细胞的抗衡抑制能力，因此应用中医药提高机体免疫系统清除监视功能同时具有"治未病"和"治已病"的重要意义。

食管癌免疫检查点抑制剂治疗取得了较好的疗效，其与中医的扶正治疗都是通过调动体内的抗癌免疫能力，达到杀伤和抑制肿瘤的目的，二者在治疗理念上高度一致，有很强的互补性。同时，我们也关注到西医学的免疫治疗通过免疫检测点抑制剂的干预在杀伤肿瘤细胞的同时也破坏体内原有的阴阳平衡，会引起多种自身免疫性疾病，如何通过中医的阴阳平衡理论调节体内的各种细胞因子，达到增效减毒，是近几年是肿瘤中西医结合研究的热点。

（三）中医外治食管癌并发症

食管并发症是食管癌或食管癌治疗所引起的疑难病症，是中晚期患者痛苦、致残、致死的主要原因，其发生率达 80%，常见并发症有癌性疼痛、恶性胸腹水、化疗周围神经毒性、化疗手足综合征，放射性口腔炎等。贾立群教授经过多年临床实践与研究，针对目前常见并发症，率先确立"温经通络"为肿瘤并发症的基本治则，采用中医外治方法，达到"以通为补、攻补兼施"的疗效。

1. 癌性疼痛　癌性疼痛是指由癌症、癌症相关性病变及抗癌治疗所引起的疼痛，食管癌癌性疼痛常见于骨转移疼痛，在中医"不通则痛"的理论基础上，确立了癌痛的病因病机为"阴瘤内阻，气滞血瘀"，采用"温经通络、散结止痛"的治法形成了痛块消乳膏外治技术，并联合三阶梯止痛给药原则，建立中医外治癌痛疗效评价方法，纳入食管癌骨转移疼痛中医临床路径。痛块消乳膏由延胡索、姜黄、白芥子等组成，将药物按比例打粉，用水调至均匀糊状，加入硅霜调成膏状敷于疼痛部位即成。其作用机制为：抑制 c-Fos 蛋白表达；抑制星型胶细胞激活；抑制疼痛在脊髓水平的放大；抑制破骨细胞过度激活；提高护骨素 / 核因子 κB 受体活化因子配体比值。

依托两项国家"十一五"科技支撑计划"中医外治特色疗法和外治技术示范研究"项目，采用多中心、随机、对照、双盲研究方法证明，针对中重度骨转移癌痛，采用痛块消乳膏外治技术，联合"吗啡滴定"止痛给药原则，治疗中重度癌性疼痛可降低阿片类药物用量 30%，减轻其不良反应和风险，解决中药止痛疗效评价的客观性和伦理性问题。

2. 恶性胸腹腔积液　恶性胸腹腔积液是晚期食管癌常见并发症之一，其发病病机为"脾肾两虚、痰饮内停"，采用"益气温阳、活血利水"的治法形成实脾消水膏外治胸腹腔积液技术，并规范了消水膏外用方法。实脾消水膏主要由生黄芪、桂枝、猪苓、老鹳草等组成，药物制备为按比例取上述中药煎煮浓缩，加适量赋形剂凡士林，充分搅拌并调成膏状即成。研究发现其有效成分可以透过皮肤组织进入恶性胸腹腔积液产生抑制和杀伤肿瘤细胞的作用,抑制肿瘤细胞胸腹腔浸润。

在传承李佩文教授学术思想基础上,依托 3 项国家中医药管理局专项课题,开展了温经通络法外治胸腹腔积液的多中心、随机、对照临床研究,累计研究病例 180 例,研究结果显示中医外治缓解率优于腔内化疗(胸腔积液 63.89% vs 13.89%,*P*<0.05;腹腔积液 82.47% vs 58.69%,*P*<0.05),且较治疗前明显改善中医"胸闷、气短、腹胀、纳差"症状评分(*P*<0.05),提升患者生活质量;与腔内化疗组相比,中药外治组延长晚期肿瘤患者生存期 2 个月(5.1±2.3 月 vs 3.2±1.9 月,*P*<0.05)。

3. 化疗致周围神经病变　化疗致周围神经病变(CIPN)是由化疗药物直接损伤周围神经系统而导致的一种神经毒性病变,为食管癌常用化疗药物紫杉类和铂类的不良反应,临床表现为肢体末端麻木、感觉异常,遇冷刺激常会激发和加剧,严重时可影响肢体功能,发生率为 85%~95%。其病机为"寒凝瘀阻",以"温经通络、活血化瘀"为治法,经过多年的临床实践与实验研究研制的温络通洗剂(LC07)外治化疗致周围神经病变技术,温络通洗剂(LC07)由淫羊藿、桂枝、红花、老鹳草等药物组成,将中药煎煮后恒温(35~40℃)泡洗手足。通过应用奥沙利铂或紫杉醇致周围神经病变大鼠模型,证实了温络通洗剂外用可有效缓解周围神经病变导致的手足疼痛,促进周围神经纤维再生,改善神经传导速度,抑制背根神经节神经元凋亡,并且缓解血浆代谢产物改变,并通过超高效液相色谱分析法确定了温络通洗剂中的有效中药成分,为温经通络法治疗肿瘤并发症提供了科学依据。

本项目依托"十一五"国家科技支撑计划项目和省部级项目,采用多中心、随机、对照试验研究方法,针对肿瘤化疗所引起的周围神毒性,温络通洗剂(LC07)外治组与对照组比较,其有效率分别为 75.00% vs 35.29%(*P*<0.01),证明温络通洗剂(LC07)可有效降低神经毒性分级,改善手足麻木症状,提高患者生活质量。

4. 手足综合征/手足皮肤反应　手足综合征(HFS)/手足皮肤反应(HFSR)是由化疗药/靶向药引起手足皮肤不良反应,HFS 为对称性异常感觉、红斑、红疹,水肿,脱皮、脱屑,HFSR 特征为触痛感,感觉迟钝,红斑、红疹,起泡,淡黄色斑块,局灶性角化过度(周围红斑);HFS 常扩散和对称分布,手掌多于足底,HFSR 常发生于重力受压处和易摩擦处,足底多于手掌。食管癌患者使用 5-Fu 类化疗药或阿帕替尼、安罗替尼可能会出现这种不良反应,发病病机为"气血亏虚,经络瘀阻",以"行气活血,解毒通络"为基本治法,形成温络通洗剂(LC07)外治技术,其疗效显著高于国内外治疗水平,解决了目前西医尚无治疗手段的难题。温络通洗剂(LC09)以老鹳草、川乌、桂枝、红花等组成,将药液至于恒温足浴桶,加温水 1 000ml,温度 35~37℃,浸泡手足。温络通洗剂(LC09)外用化疗致手足综合征小鼠模型,可有效缓解手足综合征所致表皮超微结构改变,降低 IL-6、IL-10 及 IL-1β 等炎性反应因子表达。

采用温络通洗剂(LC09)外治肿瘤化疗致足综合征临床观察试验,结果显示中药外治组与对照组手足综合征的分级疗效总有效率分别 87.88% vs 20.59%(*P*<0.01),证明了中医外治可以显著提高手足综合征的疗效,降低疼痛、促进皮损愈合。

5. 放射性口腔炎　放射性口腔炎是食管癌患者在接受放疗过程出现的以红斑、糜烂和溃疡为主要特征的临床损害,是目前肿瘤临床治疗中常见的难治性并发症。常见口腔溃疡伴水肿或假膜形成,严重者可导致吞咽困难并危及患者生命。目前西医针对放射性口腔炎尚无有效治疗,主要采取对症止痛、抗炎、改善口腔环境、预防和控制感染、黏膜保护等对症综合疗法,但仍未能解决溃疡反复、不易愈合的难点。该病的中医核心病机为"热毒伤络",

并随病程进展呈现证候演变规律。中药复方溃疡油是中日友好医院中西医结合肿瘤内科根据数十年临证经验研发而成的院内制剂,临床用于放射性口腔黏膜炎的外用治疗,疗效显著。该方由红花、当归、白芷组成,食用油煎制萃取而成。诸药合用,共奏解毒生肌、活血止痛之功。发挥中医外治"直达病所"的特色和优势,对于提高放化疗性 OM(口腔炎)的临床疗效具有重要作用。

研究发现:溃疡油外涂可有效促进放疗所致口腔炎的溃疡面愈合,显著缓解口腔疼痛,尤其针对中重度疼痛疗效更佳(中药组疼痛缓解率为93.75%,对照组为50%,$P<0.01$),且起效迅速(疼痛缓解起效时间,中药组 1.25 ± 0.55 天,对照组 2.30 ± 0.86 天,$P<0.01$),有效降低继发细菌感染发生率(中药组10%,对照组50%,$P<0.01$)。而基础方面,前期研究发现,溃疡油外用可改善口腔炎小鼠黏膜病理:改善口腔炎上皮结构紊乱,减少黏膜下层炎性细胞的浸润。增加唾液表皮生长因子(EGF)含量,并降低口腔黏膜组织中炎症因子肿瘤坏死因子 α(TNF-α)和白介素 6(IL-6)的表达。临床和基础研究均验证了溃疡油的有效性,并观察到溃疡油可保护黏膜屏障,减少炎性细胞浸润,下调 TNF-α 和 IL-6 的水平,提高唾液 EGF 含量。

温经通络法是建立在中医经络理论基础上的,根据肿瘤本虚标实的病机特点,以疏通经脉,活血散寒,祛邪扶正为主要作用的中医疗法,针对不同的肿瘤并发症采取特异性的治疗手段,对肿瘤并发症有针对性的治疗作用,对肿瘤本身亦有辅助治疗作用。贾立群教授经过多年的临床实践,在癌性疼痛、恶性胸腹腔积液、化疗性周围神经毒、手足综合征、放射性口腔炎等肿瘤并发症方面开展中医外治方法,有自己独特的优势,为肿瘤并发症的治疗拓展了新的理论和方法,并根据每种并发症的发病特点制定相应治法,创新性地确立了多种中医外治技术。

中西医结合食管癌防治是我国肿瘤领域中具有鲜明特色的一页篇章,我国食管癌发患者数居世界之首,也是中医学对恶性肿瘤认识最早的疾病之一,应属"噎膈"范畴,自《黄帝内经》起有关食管癌论述的中医古籍非常丰富而精准,其病因病机、治则治法相对其他恶性肿瘤具有比较成熟的认识。近半个世纪以来,我国食管癌高发区成为国际中西医肿瘤专家研究的热点,食管癌的发病率也得到了有效控制,其早诊、早治水平得到了显著提升。本章论述中西医结合防治食管癌传承了中医前辈的学术思想和经验,也融合了现代医学的基础理论和最新技术,呈现了目前我国中西医防治食管癌的现状和未来。

参 考 文 献

1. BRAY F, FERLAY J, SOERJOMATARAM I, et al. Global cancer statistics 2018: GLOBOCAN estimates of incidence and mortality worldwide for 36 cancers in 185 countries[J]. CA Cancer J Clin, 2018, 68(6): 394-424.

2. 陈万青,李贺,孙可欣,等. 2014 年中国恶性肿瘤发病和死亡分析[J].中华肿瘤杂志, 2018, 40(01): 5-13.

3. SONG Y M, LI L, OU Y W, et al. Identification of genomic alterations in oesophageal squamous cell cancer[J]. Nature, 2014, 509(7498): 91-95.

4. 李跃川,陈正言,彭德发,等.食管癌患者的心理社会因素探讨[J].中国心理卫生杂志, 2001, 15(3): 168-169.

5. YANG H, ZHANG Q N, XU M, et al. CCL2-CCR2 axis recruits tumor associated macrophages to induce immune evasion through PD-1 signaling in esophageal carcinogenesis [J]. Mol Cancer, 2020, 19 (1): 41.

6. LIU H, MEI F C, YANG W L, et al. Epac1 inhibition ameliorates pathological angiogenesis through coordinated activation of Notch and suppression of VEGF signaling [J]. Sci Adv, 2020, 6 (1): eaay3566.

7. 林培中, 张金生, 我振鹏, 等. 食管癌前病变的药物阻断性治疗——抗癌乙片、维胺酯和核黄素三年和五年的阻断效果 [J]. 中国医学科学院学报, 1990, 12 (4): 235-245.

8. 李佩文. 六味地黄丸防止食管上皮重度增生癌变效果的观察（附211例报告）[J]. 中日友好医院学报. 1990, 4 (3): 170-172.

9. 陈志峰, 张俊会. 我国中草药治疗食管癌前病变的 Meta 分析 [J]. 中医研究, 1999, 12 (1): 22-23.

10. KONG L Y, LU X, CHEN X Y, et al. Qigesan inhibits esophageal cancer cell invasion and migration by inhibiting Gas6/Axl-induced epithelial-mesenchymal transition [J]. Aging (Albany NY), 2020, 12 (10): 9714-9725.

11. 史会娟, 石冬璇, 李晶. 启膈散对食管癌细胞微丝骨架重排的影响 [J]. 中国中西医结合杂志, 2017, 37 (10): 1237-1241.

12. SHI H J, SHI D X, WU Y S, et al. Qigesan inhibits migration and invasion of esophageal cancer cells via inducing connexin expression and enhancing gap junction function [J]. Cancer Lett, 2016, 380 (1): 184-190.

13. 史会娟, 石冬璇, 李丽, 等. 启膈方对人食管癌细胞 Eca109、TE13 及 Cx26 表达的影响 [J]. 中医杂志, 2017, 58 (19): 1671-1675.

14. 张玉双, 高静, 史会娟, 等. 加味启膈散对食管癌根治术后患者复发转移及生存质量的影响 [J]. 中国全科医学, 2018, 21 (10): 1239-1243.

15. 王霄, 王安荣, 樊晋川, 等. 食管癌高发区高危人群食管癌筛查研究 [J]. 中华全科医学, 2012, 10 (8): 1167-1169.

16. 张萌, 李鑫, 张韶凯, 等. 河南省 12 个市、县食管癌筛查效果分析 [J]. 中华预防医学杂志, 2015, 49 (10): 879-882.

17. 吕昆明, 令狐恩强. 早期和浅表性食管鳞状细胞癌内镜治疗现状 [J]. 中华腔镜外科杂志（电子版）, 2019, 12 (3): 185-188.

18. ONO S, FUJISHIRO M, KOIKE K. Endoscopic submucosal dissection for superficial esophageal neoplasms [J]. World J Gastrointest Endosc, 2012, 4 (5): 162-166.

19. TAKAHASHI H, ARIMURA Y, MASAO H, et al. Endoscopic submucosal dissection is superior to conventional endoscopic resection as a curative treatment for early squamous cell carcinoma of the esophagus (with video) [J]. Gastrointest Endosc, 2010, 72 (2): 255-264.

20. HUANG J, XU J M, CHEN Y, et al. Camrelizumab versus investigator's choice of chemotherapy as second-line therapy for advanced or metastatic oesophageal squamous cell carcinoma (ESCORT): a multicentre, randomised, open-label, phase 3 study [J]. Lancet Oncol, 2020, 21 (6): 832-842.

21. CHEN J, LUO S, QIN S, et al. Pembrolizumab vs chemotherapy in patients with advanced/metastatic adenocarcinoma (AC) or squamous cell carcinoma (SCC) of the esophagus as second-line therapy: Analysis of the Chinese subgroup in KEYNOTE-181 [J]. Annals of Oncology, 2019, 30 (Supl.5): mdz247.086.

22. KATO K, CHO B C, TAKAHASHI M, et al. Nivolumab versus chemotherapy in patients with advanced oesophageal squamous cell carcinoma refractory or intolerant to previous chemotherapy (ATTRACTION-3): a multicentre, randomised, open-label, phase 3 trial [J]. Lancet Oncol, 2019, 20 (11): 1506-1517.

23. 印波,刑雪宁,武继虎,等.黄芪多糖诱导的树突状细阻疫苗对 S180 荷瘤小鼠抗肿瘤作用研究[J].南京中医药大学学报,2015,31(1):44-47.

24. THRONICKE A,STEELE M L,GRAH C,et al. Clinical safety of combined therapy of immune checkpoint inhibitors and Viscum album L. therapy in patients with advanced or metastatic cancer[J]. BMC Complement Altern Med,2017,17(1):534.

25. 陈良良,吴良村,李庆霞,等.丹参注射液对肿瘤浸润淋巴细胞的体外扩增及抗肿瘤作用[J].浙江中医学院学报,2002,26(3):49-51,54.

26. DENG B,JIA L Q,PAN L,et al. Wen-Luo-Tong prevents glial activation and nociceptive sensitization in a rat model of Oxaliplatin-induced neuropathic pain[J]. Evid Based Complement Alternat Med,2016,2016:3629489.

27. WU F Z,XU W J,DENG B,et al. Wen-Luo-Tong Decoction attenuates paclitaxel-induced peripheral neuropathy by regulating linoleic acid and glycerophospholipid metabolism pathways[J]. Front Pharmacol,2018,9:956.

28. 顾田.中药溃疡油治疗放射性口腔炎的临床观察[D].北京:北京中医药大学,2018.

29. 马莉.解毒化瘀法治疗放化疗性口腔黏膜炎的临床观察和实验研究[D].北京:北京中医药大学,2015.

第十八章　前列腺癌

一、概述

前列腺癌（prostate cancer）是指发生在前列腺的上皮性恶性肿瘤,常发生于前列腺后叶,侧叶次之,而绝大部分是发生在腺体外周腺管上的腺癌。前列腺癌是一类从不需要治疗的非侵袭性、生长缓慢的疾病到需要治疗的侵袭性、生长迅速的疾病。2019年最新数据显示,在美国,前列腺癌是最常见的癌症,也是美国男性癌症死亡的第二大原因;预计将有174 650名男性被诊断出患有前列腺癌,31 620人将死于这种疾病。在我国,前列腺癌的发病率虽远远低于欧美国家,但其发病呈快速上升趋势。根据国家癌症中心的数据,前列腺癌自2008年起成为男性泌尿系统中发病率最高的肿瘤,2014年的发病率达到9.8/10万,在男性恶性肿瘤发病率排名中排第6位;死亡率达到4.22/10万,在所有男性恶性肿瘤中排第9位。我国前列腺癌发病率在城乡之间存在较大差异,特别是大城市的发病率更高。2014年前列腺癌城市和农村的发病率分别为13.57/10万和5.35/10万。

我国前列腺癌患者的分期构成与西方发达国家存在着巨大差别。以美国为例,其确诊的新发前列腺癌病例中,接近91%的患者为临床局限型前列腺癌,这些患者的一线治疗为根治性手术或根治性放疗,在接受标准治疗后预后较好,5年生存率接近100%,从1993年到2016年,美国的前列腺癌死亡率下降了51%,这主要是由于早期发现和改进的治疗。而我国的新发病例中在确诊时仅30%为临床局限型患者,余者均为局部晚期或广泛转移的患者,这些患者无法接受局部的根治性治疗,预后较差。

在中医古代文献中未提及前列腺癌病名,根据文献描述的症状与体征,前列腺癌可归属于中医的"癃闭""淋证""癥瘕""积聚""虚劳""血尿"等病症的范畴。《素问·宣明五气》谓"膀胱不利为癃,不约为遗溺"。张仲景在《金匮要略·消渴小便不利淋病脉证并治》描述为:"淋之为病,小便如粟状,小腹弦急,痛引脐中。"巢元方《诸病源候论·诸淋病候》阐发本病发生机制:"诸淋者,由肾虚而膀胱热故也","劳淋者,谓劳伤肾气而生热成淋也"。《丹溪心法》提出尿血和血淋的不同:"尿血,痛者为淋,不痛者为尿血",并且提出血淋须分冷热虚实:"血淋一证,须看血色分冷热。色鲜者,心、小肠实热;色瘀者,肾、膀胱虚冷"。"癃闭"一名,首载于《黄帝内经》。《素问·宣明五气》谓:"膀胱不利为癃,不约为遗溺。"《素问·标本病传论篇》指出:"膀胱病,小便闭。"《灵枢·本输》篇说"三焦……实则闭癃,虚则遗溺",阐明本病病位在膀胱,与三焦气化息息相关。

二、中医病因病机

前列腺癌主要是正气亏虚,阴阳失调,外感毒邪乘虚侵入下焦,致使肾与膀胱气化失司,脏腑功能紊乱,气血津液运化失常,湿热、痰浊、瘀毒内生,蕴积体内,日久诱发癌肿形成。

前列腺癌的主要病因是邪毒内侵、饮食情志不调、久病劳伤等,其病位主要在下焦,涉及肝、脾、肾、膀胱、三焦等脏腑,属本虚邪实。本虚以阴阳失调,脾肾两虚为主,邪实以兼夹湿、浊、毒、瘀为多见。湿浊、毒瘀是本病致病之源,脏腑功能失调是本病发展恶化之本,而肾脏亏损是发病的内在条件。

下焦属三焦,为六腑之一。《灵枢·营卫生会》说:"下焦者,别回肠,注于膀胱而渗入焉"。《难经》云明确提出三焦运行水谷作用,如三十一难说:"三焦者,水谷之道路,气之所终始也。上焦者,在心下,下膈,在胃上口,主内而不出……中焦者,在胃中脘,不上不下,主腐熟水谷……下焦者,当膀胱上口,主分别清浊,主出而不内。"

前列腺癌病机繁杂,浊、毒、瘀互结,终致津液代谢失调,气血紊乱。初病及膀胱及肾,膀胱不利,肾封藏失职,而现小便频数或见浑浊;继而三焦气化失常,开阖失节,而现小便涩滞不畅;或津凝成痰,湿蕴为浊,而水湿、湿浊内蕴,则可见欲小便而淋沥不已、量少不畅,或见水肿;水湿浊毒久蕴化热,湿热郁阻下焦,膀胱气化不利,多见小短赤灼痛;浊毒久结,气滞不畅成瘀,浊瘀互结阻塞,终致小便点滴而下,时排尿中断,或尿如细线。浊毒之邪性烈善变,故前列腺癌的临床症状颇多,初期症状不显,中期症状百出且变证横生,后期治疗棘手,整个过程浊毒多有参与。前列腺癌之为病,浊毒之邪滞留不去,疾病迁延不愈,证机复杂。

三、西医发病机制

前列腺癌的病因和发病机制尚未完全清楚。研究表明前列腺癌的发病机制与基因突变有密切关系,原癌基因的活化和抑癌基因的失活在恶性肿瘤的发生和发展中起重要作用,此外雄激素的调控失衡也与之密切相关。常见的致癌高危因素如下:

1. 年龄　前列腺癌的发病与年龄密切相关,其发病率随年龄而增长,年龄越大发病率越高,高发年龄为65~80岁。

2. 种族　前列腺癌的发病率在不同种族间有较大差别,黑人发病率最高,其次是白种人,亚洲人种发病率最低。

3. 遗传因素　遗传因素是前列腺癌发病的最重要因素之一。流行病学研究显示:一位直系亲属(兄弟或父亲)患有前列腺癌,其本人患前列腺癌风险增加1倍以上;2个或2个以上直系亲属患前列腺癌,相对风险增至5~11倍,有前列腺癌家族史的患者比无家族史的患者确诊年龄约早6~7年。约9%前列腺癌患者为真正家族遗传型前列腺癌,家族遗传型前列腺癌是指3个或3个以上亲属患病或至少2个为早期发病,患者发病时年龄年轻,43%的患者年龄≤55岁。

4. 性行为和婚姻状况　性行为与前列腺癌的发病有着一定的关系,婚姻状况与生育情况对前列腺癌的发生亦有影响,可能与精神因素、性生活次数有关,每周性生活次数越多者,罹患前列腺癌的危险性越高,而未产子女的人群前列腺癌普遍发病率较低。

5. 饮食　前列腺癌的患病风险在肉类和红肉高消耗人群中较高。乙醇摄入量过多是前列腺癌的高危因素,同时与前列腺特异性死亡率相关。亚洲地区流行病学资料显示绿茶可能是前列腺癌的预防措施之一。

6. 其他　其他外源性危险因素包括维生素 D、胡萝卜素、雄激素等。过低或者过高的维生素 D 水平和前列腺癌的发病率有关,尤其是高级别前列腺癌,通过阳光暴露适当增加维生素 D 水平,可降低前列腺癌患病风险。荟萃分析显示胡萝卜素有降低前列腺癌发生率趋势。对于性腺功能减退的患者,补充雄激素并未增加前列腺癌的患病风险。

四、病理表现

(一)起病不同分类

1. 潜伏癌　指生前没有前列腺疾病的症状和体征,尸检中发现的原发于前列腺的腺癌。

2. 偶发癌　临床以良性前列腺增生为主要症状,在切除增生的前列腺组织中,病理学发现前列腺癌。其组织学表现为分化较好的腺癌,以管状腺癌和筛网状腺癌为主。

3. 隐匿癌　患者无前列腺疾病的症状与体征,但在淋巴结活检或骨穿刺标本中经病理学证实为前列腺癌,并可再经前列腺穿刺活检进一步证实。

(二)组织学分型

前列腺癌主要好发于外周带,约占 70%,15%~25% 起源于移行带,其余 5%~10% 起源于中央带,其中 85% 前列腺癌呈多灶性生长特点。2006 年 WHO 将前列腺癌病理类型分为腺癌(腺泡腺癌)、导管腺癌(ductal adenocarcinoma of the prostate,DAP)、尿路上皮癌、腺鳞癌、小细胞癌等,其中前列腺腺癌占主要部分。

(三)病理分级

前列腺腺癌的病理分级推荐使用 Gleason 评分系统。该评分系统把前列腺癌组织分为主要分级区和次要分级区,每区按 5 级评分(表 18-1),主要分级区和次要分级区的 Gleason 分级值相加得到总评分即为其分化程度(图 18-1)。

表 18-1　前列腺癌 Gleason 分级的病理形态

分级	病理形态
Gleason 分级 1	由密集排列但相互分离的腺体构成境界清楚的肿瘤结节,较为少见
Gleason 分级 2	肿瘤结节有向周围正常组织的微浸润,且腺体排列疏松,异型性大于 1 级
Gleason 分级 3	肿瘤性腺体大小不等,形态不规则,明显地浸润性生长,但每个腺体均独立不融合,有清楚的管腔
Gleason 分级 4	肿瘤性腺体相互融合,形成筛孔状,或细胞环形排列中间无腺腔形成
Gleason 分级 5	低分化癌表现,不形成明显的腺管,排列成实性细胞巢或单排及双排的细胞条索;筛状结构伴有粉刺样坏死

五、中西医诊断

(一)临床表现

1. 局部症状　早期前列腺癌通常没有症状,但肿瘤阻塞尿道或侵犯膀胱颈时,则会发生下尿路症状,严重者可能出现急性尿潴留、血尿、尿失禁等(表 18-2)。

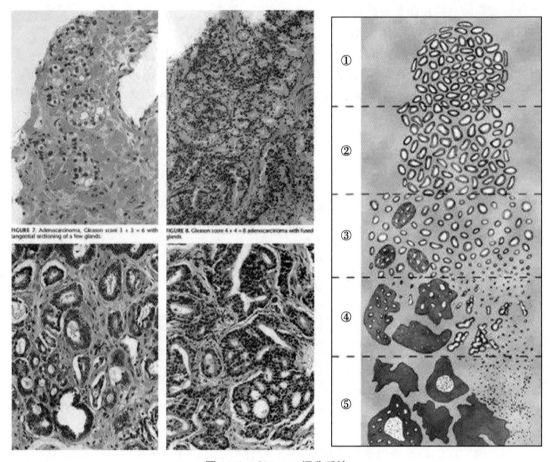

FIGURE 7. Adenocarcinoma, Gleason score 3 + 3 = 6 with tangential sectioning of a few glands.

FIGURE 8. Gleason score 4 + 4 = 8 adenocarcinoma with fused glands.

图 18-1　Gleason 评分系统

表 18-2　前列腺癌的典型临床症状

主症	症状描述
小便淋沥	前列腺癌初起时表现为尿流变细或缓慢,继而尿频尿急,或尿流中断,淋沥不尽,尿道涩痛,主要是肿瘤不断增大至尿路阻塞,出现膀胱颈梗阻症状。
疼痛	常表现为腰部及会阴部疼痛,有气滞与血瘀之分,会阴部疼痛可分为酸沉感、胀满感,或下坠感、清冷感、针刺感,痛势可急可缓。
尿血	少数患者在晚期肿瘤侵及尿道时会出现尿血,前列腺癌患者在出现血尿时往往表现出初始血尿,即刚开始排尿时出现血尿,中后段的尿液则比较正常,然而也有部分前列腺癌患者表现为终末血尿,即排尿快结束时有尿血的现象,甚至尿末时出现滴血。

2. 其他症状

（1）消瘦、乏力、食欲不振：肿瘤可能引起消耗、食欲下降,导致患者出现消瘦、乏力、进行性贫血、恶病质等症状。

（2）由远处转移表现：骨转移,常见于盆骨、腰椎、股骨,其次是肋骨、胸椎及颅骨,常表现为持续性骨痛,亦可无症状或伴有局部压痛。淋巴结转移,约有 1/3 甚至 2/3 的患者在初次就诊时就已经出现淋巴结转移,可引起相应部位淋巴结肿大及下肢肿胀。

（3）少数前列腺癌患者可出现一些少见的症状和体征，并非肿瘤的直接作用或转移引起，如高钙血症、高脂血症等。

（二）血液肿瘤标志物检查

1. 前列腺特异性抗原检查（PSA）　PSA是前列腺腺泡和导管上皮细胞合成分泌的一种具有丝氨酸蛋白酶活性的单链糖蛋白，主要存在于精液中，参与精液的液化过程。血清中PSA有两种存在形式，一部分（10%~40%）为游离PSA（fPSA），外周血fPSA水平与前列腺癌的发生呈负相关；一部分（60%~90%）为结合PSA（cPSA），通常以fPSA与cPSA的总和称为血清总PSA（tPSA）。tPSA>4.0ng/ml为异常，初次异常者需要复查。tPSA在4~10ng/ml时，当fPSA/tPSA<0.1，患前列腺癌的概率为56%，而当fPSA/tPSA>0.25，其概率仅为8%。因此，我国推荐患者tPSA水平在4~10ng/ml，而fPSA/tPSA<0.16应建议进行前列腺穿刺活检。

2. 前列腺酸性磷酸酶（PAP）　由正常或癌变前列腺上皮细胞溶酶体产生，是较特异的肿瘤标志物，总阳性率在70%左右，晚期患者可达80%~90%，可提高早期癌的诊断率。

3. 骨髓酸性磷酸酶（BMAP）　经髂骨抽取骨髓测定其酸性磷酸酶的含量比骨扫描更敏感，可发现扫描阳性的病变，其结果与临床分期及癌细胞分化程度相似，但可出现假阳性。

（三）直肠指检

DRE简便易行对前列腺癌的早期诊断和分期有重要价值。DRE检查时，注意触及前列腺的大小、外形、质地，有无结节及结节大小、质地、范围。多数前列腺癌起源于前列腺的外周带，肿瘤体积超过0.2ml时易被DRE检出，约18%前列腺癌患者单独经由DRE发现。但是，DRE可影响PSA，应在PSA检测后进行。

（四）影像学检查

前列腺癌的辅助影像学检查方法主要包括：经直肠超声检查（TRUS）、超声造影、磁共振成像MRI、磁共振波谱学检查（MRS）、CT、核素显像、正电子发射计算机断层扫描（PET-CT、PSMA-PET/CT）等方法。主要用于前列腺癌诊断、分期、再分期、疗效监测及预后评估等。在前列腺癌的诊治过程中，应根据不同的检查目的，合理、有效地选择一种或多种影像学检查方法。

1. TRUS　TRUS典型前列腺癌的征象是在外周带的低回声结节，而且通过超声可以初步判断肿瘤的体积大小。但TRUS对前列腺癌诊断特异性较低，发现一个前列腺低回声病灶要与正常前列腺、良性前列腺增生（benign prostatic hyperplasia，BPH）、前列腺上皮内肿瘤形成（prostatic intraepithelial neoplasia，PIN）、急性或慢性前列腺炎、前列腺梗死等鉴别。而且很多前列腺肿瘤表现为等回声，在超声上不能发现。

2. MRI、MRS　MRI是目前公认的前列腺检查的最佳方式，尤其是结合波谱分析、动态弥散加权等序列的多参数MRI技术，在前列腺癌的早期诊断、定位、分期、侵袭性评估、随访等方面均具有重要价值。T2WI是观察前列腺解剖结构的最佳序列，可用于发现腺体内的异常信号，评估精囊受侵（seminal vesicle invasion，SVI）、包膜外侵犯（extraprostatic extension，EPE）和淋巴结转移情况。在T2WI上，外周带癌通常表现为圆形或模糊的低信号灶，但缺乏特异性，其他疾病如前列腺炎、出血、腺体萎缩、良性增生、穿刺后瘢痕以及治疗后改变等均可表现为外周带的低信号。在T2WI上，移行带癌可表现为非局限性均匀中等低信号区

("擦炭征"),边缘毛糙,透镜状,缺乏完整的低信号包膜,尿道括约肌和前纤维肌肉基质区受侵犯。以上特征出现越多,移行带癌的可能性越大。MRS 是根据前列腺癌组织中枸橼酸盐、胆碱和肌酐的代谢与前列腺增生和正常组织中的差异呈现出不同的波谱线。

3. CT 检查　CT 对早期前列腺癌诊断的敏感性低于磁共振(MRI),前列腺癌患者进行 CT 检查的目的主要是协助临床医师进行肿瘤的临床分期。了解前列腺邻近组织和器官有无肿瘤侵犯及盆腔内有无肿大淋巴结。

4. 全身核素骨显像检查(Emission Computed Tomography,ECT)　前列腺癌的最常见骨转移,ECT 可比常规 X 线片提前 3~6 个月发现骨转移灶,敏感性较高但特异性较差。

(五)基因检测

随着第二代测序(next-generation sequencing,NGS)技术在前列腺癌诊疗中广泛的应用,前列腺癌精准诊治使更多患者受益。对于具有明确相关家族史、已知家族成员携带胚系致病基因突变的极低风险至中风险级别的患者,推荐进行 DNA 损伤修复相关基因(特别是 *BRCA2*、*BRCA1*、*ATM*、*MSH2*、*MSH6*、*GEN1*、*FANCA*、*CHEK2*)的胚系变异检测。对于高风险、极高风险、局部进展及转移性前列腺癌患者,推荐进行 DNA 修复基因(特别是 *BRCA2*、*BRCA1*、*ATM*、*MSH2*、*MSH6*、*GEN1*、*FANCA*、*CHEK2*)的胚系变异检测。而对于所有转移性去势抵抗性前列腺癌(metastatic castration resistant prostate cancer,mCRPC)患者,推荐进行至少包含 DNA 修复基因胚系及体细胞变异的检测。

(六)临床分期

目前前列腺癌的 TNM 分期采用美国癌症联合委员会(American Joint Committee on Cancer,AJCC)2017 年颁布实施的前列腺癌 TNM 分期标准。

1. 前列腺癌 TNM 分期定义(表 18-3)

2. 前列腺癌的 TNM 分期(表 18-4)

表 18-3　AJCC 分期标准(第 8 版)

原发肿瘤(T)分期

临床	病理
T_x: 无法估测原发肿瘤	T: 原发肿瘤
T_0: 无原发肿瘤的证据	pT_2: 局限于前列腺
T_1: 不能扪及和影像难以发现的临床隐匿肿瘤	pT_3: 突破前列腺
T_{1a}: 偶发肿瘤,体积 < 所切除组织体积的 5%	pT_{3a}: 突破前列腺(单叶或双叶),或镜下侵及膀胱颈
T_{1b}: 偶发肿瘤,体积 > 所切除组织体积的 5%	
T_{1c}: 穿刺活检发现的肿瘤(如由于 PSA 升高)	pT_{3b}: 侵犯精囊
T_2: 肿瘤可触及并局限于前列腺内	PT_4: 肿瘤固定或侵犯到精囊以外的邻近结构,如外括约肌、直肠、膀胱、肛提肌和/或盆腔壁
T_{2a}: 肿瘤限于单叶的 1/2 或更少	
T_{2b}: 肿瘤超过单叶的 1/2,但仅限于单叶	
T_{2c}: 肿瘤侵犯两叶	
T_3: 肿瘤突破前列腺包膜	
T_{3a}: 肿瘤侵犯包膜(单侧或双侧)	

原发肿瘤（T）分期
T_{3b}：肿瘤侵犯精囊
T_4：肿瘤固定或侵犯除精囊外的其他邻近组织结构，如膀胱颈、尿道外括约肌、直肠、肛提肌和/或盆壁

区域淋巴结（N）
N_x：区域淋巴结无法评价
N_0：无区域淋巴结转移
N_1：区域淋巴结转移

远处转移（M）
M_0：无远处转移
M_1：有远处转移
M_{1a}：有区域淋巴结以外的淋巴结转移
M_{1b}：骨转移
M_{1c}：其他器官组织转移，伴或不伴骨转移

表 18-4　TNM 分期和临床分期的关系

分期	T	N	M	PSA（ng/ml）	Grade Group
I	$cT_{1a\sim c}$	N_0	M_0	PSA<10	1
	cT_{2a}	N_0	M_0	PSA<10	1
	pT_2	N_0	M_0	PSA<10	1
ⅡA	$cT_{1a\sim c}$	N_0	M_0	10≤PSA<20	1
	cT_{2a}	N_0	M_0	10≤PSA<20	1
	pT_2	N0	M0	10≤PSA<20	1
	cT_{2b}	N_0	M_0	PSA<20	1
	cT_{2c}	N_0	M_0	PSA<20	1
ⅡB	$T_{1\sim 2}$	N_0	M_0	PSA<20	2
ⅡC	$T_{1\sim 2}$	N_0	M_0	PSA<20	3
	$T_{1\sim 2}$	N_0	M_0	PSA<20	4
ⅢA	$T_{1\sim 2}$	N_0	M_0	PSA≥20	1~4
ⅢB	$T_{3\sim 4}$	N_0	M_0	任何 PSA	1~4
ⅢC	任何 T	N_0	M_0	任何 PSA	5
ⅣA	任何 T	N_1	M_0	任何 PSA	任何
ⅣB	任何 T	任何 N	M_1	任何 PSA	任何

（七）辨证分型（参照《恶性肿瘤中医诊疗指南》）

1. 证候要素　临床上前列腺癌虚实夹杂,可数型并见。在既往研究基础上,结合文献报道以及国内中医肿瘤专家的意见,前列腺癌可分为以下 5 种证候要素:

（1）气虚证

主症:神疲乏力,少气懒言,尿排出力或点滴不通。

主舌:舌淡胖。

主脉:脉虚。

或见症:面色无华,消瘦,心悸,动则气促,头晕眼花,饮食减退。

或见舌:舌边齿痕,苔白滑,薄白苔。

或见脉:脉沉细,脉细弱,脉沉迟。

（2）阴虚证

主症:五心烦热,口干咽燥,小便涩痛。

主舌:舌红少苔。

主脉:脉细数。

或见症:腰膝酸软,心悸,身疼腰痛,潮热盗汗,消瘦,口干。

或见舌:舌干裂,苔薄白或薄黄而干,花剥苔,无苔。

或见脉:脉浮数,脉弦细数,脉沉细数。

（3）阳虚证

主症:面色㿠白,畏寒肢冷,小便失禁。

或见症:排尿乏力,尿流渐细,下肢酸软,喜温喜按,浮肿,大便溏泄,小便不通或点滴不爽,腰膝冷痛,畏寒肢冷。

主舌:舌淡苔白。

主脉:脉沉迟。

或见舌:舌胖大苔滑。

或见脉:脉细弱。

（4）血瘀证

主症:腰骶疼痛,刺痛固定,肌肤甲错。

主舌:舌质紫黯或有瘀斑、瘀点。

主脉:脉涩。

或见症:小便点滴而下,尿如细线,时而通畅,时有阻塞不通,尿色紫黯有块,少腹积块,腰背、会阴疼痛。

或见舌:舌胖嫩,苔白滑,苔滑腻,苔厚腻,脓腐苔。

或见脉:脉沉弦,脉结代,脉弦涩,脉沉细涩,牢脉。

（5）热毒证

主症:口苦身热,尿赤便结。

主舌:舌红或绛,苔黄而干。

主脉:脉滑数。

或见症:小便不畅,口苦口黏,渴而不欲饮,时有发热起伏,小便滴沥不通或成癃闭,偶见血尿,腰痛不适,小腹胀满。

或见舌:舌有红点或芒刺,苔黄燥,苔黄厚黏腻。

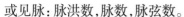

或见脉：脉洪数，脉数，脉弦数。

2. 辨证方法

符合主症 2 个，并见主舌、主脉者，即可辨为本证。

符合主症 2 个，或见症 1 个，任何本证舌、脉者，即可辨为本证。

符合主症 1 个，或见症不少于 2 个，任何本证舌、脉者，即可辨为本证。

3. 辨证分型（表 18-5）

表 18-5　前列腺癌各治疗阶段中医辨证分型

治疗阶段	手术阶段	放疗阶段	内分泌治疗阶段	化疗阶段	靶向治疗阶段	单纯中医治疗
辨证分型	气血亏虚	气阴两虚	肝郁气滞	脾胃不和	肝胃不和	湿热蕴结
	脾胃虚弱	热毒瘀结	心脾亏虚	气血亏虚	血热毒盛	气滞血瘀
			肝肾阴虚	肝肾阴虚		脾肾亏虚
						气阴两虚

六、治疗

（一）中西医治疗原则

采取中西医综合治疗的原则，即根据患者的机体状况，肿瘤的临床病理类型和分期，采取多学科综合治疗（MDT）模式，有计划、合理地应用手术、放疗、内分泌治疗、化疗、中医药和靶向等治疗手段，以期达到根治或最大限度地控制肿瘤、提高治愈率、改善患者的生活质量、延长患者生存期的目的。

（二）中医辨证治疗原则

前列腺癌为本虚标实之证，基本治疗原则是扶正祛邪，攻补兼施。要结合患者病史、证候、理化指标以及手术、放化疗、内分泌治疗前后及过程中的不同阶段进行综合分析、辨证论治，重点把握前列腺癌不同病程阶段中扶正与祛邪的主次。本虚以肝、脾、肾为主，邪实以气郁、湿浊、热毒、痰瘀为多，扶正采用补气、养血、滋阴、温阳，祛邪采用行气宽中、利湿泄浊、清热解毒、活血化瘀等法；又勿忘培植本元，不宜一味攻伐，后期尤重后天脾胃之调补。

（三）辨证思路

1. 病证结合，多法并举　首先，要重视前列腺癌的早期诊断，明确其病情、病程分期及预后。结合当前国内外中西医各治疗手段和规范化诊疗方案，及时制定个体化综合治疗策略。其次，前列腺癌的治疗手段包括观察等待与主动监测、手术、放疗、内分泌治疗、化疗、靶向治疗和中医药治疗等，中医药的全程参与，对于西医学的治疗方法具有减毒增效的作用，并能够改善患者的临床症状、提高患者生存质量、延缓耐药、逆转雄激素抵抗和延长生存期等。第三，依据病机选用药，如湿浊毒可选用苦参、茯苓、猪苓、薏苡仁等，结合辨病选药，可选用龙葵、石韦、车前子、白茅根等。第四，中医辨证前列腺癌，在重视辨证论治的基础上，结合癌毒致病的特殊性，既重视益气温阳、滋阴养血、"扶正即是祛邪""养正积自除"，又要重视癌毒的存在。理气、祛湿、泄浊、活血、清热等解毒祛邪之法应贯穿始终，扶正与祛邪联合，辨病与辨证结合，复法制方，以期达到尽快改善症状、控制甚则消除癌肿的目的。

2. 辨主症

（1）辨癃闭：本病癃闭有虚实之分，临床常表现为虚实夹杂。如湿热之邪阻于下焦，则排尿灼热感,尿不尽;热甚伤阴、伤气,阴虚则出现排尿淋沥涩痛并伴有潮热、盗汗等症状;气虚则表现为小便排出无力,神疲气短等症;瘀血阻于下焦,则见小便滴沥,尿如细线,尿流分叉或癃闭不通;气血亏虚者见无力排尿,或点滴不通,常伴有血瘀之症。

（2）辨疼痛:常表现为腰部及会阴部疼痛,有气滞与血瘀之分。本病早期疼痛多为气滞,中晚期多为血瘀。气滞疼痛多表现为痛无定处,伴嗳气、叹息,每遇情怀不畅时加重;血瘀疼痛多为气滞疼痛发展而来,表现为痛处固定不移,痛如锥刺,持续不解,兼见形体消瘦,面色黧黑,舌质紫暗。

3. 辨病期　前列腺癌在不同的病变阶段,虚实状况也不同。前列腺癌早期,多以邪实为主,气滞、湿浊、血瘀与热毒互结成癌块,正虚不限;前列腺癌中期,正虚渐甚,癌块增大、变硬,侵及范围增大;前列腺癌晚期,以正衰为主,正气消残,邪气侵凌范围广泛,或有远处转移,呈大虚大实状态。

4. 辨标本缓急　前列腺癌患者以阴阳气血脏腑功能失调为本,正虚基础上产生的病理产物如气郁、湿浊、热毒、痰瘀,以及病变过程中出现的一些急迫症状如腰痛、小便不畅、小便量少,甚至小便闭塞不通、恶心呕吐等属于标。应视标本的轻重缓急情况,采取治标或治本或标本兼治。"治病必求于本",故首先要对本病膀胱气化功能失调治之。肾主水,与膀胱相表里,司小便,体内水液代谢主要依赖肾的气化,肺为水之上源,脾为水液升降之枢纽,肝主疏泄,协调三焦气机之通畅,故治本责之肺、脾、肾。标病急的情况下,应先治其标或标本兼治。如症见小便点滴不畅,甚或闭塞不通,点滴全无,应先予以导尿,甚则行耻骨上造瘘。遵"腑以通为用"为原则,根据证候虚实施以通利之法,实证者宜清邪热,利气机,散瘀结,祛湿浊;虚证者宜补脾肾,助气化,切不可不经辨证,滥用通利之法。

（四）分证论治

1. 中西医结合治疗　对于接受观察等待与主动监测、手术、放疗、内分泌治疗、化疗、靶向治疗且具备治疗条件的前列腺癌患者,采用中西医结合的治疗方式。在不同治疗阶段,分别发挥增强体质,促进康复,协同增效,减轻不良反应,巩固疗效等作用。在辨证用药的同时,应结合辨病治疗,适当应用具有扶助正气和控制肿瘤作用的中药。

（1）观察等待与主动监测结合中医治疗:观察等待包括前列腺癌病程监测,以期在症状出现、检查结果改变或 PSA 提示即将出现症状时能及时提供姑息治疗。主动监测包括对疾病进程的主动动态监测,以期在发现肿瘤进展时能及时采取以根治为目的的干预措施,主要适用于预期寿命 10 年以上的低危前列腺癌患者,目的是在不影响总生存期的前提下,推迟可能的治愈性治疗从而减少治疗可能引起的副作用。

中医药"治未病"的优势在前列腺癌此阶段得以彰显,无病非无证,可结合患者的舌脉象、体质予以辨证施治,从而发挥改善前列腺癌患者体质状态,提高免疫功能的作用。可参照中医体质学说,从阳虚体质（如畏寒、四肢逆冷）、阴虚体质（如口干咽燥、五心烦热）、气虚体质（如汗出、胸闷）、痰湿体质（如腹胀、口中黏腻）等以辨治。

（2）手术结合中医治疗:手术治疗仍是目前前列腺癌的首选治疗手段,如能与中医药治疗相结合有助于提高切除率,减轻并发症,提高生存率和生活质量。术前给予中药调理,可改善患者的免疫功能和一般营养状况,有利于手术的进行。术后给予调理脾胃、益气固表、养阴生津、理气导滞等辨证方药,可促进机体康复,为后续的治疗创造条件。可结合术后并发症的临床特点辨证施治。

1）气血亏虚

临床表现：面色淡白或萎黄，唇甲淡白，神疲乏力，少气懒言，自汗，或肢体肌肉麻木，舌体瘦薄，或者舌面有裂纹，苔少，脉虚细而无力。

治疗原则：补气养血。

推荐方剂：八珍汤或当归补血汤或十全大补汤加减。

药物组成：人参、白术、茯苓、当归、川芎、白芍、熟地黄，或黄芪、当归，或人参、肉桂、川芎、地黄、茯苓、白术、甘草、黄芪、当归、白芍、生姜、大枣。

辨证加减：兼痰湿内阻者，加半夏、陈皮、薏苡仁；若畏寒肢冷，食谷不化者，加补骨脂、肉苁蓉、鸡内金；若动则汗出，怕风等表虚不固之证，加防风、浮小麦。

2）脾胃虚弱

临床表现：纳呆食少，神疲乏力，大便稀溏，食后腹胀，面色萎黄，形体瘦弱，舌质淡，苔薄白。

治疗原则：健脾益胃。

推荐汤剂：补中益气汤加减。

药物组成：黄芪、人参、白术、炙甘草、当归、陈皮、升麻、柴胡、生姜、大枣。

辨证加减：肾精亏虚者，加熟地、制山萸肉、覆盆子、金樱子、桑螵蛸。

（3）中医药对前列腺癌术后并发症的治疗：前列腺癌术后的常见的并发症主要有尿失禁、尿道狭窄及膀胱尿道口狭窄、淋巴囊肿、性功能障碍等，中医药在治疗围手术期患者的部分术后并发症有其独有的疗效与优势，能够有效改善患者临床症状，提高生活质量。

如术后尿失禁，肾主封藏、固摄，肾主气司膀胱之开合功能失职，则水液排泄无度而出现尿失禁；其次，心与小肠相表里，小肠能分清泌浊，且心肾相交，水火相济才能保证心肾传导传送小便功能正常，若心肾不交，则传送无度，小便失禁。肾气不足者治以固肾缩尿，常用药物有菟丝子、芡实、山萸肉等；脾气亏虚者治以健脾益气，常用药物如黄芪、白术；湿热者治以清热利湿，常用药物有黄柏、秦皮、茵陈等；瘀血阻滞者治以化瘀通络，常用药物有三棱、莪术、三七等。此外根据不同证型还可选择相应中成药，如肾气亏虚者可选用金匮肾气丸、肾阴不足者可用缩泉丸、中气下陷者可选用补中益气丸、瘀血阻滞者可选血府逐瘀胶囊等，并可配合针刺治疗术后尿失禁。

如术后性功能障碍，针灸治疗可采用补益肾气的方法，以任脉、足太阴经穴及相应背俞穴为主。主穴可取关元、三阴交、肾俞。配穴：肾阳不足，加命门；肾阴亏虚，加太溪、复溜；心脾两虚，加心俞、脾俞、足三里；惊恐伤肾，加志室、胆俞；湿热下注，加会阴、阴陵泉；气滞血瘀，加太冲、血海、膈俞；伴有失眠或多梦，加内关、神门、心俞；伴有食欲不振，加中脘、足三里；伴有腰膝酸软，加命门、阳陵泉。主穴用毫针补法，可用灸；针刺关元针尖略向下斜刺，使针感向前阴放散。配穴按虚补实泻法操作。

（4）放射治疗结合中医治疗：在放疗期间联合中医治疗，发挥放疗增敏、提高疗效，防治副作用及并发症、后遗症，对于治疗放射性膀胱炎、放射性肠炎等均有较好疗效。此外，中药还可预防复发和转移，对于提高远期生存有所帮助。

1）热毒瘀结

临床表现：会阴部皮肤肿痛、破溃，尿频、尿急、尿痛、小便短赤、排尿困难，腰背酸痛，小腹胀满、疼痛，口渴、纳差；或见大便频繁、黏液血便，甚或便血、肛门灼热、里急后重；舌红或绛，苔微黄腻，脉滑数或脉弦。多见于放射性皮肤炎、膀胱炎、直肠炎。

治疗原则:清肠燥湿,活血解毒。

推荐汤剂:芍药汤。

药物组成:芍药、当归、黄连、木香、大黄、黄芩、肉桂、车前子、瞿麦、山栀子仁、通草、灯心草、炙甘草。

辨证加减:会阴皮肤肿痛、破溃者,黄连、黄柏、虎杖煎汤外敷;尿血者,加大小蓟、地榆、白茅根;腰背酸痛,小腹胀满痛者,加五灵脂、牛膝、王不留行;大便频繁、便血、里急后重者,加白头翁、秦皮、白术、马齿苋、地榆炭。

2)气阴亏虚

临床表现:倦怠无力,口干,面色无华,排尿无力或点滴不出,或见头晕眼花、饮食减退、潮热盗汗,舌红,苔白或少苔,脉细或数。多见于放射性损伤后期,或迁延不愈,损伤正气者。

治疗原则:益肾滋阴。

推荐汤剂:知柏地黄汤。

药物组成:熟地黄、山萸肉、山药、泽泻、茯苓、丹皮、知母、黄柏。

辨证加减:心烦、口舌生疮,加甘草梢、竹叶;眩晕、耳鸣者,加菊花、女贞子;口干、潮热、盗汗者,加女贞子、墨旱莲;排尿无力或点滴不出者,加附子、杜仲、茯苓。

(5)内分泌治疗结合中医治疗:在内分泌治疗期间联合中医治疗,发挥增强疗效、防治不良反应的作用。长期使用内分泌治疗药物可导致潮热盗汗、面部潮红、乏力懒言、头晕耳鸣、烦躁易怒及骨质疏松等情况,部分患者还出现心悸失眠、食欲减退、性功能障碍、乳房肿胀,更有甚者出现肝肾功能的损伤、骨质疏松、水肿、抑郁等情志病变。中医在调理内分泌治疗后不良反应具独特优势。

1)肝郁气滞

临床表现:急躁易怒,失眠易惊,头晕目眩,性格改变,面色潮热,临房不举,胸胁胀满,嗳气,脘闷不适,食少便溏;舌质淡,苔薄白,脉弦或弦细。

治疗原则:疏肝解郁,行气起痿。

中药汤剂:柴胡疏肝散

药物组成:柴胡、香附、枳壳、川芎、芍药、陈皮、炙甘草。

辨证加减:如口干口苦、目赤尿黄者,加丹皮、山栀、龙胆草;如有血瘀者,加川芎、丹参,重者加蜈蚣。

2)心脾亏虚

临床表现:阳痿不举,遇劳加重,心悸,失眠多梦,神疲乏力,面色萎黄,食少纳呆,腹胀溏泄;舌淡边有齿痕,苔薄白,脉细弱。

治疗原则:健脾养心,补气养血。

中药汤剂:归脾汤

药物组成:人参、白术、黄芪、炙甘草、远志、酸枣仁、茯神、龙眼肉、当归、木香、大枣、生姜。

辨证加减:肝气郁结者,可合柴胡疏肝散;脾肾阳虚者,加仙灵脾、补骨脂;心悸甚者,加龙骨、牡蛎;络脉瘀阻者,加蜈蚣、丹参、川芎;痰湿较重者,加泽泻、薏苡仁、苍术、陈皮。

3)肝肾阴虚

临床表现:性欲降低,勃起功能障碍,阵发性潮热,盗汗,骨痛,认知能力下降,舌质红,少苔,脉沉细或细数。

治疗原则:滋阴补肾,疏肝清热。

中药汤剂:滋水清肝饮

药物组成:熟地黄、山萸肉、山药、枸杞、茯苓、炙甘草、醋柴胡、当归、白术、白芍、炙鳖甲、泽泻、丹皮。

辨证加减:如尿痛剧烈者,加桃仁、红花;尿血多者,加蒲黄、赤芍;舌苔腻、纳呆者,山药加倍,加陈皮、砂仁;腹胀便秘者,加陈皮、火麻仁、麦冬。

(6)中医药对前列腺癌内分泌治疗所致不良反应的治疗:部分前列腺癌患者在应用内分泌治疗后,可出现心悸症状,亦可采用针灸进行调理。治疗多以调理心气、安神定悸为原则,以手厥阴、手少阴经穴为主。主穴可选内关、郄门、神门、厥阴俞、巨阙;配穴:心胆虚怯,加胆俞;心脾两虚,加脾俞、足三里;阴虚火旺,加肾俞、太溪;水气凌心,加膻中、气海;心脉瘀阻,加膻中、膈俞;善惊,加大陵;多汗,加膏肓;烦热,加劳宫;耳鸣,加中渚、太溪;浮肿,加水分、中极。

(7)化疗结合中医治疗:化疗结合中医治疗是指在化疗期间所联合的中医治疗,发挥提高化疗疗效,防治化疗不良反应的作用。

1)分证辨治

①脾胃不和

临床表现:胃脘饱胀,食欲减退,恶心,呕吐,腹胀或腹泻,舌体多胖大,舌苔薄白、白腻或黄腻。多见于化疗引起的消化道反应。

治疗原则:健脾和胃,降逆止呕。

推荐方剂:旋覆代赭汤或橘皮竹茹汤加减。

药物组成:旋覆花、人参、生姜、代赭石、甘草、半夏、大枣;或半夏、橘皮、枇杷叶、麦冬、竹茹、赤茯苓、人参、甘草。

辨证加减:若脾胃虚寒者,加吴茱萸、党参、焦白术;若肝气犯胃者,加炒柴胡、佛手、白芍。

②气血亏虚

临床表现:疲乏,精神不振,头晕,气短,纳少,虚汗,面色淡白或萎黄,脱发,或肢体肌肉麻木,舌体瘦薄,或者舌面有裂纹,苔少,脉虚细而无力。多见于化疗引起的疲乏或骨髓抑制。

治疗原则:补气养血。

推荐方剂:八珍汤或当归补血汤或十全大补汤加减。

药物组成:人参、白术、茯苓、当归、川芎、白芍、熟地黄,或黄芪、当归,或人参、肉桂、川芎、地黄、茯苓、白术、甘草、黄芪、当归、白芍、生姜、大枣。

辨证加减:兼痰湿内阻者,加半夏、陈皮、薏苡仁;若畏寒肢冷,食谷不化者,加补骨脂、鸡内金、木香。

③肝肾阴虚

临床表现:腰膝酸软,耳鸣,五心烦热,颧红盗汗,口干咽燥,失眠多梦,舌红苔少,脉细数。多见于化疗引起的骨髓抑制或脱发。

治疗原则:滋补肝肾。

中药汤剂:六味地黄丸加减。

药物组成:熟地黄、山茱萸(制)、山药、泽泻、牡丹皮、茯苓。

辨证加减：若阴虚内热重者，加墨旱莲、女贞子、生地；若阴阳两虚者，加菟丝子、杜仲、补骨脂；兼脱发者，加制首乌、黑芝麻。

2）分期辨治：化疗初期，邪毒直中脾胃，导致脾气亏虚，毒邪炽盛，出现脾虚毒盛的证候，表现为恶心、呕吐、口腔糜烂等化疗后的即刻反应，治当解毒祛邪，调补脾胃。化疗中期，脾失健运，水湿不化，出现脾虚湿盛的证候，症见乏力、纳呆、脘腹胀闷、苔腻、大便溏等，治当健脾化湿。常选用黄芪、太子参、白术、茯苓、生薏苡仁、砂仁、白豆蔻、檀香等药。

化疗后，随病程进展可出现"热化"和"寒化"的表现。①热化：化疗邪毒，直中脾胃，入里化热，与癌热、大肠的燥热相合，若热（指癌热与燥热）表现为"充斥"状态，则发为阳明热证（即阳明经证）；若热与肠中糟粕互结而表现为"结聚"状态，则发为阳明实证（即阳明腑证）。两者常可兼夹出现。治疗时，时常以大黄、厚朴、枳壳，并酌加清热解毒消癌之品，如金银花、连翘、蛇六谷、铁包金、半边莲、半枝莲清下兼用，意在及早清扫热邪；腑证时加大剂量，使用大黄、芦荟、厚朴、枳壳，以急则攻下为要。②寒化：化疗邪毒，直中脾胃，寒化伤脾胃之阳气，中焦阳气虚弱，水湿不得运则大便稀溏，出现太阴虚寒证，甚者可邪入少阴。太阴以湿为本，去湿不利小便非其治也，若阳虚不甚，可用胃苓汤以渗湿、燥湿并举，湿邪得去则中土阳气可复；若阳气虚羸，则非四逆辈不足以复中阳。

（8）靶向治疗结合中医治疗：靶向治疗结合中医治疗是指在靶向治疗期间所联合的中医治疗，防治靶向治疗不良反应的作用。初步数据表明，PARP抑制剂奥拉帕尼对转移性去势抵抗性前列腺癌（CRPC）患者有效，其常见不良反应主要包括恶心、疲乏、皮疹等。

1）肝胃不和

临床表现：胁肋胃脘胀满，恶心，呕吐，吞酸，纳差，舌苔薄白或薄黄，脉弦或弦数。多见于靶向治疗所致胃肠道不良反应。

治疗原则：疏肝和胃，降逆止呕。

推荐方剂：半夏厚朴汤。

药物组成：半夏、厚朴、茯苓、生姜、紫苏。

辨证加减：若脾胃虚寒者，加吴茱萸、党参、焦白术；若肝气犯胃者，加炒柴胡、佛手、白芍；若肢体倦怠，加黄芪、白术；若湿热内蕴者，加马齿苋、败酱草；若腹痛里急后重明显者，加木香、槟榔。恶心、呕吐者，加竹茹、旋覆花、代代花；食欲不振，苔滑，齿痕，可予豆蔻、砂仁、檀香以芳香醒脾化湿；胃脘胀满，加鸡内金、焦三仙。

2）血热毒盛

临床表现：全身皮肤瘙痒，疹出色红，可伴发热，舌质红，苔薄，脉浮数。多见于靶向治疗引起的皮疹、瘙痒等不良反应。

治疗原则：凉血解毒。

推荐方剂：清瘟败毒饮加减。

药物组成：生石膏、小生地、乌犀角（水牛角代）、生栀子、桔梗、黄芩、知母、赤芍、玄参、连翘、竹叶、甘草、丹皮、黄连。

辨证加减：若头痛殊甚，两目昏花者，加菊花、夏枯草。

2. 单纯中医治疗　对于不适合或不接受手术、放疗、内分泌治疗、化疗、靶向等西医学治疗手段的前列腺癌患者，采用单纯中医治疗，发挥减轻临床症状、抑制肿瘤生长、提高生存质量、延长生存期的作用。

1）湿热蕴结

临床表现：尿频,排尿不畅,小腹胀满,伴有灼热感,或有胃纳减退,口干口苦,小便赤色,阴囊潮湿,大便不爽,舌质暗红,苔黄腻,脉滑数。

中医治则：清热散结,利湿通淋。

推荐方剂：八正散加减。

药物组成：车前子、瞿麦、萹蓄、滑石、山栀子仁、炙甘草、木通、大黄。

辨证加减：尿血明显者,加大蓟、小蓟、地榆、白茅根;大便秘结者,加瓜蒌、芒硝、郁李仁。

2）气滞血瘀

临床表现：小便点滴而下,或时而通畅,时而阻塞不通,少腹胀满疼痛,或少腹积块,尿血色紫暗有块,伴腰背、会阴疼痛,行动艰难,烦躁不安,痛有定处,舌紫暗或有瘀点,苔薄,脉涩或细数。

中医治则：活血化瘀,散结止痛。

推荐方剂：桃仁红花煎加减。

药物组成：当归、赤芍、桃仁、红花、川芎、丹参、制香附、青皮、延胡索、穿山甲。

辨证加减：伴右胁肋疼痛者,加柴胡、郁金;下肢肿甚者,加白术、泽泻。

3）脾肾亏虚

临床表现：小便不通或点滴不爽,排尿乏力,神疲怯弱,腰膝冷痛,下肢酸软,畏寒肢冷,喜温喜按,大便溏泄,尿流渐细,舌淡,苔润,脉沉细。

中医治则：健脾益肾,利水渗湿。

推荐方剂：真武汤加减。

药物组成：白术、制附子、茯苓、白芍、生姜、龙葵、白英。

辨证加减：若尿血多者,加黄芪;脾虚纳差者,加党参、白术;大便溏泄明显者加山药、山萸肉。

4）气阴两虚

临床表现：尿线变细,小便点滴不通或排便无力,小便灼热,消瘦乏力,神疲气短,面色无华,潮热盗汗,食欲减退,舌红,少苔,脉细数。

中医治则：益气健脾,养阴滋肾。

推荐方剂：生脉散加减。

药物组成：人参、麦冬、五味子。

辨证加减：眩晕、耳鸣者,加杭白菊、女贞子;阴虚发热者,加银柴胡、地骨皮、知母;津亏便秘者,加玄参、生地黄。

（五）西医治疗

1. 观察等待与主动监测　观察等待指已确诊为前列腺癌的患者,不给予任何处理,仅密切观察和随诊,当疾病进展至出现局部或系统症状时再给予治疗的一种相对被动治疗方法,目的在前列腺癌不太可能导致死亡或显著发病时,通过避免非治愈性治疗保持患者的生活质量,避免不必要的治疗。

主动监测是指已确诊为前列腺癌而有望治愈的患者,为避免根治性手术或放射治疗产生不良反应,不即刻治疗而积极监测疾病进程,待肿瘤发展到预定进展阈值时,再行干预治疗的一种相对主动的治疗方法。

2. 手术治疗　根治性前列腺切除术是治愈局限性前列腺癌最有效的方法之一。常见的术式有开放手术（经会阴或经耻骨后方式）、腹腔镜手术（经腹腔途径和腹膜外途径）和机器人辅助腹腔镜前列腺癌切除术。

3. 放射治疗　放射治疗是局限期和局部晚期前列腺重要的根治性治疗手段，是前列腺根治术后的重要辅助治疗方式，同时也是晚期转移性前列腺有效治疗方法之一。根据放射源距离分为外照射放疗和近距离放疗，根据放疗目的分为单纯根治性放疗、术后辅助性放疗和姑息性放疗。外照射放疗根据放射方式不同分为普通外照射放疗、三维适形放疗、调强放疗、图像引导放疗。

4. 内分泌治疗　对中晚期前列腺癌患者而言，内分泌治疗是一线治疗方法，能明显延长患者无进展生存期及总生存期，有效地缓解肿瘤所致症状。内分泌治疗还可应用于根治性手术和放疗前后的辅助和新辅助治疗，以提高疗效。根据患者不同激素情况分为激素敏感型前列腺癌、去势抵抗型前列腺癌，前者主要内分泌治疗方法包括去势治疗、抗雄激素治疗、联合雄激素阻断及间歇内分泌治疗等，后者需要根据患者是否伴有远处转移、临床症状是否明显等情况进行具体内分泌治疗方案的选择。去势抵抗型前列腺癌（CRPC）是指为当睾酮达到去势水平后，出现生化复发或者影像学进展。nmCRPC 在维持睾酮去势水平基础上，根据 PSADT（PSA 倍增时间）进行内分泌治疗方案的选择。对于 PSADT>10 个月的nmCRPC 患者，可进行观察或其他二线内分泌治疗；而 PSADT≤10 个月，即转移风险较高，可使用阿帕鲁胺、恩杂鲁胺或其他二线内分泌治疗。mCRPC 患者根据患者的表现、症状、共病情况、疾病的部位和程度、患者的偏好以及既往激素敏感性转移性前列腺癌（HSPC）的治疗情况选择治疗方案，其中无症状或轻微症状 mCRPC 患者，在维持睾酮去势水平基础上，推荐使用恩杂鲁胺或阿比特龙 + 泼尼松方案。

5. 化学治疗　前列腺癌化疗多应用于转移性前列腺癌的治疗，前列腺癌常用的化疗药物包括：多西他赛、卡巴他赛、米托蒽醌等。多西他赛适应于转移性 CRPC 患者，转移性激素敏感型前列腺癌伴随高转移负荷且能耐受化疗，联合 ADT；高危或极高危局限性前列腺癌患者，联合 ADT 和 EBRT；既往接受过阿比特龙 / 恩杂鲁胺治疗后进展的 mCRPC 患者，作为二线治疗方案。

6. 靶向治疗　BRCA1 和 BRCA2 基因是肿瘤抑制基因，具有维持基因组稳定性的功能；PARP 是存在于多数真核细胞中的一个多功能蛋白质翻译后修饰酶。奥拉帕尼（Olaparib）是一种 PARP 抑制剂，已有研究发现在 BRCA1 和 BRCA2 基因突变的 CRPC 患者中具有很好的治疗效果，反应率高达 88%，成为 mCRPC 治疗的又一选择。

7. 免疫治疗　免疫治疗在前列腺癌患者中主要对于晚期前列腺癌患者，特别是 mCRPC患者，当前前列腺癌免疫治疗药物主要包括 Sipuleucel-T 疫苗以及 Pembrolizumab 等。

七、预后与随访

预期寿命、病理类型、Gleason 评分、临床分期、风险分级、治疗方式等均是影响患者预后的因素。

随访前列腺癌患者以评估近期和远期肿瘤情况，确保治疗的依从性，监测治疗的副作用或并发症、功能结果及为前列腺癌幸存者提供心理支持的机会。局部治疗后的随访：在治疗后最初阶段，应该对高风险患者进行密切随访，建议在术后 3 个月、6 个月和 12 个月测量PSA、结合疾病史和直肠指检，术后每 6 个月测量一次，直到 3 年，然后每年一次。常规随访无症状患者，至少获得疾病特异性病史和血清 PSA 测定，仅对有生化复发或症状提示进展但无生化复发迹象的男性提供骨扫描和其他影像学检查。

八、预防与调护

（一）前列腺癌筛查

前列腺癌筛查的人群：①对身体状况良好，且预期寿命10年以上的男性开展基于PSA检测的前列腺癌筛查；②血清PSA检测每2年进行1次，根据患者的年龄和身体状况决定PSA检测的终止时间；③对前列腺癌高危人群要尽早开展血清PSA检测。高危人群包括：年龄>50岁的男性；年龄>45岁且有前列腺癌家族史的男性；年龄>40岁且基线PSA>$1\mu g/L$的男性。

前列腺癌筛查方法：①推荐定期进行血清PSA检测；②不推荐将PCA3检测、前列腺健康指数、MRI检查等作为前列腺癌筛查的常规手段。

（二）调护

保持稳定情绪，正确面对疾病以及生活所带来的压力，培养积极乐观态度面对生活，积极配合治疗，按医嘱服用药物，定时到院复查，定期监测PSA水平并进行影像学检查。建议前列腺癌患者尽量避免或少量饮用乙醇类饮品。劝诫前列腺癌患者不要吸食香烟或类似烟草制品。起居有时，多饮水多排尿，不能过度憋尿，避免前列腺分泌物堆积。保持生活卫生，预防感染病原体，保持大便通畅及会阴部清洁，定时锻炼收缩盆底肌。

九、研究概况及存在问题

（一）前列腺癌的中医理论研究

1. 前列腺癌病因病机的理论探讨　前列腺癌病变主在下焦，涉及肝、脾、肾、膀胱、三焦，属本虚标实。当湿热之邪由下焦而入；或因脾胃失常，酿生湿热；或因正气内虚，感受湿热时邪；或因气郁化火，变生湿热等，皆可导致湿热蕴结。正气虚损，无力运血，血滞为瘀；久郁伤肝，气滞血瘀，瘀血内阻。男子六八，肾气始衰，或久病失调，情志内伤，阴液亏耗，而见肝肾阴虚证。术后失血、脾胃运化失常，日久气血暗耗终致气血亏虚。目前，前列腺癌病因病机尚无统一的标准，各家所言不同。现代医家结合古典文献及临床经验，对此病病因病机形成不同认识。

张亚强关于前列腺癌病因病机的认识，首先正气亏虚是晚期前列腺癌的内在病因。前列腺癌发病过程是人体正气虚弱，内外之邪乘虚侵袭的过程。临床晚期前列腺癌患者因机体长时间遭受癌瘤侵袭，耗精伤血，损伤元气；当肿瘤侵犯膀胱或出现骨转移时引起尿血、贫血等，使患者体质更弱，常出现气阴两虚；尤其是前列腺癌术后及放、化疗后，折杀正气，大伤气阴。从脏腑定位，多累及脾肾二脏。老年男性年事已高，肾元亏虚，累及五脏阴阳不足；癌肿常出现骨转移，直接破坏肾主骨、肾主水的功能。脾主运化、升清、统血，前列腺癌患者多见乏力、纳少等脾气亏虚之证。脾为后天之本，脾虚后天之精则无以化生，故先天之肾精也难以充养。

陈志强认为正气亏虚是晚期前列腺癌的内在病因，毒邪侵袭所致的"标实"是晚期前列腺癌的外在必然条件。前列腺癌肿的发生主要与湿、痰、瘀、毒有密切关系。晚期前列腺癌患者脾肾两虚，水液代谢失司，湿从内生，或四时气候偏湿，外感湿邪，湿性趋下，移于下焦。前列腺位于下焦水湿代谢外出的必经之路，痰湿之邪更易停滞其处而致瘀闭。瘀闭又导致水液排泄不畅进一步加重水湿停滞，日久聚湿成痰，痰湿胶结成癥瘤。瘀：前列腺癌的发生，与气血失常，郁结壅塞有关。瘀血内阻，经络阻塞，气血湿浊凝聚，久而形成癥瘤。

贾英杰认为前列腺癌病因病机多责之于"正气亏虚（以肾、脾、肝三脏虚为主）及膀胱湿热"，"虚、毒、瘀、湿"是该病病机的核心。其中，"毒"是诱因，"虚"是内因，"瘀"和"湿"是病理产物，后又成为致病因素，此四者相互交织，互为因果，贯穿病程始末。纵欲过度，肾精虚衰，天癸枯竭，损及元阳，导致肾阴阳两虚；过食肥甘燥烈之品生热助湿，湿热下注；纵欲过度或思欲不遂，导致相火妄动，使前列腺经常处于充血状态，日久引起瘀血内停；加之外界毒邪乘虚侵入下焦，致使肾与膀胱气化失司，脏腑功能紊乱，气血津液运化失常，湿热、瘀血、癌毒内生，最终诱发前列腺癌形成。

综上所述，前列腺癌的病因可概括为饮食失调、情志不畅、久病劳伤、外感湿热等，病机关键是正气不足，脾肾两虚，阴阳失调，外感毒邪乘虚侵入下焦，致使肾与膀胱气化失司，脏腑功能紊乱，气血津液运化失常，湿热、痰浊、瘀毒内生，蕴积体内，日久诱发癌肿形成。其中，脾肾两虚，瘀血痰湿聚集下焦作为前列腺癌主要病机，被诸多医家所认可。

2. 前列腺癌的辨治理论研究

（1）脏腑虚证

1）以肾虚证论治：陈志强认为前列腺癌晚期患者肾脏亏虚，气血两虚，毒瘀内聚，治疗以扶正为主，提出扶正抑瘤法治疗晚期前列腺癌的学术观点，其基本方为黄芪、太子参、龟板、全蝎、茯苓、陈皮等，以扶正为法。王居祥强调前列腺癌病机属肾阴亏耗、肾火偏亢，提出"益阴泻火、和于术数"的治疗理论，即采用益肾阴、泄肾火的方法使得肾阴肾阳重归平衡，方选知柏地黄丸加减，在临证用药方面还提出："以益气养血为主，兼以理气"，即在应用健脾益气养血的同时，少佐佛手、绿萼梅等疏理肝气；"以益阴为纲，配以补益肾气之品"，故在滋肾阴的同时酌情加入补骨脂、肉苁蓉等药；"以清利为主，辅以化瘀解毒"，癌毒日久迁延难愈，在临床可选1~2味虫类药，走窜入络，搜剔病邪。

2）以肝肾阴虚证论治：《灵枢·经脉》足厥阴肝经："起于大指丛毛之际……循股阴，入毛中，过阴器，抵小腹，挟胃，属肝络胆……。"前列腺为肝经循行所过，又《黄帝内经》曰男子"七八，肝气衰，筋不能动。八八，天癸竭，精少，肾脏衰，形体皆极"，由于情志不畅，肝气郁结，疏泄不及，致使气滞经脉，血行不畅，脉络瘀阻于会阴而成病，同时乙癸同源，肾精亏虚必然导致肝精、肝血虚。

周维顺根据前列腺癌发病进程将疾病进展的中期阶段归为肝肾阴虚证，此阶段病情进行性加重，患者出现排尿困难，尿流变细、排尿痛甚并放射至腰骶及下腹部，伴头晕耳鸣、腰膝酸软、口干心烦，舌红少苔，脉细数。治以滋阴降火，滋补肝肾，方选知柏地黄汤加味。贾英杰于前列腺癌中期采用益肾养肝、滋阴清热、益气养阴兼以解毒散结、化痰软坚等法常有奇效，认为前列腺癌患者在内分泌治疗后出现头面及五心烦热、口干口苦、烦躁易怒等症状可归结为肝肾阴虚证论治，方用知柏地黄汤加味。

3）以脾肾亏虚证论治：《景岳全书》记载："脾肾不足及虚弱失调之人，多有积聚之病"。肾为先天之本，脾为后天之本，"气血生化之源"，主运化、升清、统血。

高荣林认为脾胃为气机升降之枢纽，贵健通和畅，同居中焦为气机升降枢纽。结合对脾胃之生理、病理特点的认识，前列腺癌调治方面力主健通和畅，着重疏其气机，调其升降，消其郁滞，畅其气血，并承胃腑下降之性，推陈出新，导引食浊瘀滞下行，给邪以出路。实者理气通降为主，专祛其邪。脾虚者，补虚升提、塞因塞用而助胃腑通降，使升降平衡，出入有序。脾脏主升，胃腑主降，二者互为表里，升降相因。脾胃之升降正常，出入有序，方能保持"清阳出上窍，浊阴出下窍，清阳发腠理，浊阴走五脏，清阳实四肢，浊阴归六腑"之正常生理功能,故在治疗前列腺癌时,采用西医常规治疗同时依据患者症状、体征采取辨证论治,以调理脾胃基础方六君子汤进行化裁,主要药物为党参、白术、茯苓、陈皮、半夏、半枝莲、夏枯草等。

王树声等对晚期前列腺癌进行分期辨证研究,认为当病情进展为激素非依赖性前列腺癌时由于正气损伤,邪毒扩散,导致病入膏肓,此时证属脾肾阴阳亏虚,基础方为黄芪、太子参、巴戟天、龟板等,在口服汤剂的同时配合参芪扶正注射液以增强疗效。考虑到老年人命门火衰,肾阳虚弱,脾阳不振,有学者分别选方右归丸合四君子汤加减以及参附汤等温阳扶正,缓解临床不适症状,还可提高机体免疫力。

（2）脏腑实证:随着现代生活节奏的加快,饮食结构改变,嗜食肥甘厚味燥烈之品,致脾胃生热蕴湿,湿热下注膀胱;或纵欲过度、思欲不遂导致相火妄动,日久致瘀血阻滞;加之外界邪毒乘虚而入,致使肾与膀胱气化失司,脏腑功能紊乱,导致湿热、瘀血、痰湿、癌毒内生,最终诱癌发生。

1）以湿热证论治:前列腺癌患者在观察等待期间,出现病情进展或临床症状明显时,此时多数患者属湿热下注膀胱证。湿热蕴结型前列腺癌多发生在疾病初期,症见小便不畅、尿道灼热,偶伴尿血、会阴部坠胀不适,大便不爽,舌红苔黄腻,治疗宜清热解毒、利湿散结,方用八正散加减或萆薢分清饮加减。

2）以瘀血证论治:《叶氏医案存真》云:"精腐瘀血阻闭溺窍为痛,似淋非淋。"瘀血阻滞型前列腺癌患者临床以疼痛多见。临床表现为腰痛连及少腹、会阴部,尿痛,排尿不畅,舌质紫暗脉细涩。治疗多宜活血化瘀、散结通利;王涛治疗该型前列腺癌患者,法从活血化瘀,方用桃仁红花煎加减。但临床独见瘀血阻滞证型的病例较为少见,多与其他证型夹杂并见。

3）以毒瘀证论治:毒邪外侵导致局部血运不畅、郁积日久则发为癌肿,临床多表现腰痛连及会阴部,且热毒症状较为明显,治以清热解毒、活血化瘀。由于前列腺癌局部瘀血癌毒凝结,气血不通,术后残存的癌毒易与局部瘀血胶着生变,孙桂芝认为适当的活血化瘀药在治疗前列腺癌是必要的,同时应佐以理气药,增强统摄能力,防治癌毒因活血而扩散,临床治以扶正培本为主,祛瘀解毒为辅。

（3）虚实夹杂证:前列腺癌发展后期病机复杂,表现出本虚标实的病机特点,正所谓"邪之所凑,其气必虚",治疗应以"急则治其标,缓则治其本,治本为先,标本兼顾"为原则。

针对虚实夹杂的病因病机,应施以扶阳益阴、解毒化瘀治疗,将前列腺癌病机归结为肾虚为本,癌毒为标,可以右归丸为主方,临床进行加减变化,取其补益肾阳之功效,若治疗晚期前列腺癌出现骨转移,责之癌毒损伤肾主水主骨的功能,出现肾阳虚之症,方用真武汤加减。

过食五味也可导致脾虚痰湿内生,则脾胃愈弱,气血生化无源,后天无以资先天,形成恶性循环。前列腺癌主要病机为肾气亏虚,痰湿蕴结,肾气亏则病邪有机可乘。有些前列腺癌骨转移患者在行放疗后,导致机体热毒阴伤,瘀热内结。

（二）中医药防治前列腺癌的临床研究

中医辨证论治是个体化诊疗模式的集中体现,中医药在治疗前列腺癌方面有其独特的优势与思路,中药配伍灵活,作用靶点广泛,中药复方可将补虚、攻邪等多种作用集于一方,中医治疗可贯穿前列腺癌疾病始终,提高患者生存质量,在疾病发展的不同阶段发挥不同作用。

天津中医药大学第一附属医院基于《中华医典》软件系统分析用药规律。收集民国以前所有与前列腺癌治疗相关条文,录入"中医传承辅助系统（V2.5）",建立临床用药方剂数据库,采用集成的规则分析、复杂系统熵聚类等方法,对涉及前列腺癌的相关中医古文献进行系统的归纳、整理、分析,对前列腺癌相关病名、组方用药进行全面总结,探讨古代治疗前列腺癌相关的临床用药规律,寻找高频药物、常用药对及核心组合,以挖掘前列腺癌的治法。总结以上统计分析结果,提示我们古代医家治疗前列腺癌相关病症其用药主要归经为肾、脾、肝三经,治疗用药主要集中在补虚药、利水渗湿药、清热药。治法基本以益气活血、补益脾肾、利尿通淋、滋阴清热为主。结合现代前列腺癌病因病机特点,初步得出以"健脾化湿"为主体的治疗大法。进一步开展"健脾利湿化瘀方"联合治疗去势抵抗性前列腺癌的临床研究。收集符合纳入标准的 CRPC 患者 120 例,随机分为对照组(单纯西医治疗组)和治疗组(在对照组的基础上予以口服健脾利湿化瘀加减方)各 60 例。观察治疗前和治疗后 2、4、6、8 周等 5 个时间段,比较两组患者的血清前列腺特异性抗原、血清游离睾酮、淋巴细胞亚群分析,最大尿流率、中医临床症状评分、KPS 评分和国际前列腺癌症状评分等疗效评价指标,并观察血常规、肝肾功能损伤等安全性指标的变化。研究结果显示与对照组相比,治疗组在治疗后 4 周有效地降低患者 tPSA 值、fPSA 值;使 KPS 评分趋于平稳;在治疗后 4 周,增大最大尿流率,改善患者的临床症状;尤其在前列腺癌中医临床症状和国际前列腺症状评分的改善方面,治疗组显著优于对照组,明显改善患者乏力、尿频、尿痛等临床症状,提高患者生活质量。"健脾利湿化瘀方"联合治疗方案能更好地降低患者 PSA 值,明显改善 CRPC 患者的尿频、尿痛和精神萎靡等中医临床症状、生理状况、功能状况,提高最大尿流率以及减轻患者前列腺癌相关临床症状,减轻患者不良情绪,增进社会家庭关系。并针对前列腺癌内分泌治疗后部分雄激素缺乏综合征进行"健脾利湿化瘀方"临床研究,证实"健脾利湿化瘀方"化裁联合内分泌治疗的患者中位无进展生存期可达 28 个月(vs. 对照组 22 个月),在改善部分雄激素缺乏综合征主要指标 ISS 评分方面,联合用药组展现明显的优势,治疗后观察组患者的 ISS 总评分、体能症状评分、血管舒缩症状评分、精神心理症状评分较治疗前明显降低,主要以改善乏力、难以入睡、骨骼和关节疼痛、阵发潮热等方面具有明显的优势。

吕立国对 142 例前列腺癌患者在西医治疗的基础上加用中药(基本方:生黄芪、西洋参、龟板、全蝎、白花蛇舌草、王不留行、白术、茯苓、甘草)治疗,通过统计分析总生存率、总体中位生存期、总体无进展生存期、骨转移灶数目、PSA、血常规、QLQ-30 量表、并发症发生率等,结果显示扶正抑瘤法能延缓前列腺癌进展、减少骨转移灶数目、提高患者生存质量。

张亚强研究中药前列消癥汤对前列腺癌的治疗作用显示联合中药治疗后临床症状得到改善,其中尿急、尿痛、乏力症状改善明显,生存质量及体力状况也获明显改善,66.7% 患者血清 PSA 降低。

(三)前列腺癌的中医药基础研究

中医药多靶点抑瘤抗转移的作用机制,特别在调节免疫系统、抗肿瘤血管生成(抑制蛋白降解酶活性、抑制血管生长因子)、调控肿瘤细胞凋亡(阻滞细胞周期、调控凋亡基因、调控信号通路)、细胞自噬功能失调等方面的机制研究均有了一定的进展,为中医药治疗前列腺癌稳定病灶、延长生存期等方面提供了依据。中医药成分复杂,作用靶点多样,但这也同样是中医药治疗前列腺癌机制研究的局限性。目前,针对中医药治疗前列腺癌作用机制,诸多学者进行了深入的研究探讨。

(1)调控前列腺癌干细胞研究:吕丽媛基于中医活血化瘀法,通过探索丹参的提取物隐丹参酮对 DU-145 前列腺癌细胞、分离及纯化的前列腺癌干细胞的干预作用,深入探讨隐丹参酮网状调控前列腺癌干细胞的作用机制,结果显示:①通过表型鉴定及成瘤能力检测可以认为 DU-145 前列腺癌细胞系能够培养分离前列腺癌干细胞（DU145-CSC），且高表达 CD44+CD24–/low 表型，并具有强大的自我更新能力和成瘤能力等特异性生物学行为；②DU145-CSC 细胞中以 JAK/STAT、PI3K/AKT、RAS/MAPK/ERK 为核心的互有交通的网络调控体系的激活状态调控其特异性生物学行为；③隐丹参酮可以干预 DU145-CSC 的生物学行为，在体外抑制 DU145-CSC 的增殖，促进细胞凋亡，阻滞细胞周期于 G0/G1 期。④隐丹参酮干预 DU145-CSC 生物学行为与其对 PI3K/AKT 为核心的网状体系的调控有关。

王学谦以前列腺癌 DU145 细胞系干细胞作为研究对象，研究人参的提取物人参皂苷 Rh2（GRh2）对肿瘤干细胞生物学行为的调控机制，结果显示①体外实验中，GRh2 可以抑制肿瘤干细胞的增殖；GRh2 可促使肿瘤干细胞由细胞周期的静止状态 G1 期向 S 期和 G2 期发展；GRh2 可诱导肿瘤干细胞凋亡；GRh2 可上调细胞内活性氧簇水平；GRh2 可抑制具有肿瘤干细胞表面标志物表达的细胞增殖。②体外实验证实 GRh2 可以通过下调 Notch1/HES1 信号通路调控肿瘤干细胞的生物性行为。③体外实验证实，GRh2 联合 mTOR 抑制剂可以通过进一步下调 HES1 和 p-mTOR 蛋白，提高对肿瘤干细胞的抑制作用。④体内实验中，GRh2 尾静脉注射，每周给药 2 次的用药方式，0.5mg/kg 小鼠体重的给药剂量对肿瘤干细胞自我更新能力抑制作用最强。⑤体内研究证实 GRh2 可以通过下调 Notch1/HES1 信号通路调控肿瘤干细胞的生物学行为，进而抑制肿瘤的增殖生长。⑥体内实验证实 GRh2 联合化疗药物环磷酰胺可以提高抑瘤效果，增加化疗疗效。⑦体内实验证实 GRh2 联合 mTOR 抑制剂可以通过进一步下调 Notch1 信号通路和 mTOR 信号通路，提高抑瘤效果。

（2）抑制细胞增殖、侵袭、凋亡

1）中药单体：龙葵素还能抑制瘤体细胞 CyclinD1、CyclinE1、CDK2、CDK4 和 CDK6 基因 mRNA 和蛋白的表达，显著升高 *p21* 基因 mRNA 和蛋白的表达，通过调控细胞周期 G1/S 关卡促进组织细胞凋亡抑制前列腺癌细胞裸鼠移植瘤生长。染料木黄酮可导致 VCaP 细胞 G2/M 期阻滞、抑制细胞中 Ki-67 表达，浓度依赖性下调去势抵抗性前列腺癌细胞内 PSA、Cyclin D1、PCNA 表达，上调 P53 表达。苗琳等将补骨脂酚作用于 LNCaP 细胞，发现补骨脂酚体外结合雄激素受体的能仅略低于 AR 拮抗剂氟他胺，补骨脂酚可以抑制睾酮对细胞 PSA 表达和增殖的上调，同时可以阻断睾酮诱导的 AR 转录活性。

2）中药复方：补肾抑瘤汤（淫羊藿、关黄柏、补骨脂、女贞子等）含药血清使前列腺癌细胞周期阻滞于 G2/M 期，抑制肿瘤细胞增殖，对 PC-3 细胞 Notch1，Jagged1 mRNA 和蛋白表达有影响。"消瘀散结抑癌灌肠剂"干预裸鼠肿瘤质量缩小，肿瘤组织中 PTEN 基因和蛋白表达明显上升，可通过上调前列腺癌组织 PTEN 基因的表达及蛋白翻译，诱导人前列腺癌 PC-3 细胞凋亡和增殖。"健脾利湿化瘀方"能够抑制人前列腺癌 PC-3 细胞裸鼠移植瘤的生长，有效改善裸鼠生存状态，其中姜黄、大黄、王不留行药物组抑制 PC-3、DU-145 细胞增殖、迁移，降低 SDF-1、IGF、MMP 蛋白表达；对人前列腺癌 C4-2 细胞的抑制率呈浓度依赖关系，药物浓度越高，抑制率越高。

3）中药注射剂：中药注射液是中医药抗肿瘤应用的重要组成部分，应用广泛，中成药及中药注射液也同样要注意在整体观念及辨证论治指导原则下使用。部分疗效确切、临床常用于治疗前列腺癌及缓解其并发症的中成药，如复方苦参注射液、鸦胆子油乳注射液等。

（3）调节免疫系统：扶正抑瘤法对前列腺癌患者原发灶树突状细胞 CD1a、CD83 表达有影响，可提高 DC 抗原递呈功能，在一定治疗时间内提高 DC 的总体数量和已活化的 DC 数量，调动机体免疫功能。玉屏风口服液可缩小小鼠前列腺皮下移植瘤体积，增强淋巴细胞增殖能力和 NK 细胞杀伤活性,增加血清中 IL-2、IFN-γ 及 TNF-α 含量。

虽然目前中医基础研究已经取得一定的成果,但基础研究成果转化严重不足,多数为中药单体的重复性研究,中药复方成分复杂,具有多靶点效应,但具体的靶点和有效性对应不足,无法真正明确复方的作用机制。此外,临床试验缺乏多中心、多地域的联合随机对照研究和系统评价,对于中医辨证方面的证候要素研究有待进一步的探讨和深化。目前,初步制定的前列腺癌诊疗规范的适用性和应用性有待于进一步的评价和修订。

（四）展望

1. 前列腺癌中医辨治体系的建立　从建立恶性肿瘤中医辨治理论体系,系统探讨恶性肿瘤病因病机、病证诊断、施治原则、治疗大法等。其病因包括外邪、七情、饮食、脏腑失调、年老体虚等。基本病机:初期酿生癌毒,搏结痰瘀;中期邪阻气机,脏腑失调;晚期走注伤正,步入损途。证候要素包括癌毒、痰瘀、失调、虚损、侵袭走注等。从证候要素分布梳理目前尚未统一的辨证分型。

2. 临床研究方面　中医药防治前列腺癌,因前列腺癌临床发展一般较为缓慢,自然生存期较长,为中医药的临床治疗与研究提供了很好的平台。其中,中医中药治疗配合西医的内分泌治疗临床获益好,可提高生活质量、减轻不良反应,而后期进入去势抵抗阶段,中药治疗可作为主要治疗手段之一,改善生活质量,延缓、甚或控制病情发展,使患者重新获得有效治疗,延长生存期,可望成为此期的一线治疗。因此,选择最佳的切入点、切入时机、干预时间,何时以中医为主、何时以西医为主,如何建立体系、筛选优势病种、优势人群,如何提升体系之间的技术合作、治疗方案,以及后备人才团队的组建,这些都应该作为目前临床研究的重要任务。应更加清晰地评价中医药在治疗不同阶段的角色与优势,筛选出确有疗效且具有优势的治疗方药、技术方法以及治疗方案。

3. 科学研究方面　近年来由于临床流行病学在中医药临床以及科研中得到推广与普及,中医药科研质量也有一定的提高,不同程度地掌握了临床科研思路与方法,并且在医学研究中运用和开展。越来越多的中医药工作者在治疗晚期前列腺癌的临床科研时采用论证强度最高的随机对照临床试验,但仍然存在不少的问题,主要有高质量文献的缺乏、随机对照研究的实施、理法方药的统一性、发表性偏移等方面都存在明显不足。

前列腺癌的预防与治疗需要一种新的多靶点药物。中药复方制剂因其含有多种成分而具有多靶位作用的优势,在国内外越来越多地用于治疗包括前列腺癌在内的各种肿瘤。中医研究目的是从中药复方制剂或草药提取物中发现这种药物。而在各种肿瘤的治疗中,采用有效的方法来研究重要的中草药,已被证实为是一种有效发现新药的方法。相信不久的将来会有更好的或突破性的研究出现。

参 考 文 献

1. BRAY F, FERLAY J, SOERJOMATARAM I, et al. Global cancer statistics 2018: GLOBOCAN estimates of incidence and mortality worldwide for 36 cancers in 185 countries[J]. CA Cancer J Clin, 2018, 68(6):394-424.

2. 朱刚,张凯. 中国前列腺癌筛查的现状和挑战[J]. 山东大学学报(医学版), 2019, 57(01):11-15.

3. NEGOITA S, FEUER E J, MARIOTTO A, et al. Annual report to the nation on the status of cancer, part I: recent changes in prostate cancer trends and disease characteristics[J]. Cancer, 2018, 124(13):2801-2814.

4. 中国抗癌协会泌尿男生殖系肿瘤专业委员会前列腺癌学组.中国前列腺癌患者基因检测专家共识（2018 年版）[J]中国癌症杂志，2018，28（8）：627-633.

5. SILKE G，GERHARDT A，TOMASZ M B，et al. Management of patients with advanced prostate cancer：the report of the advanced prostate cancer consensus conference APCCC 2017[J]. Eur Urol，2018，73（2）：178-211.

6. 中华医学会泌尿外科学分会（CUA），中国前列腺癌联盟.转移性前列腺癌化疗中国专家共识（2019 版）[J].中华泌尿外科杂志，2019（10）：721-725.

7. PARKER C，CASTRO E，FIZAZI K，et al. Prostate cancer：ESMO clinical practice guidelines for diagnosis，treatment and follow-up[J]. Ann Oncol，2020，31（9）：1119-1134.

8. 戴波.前列腺癌筛查专家共识[J].中华外科杂志，2017，55（5）：340-342.

9. 张亚强，卢建新.晚期前列腺癌的中医药治疗现状与思考[J].中国中西医结合外科杂志，2008，（4）：311-313.

10. 吕立国，古炽明，王昭辉，等.陈志强教授对晚期前列腺癌中医病因病机的探讨[J].新中医，2007，（2）：81-82.

11. 王金秀，李小江，陈军，等.贾英杰论前列腺癌的中医病机与治疗[J].新中医，2014，46（4）：20-23.

12. 陈志强，王树声，白遵光，等.前列腺癌分期论治策略与实践[J].中国中西医结合杂志，2016，36（6）：749-752.

13. 卢伟.王居祥主任医师治疗前列腺癌经验举隅[J].南京中医药大学学报，2005，21，（3）：186-187.

14. 黄芳芳，钱钧，钱钥，等.周维顺治疗前列腺癌经验[J].江西中医药，2008，39（301）：29-30.

15. 李小江，李洋洋，牟睿宇，等.中医药治疗前列腺癌骨转移的研究进展[J].中草药，2018，49（4）：965-969.

16. 卢建新.高荣林调理脾胃经验总结及用治前列腺癌验证[D].北京：中国中医科学院，2012.

17. 王树声，古炽明.中医药治疗前列腺癌的探索与优势[J].中国中西医结合外科杂志，2010，16（3）：263-265.

18. 王涛.前列腺癌的中医药治疗[J].光明中医，2004，（2）：31-33.

19. 王辉，孙桂芝.孙桂芝教授治疗前列腺癌经验简介[J].新中医，2011，43（10）：148-149.

20. 孙彬栩，李小江，蔡启亮，等."健脾利湿化瘀方"联合治疗去势抵抗性前列腺癌的临床研究[J].天津中医药，2020，37（8）：885-891.

21. 吕立国，陈志强，王树声，等.中西医结合扶正抑瘤法治疗前列腺癌 142 例临床观察[J].新中医，2008，40（1）：26-27.

22. 张亚强，林飞，刘猷枋.前列消癥汤治疗前列腺癌的临床观察[J].中国中西医结合外科杂志，2006，12（2）：83-85.

23. 吕丽媛.丹参提取物对人前列腺癌干细胞生物学行为的干预作用及机制研究[D].北京：中国中医科学院，2017.

24. 王学谦.人参皂苷 Rh2 通过下调 Notch1 信号通路调控前列腺癌干细胞生物学行为的实验研究[D].北京：北京中医药大学，2017.

25. 章俊，施国伟.龙葵碱对前列腺癌细胞系 PC-3 的体外抑制作用[J].中华男科学杂志，2011，17（3）：284-287.

26. 李飞，朱彦锋，陈静瑶，等.染料木黄酮对去势抵抗性前列腺癌 VCaP 细胞增殖的影响[J].中华男科学杂志，2016，22（12）：1065-1070.

27. 苗琳,马尚伟,樊官伟,等.补骨脂酚拮抗 AR 转录活性抑制雄激素诱导的前列腺癌细胞 LNCaP 的增殖 [J].天津中医药,2013,30(5):291-293.

28. 古炽明,陈艳芬,陈志强,等.补肾抑瘤汤含药血清对 PC-3 细胞 Notch1/Jagged1 信号通路的影响[J].中 国实验方剂学杂志,2018,24(17):162-166.

29. 汪珊.消瘀散结抑癌灌肠剂对裸鼠前列腺癌组织 PTEN 基因的调控[D].广州:广州中医药大学,2016.

30. 孙彬栩,贾英杰,李小江,等."健脾利湿化瘀方"对人前列腺癌 PC-3 细胞荷瘤小鼠的抑瘤作用研究 [J].中华中医药学刊,2016,34(10):2468-2471.

31. 牟睿宇,贾英杰,孙彬栩,等.健脾利湿化瘀方对人前列腺癌 C4-2 细胞雄激素非依赖性生长的影响[J]. 中医杂志,2019,60(11):964-968.

32. 刘浩,张培宇,张葛.复方苦参注射液对局部晚期前列腺癌内分泌治疗耐药改善作用的临床研究[J]. 中国中医药科技,2016,23(4):385-387.

33. 郁超,陈磊,周智恒.鸦胆子油乳注射液联合去雄药物治疗中晚期前列腺癌[J].中国中西医结合外科 杂志,2009,15(6):575-578.

34. 潘明沃,陈志强,古炽明,等.扶正抑瘤法对前列腺癌患者原发灶树突状细胞 CD1a、CD83 表达的影响 [J].新中医,2010,42(2):53-55.

35. 隋欣,贾琼,李辉,等.玉屏风口服液抑制小鼠前列腺癌皮下移植瘤的免疫学机制[J].中国老年学杂 志,2016,36(11):2611-2612.

第十九章　卵　巢　癌

一、概述

目前在妇科肿瘤中卵巢癌的发病率排名第二，但其病死率位居首位。全球范围内，每年新增卵巢癌患者 20 万人，死于卵巢癌 12.5 万人，卵巢癌可发生于任何年龄段，其中又以 50 岁以上妇女居多。在我国，卵巢癌发病率位居女性生殖系统肿瘤第 3 位，约占所有女性生殖道肿瘤的 23%，仅次于子宫颈癌和子宫体恶性肿瘤，且呈现逐年上升以及年轻化的趋势。而我国每年死于卵巢癌的患者更是多达 2.5 万，为女性生殖道恶性肿瘤之首。Ⅰ期卵巢癌患者术后 5 年生存率可超过 90%，但卵巢位于盆腔深处，卵巢癌早期病变常无明显的临床表现，使得约 70% 的患者确诊时已处于卵巢癌晚期，而晚期患者的五年相对生存率只有 29%。因此卵巢癌的早期诊断对患者的治疗以及预后意义重大。然而，基于现有的早期筛查和诊断措施，无论是 CA125、经阴道超声筛查还是二者联合，均无法达到满意的筛查效果。因此，依旧需要进一步开发更为敏感、特异性强且廉价而可行的卵巢癌早期筛查诊断措施。此外，探究卵巢癌的起源以及发病机制将有助于卵巢癌的诊治。过去人们一直认为卵巢癌起源于卵巢，然而近年来"卵巢浆液性癌可能起源于输卵管"的假说正逐渐成为临床研究热点。这项假说认为输卵管在卵巢癌发生中扮演了重要角色。该假说可能进一步完善人们对卵巢癌起源以及发生机制的认识，推动卵巢癌临床诊疗技术的发展。

在中医的文献中并未记载"卵巢癌"这一病名，但《黄帝内经》中提到的"臌胀""石瘕""肠覃"以及"壤肉"，《诸病源候论》中的"癥瘕"以及关于《难经》中"积聚"的描述均类似于临床中卵巢癌的表现。《灵枢·水胀》中记载："肠覃何如？……寒气客于肠外，与卫气相搏，气不得荣，因有所系，癖而内著，恶气乃起，瘜肉乃生。其始生也，大如鸡卵，稍以益大，至其成如怀子之状。久者离岁，按之则坚，推之则移，月事以时下，此其候也。"也与现代"卵巢癌"不同时期的临床表现非常相似。

二、中医病因病机

历代中医文献虽然没有专门对卵巢癌的病机进行专门的论述，但卵巢癌属于中医的积聚类病症，因此其病机常与正虚血瘀和毒邪内结相关。此外，《黄帝内经》中记载："正气存内，邪不可干""邪之所凑，其气必虚"，可见中医辨证观点认为邪盛正衰与肿瘤的发生密切相关，且两者互为因果。

卵巢癌是在内因和外因的共同作用下发生的。其中正气不足，风寒入侵为促使卵巢癌发生的一个重要外因。寒为阴邪，易伤阳气，性凝滞，主收引，痹阻气血，影响气血运行，使血瘀于胞宫经脉，瘀积日久，渐成癥积。如《黄帝内经》中描述"肠蕈"时讲到"寒气克于肠外，与卫气相搏，气不得营，因有所系，瘀而内生，恶气乃起，瘜肉乃生"。《景岳全书》中也记载了："瘀血留滞作癥，惟妇人有之。其证则或由经期，或由产后，凡内伤生冷，或外受风寒……则留滞日积而渐以成癥矣。"而内因方面，饮食不节伤及脾胃，导致脾失健运生痰，痰湿凝结停聚于下腹胞宫，日月相积从而致病。如《诸病源候论》中"由饮食不节，寒温不调，气血劳伤，脏腑虚弱，受于风冷，令人与腹内血气相结所生。瘕者假也，其结聚浮假而痛，推移而动"。即说明了饮食不节所致脏腑虚弱促使了卵巢癌的发生。此外，中医认为情志失调可引起脏腑、气血功能失常，与卵巢癌发病密切相关。七情过极或长期情志不舒易导致气机郁阻、痰湿郁结、气滞血瘀，从而导致气、血、痰湿郁结于少腹，日久可形成癥瘕。如《医学入门·积聚皆属于脾》中记载："郁结伤脾，肌肉消薄，与外邪相搏，而成肉瘤。"即强调了情志过极是肿瘤产生的诱因。

因此，卵巢癌的发生多由于机体正气虚衰，六淫邪气入侵，客于肠外留而不去；或因情志过极、饮食失宜，导致脏腑功能失调、气机郁阻，瘀血、痰湿等郁结于胞宫，日久相积渐成癥瘕。由于病程日久，正气虚衰，气血痰湿等病理因素相互作用，所以卵巢癌患者临床多表现为多种证型相互兼夹，而极少出现单纯的气滞、血瘀或痰湿。

三、西医发病机制

卵巢癌的发病是一个遗传因素、妇科疾病、生活因素、环境因素等多种因素相互作用、多基因参与的复杂过程，其具体发病机制依旧需要进一步的研究去探明。目前已知的可能导致卵巢癌的机制以及危险因素有以下几种：

1. 卵巢不断排卵理论 频繁而不断地排卵会损伤卵巢上皮细胞，修复破坏的卵巢上皮细胞需要不断合成 DNA，增加了细胞的增殖和突变概率，导致卵巢癌发生的风险增加。

2. 输卵管理论 近年来，浆液性上皮卵巢癌起源于输卵管的理论吸引了越来越多的关注，该理论认为排卵过程中，卵泡破裂释放的卵泡液中的活性组分或其他微环境的刺激会引起输卵管上皮受损，促使 DNA 损伤和恶性转化。但该理论依旧需要进一步的研究进行证实。

3. 促性腺激素理论 卵泡刺激素（FSH）和促黄体生成素（LH）等促性腺激素对卵巢上皮的过度刺激可以增加小鼠卵巢癌发生概率，应用促性腺激素释放激素能够减少肿瘤的发生，可能与促性腺激素释放激素抑制促性腺激素的释放相关。此外，促性腺激素水平增加可能是绝经期妇女患者卵巢癌发病率上升的一个原因。

4. 雄激素/孕激素理论 雄激素刺激卵巢上皮可能促进卵巢癌发生。血清高雄激素水平的妇女患卵巢癌的风险会增加。

5. 雌激素理论 雌激素可以与雌激素受体-α（estrogen receptor-α，ER-α）结合，刺激细胞素产生，促进有丝分裂，诱导卵巢癌发生。此外，雌激素还有促肿瘤血管生成功效或参与生成有基因毒性的氧化代谢物损伤 DNA，促进卵巢癌发生。

6. 癌基因和抑癌基因理论 癌基因的激活及抑癌基因的失活与卵巢癌发生密切相关。其中癌基因主要包括：*K-ras*、*c-Myc*、*HER2/neu* 等，抑癌基因主要包括 *p53*、*p16*、*PTEN* 等。

7. 炎症 炎症在卵巢癌的发生发展过程中发挥着重要的作用。盆腔炎已被证实可以提高卵巢癌发生风险。

8. 多囊卵巢综合征（PCOS） PCOS 会增加卵巢癌发生风险。虽然 PCOS 患者会出现排卵障碍,但 PCOS 患者亦会表现出异常的下丘脑-垂体促性腺激素分泌而导致 LH、雌激素及雄激素明显升高从而促进卵巢癌发生。

9. 遗传因素　遗传因素是目前最主要也是最为肯定的卵巢癌危险因素,有研究表明一级和二级亲属中患有卵巢癌的女性患卵巢癌风险分别较无家族史女性增加了 3.6 倍和 2.9 倍。此外,*BRCA1* 基因和 *BRCA2* 基因突变与卵巢癌的发生密切相关。

10. 子宫内膜异位症　子宫内膜异位症可以增加卵巢癌风险。虽然其机制尚不明确,但研究已发现子宫内膜异位症与卵巢透明细胞癌以及子宫内膜癌的发生密切相关。

11. 其他因素　其他如吸烟、滑石粉、高脂饮食以及肥胖等均为卵巢癌危险因素。

四、病理表现

(一)组织学分型

依照不同的组织学来源可以将卵巢癌分为多个类型,其中以上皮性肿瘤、生殖细胞肿瘤以及性索间质细胞瘤最为常见,占卵巢癌总数的 95% 以上。卵巢上皮癌多见于中老年妇女,而卵巢恶性生殖细胞肿瘤则以年轻妇女和幼女多见,绝经后妇女较少发生;恶性性索间质肿瘤常伴有内分泌功能。

上述四种类型卵巢癌中又以卵巢上皮癌最为多见,约占卵巢恶性肿瘤的 70%,卵巢上皮癌包括多种病理类型。

1. 高级别浆液性癌(HGSC)　常由实性细胞团块组成,可见裂隙样腔隙。多有乳头状、腺样和筛状区域,常出现坏死。细胞核大、深染且有多形性,镜下能够见到大的奇异形核或多核,核仁通常明显,呈嗜酸性。核分裂象多,常见非典型核分裂象,沙粒体多少不一。

2. 低级别浆液性癌(LGSC)　多为双侧,镜下可见多种结构模式,包括单个细胞和形状不规则的小细胞巢或浸润性间质、微乳头或较少见的大乳头;不同的结构模式通常并存。很多 LGSC 有并存的交界性浆液性肿瘤/非典型增殖性浆液性肿瘤成分。与 HGSC 相比,坏死较为少见,沙粒体很常见,核分裂活性很低(通常 <3/10 HPF)。

3. 子宫内膜样癌　常与子宫内膜异位症相关,多为实性或囊性肿瘤。中低级别与 LGSC 相似,高级别与 HGSC 相似。

4. 透明细胞癌　常与子宫内膜异位症相关,具有多种结构模式,可呈小管囊状、乳头状、固体或混合型。细胞胞质清晰,含有糖原。

5. 黏液样癌　多为充满黏液样物质的大型肿瘤。

(二)鉴别诊断相关的主要免疫组化项目

高级别浆液性癌主要筛查 TP53、BRCA1、BRCA2 及 HRR;低级别浆液性癌主要筛查 BRAF、KRAS、NRAS 及 PIK3CA;子宫内膜样癌主要筛查 PIK3CA、PTEN、ARID1A、POLE、MMR 及 CTNNB-1(β-catenin);透明细胞癌主要筛查:KRAS、PIK3CA、ARID1A 及 PTEN;黏液样癌主要筛查 KRAS、PIK3CA 及 HER2。

五、中西医诊断

(一)高危人群的筛查

肿瘤标志物及超声检查是目前卵巢癌的主要筛查手段。血清癌抗原(CA125)及人附睾蛋白 4(HE4)是上皮性卵巢癌检验中应用价值最高的肿瘤标志物,可用于辅助诊断、疗效评估和复发监测。此外,研究发现 CA125 与 HE4 的表达相互独立,CA125 阴性的卵巢癌患者中仍有 32% 的 HE4 阳性,表明两指标可互为补充,从而增大卵巢癌的检出概率。超声检查可明确卵巢有无占位性病变,是卵巢癌筛查的首选方法,但是其无法鉴别卵巢癌与普通卵巢疾病(卵巢良性肿物、内异症)。

流行病学统计结果表明普通妇女仅有 1% 左右风险患卵巢癌,而 *BRCA1* 和 *BRCA2* 突变基因携带者发生卵巢癌的概率分别高达 54% 和 23%。可通过对收集到的外周血或唾液样本进行二代测序(next generation sequencing)从而检测 *BRCA1/2* 胚系突变情况。对于未生育的 *BRCA* 突变携带者,推荐从 30 岁起,定期行盆腔检查、血 CA125 和 HE4 检测以及经阴道超声的联合筛查。此外,家族中有 Lynch 综合征(林奇综合征)、利 - 弗劳梅尼综合征(Li-Fraumeni syndrome)的女性都是卵巢癌的高危人群,还需对 *MLH1*、*MSH2*、*PSM2*、*MSH6*、*TP53* 等基因进行检测以评估卵巢癌患病风险。对于有家族史但无法判断属于哪种遗传性疾病的患者,可考虑行遗传相关的多基因检测。

(二)临床表现

1. 卵巢上皮癌　多见于绝经后妇女,常因早期症状不明显而被忽视,导致约 2/3 的患者确诊时已是晚期。晚期患者合并腹腔转移或积液可以出现下腹不适、腹胀及食欲不振等表现;也可因肿块压迫出现排尿、排便次数增多的症状;伴有胸腔积液者可有气短、难以平卧等表现。部分患者也可短期内腹围迅速增大,同时伴有乏力、消瘦等症状。临床查体可观察到盆腔包块或于子宫直肠凹陷扪及囊性或实性结节。结节多为双侧,常与周围组织粘连。出现淋巴结转移时可在锁骨上、腹股沟等部位扪及肿大的淋巴结。

2. 卵巢恶性生殖细胞肿瘤　多发于年轻女性,早期即可以出现明显症状,患者常因肿瘤内出血或坏死感染而出现发热。发生肿瘤破裂、肿瘤扭转时可以出现剧烈腹痛等急腹症表现。往往起病急,约 60%~70% 的患者就诊时属于早期。查体时常在盆腔或子宫直肠陷凹发现单侧包块,多伴有大量腹腔积液。

3. 卵巢恶性性索间质肿瘤　患者多为腹部包块并伴有内分泌紊乱。引起的雌激素过分泌可使儿童表现为假性性早熟,绝经后妇女则可出现绝经后阴道流血。引起雄激素过分泌可出现男性化征象。

(三)肿瘤标志物检查

1. 血 CA125、人附睾蛋白 4(HE4)是卵巢上皮癌检查中最重要的肿瘤标志物,可用于辅助诊断、疗效评估和复发监测。

(1)CA125:最为常用的卵巢癌标志物,尤其在绝经后人群中有更高的诊断敏感度。

(2)HE4:HE4 是近年来新发现的肿瘤标志物,其对卵巢癌的诊断特异度明显高于 CA125,且月经周期或绝经等因素不会对 HE4 的表达水平造成影响。

(3)ROMA 指数:ROMA 指数是将血清 CA125 和 HE4 浓度与患者绝经状态相结合的一个评估指数,对卵巢癌的风险评估具有重要价值。

2. 以下标志物可作为卵巢恶性生殖细胞瘤的诊断参考

(1)甲胎蛋白(alpha-fetal protein,AFP):升高可见于卵黄囊瘤、胚胎癌和未成熟畸胎瘤。

(2)人绒毛膜促性腺激素(β-human chorionic gonadotrophic hormone,β-hCG):升高见于卵巢非妊娠性绒毛膜癌。

(3)神经元特异性烯醇化酶(neuron-specific enolase,NSE):升高见于未成熟畸胎瘤或有神经内分泌功能的肿瘤。

（4）乳酸脱氢酶（lactic acid dehydrogenase，LDH）：升高常见于无性细胞瘤。

（5）CA19-9：升高常见于未成熟或成熟畸胎瘤。

（四）影像学检查

1. 超声检查　主要包括经腹超声和经阴道超声，是卵巢癌的首选筛查手段，可明确卵巢有无占位性病变，并对肿瘤的良恶性进行判断。经阴道超声检查（TVS）是近年来妇科超声诊断技术的一项突破性进展，其图像分辨率高，检查结果受肥胖或肠气的干扰较小，与传统的经腹部超声诊断相比，TVS检测不需要充盈膀胱，且具有更高的敏感度和特异性。无性生活史的女性可采用经直肠超声。若肿瘤过大，TVS无法获得整个肿瘤的视野时，可采用经腹超声检测用作补充。经腹部超声作为卵巢癌的传统诊断方法，其诊断结果受到肥胖或肠气的影响较大，但其检测范围较TVS更广，可以更好地评估卵巢癌对周围脏器的侵犯、腹膜后淋巴结转移及腹腔种植转移情况。对于难以满足减瘤或由于某些原因无法耐受手术的患者，可通过超声引导下穿刺进行细胞学或病理学诊断。穿刺部位多选择盆腔肿瘤、增厚的腹膜或大网膜等，对于盆底腹膜明显增厚的患者，可经阴道或直肠进行穿刺。需要注意的是，对于未发生转移的患者，行穿刺活检前应慎重考虑，以免因穿刺导致医源性扩散。

2. 腹盆腔CT扫描　可较好地对肿瘤的范围以及转移情况进行评估，并作为临床分期的重要参考，是卵巢癌首选检查方法，若患者无对比剂禁忌证应尽量进行增强扫描。但CT对于早期患者检查敏感性较低。

3. 盆腔MRI　在盆腔肿块良恶性鉴别方面其准确性可达90%，并有助于确定肿块来源。但其扫描范围有限，且对于运动导致的位移敏感，因此对于伴有腹膜转移或大量腹腔积液患者依旧首选CT检查，MRI可作为补充检查。盆腔动态增强MRI联合弥散加权成像可用于进行术前评估；盆腔动态增强MRI联合血清CA125可用于术后肿瘤动态监测。

4. 单光子发射计算机断层扫描（SPECT）　SPECT可用于卵巢癌骨转移的诊断，对于可疑部位可进一步采用断层融合显像或MRI、CT等检查进行确认。

5. PET-CT　目前最先进的肿瘤影像学检查手段，可用于卵巢癌鉴别诊断、隐蔽病灶或微小病灶诊断，并能够显示肿瘤代谢情况。但PET-CT价格较高，目前依旧未被列为常规诊断。

（五）特殊检查方法

1. 细胞学检查　对于合并胸腔积液或腹腔积液的卵巢癌患者，行积液细胞学检查常能发现癌细胞。

2. 组织病理学检查　组织病理学检查是卵巢癌诊断的金标准，对于卵巢癌疑似患者，病理学检查不但能够确诊，还能够对肿瘤组织来源、性质以及腹盆腔的分布情况进行了解，辅助术前评估。

3. 胃肠镜检查　可用于卵巢癌胃肠道转移的诊断，尤其对于相对年轻并伴有血清CA19-9、CEA显著升高的患者，应警惕卵巢癌胃肠道转移。

4. 腹腔镜检查　可用于除盆腔炎性包块或结核性腹膜炎等的鉴别诊断，以避免不必要的开腹手术。

（六）鉴别诊断

临床上发现盆腔包块时，需与以下疾病相鉴别。

1. 子宫内膜异位症　多见于育龄女性，可伴有血CA125轻中度升高，并出现继发性、渐进性痛经或不孕等表现，查体可在子宫直肠陷凹、子宫骶韧带或宫颈后壁等处发现触痛性肿块。

2. **盆腔炎性包块**　盆腔炎症可形成囊性或实性包块,并伴有血清 CA125 上升,患者往往有盆腔炎症、人工流产、产后感染等病史。临床主要表现为下腹痛、发热等,肿块触痛明显,抗炎治疗后血 CA125 水平下降,肿块缩小。

3. **腹盆腔结核**　患者常有结核或不孕病史,临床主要表现为低热、消瘦、盗汗等结核中毒症状,伴有腹盆腔积液时亦可出现血清 CA125 升高,积液细胞学检查无恶性细胞。难以进行鉴别诊断时,可考虑腹腔镜探查进行明确诊断。

4. **卵巢良性肿瘤**　良性肿瘤多表现为单侧肿块,活动度好,包膜完整,活动度好,影像学检查多为壁光滑的囊性或实性包块。患者一般状况良好,血清 CA125 无明显升高,一般无明显腹盆腔积液。

(七)临床分期

卵巢癌 TNM 和 FIGO 分期采用美国癌症联合委员会(AJCC)2017 年颁布的第八版 TNM 和 FIGO 分期系统,见表 19-1。

表 19-1　卵巢癌 TNM 和 FIGO 分期

TNM	FIGO	T 原发肿瘤
T_X		原发肿瘤不能评估
T_0		没有原发肿瘤证据
T_1	I	肿瘤局限于卵巢(单侧或双侧)
T_{1a}	IA	肿瘤局限于单侧卵巢(包膜完整),卵巢表面无肿瘤;腹水或腹腔冲洗液未找到恶性细胞
T_{1b}	IB	肿瘤局限于双侧卵巢(包膜完整),卵巢表面无肿瘤;腹水或腹腔冲洗液未找到恶性细胞
T_{1c}	IC	肿瘤局限于单或双侧卵巢,并伴有如下任何一项
T_{1c1}	IC1	术中包膜破裂
T_{1c2}	IC2	术前包膜破裂或肿瘤位于卵巢表面
T_{1c3}	IC3	腹水或腹腔冲洗液发现恶性细胞
T_2	II	肿瘤累及单侧或双侧卵巢,并延伸至盆腔
T_{2a}	IIA	蔓延和/或种植到子宫和/或输卵管或卵巢;腹水或腹腔冲洗液未找到恶性细胞
T_{2b}	IIB	病变扩展到其他盆腔组织;腹水或腹腔冲洗液无恶性细胞
T_3	III	肿瘤位于单侧或双侧卵巢,并有镜下证实的盆腔外腹膜微转移
T_{3a}	IIIA2	显微镜下的骨盆外(超过骨盆上缘)腹膜微转移
T_{3b}	IIIB	盆腔外腹膜内肉眼可见转移,但转移灶最大径线不超过 2cm
T_{3c}	IIIC	盆腔外腹膜内肉眼可见转移,但转移灶最大径线超过 2cm 和/或区域淋巴结转移

		N 区域淋巴结
N_X		区域淋巴结无法评估
N_0		区域淋巴结没有转移
$N_0(i+)$		孤立的肿瘤细胞且区域淋巴结肿不大于 0.2mm
N_1		IIIA1 仅有腹膜后淋巴结阳性(组织学证实)

N 区域淋巴结	
N_{1a}	ⅢAⅰ 转移最大径 ≤10mm
N_{1b}	Ⅲaⅱ 转移最大径 >10mm
M 远处转移	
M_X	无法评估远处转移
M_0	无远处转移
M_1	Ⅳ远处转移,包括胸腔积液细胞学阳性;肝脏脾脏的实质性转移;转移至腹外器官(包括腹股沟淋巴结以及腹腔之外的淋巴结);肠道的透壁侵犯
M_{1a}IVA	胸腔积液细胞学阳性
M_{1b}IVB	肝脏脾脏的实质性转移;转移至腹外器官(包括腹股沟淋巴结以及腹腔之外的淋巴结);肠道的透壁侵犯
TNM 分期	
Ⅰ期	T_1, N_0, M_0
ⅠA 期	T_{1a}, N_0, M_0
ⅠB 期	T_{1b}, N_0, M_0
ⅠC 期	T_{1c}, N_0, M_0
ⅡA 期	T_{2a}, N_0, M_0
ⅡB 期	T_{2b}, N_0, M_0
ⅢA1 期	$T_{1/2}$, N_1, M_0
ⅢA2 期	T_{3a}, $N_{X/0/1}$, M_0
ⅢB 期	T_{3b}, $N_{X/0/1}$, M_0
ⅢC 期	T_{3c}, $N_{X/0/1}$, M_0
Ⅳ期	任何 T,任何 N, M_1
ⅣA 期	任何 T,任何 N, M_{1a}
ⅣB 期	任何 T,任何 N, M_{1b}

(八)辨证分型

1. 证候要素 卵巢癌主要由正气亏虚、寒邪入侵、寒凝血瘀引起。此外饮食不节、七情过极导致的脾胃运化失调、脾虚生痰、痰饮凝聚等因素亦在卵巢癌的发生中起到重要作用。临床上患者多表现出气虚、寒凝以及血瘀这三种证候因素,其中尤其以少腹不适、舌淡紫暗、关浮尺细或弱这一系列血瘀证候因素的表现为多。这里将卵巢癌分为以下四种证候因素。

(1)气虚证

主症:神疲乏力、少气懒言、食欲不振、消化不良。

主舌:舌淡胖。

主脉:脉虚。

或见症:自汗气短、眩晕健忘、腰膝酸软、眩晕健忘、喘咳无力、面色萎黄、小便频数而清、畏寒肢冷、面色㿠白。

或见舌：舌淡苔薄或白、齿痕舌。

或见脉：脉沉缓或迟而无力。

（2）实寒证

主症：畏寒肢冷、少腹冷痛、遇寒加剧、得热痛减、面色苍白或㿠白。

主舌：舌淡苔白滑或白腻。

主脉：脉沉紧。

或见症：咳嗽、痰色白清稀、胃脘冷痛可伴有呕吐、阴部或巅顶冷痛、痛经或月经后期、经色紫暗或带下清稀。

或见脉：脉沉弦、脉迟缓。

（3）血瘀证

主症：少腹刺痛、痛处固定而拒按、面色黧黑、肌肤甲错。

主舌：舌质紫暗可见瘀斑。

主脉：脉沉涩或细涩。

或见症：口唇爪甲紫暗、皮肤可有瘀斑、常伴有闭经偶可见崩漏、出血色紫暗可伴有血块、大便色黑、四肢麻木。

或见舌：舌质淡暗。

（4）脾虚证

主症：神疲乏力、纳呆、脘腹胀满、大便时溏时泻、面白少华或萎黄。

主舌：舌淡苔白。

主脉：脉缓弱。

或见症：呕吐、小便短少、水肿腰以下为甚、黑便或尿血、吐血、衄血及紫斑等出血症状。

或见舌：舌胖嫩有齿痕、苔白滑、苔薄白。

或见脉：脉濡弱、脉细弱、脉沉缓。

2. 辨证方法

符合主症 2 个，并见主舌、主脉者，即可辨为本证。

符合主症 2 个，或见症 1 个，任何本证舌、脉者，即可辨为本证。

符合主症 1 个，或见症不少于 2 个，任何本证舌、脉者，即可辨为本证。

3. 辨证分型（表 19-2）

表 19-2　中医辨证分型

治疗阶段	手术阶段	化疗阶段	放疗阶段	靶向阶段	单纯中医
辨证分型	气血两虚	肝胃不和	气阴两虚	痰湿凝聚	痰湿蕴结
	气虚血瘀	气血两虚	湿热瘀毒		气滞血瘀
		阳虚水盛			气血两虚
		肝肾阴虚			

六、治疗

（一）中西医治疗原则

当前针对卵巢癌的治疗手段主要包括外科手术、放化疗以及分子靶向药物治疗等。在治疗的同时产生的毒副作用不但使治疗的效果大打折扣还显著降低了患者对于治疗的耐受性及生活质量。联合中医药治疗是增强疗效、改善患者生活质量的可靠途径。通过对患者的临床病理特征、一般状况、中医的病机和证型等因素进行综合分析,制定合理的中西医结合治疗方案,在手术及放化疗等基础上配伍中医药治疗,充分发挥中医扶正祛邪的优势,不但可以起到增强疗效、提升机体免疫力、减少肿瘤的复发和转移的作用,还可以有效改善患者的生活质量,延长生存期,提升卵巢癌的治愈率。

(二)中医辨证治疗原则

中医认为卵巢癌的发病是由正气不足、邪气内聚导致的,其病理属本虚标实,扶正祛邪是主要治则。卵巢癌早期以邪实为主,消癥是主要治法,然亦不可一味地攻破以免过伤正气,且在祛邪的同时还应兼顾扶正培本;中期邪正相持,此时应攻补兼施;晚期患者由于久病且多已接受过手术及放化疗等辅助治疗,此时脏腑虚弱、正气不足、气血亏虚。对此,中医治疗以扶正固本为主,祛邪抗瘤为辅。待病情稳定,正气逐渐恢复,则可继续扶正、祛邪治疗并进。总之,虽然不同时期正邪虚实状况会发生改变,但应贯彻兼顾护正气的治疗原则,留得一分正气,则有一丝生机。

(三)辨证思路

1. 辨病与辨证相结合　不同类型的肿瘤其生物学特性之间可能存在差异,它们的发生发展过程及临床病理特征等方面亦存在各自的特性。辨病是对疾病整个病理变化过程和规律的一个整体认识,而辨证则是更加侧重于对疾病某一病情阶段的认识,单一进行辨证可能会忽视疾病内在病理变化,而西医辨病则可以在这一方面弥补中医辨证上的不足。此外,由于西医辨病可以从病理、病位等更加细微而具体的方面对疾病进行了了解,从而可以在某些特殊情况下解决中医无证可辨的难题。临床上可先通过影像、实验室检测及病理诊断结果等将肿瘤的病理类型以及临床分期进行明确,而后在辨病的基础上结合中医的辨证分型制定更加合理而有效的治疗方案,进一步提高疾病的治疗效率。

2. 辨证候虚实　卵巢癌的病理特点主要为本虚标实,虚实夹杂。其中虚证主要为气虚和血虚,实证则通常表现为气滞、血瘀、痰湿凝聚。在不同阶段卵巢癌虚实状况也不同,其中早期主要为邪实,晚期为正虚。

3. 辨邪正盛衰　在治疗时,应判定患者正气以及邪气的强盛程度从而采用不同的方法进行治疗。通常来讲,患者临床病理特征明显,但形体尚丰,胃气尚存,体力尚可,此时多为邪气盛而正气尚充的表现,可在兼顾扶正的基础上以攻邪为主。而疾病中晚期的患者多表现为全身消瘦、体力不支、食欲不振、精神萎靡,则多为邪气盛而正气虚衰,此时患者气血虚衰,不任攻伐,此时邪气虽盛但应以扶助正气为主。

4. 辨标本缓急　阴阳气血、脏腑功能失调是卵巢癌发病的本,而在卵巢癌发生发展过程中又以此为基础产生气虚、贫血、感染、腹腔积液等标症。在临床治疗中应分析标与本的轻重缓急,而采取相应的治疗策略。通常治病求本,治疗应围绕治本,然而某些情况下亦会出现较急且危的标症,如治疗过程中可能出现腹腔积液,而大量腹腔积液会导致腹胀甚至呼吸受限,这时应优先采取利水治法或直接抽出积液,待标症缓解后再求治本。因此,治疗中应遵循急则指标兼顾治本的原则。

(四)分证论治

中西医结合治疗

(1)手术结合中医治疗:术后服用中药,能明显提高手术效果的同时调整患者的脏腑功能,增强免疫力,减少术后并发症及后遗症的发生,并可改善患者一般状况以更好地接受术后其他辅助治疗。术后多以气血亏虚为主,中医治疗应以补气血为先。

1)气血两虚

临床表现:面色㿠白或萎黄,心悸气短,头目眩晕,失眠健忘,多梦自汗,少气懒言,神疲乏力;或发色不泽,唇甲淡白;或食少纳呆,饮食无味,形体消瘦;或手足麻木,肌肤不仁。舌质淡,苔薄白,脉细弱或缓而无力。

治疗原则:补气养血。

推荐方剂:归脾汤、八珍汤。

药物组成:白术、人参、黄芪、当归、甘草、茯苓、远志、酸枣仁、木香、龙眼肉、生姜、大枣。

辨证加减:崩漏下血偏寒者,可加艾叶炭、炮姜炭,以温经止血;偏热者,加生地炭、阿胶珠、棕榈炭,以清热止血。

2)气虚血瘀

临床表现:神疲乏力,气短,动则益甚,颜面微浮,腹部包块坚硬固定,腹胀,腹部有时刺痛,夜间加重,大便稀溏或便秘不畅,小便清。舌质黯,苔白。脉沉涩。

治疗原则:补气活血,软坚消积。

推荐方剂:补阳还五汤。

药物组成:黄芪、当归尾、赤芍、地龙(去土)、川芎、红花、桃仁。

辨证加减:肿块坚硬者加山甲、莪术、水蛭、桃仁、虻虫;腹痛甚者加白屈菜、白芍、炙甘草。

(2)放射治疗结合中医治疗:放射线为毒热,可严重损伤患者阴气,并导致津液气血受损、热毒炽盛。服用益气养阴、清热解毒的中药,在明显减轻放疗副反应的同时,有使放疗增效的作用。

1)气阴两虚

临床表现:胃脘痞满,食后尤甚,食欲不振,面色苍白,心烦不舒,或有恶心呕吐,口干咽燥,目涩无泪,神疲乏力,头晕肢乏,手足心热,小便淡黄,大便干燥;舌红、苔少,边有齿印,脉细数。

治疗原则:益气养阴,退热除烦。

推荐方剂:参苓白术散合益胃汤或沙参麦冬汤加减。

药物组成:太子参、炙黄芪、山药、玉竹、麦冬、石斛、荷叶、佛手、桔梗、炙甘草。

辨证加减:阴虚甚者加生熟地、山萸肉、女贞子、旱莲草、龟板;毒热盛者加败酱草、白英、龙葵、蛇莓、白花蛇舌草、苦参、蒲公英。

2)湿热瘀毒

临床表现:少腹肿块,质地坚硬,固定不移,疼痛拒按,腹胀或痛、或满、或不规则阴道流血,甚至伴有腹水,带下量多,色黄或黄绿如脓,味臭,大便干结,小便黄赤,口干、口苦,舌质黯红,苔黄厚腻,脉弦滑或滑数。

治疗原则:清热利湿,化瘀解毒。

推荐方剂:清热利湿解毒汤。

药物组成:萹蓄、红花、王不留行、瞿麦、栀子、黄芩、黄柏、败酱草、柴胡、牛膝、白茅根、白花蛇舌草、半枝莲、丹参、郁金。

辨证加减:湿热重者,加生薏苡仁、黄柏、苍术;腰痛甚者,加杜仲、续断;发热重者,加生石膏、金银花、连翘、知母；腹胀甚者加木香、槟榔、大腹皮、枳实。

（3）化疗结合中医治疗：化疗可严重损害患者的肝肾及脾胃等脏腑，影响患者的造血功能及免疫功能，导致胃肠道反应、肝肾功能损伤、骨髓抑制等一系列并发症的发生，严重者甚至不得不中断治疗。在患者化疗的同时佐以中药治疗既能减轻化疗带来的毒副作用，还能明显增强化疗疗效，帮助患者顺利完成化疗全程，促使病情稳定或趋向好转。

1）肝胃不和

临床表现：嗳气、呃逆，手脚冰凉，吞酸嘈杂，食入不化，胃脘饱胀疼痛，引及两胁窜痛，喜怒无常，烦躁易怒，苔薄白或薄黄，脉弦。

治疗原则：疏肝解郁，理气和胃。

推荐方剂：柴胡疏肝散合平胃散。

药物组成：柴胡、杭芍、陈皮、香附、枳壳、川芎、甘草、木香、砂仁、苍术、厚朴、大枣、生姜。

辨证加减：脾胃气虚加党参、黄芪；脾胃虚寒加良姜、肉桂，久病血瘀加丹参、醋元胡。

2）气血两虚

临床表现：面色㿠白或萎黄，心悸气短，头目眩晕，失眠健忘，多梦自汗，少气懒言，神疲乏力；或发色不泽，唇甲淡白；或食少纳呆，饮食无味，形体消瘦；或手足麻木，肌肤不仁。舌质淡，苔薄白，脉细弱或缓而无力。

治疗原则：补气养血。

推荐方剂：归脾汤、八珍汤。

药物组成：白术、人参、黄芪、当归、甘草、茯苓、远志、酸枣仁、木香、龙眼肉、生姜、大枣。

辨证加减：崩漏下血偏寒者，可加艾叶炭、炮姜炭，以温经止血；偏热者，加生地炭、阿胶珠、棕榈炭，以清热止血。

3）阳虚水盛

临床表现：腹大胀满，形似蛙腹，朝宽暮急，面色苍黄，脘闷纳呆，神倦怯寒，肢冷浮肿，小便短少不利，舌体胖，质紫，苔淡白，脉沉细无力。

治疗原则：温补脾肾，化气利水。

推荐方剂：济生肾气丸加减。

药物组成：熟地黄、山茱萸、牡丹皮、山药、茯苓、泽泻、肉桂、附子、牛膝、车前子。

辨证加减：大便溏薄，加补骨脂、白扁豆；浮肿明显加干姜、白术；高年元气大虚，加红参、仙茅、仙灵脾、鹿角片，以大补元气。

4）肝肾阴虚

临床表现：下腹疼痛，绵绵不绝，或可触及包块，头晕目眩，腰膝酸软，四肢无力，形体消瘦小，五心烦热，月经不调，舌红少津，脉细弦数。

治疗原则：滋补肝肾。

推荐方剂：知柏地黄丸加减。

药物组成：知母、黄柏、熟地黄、山药、山萸肉、牡丹皮、茯苓、泽泻等。

（4）靶向治疗结合中医治疗

1）痰湿凝聚

临床表现：少腹肿块，按之不坚，推揉不散，形体肥胖，胸闷腹满，时有恶心，纳呆便溏，月经失调，白带增多，舌体胖大，舌质青紫，苔薄白或白腻，脉沉或滑。

治疗原则：燥湿化痰，化瘀消癥。

推荐方剂:海藻玉壶汤。

药物组成:海藻、贝母、陈皮、昆布、青皮、川芎、当归、连翘、半夏、甘草节、独活、海带。

辨证加减:若恶心欲吐,舌苔黄腻者,加连翘、竹茹;胸闷不舒者,加枳壳、香附;脾虚身重,倦怠乏力,饮食不香者,加白术、怀山药、神曲。

2)气滞血瘀

临床表现:少腹包块,坚硬固定,胀痛或刺痛,痛而拒按,夜间痛甚,或伴胸胁不舒,月经不调,甚则崩漏,面色晦暗,肌肤甲错,舌质紫黯有瘀点,瘀斑,脉细涩。

治疗原则:行气活血,祛瘀消癥。

推荐方剂:少腹逐瘀汤合桂枝茯苓丸。

药物组成:小茴香、干姜、延胡索、没药、当归、川芎、官桂、赤芍、蒲黄、五灵脂、鳖甲、蜈蚣、三棱、莪术等。

辨证加减:若郁而化热者,可加栀子、黄芩以泄热除烦。

3)肝肾阴虚

临床表现:下腹疼痛,绵绵不绝,或可触及包块,头晕目眩,腰膝酸软,四肢无力,形体消瘦,五心烦热,月经不调,舌红少津,脉细弦数。

治疗原则:滋补肝肾。

推荐方剂:知柏地黄丸。

药物组成:知母、黄柏、熟地黄、山药、山茱萸等。

辨证加减:若症见咽干,手足心热为阴虚内热,可加玄参、知母、牡丹皮、地骨皮以滋阴清热调经。

4)气血两虚

临床表现:腹痛绵绵,或有少腹包块,伴消瘦,倦怠乏力,面色苍白,惊悸气短,动则汗出,食少无味,口干不多饮,舌质淡红,脉沉细弱。

治疗原则:益气养血,滋补肝肾。

推荐方剂:人参养荣汤。

药物组成:人参、白术、黄芪、熟地黄、大枣、川芎、远志、白芍、五味子、茯苓、陈皮、甘草等。

辨证加减:若腹胀纳少者,可加砂仁、麦芽、神曲、佛手、鸡内金以醒脾开胃。

(5)放化疗后结合中医治疗:放化疗结束后采用中医治疗既可以消除化疗带来的不良反应,还可以改善患者健康状况以及免疫力,防止肿瘤复发、转移或为患者接受下一轮的辅助治疗创造基础。放化疗结束后机体处于平稳状态,正气内虚与邪气亢盛均不明显,患者无明显临床不适症状,此时应主要针对肿瘤发生的根本病机"虚、痰、瘀"进行治疗。辨证论治同"单纯中医治疗"。

(6)单纯中医治疗:对于不适合接受手术或辅助治疗的患者可以采用中医治疗以稳定病情、改善患者的生活质量、延长患者生存期。

1)气滞血瘀证

临床表现:腰膝酸软,耳鸣,五心烦热,颧红盗汗,口干咽燥,失眠多梦,舌红苔少,脉细数。

中医治则:行气活血,祛瘀消癥。

推荐方剂:少腹逐瘀汤。

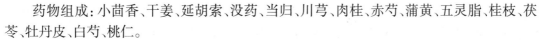

药物组成:小茴香、干姜、延胡索、没药、当归、川芎、肉桂、赤芍、蒲黄、五灵脂、桂枝、茯苓、牡丹皮、白芍、桃仁。

2)痰湿蕴结证

临床表现:少腹部胀满疼痛,痛而不解,或可触及质硬包块,胸脘痞闷,面浮懒言,带下量多质黏色黄,舌淡胖或红,舌苔白腻,脉滑或滑数。

中医治则:燥湿化痰,软坚散结。

推荐方剂:开郁二陈汤。

药物组成:半夏、陈皮、茯苓、甘草、香附、木香、青皮、川芎、莪术、夏枯草、山慈菇、苦参、露蜂房、焦山楂、焦神曲。

辨证加减:腹水多者加水红花子、抽葫芦、冲天草、天葵;腹胀甚者加木香、槟榔、大腹皮、枳实。

3)气血两虚证

临床表现:面色㿠白或萎黄,心悸气短,头目眩晕,失眠健忘,多梦自汗,少气懒言,神疲乏力;或发色不泽,唇甲淡白;或食少纳呆,饮食无味,形体消瘦;或手足麻木,肌肤不仁。舌质淡,苔薄白,脉细弱或缓而无力。

治疗原则:补气养血。

推荐方剂:归脾汤、八珍汤。

药物组成:白术、人参、黄芪、当归、甘草、茯苓、远志、酸枣仁、木香、龙眼肉、生姜、大枣。

辨证加减:崩漏下血偏寒者,可加艾叶炭、炮姜炭,以温经止血;偏热者,加生地炭、阿胶珠、棕榈炭,以清热止血。

(五)西医治疗

1. 手术治疗　卵巢癌手术治疗方式主要分为全面分期手术以及肿瘤细胞减灭术。早期患者多采用全面分期手术,年轻且希望保留生育功能的患者则在符合指标的条件下尽可能地采用全面分期手术,以求达到根治性切除的目的。此外,术中应明确病理分期,以作为预后的评估指标,并指导后期治疗。对于术前或术中评估为中晚期或伴有复发及转移的患者,多采用肿瘤细胞减灭术,以最大限度地清除存在病灶,降低肿瘤负荷,提高化疗疗效,改善患者预后。

2. 放疗　卵巢癌对放疗中度敏感,虽然放疗并非卵巢癌的主要治疗手段,但其作为术后辅助治疗可以协同化疗起到抗癌作用。此外,对于那些预后较差的晚期或复发患者,在化疗的敏感性已经明显下降时,放疗可以作为一种姑息治疗手段,尤其对于腹盆腔复发并伴有恶性积液的患者能够起到较好的疗效。放疗适宜在化疗取得疾病缓解后进行,但要注意的是,放疗可能会产生如肠梗阻等较严重的远期毒副作用,因此需严格掌握适应证。

(1)卵巢上皮癌适应证:放疗对于由癌肿转移导致脊髓压迫症状的患者可以起到缓解作用。放疗还适用于镜下微小病灶残留者,而对于肉眼病灶残留者放疗带来的收益并不优于化疗。

(2)卵巢恶性生殖细胞瘤适应证:大多数无性细胞瘤的患者应接受术后放疗。但考虑到无性细胞瘤的患者多为青年女性,且放疗会导致较严重的性腺功能障碍和不育的风险,因此年龄较轻有生育或内分泌等需求的患者可以酌情考虑用术后观察替代化疗。

(3)卵巢恶性性索间质肿瘤适应证:颗粒细胞瘤为该种肿瘤最常见的病理类型,少数Ⅰ期和多数Ⅱ~Ⅳ期颗粒细胞瘤患者需要进行术后放疗。

传统的全腹放疗照射范围较广，常会波及小肠及肾脏，从而引发较为严重的消化或泌尿系统并发症，不但影响了疗效、降低了患者生活质量，还限制了放疗的治疗剂量，无法对较大病灶起到有效的治疗作用。此外，放疗还可能导致较为严重的骨髓抑制甚至影响到患者的化疗计划。目前临床更推荐采用调强放疗（IMRT），其能够更好地将放疗剂量集中至治疗区域，而更好的保护肝脏、肾脏等重要器官，对骨髓的抑制作用也更小。

3. 化疗、靶向药物治疗

（1）卵巢上皮癌（EOC）的药物治疗：化疗及分子靶向治疗是 EOC 的重要辅助治疗方式，在 EOC 的初次治疗和复发治疗中均占有重要的地位。研究表明即使是早期患者亦应在术后接受铂类联合紫杉醇方案的辅助化疗。虽然有学者提出对于某些复发风险较低的患者术后可以免去术后化疗，但这一论点依旧需要进一步的研究去进行验证。紫杉醇联合卡铂每三周静脉给药是目前 EOC 晚期的一线治疗方案，且研究已证实在化疗基础上联合贝伐单抗（抗血管生成药物）治疗有助于延长患者的无进展生存期（PFS）。虽然近年来某些研究结果显示对于 EOC 晚期患者，采用腹腔热灌注化疗（HIPEC）较静脉给药化疗可以使患者获益更大，但目前依旧未得出明确而统一的结论，且 HIPEC 会引发更为强烈的毒副作用，因此应谨慎使用。

约 75% 的 EOC 晚期患者会经历术后复发，无铂间隔期（PFI）则是复发患者后继治疗方案选择的一项重要参考。对于铂类耐药患者或 PFI<6 个月的复发患者，多推荐采用非铂类单药治疗方案，有条件患者可以考虑联用贝伐单抗。同时，再次肿瘤细胞减灭术（SCS）也是一种重要治疗手段。研究发现对于无法将病灶彻底清除的患者，SCS 无法十分有效地延长患者的总生存期，且术后并发症及患病率高，因此 SCS 在延长多病灶复发患者生存期中的作用并未被认可；而对于复发病灶较少，且能够通过 SCS 将复发病灶切净的患者，SCS 治疗可使其获益。对于 PFI>6 个月或铂敏感的患者则提倡采取铂类为基础的化疗联合贝伐单抗进行治疗。其中对于复发瘤 <3 处且能够成功切除的局部复发患者，推荐在药物治疗基础上进行 SCS 治疗，而对于复发部位较多难以全部切除的患者，SCS 治疗的获益将减少，应慎重采用。

近年来抗乳腺癌药物 PARPI 抑制剂也被发现可以对包括卵巢癌在内的多种肿瘤起到有效地治疗作用。在铂类化疗基础上联合奥拉帕尼（PARPI 抑制剂）维持治疗可以使 *BRCA* 基因突变的铂敏感 EOC 患者显著获益。此外，近年来研究还发现将 PARPI 抑制剂联合贝伐单抗作为晚期 EOC 患者维持治疗方案，无论 *BRCA* 基因状态如何，相比于贝伐单抗单药治疗均可以改善患者的 PFS。

（2）卵巢恶性生殖细胞瘤（OGCT）药物治疗：长春碱＋达克霉素＋环磷酰胺方案（VAC 方案）是最早成功应用于 OGCT 的治疗方案，可以使早期患者明显获益，但对于晚期患者的治疗效果不佳。随着铂类药物的出现，基于铂类药物的联合化疗变成了 OGCT 的主要治疗方案。临床最初采用的是长春碱＋博来霉素＋顺铂（PVB 方案），其疗效显著优于传统的 VAC 方案。但近年来，人们还发现依托泊苷在起到与长春碱相似的疗效同时，引起的毒副作用更小。因此，利用依托泊苷取代长春碱的 BEP 方案（博来霉素＋依托泊苷＋顺铂）成为了目前的首选治疗方案。现临床通常以 3~4 个周期的 BEP 方案治疗作为 OGCT 的治疗标准。无性细胞瘤由于对放、化疗的敏感度好而被单归为一个类别。BEP 依旧是其一线治疗方案，而卡铂/依托泊苷则可作为一种替代性的、低毒性的治疗方案。几乎所有的晚期无性细胞瘤患者均对化疗敏感。

手术联合化疗可以治愈大多数 OGCT,但少数患者依旧会出现复发。复发通常在治疗后的 24 个月内。铂耐药性复发通常发生在治疗 4~6 周内发生,铂敏感性复发则多在 6 周后。鉴于只有少数患者会出现复发,指导复发性 OGCT 患者治疗的数据很少,因此临床上依旧缺乏 OGCT 复发的理想治疗方案。约 30% 的铂敏感性睾丸癌复发患者能够从长春碱 + 异环磷酰胺 + 顺铂(VeIP 治疗方案)中获益,而高剂量治疗可将获益患者比率增加到 50%,这同样可以作为 OGCT 复发患者治疗提供参考。目前对于铂耐药性 OGCT 复发患者依旧无有效治疗方案,可能需要转诊到专门的中心进行治疗。

(3)卵巢恶性性索间质细胞瘤(OSCST)药物治疗:PEB(顺铂 + 依托泊苷 + 博来霉素)和 PEI(顺铂 + 依托泊苷 + 异环磷酰胺)是临床上治疗 OSCST 较为常用的两种治疗方案。目前临床上对于Ⅰa 期完全切除的 OSCST 患者可不采取术后药物治疗。而Ⅰc、Ⅱ、Ⅲ期的 OSCST 患者则应在手术切除后进行 4~6 周期的辅助治疗。虽然并没有证据表明 PEB 和 PEI 两方案孰优孰劣,但目前美国医疗机构多采用 PEB 方案。而对于前存在的肺功能障碍或肉瘤性异源因素的患者则可选取包括 PEI 在内的其他化疗方案。对于 4 个治疗周期后通过影像学或肿瘤标志物监测显示未能有效控制病情的患者可考虑进行二次手术并应考虑及进行二线化疗。对于术前破裂和恶性腹水或转移的患者,以及有组织学差异较大和有丝分裂数量较多等其他高风险特征的,特别是 Sertoli-Leydig 细胞瘤患者,可考虑采用更高强度的化疗方案。Ⅳ期肿瘤非常罕见,预后不良。鉴于这些肿瘤的罕见性,很少有证据可以指导治疗。

七、预后与随访

治疗结束后应对患者定期进行相应的随访以及检查。随访周期为:治疗后 2 年内,每 2~4 个月随访一次;2~5 年期间每 3~6 个月随访一次;5 年后每年随访一次。检查主要包括体检(包括盆腔检查)、血液肿瘤标志物检查、胸腹盆腔的影像学检查等,以监测肿瘤的复发情况以及治疗相关的不良反应,并对患者生活质量进行评估。

八、预防与调护

1. 尤其是晚期妊娠可以使卵巢癌发生风险显著下降,与 25 岁之前妊娠相比,35 岁之后妊娠能够将卵巢癌发生风险降低两倍以上。妊娠降低卵巢癌发生风险的相关机制可能与妊娠对恶性细胞的清除相关,而与排卵无关。

2. 病例对照研究表明口服避孕药可以明显降低卵巢癌发生风险。类视黄醇、维生素 D 和非甾体抗炎药也被发现对卵巢癌具有预防功效。此外,研究还发现放置宫内节育器、子宫切除术及输卵管、卵巢切除术均可以有效降低卵巢癌发生风险。携带 BRCA 突变的女性预防性双侧输卵管卵巢切除可将其患癌(卵巢癌、输卵管癌或腹膜癌)风险降低约 80%,同时降低其患乳腺癌的风险。因此,建议 BRCA1 突变者在 35~40 岁进行预防性的双侧输卵管卵巢切除术,BRCA2 突变者可延迟至 40~45 岁手术,并可以考虑与口服避孕药联合使用。

3. 母乳喂养的妇女较从未被母乳喂养的妇女相比,患卵巢癌的风险明显降低。母乳喂养 18 个月以上与从未母乳喂养的妇女相比,患卵巢癌的风险可以下降 34%。

4. 戒烟、畅达情志、多食蔬菜少食肉、饮茶、维持适量运动均可以有效降低卵巢癌发生风险。

5. 积极诊治盆腔慢性疾病。

6. 定期进行卵巢癌筛查,做到早发现、早诊断、早治疗。

九、研究概况及存在的问题

（一）卵巢癌的中医理论研究

1. **卵巢癌病因病机的理论探讨**　理论研究与临床治疗两者间关系密切,临床实践为理论研究提供了基础和方向,理论研究也促进了临床治疗技术的提高。发展和完善中医药治疗卵巢癌的理论体系将为卵巢癌的临床治疗和研究起到指导性作用。以历代医家对卵巢癌病因、病机的认识和见解为基础,现代医家对其病机制论进行了进一步的完善和补充。

现普遍认为卵巢癌病理性质属本虚标实,是正虚与邪实的共同作用结果,其中以脏腑气血亏虚为本,瘀血、痰湿、邪毒为标。本病主要由于正气亏虚,六淫邪气入侵,或七情过极,或饮食不节,或房事所伤,导致脏腑、冲任失调,痰湿、瘀血内生,与邪毒结聚于胞宫,日久而成。虽然不同医家目前对卵巢癌病机见解的侧重有所差异,但均认为卵巢癌病理性质属本虚标实,其中正虚为其根本病机,并多围绕寒、湿、瘀、毒等病理因素对卵巢癌的病机进行论述。

蒋士卿认为"肾阳虚衰,血瘀于胞"是导致卵巢癌发生的主要病机。肾阳为一身阳气之根本,具有温煦胞宫的作用,肾阳虚衰则胞宫失于温煦出现胞宫虚寒。寒凝血滞于胞宫,日久化生为瘀毒,阻滞于腹部渐成积聚并不断耗伤机体正气,长此以往正气衰败,癥瘕渐生。同时,中医认为持续性排卵是肾气不固的一种表现,并会损伤肾气,促进卵巢癌的发生,这又与西医"过度排卵"的理论相吻合。王晞星教授认为七情过极是卵巢癌的重要病机,卵巢为足厥阴肝经循行部位,情志不畅肝气郁滞、会导致卵巢气血运行不畅,若复感六淫邪气,则瘀血与邪气相互搏结可渐成结块。肝郁日久克伐脾土又会导致脾脏虚衰,脾虚生痰,痰湿趋下阻碍气血运行,与瘀血蕴结于卵巢,日久渐成癌瘤。李光荣认为气血失调、痰瘀互结为本病的关键病机。女性多郁,使肝郁不疏,气失条达,血行受阻,日久成瘀;肝失疏泄,气机不畅,水湿内停,日久生痰。痰湿性趋下,与瘀血搏结于胞宫,进一步加重气机的阻滞,循环往复,日久渐成癥瘕。郁存仁强调脏腑气虚、营卫失调在卵巢癌发病中的重要作用,并提出"内虚致病说"。孙桂芝认为情志因素、正气不足以及毒邪侵袭是卵巢癌的主要病机,并提出了"毒邪学说",特别强调毒邪在卵巢癌发病过程中起到了重要作用,这与西医学中的"盆腔污染学说"的观点一致。周仲瑛认为"正虚毒结"是卵巢癌发病的重要病机,并提出了"伏邪"理论。"伏邪"是一种以侵入患者体内后处于潜伏状态而不会很快发病为特点的一种邪气,其包括了由于外邪入侵、饮食或情志失调而产生的瘀血、痰饮等多种病理因素。而卵巢癌正是以"先天伏寒"体质为基础,受后天环境影响,寒邪凝滞于体内,导致气血瘀滞,胞脉阻滞,血瘀于胞脉,瘀积日久,渐成癥积。陶方方等认为"先天伏寒"体质沿袭于父母禀质,虽先天伏寒的患者并非一定会发生卵巢癌,但更易受到外界环境的作用而在体内形成"伏毒"大大增加了患有卵巢癌的概率,这也在一定程度上解释了西医学所提出的"卵巢癌遗传易感性"理论。

目前,不同医家在卵巢癌病机制论方面的研究结果依旧未能达成一致,可能由于对卵巢癌病机的研究多依据研究人员的临床经验,主观性较强而缺乏一致性。因此,应进一步加深对于卵巢癌病因病机微观机制的探索,以更为准确地了解卵巢癌的病机,为临床治疗提供更加标准而个性化的指导。

2. **卵巢癌证候的理论研究**　辨证论治是中医诊疗疾病的基本原则和重要手段,也是中医的特色和优势所在。通过对望、闻、问、切四诊收集到的症状、体征及患者个人信息进行综合分析,对疾病的病位、病性、病因、病机等起到较为全面的了解,制定合理的个体化治疗方案,对症下药,达到标本兼治的目的。辨证论治亦对卵巢癌的中医临床治疗起到关键的指导作用。对于不同患者,在不同疾病阶段的临床表现和病理特点通常会有所差异,这时则需结合患者的症状体征对其病因、病机、病位等进行综合分析,以明确证型,根据患者个人情况,针对性用药,个性化治疗,达到治疗肿瘤、缓解症状的目的。然而,鉴于中医诊断的原理是"司外揣内",即根据外在的症状体征对患者内在的内在病变情况进行揣测,不可避免地掺杂了大量的主观因素,易于出现误判和偏差。因此,只有结合多学科之长,利用现代先进科技手段加强四诊的感官,获得更加客观而确切的诊断信息,才能够进一步提升中医辨证诊疗的准确性和可靠性。

目前研究人员正积极尝试将中医辨证思想与现代科技手段相结合,并已经取得了一定的成果。如通过脉诊仪、面诊仪、舌诊仪等四诊合参辅助诊疗仪将人体脉象、舌象数字化,更为客观准确地进行气血津液辨证。在问诊方面设计具有针对性的问诊量表并建立大数据问诊数据库,通过对收集到的症状相关数据进行隐结构分析,辅以综合聚类分析,使得辨证分型更加准确。由于卵巢癌病程长且病情复杂,临床多表现为数证并存的复合证型,目前可参考《中医虚证辨证参考标准》《中医证候诊断治疗学》《中医临床诊疗术语国家标准-证候部分》将卵巢癌分为实寒证、脾虚证、气虚证、血瘀证等多个单证,而后以单证为基础将其组合成复证,为卵巢癌辨证提供依据。目前,在卵巢癌辨证方面依旧缺少大样本临床研究,且证候的划分和定量依旧需要加强客观性和统一性;且应进一步争取将现有的先进科学技术与中医诊疗相结合,将辨证体系从模糊化、抽象化、主观化转向精准化、具体化、客观化,这将对提高辨证论治的疗效和可靠性有积极意义。

(二)中医药防治卵巢癌的临床研究

1. 减毒增效研究 放化疗是卵巢癌术后主要的辅助治疗措施,但在杀伤肿瘤细胞的同时常会伴有骨髓抑制、消化道反应、肝肾功能受损等一系列毒副作用,使得患者免疫力下降,生活质量低下,甚至因无法耐受而终止治疗。此外,多周期化疗还常会面临化疗耐药问题,使患者疗效大打折扣。近年来,研究已经发现西医辅助治疗的同时联合中医治疗,在祛邪的同时兼顾扶正,可以达到增效减毒的目的,缓解辅助治疗引起的不良反应,有效改善患者的免疫状况和生存质量,在提高化疗敏感度的同时也增强了患者对于治疗的耐受性。

在研究人员的不断努力开发下,越来越多的中药方剂或提取物已被发现可以增强放化疗效果、提高患者的治疗耐受力、改善患者的生活质量,并有效地缓解了治疗引起的骨髓抑制、胃肠道反应、手足综合征等严重毒副作用。但目前中药治疗方案的制订多依据治疗者的经验,缺乏规范性和标准性,且依旧缺乏临床大样本研究来指导中药更为合理而规范的使用。靶向药物治疗是一种新兴的卵巢癌疗法,其较放化疗更为精准,在产生较小毒副作用的同时可以有效抑制肿瘤的生长和转移。但相关的毒副作用如手足综合征、胃肠道反应、肝脏毒性等依旧不容忽视。少数研究也已证实中药配伍靶向药物治疗可以起到增效减毒的作用,相关研究正在进行中。

2. 生活质量研究 杀灭肿瘤细胞已不再是肿瘤临床治疗所追求的唯一目标,现患者生活质量已越发受到重视,即在无病的基础上追求身体、精神以及社会功能的良好状态。一直以来,在肿瘤的治疗中,中药多作为放化疗的辅助治疗手段,发挥着"扶正、祛邪、增效、减毒"的功用,其中扶正以及减毒的功效尤为明显,有效改善了肿瘤患者的生活质量,缓解了病痛。

目前临床研究已发现中药除了同上所述,可通过减轻放化疗的毒副作用,提升患者免疫力达到改善患者生活质量的目的,对于某些由于特殊原因无法进行放化疗的患者,中药治疗亦可以起到控制病情,改善患者生活质量的作用。此外,癌痛作为肿瘤最常见的症状,也是造成肿瘤晚期患者痛苦的最主要原因之一。目前三阶梯药物止痛治疗方案已在临床取得肯定的疗效,但长期大剂量服用可能会出现耐药、恶心、呕吐、呼吸抑制等毒副反应。在使用镇痛药物的同时配伍针刺、中药治疗等中医疗法已被证实可以减少镇痛药用量、减轻治疗带来的毒副作用,更好地改善患者的抵抗力和生活质量。

目前国内大多采用 FACT、EORT-CQLQ-C30 等欧美地区指定的评定量表对患者生活质量进行评估。由于双方生活方式以及价值观念的差异,无法很好反映我国患者群体的需求,也不能体现中医证型转归与变化。因此,将西医学与中医学相结合,制定具有我国特色的生活质量评定量表,将有助于进一步放大中医治疗改善肿瘤患者的生存质量的优势。

3. 预防卵巢癌复发转移研究　肿瘤的转移和术后复发一直是卵巢癌临床治疗的一大难题,也是导致患者死亡的主要原因。能否有效地抑制肿瘤的复发和转移将对患者的预后起到关键的决定作用。转移前微环境的改变是肿瘤转移的前提和基础,若能够靶向破坏转移前微环境或可以有效地防止肿瘤转移的发生,但目前临床上尚无能够有效控制卵巢癌转移的药物。多项体内外研究以及临床观察已经发现某些中药或中药提取物可以起到预防卵巢癌转移的作用。但由于大样本肿瘤患者病机、证型与肿瘤转移之间的关系难以确定,且中药疗效的发挥往往是多组分、多靶点共同作用的结果,机制复杂,目前对其了解尚少。因此,依旧需要对中医防止肿瘤方面进一步加深研究,更好地了解中药防治肿瘤转移的机制和作用规律,为临床治疗提供指导。

（三）基础研究

近年来,多种中药被证实能够对卵巢癌起到治疗作用,但对其作用机制了解尚少。大量相关研究已经开展,目前发现中药主要可以通过如下机制发挥扶正祛邪、增效减毒等功效从而对卵巢癌起到治疗作用:①抑制肿瘤的增殖、转移:如通过细胞毒作用直接杀灭肿瘤细胞、诱导肿瘤细胞发生凋亡、阻滞肿瘤细胞周期,抑制增殖、调节细胞信号传导、抑制肿瘤血管生成、抑制端粒酶活性等;②调节机体免疫功能:如增强患者 T 细胞免疫功能、促进细胞因子的分泌、影响树突细胞的分化发育等;③减毒增效,逆转多药耐药:增强化疗药物的细胞毒作用及凋亡诱导作用、保护骨髓,改善机体免疫功能、抑制多药耐药相关基因的表达等。

中药防治卵巢癌的相关研究又主要分为单味药及复方药物作用机制相关研究。单味中药的代表性研究:人参（人参皂苷 Rg1、Rg3、Rb1）改善机体免疫力,抑制卵巢癌转移,减轻化疗副作用、苦参调节机体免疫力,改善生理状态,抑制肿瘤转移等研究。相对于复方药物研究而言,单味药物研究更加简单且便于开展,但临床治疗多采用复方药物进行治疗,且单味药物相关研究难以探明复方药物中不同中药之间的相互作用。复方中药相关研究主要包括:①经典名方:如桂枝茯苓汤、八珍汤等;②自拟方:如健脾生血汤、理冲生髓饮等抑制肿瘤生长、减轻化疗毒副作用相关机制研究;③中成药:主要包括口服药、复方注射剂等。这类研究体现了中药作用的多环节、多途径、多靶点的特征,但相应研究开展难度较大。

尽管近年来关于中医治疗卵巢癌机制方面的研究已经取得了一定进展,然而目前多数研究均局限于体外细胞实验来对药物的作用效果以及相关机制进行探讨,且这些研究主要围绕抑癌率、黏附分子、抑癌基因及癌基因表达水平、细胞凋亡水平进行探讨而很少对中药的作用靶点进行研究。在动物实验方面,目前在实验动物不同中医证型建立方面依旧没有明确方法和统一标准。此外,在临床治疗方面多采用复方药物进行治疗,单味药物研究结果与临床应用需求相差很大,难以达到优化和指导临床治疗的目的。因此,今后应将注意力更多放在中药作用靶点而非仅仅作用效应上,并尝试加强对复方药物作用机制的研究。

(四)中医药防治卵巢癌的疗效评价

在肿瘤治疗的传统理念中,人们主要围绕肿瘤缓解率、治疗有效时间、生存期等指标对患者的疗效进行评价。而近年来,随着医学模式由生物医学模式向生理 - 心理 - 社会医学模式发生转变,肿瘤治疗的目的已经发生改变。即在尽可能地提高生存质量、延长生存时间的基础上最大限度地取得肿瘤的缓解而非一味地追求肿瘤的缓解,使得患者的生活质量评估成为了临床疗效评估的一项重要指标。

与西医相比,中医在长期带瘤生存、减轻病痛、改善患者生活质量等方面具有较大的优势,然而目前国内多采用西医量表对卵巢癌患者生活质量以及治疗效果进行评估,难以客观而全面地对中医治疗卵巢癌的疗效进行评定。因此,迫切需要建立一个具有中医特色的,能够充分反映中医疗效的量表。近年来,研究人员在此方面也进行了相应的研究,如万崇华等开发了具有我国文化特色的卵巢癌生命质量测定量表体系 QLCP-OV,其包括共性模块 QLICP-GM 和 6 个小方面 10 个条目的特异性模块。孙宏新提出了卵巢癌中医临床疗效评价指南,从近期以及远期中医疗效判定标准、患者生活质量以及生存期等方面对卵巢癌中医疗效进行了评估。

然而,目前针对卵巢癌中医治疗疗效评价标准制定方面的研究依旧缺乏,且有几方面的难题等待解决,如:中医治疗是多靶点、多层次的,如何筛选敏感度高、可行性好、特异性强且能够体现中医疗效特点的评估指标? 不同证型中主证及次证在症状评分中所占的权重如何分配? 症状是患者的主观感受,在评分时如何尽可能地消除主观因素的影响? 且目前依旧缺乏大样本、多中心、前瞻性的临床研究作为评估标准制定的参考。因此,建立一个能够全面而客观反映中医治疗卵巢癌疗效且被国际所认可的评估系统依旧有很多工作要做。

(五)展望

1. 基础理论方面　中医药治疗肿瘤基础理论的总结、归纳以及探讨对于临床实践具有重要的指导意义。目前对于肿瘤的病机主要可以归纳为邪实正虚、脏腑功能失调、痰湿聚结、气滞血瘀、毒邪蕴结等方面。对于不同肿瘤,由于病因、病理性质等方面的差异,他们的病机亦具有各自的特异性,而目前针对卵巢癌病机特异性方面的研究依旧欠缺。此外,在辨证方面,目前多以医家个人经验为主,依旧缺乏客观而规范的定量辨证体系,导致辨证方面依旧可能产生较大误差。因此,加深对于卵巢癌中医病机的了解,并使得卵巢癌辨证更加准确而客观化,将对临床治疗以及研究起到积极的指导作用。

2. 临床研究方面　随着中医药治疗肿瘤国际化进程的进一步深入,在临床研究方面应以循证医学理论体系为基础,充分利用循证医学在临床研究设计方面合理、严谨且科学可靠等优势,结合中医自身特色,制定相应科研计划,以使得研究能够更加高效且有针对性地开展。目前临床多采用西医制定的疗效评价体系,以病灶大小的变化作为主要评定指标。而与控制病灶相比,中医治疗在改善患者生存质量、减轻放化疗毒副作用、延长带瘤生存时间等方面的优势更加明显,因此急需结合中医药防治卵巢癌特点,建立具有中医特色的疗效评价量表,以更加客观且量化的方法对中医治疗卵巢癌疗效进行评估。

在肿瘤治疗过程中,随着肿瘤临床阶段、病理类型、患者个人情况、中医证型等的不同,中医以及西医治疗所占有的比重、起到的职能也不同。因此,如何根据复杂而多变的临床情况,去灵活而科学地制定和调整治疗方案,才能够使得中医药配合现代治疗发挥出最大功效,依旧是目前临床研究的一大难题。此外,在临床治则治法方面的研究不可盲目搬用基础研究的结果。如虽大量基础研究已经证实活血化瘀方药可以起到抑制肿瘤转移作用,但某些活血药物使用不当可能会造成出血甚至促进肿瘤的血行播散。因此应在加强对活血化瘀药物作用机制以及环节研究的同时,加强对不同证型、症候群患者的筛选和归类,以更好地满足患者的临床用药需求。

3. 基础研究方面　目前随着中医的现代化,在基础研究方面已变为以分子生物学理论为指导,通过体、内外对照试验对不同证型产生的机制、中药的作用机制等进行了相关的研究,并已经取得了一定成果。但目前对于复方药物作用的机制、靶点了解依旧欠缺,且由于复方药物为多部位、多靶点进行作用,其机制复杂,相关研究开展也十分困难;且目前对于中药使用剂量、中药配伍以及相应不良反应方面的基础研究也不够深入。此外,应加强多学科间的协作,博采众长,推动中医创新和进步,更好地实现中医现代化和国际化。

参 考 文 献

1. 任海花,任卫东,马惠风. 卵巢癌临床流行病学调查报告[J]. 基层医学论坛,2009,13(2):62-63.

2. WHITEMAN D C,SISKIND V,PURDIE D M,et al. Timing of pregnancy and the risk of epithelial ovarian cancer[J]. Cancer Epidemiol Biomarkers Prev,2003,12(1):42-46.

3. DANFORTH K N,TWOROGER S S,HECHT J L,et al. Breastfeeding and risk of ovarian cancer in two prospective cohorts[J]. Cancer Causes Control,2007,18(5):517-523.

4. 付译漫,李凯,韩凤娟,等. 基于"肾阳虚衰,血瘀于胞"探讨卵巢癌发病机制[J]. 中医药学报,2014,42(1):4-6.

5. 宁博彪,卫桐,郝淑兰,等. 王晞星治疗卵巢癌临证经验举隅[J]. 山西中医,2019,35(7):4-6.

6. 艾莉,李光荣. 李光荣教授治疗卵巢囊肿的经验[J]. 北京中医药大学学报(中医临床版),2006,13(6):34-35.

7. 徐咏梅. 郁仁存中西医结合治疗卵巢癌的经验[J]. 北京中医,2006,25(9):534-535.

8. 闫洪飞. 孙桂芝教授治疗卵巢癌经验[J]. 中国中医药信息杂志,2004,11(04):353-354.

9. 肖乔,沈影,韩凤娟. 伏邪理论与BRCA1/2基因突变:一个中西医结合视角下的卵巢癌发病机制探析[J]. 天津中医药大学学报,2019,38(5):427-429.

10. 陶方方,沈敏鹤,孔丽娅,等. 基于关联规则和相关系数的沈敏鹤主任医师卵巢癌用药规律研究[J]. 中华中医药杂志,2015,30(1):235-237.

11. 石玉琳,胡晓娟,许家佗. 中医病证智能化诊断与分类研究进展[J]. 中国中西医结合杂志,2019,39(6):763-768

12. 张连文,许朝霞,王忆勤,等. 隐结构分析与西医疾病的辨证分型(Ⅱ):综合聚类[J]. 世界科学技术(中医药现代化),2012,14(2):1422-1427.

13. 杨红,殷岫绮,钱麟,等. 妇科肿瘤的中医药治疗策略[J]. 中医杂志,2015,56(8):651-654.

14. BEN-ARYE E,SAMUELS N,LAVIE O. Integrative medicine for female patients with gynecologic cancer[J]. J Altern Complement Med,2018,24(9-10),881-889.

15. GRIFFITHS C,AIKINS J,WARSHAL D,et al. Can cannabidiol affect the efficacy of chemotherapy and epigenetic treatments in cancer[J]. Biomolecules,2021,11(5):766.

16. 肖兴辉,宋文佳,夏华敏,等. 蒋士卿运用温肾消癥方治疗卵巢癌经验[J].河南中医,2019,39(7): 1027-1030.

17. 田琳,李戈,王佛有. 中医结合三阶梯止痛法综合治疗癌性疼痛的临床研究[J].实用中医内科杂志, 2020,34(1):68-71.

18. 曹立幸,司徒仪,黄健玲,等. 莪棱胶囊防治卵巢子宫内膜异位囊肿术后复发及对在位、异位内膜组织 MMP-9 mRNA 和 TIMP-1 mRNA 作用的研究[J].中国中西医结合杂志,2008,28(6):541-544.

19. 赵雅瑮,宋姜楠,张桐硕,等. 中药有效成分抗卵巢癌作用的研究进展[J].武警后勤学院学报(医学版),2017,26(11):1005-1009.

20. DENG S, WONG C K C, LAI H C, et al. Ginsenoside-Rb1 targets chemotherapy-resistant ovarian cancer stem cells via simultaneous inhibition of Wnt/β-catenin signaling and epithelial-to-mesenchymal transition[J]. Oncotarget, 2017, 8(16): 25897-25914.

21. 王兴玲,于明新. 苦参碱联合胸腺五肽对卵巢癌腹腔热化疗大鼠免疫功能的影响[J].实用药物与临床,2017,20(1):4-8.

22. 王芳芳,李益萍,蒲腾达,等. 桂枝茯苓汤对卵巢癌术后患者外周血 T 淋巴细胞亚群、血清肿瘤标志物及凝血水平变化的影响[J].世界中医药,2019,14(8):2067-2072.

23. 刘恋. 八珍汤加减联合中医护理用于卵巢癌腹腔镜减灭术后 30 例[J].中国药业,2015,24(16):148-149.

24. 周敏,郑玲. 中药口服并穴位贴敷联合腹腔、静脉双途径化疗治疗晚期卵巢癌合并腹水临床研究[J].中医学报,2017,32(10):1860-1863.

25. 怀其娟,韩凤娟,王秀霞,等. 中药复方理冲生髓饮对 Casp-8 和 CXCL2 基因在人卵巢癌细胞株 SKOV3 中表达的影响[J].中国妇幼保健,2010,25(12):1689-1692.

26. 万崇华,罗家洪,张灿珍,等. 癌症患者生命质量测定量表体系研究[J].中国行为医学科学,2003,12(3):101-102.

27. 孙宏新. 卵巢癌中医临床疗效评价指南[C]//首届全国中医肿瘤高峰论坛.首届全国中医肿瘤高峰论坛论文集.北京:中华中医药学会,2013:328.

28. 陈雨凤,张少华. 活血化瘀药抗肿瘤及肿瘤转移的作用机制探讨[J].陕西中医学院学报,2006,29(2):62-63.

29. 钱彦方. 活血化瘀中药对肿瘤形成和转移的影响[J].中医杂志,2008,49(10):942-945.

第二十章 骨 肿 瘤

一、概述

骨肿瘤（bone tumor）是指在不良因素的作用下，骨骼或其附属组织（血管、神经、骨髓等）在基因水平上失去对其生长的正常调控，导致克隆性异常增生而形成的新生物，具有良、恶性之分，其发生原因尚未完全明确。良性骨肿瘤生长较慢，可手术根治，预后较好；而恶性骨肿瘤起病迅速、症状多样，严重者可危及生命。临床上根据肿瘤细胞的来源可分为原发恶性骨肿瘤和继发性骨转移瘤。原发恶性骨肿瘤作为一大类起源于中胚层组织的恶性肿瘤，发病率较低，约占所有恶性肿瘤的0.2%，其中常见类型有骨肉瘤（35%）、软骨肉瘤（30%）、Ewing肉瘤（16%）等。原发骨恶性肿瘤在不同地区的发病率和死亡率不同，美国预计2020年新发患者数约3 600例（2 120例男性、1 480例女性），死亡人数约1 720例（1 000例男性、720例女性）；我国癌症登记中心发布报告显示，2014年我国原发恶性骨肿瘤经年龄调整后的发病率为1.32/10万，共计24 000例（14 000例男性、10 000例女性），约占中国所有恶性肿瘤的0.7%，死亡率为每0.86/10万，共计17 000例（10 000例男性、7 000例女性）。骨转移瘤多由其他部位恶性肿瘤经血行转移至骨骼系统，乳腺癌、前列腺癌、肺癌、肾癌进展至晚期阶段后都有可能发生骨转移，临床诊治的骨肿瘤中转移瘤与原发恶性骨肿瘤的比值约为30~40∶1。在发病年龄方面，骨肿瘤发病率呈双峰状态，第一个高峰出现在20岁以下的青少年，我国0~14岁男性和女性最常见的五种恶性肿瘤中，原发恶性骨肿瘤的发病人数和死亡人数分别排在第四位和第五位，其中以骨肉瘤与Ewing肉瘤最为常见；而软骨肉瘤与骨转移瘤多见于中老年患者。本章节重点讨论骨肉瘤、软骨肉瘤和骨转移瘤。

中医古籍对骨新生物所引起的疾病早有认识，其中对于"骨瘤""骨蚀""胫阴疽""肉瘤"等疾病的描述与骨肉瘤及骨转移瘤类似。《黄帝内经》指出"肾藏精，生髓""在体合骨"等，其理论构成中医"肾-精-髓-骨"轴，强调肾及肾中精气是骨髓生成、发育及病理变化的物质基础。随后各朝代医家对"骨瘤"进一步认识，提出病名、描述症状、辨证用药等，如唐代孙思邈《备急千金要方》则将肿瘤分成瘿瘤、骨瘤、脂瘤、石瘤、肉瘤、脓瘤、血瘤和息瘤八类，首次提出"骨瘤"病名。在症状描述方面，《小品方》指出："微热，热渐自歇，便极坚如石，故谓之石痈，难消又不自熟，熟皆可百日中也"，《外科秘录》提出"石瘤"的病名同时，描述了该病的症状："亦生皮肤上，按之如有一骨生于其中，或如石之坚，按之不疼痛者是也，故云骨瘤，亦名石瘤"，表明骨肿瘤多有局部肿物坚硬如石等症状。在治疗和方药方面，《外科正宗》指出："骨瘤者，形色紫黑，坚硬如石，疙瘩高起，推之不移，昂昂坚贴于骨，治当补肾气，养血行瘀，散肿破坚，利窍调元，肾气丸是也"。

二、中医病因病机

结合古代文献和现代医家对骨肿瘤的认识,认为骨肿瘤的病机为"正虚邪入,搏结伤骨成瘤",即先天禀赋不足或后天失养,导致人体正气不足、肾精亏虚,四肢百骸缺乏濡养,加之外邪干预,气、血、痰、毒、湿邪蕴积博结于骨,发而为瘤。致病的因素不外乎内因、外因和不内外因,故《医宗金鉴》指出:"瘤者,随气留住,故有是名也。多外因之邪,荣卫气血凝郁;内因七情,忧愁怒气,湿痰瘀滞,山岚水气而成,皆不痛痒……形色紫黑,坚硬如石,疙瘩叠起,推之不移,昂昂坚贴于骨者,名骨瘤"。在内因方面,《灵枢·本神》指出:"生之来谓之精",人体的生长发育均需禀受于父母的先天之精,先天精气不足则肾中精气不足,加之劳欲、情志等因素导致后天肾失濡养,造成髓不充、骨不坚,亦易感邪气,故骨肿瘤中的骨肉瘤易发于青少年,而骨转移瘤多见于老年肿瘤患者,明代薛己《薛氏医案·外科枢要》:"若伤肾气,不能荣骨而为肿者,其自骨肿起,按之坚硬,名曰骨瘤"。在外因方面,巢元方在《诸病源候论》指出:"石疽者,亦是寒气客于肌肉,折于血气,结聚而成,其肿结确实,至牢有根……此寒多热少,坚如石,故谓之。"以及"此由寒气客于经络,与血气相搏,血涩结而成疽也,其毒偏多,则气结聚而皮厚,状如座疮,硬如石,故谓之石疽也",强调了寒邪在骨肿瘤致病中的重要性,在临床实践亦发现除寒邪外,或因风、湿、火、毒等病邪导致体内癌邪的产生,发病为骨肿瘤;或饮食不节,脾胃运化失常,痰湿内生,积聚成瘤。而在不内外因方面,常见因素有外伤跌扑损伤,导致气血运行失常,积聚于骨骼筋肉局部,气滞血瘀,聚而成瘤。

骨肿瘤作为全身性疾病,病位在骨,与肾、脾、肺三脏相关,具有本虚标实的特点,病理性质有虚、实、寒、热之分,且演变多端,以肾虚为本,在疾病早期多以气滞、血瘀、痰湿、热毒内结等实证为主,表现为局部红、肿、疼痛;而疾病中后期,癌邪耗伤人体气血津液,正气虚衰,以肾阳虚、气虚、气血两虚为多见,表现为气短、乏力、肢体痿废不用等。

三、西医发病机制

原发恶性骨肿瘤的病因尚未完全明确,其发生、发展是多因素作用的过程,主要包括物理、遗传、化疗、职业等。近年来,生物信息等技术的进步促进原发恶性骨肿瘤基因组学的发展,明确了较多与其发病相关的基因。常见致癌的高危因素总结如下:

1. 物理因素 目前有明确证据表明辐射暴露能够增加骨和软组织肉瘤的发生风险,放疗后肉瘤的发病率在 0.1%~1% 之间。在任何年龄段的所有继发性放射性骨肉瘤中,患者的平均年龄为 45.6 岁(10~84 岁),放射治疗与骨肉瘤诊断之间的平均潜伏期为 17 年(4~50年),放射治疗的中位剂量估计为 50Gy(20~66Gy)。一项研究对患癌后存活的儿童进行队列分析,结果显示接受放射治疗的人发生二次软组织肉瘤的风险是未接受放射治疗的人的16 倍,该风险与辐射剂量呈正相关的关系,在接受最高辐射剂量的人群中该风险增加至 50倍。对 344 例辐射暴露后肉瘤患者的回顾性研究显示,骨肉瘤是最常见类型,考虑其与骨对放射线的吸收更大相关,并且辐射暴露后的骨肉瘤患者预后普遍较差。

2. 遗传与基因改变 多种遗传性疾病、基因的异变与原恶性骨肿瘤相关,如 Ollier's disease and Maffucci's syndrome(奥利尔病和马富奇综合征)、Li-Fraumeni syndrome(利 - 弗劳梅尼综合征)、multiple hereditary exostoses(遗传性多发性骨软骨瘤)、McCune-Albright syndrome(麦丘恩 - 奥尔布赖特综合征)、Paget's disease(佩吉特病)等。骨肉瘤的发生与特异性种系突变相关,如利-弗劳梅尼综合征以 *TP53* 基因的种系突变为特征,与骨肉瘤的高发病风险相关。骨肉瘤是有视网膜母细胞瘤病史的患者中最常见的第二原发性恶性肿瘤,其特征是视网膜母细胞瘤基因 *RB1* 突变。佩吉特病是作为一种可导致骨异常发育的癌前病变,约 1% 患者会发生软骨肉瘤。遗传性多发性骨软骨瘤由 *EXT1*、*EXT2*、*EXT3* 基因突变引起的,并可增加软骨肉瘤的风险。*EWS* 和 *ETS* 基因家族之间的基因重排与尤因肉瘤的发病机制有关。

3. 职业与化学因素　从事职业类型中高接触农药等与原发恶性骨肿瘤具有相关性。一项欧洲病例对照研究表明在工作中接触杀虫剂的成年人患原发恶性骨肿瘤(骨肉瘤或软骨肉瘤)的风险增加两倍;同时,木工、铁匠、工具制造者和机械工人等人群出现原发恶性骨肿瘤的风险亦增高。此外,烷化剂的使用亦能够增加骨肿瘤的发病风险,一项对 9 170 名在儿童期恶性肿瘤中幸存下来的儿童进行的大型研究显示,烷化剂治疗是发生骨肉瘤的独立危险因素,并与累积药物暴露量呈正相关的关系。

4. 宿主因素　研究表明骨肉瘤在出生时体重高的人群中更为常见,一项汇总分析包括 434 例骨肉瘤患者和 1 000 例对照,发现骨肉瘤发生风险与高出生体重(≥4 046g)之间呈显著相关性,而平均出生体重(2 665~4 045g)的婴儿则无此现象。同样,身高高于其年龄的平均身高的人群发生骨肉瘤的风险更高,该点同样在动物实验中得到证实,大型犬种骨肉瘤的发病率是小型犬种的 185 倍,这表明骨骼的快速生长是骨肉瘤最有可能的促成因素,这也符合人类骨肉瘤流行病学的观察结果,即骨肉瘤发病率最高的时期是青春期,也就是细胞分裂和生长最快的时期。此外,产前暴露于 X 射线与骨肉瘤的风险增加亦存在可能的相关关系。

四、病理表现

开放性活检和经皮活检(核芯针和细针穿刺抽吸)是明确骨肿瘤类型的金标准。骨肿瘤组织学分类主要根据肿瘤分化类型和产生的细胞间质类型进行划分,WHO 分别于 2002 年和 2013 年公布第三版和第四版骨肿瘤组织学分类(表 20-1),现就恶性骨肿瘤中骨肉瘤、软骨肉瘤及骨转移瘤等常见恶性肿瘤进行病理学讨论。

表 20-1　WHO 骨肿瘤分类第四版与第三版的比较

肿瘤类别	第三版(2002 年)	第四版(2013 年)
软骨源性肿瘤	骨软骨瘤	良性
	软骨瘤	骨软骨瘤
	内生性软骨瘤	软骨瘤(内生软骨瘤、骨膜软骨瘤)
	骨膜软骨瘤	骨软骨黏液瘤
	多发性软骨瘤病	甲下外生性骨疣
	软骨黏液样纤维瘤	奇异性骨旁骨软骨瘤样增生
	软骨母细胞瘤	滑膜软骨瘤病
	软骨肉瘤	中间性【局部侵袭型】
	中央性、原发性和继发性	软骨黏液样纤维瘤

肿瘤类别	第三版（2002 年）	第四版（2013 年）
	周围性	非典型软骨性肿瘤 / 软骨肉瘤（Ⅰ级）
	去分化性	中间性【偶见转移型】: 软骨母细胞瘤
	间叶性	恶性
	透明细胞性	软骨肉瘤（Ⅱ级、Ⅲ级）
		去分化软骨肉瘤
		间叶性软骨肉瘤
骨源性肿瘤	骨样骨瘤	良性
	骨母细胞瘤	骨瘤
	骨肉瘤	骨样骨瘤
	低度恶性中央性	中间性【局部侵袭型】: 骨母细胞瘤
	普通型	恶性
	软骨细胞性	低级别中心型骨肉瘤
	纤维母细胞性	普通型骨肉瘤
	骨母细胞性	成软骨型骨肉瘤
	血管扩张性	成纤维型骨肉瘤
	小细胞性	成骨型骨肉瘤
	继发性	毛细血管扩张型骨肉瘤
	骨旁性	小细胞骨肉瘤
	骨膜性	继发性骨肉瘤
	表面高度恶性	骨旁骨肉瘤
		骨膜骨肉瘤
		高级别表面骨肉瘤
纤维源性肿瘤	纤维组织增生性纤维瘤	中间性【局部侵袭型】:（骨的）促结缔组织增生性纤维瘤
	纤维肉瘤	恶性;（骨的）纤维肉瘤
纤维组织细胞性肿瘤	良性纤维组织细胞瘤 恶性纤维组织细胞瘤	良性纤维组织细胞瘤 / 非骨化性纤维瘤
Ewing 肉瘤 / 原始神经外胚层瘤	Ewing 肉瘤（尤因肉瘤）	—
造血系统肿瘤	浆细胞骨髓瘤	恶性
	恶性淋巴瘤	浆细胞骨髓瘤
		（骨的）孤立性浆细胞瘤
		（骨的）原发性非霍奇金淋巴瘤

续表

肿瘤类别	第三版（2002年）	第四版（2013年）
巨细胞瘤	巨细胞瘤	富于巨细胞的破骨细胞肿瘤
	巨细胞瘤中恶性肿瘤	良性：小骨的巨细胞病变
		中间性【局部侵袭型，偶见转移型】：（骨的）巨细胞肿瘤
		恶性：骨巨细胞瘤内的恶性
脊索组织肿瘤	脊索瘤	良性：良性脊索样细胞瘤
		恶性：脊索瘤
血管性肿瘤	血管瘤	良性：血管瘤
	脉管肉瘤	中间性【局部侵袭型，偶见转移型】：上皮样血管瘤
		恶性：上皮样血管内皮瘤；血管肉瘤
平滑肌肿瘤	平滑肌肌瘤	肌源性肿瘤
	平滑肌肉瘤	良性：（骨的）平滑肌瘤
		恶性：（骨的）平滑肌肉瘤
脂肪源性肿瘤	脂肪瘤	良性：（骨的）脂肪瘤
	脂肪肉瘤	恶性：（骨的）脂肪肉瘤
神经性肿瘤	神经鞘瘤	—
其他肿瘤	造釉细胞瘤	Ewing 肉瘤
	转移性恶性肿瘤	釉质瘤
		（骨的）未分化高级别多形性肉瘤
其他病变	单纯性骨囊肿	未明确肿瘤性质的肿瘤
	纤维结构不良	良性
	骨纤维结构不良	单纯性骨囊肿
	胸壁错构瘤	纤维结构不良（纤维异常增殖症）
	动脉瘤样骨囊肿	骨性纤维结构不良
	朗格汉斯细胞组织细胞增多症	软骨间叶性错构瘤
	Erdheim-Chester 病（埃德海姆 - 切斯特病）	Rosai-Dorfman 病（罗萨伊 - 多尔夫曼病）
		中间性【局部侵袭型】
		动脉瘤样骨囊肿
		朗格汉斯细胞组织细胞增多症：单骨型，多骨型
		Erdheim-Chester 病
关节病变	滑膜软骨瘤病	—

肿瘤类别	第三版(2002年)	第四版(2013年)
先天性和遗传性综合征	Bechwith-Wiedemann 综合征 遗传性多发性软骨瘤 内生软骨瘤病:Ollier 病和 Maffucci 综合征 McCune-Albright 综合征 视网膜母细胞瘤综合征 Rothmund-Thomson 综合征 Werner 综合征(沃纳综合征)	肿瘤综合征 Bechwith-Wiedemann 综合征 家族性巨颌症 内生软骨瘤病:Ollier 病和 Maffucci 综合征 Li-Fraumeni 综合征 McCune-Albright 综合征 多发性骨软骨瘤 神经纤维瘤病 I 型 视网膜母细胞瘤综合征 Rothmund-Thomson 综合征 Werner 综合征

注:新增的肿瘤、肿瘤样病变或肿瘤综合征;原名称有更新;新增的生物学行为分类;—该类已删除

(一)骨肉瘤

骨肉瘤是发病率最高的原发恶性骨肿瘤,多见于儿童及年轻患者,中位发病年龄为 20 岁,65 岁以上的骨肉瘤患者常继发于 Paget 病。骨肉瘤主要有髓内、表面、骨外三种亚型,其中髓内高级别骨肉瘤是经典病理类型,占全部骨肉瘤的 80%,具体分型见表 20-1,最常见的病变部位为生长活跃的股骨远端、胫骨近端的干骺端。骨肉瘤作为梭形细胞瘤,肿瘤细胞可产生骨样基质和不成熟骨,显微镜下肿物内部含有明显异型性的瘤细胞,瘤细胞大小不一,可出现单核或多核瘤巨细胞,核深染,染色质呈粗颗粒状或凝块状,部分细胞可见粗大核仁,常见核分裂现象,瘤体局部可形成肿瘤性骨质,多为骨样组织或不规则的网状骨质,不形成板层骨。具有广泛的免疫组化表达谱,常表达 osteocalcin,osteonectin,S100,actin,SMA,NSE,CD99,SATB2,但均缺乏特异性,*TP53*、*Rb1* 等基因突变比较常见。

(二)软骨肉瘤

软骨肉瘤具有从缺乏类骨质的肿瘤组织中生成软骨机制的特点,可发生任何年龄阶段,多见于老年人,骨盆和股骨近端是最常见原发部位,多数体积较大,瘤体呈不规则圆形或葫芦状,常可分为原发性软骨肉瘤和继发性软骨肉瘤。原发性软骨肉瘤指来源于之前外观正常的软骨化身;继发性软骨肉瘤来源于之前良性的软骨病变,并具有恶性程度低、转移率低等特点。其中经典型软骨肉瘤占所有软骨肉瘤的 85%;根据细胞构成、核异型性程度、有丝分裂活性,将经典型软骨肉瘤分为 I(低度恶性)、II(中度恶性)、III(高度恶性)级,WHO 第四版骨肿瘤组织学分类将 I 级软骨肉瘤归入交界性肿瘤。显微镜下 II 级经典型软骨肉瘤组织呈中分化程度,肿瘤细胞数目较多,具有多形性特点,细胞核丰满、常见双核细胞,有丝分裂细胞数目较少,广泛存在黏液样变;III 级经典型软骨肉瘤组织分化程度差、异型性显著,肿瘤细胞密集,细胞核呈畸形,核仁大、核质比高,常见坏死组织。

（三）骨转移瘤

骨骼系统是人体恶性肿瘤常见转移部位,骨转移瘤常见于晚期乳腺癌（65%~75%）、前列腺腺癌（65%~75%）、肺癌（30%~40%）、肾癌（20%~25%）等,多由肿瘤细胞血行播散而来,脊柱、骨盆和长骨干骺端是好发部位,下肢多于上肢,并常为多发,极少为单发。脊柱为骨转移瘤的首发部位,这与脊椎静脉系统无静脉瓣,与上下腔静脉直接相通,具有血流缓慢、停滞或逆流的特点相关,肿瘤细胞易于种植和转移。骨转移瘤可分为溶骨性骨转移瘤、成骨性骨转移瘤和混合性骨转移瘤。临床多见溶骨性骨转移瘤,高发于晚期乳腺癌、肺癌等,该类型骨质破坏明显,形成虫蚀样或地图状骨质缺损,界限不清楚,边缘不规则,周围无硬化,溶骨区内可见残留骨小梁和骨皮质,无骨膜反应;成骨性骨转移瘤多见于晚期前列腺癌,局部骨质增生、骨密度高,骨小梁粗糙、紊乱、增厚,局部骨体积可增大;混合性骨转移兼有成骨和溶骨的病理现象。

五、中西医诊断

（一）临床表现

骨肿瘤早期可无明显症状,当病情进展后可出现疼痛、病理性骨折、局部肿块等症状和体征。骨肿瘤中骨肉瘤多见于青少年,好发于四肢长骨干骺端,最常见的发病部位是股骨远端和胫骨近端,其次是肱骨近端,这三个部位大约占到所有肢体骨肉瘤的85%,病史常为1~3个月,局部疼痛为早期症状;软骨肉瘤起病多见四肢长骨与骨盆部位的肿胀疼痛不适,易发生于成年人,35岁后发病率逐渐增高;骨转移瘤多见于晚期乳腺癌、肺癌、前列腺癌等患者,好发于人体躯干骨,可见疼痛、病理性骨折、脊髓压迫、高钙血症等症状和体征。

1. 疼痛　疼痛是骨肿瘤最显著的症状之一,初期呈间歇性疼痛或钝痛,随病程进展逐渐加重,呈持续性疼痛;夜间骨痛为骨肿瘤的重要特征表现;早期可伴有肿瘤局部压痛。骨肉瘤初期可无典型症状,多表现为膝关节的疼痛,间歇性发作,活动后加剧,随病情进展而加重。骨转移癌患者以脊柱、髂骨、肋骨等常见转移部位疼痛为主。

2. 病理性骨折　骨折是一部分骨肿瘤患者的首诊症状,也是恶性骨肿瘤和骨转移瘤的常见并发症。肿瘤细胞与成骨细胞、破骨细胞和基质细胞相互作用,侵袭、破坏骨组织,出现骨溶解,导致骨肿瘤患者由轻微外伤或无诱因即可引起病理性骨折,其中骨转移瘤多出现脊椎压缩性骨折。

3. 包块和肿胀　局部肿胀和包块增长迅速多见于恶性骨肿瘤。增大的包块可伴有皮温增高、皮肤发亮和静脉曲张,位于长骨骨端、干骺端者可有关节肿胀和活动受限。局部肿胀可在早期随肿块迅速发展,也可相对缓慢地加重。

4. 关节功能障碍　病变位置、疼痛和肿胀均可使关节活动障碍,患者出现跛行或强迫体位,其中原发恶性骨肿瘤患者多为膝关节活动障碍。

5. 压迫症状　脊柱部位骨肿瘤可有脊髓马尾或神经根的压迫症状,出现根性神经痛,感觉减退,肌力减弱以至麻痹,常伴括约肌功能障碍,甚至出现截瘫。骨盆部位肿瘤可引起直肠、膀胱的压迫症状,出现大小便功能障碍。四肢部位肿瘤可引起血管和神经干的压迫症状。

6. 其他症状　晚期骨肿瘤可出现贫血、消瘦、乏力、食欲差、体重下降、低热等全身症状。骨肉瘤易发生肺转移,可合并肺部表现。骨转移瘤临床表现还与原发肿瘤的性质、部位密切相关。

（二）影像学检查

1. 病变部位 X 线检查 X 线对骨相关疾病有较好的初步诊断能力,简单易行,易显示骨质破坏、钙化及骨膜反应,但对细微钙化、微小骨瘤及软组织侵犯显像不佳。骨肉瘤 X 线片显影病灶常边界不清,表现为侵袭性、破坏性和渗透性病损,能产生骨或骨样组织,伴有皮质骨和网状骨的破坏,并且显示软组织肿胀。在皮质骨穿透区,有特征性"Codman 三角"和日光照射状骨膜反应,当新生骨与长骨纵轴呈直角时,呈日光放射线状。X 线在显示特征性表现方面优于 CT 和 MRI 检查。软骨肉瘤穿破骨皮质,进入软组织内,形成软组织肿块时,其中可见钙化斑点,溶骨区呈不规则透亮,分界不清。

2. CT 检查 CT 扫描可提供更丰富的影像信息,在评估骨化和钙化方面准确性更高。CT 用于明确髓内和软组织肿块范围较 X 线平片敏感,在髓腔内 CT 值增高一般提示已有肿瘤的浸润,并能及早发现髓腔内跳跃灶。由于瘤骨周边部分的骨化弱于中央部分,CT 对骨肿瘤的瘤骨显示优于 X 线平片和 MRI 检查,CT 扫描可分辨较弱成骨的周边部分,MRI 常不易区分信号相近的弱成骨区和未成骨区。此外,胸部 CT 扫描以确认有无肺转移灶。

3. 磁共振(MRI)检查 MRI 检查能够很好地显示肿瘤的髓内范围、跳跃灶、软组织肿块范围及是否侵及骨骺或关节。肿瘤病变实质内常见分隔在 T1 加权像为低信号,在 T2 加权像的信号较 T1 时强,但比脂肪、液体信号弱。

4. 放射性核素骨扫描 骨肿瘤病灶有很强的摄取核素能力,根据核素聚集情况,放射性核素骨扫描可显示病灶骨代谢的强弱,对骨转移瘤的定位和定性具有重要价值,亦可早期发现髓内跳跃病灶和骨肿瘤。此外,化疗前后全身骨扫描检查的对比分析,可以清楚显示病变在化疗前后的发展和变化。

5. 血管造影 血管造影能显示出病灶内血供的情况;对于软组织部分边缘的反应性新生血管区可显示反应区内早期的动脉扩张情况。血管造影虽不能显示其特异性组织发生,但可以表明其高血运状态。

6. 超声检查 超声检查区域淋巴结,发现是否有区域淋巴结转移,辅助判断分期。

7. 正电子发射计算机断层显像(PET-CT) PET-CT 对骨肿瘤进行辅助分期、病情判断及疗效评估,不做常规推荐。

（三）组织学检查

病理组织学检查是骨肿瘤最终确诊的金标准。按照标本取材方法分为穿刺活检和切开活检。穿刺活检是使用特制穿刺活检针闭合穿刺活检,手术方法简便,出血少、正常间室屏障受干扰小,瘤细胞不易散落、较少造成病理性骨折等,多用于脊柱及四肢的溶骨性病损。切开活检又分切取式和切除式,切取式手术破坏了肿瘤原有的包围带和软组织间室,会扩大肿瘤污染的范围,对体积不大的肿瘤,最好选择切除术活检。骨肿瘤活检首选穿刺活检,通过 X 线、CT 等的引导可大大提升活检的准确性。活检同时需考虑后期手术入路的选择以及穿刺针道能否被完整切除。

（四）生化及实验室检查

血清碱性磷酸酶(ALP)、乳酸脱氢酶(LDH)与骨肿瘤的诊断与预后具有相关性,约40%~80% 的骨肉瘤患者碱性磷酸酶水平有升高。若手术完整切除肿瘤,碱性磷酸酶可以下降至正常水平;若术后该指标仍处于较高水平则多提示存在肿瘤转移或肿瘤有残留组织,但作为诊断指标缺乏特异性,亦可见于肝胆疾病等。此外,其他可能异常的生化指标,包括血沉增快、血钙和血磷异常等。当骨质发生迅速破坏时,如存在广泛溶骨性病变,血钙往往上升迅速。

（五）临床分期

1. 原发恶性骨肿瘤　第 8 版原发骨肿瘤 TNM 分期（不包括原发恶性淋巴瘤和多发性骨髓瘤）

原发肿瘤（T）:

肿瘤位于四肢、躯干、颅骨和面骨:

T_X　原发肿瘤无法评估

T_0　未发现原发肿瘤

T_1　肿瘤最大径≤8cm

T_2　肿瘤最大径 >8cm

T_3　原发骨部位的非连续性肿瘤

肿瘤位于脊椎:

T_X　原发肿瘤无法评估

T_0　无原发肿瘤证据

T_1　肿瘤局限于一个椎骨段或两个相邻的椎骨段

T_2　肿瘤局限于三个相邻的椎骨段

T_3　肿瘤局限于四个或更多相邻的椎骨段,或任何不相邻的椎骨段

T_4　扩展到椎管或大血管

　　T_{4a}　扩展到椎管

　　T_{4b}　肿瘤侵犯血管或大血管瘤栓证据

肿瘤位于骨盆:

T_X　原发肿瘤无法评估

T_0　无原发肿瘤证据

T_1　肿瘤局限于一个骨盆段且无骨外侵犯

　　T_{1a}　肿瘤最大径≤8cm

　　T_{1b}　肿瘤最大径 >8cm

T_2　肿瘤局限于一个骨盆段并伴骨外侵犯,或是局限于两个骨盆段而无骨外侵犯

　　T_{2a}　肿瘤最大径≤8cm

　　T_{2b}　肿瘤最大径 >8cm

T_3　肿瘤跨越两个骨盆段并有骨外受累

　　T_{3a}　肿瘤最大径≤8cm

　　T_{3b}　肿瘤最大径 >8cm

T_4　肿瘤累跨越三个骨盆段或穿过骶髂关节

　　T_{4a}　肿瘤累及骶髂关节和达到骶神经孔内侧

　　T_{4b}　肿瘤累及髂外血管或盆腔大血管中存在肉眼可见瘤栓

区域淋巴结转移（N）:

N_X　区域淋巴结转移无法评估

N_0　无区域淋巴结转移

N_1　有区域淋巴结转移

远处转移（M）：

M_X　远处转移无法评估

M_0　无远处转移

M_1　有远处转移

　　M_{1a}　肺转移

　　M_{1b}　骨或其他远处转移

组织学分级（G）：

G_X　无法评定分级

G_1　高分化 - 低级别

G_2　中分化 - 低级别

G_3　低分化 - 高级别

　　Enneking 提出的骨及软组织肿瘤外科分期系统（SSS 分期），见表 20-2，在临床上应用最为广泛，有助于治疗方式的选择和对原发骨肿瘤预后的评估，低度恶性为 I 期，高度恶性为 II 期；未突破骨皮质为 A 级，突破骨皮质为 B 级；已有远处转移的骨肉瘤均为 III 期。美国癌症联合委员会（AJCC）分期系统是目前国际上最为通用的肿瘤分期系统，见表 20-3，为 II 类推荐，在骨肿瘤中不常用，该系统按照肿瘤大小（T）、累及区域（N）、远处转移（M）进行分类。

表 20-2　骨及软组织肿瘤外科分期系统（SSS 分期）

分期	分级	部位	转移
I A	G_1	T_1	M_0
I B	G_1	T_2	M_0
II A	G_2	T_1	M_0
II B	G_2	T_2	M_0
III	任何（G）+	T_{1-2}	M_1

表 20-3　美国癌症联合委员会（AJCC）骨肿瘤分期系统（第八版）

分期	T 分期	N 分期	M 分期	G 分期
I A 期	T_1	N_0	M_0	G_1, G_X
I B 期	T_2/T_3	N_0	M_0	G_1, G_X
II A 期	T_1	N_0	M_0	G_2, G_3
II B 期	T_2	N_0	M_0	G_2, G_3
III 期	T_3	N_0	M_0	G_2, G_3
IV A 期	任何 T	N_0	M_{1a}	任何 G
IV B 期	任何 T	N_1	任何 M	任何 G
	任何 T	任何 N	M_{1b}	任何 G

2. 骨转移瘤

目前尚无标准分期,发生骨转移瘤患者均为恶性肿瘤的Ⅳ期。

(六)辨证分型

1. 寒毒凝滞 症见:局部包块,皮色如常,不红不热,肢体酸楚疼痛,遇寒加重,得温痛减,压痛不著,甚至不痛,小便清利,舌质淡,苔薄白,脉沉细迟。

2. 气血凝滞 症见:局部肿块,皮色黯紫或有静脉曲张,患处刺痛或剧痛,痛有定处,伴见胸胁胀闷,舌紫黯,有瘀斑,脉弦细涩。

3. 热毒积聚 症见:包块迅速增大,肢体肿胀,皮温升高,皮色光亮或见溃疡,灼痛或刺痛明显,活动不利,伴发热、口干、心烦、大便干燥,舌质红,有瘀斑,苔黄腻,脉弦数。

4. 痰瘀互结 症见:局部肿块,或硬或软,疼痛重坠,伴见胸闷眩晕,纳呆,夜寐不安,舌暗红少津,有瘀点或瘀斑,苔白或黄腻,脉细涩或滑。

5. 肾阳亏虚 症见:局部包块,肿胀疼痛,朝轻暮重,皮色暗红,肢体行走不稳,腰酸痛,畏寒肢冷,头晕耳鸣,全身衰竭,舌质淡暗,苔少,脉沉细。

6. 肾阴不足 症见:局部包块,腰背疼痛,肌肉瘦削,腰膝酸软,活动不利,伴五心烦热、低热,舌红少苔,脉细数。

7. 气血两虚 症见:局部包块,肢体隐痛,面部少华,神疲乏力,头晕目眩,心悸,纳少便溏,舌质淡,苔薄白,脉细弱。

六、治疗

(一)中西医治疗原则

以中西医结合治疗的原则,采取多学科诊疗模式(MDT),根据骨肿瘤患者一般状态,合理应用中医药、手术、化疗、放疗等治疗方式,以期控制肿瘤、延长生存期、改善患者生活质量。目前,通过新辅助化疗、辅助化疗、手术等综合治疗模式,接近2/3的骨肉瘤患者可被治愈,保肢率达到90%~95%。骨肉瘤和软骨肉瘤的治疗均以手术为主,对于低级别骨肉瘤、低度恶性或间室内软骨肉瘤,可直接广泛切除;对于高级别骨肉瘤,建议先行化疗,通过胸片、局部X线片等进行重新评估及再分期,对于可切除的肿瘤,应予广泛切除。当肿瘤无法切除,则仅考虑放、化疗。对于高度恶性、透明细胞、间室外软骨肉瘤,可切除的病灶,行广泛切除;对于不可切除的病灶,考虑放疗。对骨转移癌应采用综合治疗,常用方法包括手术、放疗、药物治疗(双膦酸盐类药物、地诺单抗)、原发肿瘤系统治疗等,其中双膦酸盐类药物和地诺单抗可以预防、延迟、减少骨相关事件的发生,改善患者生活质量。

中医药治疗骨肿瘤强调辨病与辨证结合,局部与整体结合,扶正与祛邪结合,内服与外治结合,同时注重患者整体功能调节,可以减轻症状、联合放化疗减毒增效、延缓病情进展、提高生活质量。根据患者不同治疗阶段(手术、放疗、化疗)进行辨证论治。此外,中医对骨肿瘤疼痛的治疗具有独特优势,通过内服、外敷中药止痛,并减少止痛药物的不良反应及用量。

(二)中医辨证治疗原则

骨肿瘤的病机为"正虚邪入,搏结伤骨成瘤",病位在骨,与肾、脾、肺三脏相关,具有本虚标实的特点。临床辨证应注意正邪盛衰的变化情况,急则治其标、缓则治其本。病变早期,病变多限于局部,以邪实为主,治疗以祛邪为主,辅之以顾护正气,根据病邪寒热属性,分别予以活血化瘀、软坚散结、温经散寒、清热解毒等;病变中期,正邪交争,应扶正祛邪并重;

骨肿瘤晚期,以正虚为本,当以扶正为主,兼顾祛邪,分别采取益气养血、温补肾阳、滋阴清热等。骨肿瘤治疗过程中,涉及手术、化疗、放疗等祛邪疗法,应全程注意顾护脾胃,避免因祛邪太过,损伤人体正气。

(三)辨证思路

1. 辨证与辨病结合 在骨肿瘤治疗中应辨证与辨病结合,但辨证是根本,辨病是参考。根据骨肿瘤临床表现,初期肿块不明显,疼痛不剧烈,需结合影像学手段协助诊断,组织细胞学检查来明确具体病理分型;后期临床表现明显,有助于早期发现疾病,进一步明确诊断。通过患者证候表现、舌脉,结合年龄、病史、疾病所处阶段进行辨证论治。辨病与辨证相结合,有助于明确诊断、提高疗效。

2. 辨证候虚实 骨肿瘤的病理因素复杂,可见寒湿、热毒、瘀血、痰凝、气滞等,早中期以邪实为主,治疗多采用温经散寒、活血化瘀、清热解毒、化痰散结法等;疾病后期或术后放化疗期间,多表现为正虚,治疗上常用补气养血、益气温阳、滋补肝肾等。临床需明确疾病阶段、治疗方式,结合患者具体虚实表现治疗。

3. 辨标本缓急 分清骨肿瘤病证的主次和轻重缓急,病机为本,症状为标。骨肿瘤患者常以疼痛为急切表现,可采用通络止痛法内服或外敷急治标病,再针对病因施治。骨转移癌原发灶也常表现有急症,如呼吸困难等,需明确疾病急症的处理措施,再治疗本病。

4. 整体与局部相结合 骨肿瘤总属局部为实,整体为虚。局部表现红肿热痛等,整体以肾虚为主,治疗当局部与整体相结合,有针对局部的散结、消肿、解毒、通络,也有对整体的补养,提高人体正气以抗邪;亦注意中药局部外敷和内服的结合。

(四)辨证施治

骨肿瘤患者应采取综合诊疗模式,早期、中期患者可以手术、放化疗为主,中医药为辅;晚期患者可以中医药治疗为主,放化疗治疗为辅。根据患者病情的不同阶段,具体辨证施治,以期增效减毒、延缓复发和转移,改善不适症状,提高生存质量,延长生存时间。

实证

1. 寒毒凝滞

临床表现:局部包块,皮色如常,不红不热,肢体酸楚疼痛,遇寒加重,得温痛减,压痛不著,甚至不痛,小便清利,舌质淡,苔薄白,脉沉细迟。

治疗原则:温经散寒、止痛消痈。

推荐方剂:阳和汤加减。

药物组成:熟地黄、肉桂、白芥子、姜炭、生甘草、麻黄、鹿角胶等。

2. 气血凝滞

临床表现:局部肿块,皮色黯紫或有静脉曲张,患处刺痛或剧痛,痛有定处,伴见胸胁胀闷,舌紫黯,有瘀斑,脉弦细涩。

治疗原则:行气活血、祛瘀通络。

推荐方剂:身痛逐瘀汤加减。

药物组成:秦艽、川芎、桃仁、红花、甘草、羌活、没药、当归、五灵脂、香附、牛膝、地龙等。

3. 热毒积聚

临床表现:包块迅速增大,肢体肿胀,皮温升高,皮色光亮或见溃疡,灼痛或刺痛明显,活动不利,伴发热、口干、心烦、大便干燥,舌质红、有瘀斑,苔黄腻,脉弦数。

治疗原则:清热凉血、解毒消肿。

推荐方剂：五味消毒饮加减。

药物组成：金银花、野菊花、蒲公英、紫花地丁、蜂房、全蝎、薏苡仁等。

4. 痰瘀互结

临床表现：局部肿块，或硬或软，疼痛重坠，伴见胸闷眩晕，纳呆，夜寐不安，舌暗红少津，有瘀点瘀斑，苔白或黄腻，脉细涩或滑。

治疗原则：活血化瘀，祛痰散结。

推荐方剂：桃红四物汤加减。

药物组成：桃仁、红花、熟地黄、白芍、当归、川芎、川楝子、延胡索、夏枯草等。

虚证

5. 肾阳亏虚

临床表现：局部包块，肿胀疼痛，朝轻暮重，皮色暗红，肢体行走不稳，腰酸痛，畏寒肢冷，头晕耳鸣，全身衰竭，舌质淡暗，苔少，脉沉细。

治疗原则：补肾散坚，养血壮骨。

推荐方剂：肾气丸加减。

药物组成：附子、桂枝、熟地、山药、山茱萸、茯苓、泽泻、丹皮、黄芪、人参、伸筋草、续断等。

6. 肾阴不足

临床表现：局部包块，腰背疼痛，肌肉瘦削，腰膝酸软，活动不利，伴五心烦热、低热，舌红少苔，脉细数。

治疗原则：补骨生髓，化毒散结。

推荐方剂：济生肾气丸合三骨汤加减。

药物组成：桑寄生、生地、山茱萸、茯苓、猪苓、丹参、女贞子、旱莲草、薏苡仁、骨碎补、补骨脂、透骨草、全蝎、蛇蜕、黄柏、牛膝、肿节风等。

7. 气血两虚

临床表现：局部包块，肢体隐痛，面部少华，神疲乏力，头晕目眩，心悸，纳少便溏，舌质淡，苔薄白，脉细弱。

治疗原则：益气养血，通络止痛。

推荐方剂：八珍汤加减。

药物组成：熟地、当归、白芍、川芎、党参、炙甘草、茯苓、白术、黄芪、鸡血藤、枸杞子等。

常用中成药：如华蟾素注射液、康莱特注射液、榄香烯注射液、艾迪注射液、得力生注射液、复方苦参注射液、紫龙金片、槐耳颗粒、金龙胶囊、参芪扶正注射液、猪苓多糖注射液、螺旋藻片等。

（五）西医治疗

1. 恶性骨肿瘤的外科治疗

（1）保肢治疗：不断成熟的新辅助化疗、保肢手术和辅助化疗技术使保肢技术不断发展。实践证明保肢治疗与截肢治疗的生存率和复发率相似，局部复发率为 5%~10%。低级别骨肉瘤最佳方式为广泛切除术，高级别骨肉瘤推荐进行术前化疗。广泛切除的范围应包括瘤体、包膜、反应区及其周围的部分正常组织，即在正常组织中完整切除肿瘤，截骨平面应在肿瘤边缘 3~5cm，软组织切除范围为反应区外 1~5cm。保肢治疗尽可能保留肢体功能，提高了患者的生存质量。目前，骨肉瘤患者结合化疗的保肢手术率已达 90%。

（2）截肢术：对于就诊较晚、破坏广泛和对其他辅助治疗无效的恶性骨肿瘤，截肢术仍是一种治疗方法。但对于截肢术的选择须格外谨慎，严格掌握手术适应证，同时也需考虑术后假肢的制作与安装。

（3）转移灶切除：可切除转移灶，推荐行术前化疗，进而广泛切除原发肿瘤。化疗和手术切除转移灶作为转移性病变的治疗手段。不可切除性转移灶行化疗和/或放疗后，对原发肿瘤进行再评估。

2. 药物治疗

（1）原发恶性骨肿瘤的药物治疗：对于骨肉瘤等恶性肿瘤，手术联合辅助化疗和新辅助化疗可明显改善非转移性骨肉瘤患者的预后，具体方案如下。化疗敏感者表现为：临床疼痛症状减轻或消失，肿物体积变小，关节活动改善或恢复正常，碱性磷酸酶下降或降至正常；影像学上瘤体变小，肿瘤轮廓边界变清晰，病灶钙化或骨化增加，肿瘤性新生血管减少或消失。软骨肉瘤化疗的疗效欠佳，特别是经典型软骨肉瘤，不作仔细讨论。

一线治疗（初始/新辅助/辅助治疗或转移）：①顺铂联合阿霉素；②MAP（大剂量甲氨蝶呤、顺铂、阿霉素）；③阿霉素、顺铂、异环磷酰胺，联合大剂量甲氨蝶呤；④异环磷酰胺、顺铂、表阿霉素。

二线治疗（复发/难治或转移）：①多西他赛和吉西他滨；②环磷酰胺和依托泊苷；③环磷酰胺和拓扑替康；④吉西他滨；⑤异环磷酰胺和依托泊苷；⑥异环磷酰胺、卡铂和依托泊苷；⑦大剂量甲氨蝶呤、依托泊苷和异环磷酰胺；⑧153Sm-EDTMP用于难治或复发的超二线治疗；⑨索拉菲尼。

（2）骨转移瘤的药物治疗：骨转移瘤药物治疗策略包括骨保护剂、原发肿瘤的化疗等，其中骨保护剂作为主要干预措施，常用药物包括双膦酸盐（bisphosphonates, BPs）和地诺单抗，能够通过缓解疼痛、延缓骨转移进展等改善患者生活质量。双膦酸盐分为一代（依替膦酸、氯屈膦酸）、第二代（帕米膦酸二钠、阿仑膦酸钠）和三代（唑来膦酸、伊班膦酸），其中防治骨转移瘤的常用药物为唑来膦酸、伊班膦酸和帕米膦酸二钠。

3. 放射疗法　放疗广泛应用于骨肿瘤的治疗。对于原发恶性骨肿瘤，术前新辅助和术后辅助放疗可控制病变、降期和减少局部复发，此外病变广泛不能手术者可单独放疗。低度恶性软骨肉瘤患者，采用质子束放疗或质子+光子束放疗可减少肿瘤局部复发及延长生存期。尤文肉瘤对放疗敏感，能有效控制局部病灶。骨肉瘤对放疗不敏感，单纯放疗效果差，但可以作为综合治疗的一种手段。对于骨转移瘤，放疗可延缓骨转移进程，缓解疼痛、解除脊髓压迫症状，提高患者生活治疗。镭-223二氯（$^{223}RaCl_2$）是发射 α 粒子的放射性药物，具有亲骨性，在转移和复发骨肉瘤的治疗中处于早期研究阶段。

4. 其他治疗

（1）血管栓塞治疗是应用血管造影技术，栓塞肿瘤的主要血管，减少术中出血，不能切除的恶性肿瘤也可行姑息性栓塞治疗，为肿瘤的手术切除创造条件。

（2）靶向治疗：相关临床试验集中在多靶点抗血管生成小分子靶向药方面，索拉菲尼是首个在骨肉瘤中应用的小分子靶向药。

（3）免疫治疗：对于原发恶性骨肿瘤，帕博利珠单抗可用于 *MSI-H/dMMR* 阳性患者的二线及以上的治疗（不适合于骨巨细胞瘤和脊索瘤）；对于骨转移瘤，回顾性分析发现免疫治疗疗效较差。

七、预后与随访

目前,由于手术、化疗、放疗、中医药治疗等综合治疗模式的开展,原发性恶性骨肿瘤患者 5 年生存率约为 66.6%,但年龄、病理类型、临床分期、KPS 评分等均是影响患者预后的因素;而骨转移瘤多见于晚期肿瘤患者,一般预后较差。对于骨肿瘤患者诊治后,应定期进行随访,检查项目包括血液学检查、影像学检查等,随访频率为治疗后第 1、2 年内每 3 个月随访 1 次,第 3 年内每 4 个月随访 1 次,第 4、5 年内每 6 个月随访 1 次,随后每年随访 1 次。

八、预防与调护

1. 畅情志,调饮食,慎起居。
2. 避免放射辐射,放射辐射是青少年发生骨肉瘤的危险因素,尽量减少不必要的放射辐射的接触。
3. 加强劳动保护,改善环境卫生,减少接触农药、烷化剂。
4. 积极锻炼身体,做好防护,减少外伤,增强防病抗病能力。
5. 对于青少年四肢疼痛者,应警惕骨肿瘤发生的可能,早诊早治。

九、研究概况及存在问题

（一）骨肿瘤的中医理论研究

中医理论的探索是骨肿瘤辨证论治的基础,构建关于骨肿瘤的理论体系是目前骨肿瘤中医防治研究的关键点,对于指导临床用药和提高疗效具有重要意义,考虑骨肿瘤的特殊性,现将原发恶性骨肿瘤和骨转移瘤分开讨论。

中国中医科学院望京医院肿瘤科关注骨肿瘤中医理论的探索,朱世杰主任提出"癌邪"理论,指出癌症不同于伤寒、温病、疫病和一般内科杂病,具有独特的发病机制和转归,应该在中医框架下建立起与之相适应的新理论,认为应将"癌邪"作为中医理论中的新病邪,是癌症直接独立发病因素,即使体内存在气血痰湿热的聚集,只要没有变化成癌邪,是不会患癌症的。癌邪是在正气不足及长期不良因素刺激下,由精气异常分化恶变而成,是癌症发生发展的独立因素,具有不断增殖、耗伤营养、流窜生长、阻碍气机、破坏脏腑经络等特点,并伴随气滞、血瘀、痰湿、热毒等病理状态。癌邪理论可指导临床肿瘤的治疗。根据癌邪的特性,肿瘤治疗原则为"扶正祛邪",这里的"邪"既包括癌邪,又含癌症伴有的病理状态。肿瘤早期正气损伤轻,各种病理状态不显著,治疗以抗癌为主,力求根治;中期扶正、抗癌与纠正病理状态兼顾,带瘤长期生存;晚期以扶正为主,抗癌、纠正病理状态为辅,延长生命。终末期要维护正气,减缓症状是主要目标。此外,有效防癌应从两个方面着手,一是消除或减少各种不良刺激因素,二是提高人体正气,即养生保健,从而避免癌邪的产生。

在原发恶性骨肿瘤方面,古代未将其与骨转移瘤区分开来,对骨瘤的病因、病机、症状及辨证论治有一定的阐述;而现代医家结合现代医学的知识,对其有了较深入的认识,形成了基本的理论体系和框架。现代医家对其"本虚标实"的疾病本质的认识是一致的,原发恶性骨肿瘤是以人全身性虚损为本,骨骼系统局部气、血、痰、瘀、毒停滞为标的疾病,虚则以肾虚、血虚、气血两虚为主,实则以气滞、血瘀、痰湿、热毒内结为主,根据其疾病的阶段不同,虚实偏重不同,早期正邪斗争剧烈,以实证为主,晚期正气耗伤,五脏虚损,以虚为主要表现。

梅其杰认为原发恶性骨肿瘤以"正气亏损"为本，"痰、瘀、邪毒"为标，属于本虚标实之证，病机并非单一，可同时兼见多证，但其机体发病后始终处于"阴阳之气不相顺接""阴阳失和"的病理状态，早期即可发生肿瘤局部微环境紊乱，晚期常伴有全身免疫功能的改变。将士卿指出阳虚是肿瘤形成的根源，又因肾阳为一身元阳之本，而骨又为肾所主，故而恶性骨肿瘤形成的根本病机是肾阳不足，导致寒凝、痰湿、瘀血等阴邪凝积于骨而成；以肾阳虚为本，以寒凝、痰湿、瘀血为标。金成辉强调"脾肾相关"在原发恶性骨肿瘤中的重要性，采用补肾健脾之法益肾壮骨治本病之本，灵活应用活血化瘀、清热解毒、行气祛痰之祛邪药物治本病之标。刘云霞分期论治原发恶性骨肿瘤，强调疾病初期骨瘤初起、宜首辨阴阳，放化疗期间药毒伤正、当顾护肝脾，治疗随访阶段应当瘥后防复、重清肺固金，肾为五脏之根，藏真气而寓元阳，疾病全程当以肾虚为本、须适时培补。司富春通过文献检索收集51篇中医治疗骨肉瘤文献中85例病例的辨证分型情况，发现临床多以血瘀证、痰瘀互结证、肾阳虚证、脾肾阳虚证、气血两虚证、肾阴虚证为常见证型。张岳通过问卷调查的方式，分析30例骨肉瘤患者四诊资料，明确骨肉瘤主要有气滞血瘀证、肾虚精亏证、痰热互结证和脾肾阳虚证4种证型。

在骨转移瘤方面，朱世杰研究团队根据《黄帝内经》对"肾-精-髓-骨"生理轴的阐述，结合骨转移瘤的现代医学知识，将其大体可分为正虚精亏、癌邪入骨、正邪博结、引邪发病等四个阶段。原发部位的癌邪聚积为瘤，阻滞气血津液运行，耗伤五脏之精，造成人体的虚弱状态，人体正气的亏虚表现在三个方面：先天禀赋不足、癌邪损五脏之精、癌邪消耗人体气血，从而出现正虚精亏的现象；癌邪走窜过程中，由病变局部入经脉，经脉与络脉相互沟通，肿瘤微血管的生成，即表现为"久病入络"，癌邪由经脉入气络，影响人体经气运行，气血津液输布失常，免疫功能紊乱，局部血液瘀滞，即由气络入血络，血络与髓络相连，血络延伸至骨髓而为髓络，癌邪由髓络进入骨与髓，影响局部骨微环境；癌邪作为伏邪潜伏于骨微环境内，日渐壮大，与骨髓中正气斗争，邪胜则发病，正胜则潜伏。如打破骨髓中阴阳平衡，导致机体局部微环境紊乱，则正气虚弱，难以维持骨质正常代谢、生长，癌邪侵蚀骨质，发病为骨瘤；癌邪积聚于髓络及骨微环境，邪胜则发病，瘀堵局部，则气机运行不畅、髓络损伤，血瘀气滞，加之癌邪本为阴邪，肾精亏虚，或亦有阳虚寒凝表现，或经络瘀滞，痰湿积聚于局部，或癌邪发为骨瘤，病久化热，出现热毒表现，在疾病不同时间段或个人禀赋不同，会出现气滞、血瘀、寒凝、痰湿、热毒等病理产物，单独或兼杂为病。骨转移瘤中医病因病机的系统化研究对临床用药有很好的指导作用，继承了传统中医理论中的"先安未受邪之地""肾主骨""补肾壮骨"的科学认识，是守正创新的具体体现。

中医在理论上重视"崇中尚和"的思想，在治疗上强调恢复机体的平衡、调和状态。在中医"治未病"理论指导下，朱世杰研究团队将骨转移的治疗分为初、中、末三期，初期主要是改善正虚精亏的病理状态，中期主要是调和阴阳，恢复骨微环境的平衡，针对的是癌邪入骨和正邪博结阶段，末期已出现临床症状，主要针对引邪发病阶段。初期在癌邪尚未走窜至血络、髓络和骨微环境的阶段，应根据肾虚、精亏、髓不充、骨失养的疾病特点，注重补肾、填精、充髓、养骨，并结合开胃健脾的治法，使气血生化有源，减小癌邪传变的发生可能；中期，在癌邪入骨、正邪博结阶段，癌邪逐步侵及气络、血络、髓络，到达骨微环境，使骨微环境气血阴阳失调，该阶段当注重祛邪与调和阴阳相结合，不在于完全驱除癌邪，重点是在调节骨微环境的过程中推动机体恢复癌邪状态下的平衡，延缓骨转移发生和出现临床症状的时间。末期，该阶段癌邪发病，多已出现影像学上的病理改变，并伴有疼痛、骨折等临床症状，对于该阶段的辨证用药的研究已较多,治疗原则多为补肾壮骨、填精益髓、活血化瘀、舒经通络等。潘敏求教授将骨转移分为两个证型,一为寒凝经脉、瘀毒内结型,治以温经散寒、活血解毒;二为气血两虚、瘀毒内结型,治以益气养血、活血解毒,在治疗骨转移疼痛中强调辨证求因、整体观念与辨证论治相结合、扶正与祛邪并用、内治与外治结合、辨病与辨症相结合的观念。

(二)中医药防治骨肿瘤的临床研究

1. 内治法　近年来,原发恶性骨肿瘤的新辅助化疗和辅助化疗、骨转移瘤靶向治疗等现代医学的进展大大延长患者生存期、改善生活质量。同时,中医肿瘤工作者在现代医学理念的影响下,对骨肿瘤进行了深入和广泛的临床研究,如病例报道、个人经验总结、临床随机试验等,不断提高中西医结合治疗骨肿瘤的临床疗效,主要从事的研究如下几个方面:①增效减毒:化疗、放疗以及靶向治疗作为骨肿瘤的主要治疗手段,临床疗效显著,但亦存在有明显的不良反应,如骨髓抑制、消化道毒性等,相关研究证明中医药在减轻放疗、化疗毒副反应等方面具有独特优势,提高患者对放化疗的耐受性、增强机体免疫、改善症状等,如吕世良等指出骨肿瘤以肾阳虚血瘀为临床证候,对82例骨肿瘤患者在标准放、化疗方案的基础上配合温肾活血汤方(组方:杜仲、肉桂、鹿角霜、菟丝子、熟附子、枸杞子、山萸肉、怀山药、红花、熟地黄、桃仁和当归)治疗,结果显示经治疗后患者疼痛评分降低、骨髓抑制发生率降低,患者生存质量改善。②防治骨肿瘤并发症:骨肿瘤患者常伴有骨痛、病理性骨折、高钙血症等并发症;对于骨痛,临床多使用阿片类药物“三阶梯”止痛,具有良好疗效,但亦存在有恶心呕吐、便秘等问题,中医药协助用药能够更好地控制患者疼痛,如国医大师朱良春认为骨肿瘤以肾虚为本,痰瘀为标,治疗上宜化痰、散结、温阳、通络四法合用,内外兼治,方可使筋骨得荣、痰瘀得化、血络得通而症消痛止,拟定仙龙定痛饮(组方:制南星20g,补骨脂15g,骨碎补15g,仙灵脾10g,地龙20g,全蝎9g)治疗骨肿瘤疼痛疗效显著,减少吗啡类止痛药的临床使用剂量,减少不良反应的发生,明显提高患者生活质量。③延缓复发:转移骨肿瘤术后、放化疗后复发是影响患者生存期的主要原因,如中晚期骨肉瘤患者多会发生肺转移,因而术后或放化疗后的维持治疗对于患者生存期的改善具有至关重要的关系,目前对于骨肿瘤的维持治疗尚无标准方案,中医药作为一种安全、有效的维持治疗策略,在预防骨肿瘤复发和进展具有良好的前景,但尚需进一步的多中心、大样本的临床试验论证。

中国中医科学院望京医院肿瘤科作为国家中医药管理局“中西医结合临床重点学科”及“肿瘤重点专科”,卫生部第一批癌痛规范化治疗示范病房培育单位,长期关注中医药治疗骨肿瘤的减毒增效作用以及骨肿瘤并发症的防治。在减毒增效方面,在国家自然科学基金资助下,继承全国老中医药专家学术经验继承工作指导老师李佩文教授治疗肿瘤“祛邪不伤正”的整体思想,将化疗与中药益气温阳法相结合,探讨温阳益气方(方组:肉苁蓉、仙灵脾、补骨脂、黄芪、生熟地黄、黄精、桑枝、当归、阿胶等)对围化疗期老年患者化疗耐受情况以及体能状态的调节情况,结果发现温阳益气方在改善肿瘤患者化疗前后中医症状方面具有一定疗效,其中对化疗期间患者出现的乏力、纳差、腰膝酸软等中医症状改善作用较为明显,并且降低了化疗相关乏力及骨髓抑制发生率($P<0.05$),提高患者对化疗的耐受性,可以作为配合晚期恶性肿瘤化疗治疗的中医用药方案;温阳益气方干预后血清血管内皮生长因子(vascular endothelial growth factor, VEGF)、白细胞介素4(interleukin-4, IL-4)浓度较对照组显著降低,提示对VEGF及IL-4具有一定抑制作用($P=0.007$;$P=0.032$),说明益气温阳方可以降低外周血VEGF、IL-4等免疫抑制性因子浓度,改善肿瘤的免疫抑制作用,可能是

中药抗肿瘤的作用机制。在防治并发症方面,作为癌痛规范化治疗示范病房培育单位,主要是通过中药内服外用控制骨肿瘤疼痛、防治骨折的发生以及阿片类药物不良反应的发生。周磊等采用多中心随机对照研究,纳入 182 例骨肿瘤疼痛患者,对照组予氨酚羟考酮片,治疗组在对照组基础上加用补肾化瘀中药联合射频热疗,结果发现治疗组临床疗效有效率高于对照组(77.8% vs. 53.3%);治疗组治疗后日常活动、情绪、睡眠等评分均较治疗前降低($P<0.01$),且优于对照组($P<0.05$)。阿片类药物作为治疗骨肿瘤疼痛的基础药物,具有不可替代性,但在临床使用过程中多伴有便秘、恶心、瘙痒、谵妄、运动和认知损伤、呼吸抑制等不良反应,严重影响患者的生活质量。本研究团队探索升降散防治阿片类药物所致便秘、恶心呕吐的临床疗效,将 66 例患者随机分为两组,对照组予乳果糖口服,试验组予升降散口服,结果表明 2 组治疗前后自拟排便各项评分差值比较,差异有统计学意义($P<0.05$);2 组治疗后,试验组自拟排便评分、生活质量评分明显优于对照组($P<0.05$),试验组呕吐症状明显轻于对照组($P<0.01$)、卡式(KPS)评分明显升高($P<0.05$),说明升降散防治阿片类药物所致便秘、恶心呕吐疗效显著。

2. 外治法 吴尚先在《理瀹骈文》中指出"外治之理即内治之理,外治之药亦即内治之药",骨肿瘤病灶位置表浅,具有局部肿大、疼痛等症状,可采用外治法的方式缓解局部的肿痛、延缓肿瘤进展,提高患者生活质量,并具有疗效确切、实施简便、反应小、患者经济负担低等优势。外治法方式包括薄贴法、围消散法、腐蚀法、药捻法、熨法、熏洗法、灌肠法、针灸等,骨肿瘤中常采用的方法主要有薄贴法和针灸。薄贴为膏药之古称,根据外敷药物的不同,采用膏药外贴骨肿瘤局部或者特点穴位,从而达到通络、活血、化瘀、消肿、止痛的目的;针灸包括针刺、电针、灸治、穴位注射等方式,可应用于骨肿瘤各治疗阶段,其止痛作用明确,并得到国内为的广泛认可。

中医外治法作为治疗骨肿瘤的有效手段,我科在临床实践中注重骨肿瘤的外治,朱世杰教授作为主要参加者完成的"十二五"国家科技支撑计划项目分课题"中医外治法治疗常见癌性疼痛的临床和基础研究及推广应用"获得 2015 年度中国中医药研究促进会科学技术进步二等奖,科室应用痛块消贴膏治疗骨肿瘤疼痛取得满意疗效,并经过随机双盲临床验证:在疼痛程度改善方面,以 WHO 疼痛疗效标准结合疼痛数字评分法(NRS)双重判定标准,治疗组和对照组疼痛缓解率分别为 86.67% 和 60.00%;以治疗后疼痛 NRS 评分降低数值为判定标准,治疗组 NRS 评分平均下降(4.9 ± 2.07),对照组平均下降(3.7 ± 2.17),治疗组疼痛缓解程度高于对照组($P<0.05$);在生活质量改善方面,两组 KPS 评分分别提高(13.67 ± 1.62)和(8.67 ± 1.64),差异有统计学意义($P<0.05$),说明痛块消可明显改善癌痛患者的生活质量;在阿片类药物剂量增减方面,比较治疗首日和末日每 24 小时阿片类药物总剂量的变化,治疗组平均减少($17.83 \pm 4.30mg$),对照组平均增加($10.833 \pm 3.02mg$),表明阿片类药物在治疗组的使用量逐渐减少,而对照组明显增加。本科室研究团队成员王芳等探讨补肾化瘀中药外敷对骨肿瘤患者的疼痛的缓解情况,将骨转移瘤患者随机分为治疗组和对照组,均给予帕米膦酸二钠注射液治疗,治疗组在此基础上加用补肾化瘀中药外敷治疗,发现治疗组中医证候积分明显改善(80% vs.40%),疼痛缓解率分别为 83.3% 和 46.70%,说明中药外敷能够有效控制骨转移瘤疼痛,提高患者生存质量。在针灸方面,芦殿荣医师通过收集古今文献,证实足三里、内关等穴位外治癌性疼痛具有良好的理论基础,并采用临床试验论证其疗效。采用前瞻性的随机对照方法,将 60 例患者随机分为针刺组(30 例)和西药组(30 例),针刺组(足三里、大杼、悬钟、血海、太溪、后溪、阿是穴)予针刺加奥施康

定止痛,西药组予奥施康定止痛治疗,发现针刺组治疗前后爆发痛次数、呕吐次数和便秘次数明显减少($P<0.05$),而西药组治疗前后爆发痛次数、呕吐次数和便秘次数比较差异无统计学意义($P>0.05$);两组病例治疗后患者服用奥施康定的剂量有统计学差异($P<0.05$),表明针刺疗法联合奥施康定更能有效缓解骨转移疼痛,而且针刺疗法可有效缓解奥施康定呕吐、便秘等不良反应,改善患者生活质量。王敬等证实中医外治特色疗法(耳穴埋豆)可有效缓解骨肿瘤疼痛程度,减少阿片止痛药剂量,提高患者治疗依从性,改善患者生活质量。

（三）基础研究

近年来,在国家的高投入下,关于中医药治疗骨肿瘤的研究较多,目前的研究领域主要集体中在以下方面:①抑制肿瘤生长和转移:单体、单味中药或组方对骨肿瘤细胞直接抑制或杀伤作用,如促进凋亡、影响细胞周期、产生活性氧等;②改善骨微环境:骨肿瘤局部骨微环境中由癌细胞、成骨细胞、破骨细胞、骨间质细胞以及骨基质组成,局部处于骨吸收与代谢失衡、免疫抑制状态、酸中毒等,中药对骨吸收护骨因子(osteoprotegerin, OPG)/核因子 κB 受体活化因子配体(receptor activator of NF-κB ligand, RANKL)/核因子 κB 受体活化因子(receptor activator of nuclear factor-κB, RANK)轴、免疫状态等的调节有助于恢复局部平衡,延缓肿瘤进展;③与现代治疗手段的协同作用机制:中药能够增加化疗、放疗疗效,促进肿瘤细胞的死亡,降低消化道症状、骨髓抑制等不良反应的发生率,通过 Pgp 蛋白延缓耐药的发生等。

中国中医科学院望京医院肿瘤科先后通过多项国家自然科学基金资助项目探索不同归经、不同药性的药物对骨肿瘤的早期防治作用以及药物组方对骨肿瘤的治疗作用。在药物归经方面,在总结李佩文教授抗肿瘤治疗经验时发现入肺经中药抗肺转移、入肝经中药抗肝转移、入肾经中药抗骨转移的药物特点,通过对大鼠胫骨进行骨转移造模,分别为假手术组、模型组、肾经组、肺经组和肝经组,分别给予归肾经药(补骨脂、肉苁蓉、益智仁)、归肺经药、归肝经药的干预,结果发现肾经组肿瘤体积较其他组别明显缩小,大鼠骨的矿物质含量有升高趋势,OPG 表达升高,RANKL 表达明显下降($P<0.05$),RANKL/OPG 比值降低($P<0.01$);趋化因子受体4表达明显下降($P<0.01$),证明归肾经类中药减少肿瘤细胞定向侵袭于骨。在明确不同药物归经对骨肿瘤的不同作用机制的基础,对归肾经中药不同药性(寒、热)对骨肿瘤防治作用的疗效差异产生了疑问,故进一步探索补肾阴、补肾阳、阴阳双补中医治法调节骨微环境的作用机制,从药理药效学角度验证不同治法早期防治骨转移的理论,为临床辨证论治及精准用药提供依据。在组方用药方面,本科室研究团队对扶正解毒化瘀法(组方:熟地、山药、山萸肉、骨碎补、丹皮、泽泻、茯苓等)治疗骨肿瘤作用机制的探讨,通过测定大鼠机械性痛阈值和热痛阈值实验验证了“扶正解毒化瘀法”对骨转移疼痛的抑制作用,上调 OPG 的表达,下调 RANKL 的表达,延缓骨吸收过程;通过拆方验证扶正中药和解毒化瘀中药对骨肿瘤大鼠模型的作用,发现与模型组比较,两组中药均可增高大鼠机械性痛阈值和热痛阈值,减轻疼痛,改善大鼠胫骨骨密度,明确了中医扶正与祛邪治则对骨转移治疗存在协同作用,从 OPG/RANK/RANKL 轴角度探讨其抑制骨肿瘤的分子机制,为临床应用不同中药治疗癌症骨转移提供基础实验证据。

（四）展望

目前,中医药治疗骨肿瘤取得了较多的进展,在中医理论方面,一批名医、名家深化了对骨肿瘤的病因病机认识;在临床方面,明确中医药在增效减毒、肿瘤并发症防治、延缓复发和转移等方面具有良好疗效,对改善患者生活质量、延长生存期有独特优势;在基础研究方面,以"科学问题来源于临床、指导临床"的思想开展药性、药理和作用机制的相关研究,促进了中医药的临床疗效转化。同样,在探索和应用中医药治疗骨肿瘤的过程中尚存在一些问题,如:中医理论方面多集中于骨肿瘤痰、瘀、毒等的讨论,对其独特发病机制的研究尚少,尚需结合现代分子生物医学进一步展开研究;在临床研究方面,不管是原发恶性骨肿瘤还是骨转移瘤,既往多临床经验、个案报道,均缺乏大样本、多中心的中医临床试验报道,尚未形成统一、规范的中医骨肿瘤诊疗规范和临床路径;在基础研究方面,基础研究与临床分离,基础研究成果转化尚需进一步加强,并且相关研究深度尚不够,模型建立、给药方式、中药复方成分等问题尚存在争议。在一代代中医人的不懈努力下,相信以上问题终会找到最佳答案。

参 考 文 献

1. SIEGEL R L, MILLER K D, JEMAL A. Cancer statistics, 2020［J］. CA Cancer J Clin, 2020, 70（1）: 7 - 30.

2. CHEN W, SUN K, ZHENG R, et al. Cancer incidence and mortality in China, 2014［J］. Chin J Cancer Res, 2018, 30（1）: 1 - 12.

3. MCCLAY E F. Epidemiology of bone and soft-tissue sarcomas［J］. Semin Oncol, 1989, 16（4）: 264-272.

4. LE VU B, DE VATHAIRE F, SHAMSALDIN A, et al. Radiation dose, chemotherapy and risk of osteosarcoma after solid tumours during childhood［J］. Int J Cancer, 1998, 77（3）: 370 - 377.

5. JENKINSON H C, WINTER D L, MARSDEN H B, et al. A study of soft tissue sarcomas after childhood cancer in Britain［J］. Br J Cancer. 2007, 97（5）: 695 - 699.

6. ROBINSON E, NEUGUT AI, WYLIE P. Clinical aspects of postirradiation sarcomas［J］. J Natl Cancer Inst, 1988, 80（4）: 233 - 240.

7. JO V Y, FLETCHER C D. WHO classification of soft tissue tumours: an update based on the 2013（4th）edition ［J］. Pathology, 2014, 46（2）: 95 - 104.

8. MERLETTI F, RICHIARDI L, BERTONI F, et al. Occupational factors and risk of adult bone sarcomas: a multicentric case-control study in Europe［J］. Int J Cancer, 2006, 118（3）: 721 - 727.

9. TUCKER M A, D'ANGIO G J, BOICE J D JR, et al. Bone sarcomas linked to radiotherapy and chemotherapy in children［J］. N Engl J Med, 1987, 317（10）: 588 - 593.

10. Mirabello L, Pfeiffer R, Murphy G, et al. Height at diagnosis and birth-weight as risk factors for osteosarcoma［J］. Cancer Causes Control, 2011, 22（6）: 899 - 908.

11. 吴孝雄, 朱世杰. 从癌邪理论探讨恶性肿瘤病因病机［J］. 中华中医药杂志, 2017, 32（6）: 2430-2432.

12. 袁长深, 段戡, 赵蔚峰, 等. 从中医阴阳浅析骨肉瘤微环境紊乱与免疫失衡的联系［J］. 中国民族民间医药, 2016, 25（23）: 4-6.

13. 徐鑫, 张孟哲, 杜如辛, 等. 蒋士卿教授运用阳和汤加蜈蚣治疗原发性恶性骨肿瘤经验［J］. 中医学报, 2017, 32（2）: 174-177.

14. 金成辉. 基于"脾肾相关"论骨肿瘤的中医治疗［J］. 环球中医药, 2017, 10（12）: 1494-1496.

15. 徐叶峰, 刘云霞, 陈婧, 等. 刘云霞主任中医师分期论治骨肉瘤思想撷菁［J］. 新中医, 2016, 48（6）: 212-213.

16. 司富春, 丁帅伟. 骨肉瘤中医证型与方药分析研究［J］. 世界中西医结合杂志, 2015, 10（7）: 903-907.

17. 张岳. 骨肉瘤中医证型分布规律和大蒜素调控 GRP78/CRT 抑制骨肉瘤细胞生长的研究［D］. 济南: 山

东中医药大学, 2018.

18. 杜小艳. 潘敏求主任医师治疗肿瘤骨转移疼痛经验[J]. 湖南中医杂志, 2009, 25（6）: 23-24.

19. 吕世良, 贾勇士, 吴树强. 温肾活血汤配合放化疗治疗骨转移瘤 82 例[J]. 中医正骨, 2011, 23（6）: 70-71.

20. 罗海英, 徐凯, 陈达灿. 朱良春教授治疗骨转移癌痛 32 例分析[J]. 中医药学刊, 2004,（6）: 975-989.

21. 周磊, 冯利. 益肾骨康方联合热疗辅助西药治疗骨转移癌疼痛患者 90 例临床研究[J]. 中医杂志, 2015, 56（12）: 1047-1050.

22. 何生奇, 芦殿荣, 高音, 等. 升降散预防癌痛患者阿片相关性便秘、恶心呕吐临床研究[J]. 中国中医药信息杂志, 2019, 26（10）: 31-34.

23. 毕凌, 李和根, 许玲, 等. 恶性肿瘤中医外治进展[J]. 四川中医, 2013, 31（9）: 175-178.

24. 王芳, 冯利, 张平, 等. 补肾化瘀中药外敷联合帕米膦酸二钠改善骨转移癌痛[J]. 中国实验方剂学杂志, 2013, 19（17）: 327-329.

25. 芦殿香, 芦殿荣, 刘莹莹, 等. 足三里、内关针灸治疗癌性疼痛的中医基础理论及当代研究概况[J]. 世界中西医结合杂志, 2017, 12（05）: 593-597, 627.

26. 芦殿荣, 何生奇, 冯利, 等. 针刺补肾祛瘀法治疗中重度骨转移癌痛的临床研究[J]. 世界中西医结合杂志, 2018, 13（1）: 116-120.

27. 王敬, 芦殿荣, 毕然, 等. 耳穴埋豆干预骨转移中重度癌性疼痛临床观察 30 例[J]. 云南中医中药杂志, 2015, 36（2）: 43-45.

28. 林荔钦, 朱世杰. 不同归经补益中药对骨转移癌 CXCR4 表达的影响[J]. 中国中西医结合杂志, 2017, 37（5）: 552-556.

第二十一章　鼻　咽　癌

一、概述

鼻咽癌是原发于鼻咽黏膜被覆上皮的恶性肿瘤,好发部位在鼻咽腔顶部和侧壁。本病早期常无明显症状,一般情况下常见鼻塞、血涕或回吸性血涕、耳鸣、听力下降、复视及头痛等,发病部位亦比较隐藏,常常导致漏诊或者误诊,随着病情的进展,病变可侵犯邻近器官,也可通过淋巴道及血道转移至远处组织器官,常有颈淋巴结肿大,晚期可有肺、肝、骨转移。鼻咽癌发病有明显的地域性、种族易患性和家族聚集性。鼻咽癌是我国常见的头颈部恶性肿瘤,中国人群的鼻咽癌发病明显高于世界平均水平,位居全球鼻咽癌发病的第18位。鼻咽癌的发病有明显的地域差别,在我国主要集中于两广地区。在广西,男性的鼻咽癌发病率居于全身恶性肿瘤发病率之首(31.1%),女性居于第3位(10.0%),占头颈肿瘤的首位。放化疗相结合的综合治疗是鼻咽癌的主要治疗手段,但由于目前缺乏高效低毒的靶向药物及新的治疗手段,仍有一部分鼻咽癌患者发生远处转移而无法治愈。选择合理有效的治疗手段对提高鼻咽癌患者的生存率及减少治疗不良反应,提高生活质量有重要的意义。

在中医学文献中,没有"鼻咽癌"之病名,但对"鼻""咽"有过不少相关的论述。《灵枢·经脉》曰:"肝足厥阴之脉,起于大指丛毛之际,上循……上贯膈、布胁肋,循喉咙之后,上入颃颡,连目系,上出额,与督脉会于巅……"按其循行路线,"颃颡"与现代"鼻咽"的解剖部位相吻合。鼻咽癌可归属于中医学古籍中,"鼻渊""鼻衄""控脑砂""耳鸣证""失荣"等病症范畴。《素问·气厥论》曰:"鼻渊者,浊涕下不止也,传为衄蔑瞑目。"明代王纶《明医杂著》中曰:"耳鸣证,或鸣甚如蝉,或左或右,时时闭塞,世人作肾虚治不效,殊不知此是痰火上升,郁于耳中而鸣,郁甚则壅闭矣。"明代陈实功《外科正宗》曰:"失荣者,其患多生肩之以上,初起微肿,皮色不变,日久渐大,坚硬如石,推之不移,按之不动,半载一年,方生阴痛,气血渐衰,形容瘦削,破烂紫斑,渗流血水,或肿泛如莲,秽气熏蒸,昼夜不歇,平生疙瘩,愈久愈大,越溃越坚,犯此俱为不治"。

二、中医病因病机

鼻咽癌的病因有内因和外因两个方面,外因多由感受时邪热毒、饮食失调所致,内因则多与情志失调,正气不足有关,现分述如下。

(一)热毒蕴肺

肺开窍于鼻,司呼吸,外感风邪热毒,侵袭经络,导致肺络不通,肺气郁闭,气道不通,则邪火循太阴之经而至鼻,蕴集而成肿块。如《医学准绳六要》中明确指出:"至如酒客膏粱,辛热炙煿太过,火邪炎上,孔窍壅塞,则为鼻渊。鼻中浊涕如涌泉,渐变鼻蔒、衄血,必由上焦积热郁塞已久而生。"

(二)肝胆瘀热

足厥阴肝经之脉,循喉咙上人颃颡。情志抑郁,或暴怒伤肝,肝胆火毒上逆,灼津成痰,阻滞经脉,气血失调,瘀血乃生,痰瘀凝结而成肿块。如《素问·气厥论》所述:"胆移热于脑,则辛颔鼻渊。"《疡科心得集》指出:"失营者由肝阳久郁,恼怒不发,营亏络枯、经道阻滞而成。"

(三)痰浊内阻

外受湿邪,或饮食不节,或思虑劳倦,中焦脾肾受伤,运化无权,湿浊内生,凝集成痰。痰浊内结,阻滞经脉,久而不散,日久肿块乃生。正如《丹溪心法》所说:"痰之为物,无处不到。"又云:"凡人身上、中、下有结块者,多是痰。"

(四)正气虚弱

《医宗必读》云:"积之成也,正气不足,而后邪气踞之……" 先天不足,禀赋薄弱,或人到中年,正气渐趋不足,易为邪毒所侵。邪毒入侵机体,邪气久羁,正气耗伤,正不胜邪,日久渐积而成癌肿。《外证医案汇编》谓:"正气虚则为癌"。

由此看见,鼻咽癌的发生是因正虚于内,邪毒乘虚侵袭,致脏腑功能失调,痰热瘀毒等搏结于鼻窍,阻塞经络,日久而成癌肿。本病病位在鼻咽,属本虚标实之证,与肺、肝、胆等脏腑功能失调有关,病情恶化进展,终至脏腑功能失调不能控制,正不胜邪,则癌毒流窜至颈、脑、肺、骨及肝等处。

三、西医发病机制

西医学认为,鼻咽癌的病因尚未十分明确,是多步骤和多因素致癌,流行病学调查提示鼻咽癌的病因可能与环境、饮食、微量元素、遗传和 EB 病毒感染等因素有关。

(一)遗传因素

鼻咽癌易呈家族聚集倾向,有明显的遗传因素。但这种因素并不是肿瘤本身直接遗传下去,而是一种易感倾向,即易感性。但其遗传指标略低于一些遗传性肿瘤,很可能是一种多基因遗传因素和环境因素共同作用的结果。许多科学家对鼻咽癌的基因定位进行了大量研究,其中曾益新院士研究团队通过研究将家族性鼻咽癌易感基因定位在 4 号染色体。

(二)EB 病毒(Epstein-Barr virus,EBV)因素

鼻咽癌与 EB 病毒感染相关。1964 年从非洲儿童恶性淋巴瘤培养成功的一株瘤细胞中,电子显微镜下观察到大量疱疹病毒颗粒并命名为 EB 病毒。后来的研究表明鼻咽癌与 EB 病毒密切相关。鼻咽癌患者血清中抗 EB 病毒相关抗原抗体升高,其中尤以 VCA-IgA 抗体的特异性更高。在鼻咽癌细胞中可找到 *EBV-DNA* 和 *EBNA* 的标记。但是,EB 病毒在人群中的感染是非常广泛的,而鼻咽癌仅在某些特定的地区、特定的人群中高发,因此 EB 病毒还不能认为是鼻咽癌的唯一致病因素,而可能是多种综合因素中的一种。但无论如何,EB 病毒血清学已应用于鼻咽癌的早期发现、早期诊断和预后的监测中了。

(三)职业性有害因素

研究表明与本病相关的职业性有害因素主要包括农药、汽油、甲醛、油漆、硫酸等。

（四）环境因素与生活饮食习惯

以家用柴草为燃料、室内烟尘污染、常食用腌芥菜、咸鱼,长期饮用老火汤及鼻部疾病史是鼻咽癌发病的危险因素。吸烟可产生大量的有害气体及颗粒物,对人体有很强的致癌作用。腌制食品内含有大量的亚硝胺盐,而亚硝胺是公认的强致癌物之一。中国南方人喜食咸鱼,而在咸鱼中含有挥发性亚硝胺化合物,与鼻咽癌发病很可能有关。烟熏油炸和烘烤的食品则含有大量的杂环胺和多环芳烃类致癌物。

四、病理表现

（一）大体分型

鼻咽癌的病理形态大概可分为4类:①结节型:肿瘤呈结节状;②菜花型:肿瘤呈菜花状、血管丰富易出血;③黏膜下浸润型:肿瘤向腔内突起、左右不对称、表面有正常黏膜组织覆盖;④溃疡型:肿瘤表面凹凸不平、边缘隆起。鼻咽癌以结节型最多见,其次为菜花型。

（二）镜下分型

根据世界卫生组织(World Health Organization, WHO)分类,WHO(2005):①角化性鳞状细胞癌(WHO Ⅰ型)。比较少见,约占鼻咽癌总数的5%~10%左右,多发生于年龄较大的人群、该类癌对放射治疗不敏感。②非角化性癌:细分为分化型(WHO Ⅱ型)和未分化型(WHO Ⅲ型)。该型鼻咽癌占高发区鼻咽癌95%以上,通常比鳞状细胞癌对放射治疗敏感,与EB病毒关系密切。③基底样鳞状细胞癌。基底样鳞状细胞癌为WHO(2005)新增补的分型,少有报道,临床过程呈高侵袭性,生存率差。

此外,鼻咽癌中尚有一些少见的病理类型:腺癌、腺样囊性癌、黏液表皮样癌及恶性多形性腺瘤。

五、中西医诊断

（一）临床表现

1. 回吸性血涕　早期可有出血症状,表现为吸鼻后痰中带血,或涕中带血,早期痰中或涕中仅有少量血丝,时有时无。晚期出血较多可有从鼻孔流出。

2. 耳鸣、听力减退、耳内闭塞感　鼻咽癌发生在鼻咽侧壁侧窝或咽鼓管开口时,肿瘤压迫咽鼓管可发生单侧性耳鸣或听力下降,还可发生卡他性中耳炎,单侧性耳鸣或听力减退、耳内闭塞感等,是早期鼻咽癌症状。

3. 头痛　头痛为常见症状,占68.6%,可为首发症状或唯一症状,早期头痛部位不固定间歇性,晚期则为持续性偏头痛,部位固定。究其原因,早期患者可能是神经血管反射引起,或是对三叉神经第一支末梢神经的刺激所致,晚期患者常是肿瘤破坏颅底或在颅内蔓延累及脑神经所引起。

4. 面麻　指面部皮肤麻木感,临床检查为痛觉和触觉减退或消失。肿瘤侵入海绵窦常引起三叉神经第1支或第2支受损,肿瘤侵入卵圆孔茎突前区、三叉神经第3支常引起耳廓前部、颞部、面颊部下唇和颏部皮肤麻木或感觉异常,面部皮肤麻木占10%~27.9%。

5. 眼睑下垂、眼球固定、视力减退或消失　眼睑下垂、眼球固定、内视受限与动眼神经损害有关,外视功能受限与滑车神经、外展神经受侵犯相关,视力减退或消失与视神经损害或眶锥侵犯有关。

6. 鼻塞　肿瘤堵塞后鼻孔可出现鼻塞,肿瘤较小时鼻塞较轻,随着肿瘤长大鼻塞加重,多为单侧性鼻塞;若肿瘤堵塞双侧后鼻孔可出现双侧性鼻塞。

7. 颈部淋巴结转移症状　鼻咽癌容易发生颈部淋巴结转移,约为60.3%~86.1%,其中半数为双侧性转移。颈部淋巴结转移常为鼻咽癌的首发症状(23.9%~75%),有少数患者鼻咽部检查不能发现原发病灶,而颈部淋巴结转移是唯一的临床表现。

8. 舌肌萎缩和伸舌偏斜　鼻咽癌直接侵犯或淋巴结转移至茎突后区或舌下神经管,使舌下神经受侵,引起伸舌偏向病侧伴有病侧舌肌萎缩。

9. 远处转移　鼻咽癌的远处转移率约在4.8%~27%之间,远处转移是鼻咽癌治疗失败的主要原因之一,常见的转移部位是骨、肺、肝等多器官,同时转移多见。发生时间以放疗后2年内多见,占87.5%。骨转移以椎骨最常见,再次为骨盆及肋骨,表现为相关骨部疼痛,肺部转移表现为咳嗽、呼吸困难、咯血等,肝部转移表现为肝区疼痛、黄疸等。

10. 海绵窦综合征　癌瘤扩展到海绵窦附近,侵犯第Ⅱ~Ⅵ对脑神经而引起(包括破裂孔、颞骨岩尖、卵圆孔和海绵区),表现为上睑下垂,眼肌麻痹,三叉神经痛或脑膜刺激所引起的颈区疼痛等。其中外展神经最容易受侵犯。

11. 颈静脉孔综合征　出现第Ⅸ、Ⅹ、Ⅺ对脑神经受压相关体征,也可有舌下神经受压体征,但无颈交感神经节的受累表现。

（二）影像学检查

1. X线检查　常规作鼻咽侧位照片和颅底照片,观察鼻咽后顶壁的软组织阴影,黏膜下浸润扩张和颅底骨质的破坏情况。通过胸部X线片检查,可以了解肺部有无转移、纵隔淋巴结有无转移,有无合并肺部炎症等。

2. 头部和颈部计算机断层扫描（CT）　CT检查能显示癌灶向周围及咽旁间隙浸润的情况,对颅底骨质的观察更为清晰、准确,还可显示鼻咽部小的软组织隆起,帮助确定活检方向和部位,有利于早期诊断,对于确定临床分期以及制订治疗方案都极为重要。

3. 头部和颈部磁共振（MRI）　MRI检查既能清楚地显示头颅各层次,又可以显示肿瘤与周围组织的关系,MRI良好的软组织分辨力,可清楚显示鼻咽部正常结构的层次和分辨肿瘤的范围,同时可显示局部骨小梁尚未被破坏时,肿瘤对骨髓腔的浸润。MRI确定肿瘤的界线较CT更为清楚和准确,对于原发肿瘤的位置判断以及颅内结构和咽后间隙受累情况的评估更优越。

4. 骨扫描检查　骨扫描检查用于判断肺癌骨转移的常规检查。当骨扫描检查提示骨可疑转移时,可对可疑部位进行MRI检查验证。

5. 正电子发射断层扫描CT（PET-CT）　不推荐常规使用,在检测鼻咽癌远处转移方面能替代传统检查方法。

（三）特殊检查

1. 鼻咽镜检查　是诊断鼻咽癌重要的常用方法。有间接鼻咽镜检查和纤维鼻咽镜检查。在鼻咽腔顶部或侧壁可见局部增生性结节或局部充血、糜烂以及溃疡、出血、粗糙等,可做活检以明确诊断。

2. 病理检查

（1）组织细胞学检查:使用鼻咽纤维镜钳取可疑组织送病理,如活检结果为阴性,但临床仍觉可疑者,可反复多次活检并随诊观察。

（2）脱落细胞学检查:取鼻咽活体组织检查的同时配合做脱落细胞学检查,可补充活检之不足。特别对病灶小,活检困难或初次活检为阴性者。

（3）颈淋巴结穿刺或颈淋巴结摘除活检:对肿大之颈淋巴结,质硬、活动差而鼻咽部未发现明显可疑病变者,对颈部肿大之淋巴结可作细针穿刺活检或切除活检。但颈部淋巴结活检可能增加鼻咽癌远处转移概率,需要慎重选择。

（4）对于非角化型鼻咽癌,应进行原位杂交检测以明确是否与 EBV 感染有关。

3. 鼻咽癌基因诊断 鼻咽癌靶向治疗及免疫治疗逐渐成为现有临床治疗手段的补充及探索。鼻咽癌患者表皮生长因子受体（EGFR）过表达率 70% 以上,目前针对鼻咽癌的靶向治疗主要针对 EGFR 受体进行。基因诊断检测是靶向和免疫治疗的前提,尤其是晚期鼻咽癌患者。若基因检测显示靶向或免疫药物有效,可作为参考选择。迄今为止,针对鼻咽癌常见驱动基因如 *EGFR*、*TKI*、*VEGF*、*PD-L1*、*Twist* 等进行基因检测,为鼻咽癌的分子靶向及免疫治疗提供依据。

（四）生化及实验室检查

1. EB 病毒相关 VCA-IgA 抗体 该抗体检测作为人群筛查手段、辅助诊断及早期诊断的主要指标之一。对 VCA-IgA 抗体阳性者,应定期复查,如持续高滴度或滴度持续增高者,应考虑鼻咽癌的可能,滴度越高,可能性越大。也可作为复发与转移追踪观察的指标之一。鼻咽癌放疗后,血清中 VCA-IgA 抗体水平逐渐降低,但当肿瘤复发或有远处转移时,则可重新升高。因此,定期进行 VCA-IgA 抗体水平检测,可作为临床追踪观察的指标之一。

2. EB 病毒相关 EA-IgA 抗体 检测 EA 抗体在鼻咽癌患者主要是抗 D 成分抗体,罕见于正常人,而在鼻咽癌患者则有特异性。VCA-IgA 具有敏感性较高,而 EA-IgA 具有特异性较高,两者同时进行检测,对鼻咽癌的及时诊断是有用的辅助指标。

3. EB 病毒 DNA 拷贝数 已有大量临床试验证实,EB 病毒 DNA 拷贝数变化是鼻咽癌预后因子。EB 病毒 DNA 拷贝数下降提示预后良好,而 EB 病毒 DNA 拷贝数无下降者复发的概率较高。

4. 血液生化检查 对于鼻咽癌,目前无特异性的血液生化检查,通过血常规、尿常规、粪便常规、肝肾功能了解患者一般情况,鼻咽癌患者的血浆碱性磷酸酶或血钙升高考虑骨转移的可能性,血浆碱性磷酸酶、天冬氨酸氨基转移酶、乳酸脱氢酶或胆红素升高考虑肝转移的可能性。

5. 癌细胞的 EBNA1 IgA 检测 有报道应用抗补体免疫酶法检测鼻咽癌细胞和鼻咽脱落细胞中的 EBNA,阳性率达 100%。

（五）临床分期

鼻咽癌的 TNM 分期采用美国癌症联合委员会（American Joint Committee on Cancer, AJCC）2017 年发布第 8 版分期标准。

1. 鼻咽癌 TNM 分期中的 TNM 的定义

（1）原发肿瘤（T）

T_x 原发肿瘤无法评估

T_0 未发现肿瘤,但 EBV 阳性颈部淋巴结受累

Tis 原位癌

T_1 肿瘤局限于鼻咽,或扩展至鼻腔和 / 或口咽但无咽旁间隙受累

T_2　肿瘤扩展至咽旁间隙,和/或邻近软组织受累(翼内肌、翼外肌、椎前肌)

T_3　肿瘤浸润颅底骨性结构,颈椎、蝶骨翼结构,和/或鼻旁窦

T_4　肿瘤颅内扩散、累及脑神经、下咽、眼眶、腮腺,和/或翼外肌侧壁广泛软组织浸润

(2)区域淋巴结(N)

N_x　区域淋巴结无法评估

N_0　未区域淋巴结转移

N_1　颈部淋巴结单侧转移和/或咽后淋巴结单侧或双侧转移,最大直径≤6cm,位于环状软骨下缘上方

N_2　颈部淋巴结双侧转移,最大直径≤6cm,位于环状软骨下缘上方

N_3　颈部淋巴结单侧或双侧转移,最大直径≤6cm,和/或扩展至环状软骨下缘下方

(3)远处转移(M)

M_0　无远处转移

M_1　有远处转移

2. 鼻咽癌的 TNM 分期(表 21-1)

表 21-1　鼻咽癌的 TNM 分期

分期	T	N	M
0 期	Tis	N_0	M_0
Ⅰ	T_1	N_0	M_0
Ⅱ	T_0, T_1	N_1	M_0
	T_2	N_0, N_1	M_0
Ⅲ	T_0, T_1, T_2	N_2	M_0
	T_3	N_0, N_1, N_2	M_0
ⅣA 期	T_4	N_0, N_1, N_2	M_0
	任何 T	N_3	M_0
ⅣB 期	任何 T	任何 N	M_1

(六)辨证分型(参照《恶性肿瘤中医诊疗指南》)

1. 证候要素　临床上鼻咽癌虚实夹杂,可数型并见。在既往研究基础上,结合文献报道以及国内中医肿瘤专家的意见,鼻咽癌可分为以下 5 种证候要素:

(1)气虚证

主症:神疲乏力,少气懒言,咳喘无力。

主舌:舌淡胖。

主脉:脉虚。

或见症:面色淡白或㿠白,自汗,纳少,腹胀,气短,夜尿频多,畏寒肢冷。

或见舌:舌边齿痕,苔白滑,薄白苔。

或见脉:脉沉细,脉细弱,脉沉迟。

(2)阴虚证

主症:五心烦热,口干咽燥,干咳少痰。

主舌:舌红少苔。

主脉:脉细数。

或见症:痰中带血,盗汗,大便干,小便短少,声音嘶哑,失眠。

或见舌:舌干裂,苔薄白或薄黄而干,花剥苔,无苔。

或见脉:脉浮数,脉弦细数,脉沉细数。

（3）痰湿证

主症:胸脘痞闷,恶心纳呆,咳吐痰涎。

主舌:舌淡苔白腻。

主脉:脉滑或濡。

或见症:胸闷喘憋,面浮肢肿,脘腹痞满,头晕目眩,恶心呕吐,大便溏稀,痰核。

或见舌:舌胖嫩,苔白滑,苔滑腻,苔厚腻,脓腐苔。

或见脉:脉浮滑,脉弦滑,脉濡滑,脉濡缓。

（4）血瘀证

主症:胸部疼痛,刺痛固定,肌肤甲错。

主舌:舌质紫黯或有瘀斑、瘀点。

主脉:脉涩。

或见症:肢体麻木,出血,健忘,脉络瘀血(口唇、爪甲、肌表等),皮下瘀斑,癥积。

或见舌:舌胖嫩,苔白滑,苔滑腻,苔厚腻,脓腐苔。

或见脉:脉沉弦,脉结代,脉弦涩,脉沉细涩,牢脉。

（5）热毒证

主症:口苦身热,尿赤便结,咳吐黄痰。

主舌:舌红或绛,苔黄而干。

主脉:脉滑数。

或见症:面红目赤,口苦,便秘,小便黄,出血,疮疡痛肿,口渴饮冷,发热。

或见舌:舌有红点或芒刺,苔黄燥,苔黄厚黏腻。

或见脉:脉洪数,脉数,脉弦数。

2. 辨证方法

符合主症 2 个,并见主舌、主脉者,即可辨为本证。

符合主症 2 个,或见症 1 个,任何本证舌、脉者,即可辨为本证。

符合主症 1 个,或见症不少于 2 个,任何本证舌、脉者,即可辨为本证。

3. 辨证分型（表21-2）

表21-2 鼻咽癌的辨证分型

治疗阶段	放疗阶段	化疗阶段	靶向治疗阶段	手术阶段	单纯中医治疗
辨证分型	气阴两虚	气血两虚	血热毒盛	气血两虚	气虚痰瘀
	肝肺郁热	脾胃不和	脾虚湿盛	脾胃虚弱	气阴两虚
	痰热蕴结				气血两虚

六、治疗

（一）中西医治疗原则

采取中西医综合治疗的原则,即根据患者的机体状况、侵及范围(临床分期)和发展趋向,采取多学科综合治疗(MDT)模式,有计划、合理地应用放疗、化疗、手术、生物靶向和中医药等治疗手段,以期达到根治或最大限度地控制肿瘤、提高治愈率、改善患者的生活质量、延长患者生存期的目的。

（二）中医辨证治疗原则

鼻咽癌的病机特点是本虚标实,正虚为本,邪实为标,扶正祛邪是治疗鼻咽癌的基本原则。

鼻咽癌早期,以邪实为主,治疗以祛邪为主,兼顾扶正培本,根据邪气的偏盛,分别予以清热解毒、软坚散结;鼻咽癌中期,正邪交争,治疗以扶正与祛邪兼施;鼻咽癌晚期,以正虚为主,治宜扶正培本为主,祛邪为辅,分别采用补气养血、益气养阴、化痰祛湿等治法,且扶正祛邪的治疗原则贯穿治疗全程。

（三）辨证思路

1. 辨邪正盛衰 鼻咽癌一旦明确诊断,辨明邪正盛衰,有利于把握病情轻重,权衡扶正与祛邪的偏胜,合理遣方用药。病程初期,虽见鼻咽部癌瘤,但临床症状尚不十分明显或症状较轻,生活起居、体力和饮食状况均未受到影响,此时以邪实为主,虽正气尚未大亏,但需顾护之。病情进一步发展,邪气日盛,则进入邪正斗争相持阶段;如鼻咽癌病程较长,肿瘤发生全身广泛转移,患者一般情况差,消瘦、乏力、肢软、食少或不欲食、卧床不起,表明邪毒内盛且正气已衰,为邪盛正衰之象。

2. 辨证候虚实 辨证候虚实,即要辨清人体抗病能力盛衰和病邪的强弱。鼻咽癌是全身属虚、局部属实,虚实夹杂。鼻咽癌的标实有"热毒""痰凝""血瘀"的不同,本虚有"气虚""阴虚""气血两虚"的区别。根据发病的症状、体征,以及检查体表有无肿块、有无肿大的淋巴结等可有助于辨别病机表现的哪一种,或是几种病机兼见并存。

3. 辨病与辨证结合 中医通过望、闻、问、切对鼻咽癌作出明确诊断是不现实的,更谈不上早期诊断。应首先根据临床特点及影像学、细胞学检查结果以明确鼻咽癌诊断,以及明确病理类型和临床分期。然后把中医望、闻、问、切四诊结合在一起,综合分析,辨明证型,辨证施治。在辨病的基础上进行中医辨证,辨病与辨证相结合,取长补短,有利于制定合理的中西医结合的治疗方案。

4. 辨分期治疗方案 早期、中期鼻咽癌采用以放疗、化疗为主,中医药辨证扶正治疗为辅,并兼治放疗、化疗的毒副反应;晚期或复发的患者在化疗或手术治疗时也应配合中医药扶正治疗;不能放化疗或手术治疗的晚期患者,以中医药辨证治疗为主,应标本兼治,或扶正为主兼以祛邪。

（四）分证论治

中西医结合治疗 对于接受放疗、化疗、手术、分子靶向治疗的鼻咽癌患者,采用中西医结合的治疗方式。在不同治疗阶段,分别发挥减轻毒副反应,协同增效,增强体质,促进康复,巩固疗效等作用。辨证治疗的同时结合辨病用药,适当应用具有扶助正气和抑瘤功效的中药。

（1）中医治疗联合放射治疗:中医治疗联合放射治疗指在放疗期间所进行的中医治疗

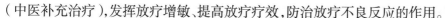

（中医补充治疗），发挥放疗增敏、提高放疗疗效、防治放疗不良反应的作用。

1）气阴两虚

临床表现：口干咽燥，间有血涕，头昏目眩，耳鸣，气短乏力，舌质红，少苔或无苔、或有裂纹，脉细或细数。

治疗原则：益气养阴。

推荐汤剂：生脉散合增液汤加减。

药物组成：太子参、五味子、麦冬、生地黄、玄参、黄芪等。

辨证加减：若口干明显者，可加沙参、玉竹、天花粉、天冬以加强养阴之力；若虚热明显者，加龟甲、鳖甲、地骨皮、银柴胡、胡黄连以清虚热；若腰膝酸软、潮热、盗汗者，加女贞子、山茱萸、枸杞子以滋补肾阴。

2）肝肺郁热

临床表现：鼻塞不通，血涕或鼻衄；或有咳嗽，痰少而黏，口苦咽干，烦躁易怒，头晕头痛，大便秘结，舌质红，苔黄，脉弦滑而数。多见于放射性肺炎、放射性食管炎。

治疗原则：清肝泻肺。

推荐汤剂：丹栀逍遥散合泻白散加减。

药物组成：栀子、当归、丹皮、白芍、地骨皮、黄芩、桑白皮、柴胡、白僵蚕、川贝母、白术、甘草、金银花、夏枯草等。

辨证加减：若口渴者，加生石膏以清热生津止渴；若头痛甚者，加天麻、钩藤以通络除风、清热平肝；若大便秘结者，加生地黄、大黄、枳实以通腑。

3）痰热蕴结

临床表现：鼻塞，鼻流黄涕可涕中带血，颈淋巴结肿大，口苦，咽干；重者可见口舌㖞斜，头痛，大便秘结，舌质红或暗红，舌黄或黄腻，脉滑或滑数。多见于放射性肺炎、放射性食管炎，或者脑部放疗引起的脑水肿、颅内压升高。

治疗原则：化痰散结，清热解毒。

推荐汤剂：清金化痰丸加减。

药物组成：黄芩、山栀子、知母、桑白皮、瓜蒌仁、贝母、麦冬、橘红、茯苓、桔梗、甘草。

辨证加减：若口渴者，加生石膏以清热生津止渴；若鼻塞不通者，加辛夷花、苍耳子以解毒、通鼻窍；若头痛头晕、口舌㖞斜者，加水牛角、全蝎以化痰通络；若大便秘结者，加生地黄、大黄、枳实以通腑。

（2）中医治疗联合化疗：中医治疗联合化疗指在化疗期间所进行的中医治疗（中医补充治疗），发挥防治化疗毒副反应的作用，提高化疗疗效。

1）气血两虚

临床表现：精神疲倦，乏力，气短，鼻干少津，头晕，虚汗，或肢体肌肉麻木，纳少，面色淡白或萎黄，女性月经量少，失眠多梦，舌体瘦薄，或者舌面有裂纹，苔少，脉虚细而无力。多见于化疗引起的疲乏或骨髓抑制。

治疗原则：补气养血。

推荐方剂：八珍汤或十全大补汤加减。

药物组成：人参、白术、茯苓、白芍、熟地黄、当归、川芎，或人参、肉桂、川芎、地黄、茯苓、白术、甘草、黄芪、当归、白芍、生姜、大枣等。

辨证加减：若失眠健忘者，加酸枣仁、柏子仁、阿胶、龙眼肉以安神；若倦怠无力者，加黄芪、黄精以加强补气;若面色无华甚者,加当归、鸡血藤、牛膝、熟地、龙眼肉、大枣、山药加强养血补血之功;若纳少食呆者,加神曲、谷麦芽、莱菔子、山楂、鸡内金以健脾开胃。

2)脾胃不和

临床表现:胃脘饱胀,食欲减退,恶心,呕吐,腹胀或腹泻,舌体多胖大,舌苔薄白、白腻或黄腻,脉弦。多见于化疗引起的消化道反应。

治疗原则:健脾和胃,降逆止呕。

推荐方剂:旋覆代赭汤或橘皮竹茹汤加减。

药物组成:旋覆花、人参、生姜、代赭石、甘草、半夏、大枣;或半夏、橘皮、枇杷叶、麦冬、竹茹、赤茯苓、人参、甘草等。

辨证加减:若肝气犯胃者,加炒柴胡、佛手、白芍;若脾胃虚寒者,加吴茱萸、党参、焦白术。

(3)中医治疗联合靶向治疗:中医治疗联合靶向治疗指在靶向治疗期间所进行的中医治疗(中医补充治疗),发挥防治靶向治疗毒副反应,增加治疗依从性,延缓肿瘤进展的作用。

1)血热毒盛

临床表现:全身皮肤瘙痒,疹出色红,分布多以上半身为主,鼻唇口旁为甚。舌质红,苔薄,脉浮数。多见于靶向治疗引起的皮疹、瘙痒等不良反应。

治疗原则:凉血解毒。

推荐方剂:清瘟败毒饮加减。

药物组成:犀角(水牛角代)、赤芍、玄参、生石膏、丹皮、生地、生栀子、桔梗、黄芩、知母、连翘、甘草、黄连等。

辨证加减:若头痛甚者,两目昏花者,加菊花、夏枯草。若局部皮肤红、肿、热、痛或破溃者,黄连、黄柏、虎杖煎汤外敷:若合并高热不退者,加水牛角、紫雪丹。

2)脾虚湿困

临床表现:倦怠乏力,纳差食少,腹胀,大便稀溏,舌质淡,舌苔白腻。脉濡滑。多见于靶向治疗引起的腹泻等不良反应。

治疗原则:健脾化湿,涩肠止泻。

推荐方剂:参苓白术散合四神丸加减。

药物组成:党参、茯苓、白术、白扁豆、陈皮、山药、薏苡仁、补骨脂、肉豆蔻、五味子等。

辨证加减:若湿热内蕴者,加槐花、红藤、败酱草;若腹痛里急后重明显者,加木香、槟榔。

(4)中医治疗联合手术:中医治疗联合手术指在鼻咽癌患者围手术期或手术后无需辅助西医治疗时所进行的中医治疗(中医补充治疗)。围手术期患者联合中医治疗,能够增强体质,同时为术后辅助治疗创造条件;手术后患者联合中医治疗,能够促进术后康复,提高机体免疫力,预防肿瘤早期复发及远处转移。

1)气血两虚

临床表现:精神疲倦,乏力,气短,鼻干少津,头晕,虚汗,或肢体肌肉麻木,纳少,面色淡白或萎黄,女性月经量少,失眠多梦,舌体瘦薄,或者舌面有裂纹,苔少,脉虚细而无力。

治疗原则:补气养血。

推荐方剂:八珍汤或十全大补汤加减。

药物组成:人参、白术、茯苓、白芍、熟地黄、当归、川芎,或人参、肉桂、川芎、地黄、茯苓、白术、甘草、黄芪、当归、白芍、生姜、大枣等。

辨证加减：若失眠健忘者，加酸枣仁、柏子仁、阿胶、龙眼肉以安神；若倦怠无力者，加黄芪、黄精以加强补气；若面色无华甚者，加当归、鸡血藤、牛膝、熟地、龙眼肉、大枣、山药加强养血补血之功。

2）脾胃虚弱

临床表现：神疲乏力，面色萎黄，形体瘦弱，纳呆食少，食后腹胀，大便稀溏，舌质淡，苔薄白，脉沉弱。

治疗原则：健脾益胃。

推荐汤剂：补中益气汤加减。

药物组成：黄芪、人参、白术、炙甘草、当归、陈皮、升麻、柴胡、生姜、大枣等。

辨证加减：若胃阴亏虚，加沙参、石斛、玉竹；若兼痰湿证者，加茯苓、半夏、薏苡仁、瓜蒌。

（5）放化疗后及手术后联合中医治疗：手术完成后的患者，采用中医治疗（中医巩固治疗），能够防止术后肿瘤复发和转移，提高生存质量；放化疗完成后病情稳定的带瘤患者，采用中医治疗（中药维持治疗），能够缓解不适症状，延缓疾病进展，提高生存质量，延长生存期。辨证论治同"单纯中医治疗"。

（6）单纯中医治疗：对于不接受或不适合放疗、化疗、手术、分子靶向治疗的鼻咽癌患者，采用单纯中医治疗（中药替代治疗），发挥控制肿瘤生长、提高生存质量、延长生存期的作用。

1）气虚痰瘀

临床表现：疲倦，乏力，声低懒言，颈部肿块，鼻塞，头痛，耳内胀满，耳聋，舌质淡暗或暗红或见瘀斑，苔白，脉沉或沉细或涩。

治疗原则：益气化痰，活血祛瘀。

推荐方剂：六君子汤合桃红四物汤加减。

药物组成：党参、白术、茯苓、陈皮、法半夏、当归、熟地、川芎、白芍、桃仁、红花等。

辨证加减：若白通草、白蔻仁、生薏仁以加强化湿；若涕浓稠者，加全瓜蒌、桔梗以清肺化痰；鼻塞不通加辛夷花、石菖蒲以解毒、通鼻窍。

2）气阴两虚

临床表现：口干咽燥，间有涕血，头昏目眩，耳鸣，气短乏力，舌质红，少苔或无苔、或有裂纹，脉细或细数。

治疗原则：益气养阴。

推荐汤剂：生脉散合增液汤加减。

药物组成：太子参，五味子，麦冬，生地黄，玄参，黄芪等。

辨证加减：若口干明显者，可加沙参、玉竹、天花粉、天冬以加强养阴之力；虚热明显者加龟甲、鳖甲、地骨皮、银柴胡、胡黄连以清虚热；若腰膝酸软、潮热、盗汗者，加女贞子、山茱萸、枸杞子以滋肾阴。

3）气血两虚

临床表现：精神疲倦，乏力，气短，鼻干少津，头晕，虚汗，或肢体肌肉麻木，纳少，面色淡白或萎黄，女性月经量少，失眠多梦，舌体瘦薄，或者舌面有裂纹，苔少，脉虚细而无力。

治疗原则：补气养血。

推荐方剂：八珍汤或十全大补汤加减。

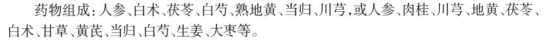

药物组成：人参、白术、茯苓、白芍、熟地黄、当归、川芎，或人参、肉桂、川芎、地黄、茯苓、白术、甘草、黄芪、当归、白芍、生姜、大枣等。

辨证加减：若失眠健忘者，加酸枣仁、柏子仁、阿胶、龙眼肉以安神；若倦怠无力者，加黄芪、黄精以加强补气；若面色无华甚者，加当归、鸡血藤、牛膝、熟地、龙眼肉、大枣、山药加强养血补血之功。

（五）西医治疗

1. **手术治疗** 鼻咽部解剖结构复杂，毗邻重要血管、神经、器官，难以行根治性切除，加以鼻咽癌对放疗敏感，因此过去放疗为初诊鼻咽癌的主要治疗手段，而化疗也可以改善中晚期鼻咽癌的预后，因此一直以来，手术不适用于鼻咽癌的初治，仅用于局部复发、颈部淋巴结清扫及复发的挽救。而随着鼻咽癌综合治疗进入瓶颈期，开始有更多学者研究初诊鼻咽癌手术治疗的可能性。在局部复发鼻咽癌的治疗中，鼻内镜鼻窦手术应用于局部复发鼻咽癌，减少了因放疗导致的吞咽困难、放射性口腔黏膜炎、垂体功能低下、颅底骨坏死的可能性，局部切除对放疗不敏感的病灶，成为局部放疗失败患者的最佳选择。

2. **放射治疗** 放疗是治疗鼻咽癌的主要手段，也是未播散的鼻咽癌治疗的基本方式。推荐三维适形放疗（3DRT）和调强放疗（IMRT），二者对以往限制放射剂量的该区域的不同器官提供更好的保护（使用IMRT可减少涎腺照射后常见的口干症）。

早期（Ⅰ期）鼻咽癌的采用单纯放疗的治疗模式，其范围包括颈部和咽后淋巴结。根治性放疗前患者应进行饮食、言语和口腔的评估。

同期放化疗是指在放射治疗的同期使用化疗药物，大量研究表明，同步放化疗与单纯放疗相比，无论在局控率、总生存期（overall survival，OS）、无进展生存期（progression-free survival，PFS）都具有明显的优势。含铂类的同期放化疗方成为治疗局部晚期鼻咽癌的标准治疗方案写入多个指南。

Ⅱ期鼻咽癌是否使用同期放化疗，应对个体的危险因素（如严重的淋巴结转移、肿瘤的咽旁扩展和血浆的EBV水平等）进行评估。

局部晚期（Ⅲ期、ⅣA/B期）鼻咽癌应采用同期放化疗的治疗模式，与单纯放疗相比可大幅提高局部区域控制率。

3. **化疗** 鼻咽癌的化疗包括诱导化疗、同期放化疗和辅助化疗。

（1）诱导化疗：诱导化疗是指放疗前先给予全身化疗，可杀灭远处的微小转移病灶，在短时间内减少肿瘤负荷，改善血运，提高放疗敏感性，减少高剂量放疗靶区，保护正常组织，且在放疗前进行化疗肿瘤周围组织没有纤维化，有利于化疗药物的吸收及分布，从而提高局部放疗的疗效。诱导化疗随后同期放化疗是局部晚期鼻咽癌的一种治疗模式，通常用于Ⅳ期或肿瘤进展迅速的患者。

（2）同期放化疗：同期放化疗是指在放射治疗的同期使用化疗药物，第1天、第22天，以铂类化疗药物为主，也可联合用药。如果患者能够耐受，整个放疗间期一般应用2个周期化疗。同期放化疗具有诸多优势：①化疗与放疗在杀伤肿瘤细胞上具有协同作用；②部分化疗药物具有放疗增敏作用，可以增加放射敏感性，提高放疗效果；③化疗可以抑制放疗杀伤的细胞再修复。2018年美国国立综合癌症网络（National Comprehensive Cancer Network，NCCN）指南、2012年欧洲肿瘤内科学会（European Society for Medical Oncology，ESMO）指南及中国头颈部鳞癌治疗专家共识均推荐晚期患者使用以同期放化疗为中心的治疗方案，其中最常使用的化疗药物为顺铂。

（3）辅助化疗：辅助化疗指放疗结束后进行化疗，目前对辅助化疗的疗效及意义未能达到统一认识，总体来讲辅助化疗效果欠满意，多作为在其他综合治疗基础上进一步控制远处转移的辅助措施。同期放化疗继以辅助化疗是局晚期鼻咽癌的另一种可选治疗模式，但辅助化疗的作用仍然存在很多争议。

（4）姑息性化疗：当鼻咽癌患者发生远处转移时，治疗选择姑息性化疗。最常用的药物为铂类为主的组合，主要是与氟尿嘧啶组合，顺铂联合吉西他滨是复发性或转移性鼻咽癌姑息化疗的标准一线化疗方案。

4. 靶向治疗

（1）EGFR 单克隆抗体：表皮生长因子受体（epidermal growth factor receptor，EGFR）广泛分布于包括肿瘤细胞在内的某些细胞表面。大多数鼻咽癌患者存在 EGFR 过表达，往往预示着预后不佳。EGFR 已成为鼻咽癌靶向治疗的关键靶点之一。EGFR 受体的单克隆抗体，能够特异阻断 EGFR 通路，阻止肿瘤的生长、侵袭，从而发挥抗肿瘤的作用。

西妥昔单抗（cetuximab）在 2006 年被美国 FDA（Food and Drug Administration）批准用于治疗头颈部鳞癌，可联合放疗一线治疗局部晚期不能手术的患者，亦可单药二线治疗铂类药物化疗失败的复发或转移性患者。

尼妥珠单抗（nimotuzumab）是我国第一个自主研发的用于治疗恶性肿瘤的单抗药物，也是全球首个以 EGFR 为靶点的单抗药物。联合放疗治疗晚期鼻咽癌的总有效率可达 90% 以上，2008 年在国内获准上市，主要适用于与放疗联合治疗 EGFR 阳性表达的 III/IV 期鼻咽癌。

（2）VEGF 单克隆抗体：肿瘤的发生发展均有赖于血管新生，而血管内皮生长因子（vascular endothelial growth factor，VEGF）及其受体 VEGFR（vascular endothelial growth factor receptor）的相互结合又在肿瘤血管生成的过程中起到至关重要的作用。研究发现 VEGF 在 67% 的鼻咽癌患者中过表达，且与患者的远处转移及预后不良有关。VEGF 或 VEGFR 也是鼻咽癌治疗研究中的干预靶点，主要代表药物有贝伐珠单抗（bevacizumab），贝伐珠单抗是 VEGF 的单克隆抗体。

2012 年 Lee NY 报告在局部晚期鼻咽癌患者的标准放化疗过程中，加入了贝伐珠单抗，结果显示 2 年总体生存率为 90.9%，未见严重的出血不良反应，为贝伐珠单抗在鼻咽癌中的应用提供了重要依据。

（3）PD-1 单克隆抗体：程序性死亡受体 -1（programmed cell death protein 1，PD-1）是一种免疫受体，结合程序性死亡配体 1（programmed cell death protein ligand 1，PD-L1）和程序性死亡配体 2（programmed cell death protein ligand 2，PD-L2），负责负向调控免疫反应。回顾性分析发现鼻咽癌细胞 PD-L1 的表达与肿瘤的进展相关，PD-L1 阳性表达者预后不良。

派姆单抗（pembrolizumab）是一种 PD-1 单克隆抗体。2006 年已被 FDA 批准用于经铂类化疗后疾病进展的复发或转移性头颈部鳞癌。

纳武单抗（nivolumab）也是一种结合 PD-1 的单克隆抗体，2016 年被 FDA 批准用于经铂类化疗后复发或转移性头颈部鳞癌。

卡瑞利珠单抗是我国自主研发的 PD-1 单抗，在一项目前规模最大的 PD-1 单抗治疗鼻咽癌的临床研究中，疗效可观。卡瑞利珠单抗治疗鼻咽癌已获得国家食药监局的快速审批资格，很可能将成为国内首个拿到鼻咽癌适应证的 PD-1 单抗。

七、预后与随访

性别、年龄、肿瘤细胞的病理类型、临床分期、临床分型及放疗方式是影响患者预后的因素。对于新发鼻咽癌患者应当建立完整的病案和相关资料档案,诊治后定期随访和进行相应检查。检查方法包括病史、体检、血液学检查、影像学检查、内镜检查等,评估治疗效果、早期发现复发病灶、早期发现第二原发肿瘤、监测和处理治疗相关并发症、促进功能康复等。随访频率为治疗后第 1~2 年内每 2~4 个月随访 1 次;3~5 年内每 3~6 个月随访 1 次,5 年以上每年随访 1 次。

八、预防与调护

(一)预防

1. 规避危险因素　减少与化学致癌物的接触,减少食入和吸入所接触的化学致癌物;不吃或少吃咸鱼、腌菜等腌制食品;不吸烟和少吸入某些有毒烟雾;避免食用和饮用含镍量较高的粮食和水。

2. 积极治疗癌前病变　积极治疗鼻咽上皮增生性病变,特别是不典型增生和异型化生等鼻咽癌的癌前病变。

3. 高危人群进行筛查和普查　高危人群是指我国南方各省高发区 30~59 岁人员,进行 VCA-IgA、EA-IgA 和 DNA 酶检测,如果:①VCA-IgA 滴度 >1∶40;②三项中有两项阳性;③任何一项指标持续上升。属三者之一者均应视为高危信号,争取光镜下检查及易发部位活检,可使鼻咽癌早期发现率由 20%~30% 提高到 80%~90%。

(二)调护

1. 生活调护

(1)注意气候变化,预防感冒,保持鼻及咽喉卫生,避免病毒感染。

(2)尽量避免有害烟雾吸入,如煤油灯气、杀虫气雾剂等,并积极戒烟、戒酒。

(3)有鼻咽疾病应及早就医诊治,如发现鼻涕带血或吸鼻后口中吐出带血鼻涕,以及不明原因的颈部淋巴结肿大、中耳积液等应及时作详细的鼻咽部的检查。

2. 饮食调养　饮食宜均衡,多吃蔬菜、水果,少吃或不吃咸鱼、咸菜、熏肉、腊味等含有亚硝胺的食物,不宜辛燥刺激食品、不宜过量饮酒。

九、研究概况及存在问题

(一)鼻咽癌的中医理论研究

鼻咽癌的病机虽未完全明确,但根据鼻咽癌的发病经过及临床症状和体征,鼻咽癌的病因不外乎内因和外因,外因多由感受时邪热毒所致,内因则多与先天禀赋不足,正气虚弱,或情志失调、或饮食不节、或虚劳内伤有关。观其病程发展,是因虚而致实,因实而更虚,终致虚实夹杂。正虚以气虚、阴虚为主,标实以气滞、血瘀、湿聚、痰凝、热毒为主。

正气亏虚是鼻咽癌发生的基本病机,癌毒形成是鼻咽癌发生的关键。鼻为呼吸通道,肺开窍于鼻,肺气通于鼻,肺为娇脏,易受邪侵,外感邪毒袭肺,肺气虚弱,肺失清肃润降之常,肺失宣降,通调失司,子耗母气,病延及脾,脾失运化,脾气虚则运化功能失调,水液代谢失常,痰湿内生;肺主肃降,宣降失司,肝气郁结,气机不畅,则气滞内停,肺气壅塞,血脉运行不畅则瘀血内停。气滞、血瘀、湿聚、痰凝、热毒等病理变化胶结日久形成癌毒。癌毒乘虚作用于鼻咽,形成肿块。

高萍认为,鼻咽癌的病因病机是肺热痰火,肝胆热毒上扰,故治疗也应以清热解毒,益气养阴,化痰祛瘀。潘敏求认为鼻咽癌的主要病因病机为上焦积热,鼻窍不通,气机阻遏,肺气失宣,津液不敷,热毒侵袭,灼津为痰,痰火蕴结而成肿块。《医宗必读·积聚》曰:"积之成也,正气不足而后邪气踞之",古人认为,正气虚损是鼻咽癌发病的基础。《外科正宗》曰:"失荣者,先得后失,始富终贫;亦有虽居富贵,其心或因六欲不遂,损伤中气,郁火相凝,隧痰失道,停结而成",古人认为鼻咽癌系"郁火所凝,隧痰失道,停结而成"。《黄帝内经·素问·气厥论》曰:"胆移热于脑,则辛颊鼻渊"。清代吴谦的《医宗金鉴》曰:"此证内因胆经之热,移于脑髓,外因风寒凝郁、火邪而成"。清代邹岳的《外科真诠》认为:"石疽乃肝经郁结,气血凝滞而成"。总结来看,本病多由于正气虚损,外受邪毒内扰,内由情志抑郁使脏腑功能失调,气血津液运行失常,产生气滞、血瘀、湿聚、痰凝、热毒等病理产物互相胶结,蕴毒而积聚日久则成鼻咽癌。现代中医医家对于鼻咽癌的病因病机有更加趋于完善的阐述。刘伟胜教授认为鼻咽癌的病因病机为正气不足,肺火熏蒸,热毒痰瘀凝聚而成,其发病机制是气阴两虚、痰瘀互结,正虚邪恋、瘀血内结,肺经受热、肺阴耗伤;肝气郁结、疏泄失常;饮食劳倦、损伤脾胃。朴炳奎认为鼻咽癌的病因病机与正虚营损、痰瘀火毒结聚、邪毒感染三个方面有关。李斯认为鼻咽癌放疗后病机多为气阴两虚、热毒蕴结,以"益气养阴、清热解毒"为其治法。孙桂芝认为鼻咽癌多属痰热结聚、毒热内阻,病位在肺,病性多实。贾英杰认为鼻咽癌的病机关键热、虚、瘀、毒,认为鼻咽癌是一个全身属虚局部属实的疾病。林丽珠教授认为,鼻咽癌应从肺脾论治,其主要病机为邪热犯肺、肝郁痰凝。鼻咽癌的病机虽未完全清楚,但据鼻咽癌的发病经过及临床症状、体征总结出,正气内虚,邪毒乘虚而入,导致脏腑功能失调,产生气滞、血瘀、湿聚、痰凝、热毒等病理变化,湿、痰、瘀毒胶结,蕴结于鼻咽,日久积渐而成肿块。即鼻咽癌多由因虚致病,因虚致实,是由多个病理过程交织在一起的综合反映。纪钧在其主编的《中医治癌经验精华》一书中,将中医学对鼻咽癌的病因病机作了较系统的论述,认为:一是痰气凝结:肝失条达,气郁气滞,水湿内停而成痰,痰浊凝聚可以形成肿块;二是气郁血逆:气郁气滞日久必致血瘀,气滞血瘀也可形成肿块;三是郁火相凝:五志皆能化火,郁火煎熬津液而成痰,痰火互结,阻塞经络,形成肿块。到了晚期,火盛伤阴耗气,可见"气血渐衰","如树木之失于荣华,枝枯皮焦",形象地描述了鼻咽癌的晚期表现。

(二)中医药防治鼻咽癌的临床研究

1. 中医药对放射治疗副反应的减毒作用　中医认为放疗后损伤是一种热损伤,射线作为一种热性杀伤剂,损伤口腔、咽喉黏膜及唾液腺,即如中医所谓"火热毒邪"(放射线)入侵,内外热毒,交互结合,化火灼津,损伤正气,从而造成人体气阴两虚,局部津液不足。

放射治疗在杀伤癌细胞的同时,也损伤正常组织和器官,从而引起全身和局部的放疗后遗症。常见的有放射性脑脊髓病,颌骨骨髓炎,放射性口干燥症,放射性颞下颌关节功能障碍,放射性鼻炎、鼻窦炎、中耳炎或听力下降等。放射治疗所引起的毒副作用及后遗症,不但增加了患者的痛苦,影响了放疗的顺利完成,有些甚至不得不间断或终止治疗,严重者影响器官的功能,危及生命,使生活质量下降,生存率降低,因此在放疗中避免或减轻正常组织的损伤是极为重要的,在这方面,中医药具有一定的优势。探索抗放疗毒性反应的有效中药,对于防止或减轻放疗的毒副反应及后遗症,从而提高患者的生活质量,将具有重要的临床意义。

（1）中医药对口腔干燥症的治疗：放射线属"火热毒邪"，易伤津耗气，出现口干舌燥，咽喉充血，全身乏力，食欲差，恶心，舌质红，苔光，脉软弱。随着放射剂量的增加，唾液腺分泌量逐渐减少，放疗配合中药口服，唾液腺分泌减少速度明显缓慢且程度轻，降低咽喉黏膜唾液腺急性放射损伤，减轻急性口腔黏膜反应，保护唾液腺的功能，改善症状，提高患者生活质量。临床研究表明中药尤其是生津类中药如生地黄、石斛等具有促进唾液腺分泌、减轻口干燥症的作用，但中医药总体的防治效果仍需进一步提高。评价中医药的疗效仅依靠口干症状改善，临床上有一定的主观性和局限性。放疗后涎腺功能损害不仅可引起唾液流量降低，而且可引起分泌功能障碍，分泌物的生化成分也发生改变。涎腺功能常用的检测方法主要有涎腺 ^{99m}Tc 清除率测定法，涎腺流量率，涎腺成分如钾、钠、蛋白质及淀粉酶变化等。其中以唾液分泌量和唾液淀粉酶含量最为敏感，故临床研究多以两者作为衡量涎腺放射损伤程度的指标。结合现代药理研究，阐明药物作用机制，并且结合辨证论治，开发出高效的中药组方，从而提高临床疗效，将是今后中医药工作者主要的研究方向之一。

（2）中医药对口腔黏膜反应的治疗：射性口腔黏膜炎的病理因素之放射线属火热毒邪，其病机多在一个"火"字，气血为阴津之源，火毒伤阴耗气，灼津灼血致病。病位不仅在口腔局部且涉及五脏，与肺、脾、胃、肾关系密切。"火"为阳邪，其性炎上，热毒炽盛，积郁上乘，烧灼口舌，热重而肉腐；热邪郁阻气机，血行瘀滞，同时机体阳盛阴虚，易生内热，内外热邪交炽，积于血分的邪热搏血为瘀，血脉壅阻，血行不畅，难以消散之瘀与血互结，损阴更盛；病久耗伤正气，阴液缺乏之时气虚运血缓慢无力更易导致血瘀。病理因素可概括为热、虚、瘀，三者同时存在，互为因果，共同致病。放疗后口腔反应主要是以急性口腔炎、咽喉炎为主，有咽部充血、疼痛、糜烂、溃疡等。研究发现鼻咽癌患者行根治性放疗及同步放化疗期间，通过含服/口服中药可以降低口腔黏膜炎的发生率，减轻口咽急性毒性，防治急性放射性口腔黏膜炎。放射性口腔黏膜炎属于因外来邪毒侵袭而发的疮疡，中医内治法八法中，在该病上运用的方法主要为清热泻火、凉血解毒，通利脏腑、消瘀行气，益气养阴、增液润燥，即"清""消""补"三法。内服复方汤剂的治疗手段无论在临床疗效观察还是药理验证方面都取得了一定成果。比起内治法，中医外治法具有直达病灶见效快、全身不良反应少、依从性优良等特点，在治疗放射性口腔黏膜炎中充分发挥其优势。

（3）中医药张口困难的治疗：放疗后张口困难是鼻咽癌根治性放疗后的一种晚期放射性损伤，严重影响了患者的生活质量，应积极防治。鼻咽患者放疗期间给予中西医防治措施和护理干预（包括穴位药物注射、中药汤剂、康复锻炼和心理护理），通过中医辨证论治的基础上口服清热解毒、化痰散结、活血祛瘀的中药，联合穴位药物注射，同时配合张口锻炼和心理护理，能够有效降低患者放射性张口困难的发病率。对放射性张口困难患者采取康复训练联合针刺治疗方法，针刺同时辅以张口锻炼，康复训练联合针刺治疗，可加大门齿间距，降低远期张口困难的发生程度，改善患者的生活质量。

（4）中医药对放射性皮肤症状的治疗：因鼻咽癌照射区范围较广，放疗引起的放射野皮肤色素沉着和湿性皮炎所致瘢痕，严重损害患者的外观，给患者造成心理障碍，产生自卑心理，降低生存质量。根据中医学理论，认为放射线是"火热毒邪"，放射性皮肤损伤是由于热毒过盛，热蕴肌腠，伤阴灼络，而致脱屑、红斑、瘙痒、溃疡等，属中医学"烧伤"范畴。临床上,通过中药血竭胶囊、青黛粉混合后外涂或涂敷芦荟汁,可有效降低色素沉着程度,防治放射性皮肤损伤,减轻放射性皮炎。

（5）中医药对鼻腔黏膜反应的治疗:鼻咽癌的放射治疗不可避免使全鼻腔受到照射,发生放射性鼻腔黏膜反应,出现充血肿胀、糜烂,加上放疗后鼻腔自洁能力减弱,局部细菌繁殖,继发鼻窦炎,鼻窦炎反过来引起鼻腔炎症,出现水肿,鼻腔组织过度炎性增生而发生鼻腔粘连或后鼻孔闭锁,导致呼吸道阻塞。研究表明在对鼻咽癌患者进行放射治疗的同时给予中药经鼻腔、鼻咽来回冲洗,在减轻口腔黏膜反应、鼻窦炎、鼻腔鼻道粘连闭锁具有明显效果。

2. 中医药对放射治疗的增敏作用　放疗是目前治疗鼻咽癌最有效的治疗手段,放射后局部复发及远处转移是治疗失败的主要原因。因此,要提高疗效,就应设法防止复发和远处转移,而防止复发和远处转移的关键在于提高肿瘤细胞对射线的敏感性。肿瘤组织中均不同程度地含有乏氧细胞,这些细胞对放射线不敏感,直接影响放疗疗效,对乏氧细胞增敏是目前提高放疗疗效的重要研究。应用中药配合放射治疗有可能增加放射线对肿瘤细胞的杀伤效应。目前研究发现,活血化瘀的中药由于可以改善微循环,加快血液流速,增加血流量,破坏肿瘤细胞周围和内部纤维蛋白的聚集,因而可以改善乏氧组织状态,增加放射的敏感度,常用的药物如丹参、桃仁、红花、川芎、田七等;亦可在放疗期间,每天配合应用丹参注射液静滴。有关活血化瘀药物的放射增敏研究,已有不少报道。

3. 中医药对化学治疗副反应的减毒作用　化疗后常合并脾胃气虚或气血两虚型,中医治疗多以补益气血、健脾和胃为主,而同期放化疗患者易出现阴阳两虚、虚实夹杂的表现,临证时需要明辨滋阴补阳酌情加减,尤其岭南地区患者温补药使用时需注意剂量,不宜温燥太过。益气养血中药临床上用于防治放、化疗后白细胞及血小板减少,在鼻咽癌化疗后出现骨髓抑制,证属"气血亏虚"型患者中疗效颇佳,且使用方便,患者接受度高。

（三）中医药防治鼻咽癌的基础研究

1. 中药对鼻咽癌细胞周期的影响　多种中药有效成分可通过影响细胞周期基因的表达、启动细胞周期检测点以及调节相关信号转导通路,导致鼻咽癌细胞周期阻滞或细胞凋亡。以鼻咽癌治疗常用的石上柏为例,研究发现石上柏提取物能使 TW03 细胞阻滞于 S 期,从而抑制其增殖,其机制可能与下调 Bcl-2 表达和上调 Bax 的表达有关。通过体外实验证实参杞合剂对人鼻咽癌细胞 CNE 具有很好的抑制杀灭作用,进一步探讨其作用机制可能为诱导肿瘤细胞凋亡,或直接抑制肿瘤细胞,或通过 Fas/FasL 介导的死亡受体途径有关。

2. 中医药对鼻咽癌肿瘤干细胞的影响　现代中医药研究认为,中医药可通过以下途径对鼻咽癌肿瘤干细胞发挥干预作用:①抑制肿瘤干细胞的增殖;②诱导肿瘤干细胞的分化;③通过多因素交互作用网络,多靶点干预肿瘤干细胞微生境;④调节宿主机体免疫功能,间接消灭处于循环状态的肿瘤干细胞。

（四）展望

1. 临床研究方面　鼻咽癌的发生是由多因素作用所致,具有相当长的癌前阶段,如在这一阶段能提供有效的防治措施,则有可能达到阻断肿瘤进程的目的。鼻咽癌的发生,病因及发病学研究显示,鼻咽癌的发生与遗传因素有关,此外与 EB 病毒也有着密切的关系。EB 病毒抗体的高滴度为鼻咽癌的癌前状态。中医历来注重"治未病""未病先防"及"既病防变",对EB病毒感染者采取跟踪观察,并开展系统的中医药治疗的研究,促使该病毒在体内消失,对于预防鼻咽癌的发生,将具有重要的意义。针对鼻咽癌的高危人群,如何通过中医辨证论治,应用不同的中药,进行高危人群的干预,控制EB病毒在人群中的感染和激活,降低人群EB病毒各种抗体水平,有可能预防鼻咽癌或降低其发病率。从中药中寻找出无毒或低毒的抗EB病毒的药物是预防和降低鼻咽癌发病率的有效途径。

2. 基础研究方面 DNA甲基化导致某些癌基因或肿瘤抑制基因的异常活化或失活是癌症发展的关键因素。研究发现鼻咽癌的甲基化频率较肝癌、头颈癌、结肠癌、肺癌、甲状腺癌、肾癌、乳腺癌、胰腺癌和前列腺癌等瘤种高。此外,DNA高甲基化与鼻咽癌放射敏感性相关。目前多个DNA甲基化异常靶点被认为与中医药治疗肿瘤的机制相关。除了以DNA甲基化状态为切入点研究中医药对鼻咽癌的治疗作用机制外,DNA甲基化研究还能为中医的辨证分型提供证据。病例对照研究发现*FAM150B*基因在气虚型鼻咽癌中甲基化水平升高明显,*FAM150B*基因高甲基化为鼻咽癌气虚癌变的特征。随着细胞水平、基因水平等研究的深入,到高通量芯片测序技术的使用,中医药防治鼻咽癌的机制研究将更加科学化和特征化,更好地指导临床实践,这也是我们今后鼻咽癌中医药防治的基础研究方向。

DNA甲基化改变是影响鼻咽癌发生发展及预后的重要机制,探索鼻咽癌的DNA甲基化模式,有助于我们进一步认识其发病机制,可以有效地运用于疾病的早期预测、早期诊断和进行预后评价等,还有助于发现新的治疗靶点和提出新的治疗策略。表观遗传学理论也为解释中医药治疗鼻咽癌提供一个新思路。中医药可能可以作为一种去甲基化途径为鼻咽癌提供一种新的预防和治疗手段。以表观遗传学靶点为依据研究作用机制或者研发新药,为中医药防治鼻咽癌打下理论基础,将会为中医药的发展带来新的活力。

参 考 文 献

1. 梁锌,杨剑,高婷,等.中国鼻咽癌流行概况[J].中国肿瘤,2016,25(11):835-840.

2. 邓卓霞,司勇锋,陶仲强.鼻咽癌病因研究及早期诊断与治疗[J].国际耳鼻咽喉头颈外科杂志,2016,40(3):173-177.

3. Amin M B, Edge S B, Greene F L, et al. AJCC cancer staging manual[M]. 8th ed. New York: Springer, 2017.

4. LIU J, YU H, SUN X, et al. Salvage endoscopic nasopharyngectomy for local recurrent or residual nasopharyngeal carcinoma: a 10-year experience[J]. Int J Clin Oncol, 2017, 22(5): 834-842.

5. LEE A W, TUNG S Y, CHAN A T, et al. A randomized trial on addition of concurrent-adjuvant chemotherapy and/or accelerated fractionation for locally-advanced nasopharyngeal carcinoma[J]. Radiother Oncol, 2011, 98(1): 15-22.

6. HUI E P, MA B B, LEUNG S F, et al. Randomized phase II trial of concurrent cisplatin-radiotherapy with or without neoadjuvant docetaxel and cisplatin in advanced nasopharyngeal carcinoma[J]. J Clin Oncol, 2009, 27(2): 242-249.

7. CHAN A T, GRÉGOIRE V, LEFEBVRE J L, et al. Nasopharyngeal cancer: EHNS-ESMO-ESTRO clinical practice guidelines for diagnosis, treatment and follow-up[J]. Ann Oncol, 2012, 23(Suppl 7): vii83-vii85.

8. LANG J Y, GAO L, GUO Y, et al. Comprehensive treatment of squamous cell cancer of head and neck: Chinese

expert consensus 2013[J]. Future Oncol, 2014, 10(9): 1635-1648.

9. ZHANG L, HUANG Y, HONG S D, et al. Gemcitabine plus cisplatin versus fluorouracil plus cisplatin in recurrent or metastatic nasopharyngeal carcinoma: a multicentre, randomised, open-label, phase 3 trial[J]. Lancet, 2016, 388(10054): 1883-1892.

10. CHONG C R, JÄNNE P A. The quest to overcome resistance to EGFR-targeted therapies in cancer[J]. Nat Med, 2013, 19(11): 1389-1400.

11. HUANG J F, ZHANG F Z, ZOU Q Z, et al. Induction chemotherapy followed by concurrent chemoradiation and nimotuzumab for locoregionally advanced nasopharyngeal carcinoma: preliminary results from a phase Ⅱ clinical trial[J]. Oncotarget, 2017, 8(2): 2457-2465.

12. MINCHENKO A, BAUER T, SALCEDA S, et al. Hypoxic stimulation of vascular endothelial growth factor expression in vitro and in vivo[J]. Lab Invest, 1994, 71(3): 374-379.

13. 李鹰飞, 邱华平, 龙剑, 等. PD-1/PD-L1 的表达与鼻咽癌患者临床分期及预后相关性研究[J]. 江西医药, 2018, 53(6): 573-574.

14. Kozakiewicz P, Grzybowska-Szatkowska L. Application of molecular targeted therapies in the treatment of head and neck squamous cell carcinoma[J]. Oncol Lett, 2018, 15(5): 7497-7505.

15. FANG W F, YANG Y P, MA Y X, et al. Camrelizumab(SHR-1210)alone or in combination with gemcitabine plus cisplatin for nasopharyngeal carcinoma: results from two single-arm, phase 1 trials[J]. Lancet Oncol, 2018, 19(10): 1338-1350.

16. 陈海, 招远祺. 刘伟胜教授运用益气养阴法治疗鼻咽癌放疗反应经验[J]. 国际医药卫生导报, 2006, 12(10): 108-110.

17. 王兵, 赵彪, 乔红丽, 等. 朴炳奎教授治疗鼻咽癌验案一则[J]. 浙江中医药大学学报, 2013, 37(10): 1187-1188.

18. 刘焱, 贾英杰. 贾英杰治疗鼻咽癌放疗后口干症经验[J]. 辽宁中医杂志, 2008, 35(2): 175-176.

19. 乔冠英, 容景瑜, 林丽珠. 林丽珠教授从肺、肝论治鼻咽癌[J]. 吉林中医药, 2014, 34(3): 241-243.

20. 纪钧. 中医治癌经验精华[M]. 南京: 江苏科学技术出版社, 1998: 220.

21. MEYER-HAMME G, BECKMANN K, RADTKE J, et al. A survey of Chinese medicinal herbal treatment for chemotherapy-induced oral mucositis[J]. Evid Based Complement Alternat Med, 2013, 2013: 284959.

22. 鲁国英, 张颖, 马茜. 血竭、青黛粉外涂配合治疗鼻咽癌放疗副反应疗效观察[J]. 内蒙古中医药, 2010, 29(9): 80-81.

23. 廖思海, 杨志雄, 韩雪萍, 等. 鼻咽中药冲洗对鼻咽癌放疗并发症防治的作用[J]. 肿瘤研究与临床, 2007, 19(2): 109-110.

24. 张蓓, 胡丕丽, 丘惠娟, 等. 升板方治疗肿瘤化疗后血小板减少症的临床观察[J]. 广东医学, 2001, 22(10): 972.

25. 王蔓莉, 徐勤. 鼻咽癌细胞周期调控机制及其中药治疗的研究进展[J]. 中国药房, 2015, 26(8): 1144-1147.

26. 范晓磊, 邓国英, 周慧敏, 等. 参杞合剂诱导鼻咽癌细胞凋亡及其作用机制探讨[J]. 中医杂志, 2008, 49(5): 356-358.

27. 肖调立, 田道法, 何迎春. 鼻咽癌肿瘤干细胞中医药干预研究[J]. 中国中西医结合耳鼻咽喉科杂志, 2013, 21(1): 1-4.

28. 刘诗雅, 李爱武, 范钦. 基于 DNA 甲基化的中医药防治鼻咽癌研究进展[J]. 时珍国医国药, 2019, 30

（2）: 443-445.

29. HOFSTETTER B, NIEMIERKO A, FORRER C, et al. Impact of genomic methylation on radiation sensitivity of colorectal carcinoma［J］. Int J Radiat Oncol Biol Phys, 2010, 76（5）: 1512-1519.

30. 周小军, 汪芸, 张丽娟, 等. FAM150B 甲基化致低表达与鼻咽癌气虚癌变研究［J］. 中国中医基础医学杂志, 2016, 22（1）: 96-98.

第二十二章 宫 颈 癌

一、概述

子宫颈癌简称宫颈癌（cervical cancer），通常是指发生在宫颈阴道部或移行带的鳞状上皮细胞及颈管内膜的柱状上皮细胞交界处的恶性肿瘤，是女性最常见的恶性肿瘤之一，我国年新增宫颈癌病例约 14 万，死亡约 3.7 万。其发病率在我国妇科恶性肿瘤中居第二位，仅次于乳腺癌，在发展中国家，其发病率及死亡率较高且日益年轻化。宫颈癌早期时常无临床症状，出现症状多为晚期。随着病情的进展，病变可侵犯邻近器官，也可通过淋巴道及血道转移至远处组织器官，出现相应的临床症状，如晚期患者压迫盆腔内神经可能出现放射到下肢的疼痛或者下腹痛；浸润或压迫泌尿系、肠道等，出现排尿、排便困难，或者自阴道排出尿、大便等。本病确诊属早期者一般预后可，而中晚期，中、低分化程度者，预后较差。

在中医学中宫颈癌属于"崩漏""五色带下""带下""癥瘕"等病症的范畴。历代医家对本病的主要论述有：《备急千金要方》云："妇人崩中漏下，赤白青黑，腐臭不可近，令人面黑无颜色，皮骨相连，月经失度，往来无常，小腹弦急，或苦绞痛，上至心，两胁肿胀，而食不生肌肤，令人偏枯，气息乏少，腰背痛连胁，不能久立，每嗜卧困懒。"描述了本病的症状，文中所述恶臭的赤白带下，月经失度，小腹弦急症状，符合宫颈癌的局部症状，而食不生肌肤，偏枯，不能久立等符合晚期宫颈癌的临床表现。《黄帝内经》云："任脉为病……女子带下瘕聚"。《诸病源候论》云："阴中生息肉候，此由胞络空虚，冷热不调，风邪客之，邪气乘于阴，搏于血气变而生息肉也。"《三因极一病证方论》认为，妇科肿瘤的发生，"多因经脉失于将理，产褥不善调护，内作七情，外感六淫、阴阳劳逸，饮食生冷，遂致营卫不输，新陈干忤，随经败浊，淋露凝滞，为癥瘕。"《薛氏医案》认为"妇人阴中生疮，乃七情郁火，伤损肝脾，湿热下注……"《张氏医通·妇人门》亦有类似认识："皆由其入阳气不足或肝气郁结，不能生发，致阴血不化而为患也。有因经行时饮冷，停经而成者，有郁痰、惊痰、湿痰凝滞而成者，有因恚怒气食瘀积互结而成者。"论述了本病的病因病机。

二、中医病因病机

宫颈癌的病因主要是由于正气虚损，脏腑虚弱，阴阳失衡，冲任失调，风寒、湿浊侵袭脏腑经络，血瘀积结胞门，或多产、房劳、七情损伤、内伤饮食等内因，与湿热外邪相合，聚结于冲任胞宫，积久成毒而发此病。

（一）正气亏虚，冲任损伤，外邪侵袭

《黄帝内经》言："正气存内，邪不可干。"《医宗必读》云："积之成，正气不足，而后邪气踞之。"《华佗中藏经》曰："皆五脏六腑真气失而邪气并，遂万病生焉。"《外科医案》则更明确提出"正气虚则成岩"。说明是由于人体正气内虚，机体免疫力低下，才使外邪长驱直入，客于体内，变生恶疾。《诸病源候论》云："崩中之病，是损伤冲任之脉，……冲任气虚，不能统制经血，故忽然崩下，……伤损之人，五脏皆虚者，故五色随崩俱下"说明冲任损伤也是重要因素之一。《妇人大全良方》云："产后血气伤于脏腑，脏腑虚弱，为风冷所乘，搏于脏腑，与血气相结，故成积聚癥块也。"说明了脏腑虚弱，外感六淫也是发病的重要因素之一。因此，宫颈癌的发病为正气亏虚，脏腑功能失常，气血失调，冲任损伤，从而导致寒冷、湿浊侵袭胞宫，瘀血、痰饮、湿毒内生，留滞小腹、胞宫、冲任，日久而为癥瘕。

（二）肝郁气滞，气滞血瘀

七情所伤，肝郁气滞，五脏气血乘逆，气滞是宫颈癌的主因之一，郁怒伤肝，疏泄失常，气血郁滞，冲任损伤，则有心烦郁闷，漏下淋漓，色紫暗或夹血块，久病耗损肝肾之阴，肝肾阴虚，阴虚生内热，虚火妄动崩漏而生，下血未止，而合阴阳，或感受寒冷、湿浊，湿郁化热，久遏成毒，湿毒下注，遂成带下，或感受热邪，血内蕴热，损伤血络而破血妄行，致先期而经多。肝郁气滞，气滞血瘀，外合寒冷、湿热，凝聚而成癥瘕。

（三）内伤饮食，脾虚生湿

饮食不节，或饮食不洁，或嗜食辛辣，肥甘厚味，损伤脾胃，脾虚日久，生湿、生痰，下注胞宫，而为癥瘕。癥瘕阻滞气血运行，瘀毒内生，血溢脉外，则腹痛坠胀，阴道流血；脾虚生痰生湿，则有带下量多，形如痰状，体重身倦，头晕头重如裹；湿郁化热，久遏成毒，湿毒下注，遂带下色黄，或黄赤兼下，其味腥臭；湿热伤津耗气，则尿黄便干，口干口苦，舌质暗红或正常，苔黄或黄腻，脉弦数或弦滑。脾虚则见神疲乏力，四肢困倦，面色少华、气短、少气懒言，大便先干后溏；气不摄血则反复阴道少量出血，色淡；气不化津，则白带清稀而多。

（四）肝脾肾亏虚，阴阳损伤

先天肾气不足，或早产、多产、不节房事、损伤肾气致肾虚而影响冲任功能，或年老肝脾肾诸脏虚损为内因，肾阴亏损、精血不足，或肝肾阴虚、虚火妄动，以致冲任失养，漏下淋漓不断。癥瘕日久，耗伤阴液，阴虚内热，则见低热、口干、盗汗、心烦失眠，舌红少苔，或光剥苔；若兼见气虚，则为气阴两亏，临证常见神疲乏力、自汗盗汗，舌红有齿痕，脉细而弱等与阴虚之状共见。若痰从寒化，肾阳受戕，则带下多而稀，腰膝酸软，畏寒肢冷，面色㿠白，乏力耳鸣，夜尿频多，苔白质淡；肾主水，肾阳不足，不能化气行水，水湿下聚，则可见双下肢水肿，腹水，临证肾阳衰微常与脾阳虚衰同时出现，表现为脾肾阳虚。

综上所述，宫颈癌之病位在胞宫，其发病与肝、脾、肾、冲任密切相关。其病理因素主要为"湿""瘀""毒"，属本虚标实、虚实夹杂之证。宫颈癌早期患者正气未损，邪毒盛实，以标实为主，中后期正气耗损，以正虚为主，夹杂标实。若宫颈癌失治或病情发展，邪毒流窜，则变生他证。

三、西医发病机制

宫颈癌的发病与人乳头瘤病毒（HPV）感染、早婚、早育、多产、宫颈糜烂、不适当的性生活及性病、家族史等相关，不同年龄、职业、受教育程度、种族、民族、地区等发病也存在差异。

（一）人乳头瘤病毒（HPV）感染

自 1995 年国际癌症研究中心专题讨论会明确提出 HPV 感染是宫颈癌的主要危险因素，大规模人群为基础的流行病学及实验室研究资料明确证实 HPV 感染是宫颈癌发生的首要因素且为始动因素，尤其是 HPV 的持续感染。在细胞学检查正常的妇女中 HPV 的感染率为 10.2%~40.0%，低级别鳞状上皮内病变（LSIL）中 HPV 感染率 64.4%~90.9%，高级别鳞状上皮内病变（HSIL）中 HPV 的感染率 73.3%~100%，而在宫颈癌患者中，HPV 的感染率约为 88.4%~99.7%。目前已发现的 HPV 基因型别有 200 多种，其中超过 40 种型别可通过生殖道传播。根据其对生殖系统的致瘤性不同分为低危型（非癌相关型）和高危型（癌相关型）两大类。前者主要引发如尖锐湿疣等良性增生病变，有时也可导致轻度宫颈上皮内瘤变（CIN）；而后者与宫颈癌的发病密切相关，包括 HPV16、18、31、33、35、39、45、51、52、56、58、59、68、72 和 82 等，尤以 16、18 型为甚，HPV16 型多见于宫颈鳞癌，HPV18 型常见于宫颈腺癌。

（二）生殖及性行为相关因素

有研究证实人工流产次数过多、首次性交年龄早、性伴侣过多、配偶包皮过长、早婚、结婚次数过多、多产及初产年龄过早等，这些都可增加宫颈癌发病的危险，成为宫颈癌发病的独立高危因素。过早及不卫生的性行为会使得宫颈多次重复暴露在感染和致癌因素中，使得细胞发生潜在的变异，这也是我国宫颈癌年轻化的主要原因之一。而多次妊娠、多次流产或多次分娩可对宫颈造成刺激或创伤，增加细菌、病毒感染的机会，引起宫颈移行带区鳞状上皮化生，在修复过程中容易引起细胞分化不良，进而形成宫颈上皮内瘤变，再逐渐发展成癌。

（三）机体免疫功能

在年轻妇女中，HPV 感染多可自然转阴，仅少数发展为持续感染而引起宫颈癌变，这表明在大多数 HPV 感染患者中有足够的免疫防御机制对抗病毒。机体免疫功能与 HPV 持续性和重复性感染密切相关，从而增加了发病率。

（四）吸烟与被动吸烟

吸烟与被动吸烟已被证实与宫颈癌有关，对宫颈癌的发生和预后均有不良作用。大规模的回顾性研究确定吸烟是 CIN3 级/CIS 和侵袭性宫颈癌发生的重要危险因素。临床调查表明，近 10 年内被动吸烟、接触时间及强度是浸润性宫颈癌发病的相关危险因素，而 10 年前被动吸烟与子宫颈癌的发生无明显联系。其发病机制可能是：香烟中可溶性致癌物质，如尼古丁、可替宁等直接作用于宫颈上皮细胞而影响宫颈上皮化生，导致癌变；也可能是破坏宫颈黏膜中的 T 淋巴细胞和朗格汉斯细胞，通过免疫抑制使宫颈上皮易受 HPV 等病毒的反复感染，最终引起宫颈病变。

（五）社会因素

宫颈癌的危险性具有明显的社会分层现象。在我国，宫颈癌主要发生在社会阶层较低的妇女中，与教育程度低、经济收入少、营养饮食状况差、卫生条件差、工作环境中的致癌物质、性卫生等有协同相关性。这在一定程度上反映了宫颈癌的发生与社会因素密切相关。

（六）宫颈肿瘤家族史

宫颈癌具有遗传易感性，表现为一定的家族聚集性，因为宫颈癌与其他恶性肿瘤一样涉及多基因结构变化或异常表达。我国研究表明有肿瘤家族史的妇女宫颈癌的发病风险显著高于无宫颈癌家族史的妇女。

（七）生殖道病原体感染

沙眼衣原体、解脲支原体、阴道加德纳菌、巨细胞病毒、滴虫等病原体的感染也是导致宫颈病变发生的重要因素，且当感染的种类增加、感染状态持续时危险性亦随之增高。

（八）其他因素

此外，患者焦虑、失望、抑郁、压抑、愤怒等精神因素也可能增加宫颈癌风险。长期服用避孕药也可能增加宫颈癌风险，但目前存在一定争议。

四、病理表现

（一）大体分型

宫颈癌除Ⅰa期肉眼不易识别者外，肉眼观察可分为4型：

1. 糜烂型　宫颈表面红润，黏膜表面有深浅不等的上皮破坏，呈颗粒状的粗糙面，触之易出血。此种类型多见于早期癌。

2. 菜花型　癌组织明显地向宫颈阴道部表面突出，表面呈大小不等的小乳头，形似菜花、血管丰富、质地较脆、易出血。切面可见癌侵入宫颈组织较浅，有出血及坏死。

3. 结节型　癌侵入宫颈组织融合形成结节状、质硬，宫颈表面多有深浅不等的上皮破坏；亦有较明显外突者。肿瘤切面呈灰白色，出血及坏死较轻。

4. 溃疡型（非独立类型）　在上述类型的基础上，癌组织坏死脱落后而形成深浅不等的溃疡，溃疡表面有大量坏死组织，溃疡边缘不规则，溃疡底及边缘均较硬。切面可见癌侵入宫颈深部，灰白色、质地脆硬，有明显的出血及坏死。光滑型均为肉眼不能识别的早期癌，糜烂型以早期癌占多数，结节型及溃疡型以晚期癌为多。

（二）宫颈癌的组织学分类

宫颈癌的组织学分类，主要以肿瘤的组织来源、细胞分化程度及细胞形态等进行分类。宫颈癌可分为鳞状细胞癌（包括疣状鳞癌、乳头状鳞癌、淋巴上皮样癌、梭形细胞癌、囊性基底细胞癌）、腺癌（包括乳头状腺癌、内膜样腺癌、透明细胞癌、黏液腺癌、浆液性乳头状腺癌）及混合癌（腺鳞癌）等。鳞状细胞癌占绝大多数，占90%以上；腺癌约占宫颈癌的5%左右；混合癌及其他罕见癌（包括小细胞未分化癌等）占5%以下。有少数宫颈癌由于细胞分化太差，无法辨认其细胞来源，不能归入上述几类者一般称为未分化癌。

五、中西医诊断

宫颈癌是中西医学共同的疾病名称，宫颈癌的诊断参照西医宫颈癌的诊断标准和方法，根据临床症状、体征及影像学检查等，经细胞学和组织病理学检查确认，可诊断为宫颈癌。宫颈细胞学涂片＋宫颈多点活检＋颈管刮术已成为早期宫颈癌普遍采用的综合早诊方法。

（一）临床症状

宫颈癌早期时常无临床症状，因此筛查对发现早期宫颈癌非常重要。出现症状多为晚期，常见的症状为阴道异常出血、性交后出血或阴道分泌物增加（水样、黏液样、恶臭甚至为脓性）。晚期患者可能出现放射到下肢的疼痛或者下腹痛，还可能出现肠道或泌尿系症状，如血尿、便血，或者自阴道排出尿、大便等。

1. 阴道出血　是宫颈癌常见的症状，80%以上患者有不规则阴道出血，早期出血量少,多表现为性交后出血;晚期出血量大,肿瘤菜花型或侵犯大血管时,可大量出血,甚至休克。

2. 白带增多 早期白带量增多,呈黏液或浆液,也可成米汤样,混有血液;晚期因肿瘤坏死及感染,白带混浊或成脓样,有恶臭。

3. 组织浸润及压迫症状 宫颈癌向前浸润膀胱可引起尿频、尿痛、脓血尿等,甚则形成膀胱阴道瘘,向后压迫大肠引起便血,甚则形成直肠阴道瘘;浸润或转移后压迫盆腔内神经可引起下腹部、腰骶部或坐骨神经痛。晚期可出现腹股沟淋巴结肿大和会阴部肿块等。

(二)检查

1. 细胞组织病理学检查 巴氏涂片指宫颈脱落细胞涂片,取少量子宫颈部的细胞样品,放在玻璃片上,通过显微镜观察,是诊断筛查宫颈癌的常用方法;新柏氏液基细胞学技术,简称TCT,是采用液基薄层细胞检测系统检测宫颈细胞并进行细胞学分类诊断,亦是诊断宫颈癌简单易行而且十分有效的方法,新柏氏TCT不仅可以接近100%地发现宫颈癌,而且对癌前病变的检出率也比传统巴氏涂片提高了23.3%,目前运用比较广泛。碘试验或宫颈局部肿块多点活检也是宫颈癌诊断十分常用的方法。

2. 影像学检查 如阴道镜、膀胱镜、乙状结肠镜、盆腔CT、MRI、超声、骨扫描以及PET/CT等。各种影像学检查方法可以协助了解宫颈癌的病灶大小、侵犯范围、局部淋巴结及远处的转移情况,有助于宫颈癌的诊断和分期。

3. 实验室检查 血清肿瘤标志物,如宫颈癌相关抗原(TA-4),鳞状上皮细胞癌抗原(SCC),细胞角蛋白19的可溶性片段(CYFRA211),糖类抗原125(CA125),癌胚抗原(CEA),尿促性腺素片段(UGF)等对宫颈癌的早期诊断、疗效评价和判断预后有一定的参考价值。

4. 宫颈癌的病毒检测 检查宫颈癌经流行病学调查发现,高危型人乳头瘤病毒(HR-HPV)感染是最主要因素,其中以HPV16型及18型最为密切。由于HPV与宫颈癌密切相关,目前HPV病毒检测已成为宫颈上皮内瘤变(CIN)和宫颈癌初筛的重要方法。检测方法有组织学检查、电子显微镜检查、血清抗体测定。

5. 其他相关检查 妇科检查,检查外阴、阴道、子宫颈和子宫、输卵管、卵巢及宫旁组织和骨盆腔内壁的情况。对宫颈癌做出早期诊断,了解宫颈癌的病灶大小、侵犯范围等情况。

(三)临床分期

宫颈癌的分期需要进行妇科检查,完善影像学的检查,如盆腔可采用CT或者MRI、阴道镜、膀胱镜、乙状结肠镜等,胸部可采用X线或CT,腹部可采用超声,以及全身骨扫描等,以明确宫颈局部及身体其他部位的转移情况。也可以根据患者的具体情况直接选择PET/CT检查,全面了解包括盆腔腹腔淋巴结、腹股沟淋巴结、阴道、膀胱、直肠、肺、肝、骨等脏器的转移情况。根据国际妇产科联盟(2018年FIGO)分期标准进行临床分期。

宫颈癌分期采用国际妇产科联盟(FIGO)分期(2018):

I期 癌灶局限在宫颈(是否扩散至宫体不予考虑)

I A 仅在显微镜下可见浸润癌,最大浸润深度 <5mm

    I A1 间质浸润深度 <3mm

    I A2 间质浸润深度 ≥3mm, <5mm

ⅠB　浸润癌浸润深度≥5mm（超过ⅠA期），癌灶仍局限在子宫颈

　　ⅠB1　间质润深度≥5mm，病灶最大径线 <2cm

　　ⅠB2　癌灶最大径线≥2cm，<4cm

　　ⅠB3　癌灶最大径线≥4 cm

Ⅱ期　癌灶超越子宫，但未达阴道下 1/3 或未达骨盆壁

ⅡA　侵犯上 2/3 阴道，无宫旁浸润

　　ⅡA1　癌灶最大径线 <4cm

　　ⅡA2　癌灶最大径线≥4 cm

ⅡB　有宫旁浸润，未达盆壁

Ⅲ期　癌灶累及阴道下 1/3 和 / 或扩展到骨盆壁和 / 或引起肾盂积水或肾无功能和 / 或累及盆腔和 / 或主动脉旁淋巴结

ⅢA　癌灶累及阴道下 1/3，没有扩展到骨盆壁

ⅢB　癌灶扩展到骨盆壁和 / 或引起肾盂积水或肾无功能

ⅢC　不论肿瘤大小和扩散程度，累及盆腔和 / 或主动脉旁淋巴结［注明 r（影像学）或 p（病理）证据］

　　ⅢC1　仅累及盆腔淋巴结

　　ⅢC2　主动脉旁淋巴结转移

Ⅳ期　肿瘤侵犯膀胱黏膜或直肠黏膜（活检证实）和 / 或超出真骨盆（泡状水肿不分为Ⅳ期）

ⅣA　转移至邻近器官

ⅣB　转移到远处器官

注：如分期存在争议，应归于更早的期别；①可利用影像学和病理学结果对临床检查的肿瘤大小和扩展程度进行补充用于分期；②淋巴脉管间隙（LVSI）浸润不改变分期，不再考虑病灶浸润宽度；③需注明ⅢC 期的影像和病理发现，例如：影像学发现盆腔淋巴结转移，则分期为ⅢC1r，假如是病理学发现的，则分期为ⅢC1p，需记录影像和病理技术的类型。

（四）辨证分型

1. 证候要素　临床上宫颈癌虚实夹杂，可数型并见。根据文献研究、临床总结、专家经验，将宫颈癌可分为以下 5 种证候要素：

（1）气虚证

主症：神疲乏力，少气懒言，体重身倦，时有阴道流血，白带量多，质薄味腥。

主舌：舌淡胖。

主脉：脉虚。

或见症：面色淡白或㿠白，自汗，纳少，腹胀，气短，夜尿频多，畏寒肢冷。

或见舌：舌边齿痕，苔白滑，薄白苔。

或见脉：脉沉细，脉细弱，脉沉迟。

（2）阴虚证

主症：五心烦热，口干咽燥，时有阴道流血，量少，色暗或鲜红。

主舌：舌红少苔。

主脉：脉细数。

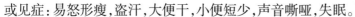

或见症：易怒形瘦,盗汗,大便干,小便短少,声音嘶哑,失眠。

或见舌：舌干裂,苔薄白或薄黄而干,花剥苔,无苔。

或见脉：脉浮数,脉弦细数,脉沉细数。

（3）血虚证

主症：面色淡白或萎黄,头晕目眩,神疲乏力,时有阴道流血,量少,色淡。

主舌：舌淡。

主脉：脉细无力。

或见症：眼睑、口唇、爪甲色淡,眼花、两目干涩,心悸,健忘,多梦,月经延期或经闭。

或见舌：舌边齿痕,苔白,薄白苔。

或见脉：脉沉细弱,脉微。

（4）血瘀证

主症：阴道流血、或血块色暗,少腹积块,胀痛或刺痛。

主舌：舌质紫黯或有瘀斑、瘀点。

主脉：脉涩。

或见症：白带增多,肢体麻木,健忘,脉络瘀血（口唇、爪甲、肌表等）,皮下瘀斑,癥积。

或见舌：舌胖嫩,苔白滑,苔滑腻,苔厚腻,脓腐苔。

或见脉：脉沉弦,脉结代,脉弦涩,脉沉细涩,牢脉。

（5）湿热证

主症：时有阴道流血,带下量多,色黄,体重身倦,口干口苦。

主舌：舌红或绛,苔黄腻。

主脉：脉滑数。

或见症：白带黄赤兼下,或形如痰状,或色如米泔,其味腥臭,头晕头重如裹,或腹痛坠胀,或尿黄便干。

或见舌：舌有红点或芒刺,苔黄燥,苔黄厚黏腻。

或见脉：脉滑,脉数,脉弦数。

2. 辨证方法

符合主症 2 个,并见主舌、主脉者,即可辨为本证。

符合主症 2 个,或见症 1 个,任何本证舌、脉者,即可辨为本证。

符合主症 1 个,或见症不少于 2 个,任何本证舌、脉者,即可辨为本证。

3. 辨证分型（表 22-1）

表 22-1　宫颈癌的辨证分型

治疗阶段	手术阶段	化疗阶段	放疗阶段	靶向治疗阶段	单纯中医药治疗
辨证分型	气血亏虚	脾胃不和	肝肾阴虚	血热内盛	气滞血瘀
	脾胃虚弱	气血亏虚	湿热内蕴		湿热瘀毒
	脾肾两虚	脾肾两虚	气阴两虚		肝肾阴虚
					脾肾两虚
					气血两虚

六、治疗

（一）中西医治疗原则

随着现代医学的发展,宫颈癌的治疗已经建立起了预防、治疗、康复的综合体系。HPV疫苗、癌前病变治疗、手术、放疗、化疗、靶向治疗、免疫治疗、中医药治疗等是宫颈癌防治的综合手段,协同配合,使宫颈癌的生存期延长、生活质量得到改善。

（二）中医辨证治疗原则

1. 辨证原则　宫颈癌的发生发展实则是一个正虚邪实的过程。中医药对宫颈癌的治疗,扶正祛邪为治疗大法。通过扶正来改善机体免疫状态,调节人体阴阳气血平衡,增强对外界恶性刺激的抵抗力;通过祛邪来抑制癌细胞的生长,促进癌细胞凋亡,从而达到抗癌抑癌延长生命,恢复健康的目的。

宫颈癌属本虚标实之证,正气虚损为病之本,"气滞""湿浊""血瘀""毒聚"为病之标。治疗应根据患者的实际情况,辨证施治,或攻补兼施,或先补后攻,攻其有余,补其不足,达到邪去正安的目的。扶正贯穿疾病治疗的始终。祛邪需根据患者体质,临床分期,病理类型,或是否接受手术、放疗、化疗等情况综合分析,决定祛邪强度。在早期主要以祛邪为主,正盛邪实。中期,经历一段系统的攻邪治疗后,人体正气逐渐衰退,脏腑功能受损,即使已经手术,仍余邪未尽,邪毒未清,易于复发转移,此时,重点在于扶助正气,佐以祛邪,攻补兼施。晚期正气极虚,以扶正为主,对于并发症采取"急则治其标"的原则。治疗上应注意以下几点:

（1）扶正培本,调护肝脾肾:宫颈癌日久易耗伤人体正气,治疗时应注意扶正培本。女子以血为本,肝藏血,若素性忧郁,或七情内伤,则肝失调达,气血不畅,冲任失调,外邪入侵或内邪自生,从而导致宫颈部结块。肾为先天之本,藏精,主生殖,与胞宫关系密切,由于先天不足、房劳多产、久病等导致肾气不固,冲任损伤。脾胃为后天之本,气血化生之源。肝、脾、肾、冲任与宫颈癌的发生有密切关系,因此治疗尤需注意调理肝脾肾及冲任。

（2）病证结合:由于宫颈癌常侵犯膀胱、直肠等邻近器官,出现肛门坠胀,大便不爽,便血,小便淋沥不尽,尿痛,或少尿等,或转移至远处脏器,治疗需综合辨证,根据不同的症状和转移病位选择药物。

（3）内外兼治:根据本病自身特点,中医药宫颈部的局部用药,有利于宫颈癌局部症状的缓解,中医外治法还可以用于防治术后、放化疗并发症等,临床也需谨守病机,辨证用药。

（4）兼顾祛邪:HR-HPV持续感染是CIN发生至进展为宫颈浸润癌的主要原因之一。基于宫颈癌与HPV的密切关系,对于有HPV感染及CIN的患者,需要辨证用药,控制或祛除感染,逆转CIN,常用治法有清热解毒,燥湿化痰,化瘀散结等。

2. 辨证思路

（1）辨明邪正盛衰:宫颈癌确诊后,需辨明邪正盛衰,权衡扶正与祛邪的利弊,合理地遣方用药。宫颈癌初期,常见有阴道接触性出血或血块,带下微黄或夹血性,下腹或臀、骶疼痛,伴有口苦,尿赤,不思饮食或恶心,舌苔厚腻或黄腻等,湿热瘀毒结于宫颈,此时虚象不显,邪实为主;病情发展,邪气日盛,邪正斗争相持;若宫颈癌日久,耗伤正气,或肿瘤发生远处转移,患者可见疲乏、消瘦、纳呆、甚则卧床不起,表明邪盛正衰。

（2）辨明正虚性质及所属的脏腑：根据患者的临床症状、体征等情况，首先辨别正虚是属于气虚、血虚、阴虚、阳虚、气阴两虚、气血两虚或阴阳两虚。其次辨明虚在何脏，在肝、在脾、还是在肾，或者是数脏俱虚。综合两方面内容，辨明正虚性质和所属脏腑。一般而言，宫颈癌的正虚以气血两虚、肝肾阴虚、脾肾阳虚最为常见，肝阴虚日久及肾，出现肝肾阴虚，脾阳虚日久及肾出现脾肾两虚，晚期患者可出现阴阳两虚之证。

（3）辨明邪实情况：宫颈癌的邪实有"湿热""毒结""气滞""血瘀"的不同，临床中"湿热毒结"是宫颈癌邪实的基本病机。在宫颈癌邪实的辨证中可以根据阴道出血的色、质、量，白带的色、质、量、气味，腹痛的性质，有无扪及肿块等辨别邪实的属性。如阴道流血或血块色暗，少腹胀痛，痛引腰下，白带增多，月经失调，心烦郁闷，消瘦为气滞；白带量多，形如痰状，体重身倦，头晕头重如裹为痰湿，白带色黄，其味腥臭，尿黄便干为湿热；发热，阴道流血，色紫暗，带下黄赤，或色如米泔，或脓液，其味臭秽，局部肿块扪之热，按之痛，或有溃烂等，则为热毒内结；阴道流血或血块色暗，腹部刺痛，痛有定处，或肿块坚硬，面色黧黑，肌肤甲错，皮肤瘀点、瘀斑，舌质紫黯有瘀斑等，则为血瘀。

（4）辨带下及下血情况：阴道出血的色、质、量，白带的色、质、量、气味有助于辨别寒热虚实，脏腑阴阳等。一般而论，量多、色淡质稀为虚证；量多、色黄质稠、有臭秽为实证；带下量多、色白、质清稀如水，多为阳虚；带下量少、色黄或赤白带下、质稠多为阴虚；若带下量多、色淡黄或白、质稀、如涕如唾、无气味、伴神疲乏力多为脾虚；带下量多、色黄或黄白、质黏腻、有臭味，多为湿热；赤白带下、五色带、质稠如脓样，有臭味或腐臭难闻，多为湿毒；带下量少，甚至阴中干涩无带，则为肾精亏虚。阴道出血量多，色淡、质稀，多为气虚；量少，色淡暗，质稀，多为肾阳虚；出血量多，色深红，质稠，多为有热；色鲜红，质稠，多为阴虚血热；紫暗有块，多为血瘀。还需结合全身症状、舌脉综合辨证，才能抓住病机，用药精准。

（三）辨证分型与治疗

（1）气滞血瘀证

临床表现：阴道流血、或血块色暗，少腹积块，胀痛或刺痛，痛引腰下，白带增多，月经失调，心烦郁闷，消瘦，舌质暗或有瘀点、瘀斑，苔薄白或黄，脉弦或弦涩。

治疗原则：行气活血，软坚散结。

推荐汤剂：少腹逐瘀汤加减。

药物组成：当归、赤芍、生地、小茴香、延胡索、蒲黄、五灵脂等活血化瘀，行气止痛，香附、郁金理气疏肝解郁，莪术、桃仁加强行气活血化瘀，蚤休、牡蛎、全蝎清热解毒，软坚散结等。

（2）湿热瘀毒证

临床表现：时有阴道流血，带下量多，色黄，或黄赤兼下，或形如痰状，或色如米泔，其味腥臭，体重身倦，头晕头重如裹，或腹痛坠胀，或尿黄便干，口干口苦，舌质暗红或正常，苔黄或黄腻，脉弦数或弦滑。

治疗原则：清热利湿，解毒化瘀。

推荐汤剂：黄柏解毒汤加减。

药物组成：黄柏、黄连，下行清化湿热，加上败酱草、薏苡仁、蒲公英、半枝莲、蚤休、白花蛇舌草、土茯苓、苍术、苦参等清热解毒，祛湿散结，以川牛膝引药下行，加上白术燥湿，泽兰、莪术、蒲黄行气活血，化瘀止痛等。

（3）肝肾阴虚证

临床表现：时有阴道流血，量少，色暗或鲜红，腰骶酸痛，小腹疼痛，头晕耳鸣，目眩口干，手足心热，夜寐不安，易怒形瘦，时有颧红，便干尿黄，舌质红，苔少或花剥苔，脉弦细或细数。

治疗原则：补益肝肾，解毒散结。

推荐汤剂：二至丸合知柏地黄丸加减。

药物组成生地、丹皮、知母、山茱萸、黄柏、茯苓补益肝肾，滋阴清热，女贞子、旱莲草以填精益肾，加上怀山药、枸杞子、草河车以滋补肾阴，加上当归、赤芍、莪术、半枝莲、蚤休、白英清热解毒，活血化瘀等。

（4）脾肾两虚证

临床表现：时有少量阴道流血，色青紫，神疲乏力，腰酸膝冷，纳少，少腹坠胀，白带清稀而多，或有四肢困倦，畏冷，大便先干后溏，舌质淡胖，苔白润，脉沉细或缓。

治疗原则：温补脾肾，化湿解毒。

推荐汤剂：附子理中汤合补中益气汤加减。

药物组成：黄芪、党参、白术、茯苓、当归、制附子、陈皮、甘草等以健脾益气，温阳益肾，加炮姜、吴茱萸、仙灵脾、薏苡仁加强温补脾肾，莪术行气活血止痛，半枝莲、蚤休清热解毒等。

（5）气血两虚证

临床表现：时有阴道流血，白带量多，质薄味腥，体重身倦，面黄无华，头晕目眩，全身乏力，心悸气短，健忘、失眠、多梦，自汗盗汗，甚则四肢浮肿，神疲纳少，舌质淡，苔薄白，脉沉细弱。

治疗原则：益气养血，补肾填髓。

推荐汤剂：八珍汤加减。

药物组成：党参、白术、茯苓、当归、熟地、白芍、甘草，补益气血，加黄芪加强益气之功，阿胶（烊化）补血；加紫河车、黄精、以补肾填髓化生气血；适当佐以半枝莲、白花蛇舌草等清热解毒之品祛邪。

随症加减：腹胀痛：酌选乌药、川楝子、枳壳等。阴道流血，色或鲜或暗：酌选三七粉（冲服）、丹皮等。带下色黄腥臭：酌选败酱草、鱼腥草等。纳差：酌选神曲、鸡内金、山楂等。乏力：酌选黄芪、党参、薏苡仁等。呕吐：酌选法夏、姜竹茹、砂仁、旋覆花、代赭石等。大便秘结：酌选大黄、肉苁蓉、芒硝、枳实、厚朴等。尿频、尿痛：酌选金钱草、瞿麦、萹蓄等。腰膝冷痛：酌选狗脊、杜仲、牛膝等。

（四）西医综合治疗

目前西医治疗主要以手术治疗及放化疗为主。

ⅠA 宫颈癌可选择：①次广泛或广泛子宫切除＋盆腔淋巴结清扫；②盆腔外照射＋近距离放疗。手术和放疗具有相同的疗效，多采用手术，除非体弱或有禁忌证。

ⅠB1 和ⅡA1 期可选择：①广泛子宫切除＋盆腔淋巴结清扫 ± 主动脉旁淋巴结取样；②盆腔放疗＋近距离放疗 ± 含顺铂的同期化疗

ⅠB2 和ⅡA2 期可选择：①盆腔放疗＋顺铂同期化疗＋近距离放疗；②广泛子宫切除＋盆腔淋巴结清扫＋主动脉旁淋巴结取样；③盆腔放疗＋顺铂同期化疗＋近距离放疗，放疗结束后行辅助性子宫切除术。ⅡB、ⅢA、ⅢB、ⅣA 及ⅠB2 和ⅡA2 期通过腹膜外或腹腔镜下淋巴结切除或影像学检查进行分期，观察淋巴结转移情况，若淋巴结阴性，可采用盆腔放疗+顺铂同期化疗+近距离放疗。若淋巴结阳性,应根据阳性淋巴结所处的位置做进一步处理。盆腔淋巴结阳性但主动脉旁淋巴结阴性者,可行盆腔放疗+顺铂同期化疗+近距离放疗。主动脉旁淋巴结阳性者,可先行影像学检查,确定无其他远处转移时,行盆腔放疗+主动脉旁放疗+顺铂同期化疗+近距离放疗。有远处转移者,行全身治疗 ± 个体化放疗。ⅣB 患者行全身治疗 ± 个体化治疗。同步放化疗应成为ⅠB2~ⅣA 期患者初始治疗选择。对于ⅠB2~ⅡA 及少数ⅡB 局部晚期宫颈癌患者,予以行术前新辅助化疗、术前放疗,可缩小肿瘤,降低分期,减少盆腔淋巴结的转移和宫旁及淋巴管受侵,从而提高手术切除率。

分子靶向治疗药物联合放化疗在晚期宫颈癌中有一定的疗效,如血管内皮生长因子贝伐单抗。随着免疫治疗的兴起,为晚期宫颈癌的治疗带来了新的希望,帕博利珠单抗被批准用于 PD-L1 阳性、化疗后进展的晚期宫颈癌,在针对复发性及转移性宫颈癌纳武利尤单抗也获得一定疗效。

同期放化疗药物顺铂或顺铂 + 5-FU,顺铂不耐受者可采用卡铂。目前临床使用的化疗方案包括顺铂 + 紫杉醇 + 贝伐单抗、顺铂 + 紫杉醇、卡铂和紫杉醇、顺铂 + 托泊替康、托泊替康 + 紫杉醇、托泊替康 + 紫杉醇 + 贝伐单抗、顺铂 + 吉西他滨;常用的单药有顺铂、卡铂、紫杉醇、贝伐单抗、多烯紫杉醇、5- 氟尿嘧啶、吉西他滨、异环磷酰胺、伊立替康、丝裂霉素、托泊替康、培美曲塞、长春瑞滨等。

除了常规治疗,因宫颈癌的发病与 HPV 密切相关,因此也需重视 HPV 的防治。治疗主要包括以下三方面:①疫苗:分为预防性疫苗及治疗性疫苗两类。预防性疫苗已经被证实可有效地预防感染并能减少 70% 宫颈癌的发生。目前国际上使用的有九价预防性疫苗(6、11、16、18、31、33、45、52 和 58 型)、四价预防性疫苗(6,11,16,18 型)及二价预防性疫苗(16,18 型),主要目标人群为 9~13 岁未发生性行为的青春早期女性。治疗性疫苗用于已感染人群,目前尚在研制当中,其较预防性疫苗种类要多,蛋白质型和基因型在临床试验中都获得了一定的治疗效果。②物理及手术治疗:对于已确认持续感染的患者可采用物理及手术治疗以去除宫颈病变组织,如冷冻、激光、电灼、LEEP 术等。③药物治疗:目前尚无特效治疗药物,临床上常用干扰素,诱导机体产生多种抗病毒蛋白以抑制病毒复制,预防侵袭和感染的发生,但是干扰素的使用仍存在很大的局限性,如治疗周期长、部分患者无效等。

七、预后与随访

不同的分期、病理类型、分化程度、肿瘤大小、肿瘤浸润深度、淋巴结阳性、宫旁浸润、切缘阳性、脉管癌栓等均是影响患者预后的因素。治疗完成后定期随访和进行相应检查,随访检查包括阴道检查、盆腔检查、肿瘤标志物检查,根据不同情况选择 CT、MRI 等检查,不需常规进行影像学检查,有症状或怀疑复发时可应用。随访时需进行仔细的临床评估,教育患者了解复发的早期症状,如阴道排液、食欲下降、体重减轻、疼痛(盆腔、背部、腰部、腿部)、尿频、尿血、里急后重、黏液便、咳嗽、气促、腹水、下肢水肿等,一旦出现异常及时就医。随访频率为治疗后 2 年内每 3~6 个月随访 1 次,3~5 年内每 6~12 个月随访 1 次,5 年后每年随访 1 次。高危患者应缩短随访间隔(如第 1~2 年每 3 个月 1 次),低危患者可以延长(如 6 个月 1 次)。至少每年进行 1 次宫颈(保留生育功能)或阴道细胞学检查。

八、预防与调护

1. 定期开展宫颈癌筛检,做到早发现、早诊断、早治疗。

2. 注意尽量避免性混乱,要保持健康的性生活方式,避免多性伴侣。

3. 保持比较良好的生活习惯,鼓励患者戒烟或减少吸烟。多食用富含维生素、胡萝卜素的水果蔬菜。

4. 对于年轻的妇女,现阶段宫颈癌的疫苗已经开始被广泛地使用,年轻的妇女也可以考虑接受宫颈癌疫苗,也就是 HPV 疫苗,可以在很大程度上预防宫颈癌的发生。

5. 畅达情志,调节饮食,积极锻炼身体,增强防病抗病能力。

九、研究概况及存在问题

宫颈癌是危害女性健康的第二位常见肿瘤,宫颈癌全球每年新发病例约 50 万,占所有癌症新发病例的 5%,其中 80% 以上在发展中国家。每年超过 26 万的妇女死于宫颈癌,主要在低、中收入国家。中国每年新发病例达 13.15 万,宫颈癌死亡人数每年约 5.3 万,约占全部女性恶性肿瘤死亡人数的 18.4%。宫颈癌经流行病学调查发现,HPV 感染是最主要因素,其中与 HPV16 型及 18 型最为密切,宫颈浸润鳞癌以 HPV16 型为主,占 46%~63%,HPV18 型占 10%~14%,宫颈腺癌及腺鳞癌中以 HPV18 型占主要地位,为 37%~41%,而 HPV16 型占 26%~36%。宫颈癌组织类型大部分为鳞癌,其次为腺癌。宫颈癌的发病和早期比例逐渐增高,且具有年轻化趋势。

宫颈癌在西医治疗的措施下,其临床疗效有所升高,但是放化疗、手术给患者带来的副反应也影响着患者的生活质量。近年来的研究发现,以辨证内服外用为特点的中医药治疗作为肿瘤综合治疗手段之一,采取扶正与祛邪、治标与治本相结合等措施,使宫颈癌患者的癌灶得到控制、癌肿缩小、复发转移得以抑制、症状减轻、生存质量提高、生存期延长、治愈率提高。内服中药可以配合手术、放化疗,减轻毒副反应,并与放化疗起协同作用,防止复发转移,提高治愈率;对晚期患者姑息治疗,提高患者生存质量,延长生存期等。中药外治即根据患者的病情状况、体质情况等将配制好的中药制剂直接塞、敷、涂、搽于病灶局部,或进行熏洗坐浴等,使药物直达患处,具有起效快速、简便易行、毒副作用少的特点,可改善患者临床症状,减轻痛苦。

中医药治疗宫颈癌可贯穿病程始终,可与不同西医治疗手段联合应用,包括内服与外用两方面。中药内服能够降低 HPV 阳性率和载量,治疗 CIN;防治手术并发症;改善术后机体内环境,防止转移、复发;配合放化疗及分子靶向治疗等减毒增效;稳定晚期患者肿瘤病灶,改善临床症状,提高生活质量,延长带瘤生存时间。中医药宫颈局部外用,亦能够降低 HPV 阳性率和载量,治疗 CIN;抑制肿瘤组织生长、使肿瘤组织退化脱落、改善局部症状、缓解宫颈水肿、减少或控制出血、抑制局部感染、促进肿瘤溃烂面愈合,可用于保守治疗及放疗的患者以改善临床症状,减轻痛苦;可作为术前准备用药,改善手术条件;可外用治疗宫颈癌并发症,如放射性肠炎,淋巴囊肿等;大量的临床与实验研究数据表明,中西结合治疗在防治宫颈癌上显示出良好的作用。

(一)"治未病"治疗

HPV 感染是宫颈癌发生发展最主要因素,HPV 的持续感染,可导致 CIN,进而发展为宫颈癌。中医药内、外治疗能够控制及清除 HPV 感染,逆转 CIN,改善局部症状,从而控制其向宫颈癌演变的路径,降低宫颈癌发病率,实现治未病。

1. 控制宫颈局部 HPV 感染 中医药能够降低宫颈局部 HPV 病毒载量,控制及清除感染,并获得了一定的科学数据支撑。

李淑华等将宫颈 HR-HPV 为阳性的患者 63 例,随机分为治疗组 32 例,应用中药"妇科排毒汤剂"(以清热解毒、健脾益气兼利湿为法,药用板蓝根、贯众、白花蛇舌草、黄芪、白术、野菊花、黄柏、茯苓、石韦、薏苡仁、知母、鸡血藤等)口服,对照组 31 例,不进行任何干预治疗。均于 3 个月后检测宫颈 HR-HPV 病毒的含量,结果显示治疗组的宫颈 HR-HPV 病毒含量的下降率为 81.25%(26/32 例),对照组则为 61.29%(19/31 例)($P<0.05$);治疗组的宫颈 HR-HPV 病毒含量的转阴率为 53.13%(17/32 例),对照组则为 51.61%(16/31 例)($P>0.05$)。说明中药"妇科排毒汤剂"治疗女性宫颈 HR-HPV 感染具有一定的疗效。

张蔚苓等将 160 例宫颈 HR-HPV 感染患者,随机分为中药外用 + 中药口服组、中药外用组、西药外用组、西药外用 + 中药口服,每组 40 例,口服中药以扶正解毒立法(石斛 12g,生地 15g,山药 15g,生薏苡仁 30g,黄柏 10g,虎杖 12g,白花蛇舌草 15g,柴胡 6g,生白芍 15g,怀牛膝 15g),外用药主要含莪术、苦参、儿茶、白矾、冰片、黄柏等药物,具有清热解毒,燥湿止痒,活血化瘀的功效,西药用重组人干扰素 α2b(安达芬栓)。连续治疗 2 个月后对 HPV 转阴率分析,结果中药外用 + 中药口服组、中药外用组、西药外用组、西药外用 + 中药口服组 4 组治疗后 HPV 转阴率分别为:70.0%,47.5%,45.0%,67.5%,4 组治疗后 HPV 转阴率比较,差别有统计学意义($P<0.05$),说明中药扶正解毒法能有效治疗宫颈 HR-HPV 感染。

2. 治疗宫颈癌前病变 宫颈上皮内瘤变(CIN)是一组与宫颈浸润癌密切相关的癌前病变的统称,因此阻断 CIN 的发展对宫颈癌的发病率、预后有至关重要的影响。研究发现中医药外治对 CIN 有一定疗效,还能改善局部症状。

李平平等将宫颈上皮内瘤变及中医辨证为湿毒蕴结型带下病的患者 80 例,随机分为治疗组 42 例,以消疣汤(清热燥湿止痒,活血解毒散结,药用:土茯苓 30g,山豆根 25g,黄柏 25g、苦参 30g、百部 25g、紫草 25g、蛇床子 20g、鹤虱 20g)外用冲洗,对照组 38 例以保妇康栓外用。经期三天后开始用药,隔日一次,每月用药 10 次,3 个月为一个疗程,治疗 3 个疗程后,能显著改善湿毒蕴结型带下病的症状,治疗组有效率为 92.9%,对照组有效率为 68.5%($P<0.05$)。组织病理学检查治疗组有效率为 88%,对照组有效率为 68%($P<0.05$)。说明消疣汤治疗宫颈上皮内瘤变临床疗效确切,并能明显改善瘙痒、阴道分泌物异常、接触性出血、小腹疼痛、腰骶酸痛等临床症状。

王晶等将 56 例湿热瘀毒型带下病的 CIN Ⅰ~Ⅱ级患者随机分为治疗组(加味蜀羊泉散口服,药用:蜀羊泉 10g,土茯苓 10g,红地榆 10g,紫草 10g,莪术 5g,黄芪 15g,党参 10g,怀牛膝 10g)30 例、对照组(保妇康栓,主含莪术油与冰片)26 例。21 天为一个疗程,3 个疗程后,比较两组对 CIN、HPV 的疗效和治疗前后症状、体征的改善情况。结果显示治疗组 CIN 疗效总有效率 86.7%(26/30),对照组总有效率 61.5%(16/26)($P<0.05$),治疗组中医证候平均改善率 56.3%,对照组平均改善率 37.3%($P<0.05$);治疗组治疗前有 20 例 HPV 阳性患者,治疗后 15 例转阴,HPV 转阴率 75%,对照组治疗前有 16 例 HPV 阳性患者,治疗后转阴 9 例,转阴率 56.3%($P<0.05$);治疗组治疗前宫颈糜烂有 25 例,总有效率 84.0%(21/25),对照组治疗前宫颈糜烂有 23 例,总有效率 78.3%(18/23)($P>0.05$);治疗组 CIN Ⅰ有效率 91.7%,HPV 转阴率 87.5%,CIN Ⅱ有效率 66.7%,HPV 转阴率 25%($P<0.05$)。说明中药加味蜀羊泉

散具能明显改善带下及全身症状;具有抗病毒的作用,提高 HPV 转阴率;具有抗炎作用,减轻宫颈局部炎症反应,显著改善宫颈糜烂程度;具有抗肿瘤作用,并综合上述因素,消除诱发不典型增生的病因,减缓和阻止病变发展,促使不典型增生向正常组织转化,从而阻断宫颈癌的发生。

(二)中西医结合治疗

目前宫颈癌的中西医结合临床研究主要包括:中医药配合手术、化疗、放疗、靶向药物等减轻不良反应,提高疗效,改善患者临床症状,提高生活质量。

1. 围手术期 减少并发症,促进康复。目前,宫颈癌除ⅠA 选择手术和放疗具有相同的疗效外,其他未发生转移、且患者一般情况符合手术指征的首先考虑手术,除非体弱或有禁忌证。手术前给予中医药内服可改善患者一般症状;中医药外治可改善局部症状、缓解宫颈水肿、减少或控制出血、抑制局部感染、促进肿瘤溃烂面愈合,改善手术条件。术后给予中医药治疗可促进康复,防治并发症。

夏利花等将 76 例宫颈癌术后患者,随机分为两组,各 38 例。对照组进行常规的放化疗及对症处理;治疗组在对照组治疗的基础上予以中药调理(扶正固本、化瘀解毒,药用:黄芪 18g,党参 18g,白花蛇舌草 30g,枸杞 9g,龙葵 9g,五灵脂 12g,川断 12g,土茯苓 28g,蒲黄 12g,半枝莲 12g,苍术 9g,山楂 9g,蜀羊泉 18g,随症加减)。治疗 3 个月后观察疗效,安全性及随访 1 年的复发率。结果显示治疗组在临床症状、阴道分泌物、性生活情况、手术创口感染情况、脱落细胞检查等的总有效率为 94.7%,对照组总有效率为 73.7%($P<0.05$);治疗组不良反应及不良反应发生率低于对照组($P<0.05$);治疗组生活质量高于对照组($P<0.05$);随访 1 年,治疗组生存 35 例,生存率 92.1%,复发 6 例,复发率 15.8%,对照组生存 33 例,生存率 86.8%,复发 14 例,复发率 36.8%,生存率及复发率的比较,治疗组均优于对照组($P<0.05$)。说明中药调理用于术后宫颈癌患者的治疗,能够明显提高临床疗效,降低不良反应,改善生存率和复发率,从而显著改善患者的生活质量。

齐卫等将 90 例宫颈癌术后盆腔淋巴囊肿患者随机分为治疗组和对照组,各 45 例,对照组给予西医常规治疗(庆大霉素 8 万 U 每天 1 次,肌内注射,囊肿过大者在 B 超引导下行穿刺手术,抽取淋巴液后于囊腔内注入庆大霉素 8 万 U),治疗组在对照组治疗基础上联合使用中药口服和外敷治疗,口服药物组成:当归 10g,芍药 10g,桃仁 10g,泽泻 10g,防己 10g,络石藤 10g,川牛膝 15g,怀牛膝 15g,薏苡仁 15g,蒲公英 15g,金银花 15g,炮穿山甲 5g,生牡蛎 30g,甘草 6g。外敷药物为大黄、芒硝各 50g,研粉,白醋调糊,纱布装袋敷于囊肿部位或压痛点,每天 3 次,每次 30 分钟。两组均以 14 天为一个疗程。1 个疗程后观察两组患者治疗效果。结果治疗组患者有效率为 95.56%(43/45),对照组有效率为 82.22%(37/45)($P<0.05$)。说明西医常规治疗基础上联合使用中药内服加外敷治疗宫颈癌术后盆腔淋巴囊肿,能提高临床疗效。

一项 meta 分析通过检索中国生物医学文献光盘数据库(CBM)、维普全文数据库(VIP)、万方数据库(WF)、中国知网(CNKI)、PubMed、Cochrane 系统评价资料库、Ovid 等(1990—2012 年)中发表的有关中医针灸防治宫颈癌根治术后尿潴留的临床随机对照研究,对其疗效和安全性进行 Meta 分析,共纳入 11 项随机对照试验(709 例受试者),结果显示,与单纯化疗对照,针灸治疗宫颈癌术后尿潴留疗效肯定,能够改善患者生活质量。

2. 中医药辅助化疗 化疗药物治疗近几年发展很快,疗效亦确切。但化疗所引起的毒副作用亦为众所周知,并在一定程度上限制了化疗药物的使用。而中药与化疗结合一方面可以减少或减轻化疗的毒副反应,改善生活质量,另一方面可以增强机体的免疫能力,提高癌细胞对化疗的敏感性,增加临床疗效。

孙红将88例宫颈癌化疗患者随机分为对照组和观察组,每组44例。2组均进行常规化疗,观察组予以参芪扶正注射液,均治疗4个周期。结果观察组总有效率高于对照组(63.64% VS 34.09%,$P<0.05$)。治疗后,观察组 $CD3^+$、$CD4^+$、IgG、IgA、IgM 均升高,高于对照($P<0.05$);观察组 $CD8^+$ 降低,低于对照组($P<0.05$)。观察组白细胞降低率、血小板降低率、恶心呕吐发生率分别为25.00%、6.82%、22.73%,均低于对照组52.27%、25.00%、47.73%($P<0.05$)。说明参芪扶正注射液可提高患者免疫功能,加强化疗效果,缩小病灶体积,降低化疗不良反应,临床疗效显著。

3. 中医药辅助放疗 宫颈癌的放射治疗包括腹部外照射及宫颈腔内放射治疗,常见不良反应及并发症主要有放射性直肠炎,放射性膀胱炎,皮肤黏膜红斑、色素沉着及干、湿性脱皮,口干,乏力,食欲减退等。

中医药与放疗结合可以减少放疗所致的毒副作用,中医药内服可以减轻溃疡及梗阻;防治放射性直肠炎的腹胀,腹痛,腹泻,便血,肛门坠胀,里急后重等;防治放射性膀胱炎的小便增多、尿频、小便困难等。中医药外用可缓解皮肤黏膜的不良反应;中药保留灌肠以防治放射性肠炎。此外,中药与放疗结合还能提高放疗的临床疗效,活血化瘀中药能改善微循环,促进血液循环,增加氧供,使乏氧癌细胞对放射线敏感,从而增加放疗效果,临床常选用桃仁、红花、三棱、莪术、赤芍等。从而提高患者生活质量,发挥对放射治疗的减毒增效作用,提高患者放疗耐受性。

马新英等将128例宫颈癌患者随机分为2组,治疗组64例盆腔放疗同时给予调肝健脾解毒汤(黄芪30g,茯苓、白芍、薏苡仁各20g,党参、白术、黄芩、车前草、败酱草、莪术、郁金、鸡内金各15g,柴胡、黄连、当归各10g,炙甘草6g),口服200ml/次,2次/日,对照组64例单纯给予盆腔放疗治疗,观察2组患者急性直肠放射反应的发生情况及腹痛、腹泻的严重程度。结果显示治疗组64例中出现急性直肠放射反应者21例,而对照组出现34例($P<0.05$);治疗组放射剂量到20~30Gy/10~15次时开始出现急性直肠放射反应,对照组为10~20Gy/5~10次($P<0.05$)。腹泻的发生率治疗组为31.3%,明显低于对照组的50.0%($P<0.05$);治疗组Ⅱ度以上腹泻的发生率4.7%,明显低于对照组的23.4%($P<0.05$)。腹痛的发生率治疗组为32.8%,对照组为53.1%($P<0.05$);其中中度以上腹痛的发生率治疗组6.3%,明显低于对照组的28.1%($P<0.05$)。说明中药调肝健脾解毒汤可以推迟急性直肠放射反应发生的时间,降低发生率,减轻腹痛、腹泻的程度,从而增强患者对放射线的耐受性,提高了患者对放疗的依从性。

叶鸿等将96例宫颈癌术后患者随机分为中药组及对照组,各48例。两组均采用同步放疗及DF方案化疗,中药组自放疗第1天开始服用中药(中药以清热解毒,健脾补肾,益气养血为主,方药:党参15g,黄芪30g,白术15g,茯苓15g,当归15g,熟地15g,枸杞15g,补骨脂10g,川续断10g,白花蛇舌草30g,土茯苓15g,八月扎20g,炙甘草6g,随症加减)。结果放化疗辅助中药治疗对恶心呕吐、神疲乏力、食欲减退、失眠、头晕、腰膝酸软症状的改善优于单纯放化疗组($P<0.05$);中药组的不良反应小于单纯放化疗组($P<0.05$)。中药组的生活质量评分优于单纯放化疗的对照组($P<0.05$)。说明宫颈癌术后同步放化疗辅以中药内服在减轻放化疗毒副反应,降低不良反应,增强患者免疫力,提高生活质量方面疗效显著。

姚娟将 392 例放射性直肠炎患者随机分为两组,治疗组 203 例应用中药煎剂口服加灌肠治疗(方药:黄芪 30g,炒白术 10g,当归 10g,生地 15g,炒白芍 15g,白头翁 15g,蒲公英 10g,木香 6g,槟榔 6g,黄连 6g,甘草 5g,加水煎煮 2 次,共取 250ml,早晚各服 100ml,余 50ml加温后每晚保留灌肠)。对照组 189 例静脉注射抗生素,同时采用普悬液(普鲁卡因 40ml,庆大霉素 8 万 U,地塞米松 5mg,蒙脱石散 3mg,生理盐水 10ml)保留灌肠。每天 1 次,10 天为一个疗程,连用 2 个疗程。观察两组治疗 10 天、20 天的疗效。结果治疗组与对照组在 10 天和 20 天时疗效比较差异均有统计学意义(P 均 <0.01);用药后 20 天时直肠镜检查结果显示,治疗组有 171 例患者有效(直肠黏膜糜烂、溃疡消失 46 例,减轻 125 例),有效率为 84.2%,对照组有 128 例有效(直肠黏膜糜烂、溃疡消失 28 例,减轻 100 例),有效率为 67.7%($P<0.01$)。说明中药口服加灌肠治疗放射性直肠炎的疗效显著。

4. 中医药辅助分子靶向治疗　宫颈癌的分子靶向治疗研究近年来已取得一定突破和进展。目前研究可使用于宫颈癌的靶向药物包括血管生成抑制剂,如贝伐单抗、舒尼替尼、帕唑帕尼、布立尼布;表皮生长因子受体拮抗剂,主要有 EGFR 单克隆抗体和小分子化合物酪氨酸激酶拮抗剂,其中单克隆抗体主要包括,西妥昔单抗、马妥珠单抗等,小分子多靶点酪氨酸激酶抑制剂,如吉非替尼、拉帕替尼和厄罗替尼等。此外,还有雷帕霉素等信号通路抑制剂,环氧化酶抑制剂等。国内运用最多的是贝伐单抗,其他很多药物尚是小样本临床试验,取得一定疗效。常见不良反应为出血、高血压、蛋白尿、胃肠穿孔/伤口开裂综合征、腹泻、皮肤反应,如皮疹、痤疮、皮肤干燥瘙痒等,中药配合分子靶向治疗可有效减轻其不良反应。

5. 中医药辅助免疫治疗　随着对肿瘤免疫研究的深入,免疫治疗有望成为继手术治疗、放化疗、生物靶向治疗后的重要治疗手段,其中最有代表性的就是抑制程序性死亡因子(programmed death 1, PD-1)/程序性死亡配体(programmed death ligand 1, PD-L1)等免疫检查点。免疫治疗的出现为晚期宫颈癌的治疗带来了新的希望。2018 年 6 月,帕博利珠单抗被批准用于 PD-L1 阳性、化疗后进展的晚期宫颈癌。在针对复发性及转移性宫颈癌纳武利尤单抗也获得一定疗效。阻断 PD-1/PD-L1 信号通路,能增强 T 细胞活性,重新激活免疫系统,抑制肿瘤免疫逃逸,改善肿瘤微环境,与中医治疗肿瘤的整体性、平衡性、多靶点等特点相似。中医抗肿瘤具有整体调节作用,改善机体免疫功能,与免疫治疗联合使用具有协同增效的作用,也更具安全性。但目前中医药联合免疫治疗的临床及基础研究还较少,仍需要进一步探索。

(三)巩固和维持治疗,延长生存期

1. 巩固治疗宫颈癌患者　手术、放化疗后,瘤体已经去除,已经获得疾病控制,但是患者正气耗损,邪毒潜伏,有复发转移的风险,继续给予药物治疗,目的是巩固疗效,防止复发转移。

2. 维持治疗宫颈癌　中医药维持治疗适用于放化疗后病情相对稳定的带瘤患者,其后续采用中医药治疗,以维护机体阴阳平衡,以最大程度地延长病情稳定时间。宫颈癌在此阶段的中医药治疗需辨证论治,合理采用口服中药汤剂,中成药,中药外治等,也可以与分子靶向治疗或小剂量化疗相交替,尽可能延长无进展生存期或总生存时间。

(四)晚期患者稳定肿瘤病灶,延长生存期

晚期宫颈癌的治疗目的主要是抑制肿瘤,减轻临床症状,提高生活质量,延长生存期。晚期宫颈癌患者往往失去手术机会,在患者体质耐受的条件下,应积极予以放化疗等西医治疗措施缩小或控制瘤体,中医药联合西医治疗手段可以稳定瘤体,提高患者生存质量,从而延长生存期。针对晚期患者的治疗定位,一些临床研究也分别提供了一定的试验数据。

宋晓婕将 177 例中晚期宫颈癌患者随机分为治疗组 89 例,对照组 88 例。对照组采用同步放化疗法治疗,治疗组患者在此基础上加用加味八珍汤(当归 10g,白芍 10g,川芎 10g,熟地黄 12g,党参 10g,白术 10g,茯苓 12g,甘草 6g,丹参 30g,黄芪 30g,女贞子 15g,枸杞子 15g,木瓜 15g,地龙 6g)进行治疗。结果治疗组患者总有效率为 87.64%,对照组为 73.86%($P<0.05$);经治疗后两组 $CD3^+$、$CD4^+$ 水平,$CD4^+/CD8^+$ 均有明显上升,$CD8^+$ 水平明显下降,治疗组优于对照组($P<0.05$);两组 CA125、SCCA、CEA 表达均明显降低,治疗组较对照组降低明显($P<0.05$);治疗组患者 1,2,3,5 年生存率分别为 91.01%、55.06%、26.97%、13.48%,相比于对照组的 73.86%、32.95%、9.09%、3.41%,治疗组患者生存期明显长于对照组($P<0.05$)。说明加味八珍汤联合放化疗可以明显提高中晚期宫颈癌患者的机体免疫力,降低血清肿瘤标志物的水平,延长中晚期患者的生存时间,对中晚期宫颈癌具有积极的治疗效果。

综上,辨证内服外用为特点的中医药治疗作为宫颈癌综合治疗手段之一,采取扶正与祛邪、治标与治本相结合等措施,合理的运用可以使宫颈局部 HPV 感染得到控制、CIN 得到控制、宫颈癌患者的癌灶得到控制或缩小、复发转移率降低、症状减轻、免疫力提高、生存质量提高、生存期延长。

近年来,中医药抗肿瘤的基础研究也进一步地深入开展,已经从原来的细胞水平发展到了分子水平及基因水平。总的来说中医药抗肿瘤是通过以下几个方面而发挥临床功效的:诱导细胞分化,促进细胞凋亡,调节免疫功能,直接杀伤肿瘤细胞,抑制肿瘤新生血管的生成,逆转肿瘤细胞的多药耐药,抗突变作用,抗肿瘤细胞的转移。中医药抗肿瘤是多方向、多途径、交叉发挥作用的。现就一些问题做简要探讨。

(五)从 HPV 病毒、CIN 探讨宫颈癌的"治未病"思想

现代医家将"未病"概括为 4 种状态:①健康未病态:即人体没有任何疾病时的健康状态;②潜病未病态:指机体内病理信息隐匿存在的阶段,尚无任何临床表现;③欲病未病态:是潜病未病态的继续发展,已经达到疾病发病的临界状态;④传病未病态:当身体某一脏器出现了明显病变,病邪可以进一步传入其他脏腑而未发生传变时谓之。将"治未病"的原则概括为 4 方面:①未病养生,防病于先;②欲病救萌,防微杜渐;③已病早治,防其传变;④瘥后调摄,防其复发。

高危性 HPV 持续感染是 CIN 发生至进展为宫颈浸润癌的主要原因。研究发现 HPV 的病毒负荷量与宫颈高度病变密切相关,HPV 的病毒负荷量越高,罹患 CINⅡ、CINⅢ的危险性就越高;而宫颈病变程度越严重,感染 HPV 的型别越多,病毒负荷量就越高。如何有效控制宫颈 HPV 的感染以及逆转控制 CIN 的发展,一直是国内外研究的方向。临床及实验研究发现中医药能够降低 HPV 病毒载量,控制或清除 HPV 感染,逆转 CIN。中医药治疗 HPV、CIN 的常用治法有清热解毒,燥湿止痒,化瘀软坚,化痰散结,健脾益气等。由于 HPV 感染及 CIN 与宫颈癌的发生发展关系密切,合理运用中药进行早期干预,将有利于降低宫颈癌的发病率,实现治未病。

(六)中医药防治宫颈癌放射性直肠炎的优势

宫颈癌的放射治疗包括盆腔放疗和腔内近距离放疗,放射性直肠炎为常见副反应之一。

宫颈癌放疗后 4.3%~53.9% 的患者有肠道反应,随着放射剂量的增加,症状逐渐加重,严重者可出现肠梗阻、穿孔、大出血。时有中断放疗,延长疗程,影响疗效。西医治疗放射性肠炎的方法常用普悬液、硫糖铝、福尔马林等灌肠,合并细菌感染时加用抗生素,普悬液中的地塞米松具有抗炎、抗毒的功效,能降低毛细血管和细胞膜的通透性,减少炎性渗出,减少白三烯 B4 的释放,抑制其中性粒细胞的趋化作用,防止氧自由基的形成。但是西药的运用面临相应的问题,如运用硫糖铝灌肠大部分患者并不能减轻症状,反而加重腹泻症状;福尔马林是一种固定剂,刺激性强,方法不当有可能引起急性结肠炎、大便失禁及较严重的肛门区疼痛,存在一定危险;长期用抗生素导致的菌群失调及耐药菌株的出现等。

从中医学角度看,该病属于"泄泻""下痢""肠风""脏毒"等范畴。现代中医认为放射线为热毒之邪,热邪壅滞盆腔,损伤肠络,气血凝滞腐败则为脓血;脾虚失于统摄,下焦湿热,肠道传导失司,脏腑不通,致热瘀阻滞、气机不畅,出现腹痛、腹泻、便血、肛门坠痛、里急后重等症,治疗应补气健脾以摄血,清热养阴以凉血,辅以酸涩之品以止血,佐以行气之品以导滞。

中医药内服、外用灌肠的使用能够改善肿瘤周围的微循环,提高放疗敏感性,提高肿瘤局部控制率,推迟并减少急性直肠放射反应的发生,抑制炎症反应,减轻肠道黏膜损伤,减轻腹痛、腹泻等临床不良症状,不仅减轻了痛苦,还能够提高患者对放疗的依从性,并避免西药治疗放射性肠炎出现的问题,体现了中医药在宫颈癌临床运用中的优势,也值得临床进一步推广运用。

(七)中医外治法在宫颈癌治疗的特色优势

中医外治疗法在宫颈癌的论治中,较早就建立了较为完整的理论及方法体系。中药外治即根据患者的病情状况、体质情况等将配制好的中药制剂直接塞、敷、涂、搽于病灶局部,或进行熏洗、坐浴等,使治疗药物经过黏膜吸收或局部渗透而直达病所,具有起效快速、简便易行、毒副作用少的特点。中医药外治可用于宫颈癌的不同治疗时期,如何更好地把握中医药外治介入宫颈癌治疗的时机,将有利于临床疗效的提高,是临床医生应注重的问题。对带瘤患者局部中药治疗,可抑制肿瘤,缓解宫颈水肿,减少或控制出血,抑制局部感染,促进肿瘤溃烂而愈合,改善局部临床症状,也可作为宫颈癌的术前准备用药,以改善手术条件;针灸治疗宫颈癌术后的尿潴留;对术后淋巴囊肿用中药外敷;对进行放疗的患者进行早期干预防治放射性直肠炎;对有放射性肠炎的患者中药保留灌肠治疗放射性直肠炎;穴位贴敷、穴位注射在化疗早期介入防治化疗副反应。

目前临床研究还存在很多问题,对于围手术期、化疗期、放疗期、靶向治疗期、免疫治疗期、稳定康复期,以及晚期患者的中医证候分布规律缺乏研究,而准确的中医辨证,对中医临床疗效至关重要,因此宫颈癌各期的证候分布规律需要进一步探索,以期为临床医生提供科学依据。

(八)展望

"中西医结合治疗癌症"是从中国实际出发,融中西医学各自优势为一体,发挥传统中医特色,结合西医治疗手段,两者相辅相成,实行互补结合的具有中国特色的防癌治癌道路。目前我国在中西医结合治疗恶性肿瘤方面取得了一些成绩。在倡导肿瘤"综合治疗"的今天,中西医结合治疗恶性肿瘤就更显其优势和特色,是癌症多学科综合治疗中的有效方法之一。临床研究开展大样本、随机对照临床研究,加强随访,获得远期生存(无病生存期、总生存期等)的研究证据,将有利于推动中医药在宫颈癌中的有效应用。

参 考 文 献

1. 陈万青,郑荣寿,张思维,等 . 2012 年中国恶性肿瘤发病和死亡分析［J］. 中国肿瘤,2016,25（1）: 1-8.

2. 王宇,宋淑芳,刘凤 . 我国宫颈癌流行病学特征和发病高危因素的研究进展［J］. 中国妇幼保健,2019,34（5）: 1207-1209.

3. FORMAN D,DE MARTEL C,LACEY C J,et al. Global burden of human papillomavirus and related diseases［J］. Vaccine,2012,30（Suppl 5）: F12-F23.

4. 刘慧强 . 我国宫颈癌流行病学特征和高危因素分析［J］. 中国妇幼保健,2016,31（6）: 1258-1260.

5. ROURA E,CASTELLSAGUÉ X,PAWLITA M,et al. Smoking as a major risk factor for cervical cancer and pre-cancer: results from the EPIC cohort［J］. Int J Cancer,2014,135（2）: 453-466.

6. 朱静,朱瑾,武振宇,等 . 被动吸烟与浸润性宫颈癌发病的研究——2010 年复旦妇产科医院宫颈癌发病相关风险因素的 Logistic 回归分析［J］. 现代妇产科进展,2012,21（6）: 449-453.

7. 周晖,白守民,林仲秋 .《2019 NCCN 宫颈癌临床实践指南（第 1 版）》解读［J］. 中国实用妇科与产科杂志,2018,34（9）: 1002-1009.

8. TSU V,JERÓNIMO J. Saving the world's women from cervical cancer［J］. N Engl J Med,2016,374（26）: 2509-2511.

9. 蔡红兵,陈惠祯 . 子宫颈癌［M］. 北京:科学技术文献出版社,2010: 321-336.

10. CROSBIE E J,EINSTEIN M H,FRANCESCHI S,et al. Human papillomavirus and cervical cancer［J］. Lancet,2013,382（9895）: 889 - 899.

11. SCHEURER M E,TORTOLERO-LUNA G,ADLER-STORTHZ K. Human papillomavirus infection: biology, epidemiology,and prevention［J］. Int J Gynecol Cancer,2005,15（5）: 727-746.

12. LEI T,MAO W M,LEI T H,et al. Incidence and mortality trend of cervical cancer in 11 cancer registries of China［J］. Chin J Cancer Res,2011,23（1）: 10-14.

13. 李淑华 . 中药"妇科排毒汤剂"影响宫颈高危型 HPV 感染转归的观察［D］. 广州:广州中医药大学,2007.

14. 张蔚芩,叶利群 . 中药扶正解毒法治疗宫颈 HR-HPV 感染的临床研究［J］. 中华中医药学刊,2014,32（6）: 1348-1350.

15. 李平平 . 消疣汤治疗宫颈上皮内瘤变的临床研究［D］. 哈尔滨:黑龙江中医药大学,2011.

16. 王晶 . 加味蜀羊泉散治疗带下病（湿热瘀毒型）CIN Ⅰ~Ⅱ级临床研究［D］. 南京:南京中医药大学,2009.

17. 夏利花,范素鸿,徐小敏 . 等 . 中药调理在改善术后宫颈癌患者生活质量中的价值研究［J］. 中华中医药学刊,2014,32（12）: 3004-3006.

18. 齐卫,段晓峰 . 中西医结合治疗宫颈癌术后盆腔淋巴囊肿临床研究［J］. 中医学报,2014,29（8）: 1105-1106.

19. 余冬青,欧阳文伟 . 针灸防治宫颈癌根治术后尿潴留 Meta 分析［J］. 新中医,2014,46（2）: 203-206.

20. 孙红,汪凤勃,王文丽 . 参芪扶正注射液对宫颈癌化疗患者免疫功能及病灶血流灌注的影响［J］. 世界中医药,2020,15（8）: 1179-1182.

21. 马新英,张鑫,刘海飞,等 . 调肝健脾解毒汤防治宫颈癌盆腔放疗所致急性直肠放射反应临床研究［J］.

中医药临床杂志, 2011, 23（11）: 946-947.

22. 叶鸿, 周陈华 . 宫颈癌术后同步放化疗辅以中药内服的临床观察及不良反应分析［J］. 中华中医药学刊, 2013, 31（12）: 2812-2814.

23. 姚娟, 姜玉华, 王颂平 . 中药口服加灌肠治疗放射性直肠炎 392 例临床观察［J］. 中国临床研究, 2014, 27（4）: 481-483.

24. 杨莉, 程玺 . 宫颈癌分子靶向治疗的研究进展［J］. 中国癌症杂志, 2015, 25（1）: 73-80.

25. 吕萌萌, 沈扬, 卢锦, 等 . PD-1/PD-L1 抑制剂在妇科肿瘤中的研究进展［J］. 临床肿瘤学杂志, 2019, 24（12）: 1139-1144.

26. 陈兰玉, 胡凯文 . 基于 PD-1/PD-L1 信号通路中医药改善肿瘤免疫抑制微环境研究进展［J］. 中国中医药信息杂志, 2020, 27（2）: 135-137.

27. 宋晓婕, 周艳艳, 赵莉娜 . 加味八珍汤联合放化疗对中晚期宫颈癌疗效及对患者 T 细胞亚群水平、血清肿瘤标志物表达及生存期的影响［J］. 中国实验方剂学杂志, 2018, 24（4）: 174-179.

28. 柯龙珠, 罗莉, 王定雪, 等 . 浅谈治未病理论中"瘥后防复"对肿瘤复发转移的指导作用［J］. 贵阳中医学院学报, 2015, 37（2）: 1-5.

29. Sherman ME, Wang SS, Wheeler CM, et al. Determinants of human papillomavirus load among women with histological cervical intraepithelial neoplasia 3: dominant impact of surrounding low-grade lesions［J］. Cancer Epidemiol Biomarkers Prev. 2003, 12（10）: 1038-1044.

第二十三章　恶性淋巴瘤

一、概述

恶性淋巴瘤（Malignant lymphoma，ML）是原发于淋巴结和/或结外部位淋巴组织的恶性肿瘤，其发生大多与免疫应答过程中淋巴细胞增殖分化产生的某种免疫细胞恶变有关。恶性淋巴瘤可发生于身体的任何部位，淋巴结、扁桃体、脾和骨髓最易累及。根据组织病理学特点，可分为霍奇金淋巴瘤（Hodgkin lymphoma，HL）和非霍奇金淋巴瘤（non-Hodgkin lymphoma，NHL）两大类。NHL 和 HL 发病情况有显著差别，NHL 发病随年龄增长呈持续上升趋势，中位发病年龄 51~60 岁。各种亚型在不同年龄段的构成比不同，成人 B 细胞来源 NHL 占 85%；T 细胞来源约占 15%；儿童则 B-NHL 占 35%，而 T-NHL 占 65%。Burkitt 淋巴瘤（伯基特淋巴瘤）、淋巴母细胞瘤型更多发生于儿童，青年成人组侵袭型 NHL 更常见，不活跃的淋巴瘤和侵袭性的淋巴瘤则为 60 岁以上年龄组患者的常见类型。HL 在欧美各国发病率较高，占所有淋巴瘤的 30% 左右，在我国发病率较低，大致占全部淋巴瘤的 10%~20%。HL 是青年人中最常见的恶性肿瘤之一，发病率与年龄相关，呈双峰态分布，第一个高峰在 25 岁上下，第二个在 50 到 60 岁之间。近年来，淋巴瘤发病率呈升高趋势，其发病情况在欧美等发达国家和地区尤为严重，且男性患者多于女性。调查发现，2017 年全球癌症事件中，恶性淋巴瘤排第 9 位。2018 年全球 NHL 新发病例预测约 51.0 万例，死亡约 24.9 万例，分别占恶性肿瘤新发病例及死亡病例的 2.8% 及 2.6%，HL 新发病例预测约 8.0 万例，死亡病例约 2.6 万例，分别占恶性肿瘤新发病例及死亡病例的 0.4% 及 0.3%。在我国，淋巴瘤占所有恶性肿瘤发病的 3%~5%，虽然相对少见，但是近年来本病死亡病例逐年上升，每年至少超过 30 000 例。2019 年国家癌症中心发布的数据显示，2015 年我国淋巴瘤的死亡率是 2.39/10 万，死亡例数约为 5.0 万例，在恶性肿瘤死因排名中居第 10 位。

淋巴瘤并非单一的疾病，而是一大类生物学行为迥异疾病的统称，其病因和发病机制迄今为止尚未完全明确。由于淋巴瘤种类繁多，临床表现及临床病理多具有异质性，对其临床诊断和治疗造成了极大困扰，因而临床误诊和漏诊现象屡见不鲜。恶性淋巴瘤治愈率与疾病类型及临床分期密切相关，HL 如能采取及时有效的治疗，5 年生存率可达 86%，是目前疗效较佳的恶性肿瘤；而 NHL 的预后较 HL 差，低度恶性 NHL 虽不易根治，但 5 年存活率仍可达 60% 以上，而中高度恶性 NHL 侵袭性较高，存活率随期别增高而降低，化疗后长期生存率为 30%~40%。因此，早发现、早诊断、早治疗是本病治疗成功的重要因素。

中医学文献中未见有恶性淋巴瘤病名的记载，但根据文献描述的症状和体征，恶性淋巴瘤可归属于中医"石疽""失荣""阴疽""恶核""痰核""瘰疬"等病症范畴。《诸病源候论·石疽候》："此由寒气客于经络,与血气相搏,血涩结而疽也。其寒毒偏多,则气结聚而皮厚,状如痤疖,硬如石,故谓之石疽也。"《证治准绳》："石痈石疽,谓痈疽肿硬如石,久不作脓者是也。"《外科正宗》："失荣者……其患多生于肩之以上。初起微肿,皮色不变,日久渐大;坚硬如石,推之不移,按之不动;半载一年,方生阴痛,气血渐衰,形容瘦削,破烂紫斑,渗流血水或肿泛如莲,秽气熏蒸……。"《医宗金鉴·失荣》："失荣证,生于耳之前后及肩项。其证初起,状如痰核,推之不动,坚硬如石,皮色如常,日渐长大。"《外科证治全生集》："不痛而坚,形大如拳,恶核失荣也……不痛而坚如金石,形如升斗,石疽也。此等症候,尽属阴虚,无论平塌大小,毒发五脏,皆曰阴疽。"《类证治裁》："结核经年,不红不疼,坚而难愈,久而肿痛者为痰核,多生耳、项、肘、腋等处。"《疡科心得集》："失荣者,犹树木之失于荣华,枝枯皮焦故名也。生于耳前后及项间,初起形如栗子,顶突根收,如虚疾病瘤之状,按之石硬无情,推之不肯移动,如钉着肌肉是也。不寒热,不疼痛,渐渐肿大,后遂隐隐疼痛,痛着肌骨,渐渐溃流,但流血水,无脓,渐渐口大,内腐,形如湖石,凹进凸出,斯时痛甚彻心。"这些记载均从不同方面描述了恶性淋巴瘤的相关临床表现及病因病机。

二、中医病因病机

淋巴瘤属于中医"石疽""恶核""失荣""痰核"等范畴,发病为多种病因杂合而致,主要集中在"虚、痰、瘀、滞、毒",即在淋巴瘤发病中起着关键作用的是"正虚、痰凝、血瘀、气滞和毒蕴"。

1. 虚　虚主要是肺脾两虚,盖肺主一身之气,脾主运化水湿,肺脾两虚,脏腑功能失调。诸虚不足除引起相应的虚证外,可引起血脉瘀阻的病理变化。"元气既虚,必不达于血管,血管无气,必停留为瘀","气虚不足以推血,则血必有瘀","血虚不足以滑气,则气必有聚","阴虚血必滞","阳虚血必凝"等记述了虚损导致气滞血瘀的病机变化。

2. 痰　凡淋巴结肿大亦皆与"痰"有关,所谓"无痰不成核"。朱震亨《丹溪心法》谓:"诸病皆由痰而生,凡人体上中下有块者,多是痰。"肺、脾、肾虚,则肺失治节、脾失运化、肾失气化,水液失于输布,停聚为痰,或兼阴虚有火,炼液成痰,痰凝成核成块,流注全身,无处不到,形成皮肤或皮下肿块,不痛不痒,长时难消,逐渐增大增多。此外,瘀血日久,亦化痰水。《血证论》:"血积既久,亦能化为痰水。"

3. 瘀　血行缓慢或阴液(精血)不足,则血液瘀滞;或阴虚生内热,热邪煎熬致经脉血瘀。瘀亦为继发病理因素,常与痰互结,痰在体内潴留,阻碍气机,气血运行失常,形成瘀血。血失流畅,滞而不行,结而不散,渐成瘤块,故见痰瘀互结为痰核、石疽。

4. 滞　滞即气机郁滞。情志变化过度,机体气血逆乱、脏腑失调,变生疾病。七情致病主要表现在气机方面的变化。如忧思过度则气机不畅,气滞气结。明代李梴"郁结伤脾,肌肉薄与外邪相搏,而成肉瘤""忧郁伤肝,思虑伤脾,积想伤心,所愿不得志者,致经络痞涩,聚结成核"。痰核、癥积与肝气郁滞有最为密切的关联,常称之为痰气交阻。

5. 毒　淋巴瘤的发生还须有癌毒存在。痰浊瘀积致结构紊乱、形态异常,表现为新生物出现,即癌毒的发生与发展。癌毒作为一种长久蓄积于人体中的邪气,耗竭人体精血阴液。正如《外科全生集·阴疽治法篇》指出:"夫色之不明而散漫者,乃气血两虚也,患之不痛而平塌者,毒痰凝结也"。总之,淋巴瘤发病与禀赋不足、脏腑失调、七情内伤、饮食不节、外感六淫等有密切关系。虚、痰、毒、瘀等相互交织,搏结于内,致使脏腑亏损、气血虚弱、阳气衰耗、痰毒凝结、气滞血瘀。病位涉及五脏、六腑、经络、肌肤等全身各处。发于内者见纵隔肿块、胁下癥积、胃肠积聚;发于外者见颈项、腋下、鼠蹊等处聚生痰核。多数起病缓慢,虚实错杂。年轻气盛者,常以肝郁气滞、血瘀痹阻、痰瘀互结等实证居多。年老体弱者,正气不足,以气血亏虚、阴阳俱虚更为多见。疾病初期,脏腑气血初伤,可见痰核小且软,可移动;疾病中期,痰、毒、瘀相互交织,耗气伤血,正虚邪实,可见痰核渐大,坚硬不移;疾病后期,诸虚不足,邪实仍存,痰核癥积愈发显著,并常有形体瘦弱直至缠绵病榻。

三、西医发病机制

1. 病毒感染　病毒是最重要的环境致病因素。流行病学和分子生物学研究都支持淋巴瘤的病因涉及感染源。长期、持续的病毒感染,免疫功能受到抑制,癌基因被激活,导致部分淋巴细胞恶性增殖,从而发生淋巴组织恶变。EB病毒是一种疱疹病毒,人群普遍易感,感染率超过90%。流行于非洲地区的伯基特淋巴瘤就是EB病毒引起。我国淋巴瘤患者中EB病毒感染检出率分别为HL30%、NHL13.9%,T-NHL的EBV检出率高于B-NHL。EBV在淋巴瘤中的检出率常与其恶性程度成正比关系。此外,人类嗜T淋巴细胞I型病毒(HTLV-I)与日本北海道及美洲加勒比海地区的成人T细胞淋巴瘤/白血病(ATL)的发病关系密切,人疱疹病毒8型是所有类型卡波西肉瘤的病因。

2. 细菌感染　长期反复慢性细菌感染与淋巴瘤的发生同样有关。胃黏膜相关淋巴组织(mucosa associated lymphoid tissue, MALT)淋巴瘤的发生与幽门螺杆菌(helicobacter pylori, Hp)感染有关,但确切机制还不十分清楚。胃MALT淋巴瘤的Hp阳性率达90%以上,且抗生素能使大部分幽门螺杆菌阳性的早期胃黏膜相关淋巴瘤得到良好治疗。此外鹦鹉衣原体与眼附属器淋巴瘤的发生有关。

3. 免疫因素　先天性或获得性免疫功能失调是淋巴瘤的相关因素。长期使用免疫抑制剂或患有获得性免疫缺损(如艾滋病)、自身免疫性疾病(如系统性红斑狼疮、干燥综合征)以及先天性免疫缺陷病等,其淋巴瘤发病率明显高于一般人群。若同时伴有病毒感染,淋巴瘤发生率更高。

4. 遗传因素　淋巴瘤常有家族聚集现象,近亲发病风险显著增加。一项孪生子研究显示,同卵孪生子患HL的风险较异卵孪生子高很多,研究支持遗传性决定因素在淋巴瘤风险中起作用。此外已发现人白细胞抗原类型与HL风险间的联系。

5. 理化因素　某些化学、物理因素是淋巴瘤风险研究的焦点。如二氯二苯三氯乙烷(DDT)和多氯联苯(PCB)等有机氯化物曾是NHL风险研究的焦点。某些药物如免疫抑制剂、抗癫痫药(如苯妥英钠)等长期应用均可诱发淋巴瘤。有关资料统计,在广岛原子弹受害幸存者中,淋巴瘤发病率较高。

四、病理表现

1. 霍奇金淋巴瘤病理　霍奇金淋巴瘤分为结节性淋巴细胞为主型和经典型共两类五型,组织病理学检查是在多种正常细胞背景上,见到Reed-Sternberg细胞(R-S细胞,里-施细胞)或其变异型。其中结节性淋巴细胞为主型占HL的5%~6%,特点是淋巴结构基本消失,但可以找到少数残存滤泡,病变位于淋巴细胞和组织细胞比较集中的部位,淋巴细胞和组织细胞分化基本良好。此型特征性的细胞为变异型R-S细胞,称"爆米花样细胞",表达B细胞抗原(CD20$^+$),经典型R-S细胞的抗原阴性(CD30$^-$, CD15$^-$)。背景细胞主要为淋巴细胞,嗜酸性细胞、浆细胞和成熟中性粒细胞为数不多,基本看不到纤维。富于淋巴细胞的经典型HL形态学与结节性淋巴细胞为主型HL相似,但R-S细胞有经典HL的形态学和免疫表型(CD30$^+$, CD15$^+$,

CD20⁻），周围的淋巴细胞为反应性 T 细胞。混合细胞型 HL 约占 25%~35%，病变介于淋巴细胞为主型和淋巴细胞消减型 HL 之间，病变组织内存在多种成分，小淋巴细胞、组织细胞、嗜酸性细胞、浆细胞、中性粒细胞等都易于见到，变异型单核 R-S 细胞数量不等，一般不难发现，典型 R-S 细胞也能见到，小坏死灶、纤维化可有可无。淋巴细胞消减型 HL 病变中淋巴细胞显著减少，低倍镜下病变淋巴结内细胞成分稀疏，呈"荒芜"图像，肿瘤细胞与其他细胞的比例高于淋巴细胞为主型和混合细胞型 HL，肿瘤细胞间变明显，R-S 细胞多见，单核或多核，有时与典型的 R-S 细胞及单核型 R-S 细胞相距甚远。背景细胞减少，坏死灶和纤维化均不少见。此型 HL 可能与 HIV 感染有关，约占 HL 的 5%，预后差。霍奇金淋巴瘤病理分类见表 23-1。

表 23-1　霍奇金淋巴瘤分类（WHO，2016）

霍奇金淋巴瘤分类	霍奇金淋巴瘤分类
结节性淋巴细胞为主型霍奇金淋巴瘤（NLPHL）	淋巴细胞丰富型经典霍奇金淋巴瘤（LRCHL）
经典型霍奇金淋巴瘤	混合细胞型经典霍奇金淋巴瘤（MCHL）
结节性硬化型经典霍奇金淋巴瘤（NSHL）	淋巴细胞耗竭型经典霍奇金淋巴瘤（LDHL）

2. 非霍奇金淋巴瘤病理　非霍奇金淋巴瘤组织病理学特点为淋巴结正常结构消失，皮质和髓质分界不清，淋巴窦和淋巴滤泡消失或淋巴结包膜被侵犯，整个淋巴结被不同分化程度的淋巴瘤细胞所代替，恶性增生的淋巴细胞形态呈异形性。NHL 的恶性细胞为恶变细胞克隆性增殖产生的大量淋巴瘤细胞，除来源于中枢淋巴细胞的 T 淋巴母细胞淋巴瘤及源于组织细胞的组织细胞淋巴瘤外，NHL 均来源于经抗原刺激后处于不同转化、发育阶段的 T、B 或非 T 非 B 淋巴细胞。掌握 NHL 的所有病理分型，在临床实际工作中有相当难度，但如根据其发生率的不同，掌握几种常见类型，如弥漫性大 B 细胞淋巴瘤、滤泡性淋巴瘤、结外黏膜相关淋巴瘤、套细胞淋巴瘤、小淋巴细胞性淋巴瘤和周围 T 细胞淋巴瘤等，就可掌握 80%以上 NHL 的基本特点。以弥漫性大 B 细胞淋巴瘤为例，其大体病理表现为淋巴结结构大部或全部被均质鱼肉状瘤组织所取代，局部可有出血和坏死；镜下可见淋巴结内正常滤泡消失，取而代之的是弥漫分布的大细胞，细胞有明显的异形性，可见分裂象。这些细胞典型免疫表型是：CD45⁺、CD20⁺、CD19⁺、CD79a⁺、CD3⁻。通过 CD10、Bcl-6、Mum-1 三个标志物染色可以将弥漫大 B 细胞淋巴瘤（DLBCL）分成两组：生发中心（GCB）和活化细胞型（ABC），GCB 组的预后优于 ABC 组。

NHL 常见亚型及免疫组化特点如下：来源于 B 细胞的，如小淋巴细胞淋巴瘤/慢性淋巴细胞白血病：CD19⁺、CD20⁺（弱）、CD23⁺、CD5⁺、CD10⁻、CD43⁺/⁻、Cyclin-D1⁻；滤泡型淋巴瘤：CD19⁺、CD20⁺、CD22⁺、CD79a⁺、CD10⁺、CD5⁻、CD43⁻、bcl-2⁺；黏膜相关淋巴组织的结外边缘区 B 细胞淋巴瘤：CD20⁺、CD21⁺、CD35⁺、CD79a⁺、CD5⁻、CD10⁻、CD43⁺/⁻；弥漫大 B 细胞淋巴瘤：CD19⁺、CD20⁺、CD22⁺、CD79a⁺、CD10⁻、CD5⁻、CD43⁻、bcl-6⁺（胞核），bcl-2 部分阳性；套细胞淋巴瘤：CD20⁺、CD5⁺、CD43⁺、Cyclin D1⁺、FMC-7⁺、CD23⁻、CD10⁻、bcl-2⁺、bcl-6⁻。Burkitt's 淋巴瘤：sIg⁺、CD20⁺、CD10⁺、TdT⁻、Ki67⁺（100%）、bcl-2⁻。来源于 T 细胞的，如间变大细胞淋巴瘤：CD2⁺、CD4⁺、CD30⁺、CD3⁻、CD5⁻、CD7⁻、ALK⁺、EMA⁺；血管免疫母细胞 T 淋巴瘤：CD3⁺、CD4⁺、CD5⁺、CD8⁺、CD21⁺、EBER⁺；未分型外周 T 细胞淋巴瘤：CD3⁺、CD4⁺、CD8⁻、CD30⁻/⁺、Granzyme B⁻、EBV⁻；结外 NK/T 细胞淋巴瘤，鼻型：CD2⁺、CD3 ε（cy）⁺、CD3⁻、

$CD56^+$、$Granzyme\ B^+$、EBV^+。

根据组织学特征、细胞来源和免疫表型及预后,可将 NHL 分为不同类型。NHL 病理分类见表 23-2。

表 23-2　非霍奇金淋巴瘤分类(WHO,2016)

非霍奇金淋巴瘤分类
成熟 B 细胞肿瘤
慢性淋巴细胞白血病 / 小淋巴细胞淋巴瘤
克隆性 B 细胞淋巴细胞增多症 *
B 细胞幼淋巴细胞白血病
脾边缘带淋巴瘤
毛细胞白血病
脾 B 细胞淋巴瘤 / 白血病,不能分类
脾脏弥漫性红髓小 B 细胞淋巴瘤
毛细胞白血病变异型
淋巴浆细胞性淋巴瘤
Waldenström 巨球蛋白血症(瓦尔登斯特伦巨球蛋白血症)
意义未明的单克隆丙种球蛋白症(MGUS),IgM*
μ 重链病
γ 重链病
α 重链病
意义未明的单克隆丙种球蛋白病(MGUS),IgG/A*
浆细胞骨髓瘤
孤立性骨浆细胞瘤
骨外浆细胞瘤
单克隆免疫球蛋白沉积病 *
结外黏膜相关组织边缘区淋巴瘤(MALT 淋巴瘤)
淋巴结边缘区淋巴瘤
小儿淋巴结边缘区淋巴瘤
滤泡淋巴瘤
原位滤泡瘤 *
十二指肠球部滤泡淋巴瘤 *
小儿滤泡淋巴瘤 *
伴 IRF4 重排大 B 细胞淋巴瘤 *
原发性皮肤滤泡中心淋巴瘤
套细胞淋巴瘤
原位套细胞瘤 *
弥漫性大 B 细胞淋巴瘤(DLBCL),非特指性
生发中心 B 细胞型 *
活化 B 细胞型 *
富于 T 细胞 / 组织细胞的大 B 细胞淋巴瘤
原发性中枢神经系统(CNS)DLBCL
原发性皮肤 DLBCL,腿型
EBV^+ DLBCL,非特指性 *
EBV^+ 黏膜皮肤溃疡 *
DLBCL 相关慢性炎症

非霍奇金淋巴瘤分类

淋巴瘤样肉芽肿病

原发性纵隔（胸腺）大 B 细胞淋巴瘤

血管内大 B 细胞淋巴瘤

ALK⁺ 大 B 细胞淋巴瘤

浆母细胞性淋巴瘤

原发性渗出性淋巴瘤

HHV8⁺DLBCL，非特指性[*]

伯基特淋巴瘤

　　伴 11q 异常的伯基特样淋巴瘤[*]

伴 MYC、BCL 和 / 或 BCL6 重排的高级别 B 细胞淋巴瘤[*]

高级别 B 细胞淋巴瘤，非特指性[*]

B 细胞淋巴瘤，不能分类，其特征介于 DLBCL 和经典型霍奇金淋巴瘤之间

成熟 T 和 NK 细胞瘤

T 细胞幼淋巴瘤性白血病

T 细胞大颗粒淋巴细胞性白血病

慢性 NK 细胞淋巴组织增生性疾病

侵袭性 NK 细胞白血病

儿童系统性 EBV⁺T 细胞淋巴瘤[*]

种痘水疱病样淋巴组织增生性疾病[*]

成人 T 细胞淋巴瘤 / 白血病

结外 NK-/T 细胞淋巴瘤，鼻型

肠病相关 T 细胞淋巴瘤

单型性亲上皮小肠 T 细胞淋巴瘤[*]

胃肠道惰性 T 细胞淋巴组织增生性疾病[*]

肝脾 T 细胞淋巴瘤

皮下脂膜炎样 T 细胞淋巴瘤

蕈样肉芽肿

Sézary 综合征

原发性皮肤 CD30⁺T 细胞淋巴组织增生性疾病

淋巴瘤样丘疹病

原发性皮肤间变性大细胞淋巴瘤

原发性皮肤 γδ T 细胞淋巴瘤

原发性皮肤 CD8⁺ 侵袭性亲表皮细胞毒性 T 细胞淋巴瘤

原发性皮肤肢端 CD8⁺T 细胞淋巴瘤[*]

原发性皮肤 CD4⁺ 小 / 中型 T 细胞淋巴组织增生性疾病[*]

外周 T 细胞淋巴瘤，非特指性

血管免疫母细胞性 T 细胞淋巴瘤

滤泡 T 细胞淋巴瘤[*]

结内外周 T 细胞淋巴瘤，呈 TFH 表型[*]

间变性大细胞淋巴瘤，ALK⁺

间变性大细胞淋巴瘤，ALK⁻[*]

乳房植入物相关的 - 间变性大细胞淋巴瘤[*]

注：暂定分类以斜体字列出。

[*] 与 2008 WHO 分类的不同之处。

临床实际中,根据肿瘤细胞的生物学特性、临床特征、进展快慢和自然病程等因素,常将非霍奇金淋巴瘤分为惰性、侵袭性和高度侵袭性三大类,见表 23-3。

表 23-3 非霍奇金淋巴瘤分类

	B 细胞肿瘤	T 细胞 /NK 细胞肿瘤
惰性	慢性淋巴细胞白血病 / 小淋巴细胞淋巴瘤 淋巴浆细胞性淋巴瘤 滤泡性淋巴瘤(Ⅰ,Ⅱ级) 结外黏膜相关组织边缘区淋巴瘤 毛细胞白血病	蕈样肉芽肿 /Sézary 综合征(塞扎里综合征) T 细胞型大颗粒淋巴细胞白血病 胃肠道惰性 T 细胞淋巴组织增生性疾病 *
侵袭性	滤泡性淋巴瘤(Ⅲ级) 套细胞淋巴瘤 弥漫性大 B 细胞淋巴瘤 浆细胞骨髓瘤	外周 T 细胞淋巴瘤,非特指性 血管免疫母细胞性 T 细胞淋巴瘤 结外 NK-/T 细胞淋巴瘤,鼻型 间变性大细胞淋巴瘤 肠病相关 T 细胞淋巴瘤 皮下脂膜炎样 T 细胞淋巴瘤 成人 T 细胞淋巴瘤 / 白血病(急性)
高度侵袭性	B 细胞幼淋巴细胞白血病 伯基特淋巴瘤	T 细胞幼淋巴瘤性白血病 侵袭性 NK 细胞白血病

五、中西医诊断

(一)临床表现

淋巴瘤是一大类具有相当异质性的肿瘤,由于淋巴系统分布特点,几乎可以侵犯到全身任何组织和器官,临床表现既具有一定的共同特点,同时因不同的病理类型、受侵部位和范围又存在很大差异。

1. 淋巴结肿大 淋巴结肿大是最常见、最典型的临床表现。HL 的淋巴结受累多为连续性,依次侵及邻近部位淋巴结,如先为颈部淋巴结肿大,依次为腋下、纵隔淋巴结受侵等。NHL 受侵淋巴结部位呈跳跃性,无一定规律,结外淋巴组织或器官受侵者也较多见。淋巴结肿大特点为无痛性、表面光滑、扪之质韧、饱满、均匀,早期活动孤立或散在于颈部、腋下、腹股沟等处,晚期则互相融合,与皮肤粘连,不活动,或形成溃疡。淋巴结肿大多为渐进性,如 HL 和惰性淋巴瘤,部分患者在确诊之前数月甚至数年即可出现浅表淋巴结反复肿大,少数患者经抗感染治疗后肿大淋巴结可消退,但不久再次肿大。高度侵袭性的类型表现为淋巴结迅速增大,造成相应的局部压迫症状。

2. 不同部位的症状 纵隔也是淋巴瘤好发部位之一。早期多无明显症状,随着肿瘤的逐渐增大,肿瘤压迫气管、食管、上腔静脉可出现干咳、气短、吞咽困难,如果病变进展迅速,则发生上腔静脉综合征,表现为头颈部肿胀、呼吸困难、不能平卧、颈胸部表浅静脉怒张等。

淋巴瘤也可原发或继发于淋巴结以外的器官或组织,包括胃肠道、皮肤、鼻腔、骨髓、中枢神经系统、睾丸、肺、肝、骨、甲状腺、卵巢、乳腺、眼附属器等部位,均有相应临床表现。胃肠道是 NHL 最常见结外病变部位,约占全部结外淋巴瘤的 50%,胃淋巴瘤早期多无症状,此后可出现消化不良、饱胀不适、上腹部包块,甚则呕血、黑便等症状。小肠淋巴瘤可表现为腹痛、腹部包块,甚则出现肠梗阻、肠穿孔、出血等急症。

3. 全身症状　淋巴瘤患者在发现淋巴结肿大前或同时可出现发热、皮痒、盗汗、贫血及消瘦等全身症状,其次如食欲减退、疲劳等。HL 患者约 1/3 起病时伴有全身症状,NHL 患者全身症状多见于晚期,占 NHL 的 10%~15%。老年患者、免疫功能低下或多病灶者,全身症状多较明显。临床分期中,将不明原因的发热(>38℃),不明原因的体重减轻(半年内体重减轻超过原体重的 10%)和盗汗作为 "B" 症状。部分患者可无全身症状。

4. 体征　淋巴结肿大为本病特征,以颈部淋巴结肿大最为多见。其他如肝脾肿大,上腔静脉综合征等。如侵及肺部、胸膜、心包,出现胸腔积液、心包积液等,根据病情发展的不同情况,临床可见相应体征;如侵及骨骼,可有局部按压痛、病理性骨折;如侵及皮肤,出现肿块、皮下结节、浸润性斑块、溃疡、丘疹、斑疹等;中枢神经系统受累可引起相应体征。

（二）影像学检查

1. B 超检查　包括淋巴结、腹部、乳腺、甲状腺、盆腔等处 B 超以及超声心动图等。应用常规超声及超声造影检查可为淋巴瘤诊断及治疗提供依据。

2. X 线检查　X 线检查对淋巴瘤诊断有参考价值,包括胸部后前位及侧位片,主要观察肺门、纵隔、肺内情况。此外,根据临床症状和体征,进行可疑部位骨骼摄片、全胃肠钡餐造影等。

3. CT 检查　颈、胸、腹、盆腔 CT 是完善分期与评价疗效的必要检查。有结外受侵,可做相应部位的 CT 检查。

4. MRI 检查　可疑脑、骨等结外受侵,可依部位选择进行 MRI 检查。

5. 内镜检查　胃肠道受侵,可行胃镜、肠镜检查。

6. 正电子发射计算机断层显像检查（PET-CT）　被称为生化显像、分子显像、生命显像。PET-CT 是将微量放射性核素标记到生命活动必需物质上,显示活体组织器官内生化物质的浓度及其随时间的变化过程。因为肿瘤细胞生长迅速,比正常细胞需要更大量葡萄糖,代谢旺盛的恶性细胞摄取 18F-FDG 显像剂高于正常细胞,18F-FDG 与葡萄糖代谢途径相似,但在完成磷酸化生成 6- 磷酸氟代脱氧葡萄糖（18F-FDG-6-PO4）后,不能通过细胞膜到达细胞外继续分解,在细胞内滞留较长时间。一般采用标准摄取值（standard uptake value,SUV）2.5 作为区分良、恶性病变的界值。特点是敏感性与特异性高,对于淋巴瘤分期及疗效评价可靠。

（三）病理学检查

常规病理和免疫组织病理学检查,是确诊本病必需的依据。由于在显微镜下不但要观察细胞形态,还要观察整个淋巴结的结构和间质细胞反应,所以要取完整的淋巴结送检,淋巴结穿刺活检或涂片都不宜作为诊断淋巴瘤的依据。NCCN 对淋巴瘤病理诊断中免疫表型和分子遗传学方面的鉴定有相应规定。

（四）实验室检查

1. 全血细胞计数及血涂片检查　HL 血象变化发生较早,常有轻或中度贫血,白细胞数正常或轻度增高,约 1/5 病例有嗜酸粒细胞增多,晚期淋巴细胞减少;NHL 就诊时白细胞数多正常,伴有相对或绝对淋巴细胞增多,但形态正常,疾病进展期可见淋巴细胞减少。血涂片或可见到淋巴瘤细胞。

2. 病毒学检查　包括 HBV（乙型肝炎病毒）、EBV（Epstein-Barr 病毒）、HSV（单纯疱疹病毒）、CMV（巨细胞病毒）等。

3. 骨髓检查　诊断淋巴瘤时应查骨髓穿刺涂片及活检,进行形态学、免疫组化、细胞分子遗传学检查。淋巴瘤累及骨髓者较少经骨髓涂片检查而发现,骨髓活检可提高阳性率。在 HL 骨髓象中如发现 R-S 细胞,有助于诊断。淋巴瘤的骨髓侵犯表现为骨髓受侵或合并白血病。

分子生物学研究表明,90% 患者有染色体异常,ML 最常见的染色体结构变异发生在第 14 号染色体,而染色体的断点绝大多发生在 14q32,多数染色体易位涉及的染色体的断点与免疫球蛋白(*Ig*)基因或 T 细胞受体(*TCR*)基因有关。某些癌基因扩增或表达失调导致细胞生长失控,如伯基特淋巴瘤因染色体易位致 *c-myc* 基因过度表达,滤泡淋巴瘤的 *bcl-2* 基因过度表达等。NHL 染色体异常包括易位、缺失和突变,后两者通常少见。累及 *Ig* 或 *TCR* 基因的、非随机发生的染色体易位是 NHL 的特征性改变,常与特异的组织学亚型和免疫表型有关,并在一定程度上与临床诊断、治疗和预后有关联。NHL 中常见的染色体易位及基因异常见表 23-4。

表 23-4　NHL 中常见染色体易位及基因异常

易位	NHL	受累基因
t(8;14)(q24;q32)	Burkitt 淋巴瘤	*c-myc*
t(2;8)(p12;q24)	Burkitt 淋巴瘤	*c-myc*
t(8;22)(q24;q11)	Burkitt 淋巴瘤	*c-myc*
t(11;14)(q13;q32)	套细胞淋巴瘤	*bcl-1*
t(14;18)(q32;q21)	滤泡型淋巴瘤	*bcl-2*
t(3;14)(q27;q32);t3 q27	弥漫大 B 细胞淋巴瘤	*bcl-6*
t(14;18)(q32;q21)	弥漫大 B 细胞淋巴瘤	*bcl-2*
t(11;18)(q21;q21)	MALT 淋巴瘤	*CIAP/MLT*
t(1;14)(p22;q32)	MALT 淋巴瘤	*bcl-10*
t(2;5)(p23;q35)	间变性大细胞淋巴瘤	*ALK/NPM*

4. 肿瘤标志物　肿瘤标志物 CA125、FET 等可升高。

(五)临床分期

恶性淋巴瘤最早采用 1965 年 Rye 会议制定的分期,于 1971 年 Ann Arbor 会议进行修订,将其分为四期,见表 23-5。1989 年在英国 Cotswold 会议上作了进一步修订,是目前仍是广泛采用的临床分期系统,见表 23-6。鉴于 NHL 是一系统性疾病,发病部位常呈跳跃式,故目前主张以国际预后指数(IPI)和滤泡淋巴瘤国际预后指数(FLIPI)来判定患者的疾病程度,这两个预后指数的优点在于整合了患者的整体状况,与临床预后的相关性更强。国际预后指数(IPI)见表 23-7,滤泡淋巴瘤国际预后指数(FLIPI)见表 23-8。

对于原发于某些特殊部位如皮肤、胃肠道的淋巴瘤,仍可采用以 Ann Arbor 分期为基础的分期系统,但适用性并不好,不能准确地反映预后差异。因此,国内外很多单位建立了一些特殊部位的淋巴瘤分期系统。

表 23-5　临床分期（Ann Arbor 1971 年）

分期	定义
Ⅰ期	侵及一个淋巴结区（Ⅰ），或侵及一个单一结外器官或部位（ⅠE）
Ⅱ期	在横膈的一侧，侵及两个或更多的淋巴结区（Ⅱ）或外加局限侵犯 1 个结外器官或部位（ⅡE）
Ⅲ期	受侵犯的淋巴结在横膈的两侧（Ⅲ）或外加局限侵犯 1 个结外器官或部位（ⅢE）或脾（ⅢS）或两者（ⅢSE）
Ⅳ期	弥漫性或播散性侵犯 1 个或更多的结外器官，同时伴或不伴有淋巴结侵犯

注：按照有无全身症状统一分为 A：无症状。B：无原因的发热 >38℃，连续 3 天以上者；盗汗；6 个月内无原因的体重下降 10% 者。

表 23-6　临床分期（Cotswold 1989 年修订）

分期	定义
Ⅰ期	侵犯单个淋巴结区或侵犯一个淋巴组织（如脾脏、胸腺、韦氏环）
Ⅱ期	侵及 2 个或 2 个以上的淋巴结区，均位于横膈的一侧（如纵隔为 1 个部位，一侧的肺门淋巴结是 1 个部位），解剖部位的数目，应详细标明，如写为Ⅱ2
Ⅲ期	淋巴结区或淋巴组织的侵犯涉及横膈两侧
Ⅲ1	有或无脾门、腹腔或门脉区域淋巴结受侵
Ⅲ2	有主动脉旁、髂部、肠系膜淋巴结受侵
Ⅳ期	淋巴结以外的部位受侵犯，称之为 E

注：A：无全身症状。

B：不明原因的发热 >38℃连续 3 天以上；盗汗；在半年以内不明原因的体重下降 10%。

X：大瘤块，大于胸廓宽度约 1/3 者，淋巴结融合包块的最大直径 >10cm 者。

E：单一结外部位受侵，病变侵犯到与淋巴结 / 淋巴组织直接相连的器官 / 组织时，不记录为Ⅳ期，应在各期后加注字母 "E"（如病变浸润至与左颈部淋巴结相连接的皮肤，记录为 "ⅠE"）。

表 23-7　国际预后指数（IPI）（NCCN 2021 年）

相关因素	预后好	预后不良
年龄	<60 岁	>60 岁
分期	Ⅰ、Ⅱ期	Ⅲ、Ⅳ期
结外侵犯部位数	0、1	>1
体能分级（ECOG 标准）	0、1	2、3、4
LDH	正常	不正常

表 23-7　国际预后指数（IPI）（NCCN 2021 年）（续）

预后分级	不良因素	预后分级	不良因素
低危	0，1	中高危	3
低中危	2	高危	4，5

表 23-8　滤泡淋巴瘤国际预后指数（FLIPI）（NCCN 2021 年）

相关因素	预后好	预后不良
年龄	<60 岁	>60 岁
分期	Ⅰ、Ⅱ期	Ⅲ、Ⅳ期
血红蛋白水平	≥120g/L	<120g/L
淋巴结区域数目	<5	≥5
LDH	正常	不正常

表 23-8　滤泡淋巴瘤国际预后指数（FLIPI）（NCCN 2021 年）（续）

预后分级	不良因素
低危	0，1
中危	2
高危	≥3

（六）辨证分型（参照《恶性肿瘤中医诊疗指南》）

1. 证候要素　恶性淋巴瘤常见中医证型虚实夹杂，多为两种或多种证候要素组成的复合证候。在既往研究基础上，结合文献报道以及国内中医肿瘤专家意见，将恶性淋巴瘤分为以下 6 种证候要素：

（1）气虚证

主症：神疲乏力，少气懒言，颈项、耳下、或腋下、鼠蹊有多个肿核。

主舌：舌淡胖。

主脉：脉虚。

或见症：气短、自汗，面色无华，语声低微，头目眩晕，心悸气短，失眠多梦。

或见舌：舌边齿痕，苔白滑，薄白苔。

或见脉：脉沉细，脉细弱，脉沉迟。

（2）阴虚证

主症：五心烦热，口咽干燥，低热盗汗。

主舌：舌红少苔。

主脉：脉细数。

或见症：眩晕耳鸣，心烦易怒，午后颧红，形体消瘦，失眠健忘，齿松发脱，颈项、耳下、或腋下、鼠蹊有多个肿核，质地坚硬，腰膝酸软。

或见舌：舌干裂，苔薄白或薄黄而干，花剥苔，无苔。

或见脉：脉浮数，脉弦细数，脉沉细数。

（3）血虚证

主症：面色无华，头晕眼花，爪甲色淡。

主舌：舌淡。

主脉：脉细。

或见症：心悸怔忡，失眠健忘，小便短少。

或见舌：苔白，苔薄白。

或见脉：脉沉细，脉细弱。

（4）痰湿证

主症：胸脘痞闷，恶心纳呆，瘰疬痰核。

主舌：舌淡苔白腻。

主脉：脉滑或濡。

或见症：颈项、耳下、或腋下、鼠蹊有多个肿核，甚至融合成团块，局部可有肿胀感或有腹部癥块，推之不移，痰多，形体胖，乏力，面色少华，大便溏薄。

或见舌：舌淡胖，苔白滑，苔滑腻，苔厚腻，脓腐苔。

或见脉：脉浮滑，脉弦滑，脉濡滑，脉濡缓。

（5）血瘀证

主症：痰核瘰疬，刺痛固定，肌肤甲错。

主舌：舌质紫黯或有瘀斑、瘀点。

主脉：脉涩。

或见症：腹内肿块，颈项、耳下、或腋下、鼠蹊有多个肿核，痛有定处、拒按，脉络瘀血，皮下瘀斑，肢体麻木，局部感觉异常，黑便，或血性胸腹水。

或见舌：舌胖嫩，苔白滑，苔滑腻，苔厚腻，脓腐苔。

或见脉：脉沉弦，脉结代，脉弦涩，脉沉细涩，牢脉。

（6）气滞证

主症：痰核瘰疬，痛无定处。

主舌：舌淡黯。

主脉：脉弦。

或见症：头胀痛，眩晕，面部时时发热，精神抑郁，或烦躁易怒，纳呆，大便干结或不爽。

或见舌：舌边红，苔薄白，苔薄黄，苔白腻或黄腻。

或见脉：脉弦细。

2. 辨证方法

符合主症 2 个，并见主舌、主脉者，即可辨为本证。

符合主症 2 个，或见症 1 个，任何本证舌、脉者，即可辨为本证。

符合主症 1 个，或见症不少于 2 个，任何本证舌、脉者，即可辨为本证。

3. 辨证分型（表 23-9）

表 23-9　恶性淋巴瘤的中医辨证分型

治疗阶段	手术阶段	化疗阶段	放疗阶段	单纯中医治疗阶段
辨证分型	气血亏虚	脾胃不和	气阴亏虚	寒痰凝滞
	脾胃虚弱	气血亏虚	热毒瘀结	毒瘀互结
		肝肾阴虚		气滞痰凝
				阴虚火旺

六、治疗

（一）中西医治疗原则

恶性淋巴瘤治疗应采取中西医综合治疗的原则,即根据患者的机体状况,肿瘤的细胞学、病理类型、临床分期、预后等,合理制定中西医结合、局部与全身、扶正与祛邪配合的综合治疗方案。首先,初始应联合足量的中西医治疗方法,最大限度地降低肿瘤负荷;然后在保护骨髓,重建免疫功能的基础上,再次强化治疗使肿瘤残存细胞降到最少;最后,巩固和提高免疫功能使病情稳定,甚至痊愈。目前,恶性淋巴瘤的治疗以放疗、化疗、药物治疗为主。

（二）中医辨证治疗原则

本虚标实是恶性淋巴瘤的病机特点,扶正祛邪是其治疗的基本原则。本病整体属虚,局部属实,正虚为本,邪实为标。临床上应仔细分析正邪两方消长盛衰的情况,决定扶正与祛邪的主次先后。恶性淋巴瘤早期,瘤负荷重,以邪实为主,治疗以祛邪为主兼顾扶正培本,既可祛邪,又可固护正气,同时达到减毒增效作用,根据邪气的偏盛,分别予以散寒通滞、软坚散结、化痰散结、清热解毒;中期,正邪交争,为防止多药耐药及肿瘤细胞逃逸,最大限度杀死肿瘤细胞,治疗以扶正祛邪并行;后期,正气虚损,为达到预防复发,改善整体功能状态的目的,治疗宜扶正培本为主,祛邪为辅,分别采用益气养阴、滋补肝肾、疏肝健脾等法。由于恶性淋巴瘤以本虚标实为本,且中医认为放化疗均属热毒之邪,易伤正气,所以治疗中要重视固本培元,把扶正祛邪的原则贯穿治疗的全过程。

（三）辨证思路

1. 辨病与辨证相结合　恶性淋巴瘤具有起病隐匿、亚型繁多、预后差等特点。通过中医的望、闻、问、切对恶性淋巴瘤做出明确诊断是不现实的,所以把辨证与辨病相结合,先明确恶性淋巴瘤的诊断、病理类型、临床分期后,再对不同阶段采取不同的中西医结合的治疗方法。在放化疗阶段合理搭配中医药治疗,既可以减轻和改善这些不良反应,又能在一定程度上增加化疗效果。化疗结束后,攻补兼施,继续中医药治疗,可以使机体更快地恢复,防止复发转移。对于一些不适合放化疗的晚期患者,在中医辨证论治的基础上,有选择性地应用现代药理研究中有抗癌作用的中药,对于控制肿瘤发展、转移均收到较好疗效。

2. 辨证候虚实　恶性淋巴瘤为脏腑功能障碍,阴阳失调,痰、瘀、毒结于肌肤脏腑而成,属本虚标实,全身属虚,局部属实,虚实夹杂。实以痰、瘀、毒互结为主,虚以肝、脾、肾三脏虚损多见,早期多以邪实为主,晚期为气血阴阳衰败为主。

3. 辨邪正盛衰　邪正斗争不仅关系着恶性淋巴瘤的发生、发展和转归,同时还决定着病证的虚实变化。一般来说,局限性肿大淋巴结时,患者体力活动正常,此时邪气盛而正气足,正邪抗争有力;如果淋巴瘤侵犯多系统甚至骨髓,出现血细胞下降,则为邪毒内盛而正气亏虚的正虚邪实者,患者体力逐渐下降的同时病情迅速恶化。

4. 辨标本缓急　恶性淋巴瘤以脏腑功能失调为本,正虚基础上产生的病理产物如痰、瘀、毒等,以及病变过程中出现的一些急迫症状如昏迷、发热、胸腹腔积液、病理性骨折等属于标。应视标本的轻重缓急情况,采取治标或治本或标本兼治。"治病必求于本",故首先要对本病进行治疗,但恶性淋巴瘤患者常出现标本错综复杂的情况,治疗时常需标本兼顾。例如:中枢神经系统淋巴瘤,应先要脱水降颅压,防止脑疝形成;淋巴瘤所致癌性胸腹水,需穿刺引流缓解压迫症状;发生在承重骨的骨破坏,需骨科手术防止截瘫。本病急的情况下,应先治其本;标病急的情况下,应先治其标或标本兼治。当急则治标,待标证缓解,再图治本。

(四)分证论治

1. 中西医结合治疗

(1)化疗结合中医治疗

1)脾胃不和

临床表现:胃脘饱胀、食欲减退、恶心、呕吐、腹胀或腹泻,舌体多胖大,舌苔薄白、白腻或黄腻。补充脉象。多见于化疗引起的消化道反应。

治疗原则:健脾和胃,降逆止呕。

中药汤剂:旋覆代赭汤加减,或橘皮竹茹汤加减。

药物组成:旋覆花、人参、生姜、代赭石、甘草、半夏、大枣;或半夏、橘皮、枇杷叶、麦冬、竹茹、赤茯苓、人参、甘草等。

辨证加减:若脾胃虚寒者,加吴茱萸、党参、焦白术;若肝气犯胃者,加炒柴胡、佛手、白芍;夹湿者,加厚朴、白蔻仁、藿香。

2)气血亏虚

临床表现:疲乏、精神不振、头晕、气短、纳少、虚汗、面色淡白或萎黄,脱发,或肢体肌肉麻木、女性月经量少,舌体瘦薄,或者舌面有裂纹,苔少,脉虚细而无力。多见于化疗引起的疲乏或骨髓抑制。

治疗原则:补气养血。

中药汤剂:八珍汤加减,或当归补血汤加减,或十全大补汤加减。

药物组成:人参、白术、茯苓、当归、川芎、白芍、熟地黄,或黄芪、当归,或人参、肉桂、川芎、地黄、茯苓、白术、甘草、黄芪、当归、白芍、生姜、大枣等。

辨证加减:兼痰湿内阻者,加半夏、陈皮、薏苡仁;若畏寒肢冷,食谷不化者,加补骨脂、肉苁蓉、鸡内金。

3)肝肾阴虚

临床表现:腰膝酸软,耳鸣,五心烦热,颧红盗汗,口干咽燥,失眠多梦,舌红苔少,脉细数。多见于化疗引起的骨髓抑制或脱发。

治疗原则:滋补肝肾。

中药汤剂:六味地黄丸加减。

药物组成:熟地黄、山茱萸(制)、山药、泽泻、牡丹皮、茯苓等。

辨证加减:若阴虚内热重者,加墨旱莲、女贞子、生地;若阴阳两虚者,加菟丝子、杜仲、补骨脂;兼脱发者,加制首乌、黑芝麻。

(2)放射治疗结合中医治疗:放疗后,特定的火热毒邪已直入脏腑,若积于心脾,炽盛炎上乃为实火;伤津灼液,使相火炎上乃为虚火;若邪盛正衰,阳败阴盛,虚阳浮越于上者,则属阳虚口疮之范畴。故治疗之时,须辨证准确,区别对待,或治以清热泻火,或治以滋阴清热;阳虚口疮则宜益气温阳,引火归原。

1)热毒瘀结

临床表现:主要表现为发热,口干,皮肤黏膜溃疡,大便秘结,舌红,苔黄或黄腻,脉滑数。根据放疗部位不同,可见咽喉肿痛,呛咳,呼吸困难,呕吐,呕血;或胃脘灼痛,食后痛剧,脘胀拒按,心下痞块;或大便次数增多、里急后重、便血;或尿频、尿急、尿痛、血尿等。

治疗原则:清热凉血,活血解毒。

中药汤剂:五味消毒饮合桃红四物汤加减。

药物组成:金银花、野菊花、蒲公英、紫花地丁、紫背天葵子、当归、生地、桃仁、红花、赤芍、川芎等。

辨证加减:皮肤肿痛、破溃者,用黄连、黄柏、虎杖煎汤外敷;上焦热盛者,加沙参、天麦冬、天花粉、玄参、杏仁;中焦热盛者,加黄连、石膏、知母、麦冬、玉竹;下焦热盛者,加黄柏、槐花、地榆、大蓟、白茅根。

2)气阴亏虚

临床表现:身倦无力,少气懒言,口干咽燥,午后潮热,五心烦热,失眠盗汗,头晕目眩,耳鸣,腰膝酸软,舌红,苔白或少苔,脉细或数。多见于放射性损伤后期,或迁延不愈,损伤正气者。

治疗原则:益气养阴。

中药汤剂:病在上焦者,沙参麦冬汤加减;病在中焦者,玉女煎加减;病在下焦者,知柏地黄汤加减。

药物组成:病在上焦者,沙参、党参、玉竹、生甘草、冬桑叶、麦冬、生扁豆、天花粉、五味子等;病在中焦者,石膏、熟地、麦冬、知母、牛膝、炒白术、山药等;病在下焦者,熟地黄、山茱萸、山药、泽泻、茯苓、丹皮、知母、黄柏等。

辨证加减:肾阴虚为主者,加生地、女贞子、墨旱莲;阴虚有热者,加知母、黄柏、丹皮;兼血虚者,加阿胶、当归、丹参;若久病阴损及阳者,加菟丝子、肉桂。

(3)手术结合中医治疗

1)气血亏虚

临床表现:面色淡白或萎黄,唇甲淡白,神疲乏力,少气懒言,自汗,或肢体肌肉麻木、女性月经量少,舌体瘦薄,或者舌面有裂纹,苔少,脉虚细而无力。

治疗原则:补气养血。

中药汤剂:八珍汤加减,或当归补血汤加减,或十全大补汤加减。

药物组成:人参、白术、茯苓、当归、川芎、白芍、熟地黄等,或黄芪、当归等,或人参、肉桂、川芎、地黄、茯苓、白术、甘草、黄芪、当归、白芍、生姜、大枣等。

辨证加减:兼痰湿内阻者,加半夏、陈皮、薏苡仁;若畏寒肢冷,食谷不化者,加补骨脂、肉苁蓉、鸡内金;若动则汗出,怕风等表虚不固之证,加防风、浮小麦。

2)脾胃虚弱

临床表现:纳呆食少,神疲乏力,大便稀溏,食后腹胀,面色萎黄,形体瘦弱,舌质淡,苔薄白。补充脉象

治疗原则:健脾益胃。

中药汤剂:补中益气汤加减。

药物组成:黄芪、人参、白术、炙甘草、当归、陈皮、升麻、柴胡、生姜、大枣等。

辨证加减:若胃阴亏虚,加沙参、石斛、玉竹;若兼痰湿证者,加茯苓、半夏、薏苡仁、瓜蒌。

(4)放化疗后结合中医治疗:手术后已完成辅助治疗的患者,采用中医巩固治疗,能够防止复发转移,改善症状,提高生存质量;放化疗完成后疾病稳定的带瘤患者,采用中医维持治疗,能够控制肿瘤生长,延缓疾病进展或下一阶段放化疗时间,提高生存质量,延长生存

时间。

辨证论治同"单纯中医治疗"。

2. 单纯中医治疗 对于不适合或不接受手术、放疗、化疗、分子靶向治疗的恶性淋巴瘤患者,采用单纯中医治疗,发挥控制肿瘤,稳定病情,提高生存质量,延长生存期的作用。

(1)寒痰凝滞

临床表现:颈项、耳下、腋下肿核,不痛不痒,皮色不变,坚硬如石,难消难溃,不伴发热,或形寒怕冷,神倦乏力,面苍少华,小便清利。舌质略淡,舌苔白微腻,脉沉细。

治疗原则:温阳化痰,软坚散结。

中药汤剂方剂:阳和汤合消瘰丸加减。

药物组成:熟地、麻黄、白芥子、肉桂、炮姜、生甘草、鹿角胶、皂角刺、制南星、元参、土贝母、牡蛎等。

辨证加减:兼气虚不足,加党参、黄芪;阴寒重,加附子;若肿块大而坚硬,可重用生牡蛎,酌加昆布、海藻、夏枯草;咳痰量多者,加瓜蒌、海蛤粉;兼肝气郁滞胁肋满闷者,加青皮、香附、陈皮;肝火上炎见目赤口苦者,可加菊花、夏枯草。久病肝肾亏虚,加女贞子、桑椹子、枸杞子、菟丝子。

(2)毒瘀互结

临床表现:颈项或体表肿核硬实累累,推之不移,隐隐作痛,质硬,伴见形体消瘦,面色黯黑,皮肤枯黄,舌质黯红、苔多厚腻乏津,脉弦涩;或见两胁积(肝脾肿大),胸闷气促,发热恶寒,口干苦,大便干结,消瘦,乏力,舌绛、苔黄、舌下青筋,脉滑数;或见肿块增大,融合成块,皮肤转红,肤温升高,疼痛固定,全身可有发热,或肝脾肿大,舌质紫黯或有瘀斑,苔黄,脉弦数。

治疗原则:化痰解毒,祛瘀散结。

中药汤剂:西黄丸或小金丹加减。

药物组成:牛黄、板蓝根、马勃、薄荷、蒲公英、瓜蒌、玄参、苦桔梗、生地黄、赤芍、草河车、郁金、蜂房等;或白胶香、草乌、五灵脂、地龙、制木鳖、制没药、制乳香、当归身、麝香、陈墨等。

辨证加减:如热毒明显,可用解毒清热方(段凤舞方):蛇六谷、天葵子、黄药子、红木香、七叶一枝花;痰毒互结也可选用江南白花汤(刘嘉湘方):望江南、白花蛇舌草、夏枯草、海藻、牡蛎、野菊花、白茅根、紫丹参、全瓜蒌、昆布、山药、桃仁、南沙参、留行子、蜂房。瘀瘀互结,可选用化痰祛瘀方(施今墨方):川贝母、炒牡丹皮、浙贝母、炒丹参、山慈菇、炮甲珠、海藻、昆布、川郁金、忍冬藤、小蓟、桃仁、杏仁、大力子、皂角刺、桔梗、酒玄参、夏枯草、三七末。

(3)气滞痰凝

临床表现:胸闷不舒,两胁作胀,颈、腋及腹股沟等处肿核累累,可有皮下硬结,消瘦乏力。舌质淡红,舌苔白,或舌有瘀点,脉沉滑。

治疗原则:疏肝解郁,化痰散结。

中药汤剂:海藻玉壶汤,或半夏厚朴汤加减。

药物组成:海藻、昆布、贝母、半夏、青皮、陈皮、当归、川芎、连翘、甘草;或半夏、厚朴、茯苓、生姜、苏叶等。

辨证加减:若气郁较甚者,可酌加香附、郁金助行气解郁之功;胁肋疼痛者,酌加川楝子、延胡索以疏肝理气止痛;咽痛者,酌加玄参、桔梗以解毒散结,宣肺利咽。

（4）阴虚火旺

临床表现：颈项肿核，质地坚硬，或腹内结块和/或形体消瘦，头晕目眩，耳鸣，身烘热，五心烦热，心烦易怒，口咽干燥，两胁疼痛，腰胁酸软，遗精失眠，夜寐盗汗，舌红或绛、苔薄或少苔，脉细数。

治疗原则：滋阴降火。

中药汤剂：知柏地黄丸加减。

药物组成：熟地黄、山茱萸、山药、泽泻、茯苓、丹皮、知母、黄柏等。

辨证加减：午后低热者，加用青蒿、鳖甲、地骨皮等；出血明显者，可加仙鹤草、三七等；盗汗甚者，加牡蛎、浮小麦等；癥块明显者，加用鳖甲、牡蛎等。

（五）西医治疗

恶性淋巴瘤应采取综合治疗。手术治疗和放射治疗为局部治疗，化学治疗和生物反应调节剂的治疗为全身治疗，应根据疾病发展的不同阶段合理运用不同的治疗手段。根据患者的病理类型、分期、一般状况、有无巨块及免疫功能状况等，多学科协作制定综合治疗计划。综合治疗策略包括四个阶段：第一阶段最大限度地降低肿瘤负荷；第二阶段重点在重建骨髓和免疫功能；第三阶段则强化肿瘤治疗，使残存瘤细胞减到很少或消失；第四阶段提高免疫功能，巩固疗效。综合治疗关键有以下四点：①病理分类与临床或剖腹探查分期结合考虑，这是制订正确、合理的综合治疗计划的关键。②重视首程治疗及足够的巩固治疗。ML首程治疗非常重要，一定要设法达CR，才能延长无病生存期，达到治愈。③严密观察病情改变，及时调整治疗计划。④多学科密切协作，ML是全身性疾病，按病程早晚有局部或全身表现，因此在治疗上多学科密切协作，共同制定治疗计划。

1. 手术治疗原则　外科手术对病理活检、位于消化道等较局限的原发淋巴瘤或发生梗阻、穿孔以及开胸或开腹探查等均是必需的诊断和治疗方法。如胃肠道淋巴瘤，如溃疡较大、深，或有活动性出血者，可先行手术治疗。

2. 放射治疗原则　放射治疗是ML治疗主要方法之一。如HLⅠ、Ⅱ期和低度恶性NHL的根治性放射治疗效果理想。Ⅲ、Ⅳ期病例待全身疾病得到控制，对局部残存病变进行局部放疗，也有重要的临床意义。对于霍奇金淋巴瘤，病变在横膈上采用斗篷式，照射部位包括两侧从两侧乳突端至锁骨上下、腋下、肺门、纵隔至横膈的淋巴结。要保护肱骨头、喉部及肺部免受照射。膈下倒Y字照射，从膈下淋巴结到腹主动脉旁、盆腔及腹股沟淋巴结，同时照射脾区。剂量为30~40Gy，3~4周为一疗程。1966年Kaplan通过随机对照临床试验证明扩野照射可治愈早期局限性HL，现用扩野照射治疗HL的ⅠA或ⅡA期。霍奇金淋巴瘤治疗方法选择见表23-10。

表23-10　霍奇金淋巴瘤治疗方法的选择

临床分期	主要疗法
ⅠA，ⅡA	扩大照射：膈上用斗篷式，膈下用倒Y字式
ⅠB，ⅡB，ⅢA，ⅢB，Ⅳ	联合化疗＋局部照射

3. 化学药物治疗原则　化学治疗是恶性淋巴瘤治疗的主要方法之一。研究显示恶性淋巴瘤远期生存效果与化疗药物的剂量强度密切相关。近年来各种支持治疗以及自体外周血干细胞移植等的应用，提高了化疗效果，确保了治疗的安全性。

（1）霍奇金淋巴瘤：1963年DeVita用MOPP方案对HL患者进行化疗，MOPP方案至少用6个疗程，或一直用至完全缓解（CR），再额外给2个疗程。CR率80%，5年生存率75%，长期无病生存率（FDS）达50%。用MOPP三个月内CR的患者缓解期比较长。第一次缓解期超过一年，复发后经MOPP方案治疗，93%有二次CR的希望。MOPP方案主要副作用是对生育功能的影响及引起继发性肿瘤。治疗延续三个月以上第二种肿瘤的发生率为3%~5%，不孕率为50%。20世纪70年代提出了ABVD方案，对比研究表明其缓解率和五年无病生存率均优于MOPP方案，对生育功能影响小，已替代MOPP方案成为HL的首选方案。由于维持治疗不延长生存期，而且增加化疗毒性并抑制免疫功能，故主张ABVD方案缓解后巩固2个疗程（不少于6个疗程），即结束治疗。如ABVD方案失败，则可考虑大剂量化疗或自体造血干细胞移植。复发时治疗依据复发时间具体分析，如缓解后较长时间复发，可仍选择诱导缓解方案，也可选择GDP方案或参考NHL治疗方案。

（2）非霍奇金淋巴瘤：NHL分为惰性、侵袭性和高度侵袭性三大类，不同类型生物学行为不同，转归不同，以联合化疗为主，强度应在综合个人条件、病理学特征、疾病分期等因素后决定。惰性淋巴瘤发展较慢，化放疗有效，但不易缓解。该组I期和II期放疗或化疗后存活可达10年，部分患者有自发性肿瘤消退。III期及IV期患者化疗后虽会多次复发，但中位生存时间也可达10年。故主张姑息性治疗原则，尽可能推迟化疗，如病情有所发展，可单独给苯丁酸氮芥4~12mg每日口服，或环磷酰胺100mg每日口服。联合化疗可用COP方案。可用于惰性淋巴瘤治疗的药物还有氟达拉滨（fludarabine）、克拉曲滨（cladribine, 2-氯脱氧腺苷）等。对于胃MALT淋巴瘤，幽门螺杆菌感染阳性者先抗HP治疗，酌情结合化疗和/或免疫治疗。侵袭性淋巴瘤不论分期均应以化疗为主，对化疗残留肿块、局部巨大肿块或中枢神经系统受累及，可行局部放疗扩野照射（25Gy）作为化疗的补充。CHOP方案疗效与其他化疗方案类似，但毒性较低。完全缓解后巩固2个疗程就可结束治疗，但化疗不应少于6个疗程，长期维持治疗并无好处，本方案5年无病生存率达41%~80%。全身广泛波散的淋巴瘤或有向白血病发展倾向者或已转化成白血病的患者，可试用治疗淋巴细胞白血病的化疗方案，如VDLP方案。ESHAP方案对复发淋巴瘤的完全缓解率为30%。复发或难治的病例可考虑自体造血干细胞移植。

4. 生物治疗 生物免疫治疗是发展较迅速的治疗手段，包括干扰素、细胞因子、多种单克隆抗体等。生物反应调节剂的应用，尤其是干扰素治疗低度恶性淋巴瘤，有效率可达到46%，CR率达11%，与化疗并用疗效更高。NHL大部分为B细胞性，后者90%高度表达CD20。淋巴细胞为主型HL也高度表达CD20。凡CD20阳性B细胞淋巴瘤均可用CD20单抗（利妥昔单抗，每次375mg/m²）治疗。CD20单抗与CHOP等化疗方案联用治疗淋巴瘤，可明显提高CR率和延长无病生存时间。B细胞淋巴瘤在造血干细胞移植前用CD20单抗作体内净化，可提高移植治疗的疗效。

5. 骨髓或造血干细胞移植 55岁以下，重要脏器功能正常，如属缓解期短，难治易复发的侵袭性淋巴瘤，4个周期CHOP方案能使淋巴结缩小大于3/4者，可考虑全淋巴结放疗（即斗篷式合并倒Y字式扩野照射）及大剂量联合化疗后进行异基因或自身骨髓（或外周造血干细胞）移植，以期最大限度地杀灭肿瘤细胞，取得较长期缓解和无病生存。自身干细胞移植治疗侵袭性淋巴瘤40%~50%以上获得肿瘤负荷缩小，18%~25%的复发病例被治愈，比常规化疗增加长期生存率30%以上。血管免疫母细胞性T细胞淋巴瘤、套细胞淋巴瘤和Burkitt淋巴瘤如不为化疗和放疗所缓解，则应行异基因造血干细胞移植。异基因移植可以诱导移植物抗淋巴瘤作用,此种过继免疫的形成有利于清除微量残留灶(MRD),增加治愈机会。

6. 靶向药　一些针对特定靶点的新药物的研究结果给淋巴瘤治疗带来新的希望。

（1）抗体类,如抗 CD20、抗 CD22、抗 CD30 单抗:对于复发/难治性滤泡淋巴瘤和弥漫大 B 细胞淋巴瘤,现有更新 CD20 单抗进入临床研发,其中具代表性的如 obinutuzumab（GA101）、SCT400、ofatumumab 等,GAUSS 研究显示,GA101 和 CHOP 方案或苯达莫司汀联用作为 FL 患者的一线治疗疗效满意。SCT400 为我国自主研发的抗 CD20 单克隆抗体药,研究显示在理化特性、药理活性和安全性数据上,与利妥昔单抗高度一致。

ofatumumab 是一种全人源化的小分子 CD20 单克隆抗体,2011 年美国血液年会上,Thomas 报告 ofatumumab 联合 ICE 或 DHAP 诱导化疗后进行 ASCT 治疗复发耐药性 DLBCL 的Ⅱ期临床研究报告,61 例患者的 ORR 达到 61%,其中早期复发患者疗效更好。依帕珠单抗（epratuzumab）是一个特异性抗 B 淋巴细胞 CD22 抗原的人源化单克隆抗体。已完成的Ⅰ/Ⅱ期临床试验显示,epratuzumab 耐受良好,对于滤泡型或复发进展型非霍奇金淋巴瘤,治疗后均可获得一定疗效,甚至对美罗华治疗失败的患者,epratuzumab 治疗后也可获得疗效。SMO3 和恶性 B 淋巴细胞表膜抗原 CD22 结合后,进而通过诱导肿瘤细胞凋亡、ADCC（依赖抗体的细胞毒性）等免疫效应机制,杀伤肿瘤细胞。抗 CD30 单抗 brentuximab vedotin（SGN-35）是通过一种在血浆中稳定的连接体连接 CD30 单抗与强效的抗微血管药物 MMAE 组成的抗体-药物偶联物,通过与 CD30$^+$ 细胞结合、细胞内化并释放 MMAE,选择性诱导 CD30$^+$ 细胞凋亡。Ⅱ期研究入组 58 例复发或难治的间变性大细胞淋巴瘤（ALCL）患者,结果显示 ORR 为 86%,CR 为 53%。

（2）酪氨酸激酶抑制剂:小分子激酶抑制剂类如酪氨酸激酶抑制剂、丝苏氨酸蛋白激酶抑制剂等。酪氨酸激酶抑制剂如克唑替尼（crizotinib）是 *ALK* 酪氨酸激酶和 *c-Met/HGFR* 的小分子抑制剂,对 *EML4-ALK* 或 *NPM-ALK* 基因融合,或 *c-Met/HGFR* 基因扩增的肿瘤细胞具有强效生长抑制作用。间变大细胞淋巴瘤（ALCL）有 *ALK* 基因易位、扩增或癌基因突变,因此,克唑替尼可能成为 *ALK* 阳性 ALCL 患者的一种有效治疗药物。enzastarin（ly217615）是一种丝苏氨酸蛋白激酶抑制剂,强力抑制 PKCβ,GSK3β 及 PI3K/AKT 信号传导通路,通过抑制增殖、诱导凋亡和抗血管生成三个途径发挥抗肿瘤作用。

（3）免疫调节剂:口服免疫调节剂雷那度胺（lenalidomide）也有抗血管生成作用。一项Ⅱ期研究显示在 217 例复发或进展的侵袭性 B-NHL 患者中,单药雷那度胺 ORR 率为 35%,其中 13% 患者 CR,22% 患者 PR,中位 PFS 为 3.7 个月。2012 年 ASH 上,Fowler 等公布了一项雷那度胺联合利妥昔单抗用于初治惰性淋巴瘤的Ⅱ期临床研究最终结果,入组 110 例Ⅲ/Ⅳ期惰性淋巴瘤患者,在 FL 和边缘带淋巴瘤（MZL）中效果显著,ORR 分别为 89% 和 98%,其中 CR 率分别为 67% 和 87%,但该方案能否作为 MZL 和低级别 FL 的首选治疗仍需要进一步长期随访结果。

（4）组蛋白去乙酰化酶（histone deacetylase, HDAC）抑制剂:是一类新药,是组蛋白去乙酰化、细胞周期阻滞和凋亡的强效诱导剂,通过抑制组蛋白去乙酰化的作用,影响染色体结构,从而激活被抑制的抑癌基因发挥作用。包括伏立诺他（vorinosta）与西达本胺（HBI-8000, vhidamide）。伏立诺他胶囊（zolinza）是 MERCK 公司开发的抑制 HDAC 的新型抗癌药,2006 年 10 月 6 日 FDA 批准其上市,用于治疗持续、恶化或用其他药治疗期间或之后复发的皮肤 T 细胞淋巴瘤（CTCL）。在一项ⅡB 期临床研究中,包括 74 例顽固性、进展性或难治性 CTCL 患者,总缓解率和中位至进展时间分别为 29.7% 和 4.9 个月。西达本胺是一种 HDAC 抑制剂,作用机制为抑制组蛋白去乙酰化,纠正肿瘤细胞基因表达异常,抑制肿瘤细胞生长、促进肿瘤细胞分化和凋亡。

随着对淋巴瘤分子生物学等基础学科研究的深入,更多靶点正在被探索,淋巴瘤治疗日趋个体化,我们期待更多的高效新药进入临床,给患者带来福音。

七、预后与随访

年龄、血常规、白蛋白、LDH、淋巴结区域数目、病理类型、临床分期、PS 评分等均是影响患者预后的因素。对于新发恶性淋巴瘤患者应当建立完整的病案和相关资料档案,诊治后定期随访和进行相应检查。检查方法包括病史、体检、血液学检查、影像学检查、骨髓等,监测疾病复发或治疗相关不良反应、评估生活质量等。维持治疗 2 年,随访频率为治疗后 2 年内每 3~6 个月随访 1 次,2~5 年内每 6 个月随访 1 次,5 年后每年随访 1 次。

八、预防与调护

避免接触放射线及其他有害物质,慎用免疫功能抑制剂,在工作及生活中接触电离辐射及有毒化学物质的人员,要加强防护。尽可能减少细菌及病毒感染,某些慢性炎症要积极治疗。日常生活要规律,适当锻炼,增强体质,保持心情舒畅,饮食节制。

对于已患恶性淋巴瘤的患者,出血及感染是其常见并发症,要密切观察病情变化,特别要关注是否有隐性出血及潜在感染。患者要讲究个人卫生,保持眼、耳、口鼻及肛门的清洁。饮食方面要保证营养丰富,能够提供充足的能量。除此之外,对患者及家属进行必要的医药知识教育也是非常重要的,这能增强患者抵抗疾病的信心,更好地配合医生治疗。

九、研究概况及存在问题

(一)淋巴瘤的中医理论研究

1. 淋巴瘤病因病机的理论探讨　恶性淋巴瘤是一种全身属虚,局部属实的疾病。虚以气虚、阴虚、气血两虚多见,实则以痰、瘀、滞、毒多见。在经过历代医家对恶性淋巴瘤病因病机研究的基础上,现代医家对其临床表现、发病机制、病因特点乃至发展转归都有了一定的认识,对恶性淋巴瘤的病因病机进一步深化和补充,丰富了其理论体系。目前中医对恶性淋巴瘤的发病从整体观点出发来认识,认为恶性淋巴瘤是一种全身性慢性疾病,淋巴结肿大只是全身性疾病的局部表现,即因虚得病,因虚致实,是一种全身属虚,局部属实的疾病,是机体在气血阴阳等亏虚的基础上,或因禀赋不足、或因六淫邪气、或因饮食不节、或因邪毒内侵,导致阴阳失衡,脏腑经络的功能失调,气机不利,血行瘀滞,生成瘀血,痰浊等病理产物,通过邪正斗争的矛盾运动,邪胜正衰而成。总之,恶性淋巴瘤的发病过程可以用“虚、痰、瘀、滞、毒”概括,并始终贯穿整个病程。虽然现代医家对恶性淋巴瘤病因病机的看法侧重点不同,但对其本质为“本虚标实”的意见基本一致,并认为以“虚”为发病的根本病机,并围绕痰、瘀、滞、毒等方面论述。

林洪生认为恶性淋巴瘤是正气内虚,痰、湿、瘀、毒搏结于经脉或五脏六腑所致的恶性肿瘤,以扶正培本为纲,解毒散结为要。倡导建立不同治疗阶段的复合证候要素辨证分型,将恶性淋巴瘤治疗分为手术阶段、化疗阶段、放疗阶段、单纯中医药治疗阶段。朴炳奎认为本病以肺脾肾亏虚为发病之本,以痰毒瘀郁结为发病之标,病理因素可归结为

"虚""痰""毒""瘀",其中"虚"为病理因素之本,"痰""毒""瘀"为病理因素之果,本病属于本虚标实。郁仁存认为恶性淋巴瘤病因病机为虚实夹杂,将其归纳为:寒痰凝滞、气滞毒瘀、血热风燥、肝肾阴虚、气血双亏。王大鹏提出脾肾亏虚是淋巴瘤发作及缠绵不愈的根本原因,认为病位在于脾肾。周永明亦提出脾为先天之本,肾为后天之本,脾肾亏虚是疾病之根本原因。以上三种观点多从痰浊生成之源进行探讨。贾玫认为淋巴瘤病位在肝、脾、肾,晚期多以气血衰败为主。

体质学在恶性淋巴瘤的防治中具有重要地位,对疾病的发生、转归、预后具有指导意义。罗梅宏在探讨弥漫大 B 细胞淋巴瘤(DLBCL)中医体质评分与其预后的关系中得出 DLBCL 患者阳虚体质评分越高,乳酸脱氢酶(LDH)值越高,肿瘤负荷越高。

各家对恶性淋巴瘤的病因病机观点不一,尤其对特定肿瘤病因、病机的特异性不够明确,达成基础理论共识是提高临床治疗的关键。

2. 恶性淋巴瘤证候的理论研究　恶性淋巴瘤不同于其他肿瘤,病因病机复杂,临床症状多样,辨证施治差异较大。近代部分学者通过半定量法、多元分析法、模糊数学方法、临床科研设计、衡量与评价(DME)等将海量的中医四诊信息进行量化处理,把复杂的证候系统分解成较为简单的证候要素,再进行证候要素之间的组合,以符合淋巴瘤证候的复杂、多变、动态的特点。刘平等总结出淋巴瘤 11 个常见证候要素,即实性证候要素如:痰结(31.71%)、寒凝(7.32%)、血瘀(7.32%)、气滞(6.10%)、火热(4.88%)、湿盛(3.05%)、风燥(2.44%)、毒邪(1.22%);虚性证候要素如:气虚(9.76%)、血虚(6.71%)、阴虚(6.10%);许亚梅等将证候要素总结为以下 6 种常见类型:气虚(26.78%)、瘀血(21.7%)、痰浊(21.02%)、阴虚(17.97%)、寒凝(9.48%)、气滞(3.05%);总结出 10 种常见证候:气阴两虚(30.61%)、痰瘀互阻(26.78%)、寒痰凝滞(15%)、脾气虚弱(9.58%)、气虚血瘀(5.63%)、瘀血内结(3.12%)、肝肾阴虚(2.50%)、气滞寒凝(2.50%)、气虚痰结(2.50%)、气滞血瘀(1.78%)。郑佳彬等对 40 例淋巴瘤患者提取症状群,发生率最高的 3 个症状分别为口干(65%)、疲劳(62.5%)、睡眠不安(62.5%),症状得分最高的 3 个症状分别为疲劳(3.10±2.99)、出汗(2.80±2.98)、口干(2.30±2.58)。其中,症状群 1(苦恼、悲伤、口苦、手足心热、口腔溃疡)可辨证为阴虚内热、心肝火旺;症状群 2(气短、出汗、怕冷)可辨证为气阴两虚、阴损及阳。林洪生提出了将恶性淋巴瘤分为 6 种证候要素:气虚证、阴虚证、血虚证、痰湿证、血瘀证、气滞证。同时以证候要素为核心,根据淋巴瘤的不同治疗阶段,将其不同的证候要素复合,进行辨证分型,倡导建立不同治疗阶段的复合证候要素辨证分型,将恶性淋巴瘤治疗分为手术阶段、化疗阶段、放疗阶段、单纯中医药治疗阶段等。

国内学者通过对恶性淋巴瘤证候的研究使得辨证诊断相对客观化、数量化,为淋巴瘤证候的标准化研究及探索中医诊治淋巴瘤临床路径提供基础。通过科学严谨的研究方法,建立具有广泛共识的诊治方案,使基础理论研究成果转化于临床实践,对进一步提高中医治疗淋巴瘤的疗效具有重要意义。

(二)中医药防治恶性淋巴瘤的临床研究

恶性淋巴瘤亚型繁多,病因病机复杂,症状多种多样,属于中医学的"石疽""恶核""失荣""痰核""疵痈"等范畴。针对恶性淋巴瘤症状多样性,辨证分型复杂的特点,临床医家治疗方法各不相同。通过文献检索对近 30 年中医药治疗淋巴瘤文献报告进行分析,其大部分是单味中药物筛选,临床观察性研究、专家经验、回顾性研究以及随机对照的临床试验,尚未建立广泛专家共识的统一标准。

1. 基于现代医学的辨证论治的规范化　以北京中医药大学东直门医院陈信义教授为指导,在 1993 年国家中医药管理局颁布的《中医病证分类编码》及 1994 年国家中医药管理局发布的《中华人民共和国中医药行业标准中医病证诊断疗效标准》的基础上,2008 年 10 月由中国中西医结合学会血液学专业委员会与中华中医药学会内科血液病专业委员会组织国内从事血液病临床的中医、中西医结合专家就血液病中医病证名称进行探讨,将血液肿瘤性疾病中医病证名称做了规范。其中,依据恶性淋巴瘤病变部位主要表现为淋巴结肿大,质地硬,具有恶性疾病特征,将恶性淋巴瘤统一命名为"恶核"。根据"审证求因"的中医基本理论,认为恶性淋巴瘤为本虚标实,全身为虚,局部为实,虚实夹杂。虚证多见神靡倦怠,少气懒言,心悸气短,大便溏稀,舌淡脉细等证,实证多见痰饮积聚,气结瘀块,大便秘结,小便短赤,舌质紫暗等证。课题组对 115 名淋巴瘤患者进行了回顾性研究,总结出 6 种常见证候要素,痰结、寒凝、血瘀、气滞、气虚、阴虚。对 88 名恶性淋巴瘤患者进行前瞻性研究,总结出的临床证型为痰瘀互结证、气滞痰凝证、寒痰凝滞证、痰毒虚损证、阴虚火旺证。因此,恶性淋巴瘤病机为:虚、痰、瘀、滞、毒,虚为气虚、阴虚、阳虚;痰为痰浊、痰凝、痰水;瘀为瘀血、血液瘀滞;滞为气滞、气结、痰气交阻;毒即为癌毒、痰毒、热毒。在此基础上,我们倡导根据恶性淋巴瘤不同治疗阶段特点,进行辨证分型,分为手术阶段、化疗阶段、放疗阶段、单纯中医药治疗阶段。结合循证医学结果,陈信义教授指出中医药防治恶性淋巴瘤的特色在于:①中西医融合治疗模式,不仅起到增效与减毒作用,还克服化疗的多药耐药,使患者从中受益;②对于晚期、老年、不适于放化疗的患者,不仅要中医药恢复机体正气,同时应重视"以毒攻毒"的单味药和中成药的配伍应用;③经过放化疗后完全缓解的患者,需长期坚持中医药的调节免疫治疗,重建免疫系统,预防肿瘤复发;④注重"以人为本"的中医治则,个体化辨证施治,在稳定病灶,改善症状,提高生存质量的同时,能够实现"带瘤生存"。

林洪生教授课题组对 40 例淋巴瘤患者的症状特征及中医证型特点进行统计,其中口干(65.0%)、疲劳(62.5%)、睡眠不安(62.5%),症状得分最高的 3 个症状分别为疲劳(3.01±2.99)、出汗(2.80±2.98)、口干(2.30±2.58),其中症状群 1(苦恼、悲伤、口苦、手足心热、口腔溃疡)可辨证为阴虚内热、心肝火旺;症状群 2(气短、出汗、怕冷)可辨证为气阴两虚、阴损及阳。其辨证常出现两证(37.5%)或三证(25.0%)相兼的情况;在证型频次中,虚实夹杂证出现最多,占 45.0%,其次为虚证,占 42.5%,实证较少,仅占 12.5%。代兴斌等对 580 例淋巴瘤相关性贫血患者进行分析,结果为其主要证候有乏力、浅表淋巴结肿大、咳嗽、纳差、贫血貌、发热、舌质淡或淡红、苔白腻或薄白、脉细或弦细等。涉及的脏腑主要是脾胃和肾,与心、肝、肺相关。证候要素主要包括气虚、血虚,也可表现为阴虚、毒、痰、瘀、热等。中医证型依次为气血亏虚证、癌毒内蕴证、气阴两虚证、痰瘀互结证、痰热互结证、气虚血瘀证等。

2. 中医治疗的循证医学之路　目前已经开展多种药物对恶性淋巴瘤治疗的临床研究,主要包括中成药和辨证中药。中成药包括艾迪注射液、康艾注射液、华蟾素注射液、复方苦参注射液、参芪扶正注射液、康莱特注射液等药物。此类临床研究均采用联合化疗的治疗措施,疗效指标为近期疗效、不良反应发生率、生活质量及免疫功能,均得出这些药物联合化疗可提高近期疗效,降低不良反应,提高生活质量,某些药物还可调节免疫功能。

李丽对 80 例非霍奇金淋巴瘤患者进行艾迪注射液联合传统化疗方案的临床疗效统计,两组治疗有效率无统计学差异($P<0.05$),但是艾迪注射液联合传统化疗组在症状改善、生

存质量、血细胞恢复等均优于传统化疗组。孙长勇等观察了 83 例慈菇海藻汤用于 GDP 治疗复发难治性淋巴瘤病例，结果是慈菇海藻汤联合化疗组可显著提高临床疗效，增强免疫功能；远期可减少复发，提高生存率。陈方等探讨扶正散结汤联合化疗治疗 B 细胞非霍奇金淋巴瘤的临床效果，结果为扶正散结汤联合化疗治疗 B 细胞非霍奇金淋巴瘤可明显减轻化疗毒副反应及延长患者无进展生存期。葛根琴探讨复方君子汤在非霍奇金淋巴瘤患者中的应用效果，结果为复方君子汤能够有效改善非霍奇金淋巴瘤患者的外周血 T 淋巴细胞亚群、NK 细胞水平，降低西药化疗的毒副反应。张颖慧等对 3 674 例复方苦参注射液与西药联合治疗淋巴瘤病例分析，结果为复方苦参注射液侧重用于降低化疗副作用、延长生存期、提高生存质量。刘凯等对 31 例六味地黄丸联合 CHOP 方案治疗非霍奇金淋巴瘤的临床疗效分析，结果为六味地黄丸联合 CHOP 方案治疗非霍奇金淋巴瘤能显著减轻化疗引起的毒副反应，改善中医证候。朱伟嵘等对 70 例芩黄合剂对弥漫大 B 细胞淋巴瘤（DLBCL）患者免疫功能的影响进行观察，结果是芩黄合剂对弥漫性大 B 细胞淋巴瘤患者 $CD4^+$、$CD4^+$、$CD28^+$、$CD4^+CD45\,RA^+$ 细胞，以及 IgG、IgA、IgE 水平有明显的保护作用。张洪等对 222 例芩黄合剂对虚实夹杂型非霍奇金淋巴瘤患者分析，结果是芩黄合剂能有效地改善虚实夹杂型非霍奇金淋巴瘤患者的生活质量及免疫功能。籍祥瑞等对 33 例石龙解毒方对老年非霍奇金淋巴瘤（NHL）患者中医证候及生活质量分析，结果是石龙解毒方能改善老年 NHL 患者中医证候，提高生活质量，具有较好的增效减毒作用。代兴斌等对 79 例消癌平注射液辅助化疗方案对非霍奇金淋巴瘤（NHL）的疗效分析，结果为消癌平辅助化疗组总有效率和疾病控制率高于单纯化疗组（$P<0.05$）；且对 B 细胞淋巴瘤的有效率和疾病控制率均高于 T 细胞淋巴瘤（$P<0.05$），对低 - 中 / 中危组淋巴瘤的有效率和疾病控制率均高于中高 / 高危组淋巴瘤（$P<0.05$），对惰性和初发淋巴瘤的疾病控制率高于侵袭性和难治 / 复发淋巴瘤（$P<0.05$）；且在血小板减少、贫血和发热的发生率方面均明显低于对照组（$P<0.05$）。卢霞等对 60 例阳和汤联合 CHOP 方案治疗惰性淋巴瘤的临床疗效进行分析，结果为：阳和汤联合 CHOP 方案治疗惰性淋巴瘤疗效显著（$P<0.05$），安全性好（$P<0.05$）。董旭辉对 66 例西黄丸联合 CHOP 方案治疗 B 细胞非霍奇金淋巴瘤的临床疗效分析，结果为西黄丸联合 CHOP 方案治疗 B 细胞非霍奇金淋巴瘤，可以提高临床疗效，改善患者生存质量。武强对 82 例逐瘀消瘤散治疗恶性淋巴瘤的疗效与安全性分析，结果为中药逐瘀消瘤散治疗恶性淋巴瘤可增进疗效，且不会增加不良反应发生风险。

目前的临床试验循证医学证据不高，缺少大规模、多中心随机对照临床试验，缺乏患者依从性记录等，这些问题均影响了研究结果的可靠性，未得到广泛的专家共识和认可。

（三）淋巴瘤基础研究

在中医理论指导下，辨病与辨证治疗是中医治疗的两大法宝。辨证论治是提高中医疗效的必经之路。基础研究对单味药的抗肿瘤疗效是辨证论治采取的常用方法。目前基础研究多集中在单味药及其有效成分对恶性淋巴瘤细胞的作用机制研究，可得出单味药及其有效成分主要通过诱导细胞凋亡及逆转耐药来发挥抗肿瘤作用。

Xiao-JingYang 等进行淫羊藿苷对淋巴瘤作用机制研究，发现其具有诱导细胞凋亡、抑制细胞周期、抑制增殖、促进分化、抑制转移浸润、抑制致癌病毒等多种细胞毒性作用，且与 PI3K/Akt，JAK/STAT3，MAPK/ERK/JNK 等多种细胞信号通路有关。Jiamin Kong 等探讨发现雷公藤甲素（TP）以剂量依赖的方式抑制 Burkitt 淋巴瘤（BL）细胞生长，且通过增加 SIRT3 表达使 GSK-3 细胞去乙酰化，从而通过线粒体介导的 BL 细胞凋亡。Ping Yang 等发现雷公藤甲素主要通过抑制原癌基因 *Lyn* 转录和抑制 *Lyn* 信号通路来诱导淋巴瘤细胞凋亡。Li-Na Lv 等在对石菖蒲中 β- 细辛醚的研究中发现，β- 细辛醚能够减低阿霉素的毒副作用，对阿霉素有增敏作用，具有逆转恶性淋巴瘤多药耐药机制。Tonglin Hu 等对姜黄、莪术的提取物 β- 榄香烯研究中发现，β- 榄香烯通过 LncRNA HULC 信号通路抑制弥漫大 B 细胞淋巴瘤细胞增殖。姬颖华等发现白藜芦醇通过抑制 IL-6 调节 JAK2/STAT3 信号通路诱导伯基特淋巴瘤细胞凋亡。黄忠杨等发现黄芩苷衍生物 02-036 能有效抑制伯基特淋巴瘤 CA46 细胞增殖，诱导其凋亡。姜爽等发现纳米雄黄在相同作用时间下，可明显抑制 B 细胞淋巴瘤 Raji 细胞的增殖，破坏其亚细胞结构，进而引起其凋亡。张影等发现芪贞归脾汤对淋巴瘤细胞抑制增殖、促进凋亡、抑制恶性细胞迁移和侵袭。邓银华等发现吴茱萸碱可有效抑制淋巴瘤抑制小鼠肿瘤生长，显著下调肿瘤组织 Ki-67 表达。字友梅等发现小檗碱通过破坏线粒体功能选择性诱导淋巴瘤 T 细胞的凋亡。张江召等发现益气除痰方能够通过 PI3K/AKT/mTOR 信号通路抑制 NK/T 细胞淋巴瘤生长。张壮丽等发现鱼腥草挥发油通过阻滞细胞 G1/M 转化抑制淋巴瘤 Raji 细胞的增殖，诱导细胞凋亡。冀艳花等发现肿节风注射液对小鼠 T 细胞淋巴瘤 EL-4 细胞具有抑制效应。

（四）淋巴瘤中医药防治的疗效评价

统一规范的疗效评价标准在对疾病的管理及新药研究至关重要，随着 PET-CT 等影像学技术的发展，现代医学逐步完善了淋巴瘤疗效评价标准，分为完全缓解（CR）、部分缓解（PR）、稳定（SD）和无效（复发或 PD）。中医在提高放化疗疗效，减轻不良反应、逆转耐药、防止复发中发挥重要作用，利于提高患者生活质量并延长生存期。中医治疗要想更好地同国际接轨，探索出一种能够被国际社会所认可的系统、科学、客观疗效评价方法非常必要。但目前，尚缺乏中医关于淋巴瘤疗效评价方面的相关文章，已发表的中医或中西医治疗淋巴瘤的临床研究文献中，多以西医疗效评价为主，联合中医证候积分、免疫功能等客观指标。

中医治疗强调对患者整体情况的重视，除关注局部邪实变化外，对患者整体情况的改善需要予以重视，医家在中医治疗恶性肿瘤的疗效评价中进行了一系列的探索，强调突出中医特色，突出中医药治疗肿瘤以"人"为中心、"带瘤生存"机体平衡观、改善生活质量等疗效优势特点。翟静波等提出综合生活质量和生存时间两个纬度的质量调整生存分析可能更适用于中医辅助治疗恶性肿瘤的疗效评价。中医在患者生存质量方面的研究中，缺乏统一具有中医治疗特色的可量化的评估量表，不仅要包括社会、心理、职业、躯体四方面基本内容，而且应该体现中医辨证、舌脉、情志等客观中医指标，制定中西医结合生存质量量表。

我们希望建立淋巴瘤综合疗效评价标准，可以真实、客观地反映中医治疗的疗效特点，为中医药国际化提供基本的科学依据。除了包含病灶大小、免疫功能、无病生存时间（DFS）、肿瘤进展时间（TTP）、无进展生存时间（PFS）、总生存时间（OS）、不良反应等客观指标外，完善中医证候量表、中西医结合生存质量量表等中医特色指标量化评价，而且，在病程不同阶段，中医药发挥的作用有所侧重点，建立适时的疗效评价体系。

（五）展望

1. 基础理论方面　目前恶性淋巴瘤的病因病机可归为"虚、痰、瘀、滞、毒、寒"，这些因素既可单独成病，又可多个组合致病。①恶性淋巴瘤证候要素多，辨证分型也多种多样，各医家至今仍有争议，并且即使对同一证型选用的药物也有差异。因此恶性淋巴瘤的中医病机需要进一步探讨研究。②部分文献报道仍停留在个案经验用药阶段,未开展较为科学的临床研究,使很多经验缺乏客观性、科学性。③部分医家认为体质与淋巴瘤的发病及预后有关,主张先辨体质再分型,但目前相关研究仍偏少。④临床上对于不愿接受化疗患者,还有单用中医药治疗,但有效研究较少,一般仅能起到缓解症状的作用,且多局限于经验。

恶性淋巴瘤不同分类的中医病机特异性尚不清楚。如何系统开展恶性淋巴瘤辨证的客观性、规范性研究,将为恶性淋巴瘤的临床基础以及临床研究奠定基础。

2. 临床研究方面　恶性淋巴瘤是一种较为复杂的肿瘤,要提高临床疗效,首先需要做到诊断精确,根据诊断结果结合患者的一般情况、年龄进行分层治疗,之后需要按照标准的治疗规范对患者进行治疗,在精准治疗的背景下需要我们更加合理地安排患者药物的使用。

目前对恶性淋巴瘤临床疗效研究上,还存在样本量较少、缺乏长期观察等问题,并且对中药安全性的研究还欠深入。尤其在配合中医分层诊疗的分期、分型论治等方面,缺少相应的中药联合化疗或免疫治疗等大规模临床试验,目前仍局限在经验阶段。针对中医药防治恶性淋巴瘤的瓶颈问题,需要进行更深入、更明确的验证和探讨。中医药防治恶性淋巴瘤必须选择符合自身规律特点、自身优势的方法进行开展研究。临床研究从过去的个体经验总结、临床病例报道,到规范的随机对照试验、真实世界的临床研究,才能客观地评价中医药复杂干预的疗效。

3. 基础研究方面　恶性肿瘤的防控关键在于早期、癌前病变、甚至易感阶段,而不是中晚期的肿瘤治疗阶段。"治未病"是中医学重要理论基础,中医药也应重视疾病的"癌前病变、易感阶段"的基础研究。目前中医药防治恶性淋巴瘤的研究较多的是有效成分机制、复方机制的研究,缺乏对恶性淋巴瘤早期、癌前病变、甚至易感阶段机制、药物、体质等基础研究。

基础研究转化为临床应用一直是非常重要的科研模式。但在恶性淋巴瘤的研究中,也要重视从临床到基础的转化。我国是肿瘤资源大国,但由于资源利用不充分,导致少有针对我国患者长期观察的数据。因此,在加强恶性淋巴瘤临床研究的基础上,建立临床研究资料和数据库,建立高通量的技术平台,如基因测序,最新的 DNA、RNA、蛋白系统高通量生物学平台,来扩大基础研究内容。

参 考 文 献

1. Global Burden of Disease Cancer Collaboration, Fitzmaurice C, Abate D, et al. Global, regional, and national cancer incidence, mortality, years of life lost, years lived with disability, and disability-adjusted life-years for 29 cancer groups, 1990 to 2017: a systematic analysis for the global burden of disease study[J]. JAMA Oncol, 2019, 5(12): 1749-1768.

2. Bray F, Ferlay J, Soerjomataram I, et al. Global cancer statistics 2018: GLOBOCAN estimates of incidence and mortality worldwide for 36 cancers in 185 countries[J]. CA Cancer J Clin, 2018, 68(6): 394-424.

3. 郑荣寿,孙可欣,张思维,等. 2015 年中国恶性肿瘤流行情况分析[J]. 中华肿瘤杂志, 2019, 41(1): 19-28.

4. MILLER K D, NOGUEIRA L, MARIOTTO A B, et al. Cancer treatment and survivorship statistics, 2019[J].

CA Cancer J Clin, 2019 69（5）: 363-385.

5. 郑佳彬, 王学谦, 刘杰. 林洪生教授治疗恶性淋巴瘤经验发微［J］. 环球中医药, 2016, 9（2）: 206-208.

6. 陈卫建, 吴文君. 林洪生治疗恶性淋巴瘤经验［J］. 浙江中西医结合杂志, 2016, 26（7）: 600-602.

7. 朴炳奎. 恶性淋巴瘤的中医诊治体会［J］. 江苏中医药, 2008, 40（9）: 5-6.

8. 郁仁存. 恶性淋巴瘤中西医结合诊治方案［J］. 中国肿瘤, 1995, 4（5）: 18-20.

9. 贾玫, 李忠. 恶性淋巴瘤的中西医结合诊治［J］. 中国临床医生杂志, 2007, 35（5）: 24-27.

10. 许亚梅, 白桦, 倪磊, 等. 恶性淋巴瘤中医辨证治疗［J］. 世界中医药, 2013, 8（8）: 963-965.

11. 陈信义, 麻柔, 李冬云. 规范常见血液病中医病名建议［J］. 中国中西医结合杂志, 2009, 29（11）: 1040-1041.

12. 许亚梅, 贾玫, 张稚月, 等. 恶性淋巴瘤（石疽）常见证候要素及中医证型初探［J］. 北京中医药, 2012, 31（10）: 727-729.

13. 郎海燕, 刘雅峰, 高宪, 等. 血液肿瘤疾病中医理论创新与发展［J］. 现代中医临床, 2019, 26（3）: 55-58.

14. 郑佳彬, 刘杰, 李冰雪, 等. 淋巴瘤患者症状特征及证候特点研究［J］. 北京中医药, 2017, 36（10）: 889-893.

15. 郑佳彬, 刘杰, 李冰雪, 等. 淋巴瘤患者症状特征与中医辨证的临床研究［J］. 中华中医药杂志, 2017, 32（10）: 4730-4736.

16. 代兴斌, 曹兆平, 田劲丹, 等. 淋巴瘤相关性贫血患者中医证型及用药规律分析［J］. 中医学报, 2017, 32（9）: 1592-1596.

17. 孙长勇, 周玉才, 王雪梅, 等. 慈菇海藻汤用于 GDP 治疗复发难治性淋巴瘤的增效作用及远期疗效观察［J］. 四川中医, 2017, 35（1）: 78-80.

18. 张颖慧, 谢雁鸣, 张寅. 复方苦参注射液治疗淋巴瘤联用西药特征: 一项基于关联规则 Apriori 算法的真实世界研究［J］. 世界科学技术—中医药现代化, 2017, 19（10）: 1648-1653.

19. 刘凯, 杨曼曼, 刘德果, 等. 六味地黄丸联合 CHOP 方案治疗非霍奇金淋巴瘤的临床观察［J］. 中医药导报, 2017, 23（3）: 56-58.

20. 朱伟嵘, 赵夏, 阮铭, 等. 芩黄合剂对弥漫大 B 细胞淋巴瘤患者免疫功能的影响［J］. 中成药, 2018, 40（9）: 1930-1934.

21. 张洪, 吕玲玲, 朱伟嵘, 等. 芩黄合剂治疗虚实夹杂型非霍奇金淋巴瘤的临床疗效评价［J］. 中国实验方剂学杂志, 2018, 24（4）: 167-173.

22. 籍祥瑞, 肖汇颖, 杨凯, 等. 石龙解毒方对老年非霍奇金淋巴瘤患者中医证候及生活质量的影响［J］. 河北中医, 2019, 41（4）: 523-527.

23. 代兴斌, 张文曦, 孙雪梅, 等. 消癌平注射液辅助化疗治疗非霍奇金淋巴瘤的临床分析［J］. 广州中医药大学学报, 2019, 36（10）: 1497-1502.

24. 董旭辉. 西黄丸联合 CHOP 方案治疗 B 细胞非霍奇金淋巴瘤临床疗效［J］. 中医药临床杂志, 2018, 30（8）: 1492-1494.

25. YANG X J, XI Y M, LI Z J. Icaritin: a novel natural candidate for hematological malignancies therapy［J］. Biomed Res Int, 2019, 2019: 4860268.

26. KONG J M, WANG L, REN L, et al. Triptolide induces mitochondria-mediated apoptosis of Burkitt's lymphoma cell via deacetylation of GSK-3β by increased SIRT3 expression［J］. Toxicol Appl Pharmacol, 2018, 342: 1-13.

27. YANG P, DONG F L, ZHOU Q S. Triptonide acts as a novel potent anti-lymphoma agent with low toxicity mainly through inhibition of proto-oncogene Lyn transcription and suppression of Lyn signal pathway［J］.

Toxicol Lett, 2017, 278: 9-17.

28. LV L N, WANG X C, TAO L J, et al. β-Asarone increases doxorubicin sensitivity by suppressing NF-κB signaling and abolishes doxorubicin-induced enrichment of stem-like population by destabilizing Bmi1［J］. Cancer Cell Int, 2019, 19: 153.

29. HU T L, GAO Y. β-Elemene suppresses tumor growth of diffuse large B-cell lymphoma through regulating lncRNA HULC-mediated apoptotic pathway［J］. Biosci Rep, 2020, 40（2）: BSR20190804.